THE CYRURGIE OF
GUY DE CHAULIAC

VOLUME I · TEXT

EARLY ENGLISH TEXT SOCIETY
No. 265

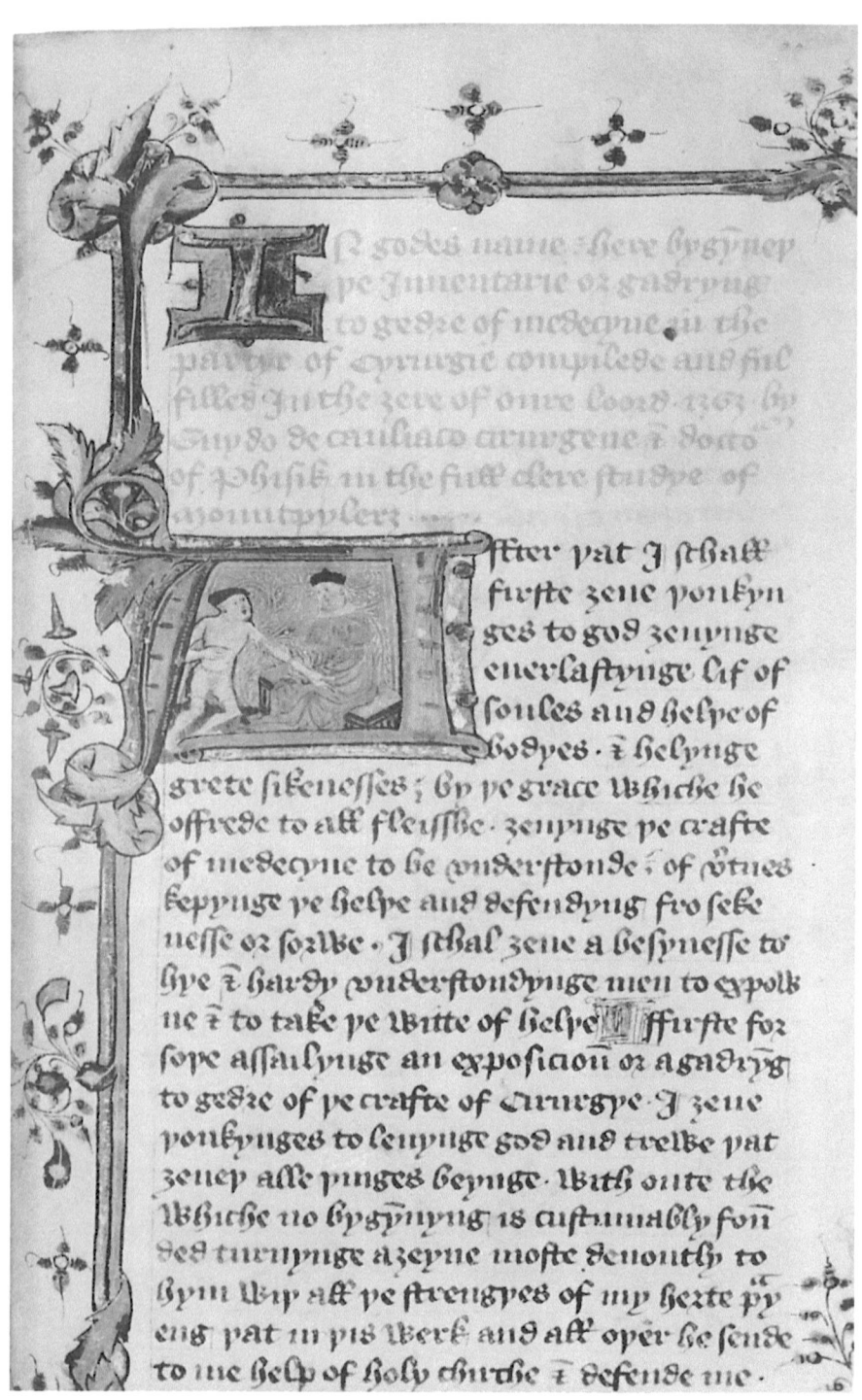

Bibliothèque Nationale, Paris, MS. anglais 25, f. 2ʳᵃ, top portion

THE CYRURGIE OF
GUY DE CHAULIAC

EDITED BY
MARGARET S. OGDEN

Published for
THE EARLY ENGLISH TEXT SOCIETY
by the
OXFORD UNIVERSITY PRESS
LONDON   NEW YORK   TORONTO

OXFORD
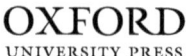
UNIVERSITY PRESS

Great Clarendon Street, Oxford OX2 6DP
United Kingdom

Oxford University Press is a department of the University of Oxford.
It furthers the University's objective of excellence in research, scholarship,
and education by publishing worldwide. Oxford is a registered trade mark of
Oxford University Press in the UK and in certain other countries

© The Early English Text Society 1971

The moral rights of the authors have been asserted

Database right Oxford University Press (maker)

First Edition published in 1971

All rights reserved. No part of this publication may be reproduced,
stored in a retrieval system, or transmitted, in any form or by any means,
without the prior permission in writing of Oxford University Press,
or as expressly permitted by law, or under terms agreed with the appropriate
reprographics rights organization. Enquiries concerning reproduction
outside the scope of the above should be sent to the Rights Department,
Oxford University Press, at the address above

You must not circulate this book in any other form
and you must impose this same condition on any acquirer

Published in the United States of America by Oxford University Press
198 Madison Avenue, New York, NY 10016, United States of America

British Library Cataloguing in Publication Data
Data available

Library of Congress Cataloging in Publication Data
Data available

Original Series, 265

ISBN 978-0-19-722268-3

PREFACE

THE *Cyrurgie of Guy de Chauliac* is an anonymous Middle English translation of Guy de Chauliac's *Inventarium seu collectorium in parte cyrurgicali medicine*.[1] It is preserved in a single manuscript, Bibliothèque Nationale, Paris, MS. anglais 25, written in the fifteenth century, perhaps during the second quarter. It is in the South East Midland dialect.

The *Inventarium* of Guy de Chauliac, a comprehensive treatise on the science and art of surgical medicine, was written in Avignon in 1363. More than thirty manuscripts of it are extant.[2] Although it has been much quoted and discussed by historians of medicine, no modern edition of its Latin text has been made. The only modern edition of the complete work is the French edition of Nicaise (1890), in which the text is essentially that of Laurent Joubert's translation (1579).[3]

In addition to the *Cyrurgie* in the Paris MS., there are three other Chauliac translations in Middle English. Of these only one includes the complete *Inventarium*. This translation is called

---

[1] The title *Cyrurgie of Guy de Chauliac* is adapted from *Cyrurgie of Maistre Guydo de Cauliaco*, the name used in the colophon of the Paris MS. In the incipits of the Latin manuscripts, Guy de Chauliac's treatise is usually designated *Inventarium seu collectorium in parte cyrurgicali medicine*, an adaptation of *Inventarium seu collectorium cyrurgie*, the title which Guy gave it and explained in his preface.

[2] Édouard Nicaise lists twenty-two Latin manuscripts in his edition of *La Grande Chirurgie de Guy de Chauliac* (Paris, 1890), pp. cviii–cxiv. To these may be added eleven manuscripts, six in English libraries: Ampleforth Abbey 180, Bodleian Ashmole 1475, Bristol City Reference Library 10, Gloucester Cathedral 7, Magdalen College, Oxford, 74 and 208; and the following five manuscripts in continental libraries: Erfurt, Wissenschaftliche Bibliothek, Amplonian Collection, MSS. F. 283 and Q. 205 (mentioned in T. Puschmann, ed. M. Neuburger and J. Pagel, *Handbuch der Geschichte der Medizin*, Jena, 1902, i. 732), Leningrad, Academy of Science, MS. F.N. 121 and St. Gall, Vadianische Bibliothek, MS. 430 (both listed in L. MacKinney, *Medical Illustrations in Medieval Manuscripts*, London, 1965, pp. 133 and 173), and Bologna, Bibliotecka 'V. Putti' dell' Istituto Rizzoli, MS. 8 (described in *La Raccolta Vittorio Putti ... Lasciate all'Istituto Rizzoli di Bologna*, Milan, 1943, pp. 4–5).

[3] A comparison of Nicaise's text with the extant Old French manuscripts (Faculté de Médecine, Montpellier MS. H. 184 and B.N.P. MSS. français 396 and 24249) shows that it cannot be used as presumptively equivalent to any known Old French manuscript version.

the *Inventorye of Guydo de Caulhiaco* in the colophon of Cambridge University MS. Dd. 3. 52, and it is convenient to designate it as the *Inventorye* to distinguish it from the *Cyrurgie*.[1] The *Inventorye* is extant in a number of manuscripts, of which the earliest is New York Academy of Medicine MS. 12 (*a.* 1425). The *Cyrurgie* and the *Inventorye* are certainly the work of different translators. The translator of the *Cyrurgie* had a less adequate command of Latin than the translator of the *Inventorye* and attempted to render the original in a more thoroughly English idiom. The two translations are clearly based on textually different Latin manuscripts. They are probably wholly independent, notwithstanding many superficial similarities in diction and phrasing.

No English translation of the *Inventarium* was published by the early printers. Robert Copland's *Questyonary of Cyrurgyens* (London, 1541–2) is not a translation of the *Inventarium* itself but of *Le Questionnaire des cirurgiens* (Paris, 1533), a small surgical handbook based on selected parts of the *Inventarium*. The Middle English translations have been edited in part previously by Dr. Björn Wallner: the introductory matter and Book I of both translations, published in 1964,[2] and Book V of the *Inventorye*, published in 1969.[3] The present volume is the first edition of the complete treatise in English.

This edition will be in two volumes, volume I containing the text and textual notes, volume II the introduction, commentary, and a glossary. The introduction will provide a description of the Paris manuscript. It will also discuss the date and language of the translation in the Paris MS. and the subject-matter and sources of the *Inventarium*.

The Text

Because the *Cyrurgie* is of interest for both its matter and its language, the editor has tried to present a text which is readable but which retains the features of the manuscript's language necessary to linguistic study.

The spelling of the manuscript is reproduced as it stands. The letters *i* and *I* represent all the forms of the letter *i* which occur in

---

[1] In the *Middle English Dictionary*, the *Inventorye* is identified as *Chauliac* (1), the *Cyrurgie* as *Chauliac* (2).

[2] *The Middle English Translation of Guy de Chauliac's Anatomy* (Lund, 1964).

[3] *The Middle English Translation of Guy de Chauliac's Treatise on Fractures and Dislocations* (Lund, 1969).

the manuscript: the minim *i*, the *J*-like capital *I*, and the long-tailed *i* (in roman numerals and Latin endings). The letters *u* and *v* are printed as they occur. The letter *ʒ* usually represents the English yogh and as such is printed as *ʒ*. Occasionally, however, it is the long-tailed *z* borrowed from Latin and French manuscripts. In such cases, as there is no other form of *z* in the manuscript, the letter is printed as *z*.

Only a few of the other letters are ambiguous in form. The minim letters (*n*, *u*, *m*, and *i*) cannot be told apart, except that *i* frequently has a light slanting stroke above it. The letter *o* is occasionally indistinguishable from the form of *e* in which the tail of the back, or left-hand, stroke curves around to touch the right-hand stroke near the top of the letter. The letters *c* and *t* are only occasionally ambiguous in form, but the ligatures *cc* and *ct* are generally indistinguishable from each other and sometimes also from *tt*. All such uncertainties have been resolved on etymological grounds, but sometimes alternate readings are given in the notes.

The abbreviations, contractions, and suspensions have been expanded without italics. Unusual or doubtful expansions are mentioned in the textual notes. Most instances of final *-e* in the edited text represent the letter *-e* in the manuscript; few are the result of editorial expansion. The light downstroke frequently added to final *-g*, *-k*, and *-t* is probably without meaning and has been ignored. A horizontal stroke through final *-h*, *-b*, *-l*, or *-ll* has been ignored except in rare instances, indicated in the notes. The following abbreviations regularly indicate final *-e* and have been so expanded without comment: a curl attached to final *-r* and a horizontal line over final *-pp*. The rare instances of final *-e* which are the result of expanding other abbreviations are pointed out individually in the notes.

In the medical prescriptions, the apothecaries' symbols ʒ (dragme) and ℈ (scruple) and the abbreviations *li.* (pound), *quart.* (quartroun), and *M.* (manipulum, handful) have been retained in the printed text. The medieval symbol for ounce has been replaced by its modern counterpart (℥). The abbreviation designating half (a long *s* with a backstroke through it, standing for L. *semis*) is printed *sem*.

The capitalization and punctuation of the manuscript have been altered to accord with modern usage. The paragraph signs have been replaced by modern paragraphing. The division of words in the manuscript is not reproduced. Words joined in the manuscript (as *amarbilstone, forto, fenelsede*) are separated, and words or word-elements separate in the manuscript (as *a bidynge, i made, a noper, him self*) are joined in the printed text without notice.

An illuminated capital letter with a miniature showing a scene of a physician examining a patient is reproduced in the frontispiece of this volume. The illuminated capitals at the chapter heads are retained as two-line capitals. The rubricated headings and captions are printed in bold face type. Other rubricated words are printed in ordinary type and identified in the notes. The twenty-one sketches of surgical instruments with which the text of the manuscript is illustrated are not reproduced in this volume.[1] Two plates including representative examples of the trepanning and cauterizing instruments will appear in due course as the frontispiece of volume II.

Textual Collation with the Inventarium

Because the *Cyrurgie* follows the Latin original closely, but with errors of both copying and translation, it is necessary to compare the text of the English translation with the Latin original in some detail. There is no modern edition of the *Inventarium*, much less a critical edition recording variant readings. Lacking such an aid, the editor has used the following manuscripts in preparing the text, cited in the footnotes by the following abbreviations:

L	MS. 10	City Reference Library, Bristol[2]
L(O)	MS. 208	Magdalen College, Oxford[3]
L(Ca)	MS. 322	Bibliothèque Inguimbertine, Carpentras[4]
L(P)	MS. latin 7132	Bibliothèque Nationale, Paris[5]

[1] The drawings are reproduced in Björn Wallner, 'Drawings of Surgical Instruments in MS. Bibl. Nat. Angl. 25', *English Studies*, xlvi (1965), no. 2, plate opposite p. 182.

[2] Described in Norris Matthews, *Early Printed Books and Manuscripts in the City Reference Library, Bristol* (Bristol, 1899), pp. 69–70, in J. A. Nixon, 'Guy de Chauliac, a New MS.', *Janus*, xii (1907), 1–6 and 'A New Guy de Chauliac MS.', *XVIIth International Congress of Medicine* [*Proceedings*] (London, 1914), section xxiii (History of Medicine), pp. 419–24, and in Charles Singer, 'The Figures of the Bristol Guy de Chauliac MS. (circa 1430)', *Proceedings of the Royal Society of Medicine*, x (1917), 71–90.

[3] Described in H. O. Coxe, *Catalogus codicum mss. qui in collegiis aulisque oxoniensibus hodie adservantur* (Oxford, 1852), ii. 93.

[4] Described by Nicaise, op. cit., p. cix.

[5] Ibid., pp. cviii–cix.

PREFACE   ix

The Bristol MS. is usually designated simply as L, unless another manuscript is also cited, in which case it is designated as L(Br). These four Latin manuscripts were chosen to obtain a wide but balanced corpus of variants. The Carpentras and B.N.P. manuscripts are good early copies, probably of the late fourteenth century, having somewhat different textual affiliations. The Magdalen College MS. and, to a lesser degree, the Bristol MS., contain errors and unusual variants which frequently correspond with and help to explain the errors and singularities of the *Cyrurgie*. The Magdalen College MS., a fifteenth-century manuscript of English provenance, lacks a leaf at both the beginning and the end; nothing is known of its history.[1] The Bristol MS. contains a statement, added to the incipit of the *Inventarium*, that it was copied under the direction of Johannes Tourtier for John, Duke of Bedford, Regent of France and Protector of England.[2] This statement has usually been assumed to refer to the Bristol MS. itself and to establish its date between 1422 and 1435. However, the manuscript of the *Inventarium* prepared for the Duke of Bedford was probably produced in France, since it was done under the direction of Jean Tourtier, a French surgeon in the service of the Duke of Bedford, who directed the production of another medical manuscript for the Duke at Rouen in 1429 and who is not known to have worked in England.[3] The Bristol MS., on the other hand, was almost certainly produced in England and the text of the *Inventarium* which it contains is probably a copy of the manuscript prepared for the Duke of Bedford.[4] It is clearly written and little abbreviated.

[1] In the opinion of N. R. Ker, formerly librarian of Magdalen College (letter of 26 May 1965) the manuscript is 'certainly English and fifteenth century'.

[2] 'Quod quidem inuentarium . . . fecit scribi et taliter ordinari venerabilis vir Magister Johannes Tourtier Magister in cirurgia Ad requestam . . . Domini Johannis Ducis de bedford Regentis regnum francie et protectoris Regni anglie', Bristol MS., fol. 16ra. The same statement follows the incipit of an incomplete copy of the *Inventarium* in MS. Ashmole 1475, a late fifteenth-century medical miscellany. Although the text of the *Inventarium* and the summaries and extracts from it which follow in the Ashmole MS. are derived ultimately from the manuscript made for the Duke of Bedford, they appear to have been taken from an abridged version containing five books instead of the full seven.

[3] B.N.P. MS. français 24246, *Livre des Amphorismes Ypocras*, a translation of the Hippocratic *Aphorisms* with a commentary by Martin de Saint-Gille. See *Les Amphorismes Ypocras de Martin de Saint-Gille*, ed. G. Lafeuille (Geneva, 1954), pp. 30–1 and E. Wickersheimer, *Dictionnaire biographique des médecins en France au Moyen Age* (Paris, 1936), p. 495.

[4] N. R. Ker, who pointed out to me that the Bristol MS. was probably an English copy of the manuscript presented to the Duke of Bedford, states after

The Latin quoted in the footnotes of the present edition follows the reading of the Bristol MS. unless otherwise indicated.

Textual Notes

The errors dealt with in the notes are, for the most part, simple errors of copying, but they occasionally include also simple errors of translation. All errors which require fuller explanation will be treated in the Commentary in volume II, and are distinguished by the cross-reference *See Commentary*.

Emendations are proposed in the notes, usually supported by the corresponding Latin word or phrase. Errors for which emendations cannot be conjectured are merely pointed out and the corresponding Latin cited. Repeated or redundant words, phrases, and passages are omitted from the text and given in the notes. The omission of a single common word is sometimes indicated in the notes by giving the omitted word in the scribe's usual spelling and adding the corresponding Latin phrase: e.g. is *om. before* made; *L fit*. Usually, however, the note merely points to the place of the omission and cites the corresponding Latin passage, indicating the omitted portion by half-brackets: e.g. *Om. after* heres; *L Faciencia capillos ⌜flauos⌝*.

Words marked for deletion or addition are omitted from the printed text and given in the notes with appropriate designations, e.g. underd. (underdotted), canc. (cancelled), and interl. (interlined). Certain marginal notes, which correspond to small gaps in the text and indicate words in the copy about which the scribe was in doubt, are given in the notes along with the corresponding Latin passages.

Acknowledgements

The editor is grateful to the authorities of the Bibliothèque Nationale, Paris, for permission to print the text of this edition from MS. anglais 25, to reproduce portions of this manuscript as frontispieces of volumes I and II, and to print from MS. latin 7132. She also thanks the authorities of the City Reference Library, Bristol, of Magdalen College, Oxford, and of the Bibliothèque Inguimbertine, Carpentras, for permission to print from manuscripts in their charge.

seeing photographs of it (letter of 2 August 1968), 'I have no doubt that the Bristol manuscript is English and fifteenth century.' He adds, with regard to a Latin–English glossary at the end of the manuscript, 'And I am pretty sure that the glossary on f. 282^{rv} is in the same hand as the rest.'

PREFACE

The editor is greatly indebted to many persons. She wishes particularly to express her gratitude to the editors of the Middle English Dictionary, Professor Hans Kurath and Professor Sherman M. Kuhn, and to her colleagues on the Dictionary staff for their help and encouragement; to her assistants, Mr. Richard L. McKelvey, Mrs. Helen W. Kao, and Mrs. Eleanor B. Stuhlmann, for their patient and accurate work on the edition; to Professor Dr. Walter Artelt, Director of the Senckenbergisches Institut für Geschichte der Medizin an der Universität Frankfurt am Main, and Professor Dr. Edith Heischkel-Artelt, Director of the Medizinhistorisches Institut der Johannes-Gutenberg-Universität, Mainz, for putting the resources of their Institutes so thoroughly at her disposal during the summers of 1959 and 1960; and to Mr. R. W. Burchfield and Dr. Pamela Gradon for helpful assistance in seeing volume I through the press.

The editor is glad to acknowledge her obligation to the John Simon Guggenheim Foundation for a Fellowship in 1960 and to the Horace H. Rackham School of Graduate Studies for four grants awarded between 1959 and 1965 to defray the cost of travel, to buy microfilms and photographs, and to provide research and clerical assistance.

CONTENTS

Bibliothèque Nationale, Paris, MS. anglais 25, f. 2ra, top portion *Frontispiece*

PREFACE v

TEXT 1

[f. 2ra] IN Godes Name. Here bygynneþ þe Inuentarie or Gadryng Togedre of Medecyne in the Partye of Cyrurgie, compilede and fulfilled in the ȝere of oure Loord 1363 by Guydo de Cauliaco, Cirurgene and Doctour of Phisik in the full clere studye of Mountpylerz.

AFter þat I schall firste ȝeue þonkynges to God, ȝeuynge euerlastynge lif of soules and helþe of bodyes and helynge grete sikenesses by þe grace whiche He offrede to all fleisshe, ȝeuynge þe crafte of medecyne to be vnderstonde of vertues kepynge þe helþe and defendyng fro sekenesse or sorwe, I schal ȝeue a besynesse to hye and hardy vnderstondynge men to expowne and to take þe witte of helþe. Firste forsoþe assailynge an exposicioun or a gadryng togedre of þe crafte of cirurgye, I ȝeue þonkynges to leuynge God and trewe, þat ȝeueþ alle þinges beynge, withoute the whiche no bygynnyng is custumably founded, turnynge aȝeyne moste deuoutly to Hym wiþ all þe strengþes of my herte, prayeng þat in þis werk and all oþer He sende to me help of Holy Chirche and defende me, ȝeuynge an happy bygynnyng and ȝeuyng me a more happy myddel or mene in gouernynge and commaunde He to fulfille þat it be made profitable, ledyng to þe beste ende.

The resoun of þis exposicioun or gadryng togedre was noght defaute of bookes, but raþer onhede and profit. Euery man may not haue alle bookes, and if he hadde, it were irkesome or noye to rede hem and goodly to holde all þing in mynde. And in construcciouns alway bettre þinges comeþ. Conynges forsoþe beþ imade by puttyng to. It is not forsoþe possible to begynne þe same and ende it. We bene forsoþe children in þe nekke of a geaunt; neuerþelatter we may see als mykel as þe geaunt and somewhat more. Therfore þere is in construcciouns and [f. 2rb] gadryng onehede and profit. And soþe for, as þe noble Plato saiþ, tho þat beþ writen schorter þan it spedith beeþ made ouer litel and derke; þoo forsoþe þat beeþ writen to longe noyen to reders; vnneþe forsoþe is þer eny booke þat fleeth reproof. And þerfore to þe salace of myn aage and to exercice of my mynde, to ȝow my lordes leches of Mountpyler, of Boloyne, of Parise, of Auyoun and nameliche to þe Popes clerkes, þe whiche felischeped me in þe seruice of þe Pope with

6 *Historiated capital* A

þe whiche I was norisshed in herynge, redynge and worchyng,
I schal streyne with a mesurable compendiosite, kepyng menehede,
þe principal sawes of wise men, þe whiche þei haue treted in
volumes of dyuerse bookes of cirurgie. For þe whiche þis book
schal be cleped þe Inuentarie or Gadrynge Togidre of Cirurgye.
Ne of myn owne I putte noght þerto, but if it be ful fewe, þe
whiche by þe menehede of my witt I hopede profitable. Neuer-
þelasse if þer be oght þerin vnperfit, doutouse or ouer mykel and
derk, I submyt it to ȝoure correccioun, and I praye þat forȝeue-
nesse be graunted to my litil pore connynge.

**A singuler chapitre, in þe whiche beeþ set tofore some
comune þinges ful nedeful to what man þat is willyng to
do perfitely in the craft of cirurgye.**

MOste dere lordes, for þat þis manere of exposicioun is
i-ordeyned in þe manere of an inuentarie of heretage of a
citee and in an inuentarie of a citee þe comune þinges beeþ writen
tofore, þe worþier of all heretage, so in þis inuentarie is sette
tofore a singuler chapitre, in þe whiche some comune þinges beeþ
isette, full nedefull to what man þat is willynge to doo perfitly in
the craft of cirurgye. And þat is þat þe Philosofre scheweth to vs
in primo Phisicorum: A waie is ifounde to vs from more comune
þinges to procede or passe to more special þinges.

Be it saide firste forsoþe what is cirurgie. And þogh many men
haue declared it in manyfolde, neuerþelatter þai alle [f. 2ᵛᵃ] toke
here foundament of oure fader Galien in his Introductorie of
Medicyne, þere he saiþ: Cirurgie is a partie of terapeucia by
kuttynges and brennynges and couplynge of bones helynge men.
To whiche declaracioun or diffinicioun he put to, in þe Coment of
þe firste book of Gouernynge of Scharpe Medecynes: and by oþer
hande craftes.

And so it is to fulfille þe forsaide þinges after þat it is to considre
streytely as it is the þridde instrument of medecyne. So forsoþe as
it is considered more largely as it is a science or connynge of
helynge of sikenesses in þe whiche fallith manuel craft, or is pur-
posed (wiþoute puttynge of the oþer two instrumentis, þat is to
seie of drynkyng medecyne and diet), suche a descripcioun is
assignede of þe saying of alle men:

5 þe Inuentarie *rubr.*   Nota *in red, in right margin, close to illumination*
15 inuentarie *rubr.*   21 in primo Phisicorum *rubr.*

Cirurgye is a science or connynge teching þe maner and þe qualite of wirchynge, nameliche in helynge and kuttynge and in hauntynge oþer hande werkes, helynge men after þat it is possible. Science is putte þere in stede of kynde. Ne it is noght worth þat it is gaynesaide þat in many places it is called a crafte, for it is here named largely and noght moste propurly, or þe name of þe science is take largely and nouȝt moste properly. Þe vnderstondynges forsoþe of þe soule haþ so myche fastnynge togedre þat oon is named ofte tyme for anoþer. Neuerþelatter trewþe haþ þat cirurgie is double: techynge þat is appropred to þe name of þe sciens, þe whiche any man may haue þogh he neuere haue wroght, and þe vsing þat is apropred to þe name of þe sciens. And þis may no man conne but if þat he see it, þe whiche Aristotel nombrede among hande craftes. And þat is þat Galien seide in þe firste book of Elementis: Of þe book forsoþe may no gouernour be made, ne þe gouernour of anoþer craft. Crafty men forsoþe wircheþ oonly by þe doctryne þat is had in vsynge. Oþir þinges beþ iputt for difference, but for it is logique be it left of.

Neuerþelatter it is putt [f. 2ᵛᵇ] in þe ende: after þat it is possible, helyng men. For, as my maister Raymund saide in Mountpiler: Noght alle, s. sekenesse, in alle men but certeyne in certeyne men. It is noȝt alwaie in a leche to releue þe seke man. To aske of a leche a demonstracioun is as to aske of a stamerynge man a faire speche, eiþer wanteþ þe instrumentis, as þe Subtile Doctour saide. It suffiseþ to doo as þe craft biddeþ propre cure in euery sekenesse excepte in þre cases in þe whiche large cure preseruynge oþer couerynge suffisith to doo as þe crafte biddeth where it is to take hede þat crafte biddeþ propre cure in euery sekenesse except in þre cases: The firste case is when þe sekenesse is simpliche or by itself vncurable as lepre. The secounde, when þe sekenesse is curable of itself, it is neuerþelatter incurable in an vnbuxom pacient oþer nouȝt myghti to suffre þe payne, as þe cancre in a particuler membre. The þridde is when þe cure of þat sekenes schulde engendre a worse sekenesse, as an olde mormale (i. dede apple) oþer olde emoraydes ihelede. But if þat one bene forsaken, it is perile

12 sciens *?read* crafte; L artis   24–9 *?read* It suffiseþ to doo as þe craft biddeþ. Where it is to take hede þat crafte biddeþ propre cure in euery sekenesse except in þre cases in þe whiche large cure preseruynge oþer couerynge suffisith; L *sufficit facere quod ars precipit. Vbi aduertendum quod in omnibus egritudinibus ars precipit curam propriam exceptis tribus casibus in quibus sufficit cura largua* [L(P) *larga*] *preseruatiua aut palliatiua*

þe dropesye or woodnesse to be made, Ypocras seide. And þat Galien schewede, 14° Terapeutice.

Curacioun haþ oon maner: It byfalleþ a good leche and nouȝt an euel to worche wiþoute sorwe and wiþoute desceyte to saue þe body and nouȝt to perische it, 12 Terapeutice. And þat is to doo þat is possible and noght to byhote for monay vnpossible þing. Kepe þe fro euel and false cures þat þou goo not vnder þe name of an euel leche ne take it not vppon þi body.

Cirurgie forsoþe is saide of cyros, þat is an hande and of gyros, þat is a werke, as it were a science or a connynge of hande werke.

It semeþ forsoþe of þe forsaide þinges þat mannes body sekeliche and able to be heled by þe science of cirurgie is þe subiecte in cirurgie. And to remoue sekenesse and to kepe helþe, after þat it is possible wiþ þe science of þis cirurgie, [f. 3ra] is þe ende and þe entente of þis science and þat þing it is.

The parties of cirurgie, after Iohanicium, beeþ two: þat is for to saye, to werche in softe membris and to werche in harde membres. In spice, forsoþe, þere beeþ fyue parties: þat is to say, þe science techynge to wirche in woundes and þe science techynge to wirche in bocches and techynge to wirche in restorynges and in oþer þinges in þe whiche hande werk falleþ.

The operaciouns of cirurgiens in þe forsaide parties beeþ thre: þat is to say, to loose þat is contynue, to ioyne þat is departed, to kut of þat is to moche. The contynue is loosed in blode latynge, in garsynge; þe departed is ioyned in helynge of woundes and in ledynge aȝeyne of algabra; þat is ouer myche is kutte of when postomes beeþ cured and kernellis beeþ kutte of. The instrumentis of cirurgiens with þe whiche þese þinges beeþ fulfilled beeþ manyfoold, for some beeþ comune and some beeþ propre. Of þe comune, some beeþ medicynal and some beeþ instrumentes of yren. The medicynal instrumentes beeþ gouernaunces and drynkes, blood latyng, oynementes, emplastres and poudres. The yren instrumentis: some beeþ to kutte wiþ, as scheres, rasoures and launcetes, and some to brenne wiþ, as beeþ instrumentis þat hiȝte oliuaria and cultellaria, and some to drawe out with, as tenacule and picecareole, and some to proue wiþ, as probe and intromissi, and some

---

2 14° Terapeutice *rubr.*   Terapeutice] terapeut' *All abbrev. forms expanded* Terapeutice; *initial letter always interpreted as* T   16 Iohanicium] I *altered from false start on another letter*   19 *? Om. before* woundes; L(Ca) *Scientia videlicet docens operari in* ⌈*apostematibus et scientia docens operari in*⌉ *uulneribus*

to sewe wiþ, as a nedel and a pype or penne. Propre instrumentes beþ as trepana in þe hede and faux in þe fundement, etc.

Of þe whiche it semeþ þat a cirurgien wirchynge craftely schulde bere wiþ hym fyue oynementes: þat is to wite, basilicon to maturynge, vngentum apostolorum to clensynge and mundefieng, vnguentum aureum for to make flesche, vnguentum album to knyttynge, and dialteam to make swete. Also he schulde bere in a case fyue instrumentis: þat is to wete, scheres, picecareola, proba and a rasoure and launcetes and a nedel.

And suche a cirurgien so arrayed [f. 3rb] may profitably vse þe forsaide worchynges in mannes body oonly if he be enformed by resoun of curyng entenciouns. He is enformed forsoþe in curatiuis entenciouns (after Galien of by al Terrapeutice) in schewynges takyn þinges aboue kynde firste, folowyngliche of kyndely þinges and of vnkyndely and of þinges nygh þerto. It byhoueþ forsoþe to bygynne (after þe same Galien in the secounde book Terrapeutice) fro þe firste þinges, to passe folwyngliche to þoo þinges þat foloweþ, þan to þoo þinges þat draweþ to ham, and, þis idoo, nouȝt to cesse til he come to þe ende of þe þing isoghte, þe whiche is þe curacioun of eueriche sekenesse.

The bigynnynge forsoþe ledyng vs to þis waie is knowynge of þe sekenesse, þat is to wete whiche it is by þe kynde þerof; folowyngliche goynge downe by anoþer schewynge after oon by oon to take þat is nouȝt sene of many men. Folowyngliche, ifounde in reotynges, it bihoueþ, after þe same Galien, to enquere þe ententes whiche beeþ possible and whiche may noȝt be parformed. And it byhoueþ laste to fynde with whiche þinges and how þei may be fulfilled. Where it is to turne aȝen at þe ende of þe þridde and of þe seuenþe book, þat if þe ententes be fewe and acordinge, as in a bocche or a simple wounde, it is but liȝte. If þere be many forsoþe and contrarie (as in an holwe bocche, foule and apostemede, nyȝhe a noble membre, and aȝenward), it byhoueþ forsoþe to serche þan in suche complicaciouns or foldynges togedre: first, of whiche a man is moste in perile; the secounde, forsoþe þat some of hem haþ the resoun of þe cause; the þridde, whiche þinges it is possible to hele afor þat oþer. For where grete perile semeþ of any of þe disposiciouns, þe entente is þat he haste more to þat; where

---

2 trepana] crepana   12 *MS.* after Galien *after* entenciouns; *redundant, see l. 13*   13 of *superfl.; L secundum G. per totam Terapeuticam*   14 of *om. after* takyn; *L assumptis a rebus preter naturam*   36–p. 6 l. 3 *See Commentary*

forsoþe þis is in doyng or kepyng, þat longeþ to þe cause; where forsoþe it is not possible to be heled, not þat afore þat oþer, ordynatly, as Galien declareþ euydently by þe ensample aforseide in þe þridde, in þe fourþe and in the seuenþe book of Terapeucia.
And þerfore [f. 3ᵛᵃ] he seide in þe þridde book þat it is noght so nedefull to serche þe cause as þe resoun of hem, wiþoute þe whiche þinges it is nouȝt ihad as to haste. Vmwhile forsoþe soche it is þat he haste to constreyne or forsake þe particule or partie vnable to be heled, as in prikkynge of synowes and in veynes berstynge oute of þe emoraides and in brawnes ismyten and in articulaciouns made by a bocche.

The maner and þe foorme of worchynge profitably with the forsaide instrumentis is chosen after Arnold of foure consideraciouns: first, a cirurgene crafteliche worchyng schulde considre what þat werk is þat he schall haunte in mannes body; the secounde, whi it is applyed; the þridde, wheþer it be nedefull and of power; the fourþe is þe riȝt manere of applieng.

The firste is ihad by deuysioun or partynge and vnderdyuysioun of þe operaciouns or werkes of cirurgie, as it is isaide. The secounde is iknowe by a general intencioun of cirurgiens þe whiche byhoteþ þe werkes of hem to be doon with triste of sikernesse in manis body. The þridde is conceyued by consideracioun of þe effectes of þe werk and of þe particules comynge of þe paarty of þe body. The fourþe makith knowen þat alle þinges þat beeþ conuenient or cordyng to þe body (after þat suche a wirchynge is applied or putte þerto and after þe tyme þat it is putte to, or is comparisoned þerto) be it haunted couenabliche, and tofore þe applicacioun and in þe dede of applicacioun and after þe dede þerof.

Verbi gracia (i. se by ensample), we wil drawe out ydropik water. Firste, we schal considre what is suche a werk. And we knowe by þe dyuisiouns of þe werkis of cirurgie þat it is to loose þe contynue wiþ a rasoure. The secounde, we schal considre why it is idoo. And we knowe by þe general intencioun of cirurgiens þat þe dropesie may be cured, or nameliche þat he be esed. The þridde, we schal considre wheþer þat suche a werk be nedefull and possible. And we knowe þat it is nedeful [f. 3ᵛᵇ] for oþerwise þe verray dropesie may not be heled. And þerfore if þe pacient be feble, it schal noght be possible. And if he be strong, be it drawe

---

1 þis is in doyng or kepyng, þat longeþ *on erasure rubr.*   29 Verbi gracia

out litel and litell. The fourþe, we schall considre þe riȝt maner of drawenge out. And it is þat þe paciente be turned vp so downe, and þe skyn of þe wombe vnder þe nauel schal be drawe vpward on þe riȝt side. And perse þat skyn wiþ a rasoure to þe voyde place, and putte þerto a litel pype, and drawe out þe water after þat þe seke man may suffre. And afterward drawe away þe pipe, and late þe skyn falle downe, and schette þe wounde, and þe water schall nouȝt þanne passe out. And when þou wilt eftsones drawe oute more, stere þe skynne and putte yn the pipe, as þou dedist firste, and þere schal go oute also mochil as þou wilt, and it schall wel be suffred. And þus operacioun or worchynge is ischewed.

It is good to ordeyne in a manere of forspeche the wirchers of þis craft whos doctryne and knowleche was to me and whos sawes schal be founde in þis werk, þat it may be knowe who þat seide bettre þan þat oþer.

The firste of alle was Ypocras, þe whiche (as it is redde in þe Introductorie of Medicyne) was aboue alle and ladde þe firste þe crafte of medicyne to perfite liȝte among þe Grekes. He forsoþe, as Macrobius seide and Isider, 4to Ethimologiarum, and þat is also rehersed in þe prologe of al þe Contynent, afore Ypocras it was stille or noght spoken of durynge 500 ȝere, fro þe tyme of Appollo and Asclapius, þe whiche were þe firste fynderes þerof. He forsoþe lyuede 95 ȝere and wroot many bookes of cirurgie, as it is schewed, 4to Terapeutice, and in many oþer places by Galien. But I trowe þat for þe good ordynaunce of Galiens bookes þe bookes of Ypocras and of many oþere were left of.

Galien folowede hym, and þoo þinges þat Ypocras sewe, he as a good plougheman gadrede and encresede. Wherof he wroot many bookes in þe whiche he medled many þinges of cirurgie. And specialliche he made þe Book of Swellynges with[f. 4ra]oute Kynde and sixe of þe first bookes of Terapeucia, of woundes and of bocches, and þe laste two, of apostemes and of many sekenessis in þe whiche byfalleþ hande werk. And he made þe seuene bookes of Cathagenorum, þogh we haue but a partie of hem. He was forsoþe þe moste in schewynge science in þe tyme of Antony þe Emperour, after Crist 150 ȝere. He lyuede 87 ȝere, as it is rehersid in þe Book of þe Lyf and Maners of Philosophres.

---

4 ?Om. after side; L(Ca) a latere dextro ⌈si passio uenerit a sinistro, uel e contra si fuerit in dextro⌉   18 He forsoþe ?false start anticipating He forsoþe (l. 22)   31 of Terapeucia rubr.   34 Cathagenorum rubr.

Bytwene Ypocras and Galien was a mervaylouse tyme (as Auicen seide, 4to, de fracturis), 325 3ere, as it is iglosed þere.

After Galien we fynde Paule þe whiche (as Rasis witnessiþ in all þe Contynent and Haly Abbas in þe Book of Real Dispocisioun) made many þinges in cirurgie. Neuerþelatter I fonde þe sexte book of his Cirurgie.

Folowyngliche Rasis is ifounde. Of Albucasis and Asaram, the whiche wheþer þei were þe same or dyuerse, þey had hem beste moste in þe Book of Almansorum and of Diuisiouns and in þe Cirurgie of Albucasis aforseide. And as Haly Abbas saide, in hem he putte his special þinges. In al þe Continent, forsoþe, þat is called Elhaui in Arabik langage, þe same þinges he replied, and he gadrede togidre þe sawes of alle his grete predicessoures. And þat þat he chose nou3t, it was of litel pris and to longe and indeterminate of vnredy.

Haly Abbas was a grete maistre and, beside þe sawyng in þe Bookes of þe Real Disposicioun, he ordeyned þe nynthe partie of þe secounde sermone of cirurgie. Auicen, þe noble prince, folowed hym full ordynatly, as he tretede of oþer þinges, in his fourþe book of cirurgie.

And vnto hym, alle þei beeþ ifounde boþe phisicians and cirurgiens, but after, eyþer for stoutenesse or for ouer moche occupacioun of cures, cirurgie was departed and 3ouen into þe handes of crafty men. Of þe whiche þe firste was Rogeryn, Rouland and þe Foure Maistres, þe whiche made bookes of cirurgie, departed and medled in hem many charmes or wicchecraftes. Þan Iamerus is ifounde, þat made [f. 4rb] a boystouse or beestly cirurgie, in þe whiche he namede many lewde þinges. Neuerþelatter he folwede Rogeryn in many þinges.

Folowyngliche Brunus is ifounde, þat summede ful discreetly þe sawes of Galien and Auicen and þe wirkynge of Albucasis. Neuerþelatter he had noght al þe translacioun of Galiens bookes and lefte vtterliche anothomye. After hym menely come Thederik, þe whiche made a book steling or raueschinge all þat Brunus saide, wiþ some tales de Luca his maistre.

Guylliam de Saliceto was a worþi man, and boþe in phisik and in cirurgie he made two summes. And as to my dome as towchynge

---

2 4to, de fracturis *rubr.*   7 Asaram *?or* Asaraui   9 Almansorum *rubr.*   12 Elhaui *?or* Elham   15 of *?read* or   35 *?Om. before* de Luca; *L fabulis* ⌈Hugonis⌉ *de Luca*

þoo tweyne þat he tretede, he saide wel inow3e. Lamfrank also made a book in þe whiche he putte nou3t many þinges but þe whiche he took of Guylliam. Neuerþelatter he chaunged it in anoþer manere. In þat tyme Maistre Arnald de Villanoua florisched in eiþer faculte and made many faire werkes. Henricus de Hermandavilla bygan a tretys at Paryse by notable þinges, in þe whiche he enforsed to make a matrymoyne or couplyng togidre of Thederik and of Lamfranque. Neuerþelatter he deide and fulfilled not þat tretys.

In þat tyme in Calabre, Maistre Nicholas de Regio, moste perfite in Greke tunge and in Latyn, atte request of Kyng Robert translatede many of Galiens bookes and sente hem to vs to þe Popes courte, þe whiche semen of hy3er and more perfite stile þan þe bookes translatede out of Arabye tunge.

Now laste rose vp an vnwise Rose of Engelond, þe whiche, to me sent and seþen I trowed to fynde þerin þe smell of swetenesse, and I fond þe tales of Yspane, of Gilbert and of Thedryk.

In my tyme forsoþe were Cirurgiens wirkynge: at Tholouse, Maister Nicholas Chathalaun; in Mountpiler, Maister Benett, Lamfranqes sone; at Boloyne, Maister Peregrine and Meradancus; in Paryse, Maistre Argentyne; in Lugdoun (where þat I practizede longe tyme), [f. 4va] Maister Pers de Bonanto; in Auioun, Maister Iohan de Parma.

And I, Guydo de Gauliaco, Cirurgien, doctoure of phisik, of the contre of Aluerne, of Mimatensis diosese, leche and commensale chapeleyne of oure lorde þe Pope, haue seyn many worchynges and many writynges of þe forsaide auctoures, nameliche of Galien (for as many bookes as were founde of eyþer translacioun, I haue had and ham I haue studied with all the diligence þat I my3te), and many tymes I haue wrou3t and in many parties, and now also in Auyoun, the 3ere of oure Loord Iesu 1363, þe 3ere of þe popedome of Vrbane þe fifte, þe firste 3ere, in þe whiche by Goddes heste I haue compiled þis werk of þe sawes of þe forsaide auctores and of myn owne experience with þe help of my felowe.

Þe sectes þat ronnen in my tyme among wirchers of þis craft (withoute two generall sectes þe whiche 3it þryuen, þat is to wete

16 seþen, see Commentary   17 Yspane] Yspañ; cf. Hispane p. 437 l. 17
19 Benett; L Bonetus   22 ?Om. after Auioun; L(Ca) In Auinione ⌜Magister Petrus de Arlete et socius meus⌝; om. L(O)   24 Gauliaco; L Caulhiaco
26 Pope abraded   31 popedome] pope abraded   34 felowe read felowes; L sociorum

of lewde men and of emperiqes or charmers, reproued of Galien
in þe Book of Sectes and by all Terapeutice), þai were 5: The
firste secte was of Rogeryn, of Rouland, and of þe Foure Maistres,
þe whiche procurede indifferently quyttur in all woundes and
5 apostomes wiþ here growelles, foundyng hem þerfore vppon þe
fifte of þe Amphorismorum: Slakynge þinges beþ goode, rawe
þinges forsoþe beeþ euel.

 The secounde secte was of Brune and Thederyk, þe whiche
drieden indifferently alle woundes wiþ wyne alone, foundyng hem
10 þerfore vppon þe fourþe Terapeutice: Drye þing forsoþe is nerrer
to hele.

 The þridde secte was of Guylliam de Saliceto and of Lam-
franque, þe whiche, willyng to doo þe mene amonge þese, pro-
cureden alle woundes wiþ swete oynementis and emplastres,
15 foundynge hem þerfore vppon þe 14 Terapeutice, þat curacioun
haþ oon manere, þat is itreted wiþoute sorwe and fallas.

 The ferste secte is nerehande of alle kny3tes of Saxoun and of
men folowynge batailles, þe whiche procuren or helen alle woundes
wiþ coniurisouns and drynkes and with [f. 4vb] oyle and wolle and
20 a cole leef, foundynge ham þerfore vppon þat, þat God putte his
vertu in herbes, wordes and stones.

 The fifte secte is nerehande of wommen and of many ydeotis or
foles, þe whiche remitten seke men for all manere of sekenesse
onliche to seyntes, foundynge ham þerfore vp þat: God 3af to me
25 as it plesede hym; God schal take fro me when it schall like hym;
þe name of oure Loord be blessid. Amen.

 And for þese sectes in þe processe of this book beeþ reproued,
þei are lefte out of þis present werk. Neuerþelatter of oo þing
I mervaille, þat eche of hem folowed soo oþer as cranes dooth.
30 Oon seide no3te but þat þat whiche þat oþer seide (I wote noght
wheþer it is for to drede or for loue), ne hem deyneþ noght to here
but vsed þinges and approuede of auctorite. Þai radde euell
Aristotle in þe secounde book of Methaphisique, þat þese two
þinges beþ þat letteþ moste þe way and þe knowleche of trewþe.
35 Soche frendschippes or dredes be þei lafte, for Socrates or Plato is
a frende, but truþe is a more frende. It is holy and worþi to
worschippe trewþe.

16 it *?om.* before is   17 ferste *error;* L *Quarta*   22 nerehande
?redundant; see l. 17; L *Quinta secta est mulierum*   30 second þat *?superfl.*
31 to *?superfl.;* L *propter timorem*

The techynge loore of Galien foloweþ now (approued in þe Book of Sectes and by al Terapeuticam), þe whiche is made hole by resoun and experiment, in þe whiche þinges schal be soghte and voyces schal be forsaken. And he tauȝte þe manere of sechinge or trasyng in þe Book of Constitucioun of Lernynge Craft, þe 7 chapitre, þe whiche he putteþ þus vnder a manere epiloge in þe þridde book of Natural Vertues, þe 10 chapitre: It byhoueþ forsoþe hym þat schall knowe what þing is bettre þan oþer þinges anone forsoþe (þat is to say, of þe bygynnynge and nature and propre doctrine) moche to knowe difference from oþer þinges, as a trewe childe is made to haue a maner of wood leccherie and noþer nyȝt ne day to faile studieng and to lerne what þinges þat beeþ isaide of þe glorious olde men. When he comeþ forsoþe to þe state, it byhoueþ hym to de[f. 5ra] me and examyne full long tyme and to byholde in how moche þat some þinges accorden to þise whiche openliche is schewed in als mykel as þay beeþ vnlike, and so to chese þis þing and to þrowe awey forsoþe þat oþer þing. And it foloweþ in suche a manere þat I trowed oure wordes tocomynge beeþ full profitable. To some men forsoþe þis conscripcioun is superflue or acounted at noȝt, as þogh it were tolde to an asse.

Neuerþelates I say noȝt but þat it is beste in þis purpos to sette too witnesse, for Galien in many places, aboue resoun and experience, þat beeþ to alle men two schewers, and in þe firste book of Terapeutice, he setteþ too þe þridde: by witnessis. Wherþorgh in þe firste of Miamur: Þe feiþ of hem þat profiteþ, be it encresed of þe accorde of men tellynge. And for þat, he saiþ þat he schall write al þe pryue þing þat beeþ ȝeuen of wise leches. And so, as I saide, schall I doo in þis processe, gloriouse God helpynge.

Goo we aȝen to oure purpos and be þe condiciouns put here þe whiche beeþ required to eueriche cirurgien willynge to vse craftiliche þe forsaide manere and fourme of wirchynge in manis body, þe whiche Ypocras, ledeþ of all goodnes, concludeth in a manere subtile induccioun in þe firste of þe Amphorismorum: The lyf is schort, þe craft forsoþe is long, experiment is deceyuable, dome is hard. It byhoueþ forsoþe nouȝt onliche to ȝeue hymself, but also þoo þinges þat byhoueþ to þe pacient and men þat beeþ aboute hym, and to ordeyne þe þinges outewarde.

There beeþ þerfore fourefolde condiciouns þat beþ taken here

7–10 *See Commentary*   14–16 *See Commentary*   25 Miamur *rubr.*
32 ledeþ *? read* leder; L dux   33 in þe firste of þe Amphorismorum *rubr.*

after Arnald, þe latynistre most eloquent: Some þinges þere beeþ þat beeþ required in þe cirurgien; some þinges, in the seke man; some, in his kepers. And some in men þat comeþ fro wiþoute.

The condiciouns þat beþ required in þe cirurgien beeþ foure:
5 the ferste is þat [f. 5ʳᵇ] he be a lettred man; þe secounde, þat he be expert or cunnynge; the þridde, þat he be witty or wise; þe fourþe, þat he be wel-þewed.

It is firste þerfore required þat þe cirurgien be a lettred man, noȝt onliche in þe principles of cirurgie but also of phisique, als
10 wel in theorique as in practique. In theorique it byhoueþ þat he knowe kyndely þinges and noght kyndely and þinges aȝenst kynde. First forsoþe it byhoueþ þat he knowe kyndely þinges, nameliche anothomye, for wiþoute it noþing is imade in cirurgie, as it schall be schewed ynnermore. Knowe he also þe complexioun, for after þe
15 dyuersite of kynde of bodies hit byhoueþ to dyuerse þe medicyne. And þat same þing is proued of vertue, agayne Thesil, in all Terapeutice. It byhoueþ also þat he knowe þing noȝt kyndeliche, as beeþ aer, mete and drynk, for þese beeþ þe cause of al þe sekenesse and of helþe. It byhoueþ also þat he knowe þinges þat
20 beeþ aȝenst kynde and moreouer þat he knowe þe seeknesse, for of þat is taken propurly þe entente of curing. He schulde noght vnknowe þe cause in no manere, for if he schulde cure wiþoute knowleche þerof, it were noȝt of his gifte but of fortune. Leue he not of þe accidentis, or þinges longynge þerto, for þai ouercome
25 vnwhile his cause, and þai trespasse aȝen and turne vp-so-down al þe cure, in primo Ad Glauconem.

In practique it byhoueþ þat he konne dyete and laxe, for wiþoute þise, cirurgie is noȝt perfiȝtly done, þe whiche is þe þridde instrument of medicyne. Wherfore Galien saiþ in his Introductorie:
30 As farmacye or laxing nedeþ dyete, right so nedeþ cirurgie dyete and farmacie.

So it byhoueþ þerfore a cirurgien craftely worchinge to knowe þe principles of medicyne. And þerwith it semeth hym to konne somewhat of oþer craftes. And þat is þat Galien saide in þe ferste
35 of Terapeutice, aȝenst Thesil: And if leches forsoþe neden neyþer geometrie, ne astronomye, ne logique, ne none oþer loore of good leches, redely coriours [f. 5ᵛᵃ] or carpenters, smyþes, and oþer

---

16–17 in all Terapeutice *rubr.*   25 vnwhile *read* vmwhile; *L aliquociens*
26 in primo Ad Glauconem *rubr.*   32 it *repeated*   cirurgien *second* r *interl.*
w. caret

suche, þat, leuynge here craftes schulde renne to lechecraft, schulde be made leches.

The secounde, I saide it byhoueþ þat he be experte and þat he haue seyn oþer cirurgiens wirche. And þerto saide þe wise clerk Auenzoar: It byhoueþ eueriche leche firste to konne and þan to haue vse and experience. And Rasis in 4to Almansorum and Haly Abbas in þe testamente and Ypocras primo theorice witnessen þe same.

The þridde is þat he be witty and of good doome and remembraunce. And þat saide Haly Rodoan in 3° Tegni: It byhoueþ a leche to be of good remembraunce, of good witte, of good sleiȝte and of good siȝte and of hole vnderstonding, wiþ gode schappe: as þus, þat he haue smale fyngres, stable handes, noght quakynge, clere eyȝen, and oþere soche.

The fourþe, I saide it byhoueþ þat he be wel-þewed. Be he hardy in siker þinges and dredynge in perilouse þinges. Fle he euel cures. Be he gracious to seke men, wel-willed to felowes, wily in demynge tofore. Be he chaste, sobre, meke and merciable. And be he noght couetouse noþer extorcioner, but take he his salarie mesurably after his trauaille and after þe hauynge of þe seke man and þe manere of þe eende and þe worþynesse of hym.

The condiciouns þat beeþ required in þe seke man beeþ thre: þat he be obedient to þe leche as a seruaunt to his loorde (as it is saide, primo Terapeutice), þat he triste wel on the leche (and in þe firste of Pronosticorum), þat he be pacient or suffrynge in hymself, for pacience ouercometh malice, as it is saide in anoþer scripture.

The condiciouns of his kepers or of men þat beeþ aboute þe seke man beeþ foure: first, þat þai be pesible or meke, gracious, trewe and discrete. The condiciouns of men þat come fro wiþoute beþ many, and all þoo schulde be ordeyned to the profite of þe seke man, as Galien saide in þe ende of his Comente or Exposicioun of þe forseide alleggede Amphorismorum.

Forþermore in puttynge an ende to this [f. 5vb] singuler chapitre, þe maner and ordour of þis werk is iputte. For þe whiche it is to wete, after þe sawe of Aueroys, firste Gadre He Togidre, þat þe craftes of practique, in as mochel as þei beeþ craftes, þai contynen þre þinges: The ferste is to knowe þe places of her subiectis. The secounde is to konne lede þe ende isoght in places of þe subiecte.

6 in 4to Almansorum *rubr.*   6–7 *See Commentary*   7 in þe testamente *rubr.*   primo theorice *rubr.*   9 in 3° Tegni *rubr.*   23 primo Terapeutice *rubr.*   23–4 and in þe firste of Pronosticorum *rubr.*

The þridde is to knowe þe instrumentis with whiche he may lede þat ende in places of þe subiecte. And þerfore, seþþe þis craft is of practique and wirchinge, of nede þe tretynges þat beþ made þerof schulde be þre in kynde. But for it schulde be þe more specified, þere schal be in þis werk 7 tretys. The firste schal be of anothomye and places of þe subiecte. And fyue oþer schall be of þe maner of ledynge þe ende isouȝt in places of þe subiecte. And anoþer schal be of þe instrumentis with þe whiche we schall lede þe ende in places of the subiecte.

This book schall haue þerfore 7 tretys. The firste schal be anothomye, þe secounde of apostomes, þe þridde of woundes, þe fourþe of bocches, þe fifte of brekynges and bones out of ioynte, þe sixte of alle oþere sekenessis þe whiche beþ noght propurly apostomes noþer bocches ne passiouns of bones for þe whiche recourse is ihad to a cirurgien. Þe seuenþe schal be an antitodarie. And in euery tretys schal be two lores, and in eueryche lore schal be viii chapitres, or þere-aboute. And in euery chapitre schal be þre þinges, as it is seide, Terapeutice 3º, þe whiche a leche haþ to enquere þat heleþ by lore, þat is to wite, knowleche of þe þing and þe causes of þe whiche curatyf schewynges beeþ made, and þe tokenes and domes of þe whiche þei may be knowe whiche þat beeþ noȝt possible to be doo and whiche þat beþ possible to be doo, and þai schewen þe curynges, whiche wiþ whiche þinges and how þay beeþ iwroȝt. And soche schal be þe ordre in all þis book, God helpyng.

þe Rubriches of All þis Book.

[f. 6ʳᵃ] TO þe esy fyndynge of þe matires of þe whiche it is itreted in þis book, it is profitable to sette tofore þe rubriches of þe tretys and chapitres of all þis book þat by þe rasynge of name of a lettre þe book be noght iseie to byleue dowme, þat happely is noght nedefull in speculatyf science, as Aueroys, þe Sotil Doctoure, schewede.

The Rubriches of the Firste Book.

IN þe name of merciable God, here bygynneþ þe firste tretys of þis werk and it is of anothomye, conteynynge two doctrynes or loores. Þe firste doctryne is of þe anothomye of comune and of þe

---

18 Terapeutice 3º *rubr.* *In ff.* 6ʳᵃ–9ʳᵇ, *the rubric of each numbered chapter begins with a one-line initial in blue or gold, decorated with red or blue pen-work. Arabic numerals rubr.*

vnyuersal and simple membres. The secounde doctrine schal be of propre, particuler and compowned membres.
The firste doctryne schal be 5 chapitres.
The 1 chapitre is an vniuersal speche of anothomye and of þe kynde of membres.
The 2 chapitre is of þe anothomye of the skynne and of þe fatnesse, of flesche and brawnes.
The 3 chapitre ys of þe anothomye of synowes, ligamentis and cordes.
The 4 chapitre is of þe anothomye of veynes and of arteryes.
The 5 chapitre is of þe anothomye of bones, of cartilages or grustles, of nayles and of heeres.
The secounde doctrine is of þe anothomye of compowned and propre membres.
The 1 firste chapitre is of þe anothomye of potte of þe hede.
The 2 chapitre is of þe anothomye of the face and of his particles.
The 3 chapitre of þe anothomye is of þe nekke and of þe partyes of þe bakke.
The 4 chapitre is of þe anothomye of þe schulder boones and of þe armes and of þe grete handes.
The 5 chapitre is of þe anothomye of þe brest and of his parties.
The 6 chapitre is of þe anothomye of þe wombe and of his parties.
The 7 chapitre is of þe anothomye [f. 6rb] of þe hype bookes and of his parties.
The 8 chapitre is of þe anothomye of þe legges and of þe grete fete.

The Rubriches of þe Secounde Book.

HEre bygynneþ þe secounde tretys, and it is of apostemes and þinges goyng out and of pustles, of þe whiche þere beeþ two doctrynes. The firste doctrine is of apostes and of pustles and þing goyng out as þai beeþ in simple membres. The secounde doctrine is in special, as þai beeþ in compowned membris.

Þe ferste doctrine haþ 5 chapitres.

The 1 chapitre is an vniuersal speche of apostomes, pustles and þinges comyng outward.

---

15 firste *redundant*   24 bookes *read* boones   30 pustles] puscles
31 apostes *read* apostemes   pustles] puscles   þing ? *read* þinges; L *exituris*
35 pustles] puscles

The 2 chapitre is of flewme and of apostomes of blood.

A chapitre helpynge to þe same, of carboncles, antraces and estyomene and oþer euell pustles of blood.

The 3 chapitre is of herisipila and apostomes colerik.

5 A chapitre helpynge to þe forsaide, of fretynge of wormes and of euel colerique blaynes.

The 4 chapitre is of vdymya and of apostemes of flewme.

A chapitre helpynge to, of watery apostemes.

A chapitre helpyn to, of wyndy apostemes.

10 A chapitre helpynge to þe forsaide, of knottes, koornes and scrofules and of alle soche waxinges of flewme.

The 5 chapitre is of sephires or sclirosi and of apostomes melancolique.

A chapitre helpynge to þe vuermore, of skirro and of a melan-
15 colique aposteme igendred of vnkynde melancolye by congelacioun and induracioun of flewme.

An helpynge chapitre, of a cancrouse aposteme, for of an vlcerate posteme, it schal be seide in þe 4 book and in þe 6 book, of þe lepre.

The secounde doctryne is of apostemes and comynges outward
20 and blaynes as þei beeþ in compowned membris.

[f. 6ᵛᵃ] The firste chapitre is of þoo þinges þat beeþ in þe heed, as beþ apostemes and water in þe heedes of children.

The 2 chapitre is of apostemes of þe face and of his parties, as of derk sight in þe ey3en and of peyne and bleynes and comynges
25 outeward and of quyttur a3en þe corner of þe ey3en, for of oþer passiouns it schal be saide wiþynne in þe 3, þe 4, and 6 book; of apostemes of þe eres. Of þe nose and of polipo, it schal be saide in þe book of vlceres or bocches.

The 3 chapitre, of apostemes of þe nekke and of þe bak, as of
30 þe squynancie and of bocio (i. swellynge outeward) and of oþer apostemes, for of gibbositees (i. knorres) it schal be saide in þe 6 book.

The 4 chapitre is of þe apostemes of þe schulder boones and of þe armes, and of an aposteme made after blode laste, of aneures-
35 mate, of þe gowte in þe hondes, and of a festrede aposteme of þe fyngres, and of þe whitflawe.

The 5 chapitre is of an apostemes of þe breste, as of ham þat

---

3 estyomene] estyomeñ; *cf.* estiomene (*unabbrev.*), *p. 97 l. 14*   pustles] puscles   5 chapitre] i *altered from false start on* t   29 is? *om. after* chapitre   37 an *superfl.*

hiȝte bubones in þe whiche trespase of deth is imade, and of þe aposteme fugilique yharnede in þe purgynge places, of apostemes of þe tetes, of cludding of þe melk, and of oþer apostemes þat comen in þe partie of þe breste.

The 6 chapitre is of apostemes of þe wombe and hardnesse of þe stomak, hardnesse of þe lyuere, hardenesse of þe splene, and of þe ydropesye.

The 7 chapitre is of apostemes of þe hepe bone and of his parties, þat is to say, of hernia and of apostemes of þe codde or purse of þe ballok stones, þe whiche postemes beþ icleped in þe comoun Latyne name hernie or ramices, as of þe humoral hernia and of þe watery hernia and wyndy and of þe fleschy hernia and croked, for of hernia intestinali (i. aposteme of þe guttes) it schal be saide in þe 6 book; of apostemes of þe foundement, for of emoroydes it schal be [f. 6ᵛᵇ] saide in þe 4 book of vlceres.

The 8 chapitre is of apostemes of place next to þe hammes, of þe legges or of þe grete feet, as of þe elefancie, rariques and of þe veyne meden. It schall be saide in þe 6 book, of podagre.

The Rubriches of the þridde Book.

HEre bygynneþ the þridde tretys, and it is of woundes, wherof beeþ two doctrines. The firste doctryne is of woundes as þei beeþ in symple membres. The secounde doctrine is in special, as þei beeþ in compowned membres.

The firste doctrine haþ 5 chapitres.

The 1 chapitre is an vniuersal speche of woundes and of lousynge of contynuehede, where þe witte of drawynge oute of arewes and of soche oþere is itreted, and of þe manere and qualitee of ioynynge togedre of þe lippes of woundes, and of sewynge of woundes, and of the makynge of tentes, of lychynes and of plumaceoles, and of þe maneres of comune byndynges (for propre byndynges schal be founde in her owne chapitres), of þe gouernaunce and diete of wounded men, of þe amendynge of þe accidentes and comynge to wounded men, as of sorwe and of distemperure, of aposteme, of ycching, of þe crampe, of þe palesye, of þe coghe and of rauynge and of soche oþere.

The 2 chapitre is of a wounde made in þe flesche, in þe whiche it is treted of a grete wounde, superficial and nouȝt depe, and of a depe wounde and priue and of a holwe wounde with lesyng of

17 rariques *read* variques; L *varicibus*   37 fyn *underd. before* depe

flesche, of a wounde wiþ lesynge of þe skyn, of olde woundes to be reparayled, of a wounde in þe whiche is dede flesche, of a smyten wounde and of þe ensaumple of þe same smytynge, and of a wounde alterede of þe ayre, akynge and apostemed, and of
5 a bytyn wounde and venemous.

The 3 chapitre is of a wounde and of þe flowynge or schedynge of blood of veynes and of arteries.

[f. 7ra] The 4 chapitre is of woundes of synowes, of cordes, of ligamentes, in þe whiche it is itreted of prikkynge of synowes, of
10 kuttynge of synowes, of a synowe made bare, and of drawynge out and brusynge of synowes.

The 5 chapitre is of woundes of bones and of grustles.

The secounde doctryne is of þe special cure of woundes as þay beeþ in compownede membres organiqes.
15 The 1 chapitre is of woundes of the heued, in þe whiche it is itretede of woundes of þe hede made by kuyttynge withoute brekynge of þe brayne panne, of woundes imade by kuttynge wiþ brekynge of þe brayne panne noȝt persynge, of a wounde made by kuttynge wiþ brekynge of þe brayne panne wiþoute lesynge of þe
20 substaunce, persynge to þe ynnermore brerde, of þe same wounde wiþ lesyng of substaunce of þe bone, and of a wounde of þe hede made by smytinge with a grete brekynge, of amendynge of accidentes folowynge to woundes of þe hede, of þe cheef medicynes and of instrumentis wiþ the whiche wirkynge is imade in woundes
25 of þe heed.

The 2 chapitre is of woundes of þe face and of his parties, in þe whiche it is itreted of woundes of þe eyȝen, and if any þing entred into þe eyȝe to wounde it or hurte it, and of tarfe and of blood þat comeþ wiþynne þe eyȝe by woundes and smytinges, of woundes
30 of þe eyȝe liddes, of a wounde of þe nose, of woundes of þe eeres and of þe lippes.

The 3 chapitre is of woundes of þe nekke and of þe bak and here parties.

The 4 chapitre is of woundes of the schulder boon and of þe armes.
35 The 5 chapitre is of þe brest bone and of his parties.

The 6 chapitre is of woundes of þe wombe and of his parties.

The 7 chapitre is of woundes of þe hepe bones and of his partyes.

12 chapitre] chapirtre, *first* r *underd.* 16 kuyttynge; L *incisionem*
35 ?*Om. before first* of*; L* ⌈*de vulnere*⌉ *thoracis* 36 wombe] wombes,
s *underd.* 37 and *underd. after* woundes

[f. 7ʳᵇ] The 8 chapitre is of woundes in places aboute þe hammes and of þe legges and of the feet.

The Rubriches of þe Fourþe Book.

HEre bygynneþ þe fourþe tretys and it is of vlceres or bocches, of þe whiche þere beeþ two doctrines. The firste doctryne is 5 of vlceres as they beeþ in symple membres. The secounde doctryne is in special of vlceres as þey beeþ in compowned membres.

þe firste doctrine hath 5 chapitres.

The 1 chapitre is an vnyuersal speche of vlceres, in þe whiche also it is itreted of amendynge of þe accidentes, and of þe dis- 10 posiciouns makyng it, and of distemperaunce of vlceres, and of an akynge and apostomed vlcer, of vlceres wiþ dede flesche, and of an vlcer wiþ hardnesse and derknesse of lippes, of an vlcere (i. bocche) or byle wiþ veynes whiche ben cleped varices, of an vlcer wiþ a corupte or roten boon, of an vlcer þat is hard to hele, 15 wiþ a priue proprete vnknowen to vs.

The 2 chapitre is of propre vlceres moste iknowen, and firste of a venymouse and gnawynge vlcer.

The 3 chapitre is of a foule, stinkyng and rotyn vlcere.

The 4 chapitre is of a depe vlcere and cauernouse or holwe. 20

The 5 chapitre is of a fystle or festre in comune, for of particuler fistles it schal be saide in her owne places.

The 6 chapitre is of þe cancre vlcerate, for of þe cancre nouȝt vlcerate it is isaide in his owne places in the tretys of apostemes.

The secounde doctryne is of vlceres as þey beeþ in compowned 25 membres.

The 1 chapitre is of vlceres of þe hede, as is talparia and testudinaria.

The 2 chapitre is of vlceres of þe face, in þe whiche me schal trete of noli me tangere, of vlceres and cancred bladders iburstyn, 30 and of eleuacioun (i. lyftynge vp) of vue of þe eyȝen, of goynge out also of þe vue for brekynge of þe cone, [f. 7ᵛᵃ] of þe fistle in þe corner of þe eyȝe, of vlceres and of polipus þe whiche beeþ in the nose, of þe bledynge at nose, of alcola and bocches of þe mouthe, of vlceres of þe eeres. 35

The 3 chapitre is of vlceres þat beeþ in þe nekke and consequently of þe bakke.

---
24 in his owne places ? *redundant, see l. 22; L quia de non vlcerato in de apostematibus est dictum*

The 4 chapitre is of vlceres þat beeþ in þe schulder bones and in þe armes.

The 5 chapitre is of vlceres þat beeþ in the breest.

The 6 chapitre is of vlcers in þe wombe.

The 7 chapitre is of vlceres of þe hepe bone and of his parties, of ragadiis and ficubus þe whiche beeþ in þe ȝerde, of þe emoroydes and of vlceres (i. bocches) or byles þat comen in þe foundement, of þe fyqes, atrices and condylomates and ragadyes þat be made in þe foundement.

The 8 chapitre is of vlceres of places beside þe hammes, of legges and of þe feet.

The Rubriches of þe Fifte Book.

HEre bygynneth þe 5 book of algabra and of drawynge out and of restauracioun of broken boones and of bones out of ioynte, of the whiche þere beeþ two doctrynes. The firste doctryne is of restorynge of broken boones. The secounde doctrine is of restorynge of bones out of ioynte.

Of þe firste doctrine beeþ 8 chapitres.

The 1 chapitre is an vniuersal tale of þe restorynge of broken bones.

The 2 chapitre is of þe special settynge togedre of þe brekynge of þe boon of þe brayne panne, of þe nose, of þe iowe and of bones of þe heed and of þe face.

The 3 chapitre is of brekynge of þe nekke and of þe rigge bone of þe bakke.

The 4 chapitre is of brekynge of the forked boon and of þe spawde bone and of all þe schulder bones.

The 5 chapitre is of þe brekyng of þe canell bone and of þe arme and of all þe hand.

The 6 chapitre is of brekynge of ribbes and of þe parties of þe brest.

The 7 chapitre is of brekynge of the hepe bone and of þe þighe bone, and firste [f. 7vb] of þe þighe bone and þan of oþer.

The 8 chapitre is of brekynge of the knee and of þe legges and of all þe foot and of brekynge of þe toos of þe feet.

The secounde doctrine is of þe restorynge of bones out of ioynte, of þe whiche þere beeth 8 chapitres.

The 1 chapitre is an vniuersal tale of boones oute of ioynte.

15 firste] i *interl. w. caret*

The 2 chapitre is of þe iowe oute of ioynte.
The 3 chapitre is of þe nekke bone oute of ioynte.
The 4 chapitre is of þe schuldre and his parties out of ioynte.
The 5 chapitre is of the elbowe out of ioynte.
The 6 chapitre is of þe hande and of þe fyngres out of ioynte.
The 7 chapitre is of þe wherle bone and of þe þighe bone out of ioynte.
The 8 chapitre is of þe knee and of the rollynge bone, of þe foot and his parties, and of þe fyngres out of ioynte.

The Rubriches of þe Sixte Book.

HEre bygynneth þe 6 tretys, þat is of all sekenessis þe whiche beeþ not propurly apostemes, ne bocches, neiþer passiouns of bones, for þe whiche recourse is ihad to a cirurgien. And it haþ two doctrynes. The firste doctrine is of þe forsaide sekenessis þe whiche beeþ comune to all þe body. The secounde schal be of þoo þat beeþ appropred to oon membre.

The firste doctryne schal haue 8 chapitres.
The 1 chapitre is of þe gowte and of sorwe and hardnesse of ioyntes, if it come after þe goute or after euel helyng and restorynge.
The 2 chapitre is of þe lepre and of his domes.
The 3 chapitre is of þe morphewe, of þe pokke erre, of scabbe, ycchynge, of smale wormes, of lyse and of oþer infecciouns of the skyn.
The 4 chapitre is of extenuacioun [f. 8ra] (i. makynge þynne) and of ingrossacioun (i. makynge þikke) of bodyes and of particuler membres.
The 5 chapitre is of fallynge and greuing, of þirstynge and of drownynge, for of smytinge it is saide in þe book of woundes.
The 6 chapitre is of brennynge of water or of brennyng þing.
The 7 chapitre is of blaynes and wertes and of coornes.
The 8 chapitre is of foule membres to be kutte of and of dede bodies to be kepte.
The secounde doctrine is of sekenessis þe whiche beeþ nouȝt propurly apostemes, ne bocches, ne passiouns of bones, for þe whiche recourse is ihad to a cirurgien, þe whiche beeþ propurly in one membro, hauynge 8 chapitres.
The firste chapitle is of sekenessis of þe hede, in þe whiche it is

---

11 *MS.* of þe heed in *after* sekenessis; *redundant, see l. 37*   17 a *underd.*
before chapitres   36 membro; *L membro*

first saide of þe moþþe or gnawynge worme, and folowyngliche of allopicia and balednesse and of fallynge of heres, and of hoornesse and of chaungynge of heere and of colour and in wesshynge þe heed, and in doynge awey of heeres and forbedynge ham to
5 growe.

The secounde chapitre is of disposiciouns of þe face and of þe parties þerof; conteyneþ in itself 5 parties:

The firste partie is vnyuersaliche of þe face: as, for to make faire and to make good colour, and to remeue spottes and frekenes,
10 and to remeve þe webbe or clooþ and dede blood and wannesse in þe face and in oþer places; to varyoles and of here woundes wexynge vnder, of gutta rosacea and of blaynes þat beeþ in þe face and in oþer places.

The secounde partie is of sekenessis of þe eyȝen, outetake of
15 obtalmya and of sorwe and blaynes and of þinges comynge oute and of quyttur aȝenst þe corner, of whiche it is saide in þe apostemes. And of woundes of þe eyȝen and of þe eyȝe liddes and of þat þat entreþ into þe eyȝe and of þe terfe, it is seide in þe book of woundes. And of bocches and cancrositees and of bledders
20 bursten and of arerynge of vue, of þe festre [f. 8ʳᵇ] in þe cornere of þe eyȝe, þe whiche beþ saide in þe book of vlceres or bocches. Þe whiche, if þai were sette here wiþ þise, þe tretys of eyȝen schulde be fulfilled.

And firste in þis partie, an vnyuersale speche is sette tofore of
25 sekenesses of þe eyȝen. And in þe secounde, it schal be saide of alle sikenessis of the eyȝen, þe whiche beeþ foure: teeres of eyȝen, stepenesse or gretenesse of all þe eyȝe, and of þe opposite or contrarye, þat is to say, in lenenesse and wastynge, and in gogelynge. Folowyngly, it schal be saide of þe sekenessis of þe parties of þe
30 eyȝen, bygynnynge at þe sekenesses of þe eyȝe liddes, þe whiche beeþ noumbred 24: of scabbe, of fallynge, of lousynge of þe eyȝe liddes, of schortenesse and of turnynge vpwarde of the eyȝe liddes, of cleuynge togedre of þe eyȝe liddes, of heres iputte to and turnede ynward into þe eyȝe, of fallynge of þe here, of þe whytenesse and
35 of lyese, of hardenes, of lupia, ordeolo, of hayle, of sulac and sernac, for of oþer it is saide in her owne places. Of sekenessis ioynyngly to þe eyȝen, þe whiche beþ nombred 13: and ferste, of þe webbe and of sebel, for of oþer it is saide in oþer places.

16 corner] -er *loop above* -n-; *cf.* corner (*unabbrev.*) *p. 16 l. 25; see Commentary*   31 and ? *om. after* fallynge; L(*Ca*) *de casu et relaxacione palpebrarum*

Of sekenesses of þe corne, þe whiche beeþ noumbred ten: First, it schalle be saide of spottes and þan of schotes, for of oþer it is saide in oþer places, as of þe clere droppe. Of sekenessis of oþer parties wiþynneforth of þe ey3e, of þe whiche þinges comeþ feblenesse and noyenge of þe sighte.

Þe þridde part is of sekenessis of þe eeres. And þe firste is a general speche of deefnesse, of a posteme, of a bocche, and of sownynge of þe eeres, of filþe of þe eeres, of water entred into þe eere, of a litel stone or a litel noote kernel or a litel beste or of any oþer suche entrynge into þe eere, of a pannycle and of a worme or of flesche stoppynge þe eere.

The fourþe paart is of sekenessis of þe nose þirles in general, of þe cathefiall stoppynge and of stynkynge of breeth, for of polipus and of bledynge at þe nose it is i[f. 8ᵛᵃ]treted in þe book of vlceres or bocches.

The fifte parte is of sikenessis of the mowþe and of his parties, and first, of þe tonge: as, bolnyng and gretenesse þerof, of ranula and flesche growynge vnder, of þe crampe and of þe þrede drawynge togedre þe tonge, of þe palsye and of defaute of þe speche, for of alcola and of bocches and of apostemes it is saide wel inow aboue in her places. Of passiouns of þe teeth: and firste a general speche is iputte, of akyng of þe teeþ, of a tooth imoued and vnbounden, of rotynge of teeþ, of gnawynge and þirlynge or persing, of filþe and foule colourynge of þe teeþ, of astonieng and chillynge of teeþ, of drawynge out of teeþ. Of sikenessis of þe gomes and of þe parties þerof: as, of swellynge and of fallynge of þe palate, of þe swellynge and wexynge grete of þe chaftes, of þe medecyne þerof whiche letteþ any þing to be swolwed, for of flesche put to, apostomes, of botroces, of kuttynges and of vlceraciouns and of cancrositees, it is isaide in her owne places.

The 3 chapitle is of sekenessis of þe nekke, of bougeyng of þe bak, for of þe squynacie and of þe bocche it is saide in þe book of apostemes.

The 4 chapitle is of sekenessis of þe schulder bone and of þe armes or of þe hondes, as of cleuyng togedre of the fyngres, for in kuttynge of of a fynger it is saide aboue. Of þe nayles and of þe disposicioun of ham: as is defoulynge, þirstynge, deed blood and

---

10 worme ? *error; L verruca*   13 *MS.* stoppynge *before* cathefiall; *redundant* cathefiall *read* cathesiall; *L cathesiali*   37 disposicioun ?*read* disposiciouns; *L disposicionibus*

quyttur vnder þe nayle, bougeyng and crokednesse, kutting and foule colourynge.

The 5 chapitle is of sekenessis of þe brest and of þe pappes: as, of multiplicacioun of þe mylke, of gretenesse of þe pappis, of litelnesse of þe tete, for of apostemes and of congelacioun of þe mylk it is saide in þe book of apostemes.

The 6 chapitle is of sekenessis of þe walle of þe wombe, as is hugenesse [f. 8vb] or struttynge of þe nauel or brustynge of þe wombe, for of ydropisye it is saide aboue in þe book of apostemes.

The 7 chapitle is of sekenessis of þe hepe bones and of þe parties comynge fro ham: as, of brustynge or of hernia of þe guttes and of zirbus, for of þe humoral hernia and of watry and wyndy and of þe fleschi it is isaide in þe book of apostemes. Of þe stoone in þe bledder and, by grace of communehede, in þe reynes, as of þe craft of pissynge. Of þe passiouns of þe ȝerde: as, of þe priapisme, schettynge of þe vttermeste partie of þe ȝerde, of circumcisioun or kyttynge of tippe, of geldynge and of hermofrosis. Of sekenessis of þe moder: as is closyng þerof or makynge wyde, þe kekir, drawyng out of þe childe and þe skyn in þe whiche he is involuede, of þe moole. Of sekenessis of þe fundement: as is also closynge þerof, goyng oute of longaoun, and also of fallyng or goyng out of þe moder, for of þe emoroydes and of þe fikes and attrices, of chynnes or cliftes, and of bocches it is saide aboue in her places.

The 8 chapitle is of þe propre sekenessis of þe hippes, of handes and of feet: as, of þe mormale and of salte fleume and of smale cancres, of akynges and moules þat beeth made in þe soole of þe foot, for of þe elefansie and of þe varyces it is isaide in þe book of apostemes. Of nayles and porres, it is saide in þe firste doctrine of þis sixte book. Sekenessis of þe nayles beeþ saide in þe chapitle of þe hondes.

The Rubriches of þe Seuenþe Book.

HEre bygynneþ the 7 tretys, þat is saide an antitodarie, conteynynge two doctrynes. The firste is of vnyuersal helpes or helpes. The secounde doctryne schal be of particuler helþes.

The firste doctryne haþ 8 chapitles.

The 1 chapitle is of blood laste, ventosynge and of water leches.

The 2 chapitle is of defieng medicynes and purgynge humours, and of brakeynge, [f. 9ra] of clistres, and of suppositories.

---

15 priapisme] priapisíne; L(Ca) *priapismo*

The 3 chapitle is of cauteries and of þe schappes of cauteries.

The 4 chapitle is of wirchynges and þe crafte of arrayeng helþeful medecynes þe whiche bylongen in þe crafte of þe medecyne of cirurgie, in þe whiche it schal be saide of þe clensynge of oyle, of wexe, of terbentyne and of buttre, of þe waschinge of a calce (i. brente matere), of þe wasching and arrayeng of tutye and of alle metalles, of þe brennynge of coperose and of soche oþere; of þe arrayeng of compowned medecynes: how oyles beeþ made, how oynementis beþ made, how emplastres beþ made, how embrocacions and epithimaciouns beþ made, and how many oþer þinges be made in kynde.

The 5 chapitle is of stedefast helþes of apostemes, in þe whiche it schal be treted of repercussif medecynes, of attractyues and of resolutyues, of mollificatyues and of maturatyues and of mundificatyues and also of abstersyues and of sanatyues, folowyngliche of medicynes slakynge of sorwes or akynges.

The 6 chapitle is of stedefast helþes of woundes and of bocches, in þe whiche it schal be treted of medecynes streynynge blood and of medecynes incarnatyues and of consolidatyues and of dreieng medecynes and corrosyues.

The 7 chapitle is of medecynes of broken bones and of bones out of ioynte, in þe whiche it schal be treted of glutynatyf medecynes, of spelkynges and oþer medecynes confortynge þe membres, and of moystinge medecynes and makynge softe þe membres þat beþ made harde by euel restorynge.

The 8 chapitle is of þe grees of cirurgiens medecynes.

The secounde doctryne is of particuler helþes and approprede to þe membres, and it schal haue 8 chapitles.

The 1 chapitle is of þe propre helpynges of þe hede and of his parties.

The 2 chapitle is of þe helpes of ma[f. 9rb]ladies of þe face and of his partyes, as is makynge faire and passiouns of þe eyȝen, of þe nose þirles, of þe eeres and of þe teeþ and of þe gomes.

The 3 chapitle is of þe helpes of sekenesse of þe nekke.

The 4 chapitle is of helpes of the schuldres, of þe handes and of þe bakke.

The 5 chapitle is of þe helpes of the breste.

The 6 chapitle is of helpes of the wombe, as is þe ydropisie and ake of the reynes.

3 of þe medecyne ? *superfl.; L que in arte competunt cirurgie* 12 *MS.* slakynge *after* medecynes; *redundant, see l. 15* 14 sanatyues ? *read* lauatyues; *L lauatiuis* 15 second of *repeated* 29 *In f. 9rb, upper margin:* here beg . . . . th the . . . . *in different hand and ink, much smudged*

The 7 chapitle is of helpes of the hepe bones and of þe parties þat comeþ fram ham, as is manis ȝerde, þe ballok stones, dindimi, þe moder and þe foundement.

The 8 chapitle is of helpes of þe ioynynge bone þere þe hepes beþ mouede and of þe ynnere partyes.

Here begynneþ the firste book.

IN þe name of merciful God. Here bygynneþ the firste tretys of þis werk, and it is of anothomye, conteynynge two doctrines. The firste doctrine is of þe anothomye of commune, vniuersale and symple membres. The secounde doctrine schal be of propre, particuler and compowned membres. The firste doctrine schal haue 5 chapitles.

The firste chapitle is an vniuersal speche of anothomye and of the kynde of membres.

For after Galien, þe Lanterne of Leches, in þe 17 book of þe Profite of Particles, þe laste chapitle saue oone, foure profites beeþ, or condiciouns, of þe science of anothomye: Oone, forsoþe and þe moste, is to þe mervayle of Goddes power. The secounde is to þe knowynge of þe membres of pacientes. The þridde is to þe pronostacioun of þe disposiciouns þat beþ to come of þe body. But it is so necessarie to þe helynge of sikenessis and profitable to euerich leche to knowe tofore þilke ano[f. 9ᵛᵃ]thomye. And þat is þat Galien saide in þe bygynnynge of þe Book of Sciences or of Innermore þinges: Of leches, nouȝt onliche ȝonge men but also olde men, stodye þai to knowe þe membres and þe sekenessis of ham, for it byhoueþ to dyuerse þe cure after þe differences of ham. And þogh þoo þinges þat fallen into wittes beþ knowen rediliche, whiche þinges forsoþe þat beeþ hidde in depenesse, ham byhoueþ a besy man or wise in anothomye and in actes and profites of ham. And of þat place þe bygynnynge of all þe Contynent is itake: He saiþ (in þe firste book) it is founden þat a leche schal be wise (of akynge membres) in knowleche of þe lymes comynge in euery place.

And if þat is profitable to phisiciens, moche more forsoþe it is necessarie to cirurgiens, nyghe þe doctrine of hymself in 6ᵗᵒ Terra-

---

20 pronostacioun *read* pronosticacioun ⌈21 *superfl.* he *before* helynge
30–2 *See Commentary* 35 Galien ?*om. before* hymself; *L iuxta doctrinam ipsiusmet Galieni*

peutice (þe whiche in þe Arabik translacioun is inamed De Ingenio Sanitatis, i. Of þe Witte of Helþe). Cirurgiens not knowynge anothomye synnen ofte tymes in kyttynges of synowes and of fastnynges togidres. But þou, konnynge þe kynde of eueriche lyme, ʒit forsoþe þow schalt knowe redily þe drynkes and the plastrynges 5 þat þai hauen in all þe body and after eueriche membre, when it schal happe a wounde to be made in it, if a synowe is kutte or a thenoun or a festnyng togedre. Þus ledeþ Henry of Hermondavilla by resoun in þe firste book of his Cyrurgie: Euery werkman is iholden to knowe þe subiecte in þe whiche he wircheþ, and ellis 10 he erreþ in wirchynge. But a cirurgien is a werkman of þe helþe of manis body; þerfore he is holden to konne þe kynde of composicioun of it. And by þis manere resoun, he is holden to konne anothomye. It is conferned by a liknes, for in þe same manere wircheþ a blynde man in a tre as a cirurgien in þe body when he 15 knoweþ nouʒt anothomye. But the blynde man kyttynge þe tree ofte tymes, forsoþe as it were alwey, he erreþ in taking [f. 9vb] vppon hym more or lasse þan he schulde, þerfore in þe same wise a cirurgien when he can not anothomye. Suche cirurgiens beþ at þe liknesse of euel cokes, to whiche Galien seide in 2° Tera- 20 peutice, whiche kut noght after þe particles or membres, but þai foulen or renten, breken or frusshe, and þrowen oute.

It folweþ þerfore þat it is nedefulle to leches, and namely to cirurgiens, to konne anothomye. And al þogh it were nedeful to ham to konne wiþ the anothomye þe actes and profites of membres 25 (þe whiche beeþ þe þre rootes and elementes of al medicacioun or lechynge, as it is iladde conueniently in þe firste book of Ynward Þinges), in sparynge to þe lengþe and in trustinge þat Galien haue treted at þe fulle of þoo þinges in 10 tretyses of þe Profite of Particles i. Lymes (for ʒit we haue noght þe oþere 15 tretises trans- 30 lated þe whiche he made of Curacioun of Anothomye, as Haly witnessiþ in þe ende of þe book Tegni) and Haly Abbas in þe firste partie of his Book of Real Disposicioun in þe secounde and in þe þridde, and Auicen in his Canoun in þe firste book, neuerþelatter here schal not be sette but a grete and material anothomye 35 þe whiche may dresse a cirurgien wirchynge in kyttynges and in settynges togedre of membres.

4–8 *See Commentary* 8 thenoun *superfl. line over final -n* 12 of
? *read* and ; *L et* 20 to ? *read* of; *L de quibus* 20–1 in 2° Terapeutice
rubr. 26 medicacioun *superfl. line over final -n* 29 10 *error; L xvii*

Anothomye forsoþe is a ri3t or euen dyuisioun and determynacioun of þe membres of eueryche body, nameliche of manis body, for of it is al þe entent of þis crafte. And it is saide of anos, þat is right, and of thomos, þat is diuisioun, as it were a right diui-
5 sioun.

Anothomye is sought double: oo manere by þe doctrine of bookes, þe whiche manere, þogh it be profitable, neuerþelatter it is noght inough to telle þo þinges þe whiche beeþ knowen onliche to wittes, in þe firste book of the Profite of Lymes, þe 18 chapitre.
10 And þat is þat Aueroys seide in þe firste book of þe Collectorie: And we make noght schorte to speke of anothomye but for þat þe ymaginacioun is schorte in þise þinges and for þe litel comparisoun of [f. 10ra] þo þinges þat beeþ in it.

Anoþer, by experience or prouynge of dede bodyes. Þey prouen
15 forsoþe, in bodies neweliche dede by heed smytyng of or by honginge, anothomye, at þe leste of þe official membres of þe ynnere þinges, of flesche, of brawnes and of þe skyn and of many veynes and of synowes, nameliche as to þe bygynnynge, after þat Mundinus Bononiensis treteþ, þe whiche wroot vppon þat and
20 made it many tymes.

And my Maister Berthucius, by this manere: A dede body ilayde on a benche, he made of it 4 lessouns: In þe firste lessoun, þe membres nutrityues were treted, for þai beeþ most redily rotynge. In þe secounde, þe spiritual membres beeth treted. In þe þridde,
25 the membres of lyf beþ treted. In þe fourþe, þe extremytees beth treted. And after þe Comentour of þe Sectes, in euery membre 9 þinges were to be seyne, þat is to say, þe course, þe substaunce, þe complexioun, þe quantite, þe nombre, þe schappe and þe fastnyng togedre, þe actes or dedes and the profites and whiche
30 beeþ the sekenessis þe whiche may happe in it, þe whiche a leche schal now helpe by anothomye in knowynge, in schewynge tofore and also in curynge.

Thai assaien also nameliche þe anothomye of bones, of cartilages or grustles, of ioyntes, of grete synowes, of corde and of ligamentes,
35 in bodyes dried at þe sonne or wasted in þe erþe, or in bodies alto-freten in a rennynge water or boylinge. And by these maneres Galien come to the knowyng of anothomye in þe bodies of men, of apes, of swyn and of many oþer bestes, and nou3t by peyntinges

13 *In f. 9vb, lower margin:* þoo þinges catchw., *underl. red*   31 now *?read* mow; *see Commentary*   34 corde *? read* cordes; L thenantum

as the forseide Henry made, þe whiche þat wolde determyne anothomye wiþ 13 peyntinges.

What þing forsoþe manis body is (for of it a speche is made in all lechecraft), it semeth þat it is al oo þing, honoured or made faire wiþ resoun and of many and dyuers membres or particles icompownede.

A lyme or a particle, after Galien in the firste book of Profit of Particles, is a maner body þat in al wise is noȝt departed ne [f. 10rb] ioyned to anoþer. And it is isaide þere þat some lymes beþ more and some lasse. Þise þinges forsoþe beeþ vnable to parten into anoþer kynde. And þat it is þat Auicen seiþ by oþer wordes, in his Canoun in the firste book, þat lymes beeþ bodyes the whiche beeþ gendred or made of þe firste medlynge of humours. And it foloweþ þat of membres, some beeþ symple and some beeþ compowned, as a leche may considre largely.

Symple membres forsoþe beeþ like membres, þe whiche beþ noght dyuysible into anoþer kynde. Forsoþe what manere like partye it schal receyue, it schal be comunynge to alle in þe name and in þe resoun. And þei beeþ xi: þat is to say, þe grustel, þe boone, þe synowes, þe veynes, þe arteries, þe pannycles, þe ligamentis, þe cordes, þe skynne and þe flesch. And wiþ thise beeþ nombred þe fatnesse, þe heeres and þe naylles, þe whiche, þogh þai be noght propreliche lymmes but superfluytees, þei hauen neuerþelatter a maner of profit and waxinge as þe membres, as it was schewed in 2º Tegni. And of þise membres, some beþ sanguine, whos kynde is geting and consolacioun, for þai beeþ igendred or geten of þe blood, as flesche and fatnesse. And some membres beþ spermatik, for þei haue her springynge of þe sparme, to þe whiche is noþer generacioun ne verray consolacioun, as beeþ bones and alle oþere lymes of þe forsaide þinges.

And moreouer of symple membres, some beeþ hote and moyste, and some colde and moyste, and some colde and drye. No membres beeþ isaide hote and drye, for byȝonde the kynde of þe skynne, to þe whiche alle the membres beþ comparysoned, þere is no simple membre founden hotter and dryer þan it. The skynne forsoþe is a mene, nouȝt onliche of mannes lymes but also of alle þe

7–8 in the firste book of Profit of Particles *underl. red*   12 in his Canoun in the firste book *underl. red*   15 *?Om. after* compowned; *L composita* ⌜*loquendo de simplici et composito*⌝   25 in 2º Tegni *rubr.* 26 consolacioun *error; L consolidacio*   29 consolacioun *error; L consolidacio*

substaunce of gendrede þinges and corrupt, after Galien in þe firste book of Complexions, þe laste chapitle. Hote and moyste membres beeþ saide nameliche þe blood (at þe leste materialy), þe spirit and þe flesche. And with þe kyndely moisture þai etlen þise wayes, [f. 10va] as Aueroys saiþ in þe secounde book of Collectorie. Colde membres and moyste beþ flewme, larde or fastnesse, and þe marye. But colde membres and drye beeþ, after here grees, alle þe oþere: as, þe bone, þe grustel, þe heeres, þe cordes, þe ligamentes, þe synowes, þe veynes and þe pannicules. And þis is þe brode see in þe whiche it is not leeful a leche to passe by schippe. It is conuenient forsoþe to a leche to resceyue þe complexioun of þise membres of a naturel phisician.

The compownede membres beþ the whiche þat beeþ made of þe forseide simple or lyke membres. And þerfore þei beeþ dyuers in office, and þay may be departed into oþer kyndes, for, in like membres, and euery parte of hem kepeþ noght þe resoun of þe hole. Þai beeþ clepid lymes and instrumentis, for þai beeþ þe instrumentis of þe soule, as þe hand, þe face, þe herte, the lyuer. For þe whiche Galien saiþ, in the secounde book of þe Profite of Particles in þe laste chapitle: Kynde makeþ alle þe lymmes of þe body acceptable to þe maneres and vertues of þe soule.

And of þise membres, some beeþ principal, and some beeþ not principal. The principal membres beeth þe herte, þe lyuer, þe brayn and þe ballok stones. And other membres beþ nouȝt. And of þese membres some beeþ lasse, as þe eyȝe, þe nose, þe litel honde. And some beeþ more, as þe heed, þe face, þe nekke, þe schulder bone, and þe oþer 8, by þe whiche þinges, as of þis presente, all þe body is diuided by the grace of cirurgical doctryne.

And þogh þe forsaide instrumental membres beþ compownede of many þinges by grace of þe dede and of suffrynge of hem with dewe quantite and qualite in al manere makynge, neuerþelatter oo manere symple makynge and like among hem is þe bygynnynge of al þe dede. Þe oþer forsoþe beþ by grace of a manere profitablenesse: some þat þe actes beþ made þe bettre, and oþer wiþoute þe whiche it was not possible hym to be made. Oþer forsoþe beeþ made for þe kepyng of alle þise, as þise [f. 10vb] beeþ ladde into

---

1–2 in þe firste book of Complexions, þe laste chapitle *underl. red*   6 fastnesse *read* fatnesse; L pinguedo   14–16 *See Commentary*   19–20 in the secounde book of þe Profite of Particles in þe laste chapitle *underl. red*   35 beeþ *on erasure*

þe hondes in þe firste and in þe secounde book of Profite of Particles and so by consequent in þe folowynge bokes is in alle oþer membres. So þat þou schalt vnderstonde, as he saiþ in þe fourþe book, after þe beste no body to be ydel ne vayne, but to be made after þe nede wiþ convenient complexioun and makynge and some good vertues ȝeuen of þe creatoure or makere, þe whiche manere vertues beþ take by lotte in compowned membres and in symple, as in symple membres of þe elementes.

The herte, þat is þe firste organyk membre, of þe ligamentis and pannycles and of the harde, brawny flesche of þe whiche þinges it is made, it is saide to be drye. Of þe multitude of spirites beyng in it, for it is a fyry oven of all þe body, it is saide to be hote. The leches forsoþe arguen þe herte to be hoote and drye. Neuerþelatter philosofres, for it is þe bygynning of lyf, sayen it happely to be temperate, or to declyne to hote and moyst.

But þat þat is iseie of þe lyuer of his beynge is þat it be hote and moyste, for þe more parte of his parties is fleschy and sanguine and wiþ þat to hym beþ sente many arteries (i. wosen). And þe brayn is colde and moyste. Þogh it haue a marowy substaunce, it dyuerseþ neuerþelatter fro marye, for it is of dyuers humours, and þe brayny substaunce is of þe sperme and is saide hote after kynde, in þe 2 book of þe Parties of Bestes.

But þe mylte and þe reynes, þey also beþ of hote and moyste membres, þogh þe reynes beeþ vnder þe mylte in degre, for gretenesse of blood the whiche stondeþ in þe mylte, is in the degree moche lower þan þe lyuer. And þe flesche of þe longe is sette lasse moyst þan þe fatnesse, for it melteth not when it is hette or chaufede. Also it is saide to be hote (after Galien þere it is abouesaide), for it is norisshed by þe moste sotil blood isente to hym fro þe herte, as he, þe same Galien, saide in þe [f. 11ʳᵃ] 4 book of þe Profite of Particles. And so by consequent it is to goo by resoun of þe conplexiouns of oþer compowned membris, þat þai beþ of soche complexioun whiche þat riseþ of þe þinges comynge þerto and makynge it.

The 2 chapitle is of þe anothomye of the skyn, of þe fatnes, of þe flesche, and of þe muscles.

2 is *superfl.*; *L in sequentibus libris in omnibus aliis membris*   7 and, see Commentary   17 *MS.* But þat þat is iseie *after* moyste; *redundant, see l. 16*   25 as þe mylte ? *om. before* is; *L in splene sicut splen*   30-1 4 book of þe Profite of Particles *underl. red*

IT is to bygynne atte þe skyn, for it renneþ first in makynge of the anothomye. The skyn forsoþe is þe couerynge of þe body, iwouen of thredes of þe synowes, of þe veynes and of the arteries, imade to defendynge and ȝeuyng of felyng. Of þe whiche þere beeþ two kyndes: some couereth þe vtter membres, and þat is propurly saide þe skyn, and of this (in þe xi de Vtilitate, capitulo 5º) beþ ischewed 5 differences. Anoþer couereþ þe ynner membres, and þat is ppurly saide a pannicle, as þe webbes of þe brayne panne and þat þat is next þe brayne panne coueryng þe brayne panne, and þe oþer bones of þe body, as pleura and ciphac and þoo þat beþ next þe herte and þe pannicules of alle þe oþere bowels.

Fatnesse foloweþ after, and it is meltynge as oyle, and moystinge þe membres. Of þe whiche beþ two kyndes: oo kynde þat is outward, next þe skyn, þat is properly cleped larde, and anoþer kynde þat is inward, nexte þe wombe and þe reynes, þat is properly saide grace.

Folwyngly comeþ flesche, wherof þere beeþ þre kyndes: þat is to say, symple flesche and pure, whiche is but litel and only it is ifounde in þe hede of þe ȝerde and bytwene þe tieþ. Anoþer is corny or knotty flesche or fatty, as þe flesche of ballokkes, of þe tetes and of þe purging places. But þe þridde flesche is brawny or lacertous, and soche is manye. And it is ifounden by al þe body wher so euer is schewed mouynge, meltynge and electynge.

A muscle forsoþe, or a brawne, is þe lymme of open mouynge and chosen, as it is isaide in þe Book of þe Profite of Particles and Of Open Mouynges by all þe book. And þogh brawnes as to [f. 11rb] felynge beþ symple membres, þai beth, neuerþelatter after troweþ, compowned of synowes and of ligamentes and filled with þe softe flesche of ham and icouered with a pannicle. And so wille Auicen in the firste book of his Canoun.

A muscle and a lacerte beþ al oon, but it is called a muscle to þe schappe of a mouse and a lacerte to þe schappe of a lusarde. Þese bestes forsoþe beþ smale at eyþer ende and longe toward þe tayle and in þe myddel forsoþe greet, and so beeþ muscles or lacertes. Nouȝtwiþstandynge Henry, þat semede to assigne difference bytwene ham.

Where it is to knowe, after þe intente of Galien by al þe Book of the Profite of Particles, þat after þat a muscle is made, as it is

1 TT *read* IT brayne; L *cerebri*
8 ppurly *read* propurly
10 See Commentary
8–9 brayne panne ? *read*

saide, of hym rownde cordes and ligamentes goþ downe. And
when þai come nygh ioyntes, þay beeth made large, and þay bynde
þe ioynture al aboute wiþ a clooþ couerynge þe bones, and þai
moven þat ioynte. And whan þai passe þe ioynte, þey beeþ made
rounde aȝen, and þay beeþ reduced into a corde, and wiþ the
flesche þei maken anoþer brawne. And fro þat goth oute aȝen
a corde and a ligament, and þay beeþ made large, and þai bynde
þe next ioynte al aboute, and þai mouen it, and so it cessith noght
vnto þe laste particles or lymmes. And after þat, alway the muscle
or brawne is tofore þe ioynte and þe membre þat he moueþ.

And þat is declared in þe armes. The synowes þat beeþ sette
fro þe nuke of þe nekke to the armes taken þe schappe of a brawne
in þe nekke and in þe breste. þan in comynge to þe ioynte of þe
spawde, a corde is casten out, and it is made large, and it takiþ al
þe ioynte, and it is iplaunted in þe bone of helpe, and it moueþ
hym. And when it gooth out of þe ioynte of þe schuldre to two or
þre fynger brede, it is made rounde and is turned into a corde.
And with þe flesche and þe bonde þat gooþ oute [f. 11ᵛᵃ] of þe
heed of þe schulder boon, it makith brawnes aboue þe myddes of
þe helpynge bone, out of þe whiche a corde gooþ oute, þe whiche
at þre fynger brede fro the elbowe þai beþ made large, and they
taken al þe elbowe, and it move þe litel arme. And after oþer þre
fynger brede, it is made rounde and is turned into a corde, þe
whiche entreþ wiþ a bonde þat gooþ out of þe elbowe. And wiþ
the flesch it makeþ brawnes aboue þe myddes of þe forsaide arme,
out of þe whiche a corde gooþ out, þe whiche at þre fyngeres
brede of þe ioynte of a litel hand is made large and takeþ al þe
ioynture of þe forsaide hand and after is made rounde. And þe
brawne entreþ in the myddes of þe hand, of þe whiche cordes goþ
out, mouynge þe fyngres.

Of þe whiche it semeth þat woundes þe whiche þat beþ at þre
fynger brede nygh þe ioyntes beþ perilous, for þere þe synowy
cordes beþ made bare of flesche and schewynge, whos prikkynge
gendreþ the crampe and by consequent bryngeþ in deþe, after
Galien in þe 3 book of Tegni and in þe 4 Terapeutice.

Lacertes or muscles, by þe auctoritee of Haly Abbas in þe firste

11 sette *read* sente; L *delegantur*   22 move þe *read* moveþ þe   27 a
? *read* þe   35 in þe 3 book of Tegni and in þe 4 Terapeutice *underl.*
red   36 ? lacerti et musculi *scribbled in left margin, in different hand*
and ink

partie in þe 3 speche of Real Disposicioun, saiþ þat þay dyuersen in 5 þinges: in quantite, in schappe, in course, in composicioun or makyng, and in þe bygynnynge of þe cordes. Wherof Galien, in þe 6 book of þe Profite of Particles: 4 beþ þe courses of muscles: forþriȝt, vpsadowne, and 2 euelong. Alle muscles beþ 531, after Auicen in þe firste book, of anothomye of muscles.

The 3 chapitle is of þe anothomye of synowes, of ligamentes and cordes.

FOr þat þe brawnes beþ compowned or made of synowes, ligamentis and flesche, after þe anothomye of brawny flesch of hem it is to be seide.

A synowy is a symple membre to ȝeue felynge and movyng þat is made to brawnes and to oþer lymmes. And þerfore Galien saide, in þe fourþe book, þe [f. 11vb] laste chapitle, of þe Profite of Particles or Lymes: 3 manere intenciouns þere beeþ of kyndely departynge of synowes: And oo manere of þise departynges is þere felynge is in felyng membres. Another forsoþe is of mevynge in mevynge membres. And anoþer forsoþe in alle oþere to þe knowynge of circumstauncis. And he saide well in felynge membres, for synowes beþ nouȝt iplaunted or sette to grustles ne to bones neyþer to corny flesche. And it semeth þat þai beeþ iplaunted to þe tieþe, as he saide in þe 6 parte of þe forseide allegged book.

Alle þe synowes forsoþe spryngen of þe brayne by hemself or by þe nuke, þat is his vicarye, and beeþ þere ischewed openly. And here-yn accordeþ þe comune scole of philosofres and of leches. And some spryngeþ of þe former partie of þe brayne, and suche synowes beþ, as þat partie is, softer and redier to ȝeue felyng. And some forsoþe spryngeþ of þe hynder partie of þe brayne and passeþ downe fro þe nuke, and soche beþ harder and to mevynge more openliche iknowe.

And wheþer felynge and mevynge beeþ iborne by oo synowe or by dyuerse, hit semeth þat Galien holdeþ herewiþ, in þe firste book of Inward þinges and in þe fourþe book of Maladyes, þat somtyme þay beþ iborne by oon and somtyme by dyuerse. And þat same holdeþ oure scole of Mountpiler. Þis matere is harder to fynde

---

3-4 in þe 6 book of þe Profite of Particles *underl. red*   10 *illegible scribbled word, in different hand and ink, interl. above* and   12 synowy *? read* synowe; *L neruus*   22 in þe 6 parte of þe forseide allegged book *underl. red* 6 *error; L xvi⁰*   35 hard; and it is *? om. before* harder; *L difficilis est materia, et difficilius est inuestigare*

wheþer þe forsaide þinges beþ iborne substancialy or rotably, wherfore it is best to late it slepe.

Wheþer so þat it be, þere beeþ 7 peyre of synowes þat menely springen of þe brayn and 30^{ti} þat spryngen by the myddel of þe nuke and one withoute felowe þe whiche spryngeþ by þe ende of þe bony parties, as Haly Abbas setteþ in þe secounde of þe firste parte of þe Book of Real Disposicioun.

Ligamentis or bondes beþ of kynde of synowes; neuerþelatter þai spryngen of þe bones. Wherof beeþ 2 maneres: some byndeþ þe bones wiþynne, and some byndeþ al þe ioynte [f. 12ra] wiþoute. So saide Galien in þe 12 book of þe Profite of Particles, þe firste chapitle. Þe articulacioun or ioynynge of boones beeþ comprehendid in a circuite or compasse with strong ligamentes or bondes and with weyker or febler.

Coordes beeþ also of þe kynde of synowes, and moreouer, for, as ligamentes beeþ mene bytwene synowes and bones, so beeþ cordes bytwene ligamentis and synowes. Þay spryngen of the brawnes, and of synowes þai take felynge and movynge, by þe whiche membres beþ imeued. And þogh þai be rounde (as it is saide) when þay passeþ out of þe brawnes, þay beeþ made larger when þay come to þe makynge of ioyntes. Þai beeþ isette forsoþe in þe compasse of a lyme so þat þe ynnermore coordes draweþ the membre and þe vttermore forsoþe schoueþ it forth. And neuerþelasse, when þat oon draweþ, þat oþer slakeþ. And þerfore by kyttynge of þe vttermore coorde, þe bendynge is iloste, and by kyttynge of þe ynnermore, þe schouing forþ. Thus putteth Galien in þe firste book and in þe 12 of þe Profite of Particles or Lymmes.

The 4 chapitle is of þe anothomie of veynes and arteries.

Thogh veynes and arteries, after þe entent of Galien in þe 16 book of þe Profite of Particles, dyuersen as at þe bygynnynge, for the veynes spryngen of þe lyuer and þe arteries of þe herte, and in some places a veyne is parted from an arterie, as in þe open arme and in þe mervaylouse nette, neuerþelatter none arterie is ifounde wiþoute a veyne. Thai haue as þogh it were comunynge and like departynge in þe remenaunt of þe body.

6–7 in þe secounde of þe firste parte of þe Book of Real Disposicioun *underl. red*   ? *Om. after* secounde; L ⌈*sermone*⌉ 2° *partis prime*   27–8 in þe 12 of þe Profite of Particles or Lymmes *underl. red*

And for þat, it suffisith to a cirurgien to make speche of hem togedre, and so dede Galien in þe forseide allegged place.

What forsoþe is veyne, for it is a place of norschinge blood, and what forsoþe is an arterie, it is knowen to alle men, for it is þe place of spiritual blood. þese vessellis forsoþe, in als mykel as þey [f. 12rb] beeþ sprongen of here principles, þay beeþ forkede. And oo party gooþ vpward and anoþer dounward, and eyþer parte is braunched, and in braunchynge þay beeþ ladde to þe vttermeste parties of þe body to norisshe and to queken alle þe membres. The particuler veynes þe whiche bryngeþ in perile in þe emoroydes by here gretenesse schall be saide in þe anothomye of grete membres.

The 5 chapitle is of þe anothomie of bones, of cartilages, of nayles and of here.

The bones schal laste be anothomysede, for þei beeþ in the depnesse of þe body; wherof þe bones beþ the hardeste lymes of all þe body. And þay beeþ þe foundament and þe haldynge vp of alle oþer lymes, and neuerþelatter þat wiþ þat some bones beþ to þe kepynge and defendynge of þe ynner membres, as þe brayne panne, þe breste and þe bakke. þere beeþ bones forsoþe in oure body, after þat þei beeþ wel accomptede, 248, wiþoute sizamina and þe bone of þe lauerok, in þe whiche þe tonge is igrounded.

The bones of þe body receyuen manyfolde dyuersitees at the nombre and schappe. Some by þe resoun of itself and oþer by resoun of ioyntes hauen in hemself dyuerstee, for some beeþ marwy and some bones haþ þat. Also some ben right or euen, and some beeth croked. Some also beeþ grete, and some smale. Alle bones forsoþe beeþ gretter at þe ioynte þan aboute þe myddel. And by resoun of þe ioyntes, þai haue dyuerstees, for some haaþ addiciouns entrynge, and some haþ voydenesses receyuynge, and some bones haþ boþe, and some haþ neyþer. Some bones forsoþe haþ þe addiciouns, as þe tieþ, and some haþ sawyng addiciouns, as þe brayne panne, and some bones haþ knotty addiciouns in eyþer hede, as vlna (i. þe boon þat strecchep fro þe elbow to þe hande) and coxa (þat is a bone of þe legge). And some bones beeþ pytty, as þe bones þat hatte focilia, and some beeþ eyþer, as þe fyngres. Whiche bones forsoþe þat wanteþ [f. 12va] eyþer, þai beeþ

---

2 in þe forseide alleged place *underl. red*   6 þay] þ^tay   20 sizamina ? *or* sizamma   20–1 ossa *in right margin, in different hand and ink*   25 *See Commentary*   30–1 *See Commentary*

i-ioyned knyttingly. And soche bones hauenge þese roundenessis and pittes maken propirly a ioynte, to þe whiche vnioyntynge happeþ propreliche; to oþer boones forsoþe, partynge.

A cartilage or grustel is as it were of þe kynde of a bone; neuerþelatter it is softer þan þe bones. And it is made for to fulfille þe defaute of þe bone, as in þe eyȝe liddes, in þe nose þirles and in þe ere, and þat þe ioynynge of bones be made bettre wiþ þinges next to hym, as in þe brest bone, in þe hepe bones, and in þe vttermeste parties of ham þat þay be nouȝt made in þe vttermeste parties of membres to take the bettre.

The heeres forsoþe beeþ made to makynge faire and to purgynge.

The secounde doctrine is of compownede and propre membres.

The firste chapitle is of þe anothomye of the potte of þe heuede.

The anothomye ispedde of simple membris and of comune to al þe body, it is to come to þe anothomye of singuler and compowned membres. And þogh as it is aforsaide þat some membres beþ more and some lasse, neuerþelasse of anothomye of hem schal be treted in 8 chapitles after þe dyuysioun of þe more membres, for in þat suche a dyuysioun is more sensible and open and wiþ that þe manere of lechynge is varied after þat.

Neuerþelatter it schal bygynne here at þe hede, nameliche at þe brayne and at þe potte conteynynge it, and þat for it is þe place and dwellynge of þe resonable soule, as Galien saide in De Vtilitate Particularum in þe 9 book, þe 4 chapitre, and in þe firste book of Kepynge of þe Helþe, þe 9 chapitle. þe same þing is hadde in þe thridde book of Gouernaunce of Scharpe þinges.

Aboute þe potte of þe heed of it, þo 9 þinges beþ to be enquered, some beþ aboue, by Alisaundre þe Expositour in þe Book of Sectes, the whiche beþ souȝt in euery membre, þat is to say: helping, posicion, colligance, [f. 12ᵛᵇ] quantite, figure, substaunce, complexioun, nombre of þe parties and sekenessis.

_{9 Om. before made; L(Ca) in extremitatibus ipsorum ne ⌐in motu cassarentur. Vngues sunt⌐ facti in extremitatibus membrorum   19 first of ? read þe   25–6 in De Vtilitate Particularum underl. red   26 second book repeated   29 and þe parties om. after heed; L ollam capitis et partes ipsius   30 See Commentary   32–3 1 interl. above helping, 2 above posicion, 3 above colligance, 4 above quantite, 5 above figure, 6 above substaunce, 7 above complexioun, 8 above þe, 9 above sekenessis}

þe potte of þe heed, after þe Philosophre, is saide þe heery party, in þe whiche the membres of lyf beeþ conteynede, and in þat semeth his helpynge. His posicioun forsoþe and syʒte is in þe hyest place of al þe body. Wheþer for þe eyʒen or wherfore, a cirurgien haþ not to considre. The colligance is open, for with þe face and the nekke. After Haly Abbas in þe 3 sermone partis prime, lacertes beþ double, movyng þe heed. Eyþer kynde of ham properly moueþ the hede, hauynge bygynnynge, wiþoute oþer, behynde þe eres til þai come to þe furcles. Þe secounde forsoþe is comune to þe hede and to þe nekke, of þe whiche þinges it schal be saide in þe nekke.

Þe quantite of þis potte is of more capacite, while þat þe brayne in a man is more þan in oþer beestis of euen quantite. The schap þerof is rounde, in eyþer partie liʒtliche compressede, and after þat it byhoueþ to be made gybbose or bougy as to the hyndermore parties and furþermore, in 2 Tegni. Þe cause of þis figure saide Oalien and in þe 8 book of Profite of Membres in þe laste chapitle saue oon. Of alle figures, he saiþ, is it most perfite and moste able to take, of all figures hauynge euen quantite. Þe substaunce also of it schal seme to be bony and with pannycles and marrowy, and þe complexioun þerof is colde by þe noumbre of þe parties of it.

The parties forsoþe of þe potte of þe hede beþ 10 or 11 (after Auicen in his Canoun, libro 3º, capitulo primo), þat is to say, 5 conteynynge and als manye conteyned. First wiþoute beeþ heeres, and after þe skyn, þan brawny flesche, þan a grete pannycle, after forsoþe the brayne panne. Folwyngliche þere beeþ wiþynne: firste, dura mater and pia mater, þan þe substaunce of þe brayne; after forsoþe vnder the brayn comeþ aʒen pia mater and dura and laste þe mervailouse nette, [f. 13ra] þan þe boon þat is þe base or foundement of þe brayne and þe plauntynges of synowes spryngynge fro þe same boon. Of þe whiche þinges it is to be saide by ordre.

Of heeres, skynne and of brawny flesche, it is saide inow aboue. Of þe grete pannycle, þe whiche Galien clepeþ pericraneum, þe whiche helpeþ all þe brayne panne, it is to wete þat it is nervouse

---

6 *Om. after* nekke; *L(Ca)* ⌜*quia cum facie et collo et ab ipso enim producuntur omnes faciei particule et musculi mouentes caput in collo implantantur*⌝ in þe 3 sermone partis prime *underl. red*   7 movyng þe heed *? misplaced, insert after* lacertes *(l. 6); L lacerti caput mouentes sunt duplices*   7–8 *See Commentary*   15 in 2 Tegni *underl. red*   16 and *? misplaced; L Et causam istius figure dicebat Galienus in 8 de vtilitate*   34 helpeþ *error; L cooperit*

or synowy. And it springeþ of dura mater, and it is ibounde with ligamentis, synowes and wiþ veynes entring and goyng out by þe byndynge togidre of þe brayne panne. Folwyngliche a bone is ifounde aboue, þat is cleped craneum, þe brayne panne, and is nouȝt ordeyned of a contynue bone, but of 7 peces towchyng, for 5 when þat hurtyng schulde happe in oon, it schulde not passe to anoþer. And þai beeþ ioyned togedre wiþ sawy byndinges þat þe vapoures schal mowe passe out fro þe brayne.

The firste of þe bones of þe potte of the hede is fro þe former partie and it is cleped þe coronal, þe whiche endureþ fro þe myddes 10 of þe paþes or weies to þe byndinge or seem ouerþwarte þe brayne panne. And þeryn beeþ þe holes of þe eyȝen and þe colatories of þe nose þirles, iparted by a manere bony addicioun in þe manere of an hennes creste, from þe whiche the cartilage is enplaunted partynge the nose þirles. Neuerþelatter it is to wete þat þe cornal 15 is somtyme founden deuyded, wiþ þe commissure or seem in þe myddes of þe forhede transuersali, þe whiche is ofte tymes founden in wommen.

Þe secounde bone is of þe hynder and is cleped þe hatrelle and is sperred togidre by a manere commissure or seem discendynge 20 forþrightly in þe manere of a clene lettre, a cyfre of 7. And it is harde and þorled withynneforth, wherby nucha discendith fro þe brayne by þe myddes of þe rygge bone to þe ende of þe bakke.

The 3 and þe 4 beþ in myddes by þe sides, and þay beeþ icleped parietales. And þay beeþ dyuyded by a manere commissure after 25 þe lengþe of þe [f. 13rb] potte and by þe two forsaide commissures or seemes vnto þe bone of the eeres, and þai beeþ foure-square.

The 5 and þe 6 beþ cleped þe stony bones, for þai beeþ harde. And þai beeþ also cleped mendosa (i. þe foule bones), for þay beeþ ioyned squamousely wiþ þe bones þat beþ cleped parietales. In 30 þe whiche beeþ þe hooles of þe eeren and þe tetely addiciouns of þe purgynge places. And þay beþ ladde downe after þe lengþc of þe forsaide parietales fro þe commissure of þe lauerok boon to þe myddes of þe bones of þe temples.

Þe 7 bone hatte paxillare or basillare, þat is fermynge and 35 susteynynge alle the forsaide boones as a wegge aboue the palate. And þeryn beeþ hooles and many spongiositees to purgen grete superfluytees. And wiþ þat it haþ harde substaunce.

Ther beeþ þerfore 7 bones of þe potte of þe hede, and so þai

19 partie ? *om. after* hynder; L *a parte posteriori*

beeþ inoumbred in þe hedes of dede men, soden and twynned wiþ
boylinge water. Also so nombreþ hem Galien xi° De Vtilitate
capitulo 2°. And moreouer he moueþ two bones of bregmatis, þe
whiche beeþ conteyned al aboute of two harde and þikke bones
and a bone byhynde and byfore in þe whiche þe bones of þe temples
beþ applied. Þe seuenþe is þe bone basillare þat is sette somewhat
after þe roof of þe mowth, and some of þe ouermeste of þe cheke,
some forsoþe beeþ sette in boþe sides of þe heed to þe likkenesse
of a wegge.

Of þe whiche it semeth þat William and Lamfranque and also
Henry sawe euel þe anothomye, for þey seien þe bone paxillare to
be vnder þe lauerok bone and be one of þe bones of þe nekke. And
þai saien also þe stony boones to be putte to aboue þe parietal
bones and nouȝt touchynge þe brayne, neyþer to be of þe prin-
cipales, whos contrarie is trewe.

It folweþ therfore þat þere beeþ seuene principal boones con-
teyning þe brayne. Ther beeþ neuerþelatter some oþer smale bones
nouȝt principales for some helpynges, as þe bone of þe creste,
[f. 13ᵛᵃ] twynnynge or dyuydinge þe clensinges of þe nose þirles
wiþin þe coronale, and þe bones paris, þe whiche be and not of
þe potte. And some bones beeþ cleped aculea and some claualia
vnder þe boon of þe eeres, in þe whiche þe brawnes or cordes
opening þe iawe beeþ plaunted and made faste. And so nombreþ
Haly Abbas in þe sermoun of þe secounde partie of þe firste book
of Real Disposicioun in þe chapitre of assignacioun of þe bones of
þe heed. And for þat he saide: Alle þe bones forsoþe þat beeþ in
þe brayne panne beþ 15. He vnderstode of þe bones hauynge
verray commissoures (i. sawy seemes), þe whiche he putte þree.
Þogh þere were oþer twoo, oone in eyþer side, hauynge squamouse
and foule commissures, forsoþe he denyede nouȝt, for he vnder-
stood þat in þe ende of þe chapitle vnder þe bones of paris. And
sufficen þese of þe anothomye of the brayne and by consequent of
þe 5 particles conteyned wiþoute.

Thow schalt noght mowe forsoþe determyme þe parties con-
teynede withynne to þe eyȝe but ȝif þe brayne panne be deuyded
wiþ some sawe after the roundenesse. And þan þe ouer partye left

---

3 2° *error; L(Ca) 20, (Br) xx*   16–18 *Mended hole between* conteyning *and* þe, some *and* oþer, principales *and* for   20 *Om. after* be; *L* que sunt ⌜faciei⌝   27 *Om. after* 15, *see Commentary*   29–30 *See Commentary*   33 conteyned *error; L* continencium   34 determyme *read* determyne

vp, þe firste þing þat cometh is dura mater and pia mater. And þai beeþ two faire pannicles, one of þe parte of þe brayne panne, anoþer of þe parte of þe brayne, wrappynge and couerynge al þe substaunce of þe brayne. Of dura mater spryngeþ perycraneum by commissures. Of pia mater norisshynge is 3it in þe brayne. And veynes and arteries comeþ to ham wiþynneforthe by the holes of þe ynner bones and fro withouteforþ by þe commissures of þe ouer bones.

From þens folweþ vnder ham þe substaunce of þe brayne, and it is softe and white, of a rounde schappe, wiþ outeclosid addiciouns þe whiche beeþ in it. And þe dyndymacioun of it after þe lengþe fro þe myddes to þe former partie beþ double and sensytyues orgones and many oþer instrumentis, [f. 13vb] þat if one of hem be hurte, þe oþer may be kepte or serued, 8 De Vtilitate.

The brayne after þe lengþe haþ þre ventrycles or wombes, and eueriche wombe haþ two partes, and in euery parte is organyzed a vertue. In þe firste parte of the former ventricle, þe commune witte is assignede; in þe secounde, þe vertu ymaginatyf. In þe myddel ventricle is sitede þe vertu cogitatif (i. þinkynge) and resonable; in þe hyndermore forsoþe, þe vertu seruatyf (i. kepynge) and memoratif (i. hauing in mynde). And among þise ventricles þe former is þe more, þe myddel is lasse, and þe hyndermeste is mene. And from oon to anoþer beþ wayes by þe whiche spirites passen. And in þe former ventricle beeþ tetely addiciouns, in þe whiche þe witte of smellynge is founded. And from it spryngen for þe more partie 7 payre of felynge synowes, þe whiche beþ ladde to þe ey3en and to þe eres, to þe tonge and to þe stomak and to oþer membres, as it schal be saide. And 3e may see how þe byginninges and þe holes of ham passen and whiche way and how þai fallen in, noght bare but wrapped in pannycles. Knowe þou aboute þe myddel ventricle a place cleped lacuna ad vermuformis and anchaformys, fillynge þe glandulouse flesche. And þe mervaylouse nette is sytede vnder the pannicles, wouen oonly wiþ arteries, comynge fro the herte, in þe whiche spiritus animalis is made by trauayle of þe spirit vitalis.

Byholdynge laste how nuka, or the marowe of þe bakke, is

3 *first* of *repeated*   6 fro ? om. *before* wiþynneforthe; *L ab intra*
10 outeclosid *yellow smear over lower part of* c   11–12 *Mended hole between*
And *and* þe, leng *and* þ (*of* lengþe), partie *and* beþ   11–13 *See Commentary*
31 lacuna] lacínia; *L lacuna*   ad *read* and; *L et*   36 *See Commentary*

sprongen fro þe hyndermore partie of þe brayne, and nouȝt bare, but wrapped in 2 pannycles as þe brayne is, in passinge downe by þe myddes of þe bak bones vnto þe ende of þe bakke, of þe whiche spryngen principaly þe movynge synowes, as it schal be saide ynnermore. It is forsoþe like to þe brayne, soþely parte of it is seyne. And þerfore his diuisiouns beþ as of the [f. 14ra] brayne, as Galien saiþ in 12º De Vtilitate Particularum, capitulo 12º. And so þe anothomye is ispedde of the potte of þe hede and of his partes as to 6 þinges þe whiche beeþ souȝt in hit.

It longeþ now to see of þe sekenessis. Þe potte of þe hede may suffre woundes, apostemes and euel complexions. Of the whiche þinges it semeþ þat woundynges persynge all þe brayne panne beeþ perilouse, and more þat touchen þe webbes of þe brayne, and ȝit more þat towchen þe substaunce of þe brayne. Ouer þat, the operaciouns aboute þe commyssures beþ suspecte of fallynge of dura mater aboue pia mater and of þristynge of þe brayne.

Alle þe insciciouns or kyttynges of the hede schal be made after þe goynge of þe heeres, for so gone þe muscles or brawnes. Thay ȝeuen a propre manere of byndynge for þe rowndenesse, as it schal be saide wiþinforþe.

The 2 chapitle, of þe anothomye of the face and of his particles.

The particles of þe face beeþ the forheed, þe browes, þe eyȝen, the nose þirles, þe eeren, þe temples, þe chekes, þe mowþe and þe iowes with here tieþ. Þe forhede conteyneþ but a skynne and brawny flesche, for þe bone þat is vnder is of þe coronal, þe whiche is left vp after þe ouer table, and his spongiosite is made large as þogh þer were þere a double bone, and it makeþ þe schappe of þe browes. The browes forsoþe beeþ fourmed to fairnesse and for þe eyȝen, and þerfore þay beeþ worschipped wiþ heeres. Insciciouns (i. kyttynges) aboute þise particles schal be made after þe lengþe of þe body, for so gooþ þe muscle þe whiche moueþ þe browes, but nouȝt after þe wryncles.

The eyȝen beeþ the instrumentis of sight, and þai beeþ sette wiþynne þe paþþe þe whiche is a parte of þe coronal and of þe bones of þe temples. Whoos bygynnynge Galien telleþ so in 10 De Vtilitate, capitulo finali: It byhoueþ þe synowes opitikes to be

---

5-6 *See Commentary* 7 in 12º De Vtilitate Particularum, capitulo 12º *underl. red* 21 *second* of *black smear over upper part of* f 36-7 in 10 De Vtilitate, capitulo finali *underl. red*

persed þat þere were the waie of þe spirite and to procede fro two
[f. 14rb] parties, and þat þay beeþ oned wiþynne þe brayne panne.
And after be þai departed to eyþer ey3e from þat parte of þe
whiche þay beeþ sprongen, nou3t in crossynge neyþer permutynge
ham fro þe ri3t side to þe lefte, as some men haue trowed.   5
   Thay beeþ forsoþe compownede of 7 tunycles and of 3 or of 4
humours. Of þe 7 tunycles, þe firste wiþoute is þe white and þe
grete coniunctif, þe whiche goþ aboute al þe ey3e, outake þat
whiche semeþ of cornea, and it spryngeþ of a pannicle couerynge
þe brayne panne. Oþer forsoþe beeþ materially þre, goynge aboute 10
al þe ey3e. And for dyuerste of coloures, varieng ham aboute þe
myddel of þe ey3e, þat is cleped yrides (i. raynebowe), þai beeþ
saide formaly 6: thre of þe partie of þe brayne, and 3 of wiþoute-
forth. The firste spryngeþ of dura mater, and þe ynner partie is
cleped sclirotica and þe vttermore cornea. The secounde spryngeþ 15
of pia mater, and þe ynner partie is cleped secundina and þe
vttermore vuea, and it hath þe hole of þe balle of þe ey3e. The
þridde tunycle spryngeþ of þe synowe optike, and þe ynner parte
is cleped rethina, and þe vttermore aboue þe cristallyn, arania.
And so 7 tunycles beþ formaly distincte in þe ey3e and nou3t   20
but þre after materyal contynuacioun.
   Of þe þre humours þe firste is þe cristallyne humour, ysette in
þe myddes of þe ey3e, of the colour of cristal, of þe schappe of
a hayle stoon, in þe whiche þe si3te is principally founded. After
hym towarde þe brayne is þe glasen humour susteynynge and com- 25
prehendynge in þe hynder partie þe humour cristallyne. þe whiche
boþe beþ wrapped with þe pannycle now isaide made of þe synowe
optik. After forsoþe in þe former partie, þe humour albugineus is
more, comprehendid bytwene þe forsaide webbe and þe potte, the
whiche is now isprongen of pia mater. Galien assigneþ þe fourþe 30
humour and he proueþ, in place afore allegged, þe aery humour
schynynge and al foomy. And suche a composicioun is made of
þe ey3e in itself.
   Neuerþelatter it haþ mouynge synowes descendynge fro [f. 14va]
þe secounde payre of synowes and 6 muscles (i. brawnes) mouynge 35
itself and veynes and arteries and spongiouse flesche fulfillynge þe
spaces aboute þe lacrimales (i. corners of þe ey3en). And he haþ

2 *In f. 14rb, upper margin: illegible word in faint brown ink*   7 *fourth* þe
interl. w. caret   9–10 *Mended hole between* cornea *and* and, couerynge
and þe   29 *See Commentary*

next hym þe grustelly ey3e liddes determynede wiþ heeres, schyttynge þe ouermore with a muscle and openynge wiþ two ouerþwartynge muscles. Þe helpynge and þe maneres of þe whiche beeþ more specified in Ihesu Of Ey3en and in Alcoatim
5 and in þe special bookes of ey3en. Neuerþelatter be þese inogh to a cirurgen.

The schap of þe nose conteyneþ flesshy partes, bony and cartilagiouse (i. grustly). The fleschy parte haþ aboute þe extremytees of it a skynne and two brawnes. The bony parte haþ twoo recornerde
10 bones, whos corner is aboue þe nose, and here loweste partes ioynynge ham in þat oo side by þe myddel of þe lengþe of þe nose, and in þat oþer side after þe chekes. The grustly parte is double: one withoute, þe whiche makeþ the poynte of þe nose, and anoþer wiþynne þe whiche parteþ þe nose þirles. The nose þirles beþ two
15 holowe pipes, ascendynge to þe bones of þe collatorie where þe teetly addiciouns of þe brayne beeþ igadred, in the whiche is smellynge, and goyng doun to þe roof of þe mowth byhynde þe vuule. Behynde þe whiche pypes a smekely euaporacioun is drawe to þe forsaide places, and þe ayre cometh yn and passeþ oute to
20 the longes in his tyme, and þe superfluytees of þe brayne beþ purged.

The full grustly eeres beþ ordeyned to herynge, vppon þe stony bone. To þe whiche eeres by croked hooles of þe forseide bone comen pores or synowes of þe fifte payre of synowes of þe brayne,
25 in þe whiche the heryng is. And vnder þe eeres ben glandulouse flesshes þe whiche beeþ þe purgynge places of þe brayne. Nyh þe whiche þe veynes passen þe whiche, as Lamfranque saiþ, beren a partie of þe mater of sparme to þe gendrynge stones, þe [f. 14vb] whiche if þay be kutte, þe gendrynge is lost. Of þe whiche Galien
30 holdeþ þe contrarie, as Auicen reherseth in þe book of blood laste.

The temples, þe cheekes and the cheke bones beeþ þe partes asydehalf þe face, and þay conteynen in ham brawny flesshe wiþ veynes and arteries and bony partyes. Muscles of þose parties
35 beeþ many. Firste þere beþ 7 conteynynge þe chekes of þe ouer lippes, and after Auicen, þai comen fro þe furcle and fro þe ynner

---

4 Ihesu *unabbrev.* 5 *Mended hole between* ey3en *and* Neuerþelatter
9 recornerde *read* þrecornerde; *L triangulata* 11 *MS.* and here loweste
partes *after* nose; *redundant, see l.* 10 18 Behynde *? error L* per
20 beþ] *wormhole above* -þ 35 of *read* and; *L et*

parties. þanne þere beeþ 12, after Haly Abbas, þe whiche mouen þe neþer iowe: some of ham in openynge, þe whiche comen fro þe place of þe nayly bones fro þe partie of þe eeres; some in schettynge, þe whiche discenden fro aboue in passyng vnder þe pitte of þe bones of þe temples. And þai be icleped þe brawnes of þe temples and þai beeþ ful noble and felynge, þe hurting of þe whiche is full perilouse, and for kynde haþ ordeyned wisely þe forsaide pytte in þe bones of þe temples for to kepe ham. þere beeþ also oþer muscles for to make softe and for to chewe, and þay comen fro þe apples of þe cheke bones. To alle þise muscles comen synowes of þe þridde payre of synowes of þe brayne. þere beeþ also wiþ þise many veynes and arteries, moste aboute þe temples and þe corneres of þe ey3en and ayþer lippe.

The bony partes of þe forsaide parties beþ manye: first, þe bones of þe chekes. þogh þay seme but twoo, ioyned vnder þe nose, neuerþelatter þere beeþ 9, as Galien saiþ. There beeþ also two bones of þe temples, þe whiche in makynge oo partie of þe pathþe and þe apply schewynge aboute þe chekes, þai leden forth a manere addicioun toward þe addicioun of stony bone, in ordeynynge þe forseide pitte vnder þe whiche þe muscles of þe temples passen and beþ kepte. þere beeþ also bones of þe neyþer iowe, of þe whiche Galien saith in xi°, capitulo penultimo: Of þe lowest parties forsoþe of the [f. 15ra] cheke a bone haþ only in itself oo dyuisioun, noght alwaie ischewed after þe vttermeste of þe berde, þat he saiþ is made for dyndymacioun. And he haþ in þe extremytees a 3okkynge togedre iputte to al aboute toward þe muscle of þe temples, thenontes and verbyformes icleped openynges.

Folwyngliche it is to come to þe particles of þe mowthe, þe whiche beeþ 5: þe lippes (of þe whiche it is saide), þe tieþ, the tonge, þe palate and þe vuule. The tieþ forsoþe beeþ of þe kynde of bones, þogh þai be saide to haue felynge, after Galien in 6° De Vtilitate. Neuerþelatter þat is by resoun of some synowes goynge downe fro þe þridde payre to þe roote of ham. þay beeþ at þe moste 32^{ti}, þat is to say 16 in eyþer iowe (þogh þat in some men is nou3t ifounde but 28), þat is to say: þe 12 euene tieþ and 2 four-cornerde and 2 tuskes, 8 grynderes and 2 caysales. And þay haue rootes isette in the iowes: some oon, some two, some þre, some foure. þe helpynges of þe whiche ben knowen.

5 pitte *see Commentary*   7 for *read* þerfor; *L* ideo   31–2 in
6° De Vtilitate *underl. red*   6° *error; L* 16°

Þe tonge is a fleschy particle, softe and spongiouse, imade of many synowes, ligamentis, veynes and of arteries, ordeyned principali for þe taste, ȝeuynge profitablenesse to speke and to gouerne þe mete in the mowth. To hym comen tastynge and
5 mouynge synowes of þe 4te and of þe 6te payre. He haþ forsoþe 9 muscles, the whiche spryngen of þe arwely addicioun and fro þe bone vnder þe tonge. And vnder it beþ glandulouse flesshes in þe whiche ben two mowþes wherby þe spatle goþ oute. Þay beeþ ordeyned as his matresse and moysting place. Byhynde þe tonge
10 toward þe palate beþ þe chekes and wales and þe hyngynge vuule, to make redy þe ayre to here helpynge. The palate forsoþe is cleped al þe ouer parte of þe mowþe, and it is folden wiþ his parties in a manere pannycle of þe stomak and of þe wesaunte.

And be þise inow of þe parties of þe face. Þay may suffre many
15 and dyuerse [f. 15rb] sekenessis, to þe curacioun and pronosticacioun of þe whiche þe forsaide þinges helpen moche.

The 3 chapitle, of þe anothomye of þe nekke and of þe parties of the bak.

NO man vnknoweþ what þing þe nekke is and whiche is his
20 place and fastnynge, þat it is made principally by helpe of þe trache arterie, folwyngliche by þe helpe of oþer particles ascendynge and descendynge by it, as it is conueniently schewed in 8º De Vtilitate Particularum.

There beth forsoþe in þe nekke double parties: conteynynges,
25 þe whiche kepen propreliche þe nekke, and conteyned, þe whiche passen by hit. Þe conteynynge parties beþ þe skyn, flesshes, muscles, ligamentes and bones. The conteynede beeþ icleped þe trache, cleped þe wesaunte or þe mowthe of þe stomak or mery, or þe þrote, of synowes, veynes and arteries and a partie of þe
30 nuke or of þe mary of þe bakke. Þe anothomye of þe whiche say we by ordore, bygynnynge at trachea as at þe principal.

Þe anothomye ispedde and þe þrote or þe nekke departed byfore after þe lengþe, first schal appere þe trache (i. þe þroteful arterie), þe whiche is þe way of þe ayre to þe longe, passynge fro it to þe
35 þrote or to þe wesaunt, made of many grustly rynges not fulfilled, ioyned to þe mouth of þe stomak, ifastned and bounden wiþ a strong pannycle and liȝt.

---

17 *illegible word(s) in right margin, in different hand and ink*   27–9 *See Commentary*   35–7 *See Commentary*

þan byhynde þat, aboue þe spondyles, is ysophagus (i. þe wesaunt), þe whiche is þe way of þe mete goynge fro þe þrote, persynge þe mydrede vnto þe wombe or þe stomak. And it is made of two halky tunicles wiþynne contynued wiþ an vttre fleschy skynne of the mowþe, þe whiche forsoþe beþ contynued wiþ the skynnes of þe wombe.

Aboue þise two wayes fro þe party of þe mowthe is gula, epiglotoun, or þe þrote, þat I acounte al for oon of þis tyme. And it is a ful grustly particle, made to be þe instrument of þe voyce and þe keye of þe þrote in þe tyme of swolowynge, medlynge a manere [f. 15ᵛᵃ] addicioun schape like a tonge, þe whiche is in oon of his partyes. þe whiche forsoþe is made of 3 cartilages, aboute þe whiche 20ᵗⁱ muscles beþ sette, mouynge all and euery partie in ascendynge and descendynge and in makynge of oþer movementes, as it is saide in þe Book of þe Voyce and Of Open Movynges.

Than þou schalt considre double synowes, descendynge to þe stomak and to þe bowels, croked aȝeyne for þe felynge and turnynge aȝen to wiþynne aboue next þe þroote, for þe voyce. Also þow schalt considre þe grete veynes and arteryes þe whiche gone vpward, ibraunched nygh þe furcle, by þe sides of þe nekke to þe ouer parties, þe whiche beþ cleped þe depe guidege and appopletice or subetales, þe kyttynge of þe whiche is ful perilouse.

Folwyngliche by grace of þe conteynynge parties and makynge þe nekke, þe whiche beeþ þe skynne, fleisshes, muscles, ligamentis and bones or 7 lynkes or ioyntes, by þe general anothomye iseyne of þe rygge bones and of al þe bakke. þe spondyle is a bone conteynynge þe bak, ipersed in þe sides, by þe whiche synowes gone oute, hauynge many puttynges to, ascendynge and descendynge and in makynge withouteforþ þe rigge bone, passynge nameliche by þe menes of þe bak.

The bak is as it were a talwy or a fleschy place byhynde, fro þe hede vnto þe foundement, ordeyned of manye and dyuerse linkes yche after oþer to defende þe nuke. Galien saiþ, 12° et 13° De Vtilitate Particularum, þat in þe bak beþ 4 grete partes, þat is to saye: þe nekke, þe spawdes, þe lendes, and it is icleped of some men þe holy bone and of some men þe large bone.

4–5 *See Commentary*   17 for *interl. w. caret*   17–18 *See Commentary*   21 appopletice] appoplecite   22 subetales] subecales   27 *? Om. after* ipersed; L perforatum ⌜*in medio per quod nucha transit et*⌝ *in lateribus* [etc.]   33–4 12° et 13° De Vtilitate Particularum *underl. red*   34 beþ] *wormhole to left of* b-

After þe nekke þere beeþ 7 spondiles or lynkes, and after þe spawdes 12, and after þe lende 5, and after þe holy bone 4. Þere beeþ þerfore 24 verrey spondiles and 4 of þe holy bone and þre of þe tayle bone, þe whiche forsoþe beþ nouȝt spondyles but like to ham as vikaries. For the firste þre beeþ ful grete, and þay haue [f. 15ᵛᵇ] noþer echynges ne holes in þe sides but tofore, and þai beeþ ful grustly, and nameliche þe laste, makyng hamself smalle to þe manere of a tayle. And so at þe moste þere beeþ 30ᵗⁱ spondiles or lynkes. And if a payre of synowe spryngynge fro þe nuke (i. þe mary of þe bak bone) passe by eueriche spondyle, þere schal be 30ᵗⁱ of synowes of þe nuke and oo synowe wiþoute felawe, þat spryngeþ of þe laste partie þerof. And if þere springe of þe brayne 7, þe summe of synowes schal be 30ᵗⁱ, as it was seide aboue of synowes of þe hede and of þe kynde of þe nuke. Ther beþ also ouer þat some brawny flesshes liggynge after þe lengþe of þe forsaide bak in þe sides of þe spondyles as þay were a matresse to þe synowes, þe whiche beeþ icleped þe loynes. And þerwiþ is a pannycle byndyng all þe bak bones as is aboue þe brayne panne and oþer grete bones.

Ther beþ þerfore in þe nekke 7 spondyles by whos sides ipersed passen out 7 payre of synowes fro þe parte of þe nuke þe whiche passeþ þere, þe whiche beren felynge and movyng to þe schuldres and to þe armes and to some parties of þe hede and of þe same nekke. The flesshes of þe nekke beþ þrefolde: þat beeþ propurliche icleped þe longe hatrelles liggynge (as it is isayde) full brawny nygh þe spondiles, of þe whiche þe tenauntes beþ made þat moven the heed and þe nekke (þe whiche beeþ 20ᵗⁱ in noumbre, as Galien saiþ), and flesshes fulfillynge þe voyde places.

The comune ligamentes byndynge þe heed wiþ þe nekke and wiþ þe spawdes beþ manye. In þe former partie beþ two grete ligamentes discendynge from vnder þe eeres to þe furcle. In þe hyndermore partie forsoþe beeþ oþer more ligamentis byndynge þe spondiles of þe bak, goyng downe in þe sides to þe spawdes and oþer moste membres, so þat þe muscles, þe tenouns and þe ligamentis stonden in þe circuite or compasse of þe nekke, makynge a rowndeness, bowyng and liftyng vp and wrappynge [f. 16ʳᵃ]

---

4 verrey om. before spondyles; L vere non sunt spondiles   8 30ᵗˡ horizontal stroke across o; L(Ca) 30; see Commentary   9 synowe read synowes   11 payre ? om. before first of; L paria neruorum   13 30ᵗˡ horizontal stroke across o; L(O) triginta, (Br, Ca) 38   25–6 See Commentary

aboute þe nekke and þe hede. And withoute þise, it is not possible forsoþe to make be open couplynge, secundum Galienum vbi supra. Of the whiche þo 6 or 7 þinges þe whiche beþ souȝt in euery membre. It is now to see of þe sekenesses. þe nekke may suffre many sekenesses, boþe in hym and in his contentes, as woundes, vnioyntinges and apostemes. And alle þoo beeþ perilouse. It semeþ also þat kyttinges in it schal be made after þe lengþe, for soche is þe goynge of his parties. It ȝeueþ his owne manere of byndinge, as it schal be saide wiþynneforth.

The 4 chapitle, of þe anothomye of þe schuldres and of þe armes or of þe grete hondes.

AFter þe nekke folweþ þe ovene or þe brest bone, but for þat the schuldres beeþ isette aboue þe ouer parties þerof, and by consequent þe armes, þerfore of ham firste it is to be saide. þe schulder blade, þe spawde and þe schuldre, be þis itaken al for oon in þis present. Whiche þinges forsoþe þise been and whiche is here place and fastnyng now it appereþ. þise þinges forsoþe beeþ to þe makynge and defendynge of þe holwe membres, in primo De Vtilitate per totum. The Creatour or Maker apparaillede man wiþ handes and wiþ resoun in stede of armour. Aristotel forsoþe saide wel, for he saide þe hond bifore þe holow membres and resoun bifore craftes.

The parties forsoþe makynge þise beþ the skyn, flesche, veynes, arteries, synowes, muscles, cordes, lygamentis, pannycles, grustilles and bones. Of þe whiche by ordre it is to be seyn, and firste in þe spawde, in þe whiche what is þe skynne and þe flesche, it is saide aboue. The muscles and þe coordes movyng þe arme, descendynge fro þe nekke and þe breste, passen by it. And þai, takyng and wrappynge þe ioyntour of þe elbowe or þe helpyng bone, be inplanted. The synowes beeþ drawe oute of þe marye of þe nekke. The veynes and þe arteries beþ braunched from wiþynneforth, as it is isaide. And, for soche in þe schuldres beþ nouȝt mykel schewed, of ham þe speche is made schort.

[f. 16rb] Of bones it is to wite þat þai bene two: þe firste is þe

---

2–3 secundum Galienum vbi supra *rubr.*   3 *Om. after first* whiche; *L Ex quibus* ⌈*apparent*⌉ *illa 6* [*etc.*]   19 makynge ? *read* takynge; *L apprehendendum* 19–20 in primo De Vtilitate per totum *underl. red*   20 *In f. 16, hole in space between cols., opp. ll.* 26–7

schulder bone of þe partie of þe bak. The secounde bone is þe
furcle on þe breste half. The schulder bone is like as it were of
a reeme or a table, for it is brode and þenne on þe bak half wiþ
a manere of þynne schewynge by þe myddel. And in þe ioynte
5 half it is somwhat long and rounde in the manere of an hefte, wiþ
þre echynges in þe ende. The firste is þe pitte, þe whiche is in þe
myddes, resceyuynge þe hede of the elbowe. The secounde is aboue,
croked and scharpe in þe manere of a ravenes bille. The þridde is
in ouer half, more croked in þe manere of an ancre.
10 The furcle bone is rounde, and it is made faste in a manere of
holowenesse in þe ouer partie of þe breste bones. And it haþ two
schotynges oute: oon spredeþ to oo schuldre, and anoþer to þat
oþer schuldre. And it byndeþ and fastneþ þe two croked echynges
þat þe pitty echynge in þe myddel holde þe more stably þe hede
15 of þe elbowe in þe ioynte.
Tho echynges forsoþe beþ none oþer bones fro þe schulder
bone, as Lamfranque and Henry sayen, but þai beeþ substancial
parties þerof. And experience techeþ þat þis is trewe. And so
affermeþ Galien 13° De Vtilitate Particularum, capitulo 11° et 12°,
20 sayenge þat þe schulder blades by plente of extremytees helleþ þe
schulder and fastnynge it priuely, togidre it schulde be forsoþe þe
hillynge and þe kepyng of al the articulacioun (i. couplynge togedre)
after þe schuldre, togedre forsoþe and to forbyd þe hede of þe arme
to passe oute aboue. And þerwiþal it haþ þre grete fastenynge
25 goyng out of þe hede of þe schuldre to þe elbowe. And in
þe circuyte it is streyned wiþ the moste tenouns sprongen fro þe
moste muscles (i. brawnes), comynge fro þe breste and fro þe
schuldre, isette in þe bone of þe elbowe, mouynge hym: some for-
soþe goyng vpward, some dounward, and some turne ham rounde
30 aboute.
The partie forsoþe vnder þe forsaide ioynte is icleped þe arme
hole, þe whiche is fulfilled wiþ glandulouse flesche, in þe whiche
is assigned þe purgynge places of [f. 16ᵛᵃ] þe herte.
Folowyngly it is to saye of þe arme, þat is icleped þe grete
35 hand, the whiche Galien, in 2° De Vtilitate, capitulo 2°, dyuydeþ
into þre grete partes: one forsoþe is þe elbowe, anoþer forsoþe is
þe litel arme, and anoþer forsoþe is cleped attrachita (i. þe litel

---

19 13° De Vtilitate Particularum, capitulo 11° et 12° *underl. red*   20–4 *See*
Commentary   24 fastenynge *wormhole above* f-; *read* fastenynges;
L colligaciones   26 tenouns *superfl. line over second* n

hond). And it haþ þe parties þat beeþ nempned aboue, as is skynne and flesche, as it is schewed of oþer.

Of þe schewed arteries and veynes þe whiche beeþ founden in þe armes, a speche is imade togedre for þe cause aforseide. After forsoþe þat þay comen fro here principles in braunchynge to þe arme holes, þai beeþ ibraunched þere in two parties, where-of oo partie spredeþ to þe vtter partie of the arme and þat oþer to þe furþer partie. Þat spredeth wiþouteforth is braunched anone. And oo braunche goþ vpward byhynde þe schuldre to þe hede. And þat oþer in goyng downe is braunched in tweyne, wherof oon is dyuyded by þe arme wiþoute in many parties, and it is icleped þe ende of þe arme. That oþer braunche forsoþe descendith by þe ouer partie of þe arme, and it is schewed in þe boghte of the arme, and it is cleped þere cephalica. And þerof it descendiþ to þe hand, and it is schewed bytwene þe þombe and þe schewynge fyngre, and it is cleped þe eye veyne. That parte forsoþe whiche was departed in þe arme holes þat spredeþ to þe ynner partie in descendynge, it is schewed in þe bouȝte of þe arme, and it is cleped basilica (i. þe base veyne). And fro þat place it discendith to þe hond, and it is schewed bytwene þe myddel fynger and þe litel fyngre, and it is cleped saluatella. Fro þise two forsaide veynes when þay beeþ in þe boghte of þe arme, a comune braunche is braunched þe whiche appereþ in þe myddel of boþe, þe whiche is cleped mediana, þe myddel veyne or þe bodely.

There beþ in þe arme 4 or 5 grete veynes and als many arteries whos kyttynge is perilous for here grete flowynge of blode. Þere beeþ forsoþe many [f. 16ᵛᵇ] oþer braunches of þe whiche a cirurgien haþ nouȝt to considre for þaire litelnesse.

Of synowes it is saide þat 4 notable synowes comen downe fro þe nuke by þe lynkes of þe nekke to eyþer arme: one byhynde, anoþer bifore, one aboue, anoþer byneþe. Þe whiche, departede by al or by hamself, in passynge by depnesse of þe body, or imedled wiþ brawnes, cordes and ligamentes, beren felynge and movynge to alle þe armes.

Muscles (i. brawnes) beþ made of þe forsaide synowes, of flesche and of pannycles, þat is to say: þe 4 principal and grete muscles in þe adiutorie (i. aboute þe boghte of þe arme) movynge þe litel arme, and 4 þerynne movynge the litel hande, and 5 in þe hond movynge þe fyngres. Whos synowy cordes beþ so imade open, as

19 discendith *wormhole above* n

it is saide aboue, and þay beþ made naked fro flesshe by 3 fynger brede nygh þe ioynte, and if þai be wounded þai brynge yn greet perile. There beeþ also in þe arme many ligamentis, þe whiche descenden fro þe bones and passen by ioyntes, and þai holden ham bounden wiþ cordes imade large, whos kyttynge is ful harmeful.

Now laste it is to say of þe bones of þe grete hand after þe forsaide dyuysioun. In þe firste partie, þe whiche is cleped þe vlne or þe adiutorie (i. þe cubite), is a bone ful of marye and rounde at eyþer ende. And þe ouer roundenesse, þe whiche is one alone, entreþ into a box or a pytte of þe schuldre, and it makeþ þe schulder ioynte. The lower rowndenesse is twofolde, in þe myddes of þe whiche is a gree, as it were a double knotte, wherby þe cordes passen with þe whiche watres beþ drawen. And in þe ynner partie it haþ a manere litel semynge or struttynge, and byhynde it haþ a manere of holownesse, in þe whiche þe heed or þe croked echynge of þe more focyle is resceyued in þe tyme of raxynge of þe arme, so þat þo roundenessis entren into þe holownesses of þe fociles. And þai beeþ turned aȝene [f. 17ra] in þe tyme of schouynge forth and of bowynge of þe arme.

And þay maken the ioynte in þe myddel of þe arme in þe whiche þe litel arme bygynneþ, þe whiche is þe secounde parte aforesaide. In þe whiche beeþ two bones icleped þe fociles, þat is to say, þe more, þe whiche is wiþyn, the whiche is saide to be lenger þan þat oþer for þe hoked echynge, and goþ toward þe litel fyngre, in makynge wiþouteforth a bougy semynge in þe manere of a pynne. þe lesse forsoþe is aboue, and it gooþ fro þe boghte of þe arme vnto þe honde toward þe þombe as þogh he wolde eche in it. And in eyþer hede of ham beþ pittes resceyuynge þe rowndenesses. Toward þe cubite, þay resceyuen þe gradual roundenesses of þe adiutorie (i. þe elbowe) wiþ þe hoked echynge of þe forseide cubite, and toward þe hand, þay receyuen the roundenessis of þe bones of þe hande. And þay beeþ boþe gretter and ioynynge ham in þe ioynte, and þay beþ smaller in þe myddel, and þe more atwene, þat þay schulde holde þe synowes and muscles.

And where þese two fociles enden and beþ fastened in ioynte wiþ the bones of þe hande, þere is þe ioynte made þerof, and þere it bygynneþ. In þe whiche beþ þre egges of bones, and þe lower bones beþ ioyned wiþ here roundenessis wiþ þe pittes of þe ouer

5 wiþ cordes *repeated*   31 adiutorie *on erasure*

bones. In þe firste egge beþ þre bones, for þe echynge of þe focyles is as it were aboue, holdynge þe place of a bone. In þe secounde egge beeþ foure bones, and in þe ouer is a boxe or holownesse in þe whiche þe firste bone of the þombe is fastned. And þe bones of þise two egges beþ schorte. In þe þridde egge beþ 4 longer bones þan þe oþere. The firste partie of þe two egges is cleped þe rachete, þat oþer partie is icleped þe pawme of þe hande. And after ham þe fyngres folowen, and in euery fyngre beþ þre bones, and þey beþ 5.

Ther beþ þerfore 15 bones of þe fyngres and xi of þe hande and two in þe arme and one in þe elbowe. And so in al þe grete [f. 17rb] arme or þe grete hand beþ 29 bones. And so appereþ þe nombre of þe parties of þe forsaide membres.

It is to see of þe sekenessis þe whiche may come to ham. And þai beeþ many, as apostemes, woundes, vnioyntynge, brekynges, þe pallesye. Wherfore 3e may see by here anothomye þat the insciciouns schal be made after þe lengþe and nou3t after þe lirkes or wrynkelis, for so gone þe muscles (i. brawnes). Also 3e may see by here anothomye þat among þe ioyntes of þese bones þe cubital ioynte (i. in þe welde of þe arme) is hardest to vnioynte and to reduce (i. sette a3eyne), and þe schulder ioynte most esy, and þe ioynte of þe hande is mene. Also 3e may see þe partes to þe whiche vnioynynge is most redely imade. 3e may also considre þat in þe pallesyes of thise membres, þe remedies schal be applied aboute þe spondiles of þe nekke, for fro ham þe synowes beþ drawen oute.

The 5te chapitle, of þe anothomye of the breste and of his parties.

The breste is þe arke of þe spiritual membres, and þerfore in ham be some conteynynge parties and somme conteynede. Þe conteynynge parties beeþ foure: þe skyn, brawny flesshe, þe tetes and þe bones. Þe conteynede parties beeth 8: þe herte, þe longes, pannycles, ligamentis, synowes, veynes and arteries and ysophagus (i. þe wesaunte). What is þe skynne and þe flesche, it is schewed wel inogh.

It is to say of þe tetes, for þay beeþ aboue the flesche, and þay beþ made of white, glandulouse and spongy flesche and of veynes, of arteries and of synowes. And þerfore they haue

1 focyles *? read* focyle; L *focilis*   17 nou3t, *see Commentary*

knyttynge wiþ herte, þe lyuere and þe brayne and wiþ the membres generatyues.

In spekynge schortly of muscles, after Auicen þer beþ 80^{ti} or 90^{ti} muscles. And some of ham beeþ comune to þe nekke, some to þe schuldres and to þe spawdes, and some beeþ of þe mydrede, and some beeþ of þe owne breest, and some beeþ of þe ribbes, and some of þe bak.

The bones [f. 17va] of þe brest beeþ þrefolde. In þe former partie beeþ 7, þe whiche beeþ cleped þe bones of the breste, and þai beeþ ful of grustles. Of the whiche, vppon þe firste toward þe þroote is þe foote of þe forsaide furcle receyued in a boxe. And vndernethe ham in þe forcelle at þe mowþe of þe stomak is a maner eechyng ful cartilagyouse (i. grustly) icleped ensiforme. In the hynder partie toward þe bak beeþ 12 spondyles (i. lynkes of þe bak) by þe whiche þe nuke passeþ. Fro þe whiche nuke spryngen 12 payre of synowes berynge felynge and mouynge to þe forsaide muscles. On þe side half, in eyþer side beþ 12 ribbes, þat is to say, 7 verray or trewe ribbes and 5 false or foule ribbes, for þay beeþ not hole as þe forsaide, whos schappe eche man may see. And be þis inow of þe conteynynge parties.

If þou wilt make wel þe anothomye of þe conteyned membres, it byhoueþ þat þou kytte þe breste after þe sides and remoue þe furþer partye, and þat slily for þe medyastyne, and þe entraylles schal appere to þe.

Of þe whiche þe firste and þe moste principal is þe herte, þat in þe bygynnynge of þe lyf. And þerfore, after þe wordes of Galien 6° De Vtilitate, it is sette in þe myddel of þe brest as a kyng and a lorde, nou3t bowynge to eny partye. And it is vnderstonden contrariliche (i. in þe myddel poynt), for as to þe lower partie þerof, it semeth to bowe a litel to the lefte parte for þe place of the lyuer, and at to þe ouer partie, to þe ri3te parte þat it 3eue place to arteries. The schappe forsoþe of þe herte is in þe manere of a pyne appel iturned wiþynne, for þat þe scharpnesse is toward þe lower parties of þe body and þe brode þerof, þat is þe roote, toward þe ouer parties.

The substaunce of þe herte is harde and as it were lacertouse (i. ful brawny), hauynge in it two ventricles (i. smale womes), þe

---

1 þe ? om. before herte   13 ensiforme] ensiform̄   15 þe *underd.* *after second* whiche   26 in *read* is; *L* est   27 6° De Vtilitate *underl. red* 29 contrariliche *read* centraliche; *L centraliter*   31 at *read* as

riȝte and þe lefte, and in þe myddel a denne, as Galien seiþ. In þe whiche þe grete norisshynge blood is defied comynge fro þe lyuere, and it is made sotil and spiritual, þe whiche is byqueþed by þe arteries to al þe body, and principally [f. 17ᵛᵇ] to oþer principal membres: to þe brayne, in þe whiche in defieng it takeþ 5 anoþer nature or kynde and it is made animalis (i. þe spirit or blood of lyf), and to the lyuer and it is made naturalis (i. þe naturel spirit), and to þe testicles (i. priue stones) and it is made generatyues (i. þe spirit of gendrynge), and to quyken and array alle þe oþere membres. It is forsoþe þe instrument of alle þe vertues of 10 þe body and þe ful oonhede of þe soule.

And þerfore þere beeþ in hym two mowþes. By þe riȝte mowth gooþ yn þe braunche of ascendynge veyne beryng vp þe blood fro þe lyuere, and it gooþ oute at þe same. Oo parte is cleped vena arterialis, þe wosy veyne, þe whiche gooþ to norisshe þe longes. 15 And þe remlaunt is braunched in ascendynge in many braunches vnto þe extremytees, as it is saide aboue. And vena pulsatilis, þe pulse veyne, goþ oute fro þe lefte mowthe. Wherof oo party goþ to þe lunges, þe whiche is cleped venalis, berynge stynkynge vapoures to lunges and ledynge bytwene ayer to cole with þe herte. And anoþer 20 veyne is braunched lower and hyer, as it is saide of oþer veynes.

And boue þise mowþes beeþ þre smale skynnes, openyng and schettynge þe entree of blood and of þe spirit in dewe tyme. And nygh ham beeþ two smale eeres, by þe whiche þe preparate ayer, arrayed of þe longes, goþ into þe herte and comeþ oute. Also 25 a grustly bone is founde in it to fastne and strengþe with þe herte. And it is couered of a manere of strong hucche and ful of pannycles, icleped of Galien pycardium, to þe whiche synowes discenden as to oþer ynward bowels.

The herte forsoþe is bounden wiþ þe lunges and susteyned and 30 fastned by þe medyastyne. Of þe whiche it semeþ þat þe herte haþ fastnynge or accordynge wiþ alle þe membres. It semeþ also þat it is of so moche worþynesse þat it susteyneþ nouȝt longe tyme passiouns.

Vppon þe self herte the lunges moven to be coled. Whos 35 substaunce is softe, selden, spongyouse and white. Wiþynne þe whiche þre kyndes of vesselles ben plaunted togedre, þat is to say, þe braunche of þe arterial [f. 18ʳᵃ] veyne, þe whiche veyne

---

9 *second* and *interl. w. caret*   28 pycardium; L *perycardium*   38 *In* f. 17ᵛᵇ, *lower margin:* veyne þe whiche *catchw., underl.*

springeþ (as it is saide) of þe riȝt ventricle of þe herte, and þe braunche of þe arterial veyne, þe whiche braunche comeþ of þe lefte ventricle, and wiþ ham beþ braunches of þe trache arterie (i. þe þropul) beryng to hym ayre for þe herte. The whiche vesselles forsoþe beþ departed by all þe lunges vnto þe lefte parties. The lunge forsoþe haþ 5 lappettes or wynges: two in þe left half and þre forsoþe in þe riȝt half.

Byhynde þe lunge toward þe fifte spondile passeth mery (i. þe mowth of þe stomak) or ysophagus (i. þe wesaunt), of þe whiche it is saide aboue. And þere passeþ also vena concaua, þe holwe veyne, of þe whiche it schall be saide inward, boþe passynge by þe mydrede. And þere passeth also þe matere of þe veyne abhorti ascendynge fro þe herte. And alle þise maken a stokke wiþ trachea, ifilled wiþ strong pannycles and ligamentis and wiþ glandulouse flesche vnto þe þrote.

Folowyngly þere beeþ 3 pannycles in þe brest: firste is þe pannycle þe whiche helleþ al þe ribbes, þat is icleped pleura. The secounde is þe medyastyne, þe whiche deuydeþ al þe coffre into þe riȝte partie and þe lefte. The þridde is þe mydrede þat deuydeþ al þe spirituales fro þe nutryues. And it is compowned of pleura and of syphac and of a cordely pannycle isprongen in the myddel of synowes byqueþed to hym fro þe spondiles and fro þe fleschy parties most nyhe þe ribbes. Of þe whiche it semeþ þat it is a muscle whos worchynge is to þe breeþ and helpyng to þe puttynge out of þe superfluytees, as Galien saiþ.

The 6te chapitle, of þe anothomye of þe wombe and of his parties.

The wombe is euene-voycely departed in two, as of þis present. Firste, it is taken for þat þat þe Arabyque translacioun clepeþ it, þe stomak. Þe stomak forsoþe in þe translacioun of Grew is cleped mery or ysophagus. In þe Arabique translacioun þe stomak forsoþe is cleped þe wombe. In þe secounde, it is taken for al þe regioun of þe nutrityues, and so it is taken here.

Aboute þe whiche seche we, [f. 18rb] after Mundyne, þoo 9 þinges þe whiche beþ souȝt in oþer membres. First, of his general pocicioun and site, it semeþ þat it is of þe regioun of þe spiritual

---

2 arterial veyne, see Commentary   5 lefte read leste; L vsque ad minima
20 nutryues; L nutritiuis   20-3 See Commentary   36 first of error; L sub

membres. Of the particuler pocycyoun and siȝte, seynge þat þe mowþe parte þerof is toward þe forcelle (þe whiche olde men cleped þe precordial), þe parte of þe stomak is þerfro at þre fynger brede nygh þe wombe. The wombe parte or sumealis is fro þe nauel dounward. Þe ypocondres beþ fro þe side vnder þe rybbes, þe ylyons forsoþe ben aboue þe haunches.

The nombre of þe parties of þe wombe and þe anothomye þerof may not wel be seyn but as it was saide aboue. Be þe wombe opened after þe lengþe and ouerþwarte. And it is so open, by þe conteynynge parties considered and partes conteyned. The conteyninge partes in þe former partie beeþ myrac and syfac, and þe hynder partye beeþ þe 5 spondiles of þe reynes and þe flesche iputte to ham. Myrac is made substancially of 4 partes, þat is to say, of a skynne, of fatnesse, of a fleschy pannycle, and of muscles of the whiche comen cordes. Syphac is but a pannycle wiþynneforth drawynge to þilke myrac. Of þe whiche þinges, differens appereth bytwene myrac and syphac.

The conteyned parties beeþ 7: first is zirbus, þan þe intestestynes, and after, þe stomak, þe lyuer, þe mylte, þe mesenterie and þe reynes, for þe bledder and þe moder schal be saide in þe anothomye of þe haunches. Of the whiche it is to pursewe by ordre. And firste, of þe skynne, of þe fatnesse and of þe fleschy pannycle, it is knowen to alle men.

Brawnes beeþ made in þe wombe for to strengþe. And þerwith þay helpen oþer membres to caste oute her superfluytees (i. filþes). And þay beeþ 8 in nombre, after Galien in 4to De Vtilitate and 6to Terapeutice, þat is to say, two longitudinales (i. longe synowes), goyng fro þe schelde of þe stomak vnto þe bones of þe reynes, and two latitudynalles (i. brode synowes), goyng fro þe bak aboue þe wombe, þwartynge hemself by the myddel of þe wombe to 4 forþriȝt and [f. 18va] ouerþwartynge corners. Wherof two springen of þe ribbes of þe riȝt side, and þai passen to þe left side of þe hepe bone and of þe schare. And oþer two spryngen of þe lefte ribbes, passynge to þe riȝt side of þe forsaide bones, in crossynge ham by þe myddel of þe wombe to þe schappe of þe lettre x.

Thise muscles ikuytte and lefte vp, syphac appereth, þe whiche

---

4 wombe, see Commentary   sumealis ? read sumenalis; L(P) sumenalis
10 þe ? om. before partes   11 in om. before second þe   18 intestestynes
read intestynes   28 reynes, see Commentary   30-1 See Commentary
36 ikuytte; L abscisis

is cleped perytoneum. And it is saide of pary, þat is aboute, and of tendo, þat is goyng, as it were goynge aboute. Þe whiche is a ful neruouse pannycle, sutil and harde, and þat for þey schulde lette þat þe muscles schulde not þriste the natural membres, and
5 þat it may be spred and constreyned to þe kynde of oþer membres, and þat it be not liȝtly broken and þat þe contentes schal not goo out, as it happeþ in crepatures (i. burstynges), and þat it schulde bynde þe intestynes to þe bak. And it is ordeyned þat it schulde helpe þe membres to caste out þo þinges þat beeþ to be caste oute.
10 And so is þe disposicioun schewed of þe conteynynge parties of þilke wombe.

Of þe whiche it is schewed þat Galien saiþ in 6to Terapeutice þat woundynges and kyttynges ben more perilouse and more harde aboute þe myddel of þe wombe þan aboute sides, for þoo parties
15 of þe intestynes beþ more drawynge togedre and able to passe forþe þan þat oþer parties. It semeþ also þat, in þe woundes of þe wombe persynge, but if siphac be sewede wiþ myrac, gode incarnacioun schal not be made.

Þise þinges iseyne, it is to goo to þe contentes wiþynne þe
20 wombe, where þat zirbus comeþ first, þat is cleped of Galien omentum or ephiglotum, of epy, þat is aboue, and plenum, þat is to seme, as it were semynge aboue al. The whiche is a pannycle wrappynge and coueryng þe stomak and intestynes wiþ two þikke and sotil tunycles to ham iputte togidre, ordeyned of many
25 arteries, of veynes and nouȝt of litel fatnesse, to hete þe forsaide membres and þe ribbes, in 4to De Vtilitate, capitulo 14. Whos bygynnynge is of þe parties after þe bak of þe peritone. Of þe whiche þe forsaide periles ben schewed [f. 18vb] when it gooþ oute in woundes of þe wombe, for it is liȝtliche altrede for þe fat-
30 nesse. And it is to be bounden and nouȝt kytte, dredyng þe emorogye, after Galien in Terapeutice, loco prealligato.

After forsoþe, for þat þe intestynes letten þe siȝt of þe anothomye of oþer membres, of ham is to be saide. The intestynes forsoþe ben wroght of two tunycles to fulfille þe firste digestioun, i-ordeyned
35 to ȝeue chilum (i. þe dygeste mater) to þe lyuer, medlynge þe vynes myserayces, and to putte oute þe stynkynge superfluyte.

---

1 perytoneum ? or par-; p *with cross-stroke; no unabbrev. examples*   3–4 *See Commentary*   23–6 *See Commentary*   26 in 4to De Vtilitate, capitulo 14 *underl. red*   27–30 *See Commentary*   31 in Terapeutice, loco prealligato *underl. red*   35 vynes *read* veynes; *L venis*

The nombre of þe intestynes is 6. And þogh þay be alle contynue, neuerþelatter þei haue dyuers schappes and offices, by þe whiche þai beeþ departed, þat is to say, 3 smale and as many grete, whos cathologe is put of Galien, 4to De Vtilitate, capitulo 26º. The firste gutte forsoþe after þe wombe is þe portonarye or þe duodene. The secounde, ieiunium, þe ieiune. Þe 3 is subtile (i. þe smalle gutte). Þe fourþe is þe blynde gutte. Þe 5, coloun. Þe 6 is of þe euene gutte, in þe whiche beþ muscles after þe ende, þe whiche rwelen þe superfluytees.

And þat þe anothomye may be þe bettre seyne, it is to begynne at þe laste gutte, þat is cleped rectum, þe euen gutte or longaon. And for þe drastes schal not lette, be it ibounden toward þe ouer ende in two places. And be it kytte in þe myddel of the byndynge, and by þe lower parte ilefte. And be it proceded in vnfleschynge til it come nygh þe flankes, where þe gutte colon bygynneþ, þat is grete and holowe, in þe whiche þe feces (i. drastes) taken her fourme or colour. And it haþ wel two arme lengþe, and it boweþ toward þe lefte reyne. And in ascendynge toward þe mylte, it turneþ aȝeyne itself in þe furþer partie to þe riȝt side of þe stomak vnder þe þridde mantel of þe lyuer, where it resceyueþ a manere porcioun of colre, þe whiche exciteþ hym to caste out. And in turnynge aȝen, it descendeth to þe right reyne to þe ende of þe haunche, where þat þe one-eyȝed or blynde gutte bygynneþ, for it is nouȝt seyn to haue but one hole, þogh it haue [f. 19ra] two ful nygh togedre. By þat one þe mater goþ yn, and by þat oþer it gooth oute. It is also cleped saccus, a sek, to þe manere of the stomak, for it is þat oþer stomak. And it is schorte, of a good hond brede. And þat for nyghede þe whiche it hath to þe schares and for it is nouȝt wel bounden, it gooþ downe liȝtly in burstynge into þe codde, after Auicen.

And fro þat spryngeþ yleon, þe whiche is a smal and a longe gutte, wel of 7 or 8 arme lengþe. And it is moche folden togedre aboute þe flankes and þe bak.

After forsoþe, þou schal fynde ieiunium, þe ieiune or þe fastande gutte, so icleped of voydenesse imade of a multitude of þe veynes myseracies and also of a porcioun of colre isente bytwene hym and þe portonarie. To whom þe duodene is conteyned, so icleped for his lengþe is of 12 fynger brede. And it is also cleped þe portonarie of office, for it is þe lower gate of þe stomak, as mery is þe ouer.

4 4to De Vtilitate, capitulo 26º *underl. red*   37 conteyned; *L continuatur*

Of the whiche þou may see in þe passiouns of þe guttes þe fyndynge of clisteries and places where þe remedies schal be layde to, for in þe colique þay schal be layde in þe former partie and aboute þe lefte parte and þe riȝt, and in yliaca passione aboute þe
5 sides. Also þou schalt mowe see þat þe woundes of þe smale guttes beþ not icured, for þay beeþ moste pannyculouse. þe woundes forsoþe of þe grete guttes beþ somtyme cured (i. heled), for þai beeþ more fleisshy.

And þat þou schal þe bettre see oþer membres, it is good to
10 bynde toward þe portonarie and to kytte as þou dedest aboue, and be þe guttes drawen out. And firste, if þou wilt, þou schalt see þe mesenterie, þat is no þing elles but a weuynge of þe veynes myserayces innumerable, ibraunched of a veyne icleped porta epatis, þe gate of þe lyuer, to þe intestynes. And it is couered and
15 warisshed of pannycles and of ligamentes ioynynge togedre þe intestynes wiþ þe bak. It is comuneliche cleped rodol and is ful of fatnesse and of glandulouse [f. 19rb] flesche, þe whiche schal see departed fro þe intestynes. And it þrowen out, þow schalt see þe anothomye of þe stomak.

20 The stomak or þe wombe is þe instrument of þe firste digestioun, gendrynge chilum (i. þe natural moysture). Wherþorwe as þe veynes myserayces beeþ arrayers of þe digestioun (i. defieng) of þe lyuer, so is þe mowth, of þe stomak. Wherof, as Auicen seiþ, norisshynge in chewyng haþ some digestioun. To whom mery or
25 ysophagus serueþ in þe ouer partie to lede metes to þe same. And þe intestynes with þe myserays serueþ to þrowe oute noyeng þinges and to departe or to dele þe profitable þinges digestede and chylosate in it. It is forsoþe as it were a comune spense of alle þe particles (i. membres), ordeyned isette in þe myddel of a beste,
30 after Galien, 4to De Vtilitate, capitulo primo. And þogh it be putte in þe myddel vnder þe breste bone, neuerþelatter þe ouer partie þerof boweth a litel to þe left side toward þe 12te spondile, where þat þe mydrede endeth; þe neþer partie forsoþe, to þe ryȝte. His acte (i. dede) forsoþe is to defie propurly by þe hete of þe
35 carnuositee (i. fulflesshyhede) of his bothme, as Auicen saiþ, and by oþer hetes geten of his neygheboures. It hath forsoþe the lyuer on þe right half, as it were aboue, makynge hym warme wiþ his lappes or fyngres, and þe splene in þe left half ouerþwartynge,

17 þow ?*om. before* schal; L *videbis* primo *underl. red* 30 4to De Vtilitate, capitulo

wiþ his fatnesse and veynes sendynge þerwiþ to hym melancolie to exite þe appetite. And it hath aboue, þe herte, wiþ his arteries quyckyng, and þe brayne to be feled to hym, and a braunche of synowes toward þe ouer partie defienge. It haþ also, on þe bak half, þe veynes kyalym and aborthi descendynge and many lyga- 5 mentes, wiþ the whiche it is bounden to þe spondyles of þe reynes. And so is schewed his acte, his pocicioun and his fastynge.

The nombre forsoþe of his parties, as it was saide of mery, and of þe two tunycles, þat is to say, the fleschy wiþoute and þe neruouse (i. synowy) [f. 19va] wiþynne, wiþ longe flockes to 10 drawyng, wiþ ouerþwartynge to wiþholdyng, and brode to þrowe out. The schappe of it and þe figure is rounde and euelong to þe manere of a croked gourde, so in crokyng þat the forsaide mowþes beeþ þe hyeste parties of þe body þerof, to þat þat an vnavised goyng oute of þe contentis schal not be made. The open quantite 15 holdeth comuneliche þre pyntes of wyne. It may suffre many sekenessis. In helynge we bene helped by anothomye, for the remedyes may comforte to þe ouer partie aboute þe parte of þe 12 spondyles and in þe former partie on þe forcelle and nyhand to þe nauel.

Folowyngly it is to say of þe lyuer. The lyuer is þe instrument 20 of þe secounde digestioun and gendrer of blode, isette in þe riȝte side vnder þe fauce ribbes. It haþ a croked schappe and bowgynge toward þe ribbes and holowe towarde þe stomak, wiþ 5 lappettes or mantelles takynge or haldynge togedre aboue þat stomak to þe manere of an hande. And þe lyuer, as oþer bowels, haþ a pannycle 25 coueryng hym, to þe whiche a lytel synowe comeþ by way of felynge. That lyuer forsoþe wiþ his pannycle is bounden wiþ þe mydrede and by consequent wiþ þe ouer, strong lygamentes and wiþ the stomak, wiþ þe bak and wiþ the intestynes. And it haþ fastnynge with ham and wiþ the herte, wiþ the reynes and also 30 wiþ þe priue stones and wiþ alle þe membres.

The substaunce of þe lyuer is rede and flesshy as it were clodrede blood, graffed yn by all of veynes and of arteries, as it schal be saide. The lyuer forsoþe, þogh it be made of many þinges, neuerþelatter it haþ a symple particle, þat is to say flesshe, by þe whiche 35 þe bygynnynge of bledynge and of veynes is hadde. For, after þat Galien saiþ in 2° De Virtutibus Naturalibus, capitulo vltimo,

3–4 *See Commentary*   5 aborthi] aborchi   8 and *error; L est*
16 pyntes] poyntes, o *underd.*   37–p. 62 l. 1 in 2° De Virtutibus Naturalibus, capitulo vltimo, and in 4to De Vtilitate, capitulo 5to *underl. red*

and in 4to De Vtilitate, capitulo 5to, as þre substaunces ben made of muske by boyllynge, so þre substaunces ben made of þe chyle by decoccioun (i. seþinge) in the [f. 19vb] lyuer, þat is to wyten, two superfluytees and oo natural substaunce comune to þe
5 humours, wiþ a watryhede. And by oure comune scole it is cleped massa sanguinaria, conteynynge in it þre natural and nutrimental (i. norisshynge) substaunces, as it is schewed fulliche in 2° De Elementis.

Thise 4 humours þerfore, þe whiche ben gendred of þe chile
10 in þe lyuere, as it is saide, ben twofolde: some ben natural (i. kyndely), so cleped of þe kyndelyhede of norisshynge, and some ben nouȝt natural (i. nouȝt kyndely). The natural humours beþ sende wiþ the blood to gendre and to norisshe all þe body. The innatural humours ben voyded away and sente to dewe places for
15 some manere helpynges, or þay be þrowen oute. Þay beeþ sente fro the body, as colera to þe hucche of þe galle, melancolye to þe splene (i. mylte), flewme to þe ioyntes, and þe watry superfluyte to þe reynes and to þe bledder. Þay ben þrowen out of þe body, and þai gone wiþ the blood. And somtyme þay beþ rotede, and
20 þay maken feueres. And some ben þrowe out to þe skynne, and þay beþ resolued insensibly or ellis sensibly (i. þat may be feled) by swetynge or by scabbe or by bleynes or by apostemes.

Ther beþ þerfore 4 natural humours and 4 innatural and a
25 watryhede, þe whiche olde men named blood, flewme, colre and melancolie. The whiche, igendred in þe lyuer, ben deled by þis manere: in þe holownesse of þe lyuere gooþ oute a veyne icleped porta (i. þe gate), þe whiche, iparted wiþ innumerable smale veynes myseraices isette in þe stomak and in þe intestynes, drawen and
30 beren al þe iuse of þe chyle to þe lyuer. And þat veyne wiþ his rootes todeleþ it al by þe lyuer. Fro þe bowge forsoþe of þe same lyuer, a veyne gooþ oute, icleped vena concaua (i. the holowe veyne) or kilis (þe kyle), þe whiche also, wiþ his rootes metynge wiþ the oþer, drawen oute of all þe lyuer þe blood igendred in it.
35 And þat veyne in braunching [f. 20ra] vpward and dounward, as it was saide aboue, todeleþ and bereþ þat blood to norisshe al þe

---

1–2 ben made *repeated after* boyllynge *as* be made   6 þre *error;* L 4^{or}
7–8 in 2° De Elementis *underl. red*   16 fro the body, *see Commentary*
17 flewme] flewmeme, *first* me (*at end of line*) *underd.*   31 al by *read* by al; L per totum epar

body, where þat þe þridde and fourþe digestioun is made. Also fro þe lyuer his propre wayes and nekke goon oute, berynge of þe forsaide digestioun to here owne places, þe whiche schal be saide. Of þe whiche þe acte, þe pocicioun, þe substaunce and þe accorde is schewed, þe whiche ben soghte in þe lyuer as in oþer 5 membres.

Now it is to say of sekenessis. Þe lyuer, after þat ȝe see, may suffre many sekenessis, of þe whiche þe bledynge is hurte, þe whiche is his owne dede, and an euel humour and þe ydropisy is made. Wherfore þe ydropises is errour of þe digestioun in þe 10 lyuer, after Galien in Libro de Virtutibus and 6to De Egritudine et Sinthomate. Also it semeþ of þe forsaide þinges þat þe medicyne of þe lyuer schal be applied (i. laide to) in þe riȝt side. And for þe substaunce þerof, þai schal haue some stekynge.

After þe anothomye of þe lyuer it is to say of þe particles to þe 15 whiche the superfluytees beþ sente, now igendred in it, as it is saide, and firste in þe hucche of þe galle. The hucche of þe galle is a manere purse or a pannyculouse bledder, isette in þe holow-nesse of þe lyuer aboute the myddel mantel or lappette, ordeyned to resceyue þe colerique superfluyte þe whiche is gendred in it. 20 The whiche purse forsoþe haþ two mowþes or nekkes i-oned to some distaunce, after Mundyne. Oone is dressed towarde þe myddel of þe lyuer to resceyue colre, þat oþer to þe botme of þe stomak and to þe intestynes to mundefie (i. clense) and to þrowe oute colre to ham for þe forsaide profites. Of þe whiche appereþ 25 þe siȝte and þe place, þe acte, þe substaunce, þe schappe and the accorde. Ȝe may see þe quantite and þat þat is conteyned in it; it holdeþ happely a glasseful. Ȝe may also considre þat it may suffre opilaciouns (i. stoppynges), boþe in þe propre nekke and in þe comune. When þe stoppynges beþ in þe comune, þan colre is 30 noght drawen ne þrowen oute, but it leueþ wiþ þe blood, and it cytryneþ þe vryne and al þe body. [f. 20rb] And whan þei beeþ in þe propre, þe helpynges failleþ þe whiche it makiþ in þo membres to þe whiche it was byquethed, and it gendreþ euel accidentes, after Galien in 6to De Egritudine et Sinthomate and 35 5to Interiorum.

2 Om. after berynge; L(Ca) portantes ⌜superfluitates⌝ digestionis dicte
11-12 in Libro de Virtutibus and 6to De Egritudine et Sinthomate underl. red
17 in ?read of; L de   35-6 in 6to De Egritudine et Sinthomate and 5to
Interiorum underl. red

The splene (i. mylte) is þe resceyuour of þe melancolique superfluyte, igendred in þe lyuer, in þe lefte side bowynge ouerþwartly. Whos substaunce is þenne, spongyouse and blakker þan þe substaunce of þe lyuer. It haþ an euelong schappe, as it were foure-
5 cornered. And it is bounden by his pannycle wiþ þe ribbes after his bowgynge and after þe holownesse wiþ þe stomac and wiþ zirbus. The splene haþ two waies. By þat oone he draweþ the forsaide superfluyte fro þe lyuer, and by þat oþer he sendeþ it to þe stomak for þe forsaide helpynges. The splene may suffre many
10 sekenessis, most redely hardenessis and stoppynges for þe forsaide mater. And if þe lyuer suffre defaute of clensynge of þise, þan þe body is made þynne and discolored. And if it suffre defaute of sendynge to the stomak, þe appetite is hurte, as þise be redde afore. The soluciouns of contynuhede in it ben nouȝt so perilouse
15 as in þe lyuer. þe splene suffreþ stronger medicynes þan þe lyuer. It is purged properly by þe wombe. It is heled or leched aboute þe lefte side, as Galien saiþ 3° Terapeutice.

þe reynes ben particles (i. membres) ordeyned to clense þe blood fro watri superfluyte, and þay beeþ two: oon in þe riȝt side
20 nygh þe lyuer, anoþer in þe left side lower þan þat oþer. The substaunce of ham is fleschy and harde. þai beeþ forsoþe in schappe rounde as þirsten egge. And þay hauen in hem holownessis in þe whiche þat is resceyued þat is drawen of ham. In ayþer of hem beeþ two nekkes. By þat oone þai drawen a watrihede fro þe veyne
25 kyle and by consequent (i. lyke resoun) of þe lyuer. And by anoþer þai sende þat watrihede þat is cleped vryne to þe bledder. To þe reynes comen veynes, arteries and synowes, of þe whiche a pannycle of hem is made, wiþ the whiche þe reynes ben bounden to þe bak. The reynes haþ [f. 20ᵛᵃ] talowy fatnes al aboute. The lynes
30 ben behynde þe reynes nexte þe spondyles vpon þe whiche þay lyen as in here pylowe or softenesse. Bytwene boþe þe reynes aboue þe spondyles gone þe veynes kylis and abhorti to þe lower membres. Of þe whiche veynes ful nyghe ham spryngen þe vesselles of þe sperme, of þe whiche it schal be saide wiþynne. The
35 reynes may suffre many sekenessis, nameliche opilaciouns (i. stoppynges) and stones. þe manere of curynge ȝe schal see ful harde in any wise.

The whiche þinges forsoþe iseyne, he may caste away all

2 *See Commentary*   17 3° Terapeutice *underl. red*   3° *error; L (Ca) 13*
22 a ? *om. after* as   26 *is repeated*

excepte þe stomak (if þe anothomye schal be made of þe ouer membres) and þe reynes, to see þe anothomye of þe lower membres. And þan þou schalt byholde þe nombre and quantite of þe spondiles (i. þe lynkes ioynt or bones of þe bak). And þow schalt fynde ham 5 gretter þan oþer, by þe whiche 5 paire of synowes descenden fro þe nuke (i. þe marye of the rygge bone) to al þe wombe and to the parties of þe þighes and of þe grete feet.

The 7 chapitle, of þe anothomye of the haunches and of þe parties of hem

By the haunches here ben vnderstonden þe lower parties of the wombe fro þe sumenis vnto the þighes and schamfast membres. Whos parties ben þrefolde: some ben conteynynge, some conteynede, some comynge outward. þe conteyneng parties beþ myrak and syphac and zirbus and bones. þe conteynede parties ben þe bledder, þe vessellis of sperme, þe moder in wommen, longaon or þe even gutte, synowes, veynes, arteryes (i. wosen), goyng dounward. þe parties comynge outward ben dyndymy, þe priue stones and þe ȝerde, þe schare, perytoneum (i. þe space bytwene þe fundament and þe ȝerde), þe lendes and brawnes descendinge to þe þighes. Of þe whiche it is to say by ordre.

Of þe conteynynge parties, as to myrac and syphac and zirbus, it was saide inoghe in þe ouer wombe.

As to þe bones [f. 20ᵛᵇ] so it is to be sped: In þe haunches beþ founden two manere of bones. þe firste, in þe bak half, ben þre or foure spondyles of holy bone and þre or foure ful grustly spondyles of þe tayle bone. Of þe whiche the firste of þe holy bone is ful grete and þo folowyng in makynge lasse toward þe fundement and þe ende of þe bak. By holes of the whiche synowes passen forth, þay ben tofore and nouȝt in þe side, as in oþer bones of þe bakke.

In þe side half ben two grete bones, oon in eyþer side. And þay beeþ ioyned wiþ the grete spondile of þe hooly bone byhynde, and tofore in þe schare bone, in makynge þe bone of þe schare, so þat þo bones beþ brode in þe partie of þe flankes, of þe whiche þai ben cleped ylia or ossa yliorum (i. þe bones of þe flankes). In þe myddel of ham in þe vttre partye ben holownesses icleped pixides (i. boxes), in þe whiche þe roundenessis of þe bones beþ

---

25 þe *om. before* holy   þre or foure; *L duo vel tria*   29–30 *See Commentary*   33 schare bone, *see Commentary*

resceyued of the þighes. And þere aboutes anone toward þe parties of þe fundement þere is in eueriche a grete hole, of þe whiche Galien saith, 16° De Vtilitate, capitulo 9°: In þe mydward of þe heed of þygh and of bones of þe schere, it was nedeful to make a grete hole and a paþþe by þe whiche synowe, muscles, veynes and arteries haue descended, þe whiche beþ borne inward aboue. Þai ben also streyte aboute þe schare bone to þe manere of a gille ioynynge itself in þe schare bone. And þogh it be substancially oo bone, neuerþelatter it haþ þre namynge, and þerfore þay ben cleped þre bones of some men: þat is to say, þe flank bone in þe ouer partie, in þe former partie þe schare bone, in þe myddel þe þigh bone.

Of þe conteynede parties, þe firste þat comeþ is the bleddre, þe whiche is a manere susceptorie (i. takere), as a basyn or a sekke of þe superfluyte of vreyne, istreyned to it fro þe reynes. Whos substaunce is pannyculouse and strong, imade of two pannycles. Þe schap þerof is rounde, þe quantite as of a pynte. His siȝte [f. 21ra] (i. place) is in mene vnder þe schare bone. In it forsoþe ben plaunted two longe wayes, descendynge fro þe reynes, þe whiche ben cleped pori vritides, goyng yn by þe side þerof cornerwise, berynge þe vryne fro the reynes. Þere is also in þe bledder a flesshy nekke wiþ muscles openynge and schettynge passynge oute of it, in passyng bowyngly by perytoneum vnto þe ȝerde in men; in wommen wiþoute bowynge vnto two fynger brede wiþyn þe priue chose, by þe whiche vryne is þrowen oute. Of þe whiche þinges appereþ the acte, þe substaunce, etc., þe whiche ben souȝt in oþer membres.

It semeþ also þat is redy to opilaciouns (i. stoppynges) for þe nek and to þe stone for grauely vryne, þe whiche it takiþ and holdeþ of it. The manere of goyng acroke is hadde. It scheweþ also þat, in þe nek and wiþoute in þe sewynge of þe space bytwene þe ȝerde and þe fundement, þe inscicioun (i. kyttynge) schal be made for þe stone, as it schal be saide in þe lechynge.

The vessellis of sperme beþ some veynes þe whiche springen nygh þe reynes and þe veyne kilys and abhorti, descending and beryng þe blood to þe priue stoones, als wel of men as of wommen,

3 16° De Vtilitate, capitulo 9° underl. red   4 þe ? om. before þygh and bones   5 synowe read synowes; L nerui   6 See Commentary   9 namynge read namynges; L(Ca) nominationes   28 it om. before is   31 wiþoute in, see Commentary   35 first and ? error; L a vena kyli

in þe whiche by furþermore digestioun sperme is made. Sperma forsoþe is þe seed or burgenynge of mankynde. In men it is þrowen oute, in wommen it leueþ wiþynne, for þe priue stoones of wommen ben wiþynne, as it schal be saide. Of þe whiche it semeþ þat, for þe springynge of þese vesselles, þe sperme tasteþ þe kynde of þe herte, of þe lyuer and of þe reynes. And by the synowes þe whiche discenden fro the brayne to þe priue stones bycause of delite, the brayne in þat haþ comunynge þerwiþ and, by þe same resoun, al þe body. The sperme, þerfore, after þat, is isched from al þe body, nouȝt forsoþe softly but by strengþe, as þe Worþi Counseillour haldeþ.

Folowyngly, by cause of wommen, be it saide of þe matrice. The matrice forsoþe is þe felde of mannes generacioun [f. 21ʳᵇ] (i. getynge), and by consequent it is a receyuynge membre, whos syte is bytwene the bledder and þe longaoun. His substaunces is of pannycles, imade of two tunycles. Here schap is rounde wiþ two hornes or armes, in the hede of þe whiche is a litel priue stone. It is sette in þe ouer partie. It is large forsoþe as þe ȝerde turned aȝen or putte wiþynne, in 7º De Vtilitate Particularum. It haþ, forsoþe, aboue, two cellede armes wiþ priue stoones, as it were þe purse of þe priue stones. It hath a comune wombe in þe myddel, as þe parties of þe schar bone. It haþ a nekke, holow wiþynne, as þe ȝerde. It haþ also þe priue schappe or chose as a hellynge and mytre. It haþ also a priue poynte as þe hole in þe ȝerde. It haþ also lengþe as þe ȝerde, of 8 or 9 fynger brede. And þogh it haue noght but two coostes or open holowenesses to þe nombre of þe tetes, neuerþelatter it haþ eche of hem þrefoldely cellis and one in þe myddel, so þat (after Mundyne) þere ben founden in it 7 receptacles. It haþ accorde wiþ the brayne, wiþ the herte and wiþ þe lyuer and wiþ the stomak, and it is bounden with þe bak. Bytwene it and þe tetes beeþ melky and menstrual veynes contynued, wherfore Galien saide, vbi supra, þat Ypocras saide mylke to be a broþer to menstrues. Wherfore after þe same tyme it happeþ nouȝt wommans floures wel to be made and womman to ȝif mylke. The sekenessis of þe moder beeþ many. Þe manere of helynge is founden by pessaries. And a be þis of the matrice.

2–3 *See Commentary*   5 vesselles] vessell, *horizontal stroke through* -ll; L *vasorum*   15 substaunces *read* substaunce; L *substancia*   18 *See Commentary*   19 in 7º De Vtilitate Particularum *underl. red*   7º *error*; L(Ca) *14º*   23–4 *See Commentary*   36 a ?*superfl.*

Vnder þe forsaide particles, longaon or þe euen gutte is founden (þe whiche ȝe lefte aboue in the anothomye of the guttes), þe whiche is resceyuer of þe superfluyte of þe firste digestioun. Whos substaunce is pannyculouse, as of oþer intestynes. The lengþe þerof is an handbrede, nygh to þe reynes, in lieng forþriȝt aboue þe tayle bone. His lower partie is cleped þe fundement or þe tayle ende. About it ben two muscles openynge and schettynge it. And þere ben 5 braunches of veynes applied, þe whiche ben cleped emoroydales. [f. 21ᵛᵃ] It haþ a grete accorde wiþ þe bledder, and þerfore in sekenessis þai suffren togedre.

Þan longaon ilifte vp, þow schal mowe see þe veynes and þe arteries and þe synowes, how þay be braunchede and sente to þe lower parties.

Of þe parties goyng outward, firste see we of þe dyndyme and of þe codde. Aboute þe whiche, two þinges beeþ to be sene: in þe firste, þe conteynynges and in þe secounde, þe contentes.

The conteynynges ben also manye as were saide aboue in þe wombe, for of ham þe parties of þise ben sprongen: fro myrac, myrac, fro syphac, syphac, hyngyng outeward and goynge aboute þe schare bone. Whos bygynnynge, while it goþ out, is cleped dindimus, for it is doubled. Þe ende forsoþe is þe codde or þe purse of þe priue stones.

The conteynede parties ben þree: First beþ þe priue stones, þe whiche ben þe principal membres of manis gedryng. In ham forsoþe þe sperme is made, whos substaunce is fleschy, glandulouse and white. Þan beeþ þe vesselles of sperme, comynge fro þe forsaide þinges, þe whiche ben twofolde: þat is to wete, þe streynynge vesselles and þe vesselles þat þrowen oute. Þe berers ben veynes and an arterie, þe whiche ben sayde to springe of þe veynes kyli and aborthi. The vesselles þrowynge oute be þo þe whiche ascenden nexte the nekke of þe bleddre and þrowen oute the sperme into þe holes of þe ȝerde. And þerwiþ is an hyngynge synowe and felynge, þe whiche comeþ downe to þe priue stones. Þer ben þerfore wiþyn þe dyndyme and þe porse þe foure forsaide bones. Of þe whiche it semeþ þat toward þe schare in myrac and in syphac schulde be and is an hole wherþoruȝ þe þre forsaide bodyes comen downe fro aboue: þe streynynge veynes and berynge arteries and þe

15 nota bene *in left margin, in different hand and ink*   24 gedryng *read* gendryng; L generacinois   27 wete] ete *partly obscured by smear*   30 aborthi] aborchi   34 bones *read* bodyes; L corpora   37 *See Commentary*

synowe. And anoþer, nexte þe nekke of þe bledder, þat is þe fourþe, at þe roote of þe ȝerde, by þe whiche þe sperme descendith and is þrowe oute in þe pype of þe ȝerde.

It semeth also þat, when þat hole toward þe schare is spred abroode oute of kynde, þe ouermore [f. 21ᵛᵇ] bodyes, as zirbus and þe intestynes, may passe out and descende in þe dyndyme and þe codde and make burstynge or brekynge. Also, if þer be any mater oþer, burstynge. Whos helynge schal be sayde wiþynneforth.

Folowyngly it is to say of þe ȝerde. The ȝerde forsoþe is þe tilier of mankynde, folowyngly þe way of þe vryne. Whos substaunce is imade of skynne, muscles, tenouns, veynes, arteries, synowes and of most grete lygamentis. I is sette and plaunted vppon þe schare bone. Þe ligamentis comen fro þe holy bone and of þe lyenges þerto. Þe veynes, arteries, synowes, the flesche and þe skyn ben ladde to it fro the ouermore parties. In it forsoþe ben two principal pypes or passynges, þat is to say, of þe sperme and of þe vryne. The ende of þe ȝerde is cleped balanum, and þe hoole wiþynne capellus or prepucium. Þe quantite of a comune ȝerde schal be of 8 or 9 fynger brede of lengþe, wiþ a mesurable gretenesse. It byhoueþ forsoþe þe ȝerde to be proporcional (i. of euene mesure) to þe matrice.

Pyneum is þat þat þe translacioun of Arabique clepeþ perytoneum. And it is cleped þe place bytwene þe fundement and þe schamefaste membre (i. the ȝerde), aboue þe whiche is a manere sewynge þe whiche foloweþ þe ioynynge togedre of þe purse and of þe ȝerde.

The schares ben þe purgynge places of þe lyuer, and þai beeþ glandulouse flesche ordeyned in þe bowynge of þe þigh. Þe lendes ben grete and full brawny flesshes i-ordeyned aboue þe þigh bone.

Laste, in þe haunches and fro þe haunches, muscles (i. brawnes), cordes and lygamentis comen doun, mouynge and mevynge þe þigh and þe grete legge wiþ the haunches.

The 8ᵗᵉ chapitle, of the anothomye of þe legges or of the grete feete.

The grete fote or þe grete legge lasteþ fro þe ioynte of þe whirle bone vnto þe vttermeste of þe toes. And for þat þe [f. 22ʳᵃ] particles of soche a foot or legge accorden in many þinges wiþ þe

7–8 any mater oþer; L alia materia 12 I read It 18 wiþynne, see Commentary 22 Pyneum; L Perineum 27 flesche ? read flesches; L carnes 30 mevynge error; L ligancia 34–5 whirle bone short vertical stroke above r

particles of þe grete hande, as Galien scheweþ in 3º De Vtilitate, for as mochel, þis grete foot or legge is dyuyded into þre parties, as þe hande was departed aboue. Oo partie forsoþe of þe grete fote or of þe legge is cleped the þigh, anoþer the litel legge, the þridde
5 forsoþe þe litel foot. And it is trewe, for þat þat þe translacioun of Grewe clepeþ crus (þe þigh), þe translacioun of Arabique clepeth it coxam, and tibiam (þe þighe and legge), þat he clepeþ crus (þe þigh). But it is nouȝt to charge of names, while þat þe same þing be imened by all.

10 The grete foot wiþ alle his parties is made, as þe grete hande, of skyn, of flesch, of veynes, of arteries, of synowes, of muscles, of tenouns, of fastnynges togedre, and of bones, of þe whiche it is to see by ordre. Of þe skyn and of þe flesche, whiche þay bene, it was saide inowhe aboue.

15 Of veynes, arteries an open worde be made togedre for þe cause aboue allegged. Afterward þerfore þat þe veynes haue descendid of here bygynnynges, þai been departed in þe laste spondile into two parties. Of þe whiche oon gooþ to þe right þigh, and þat oþer to þe lefte þighe. And þere þay ben departed into two grete
20 braunches: one gooþ to þe vttre partie and anoþer to þe ynner partie. And in braunchynge þai descenden by þe legge to þe anclees and to þe feet. And þay maken foure veynes þe whiche ben comunely lat blood for þe determyned passiouns: þat is to wete, sophena vnder þe inner ancle toward þe heele, sciatica vnder
25 þe vttre ancle, poplitica vnder þe ham, and renalis bytwene þe litel fyngre and þe leche.

There beþ þerfore in þe legges foure open and grete veynes þe whiche may brynge in ofte tymes most flowyng of blood and perile. There beeþ many oþer braunches of þe whiche a cirurgen haþ
30 nouȝt mykel to charge.

Of þe synowes of þe feet, Auicen saiþ þat þay beþ [f. 22ʳᵇ] dyuersed mykel fro þe synowes of þe handes. þay spryngen fro þe laste spondiles of þe reynes and of þe crowpe bone. And þat oþer parte passeþ by þe hole of the þighe bone, and it gooþ downe to the
35 muscles of þe hamme. And of þise, i-ioyned wiþ þe muscles and þe cordes mouynge þe ioynte, descendynge fro þe haunches and applied to þe bone of þe þygh, þe grete brawnes ben made þe whiche ben aboue þe þyghes mouynge þe kne and þe legge, and þe brawnes aboue the legges mouynge þe foot and þe ancle, and

5–8 *See Commentary*   15 *See Commentary*   25 poplitica] poplicita

þe brawnes of þe feete mouynge þe toes, in þe same manere as it was saide of þe hondes, byholdynge vppon þat somme difference nouȝt mykel varieng þe werkes of cirurgie. Neuerþelatter it is nouȝt to forȝete þat was saide aboue, þat after þe schappe, woundes nygh þe ioyntes ben ful perilouse.

The byndynges, or þe grete ligamentes, gone downe by al þe legge and greteliche schewed vnder þe schare and þe kne and aboue þe hele and þe ioyntes of þe toes. And þe sole of þe foot, it is all full of lygamentis.

Now laste it is to say, after þe forsaide departynge, of þe grete foote or of þe legge: In þe firste part, þat is cleped þe þighe, is a bone allone ful of mary, and it is rownde at eyþer ende. þe ouer roundenesse, þe whiche is oon difference alone, icleped þe whirle bone, þe whiche boweþ inwarde and is resceyued in þe boxe or holownesse in þe þigh bone, and it is somdel bowged outeward. In þe lower partie forsoþe toward þe kne, it haþ two roundenesses, þe whiche ben resceyued in two holownesses, þe whiche beeþ in þe more focyle of þe legge. And aboue is a manere rounde and brode bone, þe whiche is cleped þe kne panne. And so is þe ioynte of þe kne fulfilled.

After foloweþ þe legge, and in it ben twoo bones aforseide: þe more focile, in þe former partie and þe homely, þat makeþ þe egge of þe legge, in descendynge fro þe knee vnto [f. 22va] þe foot in makyng þe ynner ancle; and in þe vtter in descendynge vnder the knee a litel (þere it is sette) vnder þe fote, where, yn ioynynge ham wiþ the oþer focile, þay maken þe vttre ancle. Whos opposite (i. contrarie) saiþ William de Saliceto and his sutour Lamfranque, and euele. And who þat wille see, he schal now bere þe witnesse of trewþe.

The schap of þise fociles: it semeþ þat þe more haþ two holowenessis toward þe knee, in the whiche þe roundenessis of þe þyghe ben resceyued, for þe lasse comeþ nouȝt to þe ioynte, but it is sette (as it is saide) and it lyeþ nygh, from vnder þe knee into þe vtter partye, and þerfore it is cleped accus. And toward þe foot, in ioynynge itself with þe more focile, þai maken boþe an holownesse, in þe whiche þe firste bone of the foote is resceyued.

7 ben *om. before* greteliche; L *manifestantur valde*   10 of þe bones *om. after* say; L(O) *de ossibus . . . est dicendum*   13–14 *See Commentary*   24 *Om., see Commentary*   25 vnder *read* vnto; L *vsque ad*   ham, *see Commentary*   34 accus, *see Commentary*

In þe fote ben þre egges of bones: In þe firste egge ben þre bones gadred togedre in roundenesse. The firste is cleped cahab in Arabique, in Grewe astralagus or astragalus, and it is as it were to þe manere of a knotte of an alblastre, rounde at eyþer ende. In þe ouer partie þe holownesse of þe fociles is made faste, and þere is þe foote moued. In þat oþer roundenesse is sette þe holownesse of þe navicle bone. And after hym cahab, in mene toward þe foot, is þe navycle bone, þat is holow as a schippe in eyþer ende. In þe firste holownes, þe roundenesse cahab is founden; in þat oþer roundenesse, þe two egges of þe bones of þe feet. Vnder þoo two bones forsoþe is þe heele imade, in þe whiche al þe foot is fastned, and it goþ out bakward for þe lygamentes þe whiche ben sette in it. After þe navicle bone in mene is þe secounde egge of þe bones of þe foot, in þe whiche bene þre schorte bones. And one of ham is cleped grandinosum, in þe vtter partye toward þe toe. And þai ben rounde toward þe nauycle and holowe toward þe þridde egge. In þe þridde egge beþ fyue longe bones an[f. 22vb]sweryng and resceyuynge þe toes, the whiche ben 5, eueriche hauinge þre bones outake þe þomel toe, þe whiche þat haþ but two. The foot forsoþe haþ tharsim and metatharsim and þe wirste, as þe litel hand haþ. Ther beþ þerfore in þe litel foote 26^{ti} bones and in all þe grete foote or legge 30^{ti}.

Of þe whiche a cirurgene may considre þe maner of vnioyntynge and of brekynge, and by like resoun þe maner of reducynge (i. settynge aȝen into ioynte). Also he may see þat, among þese ioyntes, þe ioynte of þe foot is hardest to vnioynte and to reduce and þe kne ioynte is lyȝteste and þe þigh ioynte is mene. And God be oure help.

Here bygynneþ the secounde book.

HEre bygynneþ the secounde tretys, and it is of apostemes, of exytures (i. swellynges outwarde) and of pustules (i. bleynes), wherof þer ben two doctrynes. The firste doctrine is of apostemes, of pustles and of exitures as þai ben in simple membres. The secounde doctrine is in special as þai ben in compownede membres. The firste doctrine haþ fyue chapitles.

---

7 hym, see Commentary 9–10 See Commentary 14 þre; L 4^{or}
30 Blank line in MS.

CYRURGIE OF GUY DE CHAULIAC 73

The firste chapitle is an vnyuersal speche of apostemes, of pustules and of exitures, in the bygynnynge at a notificacioun.

A Posteme at þe essencialles is diffyned by Galien in primo De Egritudine et Sinthomate and by Auicen in his Canoun, libro primo, what is a compowned sekenes, and he saiþ þat it is gadred togedre into a gretenesse of þrefolde kynde of sekenesse. Þis diffinicioun is schewed to be perfite by þe Counseillour and by Albert of Boloyne sewynge þe forsaide men, for diffinicioun ordeyneþ a þing in beynge, and it makeþ a þing to dyuerse fro any oþer. Sekenesses is put forsoþe in it for kynde, þe remenaunt for difference of composicioun of oþer [f. 23ra] maneres, þe whiche ben noumbred of Galien in þe Book of Swellynges wiþoute Kynde.

In þe whiche he charged more to schewe an aposteme to þe felynge þan to þe vnderstondynge, when þat he saiþ þat one of ham þe whiche comeþ to bodyes is a þing þe whiche is schewed of þat word swellynge, and nou3t for eueriche, but for a grete, þe whyche noyeþ by þe dedes þerof. The whiche descripcioun he reherseth in 3° Terapeutice vnder þise wordes: It is schewed þat in a swellynge at þe gretenesse þat after kynde þe membres wiþ- setten from it as after þe schewynge. For happely an euel complexioun, first it trespasiþ more by hitself, folowyngly þe þridde onehede whiche is þat composicioun, as þe Counsellour holdeþ. It was nou3t þerfore chaungynge only þe membre by his kyndely qualite, as þe translacioun of Araby saide in 13° De Ingenio, but as who wolde clepe alle disposiciouns qualitees, as Galien dooþ in many places.

Þe whiche descripcioun Haly Abbas ordeynede most perfitely in þe 8 sermone of þe firste parte of his Book of Real Dispocicioun when he saiþ: An aposteme is a swellynge wiþoute kynde in þe whiche some fillyng and descendyng mater is gadred togedre. If þe swellynge be grete, it is putte for kynde, and if it be litel, for accident, in primo De Morbo. How þat oo sekenesse schal be saide compownede, like and organyk, also how þe cause, þe effecte, þe kynde, þe spice and þe accedentes or the differens schal mowe be

4–5 in primo De Egritudine et Sinthomate *underl. red*   5–6 libro primo *underl. red*   6 what; L *quod*   13 ? *Om. after* Galien; L (Br) a G. ⌜*vbi supra. Per accidentalia describitur per G.*⌝ *in de tumoribus preter naturam; om.* L(O)   in þe Book of Swellynges wiþoute Kynde *underl. red*   19 in 3° Terapeutice *underl. red*   3° *error;* L 13   20–1 *See Commentary*   22–3 *See Commentary*   25 in 13° De Ingenio *underl. red*   30 saiþ] i *interl. w. caret*   31 descendyng; L(Br) *descendens,* L(O) *distendens*

saide, I leue of at dyuerse consideraciouns as in þis presente, moste for þat it perteyneþ to phisicale doctryne. Neuerþelatter it sufficeth to a cirurgien to knowe þat a posteme, a swellynge, a bolnynge, an ingrossacioun, an outsemynge, a lyftynge vp, a growyng out ben names as it were signyfieng þe same þing, as Henry saiþ.

It is sette also in þe forsaide descripsioun 'wiþoute kynde', to þe difference of kyndely swellynges of þe hede, of þe wombe, of þe ioyntes. 'In þe whiche is some foule mater, as humoral or reducible to an humour, gadred togedre' is sette to þe difference of kyndely swellynges apperynge in vnioyntinges [f. 23rb] and in brekynges, in þe whiche ben none humours but bones arered vp. 'Fyllynge and distendynge' is putte þat it schal schewe þe euel complexioun, þe onynge and composicioun igadred into oon.

Of þe whiche it semeþ þat men now a dayes, Brune and Thederique, Lamfranque and Henry, determyned ri3te symply an aposteme in sayeng þat it is a swellynge or a bolnynge or some manere gretenesse made in a membre ouer his naturel schappe.

Of apostemes þere ben many kyndes and differencis, for some bene take of þe substaunce of a þing and some of þe matir and some of accidentes and some of þe membres and some forsoþe of causes efficientes (i. makynge).

Auicen forsoþe takeþ þe firste difference of þe substaunce, þat of apostemes some bene grete and some smale. Grete apostemes, after Grekes in De Tumoribus preter Naturam, ben grete flewmy swellynges þe whiche be made in fleschy particles. Smale apostemes, after Auicen, ben outsemynges and bleynes and smale ploukes apperynge in þe skyn.

Þe differencis forsoþe ben taken of þe mater firste. Galien putteþ þe firste dyuysioun (i. departing) and Auicen, folwyng hym, saiþ þat euery aposteme oþer it is hote oþer nou3t hote, in spekynge of hete properly, essencially and schewyngly, as it schal be saide, nou3t forsoþe largely, by putrefaccioun, as Auicen saide. An hote is sanguine and colryk. A flewmatyk aposteme and colryk is not hote and ventouse (i. wyndy) and watry, the whiche reduced to þese.

More in specifieng and folowyng þe forsaide men, it schal be saide þat apostemes, some beþ made of natural (i. kyndely) humours

3 bolnynge *second* n *blotted*   29 *Om., see Commentary*   33–5 *See Commentary*   35 ben ? *om. before* reduced; L reducuntur

and some of vnkyndely humours, symply and compownedly, also as it schal be saide, in vnderstondynge holy, for leches taken somtyme largely and felyngly ex quo in qua vel pro ab, ofte spekynge. Tho apostemes þat ben made of naturel humours ben cleped trewe, propre, certeyne apostemes and of oo schappe, for þat in ham is þe swelling, þat is most sensible (i. felynge) resoun of [f. 23va] an aposteme, hit appereþ euydently. Þoo forsoþe þe whiche ben made of vnnatural humours be saide nouȝt trewe, vnpropre, vncerteyn and euel-schapen, for þat in ham an euel qualite or euel manere appereth more þan swellynge, and after þat, þay ben more cleped pustles, vlceraciouns or exytures þan apostemes. Whiche þat ben made forsoþe of þe lordschippe of one humour, þai ben symple and ben cleped of a symple name. Whiche þat ben made of the lordschippe of two humours or of many (as of a feuer, Colliget 3°, þe Sotil Doctoure saide), compownede, also ben cleped of a compowned name, as it schal also be saide.

And þe differences of þe qualite and quantite folwen suche differences taken of þe mater, nameliche i-ioyned togidre, when þay beeþ of þe bosome of þe mater, as it is saide in þat faculte. And þerfore moste and principally þai ben saide in þe book, þe Differences of Feueres. The whiche was wont to be saide by oþer wordes in oure comune scole of Mountpilers: þat of apostemes, some ben made of a mater nouȝt aduste (i. brente) neyþer corrupte (i. roten) and some of corrupte and aduste. And of eyþer, some ben sanguine, some colrik, some flewmatik, some melancolique, some watry and wyndy, symply and compownedly. The firste were saide by oure felowe Maistre Iohan Iames oneliche euel. Þe secoundes ben euel wiþ an addicioun of deceyte and of euel manere.

And withouten doute so vnderstood Auycen in 4to, when he saide þat hote apostemes þat rennen by her course be of þe blood and colre be preyseable. And þe sanguine foloweþ of louable, of grete and of sotel blood, of þe whiche he saiþ flegmon to be made, and also herisipilam verrey and certeyne, þe whiche he clepede a þorne, as we sayn. Sewyng Galien in 2° Ad Glauconem, he expowneþ vppon þe place. And he foloweþ noght colryk of louable colre, for he takeþ hem and all oþere trewe apostemes vnder þe

3 largely and felyngly *misplaced, ?insert after spekynge;* L *large et sensibiliter sepe loquentes* quo *error;* L *pro; see Commentary*   5 is *superfl., see Commentary*   14 Colliget 3° underl. red   30 ? Om., *see Commentary*
31 be ?*superfl.;* L *sunt a sanguine et colera laudabilibus*   34 as we sayn, *see Commentary*

blood (blood forsoþe schal [f. 23ᵛᵇ] be saide wiþynforth in double manere), but onliche of vnlouable and bytynge, þe whiche he namede formykes and nouȝt erisipiles. And he scheweþ also þe same in cures, as wel in hote apostemes as in ham þat beeþ nouȝt
5 hote, for oþerwise þe departynges of þe humours schal noght be saued after þe þing. Þe departynge is only of wordes and nouȝt real, as it semeþ in dede.

Some apostemes beþ þerfore of natural humours and some of vnnatural, symply and compownedly by here maner, wiþ here
10 names, as it is saide and schal be saide.

Of accidentes beþ taken many differences, after þat many accidentes may schewe in ham ful sorwfull and malicious.

Differences also ben taken of þe membres, after Galien in 2º Ad Glaconem. Some apostemes ben in þe eyȝe, þe whiche ben cleped
15 obtalmye. Þo þat ben in þe nekke ben cleped squynancye. Þo þat ben in þe purgynge places ben cleped bubones. Some bene wiþynne, some wiþoute, some in noble membres, some in felynge membres. Some comen in a ful body, and some in non body ful of suche kynde is.

20 The differences ben taken of efficient causes, after Haly Abbas, vbi supra, þe whiche beþ diryuacioun (i. drawyng oute) and congestioun (i. rennynge togidre). Some beþ cretik (i. determininge) and some nouȝt cretik. Some ben made of ynward causes, and some of outward. Be þe forsaide spices and differences gadred
25 togedre, for of suche þinges þe curatyf intensiouns beþ most myȝtily itake.

Causes of apostemes, of exitures and of pustles Some ben general, and some special. General ben reume and congestioun. The causes forsoþe of rewme and of drawynge of þe mater, þogh
30 þai be rad diffusely in 2º De Egritudine et Sinthomate, Haly Abbas, vbi supra, haþ streyned ham to 6: þat is to say, to strengþe of þe membre puttynge out, to feblenes of þe takynge membre, to multitude of þe mater and to largenesse of þe beryng and to streyȝtenesse of þe waies castynge oute, and when þe takynge
35 [f. 24ʳᵃ] membre is sitede in a depe place.

The causes forsoþe of rennynge togedre ben in þis: when þe

14 Glaconem; L Glauconem   17–18 ?Om. after each membres; L(Br) quedam in nobilibus ⌜quedam in innobilibus⌝ quedam in sensibilibus ⌜quedam in insensibilibus⌝   19 of suche kynde is, see Commentary   29 and interl. w. caret   30–1 in 2º De Egritudine et Sinthomate, Haly Abbas, vbi supra underl. red   33 waies ?om. before or after beryng; L meatuum portancium largitatem

fedynge vertue of þe membre in þe whiche þe aposteme is may noght defye þe mete þe whiche is sent to it wiþ ful digestioun, forþy superfluytees leuen in it, and þay beeþ encresed litel and litel til þe membre be feled and strawght and aposteme is made in it. And after þat, as he saiþ, þe hote water reumeþ most redely and 5 þe colde mater forsoþe is gadred togidre.

Of þe whiche it semeth þat, in apostemes þe whiche ben made by way of dyryuacioun (i. drawynge oute), it is to ȝeue þe makynge and þing to be made, of þe whiche Galien, 13° Terapeutice, takeþ the myȝtieste curatifes intencioun. Þe makynge is þe firste mater 10 þe whiche floweþ. Þe made is þe ioynede, þe whiche is flowen and closed in þe place. Apostemes forsoþe ronne togedre hauen not þat, but þai beeþ putte togidre wiþ makynges and wiþ flowynges. The whiche Galien declareþ þus, in Libro de Inequali Distemperancia: Anone (he saiþ) if hote rewme come doun into a brawne, 15 þe firste and þe moste arteries and veynes ben filled and þirste abrode, þan þe lasse vnto þe leste, and of þis to the regions of þe firste bodyes, þe whiche ben flesshe and pannycles, and þerof aposteme is made. Loo, where þat þe makyng is þe former mater in þe veynes and where þat þe makede is þe former fastnede mater 20 ioynede in þe veynes and in þe flesshe. And here-in apperen þe general causes.

The special causes ben 3: þe primytif, þe antecedent and þe ioynede. Þe primatyf causes ben fallynge and smytynge. Þe antecedent causes ben þe foure natural (i. kyndely) humours and foure 25 vnnatural.

Þay ben þe natural humours þe whiche ben wiþ the blood or wiþ any þing þat haldeþ þe kynde of blood, and þai ben þe mater of norisshynge. And þerfore I [f. 24ʳᵇ] vnderstonde þe natural humours only and propirly of þe naturalite of norisshynge and of þe 30 substaunce, and nouȝt of þe quantite ne of þe helpynge, to remeve castenfeton (it byhoueþ to here þe contrarye by all), as ben verrey and pure blood, colryk blood, fleumatyk blood and melancolyk blood. Þe whiche, þogh þai be named so by propre names, neuer-þelatter by a comune name þai ben named of Galien, in De Colera 35

---

4 feled? *read* filled; *L(O) repleatur*   5 water *read* mater; *L materia*   9 13° Terapeutice *underl. red*   10 intencioun *read* intenciouns; *L indicaciones*
13 *See Commentary*   20-1 *See Commentary*   23 primytif] primytifz, z *underd.*   24 *light smudges of blue pigment between* smytynge *and* Þe
26 *Sentence om. after* vnnatural, *see Commentary*   32 *See Commentary*

Nigra, blode. Þe masse forsoÞe is allegged of Raby Moysen, in 4to exposicionis Epidimiarum. Haly, in 2° Tegni, clepeÞ it Þe blody masse. And soche blood is oonly Þe mater of norisshynge, nouȝ Þat blood Þe whiche is departed fro oÞer humours, as Þat felowe
5 de Sancto Floro, Þe whiche at Parys nouȝt longe agoo made large Þe Concordaunces of Iohan de Sancto Amando.

The vnnatural humours ben Þese Þat ben departed forsoÞe. And for her malice Þai ben nouȝt behouely to norisshe of hamself, but Þai ben sent to dewe places for iknowen helpynges. Or, Þrowen
10 out fro Þe body, Þay maken apostemes, exitures, pustles, growynges out, scabbes, foule coloures and swetes. And Þay ben resolued somtyme insensibly (i. noȝt felyngly), and sometyme Þai rote withyn and maken feueres. And Þay taken Þe names of natural humours: blood, colre, flewme and melancoly. NeuerÞelatter Þay
15 dyuersen fro ham (after Galien, De Colera Nigra), for natural humours ben coaguled (i. clodded) and norisshen, and after Þe more and Þe lesse Þay ben reede. The vnnatural humours forsoÞe ben nouȝt clodded, but Þai abyden stille and hauen dyuerse coloures, ȝelowe, whyte and blak, as Þe evydence of Þe dede
20 scheweÞ euydently aboute Þe bygynnynge of apostemes in Þe openynge and repercussynge (i. smytynge aȝen). This Þing is declared also most euydently in 2° De Elementis, and it schal be specefied openly in all Þe folowynge chapitles.

Of Þe whiche it semeth Þat of naturel humours beÞ made
25 4 kyndes of trewe apostemes, Þe whiche [f. 24va] ben cleped flegmones by a comune name in 2° Ad Glauconem. NeuerÞelatter Þay ben cleped by here owne names: flegmon, erisipila, vdimia and sclirosis or zephiros. Foure kyndes also of vntrewe apostemes ben made of Þe vnnatural humours, Þat is to say, pustles (i. bleynes) or
30 pusshes and exitures, Þai chalangen and taken to ham Þe forsaide names of verrey or trewe apostemes. And Þere ben two reducible to Þis, Þe watry and Þe wyndy. And so Þere ben 6 names of symple apostemes. And of compownede apostemes, Þere beeÞ endeles names, of Þe whiche Þe forseide name ben saide euen-voycely.
35 But neuerÞelatter Þay ben saide first of verray apostemes, and afterward forsoÞe of vnueray apostemys, Þe whiche ben pustles and exitures.

Pustles forsoÞe ben smale apostemes, and exitures be ioyntly or

3 nouȝ *read* nouȝt   5 *Om., see Commentary*   30 Þai ? *read* Þat;
L *que*   34 name *read* names; L *nomina*

partyngly, as glandules (i. kornede), varioles (i. mesellis) or bothores. Neuerþelatter þay sownen more properly of venymes, as Henry saiþ. And þay taken in some manere boþe þe skyn and þe flesche. Of þe bledder forsoþe þai taken þe skyn allone. And whiche þat þai been, it schal be schewed in special withinforth. 5
Exitures forsoþe (after Galien in Libro de Tumoribus preter Naturam and in 2º Ad Glauconem) ben þilke disposiciouns in þe whiche þe parties touchinge ham firste togedre ben done away, in þe whiche it is nedeful to conteyne in þe myddel some fomy substaunce or full of humours, þe whiche ben altred (i. brouȝt out of 10 kynde) into dyuerse substaunces, or into quytter or filþe, or it is made softe into some oþer straunge substaunce lyke lyees or like stones or þredes, as it is founden in glandules. Þe whiche ben made of some vnnatural humour flowyng anone fro þe bygynnynge, or it is onede of roten flewme as it were filþe in a bosom. 15
The coniuncte (i. ioynede) causes of apostemes ben þe materes þe whiche ben gadred togedre and fastned in þe membre.

Tokenes and domes. The felyng and þe presence of alle þe membres declareþ þe tokenes and þe domes [f. 24vb] of outwarde apostemes perteynynge to þis crafty man. Wher so euer swellynge 20 withoute kynde is founden of any humoural or reducyble mater oned in a membre, þere is aposteme. Verrey apostemes ben tokened by swellynge, by akynge and by hete, degreed after more and lesse. Vnuerreye apostemes ben signified (i. tokened) by swellynge, by sequestracioun and by euel-þewednesse. Also þay ben determyned 25 after more and lesse. Þe lesse hote parties ben cleped þe colde parties in respecte of þe more hote parties. Alle þinges forsoþe is saide medicynaly to somewhat, in 2º Tegni and 3º Simplicium Farmacarum.

Þe tokenes forsoþe of singuler apostemes and of here materes 30 schal be saide in þe chapitles folwyng. Of þe whiche þe compownede apostemes schal be knowen. Ne it is nouȝt to goo to þe singulere apostemes til þat þe general sermones ben seie tofore, as Galien counseilleþ, 7º and 9º Terapeutice. And þou schalt knowe, after Auicen, þat of apostemes fewe ben singuler and pure, but 35 many of hem beþ compownede, and nameliche þe verray apostemes,

---

1 kornede, *see Commentary* 2–4 *See Commentary* 6–7 in Libro de Tumoribus preter Naturam and in 2º Ad Glauconem *underl.* red 9–15 *See Commentary* 19 In f. 24va, *lower margin:* ll *in different ink* 34 7º and 9º Terapeutice *underl.* red

for many vnueray apostemes be seyne to be pure. Neuerþelatter þe cures of symple apostemes schal be putte þat þe cures of compownede be drawen out.

Apostemes folwen þe anologye of here maters in termes, in trauaillynges and domes, as Galien scheweþ in 2º *De Differentiis Febrium*. Apostemes han 4 tymes: þe bygynnynge, þe encresynge, þe standynge and þe declynacioun (i. goyng away). The token of þe bygynnynge is when þow seest þe mater renne and þe membre sprede; of þe encresynges, when þe holownesse and þe scharpenesse ben openly encresed; of þe standynge is when þe forsaide þing standen in her beynge; of þe declynacioun is when þe gretenesse bygynneþ to wexe lesse or to be chaunged. And þis distruccioun ofte tymes is of þe partie of beynge of apostemes, þogh þay may in here manere be departed in þe partie of þe accidentes and in þe partye of þe alteracioun of þe mater, at þe whiche þe cures ben dyuersede. Ne[f. 25ra]uerþelatter it schal mowe be schewed how þat vmwhile alle þoo tymes fallen togedre, þat is to say, þe bygynnynge wiþ þe encresynge, etc. And ofte tymes þai fallen nouȝt togidre, alle þe whiche I leue of bycause of schortnesse.

If apostemes passe nouȝt aȝen, þai þreten to passe by insensible resolucioun; beþ bettre þan oþer, and þoo þat by quyttur beþ bettre þan by corrupcioun, and simply by rotyng beþ euel. The token þat aposteme is resolued (i. lousede) is liȝtnesse and wanting of smytinge. The tokene þat it is quyttrede is akþe and smytinge wiþ encresynge of hete. The tokene þat it is corrupte is blaknesse and wannesse. The token þat it is roten is wiþ hardenesse swellynge out is tokene þat it schal falle aȝen sodeyne dymynucioun (i. makynge litel) by colynge or for ventosite, to þe whiche feueres folwen all euel accidentes.

The domes of pustles shal be saide in here owne chapitres. The domes of exytures beþ þise: Auicen saiþ, whan þou schalt see pulsacioun (i. smytynge) or hardenesse made longe, or hete or akynge encresed, þanne gesse þou þat þe aposteme is in way þat it be made quytter and exiture. When þou schalt see forsoþe a manere lyȝtnesse and sesynge of akþe and of hete and þat þe heed is made scharpe, and whan þou takest it wiþ þi fyngres, þou

---

9 encresynges *read* encresyng is   11 þing *read* þinges   12–13 distruccioun ofte tymes? *read* distinccioun of tymes; *L distinccio temporum*   20 þreten to passe, see Commentary   21 *Om. after* resolucioun; *L per insensibilem resolucionem ⌜aut per putrefaccionem aut per induracionem. Et secundum G. in de inequali discrasia que per resolucionem⌝ est melior*   26–9 *See Commentary*   36–2 *See Commentary*

schalt see it declyne to a manere whytenesse by moystynge and colour, þan þou schalt knowe quytter to be þere. Whereof Ypocras saiþ, in 2° Amphorismorum: Aboute þe generacioun of quyttre, akynges and feueres comen to more þan when þe quytter is made. And beþ þou wel avised in knowynge þe quytter, for, after Ypocras in 6to Amphorismorum, ofte tymes it is nouȝt schewed, but the leche forsoþe is disceyued for þiknesse of þe place and gretenesse of þe quyttre.

An exyture, after Auicen, þe whiche is made nyghe noble membres and nyghe ioyntes and in neruouse membres and ful of veynes, and þe whiche ben made in a feble membre and of kynde hete made pore, and þoo þat beþ made of grete matere ful of heuy movynge, playne and noght scharpe, it is suspecte [f. 25rb] and of euel maturynge, for þe whiche it nedeth helpe in maturynge and in hasty wirchynge. Whiche exiture þat is after diuersite for þis is louable, and it nedeþ not grete helpe in maturynge and in hasty wirkynge, for it is matured anone and it is sone opened by itself.

Exitures beeþ vmwhile termyned by resolucioun. Neuerþelatter þay beeþ ofter determyned by opening. And þe openynge þe whiche is made by kynde is bettre þan þat þat is made by craft. And þat openynge is bettre þat is made by yren þan þat is made by terynge, for (after Auicen) þat persynge þe whiche is made by craft gendreþ venyme and filþes and festres. Neuerþelatter when þat þou seest none excusacioun, þan is þere none oþer witte.

Ypocras, in primo Pronosticorum, putteþ þe dome of quytter: That quytter forsoþe is preysed þe whiche is whyte and euen by al, wantynge euel smel. The whiche forsoþe þat is þe contrarye is þe worste. The domes of oþer contentes schal be saide in þe singuler chapitles.

Curacioun Galien is seyne to doo þe curacioun (i. helynge) of apostemes by þe intenciouns taken of þilke disposiciouns and of þe nature of the membres. And after a general schewynge, it semeth þat he haþ treted in 13° Terapeutice, vnder þe name of flegmone, of verrey apostemes igendred of kyndely humours, and of vnuerrey apostemes igendred or made of vnkyndely humours in 14°. And here also it schal be treted of þe cure of verray and ordynat

---

6 in 6to Amphorismorum *underl. red*   15 for *read* fro; L ab ista
30 Curacioun *superfl. horizontal stroke over* -n   33 in 13° Terapeutice
underl. red   flegmone] flegmoñ, *so expanded throughout text;* flegmone *occurs unabbrev. p. 93 l. 28, p. 102 ll. 4, 6, etc.*

apostemes and nouȝt of corrupte, þe whiche als moche as is of hamself þat þay be resolued. Afterward, in takynge þe schewynge of þe cure, vnder þe name of exitures, of pustles and of vnuerrey apostemes, quyttrede and corrupte and turned into oþer kynde, of
5 þe disposicioun and of þe kynde of þe membres, as it is aforesaide.

That disposicioun forsoþe conteyneth þe quantite, þe qualite and þe mater þe whiche he includeþ in þe substaunce þerof. A grete aposteme is heled forsoþe in oo manere, and a litel aposteme in anoþer manere. [f. 25va] And þat is ladde by course and makynge,
10 in oo manere, and þat is borne togedre and made, in anoþer manere. Oo wise an hote aposteme, anoþer wyse a colde. The kynde also of þe membres scheweþ þat apostemes in fleschy particles (i. membres) ben helede in oo manere, and in synowy particles in anoþer manere. In þe eyȝe in oo manere, in þe nekke in anoþer manere,
15 and in the purgynge place in anoþer manere, and so of oþere, as it haþ ofte ben schewed and schal be schewed wiþynforth.

Tho þat maken the bygynnynge, as it is saide in 2º Ad Glauconem, ben saide for þe mynde of þe occasioun of þe sekenes, þat þoo causes þat maken it ben hidde. And it byhoueþ forsoþe to hele
20 þat þat is now made, as it is saide in 13º Terapeutice. Siþen þat þe comune generacioun in alle flegmones is made more þan þe particle nedeþ of flowynge of blood, i. fro þe blody masse, þat is þe lyuer, þe particle forsoþe swelleþ, as it is saide. Tho þat drawen, þat is for hete of þe sekenesse or for akþe. And þerto helpen feblenenesse
25 of þe membre and brede of þe wayes and strayȝtenesse of oþer wayes and þe siȝte þerof is in a lowe place, as it was saide aboue.

Of ham alle, þre intenciouns ben concluded, taken and demed. The firste conclusioun is to remoue þe filþe þat comeþ into þe membre. Þe secounde conclusioun is to hele and to lisse þe akynge
30 and þe occasioun þe whiche resceyueþ þe membre and draweþ þe mater. But þe þridde conclusioun is to hele þat is made.

The firste is fulfilled by Galien, vbi supra, saieng: When þe humours forsoþe beeþ euenly eched togedre and þay maken þe plectorie (i. swellynge) of humours, by ablacioun of blood it is
35 cured. Also, if it were nouȝt plectorie (beyng present boþe akynge and hete of þe apostemede membre, makynge scharpe þe membre

2–5 *See Commentary*   3 of pustles and ? *read* and of pustles
7 he includeþ, *see Commentary*   9–10 and makynge *repeated*   12 apostemes *superfl. stroke through descender of* p   17–19 *See Commentary*   20 in 13º Terapeutice *underl. red*   23 Om. *after* saide, *see Commentary*   24 feblenenesse *read* feblenesse   30 þe whiche *repeated*   34–p. 83 l. 1 *See Commentary*

and þe fluxe), by larger bathes and by exercise and by frotynges of þe contrarie membre (so þat þer be no feuere ne moche sekenesse) and ȝit wiþ farmacies (i. [f. 25ᵛᵇ] laxatyues) smekynge out and, wiþ all þise, wiþ dewe fastynges and gouernaunces. When an euel humor is echede, oþer by blak colre or by flewme or by quyttry moystures, and is ful gendred by þe propre habundaunce of euery humour, it is heled by purgacioun. Of þe whiche it schal be saide in euery chapitle and in þe Antitodario. The schewynge forsoþe of antispasis i. comune puttynge oute of þe contraryes in alle soche as to þe bygynnynge and to þe encresyng. And as to þe standynge and declynacioun, it is nouȝt euel to vse evaporacioun (i. smekynge oute) by þe same partie, þogh newe leches done suche þinges wiþoute preuysioun, as Aueroys saiþ in 7°, and it schal be saide wiþyn, in þe tretys of blode laste.

The secounde entensioun is fulfilled wiþ medycynes that lissen þe akynge and þat rectyfien euel qualite and wiþ restreynynges and twynnynges þe mater on þe flowyng half and by slakkynges by þe partie wherof þe membre was wont to be purged.

But þe þridde entencioun is fulfilled by medycynes þat voyden þe mater fro the place. It is voyded forsoþe nouȝt only by swetynge farmacies but by repercussyues. And it is more to vse repercussyues in þe bygynnynge of flegmones þan evaporatyfes, outake saufe chaunces. Of þe whiche it is seyne Galien to outake foure causes: þe firste is when þe aposteme is made in þe purgynge places; the secounde, when it is made of a venymouse þing; the þridde, when þe mater is grete; the fourþe, when þe mater is strongly fastned. Auycen forsoþe outetakeþ nouȝt but when it is in þe purgynge places or in place where it is to drede of goynge to the principal membres. Rogeryn outakiþ onliche in a venymouse mater. The Foure Maystres, his commentours, outaken byȝonde hym in congest (i. borne togedre) and ful colde, and when it is made by way of dome or determynacioun [f. 26ʳᵃ] and nyghe principal membres, and when it is made by sodeyne sendynges. Brune saiþ as Auicenne saiþ, and Thedryk as the Foure Maystres. Lamfranque outaketh 10 chaunces and Henry 19 and Maystre Dynus of Florence, vppon þe fourþe Canoun, outakeþ 23.

I forsoþe, in schewynge of repercussyues, outake þat some ben

8–10 *See Commentary*   9 contrayes ? *read* contrary is   31 mater ? *om. after* colde; L *in materia congesta et frigida valde*   32 *In f.* 25ᵛᵇ, *lower margin:* and nyghe *catchw. underl.*

properly called repercussyues, as oxycratum (þat is made of water and vynegre), grete morel, plantayne, bole armonyak, wormode, comyn and suche oþere þe whiche dryuen aȝen þe mater þe whiche þay fynde to þe depenesse. And some ben largely cleped reper-
5 cussyues, as þe white of an ey, malue, oyle rosate and oyle of camamille and oyle of mastyk, coliria alba and soche oþere þe whiche forbeden þe membre fro resceyuynge of superfluytees.

First I say þat two propre repercussyues accorden in þe bygyn-nynge of alle flewmy apostemes, outaken only 10 chaunces: þe
10 firste is when þe aposteme is in a purgyng place; þe secounde, when it is of a venymouse mater; þe þridde, when it is of ful grete mater; þe fourþe is when it is of a strongly fastnede mater; the fifte, when it is cretyk (i. passynge away); the sexte, when it is of a former cause; the 7te, when it is in a ful body; the 8te, when it is in a feble
15 body; the 9te, when it is nyghe a principal membre; the 10, when it is strongly akand.

The secounde I say þat in þe bygynnynge of all flegmynouse apostemes large repercussyues accorden, outake onely in thre chaunces: the firste is when þe aposteme is in a purgynge place;
20 þe secounde is when it is by wey of cretyk; the þridde is when it is of a venymouse mater. In alle þese chaunces, nameliche after þat þe mater is flowede and þe aposteme is in dede and some mater is forsaken in partie, it byhoueþ to resolue þe mater and to evapoure it wiþ medicynes menely hote and moyste, namely in þe þre laste
25 chaunces, in þe whiche we wil drawe [f. 26rb] þe mater and encrese þe aposteme and turne aȝeyne þe charge of þe mater. And þat we done vmwhile wiþ drawynge plastres and sometyme wiþ ventoses, as Auycen saiþ.

And be it þerfore a general rewle þat in þe bygynnynge of alle
30 flegmones, from þis outake, be þe repercussyues put to in þe encresynge, and wiþ ham be a litel resolutyf medled in þe standynge so as þat þay be euene. And when þe declynacioun schal be and as þe state of þe ende, be þer nouȝt þat but þat may resolue and þat makeþ louse. And þat is no þing elles to say but þat duringe
35 þe fluxe, it is to make repercussioun, and cessynge it, it is to make evaporacioun, and in mene forsoþe to make mene.

In þe chaunce in þe whiche an aposteme falleþ into way of resolucioun, þe helpes wiþ the whiche þise þinges ben fulfilled schal be sayde in alle þe chapitles and in þe Antidotarie after

8-9 *See Commentary*   29-33 *See Commentary*

dyuerste of þe maters. And if aposteme forsoþe falle in þe way of an exiture (in 2º Ad Glauconem), the helynge of suche exitures þe whiche bygynnen now is made by vnsorwful laxacioun or evaporacioun wiþ softe sendynge to þe humoure and lissynge, in þe whiche somewhat of hony be putte to (in 13º Terapeutice). Tho apostemes forsoþe þe whiche haue now passed forþ, it byhoueþ to lede ham to digestioun and to suspiracioun. And þoo forsoþe þe whiche passen into anoþer kynde, þay ben to be kutte away by cirurgie.

Wherof it is saide in 14º Terapeutice: And it byhoueþ þe wircher to goo to þe beste manere of expownynge. The maneres forsoþe þerof ben þree þat is to say, schortnesse of þe curacioun, and to wirke vnsorowfully, and the þridde wiþ þise is, wiþoute desceyte. The entenciouns of þis vndesceyte ben þre: one forsoþe and þe firste is, if þat we haue nouȝt þe ende altogedre, at þe leste wise by þe sekenesse nameliche lyȝtned and þat it noye nouȝt þe seke man. But þe þridde is þat þe sekenesse turne nouȝt liȝtliche aȝeyne.

And after þat, þe more chose way of helynge is founden in þise exitures [f. 26ᵛᵃ] now ipurposed, somtyme by farmacy (i. laxynge). Þoo þat ben heled by cirurgie, þe whiche of alle her kynde ben withoute kynde, it etleþ vtterly to kytte. And þoo þat ben heled by laxynge, first it etleþ to make swete and to smeke oute, and if þat forsoþe be nouȝt possible, it etleþ to rote. And þe secounde entente is made in ham to open, by like resoun, and to clense and to make fleisshe and to sowde. And it is nouȝt to lede þise to þe helynge of bocches (as Galien saiþ in 4ᵗᵒ Terapeutice), but to roote and to plastre. And it foloweþ after þe firste resoun þat þe cure of apostemes is but a manere lysse or swagyng of akynge. The profitable cure of flegmons is fulfilled forsoþe by dryeng medecynes and resoluynge. And þoo þat be done by farmacyes, oþer þey helen altogidre fro þe dispocicioun or, if þay leuen þat is ful schorte, þay be rooten. And if it be nouȝt made voyde wiþ a scharpe farmacye (i. laxatyf) and þe skyn be sotil and holdynge togedre and þou wil sone delyuer þe pacient, þe dede þerof is inscicioun (i. kyttyng). And þat is þat Auicen saide, þat þe curacioun of aposteme in als mykel as it is drawyng of a straunge mater þe whiche

2 in 2º Ad Glauconem *underl. red*   4 *See Commentary*   5 in 13º Terapeutice *underl. red*   15 *Om. after* is; *see Commentary*   19 *Om. before* somtyme; *L(Ca)* ⌜*quandoque per cirurgiam,*⌝ *quandoque per farmaciam* 20–1 *See Commentary*   25–8 *See Commentary*   30–2 *See Commentary*   36 *Om. before* is; *L(Ca) in quantum* ⌜*est apostema*⌝ *est extractio*

makeþ it falle to an aposteme. The incarnatyf (i. makynge flesshe) helpeth whiche þe forsaide þinges beeþ fulfilled schal be sayde in chapitres yche by hamself and in þe Antitodarie.

Aposteme forsoþe imatured (i. made rype) or chaunged and fastned, if quytter or mater be noght resolued, or if it be noght oponed by hitself in dewe tyme, namely if gnawynge by drede or oþer noyful þing, be it oponed. And if it nede, be it oponed þe more redely and drawen oute þe more sikerly for þe cause aforsaide. It is opened wiþ yren, and in folowyng þe doctryne of Albucasis, be þe hole made after þe quantite of þe matere and of þe place, to þe schappe of an olyue leef or of þe leef of myrtus. And hit byhoueþ þat 7 condiciouns be loked in openynge: þe firste is [f. 26ᵛᵇ] þat þe kyttynges be made in þe place of þe mater. þe secounde is þat it be made in þe moste lowe place. þe þridde is þat it be made after þe wryncles and þe goynge of þe muscles. þe fourþe is þat þe synowes and veynes be warede als mykel as it is possible. þe 5ᵗᵉ is þat all þe matere be noght drawe oute sodeynly, and namely in grete exitures, for it were to drede of þe vertue. þe 6ᵗᵉ is þat þe place be tretede as vnpeynfully as it may. þe 7ᵗᵉ is þat þe place be mundefied (i. clensed) and flesched and sowded after þe openynge.

The helpes to clensynge beeþ flex and good cotoun and emplastres and oignementis, þe whiche schal be saide in singuler chapitres and in þe Antitodarie. Neuerþelatter in þe firste dayes þe ȝolke of an ay sufficeþ, or þe whyte made þicke wiþ alum, as William de Saluto made. After forsoþe it is to passe to mel rosate and to þe mundificatyf (i. clensynge) of smalache, and after forsoþe to vnguentum apostolorum and to vnguentum Egipciacum. And lay aboue basilicoun, diaquilon and diapalma and oþer emplastres þe whiche ben ordeyned to bocches, for þat after þe openynge of an exiture, of an outegrowynge and of a pustle, þay beeþ reduced to þe curacioun of bocches.

If þe pacient forsoþe schal nouȝt mowe suffre yren, be it opened wiþ medycynes. And to þat Auycen preyseþ lyn sede, soure dowhe and doofe donge. And if þay be medled wiþ softe sope or wiþ þe muscylage (i. dissoluynge) of it, it were a good ruptorie (i. brekynge

---

1 *MS.* forsoþe imatured *after* aposteme; *redundant, see l. 4*   2 helpeth *read* helpes with; *L auxilia . . . cum quibus*   7 be *? om. before* nede; *L si neccesse fuerit*   13 kyttynges *? read* kyttynge; *L seccio*   26 Saluto; *L Saliceto*   32 of *repeated*

medicyne). Neuerþelatter þe medlynge of sope and of quyk lyme in þat haþ the price.

The 2 chapitle, of verray flegmon and of sanguine apostemes, notificacioun.

Flegmon is saide twofolde, after Galien in primo De Egritudine et Sinthomate: in oo manere, it is saide communely for al swellynge of þe membres; in anoþer manere, it is saide propirly for an aposteme gendred of trewe and clene blood, takyng to it þat clepynge [f. 27ra] of kynde (in 2º Ad Glauconem). And it is twofolde, þat it is to say, þe trewe and þe vntrewe. Þe trewe flegmon is made of moche blood þe whiche þe membre nedeþ, and þe vntrewe is made of euel blood and vnkyndely.

Blood is an humour, hote and moyst, and it is gendred of þe more temperate partie of þe chile (i. of þe firste moysture þat is digeste in þe stomak and twynned fro þe þikke or vnpure mater). And it is twofolde: kyndely and vnkyndely. Þe kyndely humour is hote and moyste, in substaunce temporat, rede and pure in coloure and frendely in smelle and taste. But þe vnkyndely humour is þat þat gooþ out of þe waye fro þis wiþyn þe termes of his brede, and if it passe ham, it is nouȝt blood, but oþer humour. Þat hapneþ twofolde: oo manere, by itself; anoþer manere, by anoþer. And by itself, twofolde: oo manere, when þat þe substaunce of it is made more greet or sotil þan it schulde; anoþer maner, when it is brent and þe sotil þerof is turned into colre and þe grete into melancoly wiþoute departynge. By anoþer, it is made vnkyndely when þat anoþer humour comeþ to it wiþouteforþ, þe whiche may hapne manyfolde after þat many kyndes of flewme and of melancolye may be medled wiþ it.

Of þe whiche it semeth þat foure kyndes of apostemes ben gendrede of blood: firste, the trewe or verrey flegmon is gendrede of natural and goodly blood. And þre apostemes beþ gendrid by medlynge of vnlouable blood after þat þre humours may be medled with it: as, if colera come to hym, flegmon erisipiliades is gendred; if flewme, flegmo vdymyades; if melancoly, flegmon sephiros. Alle þe flawy pustles fro þe carbuncle to þe estiomene ben gendred of vnlouable blood by his substaunce and brennyng and after his gretenesse and sotilnesse, as ben carbuncles, prunus and wylde

10 it ?*superfl.* 11 moche blood þe whiche, see *Commentary* 34 flegmo *read* flegmon

fyire or þe holy fire, estiomenus and antrax, nouȝt forsoþe þe formykes, as þat felowe saide in þe Concordaunces.

[f. 27rb] **Causes** The causes of flegmon ben primytyf (i. former), as boþe smytynge and malyce of gouernaunce, and antecedent
5 causes, as habundaunce of gode and louable blood, for þe whiche it is constreyned to goo oute of þe way to þe feble particle (i. membre), chaufede or akynge, as it was saide in þe vnyuersal chapitle, to the whiche it byhoueþ to renne aȝen, as it is saide afore, if þou wilt see wel þe particles. Forsoþe þat blode is ioynede
10 togedre and fastned in þe place.

Tokenes and domes ben swellynge rered vp, glistrynge coloure, blody redenesse, smytynge akþe and blood schynynge and oþer tokenes bytokenynge þe replecioun (i. fillynge) of blood.

Flegmon haþ foure tymes: þe bygynnynge, þe encresynge, þe
15 standynge and þe declynacioun (i. passyng away). The bygynnynge is tokened by presence of his causes. The encresynge is declared by echynge of þe gretenesse and of þe depenesse. The standynge, by gadrynge togidre of þe mater. The declynacioun bygynneþ to etle to liȝtnesse.

20 Flegmon is determyned furþermore by resolucioun or by quyttrynge or by rotynge or by rennynge to hardenesse. And þou woste by þoo þat be saide in þe vnyuersal chapitle: þat þat is resolued, þe swellynge is made lesse and þe smytynge akþe is softned. And þou knowest þat þat is quyttrede by eching of smytynge and of
25 hete and of fycchynge of eyþer. And þou knowest þat þat roteþ by derkenesse, and þat þat is roten by hardenesse.

Furþermore euel accidentes comen ofte tymes, þe whiche trespassen þe ordynate cure, as is grete akþe, when it is in a sensible membre, and þe comynge aȝen of þe mater to wiþynforth, and
30 when þe corrupcioun estyomenyk is in a purgynge place, and when þe mater is made ouer colde and is defoulede, and when þe hardenesse sclyrotyk is vnwisely resolued. Aboute þe whiche it byhoueþ to haue in mynde in euery chaungynge to what þing þat eueriche of þe swellynges passeþ and, what þing þat appereþ, to ȝeue þe
35 werk [f. 27va] to it, in 2° Ad Glauconem.

Curacioun The cure of flegmon haþ double gouernaunce, þat is to say, vnyuersale and particuler. þe vnyuersal is itake of þe comune chapitre iputte aboue. The particuler haþ foure enten-

9–10 *See Commentary*   12 blood schynynge, *see Commentary*   22 be *interl. w. caret*   29–32 *See Commentary*   35 in 2° Ad Glauconem *underl. red*

ciouns: þe firste ordeyneþ þe lyf, the secounde eveneþ þe former mater, þe þridde voyde þe ioynede mater, but þe fourþe amendeþ þe accidentes.

The firste is fulfilled wiþ dewe mynistracioun of sixe vnkyndely þinges, wiþ þoo þinges þat ben knytt to ham, comynge to coldenesse and dryenesse: as is ayre, mete and drynke, slepynge and wakynge, movynge and reste, voydenesse and fulnesse, and accidentes of þe soule. First þerfore be chosen clere ayre, nouȝt moyste ne rewmatyk. And be his metes liȝte, of litel norisshynge, and ete he no fatnesse ne swetenesse. Leue he broþþes and þe substaunce of growelles, whyte metes. Drede he spices and garlek and oynouns and stronge wynes. Vse he letuse, spinage and borages, and putte he water inowhe in his wyne. And if he bygynne to haue feuer, passe he it wiþ a ptisan and wiþ almaunde mylke. Lyue he soberly; leue he his soper; halde he his wombe laxe; reste he, nameliche after þe apostemed membre; slepe he litel, by day namely; lyue he honestly.

Blode last fulfilleþ þe secounde þing, if he be plectorik (i. fulle). Blede he on þe contrarie partie, if it be in þe bygynnynge, and by þe same, if it be in þe standynge and in þe declynacioun. Also we voyde (after Galien, 13° Terapeutice, as it was saide tofore) nouȝt only for þe fulnesse but for þe gretenesse of þe passioun and for þe akþe, in mesuryng of þe humours. þe akþe forsoþe and þe hete maken aposteme and þe membres ben made cause of rewme, and if þe body be withoute filþe, alway in kepynge þe vnyuersale canones.

Repercussyues and refrenatyues fulfillen þe þridde þing in þe bygynnynge (outake condicionat causes in þe vniuersal chapitre), and wiþ resolytives (i. wiþstondynge medecynes) in þe encresynge, and wiþ evenly medled in þe stondynge, and wiþ clene resolutyues in þe ende of the [f. 27ᵛᵇ] standynge and in þe declinacioun, as it is saide aboue, if þe aposteme falle in þe way of þe solucioun. If aposteme falle forsoþe in way of an exiture (i. passyng forþ), wiþ maturatyfes (i. rypande medicynes), wiþ aperitifes (i. openande) and wiþ mundificatyues (i. clensand). And exsiccatyfes (i. dryand) ben þoo þat helen in eyþer ende.

The repercussyf and refrenatyf helpes þe whiche ben able in þe bygynnynge ben of foure formes. The firste fourme is of Galien in 2° Ad Glauconem: oxicratum, þat is made of water and vynegre,

2 voyde *read* voydeþ   23–5 *See Commentary*   28 *? Om. before* in;
L *cum resolutiuis* ⌜*mixtis inequaliter cum refrenatiuis*⌝ *in augmento*   38 in 2° Ad Glauconem: oxicratum *underl. red*

imedled in a fourme able to drynke and layde to with a spounge. The secounde is of Auicenne, þat is: Take of þe iuse of sengrene li. i (i. a pounde), of grete soure wyne li. sem. (i. half a pounde), of barly mele quart. i (i. a quartroun of a pounde), of þe barke of
5 pome garnates and of sumac ipowdred ana (i. of al alike mychel) ℥ sem. (i. half an vnce). Be þay soden and make þerwiþ emplastrynge.

The þridde fourme is of Haly Abbas: Take of white sawndres and of rede ana ʒ iii (i. þre dragmes), of memithe ʒ ii, of chimole,
10 of bole armonyak ana ʒ i and sem. (i. a dragme and a half). Braye hem alle sotilly (i. smal) and sifte or sarse it besily and tempre it with þe iuse of sengrene or of purceleyne or of letuse and make þerof emplastrynge. The fourþe fourme is of al þe comunete, of medecynes refrenatyfes and of alteratyfes of woundes and of
15 smytynges: Take þe whytes of eyren as mykel as þou wilt, of water of roses or of oyle of rose and medle ham, and be þay applyed (i. laide to) wiþ herdes and clowtes, and be þay ofte chaunged.

The local medecynes the whiche fulfillen þe entent of the encresynge ben of þre fourmes. Of þe whiche þe firste is oyle rosate,
20 for (after Galien in 3° Formacorum Simplicium) of þe partie of þe roses, it wiþstondeþ, and of þe partie of þe oyle, it euaporeþ. The secounde is of Auycen: Take of þe leues of malue manipulum i (i. an handfulle), of wormode and of roses ana ℥ sem., of barly mele ℥ i, [f. 28ra] of oyle of camomylle quart. sem. Be þai soden
25 and stired and be it made a softe plastre. The þridde fourme is of þe same Auycen: Take of soden wyne quart. i, of water of roses and of vynegre ana quart. sem., of saffron ʒ ii. Be þay boylled a litel and streyned, and be epithimacioun made wiþ herdes or with cloþes, and be þay remevede latter þan þe repercussyfes.

30 The lokal medycynes þat resoluen and fulfillen þe entente of þe standynge ben also of þre formes. þe firste is taken of Maistre Dyne: Take of peritorye, of þe leues of malue ana M. i and of smale branne oon parte, of anete, of femigreke ana ℥ sem., oyle of camomille quart. sem. Seþe ham wiþ wyne and stere ham and
35 make emplastre. The secounde is of Galien, 13° Terapeutice: Take of þe piþþe of soure brede li. i and putte it in scaldynge water by an houre and streyne þe water and medle it wiþ a quartroun of hony and make a softe emplastre. Auycen setteþ þe þridde

20 in 3° Formacorum Simplicium *underl. red*   Formacorum *read* Farmacorum

fourme diaquilon and in basilicon, whos fourmes and receytes schal be putte in þe Antitodarie, and be þise late remevede. Lana succida (i. þe wolle þat groweþ aboute þe tetes of þe schepe) or hirdes fulfillen þe declenacioun by dryeng, or a spounge dipped in soure wyne and þriste out and layde too.

Helpes of þre fourmes fulfilled fulfillen þe declenacioun by quyttrynge. Of þe whiche þe firste is cleped triafarmacum Galieni, þat is made of whete floure and of water and oyle soden togedre, and make þerof emplastre. And if þou wilt colour it, þat do wiþ a litel saffron. The secounde fourme is of þe same Galien, and þe same takeþ Haly Abbas: Take þe muscilage of fyges and of barke of þe rootes of mersche malue li. i, of whete floure li. sem., seþe ham togedre and make an emplastre. The þridde fourme is of þe comunete: Take of þe leues of malue and grundeswile, of þe rote of lilie and of þe barke of mersche malue ana M. i, of whete mele quart. i, of mele of lyne seed ʒ i, of fresche swynes grece li. sem. Seþe the [f. 28ʳᵇ] herbes wiþ water and stampe ham with þoo oþer in a morter and make a emplastre. And þise ben ʒit latter remoued.

If it open nouʒt by itself when þe quytter is gadred togedre, be it oponed wiþ an instrument (i. a sagitelle) or wiþ an openyng medecyne and clense it and flesche it and sowde it after þe forseide forme in þe vniuersal chapitle. And þat schal be saide in þe tretys of vlceres, for þat open exitures ben reduced to vlceres, as it is saide.

But the fourþe þing, þe whiche is amendynge of þe accidentes, is fulfilled after þe kynde of þe accidentes þe whiche happen: as, if þer come akþe, be þat swaged after all manere, for akþe casteþ downe þe vertue, and it letteþ al þe riʒte wirkynge. Þerfore in þe tyme of akþe, lay þerto alteratyfes and dylatyfes, as oyle of rose or malues soden with water imedled wiþ smale branne and wiþ oyle of vyolettes. And, after Auycen, saffron goþ in to þe slakynge of þe akþe. And if it is nede, take henbane and do hardily, for þe herbe þerof soden in hote aschen and medled wiþ some fresche grece, it lisseth þe akþe and it matureþ hote apostemes, as Thederik saiþ. Be war neuerþelatter of ouer mykel moystynge, for in þe bygynnynge it is ful dredefull, as Auicen saiþ. Voydynge and drawynge makeþ siker þe comynge aʒen of þe mater to wiþynforth,

---

1 in om. before diaquilon; L in   6 fulfilled superfl.   30 ?Om. before or malues; L oleum rosarum ⌜cum vitellis ouorum aut mica panis albi temperata in aqua feruenti expressa et cum oleo rosarum mixta⌝ aut malue

and if it may be done wiþ none oþer, doo it namely wiþ ventoses. If þou haue forsoþe suspecioun þat þe aposteme is made harde, sethe þe roote of wylde gourde in water, or of þe wylde nepe or of asari, ofte tymes forsoþe of hem allone, and sometyme putte þerto of fatte fyges. Þan medle in þat water, mele and þe fatnesse of a gandre or of an henne and seþe it and make emplastre, in 2° Ad Glauconem. And if it happe in a corrupte mater aposteme, þan garse þe place and droppe it wiþ salt water, and after emplastre it wiþ been mele or of ficches soden with oxymel. And by þe cure of þe estymene is þe cure of þe remenaunte.

This chapitle is hel [f. 28ᵛᵃ] **pyng to þe forsaide chapitle, of þe carbuncle and of euel pustles of blood.**

EVel and roten pustles (i. byles) of blood, as it is saide, ben alle þoo þat leuen attre in here brekynge out. Of þe whiche it semeþ þat, þoghe a formycle be a litel flegmon, an euel, corrupte pustle is nouȝt þat þerfore, for it makiþ nouȝt attre in his brekynge oute. The flegmonye is cured also and matured wiþ chewed whete and wiþ diaquilon. And it is clensed wiþ hony soden, wiþ sarcocolle, as Rasis setteþ, þat calleþ hym þe carbuncle.

After Galien, 14° Terapeutice, soche pustles þe whiche leuen attre ben made of grete blood boyllynge and rotynge. And when þat boyllynge bygynneþ, it is þe cause of þe carbuncle and of þe prune and of þe wylde fire or þe holy fire. And if it be schewed forþermore so þat it gete venyme by grete boyllynge, it is cause of antrax. And if þis grete boyllynge be fastened furþermore, and þe putrifaccioun, it is cause of þe cancrene and of þe estiomene. Cankres and estiomenes and carbuncles ben forsoþe nyghe to þe flegmons, in Libro de Tumoribus preter Naturam. Þay ben noght forsoþe cleped pustles of þe medlynge and gadrynge togedre of naturel humours (as Lamfranque and Henry saide, þogh þat þilke Henry make doute þerof in his Notabilitees), but þay bene of grete blood boyllynge, in þe whiche þe sotil and þe grete ben ȝit togedre, þat ben turned into colre and into melancolye. And þerfore saide Auycen þat þay ben of colera citrina (i. of citrine colre) and of melancolye medled togidre, dyuersynge after the more and þe lasse, as it schal be saide.

---

7 *See Commentary*   8 droppe *superfl. mark under* e   14, 16, 21 attre, *see Commentary*   17 flegmonye, *see Commentary*   18 and *? om. after* soden; *L cum melle cocto et sarcocalla*   20 14° Terapeutice *underl. red*   27 estiomenes] *second* e *altered from* o

CYRURGIE OF GUY DE CHAULIAC 93

Of þe carbuncle The carbuncle or þe prune or þe wylde fyre or antrax (þe whiche Auicen takeþ as it were for þe same) is an euel, flegmonyk pustle, blystring and brennynge þe place þat it is ynne. And it is blak or swarte [f. 28vb] wiþ derke redenesse and gylefull akþe and wiþ brynnynge and blistrynge al aboute, of þe whiche scurfe comeþ oute, when it is broken, soche as brennynge and as þe cauterie makeþ to come.

þe cause of þe whiche is grete blood halfe boyllynge and roten fro þe whiche þe grete and þe sotil was nouȝt ȝit departed.

Tokenes The tokenes of þe carbuncle bygynnynge ben redenesse, swartnesse, ȝelownesse, hardenesse, akþe and hete and brynnynge and scharpnesse and smallenesse of þe fourme (i. schap), in manere of a cicere (cicer is a manere of seed), of þe encresynge swiftnesse, blisterynge al aboute. And when it is matured, þere is seyn dede flesche and attir, and it sendeþ oute viscouse (i. gleymy) filþe as þogh þay were rootes. And sometyme it bursteþ out in many places, and it is reduced into oon.

Carbuncles ben nouȝt to be despised, for þay beþ venymous in party. And þogh carbuncles ben nouȝt vlcerate fro the bygynnynge, ofte tymes þay bee determyned to bocches, and þerfore þe tretys of vlceres (i. of bocches) haþ place in ham. Carbuncles sewen þe pestilence.

Curacioun The cure of þe carbuncle haþ þre entenciouns: þe firste ordeyneþ þe lyf, þe secounde eueneþ þe former mater, but þe þridde ruleþ and gouerneþ þe ioynede mater.

The firste intencioun is fulfilled wiþ dewe admynistracioun of þe sixe vnnaturel þinges wiþ here knyttynges, after þe forsaide fourme in flegmone, but for þat it semeþ þat þai declyne more to þennesse and colynge and moystynge, for þat to ham feuer foloweþ ofte tymes. And þerfore take fro ham wyne and flesche, and vse he letuses, purseleyn, garnates and al soure þinges. And if it nede be, ȝeue hym þe broth of a chiken alterede wiþ letuse and wiþ veriouse.

The secounde intencioun is fulfilled wiþ blood laste, firste in þe contrarie partie, þan, when þe place bygynneþ to be altrede to blakenesse, on þe same side.

But þe þridde intencioun [f. 29ra] is fulfilled afore þe vlceracioun wiþ refrenatyues and euaporatyfes þat þe mater goo nouȝt bakward, ne be it noght wreþþed. And to þat þe emplastre of

13-14 *See Commentary*

arnoglossa is preysed by 14° Terapeutice, and Auycen takiþ it. Whos fourme is: Take of plantayne, of ote mele, of branny brede ana. Sethe ham wiþ water til þay be made softe, and laye it aboute þe place rounde aboute. Neuerþelatter Auycen putteþ þerto galles and I trowe þat, if sotil blood appere more þan grete, þan þay be loueable. And þe emplastre of two pome garnates soden wiþ vynegre or with soure water dooþ þe same.

When þe wodenesse is somwhat lesse, Auycennes plastre were good to mature it and to burste it, þat is made of fyges and of raysynes and of walnotes and of barly mete sothen wiþ wyne. And when þe burstynge is made, clense it wiþ þe iuse of smalache and hony and mele soden togedre, and afterward sowde it in þe manere of oþer vlceres wiþ diaquylon. Neuerþelatter putte alway, in þe cercles al aboute, þe oignement of bole armonyak, of oyle and of vynegre. And if þe place forsoþe bygynne to be wicked and to be roten, garse it al aboute and wasshe it wiþ salt water, and drye þe vlcere wiþ trociscis calidicoun dissoluede wiþ wyne, and clense þe scurfe wiþ þe forsaide plastre of smalache or of butter, and cure it wiþ þe gouernaunce of antrax and of roten vlceres (i. bocches).

Of antrax Antrax, after William de Saliceto, is no þing elles but a wicked carbuncle. Þe mater forsoþe of antrax is grete blood, strongely boylynge in so moche þat for his grete boylynge it haþ geten venyme. It is cleped forsoþe bona buba (i. a good byle) by contrarie speche, for it werste and most perilouse. And it comeþ of antra, þat is þe herte, for alway it desireþ þe herte.

Of tokenes The tokenes of antrax ben þe tokenes of þe carbuncle (after Henry), encresed wiþ dyuerse [f. 29rb] colourynge of þe veynes al aboute in manere of a raynebowe and wiþ grete weyghte of þe membre þat it is yn (as þoghe it were bounden with bondes), with grete and myȝti angwisshes and hetes and wiþ castynge downe of þe appetite and wiþ spowynge and wiþ betynge of þe herte, wiþ greet defaute.

Antrax of alle his kynde is a scharpe sekenesse and ful perilous, for it is of a full venemous mater, pestilencial and ful contagiouse. And, after Auycen, the worste of ham is þat þat falleþ in the pur-

---

1 *?Om. after* by; L *per* ⌈*Galienum in*⌉ *14° Terapeutice* 14° Terapeutice *underl. red*   3 aboute *L (O) circa, (Br) supra*   4 and *? om. before* rounde; *L(Br, O) et in circuitu*   10 mete *read* mele; *L(Ca) ordei farina* 10–12 sothen ... mele *repeated as* soþen wiþ wyne and when þe burstynge is made clense it wiþ the iuse of smalache and hony and mele   24 is *om. before* werste   26–7 carbuncle] *superfl. dot under* a

gynge places, and it is to drede of goynge aȝeyne of þe mater for nyghenesse of þe principal membres. And euery euel, venymouse pustle þat, after þat haþ appered, goþ aȝeyne is dedely, and moste if þere appere euel tokenes. And when þe accidentes ben grete, it is an euel tokene. If þe accidentes forsoþe ben slaked and peysed, it is a good tokene. And þe moste saufe of þe deedly tokenes is þat þat is rede, þan þe ȝelow, and no man scapeþ of þat þat declyneþ to blakenesse. Antraces forsoþe ben multeplied in pestilences.

Curacioun The cure of þe antrax haþ 4 intenciouns: þe firste ordeyneþ þe lyf, þe secounde comforteþ þe herte, þe þridde voydeþ þe mater þat goþ afore, but þe fourþe draweþ oute þe ioyned mater and gouerneþ it.

The firste is fulfilled wiþ dewe mynystrynge to of vnkyndely þinges. Ordeyned þerfore to hym a liȝtsome dwellynge, and clepe on hym, and late hym litel slepe. And by oþer þinges ordeyned as it was saide in þe carbuncle, but þat þe gouernaunce schal be more sotiled (i. made smaller). Be he dyeted as þay ben dyeted þat hauen þe feuer pestilencial. And it suffiseþ to hym a ptisan and zuccara rosata (i. sugre rosate) and almande mylke, ordeatum (i. decoccioun of barly mele) vnto þe 4te or þe 5te day. Pome garnates, orenges, lymons and alle soure þinges ben for hym. And if it be nede, ȝif hym þe broþ of a chiken altrede wiþ veriouse and [f. 29va] wiþ letuse.

The secounde þing is fulfilled by admynistracioun of goode and prouede triacle in þe quantite of a bene distempered wiþ water of scabiouse or wiþ þe decoccioum (i. seþinge) þerof or with water of rose or bugle, if þe feuer be mykel byttre. And if it be possible, by þe mynystrynge þerof by sexe houres after mete, and ete he nouȝt in so many houres. And I say possible, for in triacle nede haþ none houre, as Auenzoar saiþ in principio Thesir. In so moche tyme forsoþe or þeraboute, þe firste digestioun is comunely made. Neuerþelatter Auenzoar graunteþ 7 houres in triacle, and more, and Aueroys forsoþe 9. And al þat is after half þe tyme of all þe digestioun, þe whiche is of 16 houres, after þe olde precepte þat in two dayes þe body is þries refresched, þogh þe terme of tarieng of þe mete in the stomak be fro 12 houres til 22, þat is to vnderstande, of all þe stomak and of þe guttes, as Albert of Boloyne saiþ. The resoun of þe forsaide þinges is for þat no laxatyf

3 it *om. before* haþ   4 grete] te *smudged*   14 Ordeyned *read* Ordeyne; L *ordinetur;* ? *anticipating* ordeyned (*l. 15*)

medecyne schulde be medled wiþ þe mete, for vnreste and akþe is gendred, as Auenzoar saiþ, vbi supra. Tryacle forsoþe is nouȝt onliche laxynge, but it is in mydle of þe natures, hurtynge þe bodyes of þe pacientes, þat is nouȝt to vnderstonde propirly but by liknesse.

And in goynge aȝen to þe purpose, emplastre þe herte wiþouteforth wiþ roses, violettes, wiþ floures of bugle and alle þe sawndres and with þe barke of citrynes. And if þe feuere graunte, putte to a litel of mellissa (i. bawme) and of maioran and of saffroun. And smale peces of scarlet engreyned haþ þeryn a grete place. Tormentille and herba tunicii ben praysed of Arnolde in stede of tryacle.

The þridde þing is fulfilled wiþ blood laste of þe same partie and wiþ ventoses and garsynges, if age may suffre it.

But þe fourþe þing is fulfilled wiþ colynge medicynes and forbedynge, ilayde al aboute [f. 29vb] and nouȝt aboue, þat þe mater passe nouȝt aȝayne, as is þe oignement of bele armonyak or oyle of rose or of mirtilles, medled wiþ vynegre. And putte drawyng medicynes vppon þe place and, if it may be helped wiþ none oþer, help it nameliche wiþ ventoses or wiþ sowkynges wiþ besynesse, for it is a sekenesse þat ȝeueþ fewe respites.

To þe laste sekenessis forsoþe þe leste curaciouns ben nedeful to perfeccioun. I was forsoþe constreyned somtyme to drawe it vp by þe rootes wiþ an actuel cauterie. I haue herde forsoþe þat it was remouede wiþ the bytinge of some foule persone. Garse it also aboute and sprencle it wiþ hote salt water þat þe blood goo out and þat it be not cludded. Or putte þerto a corrosyf, and arsenek in þat haþ þe price.

In þat cause forsoþe in þe whiche it ȝeueþ respites, it is matured and opened wiþ figes and wiþ soure dowhe and wiþ salt medled togedre, as Auicen putteþ. After þe secounde or þe þridde layeng to of þis plastre, al þe place is wonte to appere blak and open. And þan clense it wiþ þe mundificatyf of smalache, as it is saide in þe carbuncle, and afterward be it fynysshed with diaquiloun. The medecyne of þe ȝolke of an ey wiþ salte ofte laide to matureþ and oponeþ þe antrace, as Thederik saiþ. Ouer þat Iamerus saiþ soche growelles to mature and to breke: Take þe roote of apium ranarum, of scabyouse, of goshaukes bille, of horehonde, of whete floure,

3–4 *See Commentary*   10 haþ, *see Commentary*   17 bele *read* bole; L bolo   22 leste *read* laste; *L vltime curaciones*

of lyne seed, of hony, of oyle and of olde swynes grece. Seþe ham wiþ wyne and make emplastre.

And conferye broken bytwene two stones delyuereþ þe antrax by a manere meruayle of God and sleeþ it altogedre wiþyn þe space of a day, so þat it nedeþ nouȝt afterward but þe cure of oþer woundes, as Rogeryn saiþ, the whiche Thederik affermeþ. And þe Foure Maistres taken þe same of scabiouse, þat scabiouse taken in drynke wiþ wyne or eten, it turneþ apostemes of withynneforth to wiþouteforth, and it dissolueth [f. 30ra] ham insensibly.

That þat Henry putteþ of þe prouynge of antrax, wheþer it be curable or dedely, of þe purse of swynes skyn ben Thederikes fables.

In þe cure of antrax byholde þe cure of þe carbuncle and of þe estiomene, for it is in þe mene of ham, as it was saide aboue.

Of þe estiomene Thoghe þe estiomene be nouȝt proprely a pustle, neuerþelatter it is þe affecte of pustles, and his cure is proporcional to ham. It is deth forsoþe and destruccioun of þe membre (and þerfore it is cleped estiomenus, as it were a mannes enemy), wiþ rotynnesse and softnesse to difference of þe lupe and of the cancre, þat destroyen þe membre wiþ corrocioun (i. gnawynge) and wiþ induracioun (i. hardnynge). Þai ben noght þerfore þe same, as Lamfrank, Thederik and Henry saide. Estiomenus is communely cleped þe fire of Seynt Antony or of Seynt Marcyal. Estiomenus is cleped cancrena at þe Grekes, wherof in Libro de Tumoribus preter Naturam among þe grettest flegmons, cancrene is cleped mortificacioun (i. deþe) of þe lyme of þe pacient. Neuerþelatter Auycen putteþ difference bytwene ham, and by more or by lesse mortificacioun.

Of þe cause The cause of þe estiomene and of destruccioun of þe lyf in þe membres is made þrefolde: oo maner, when þat þe membre may nouȝt receyue þe lyf sent to hym fro þe herte for destroyeng of complexioun and of þe armonye (i. þe swete accorde) þerof, icaused of ouer mykel coldenesse (as in a stronge wynter and by vnwise infrigidacioun of apostemes), or of passynge hete and venymousehede of accidentes and of euel pustles. Anoþer manere, when þat þe lyf receyued in the membre is strangled, as in grete apostemes þe whiche stoppen so þe vaynes and þe pores of þe skynne þat þe spirites may not respire. Þe þridde manere, for þat þe lyf may not come fro þe herte to þe membre for byndynge and smytynge togedre made in þe way.

7 *?Om. after first* scabiouse, *see Commentary*   15 affecte; L *effectus*

Of tokenes and domes Tokenes and domes ben, after Galien, vbi supra: firste forsoþe þe fayrenesse of þe [f. 30ʳᵇ] colour is quenched, þe whiche schulde come to flegmons. After, þe felyng slayne, boþe akþe and smytynge steyen vp, nouȝtwiþstondynge þe
5 dispocicioun. The membre þerfore is made blak, softe and roten wiþ stynke like careyne. And þerfore, when it is þirsten with fyngres, it makeþ a pytte þe whiche turneþ nouȝt aȝen but as þe skyn and þe flesche were departed. Þe estiomene is of so mykel cruelnesse þat, but if it be sone holpen, þe membre þe whiche
10 suffreþ it is lyȝtliche mortefied and, in comprehendynge þe contynynge, sleeþ þe man.

Of the cure The cure of þe estiomene haþ þre entenciouns: þe firste ordeyneþ þe lyf, þe secounde makeþ euene þe former mater, but þe þridde rewleþ and gouerneþ þe mortefied place and
15 roten.

Þe firste is fulfilled wiþ dewe ordenaunce of the vnkyndely þinges, declynynge to coldenesse and to þennesse. Be his mete þerfore þe cromme of brede wasshen wiþ water, almaunde mylk tempered wiþ decoccioun of barly and of ootes, and cheken broþþe
20 alterede. If he haue feuer, vse he letuse, purseleyne, pome garnetes and oþer soure þinges. And to euery chaunce, ȝeue hym triacle, for þe smekes þat ben arered vp fro þe corrupte membre may slee þe herte. And mynystre to hym oþer cordyales, after þat is saide in þe forsaide pustles.

25 The secounde entente is fulfilled wiþ blode laste and wiþ clensynge of blood with dyacatholicon, cassia fistula and wiþ thamaryndes, sorelle, fumytere and wiþ oke ferne and wiþ soche þat hauen to purge blood, for þat for in þise corrupciouns chaufyng is alway a colryk movynge and infeccioun of blood.

30 But þe þridde intencioun is fulfilled in þe manere þat Auicen saiþ. He saiþ whan þat þou seest þe coloure of þe membre to be altrede, þan it byhoueþ þat it be enoynted wiþ oynement of bole or wiþ Spaynysshe erþe and vynegre. And if þat availe nouȝt, þou schalt nouȝt fynde excusacioun. Þan þow schalt make depe gar-
35 synge in dyuerse places or put to water leches and open þe smale [f. 30ᵛᵃ] veynes next it and wasche þe place with salt water, so þat þe grete blood go oute and þat it be nouȝt congeled. And lay vppon

---

3–5 *See Commentary*   10–11 contynynge, *see Commentary*   14 mater, but þe þridde rewleþ and gouerneþ þe mortefied *repeated after* mortefied
34 *See Commentary*

þe garsed place þat letteþ rotyng and resolueþ, as is mele of orobus (þat is fyches) and of benes incorpored wiþ syrup acetose. And wasshe it alway twyes on þe day wiþ hote vynegre. And after þat þe hete and wodenesse cessen, lay vpon it vnguentum Egipciacum, þat is made wiþ verdegrece, wiþ alume and wiþ hony and wiþ vynegre evenly medled and soden. It letteþ forsoþe and resolueþ rotenesse, and it makeþ þat þat is roten fallen, and it kepeþ þat þat foloweþ hym.

Forsoþe if þe dispocicioun passe and bygynne to come into softnesse and rotennesse, brenne it and departe þe roten fro þe hole wiþ an actual cauterie or wiþ a brennynge medecyne, as trocisci calidicoun or aldaroun or of affodilles. And after Thederyk, Henry and me, arsenek sublymede is beste þerto and trewest, pure and made into poudre or dissolued wiþynne and layde to wiþ carpyne or wiþ cotoun, namely bytwene þe hole and þe corrupte. And if it is nedeful parte ham first a litel wiþ the spature bytwene þe hole and þe corupte. It makeþ þe sekenesse forsoþe to stande wiþoute sorwe forþwith. I haue specefied þe maner of it wiþyn þe chapitle of glandules and of þe cancre and of rupture.

Afterward procure þe fallynge of þe scurfe wiþ butter or wiþ some vnctuouse þing. And after þat þe scurfe be fallen, clense þe place in waschynge alway and in plastrynge, after William de Saliceto, wiþ soche an emplastre: Take of hony li. sem., and 3 or 4 ʒolkes of rawe ayren in nombre, of barly mele li. sem. Medle ham and make emplastre. And after 2 or 3 dayes, put to þis emplastre, þat þe clensynge be made þe bettre, ℥ iii of chosen mirre.

When it is made þerfore to kytte þe membre, for þe rotynge ceseþ nouʒt, and it is dradde leste þe corrupcioun goo to oþer membres, be it kytte and sered after [f. 30vb] þe lore þat schal be saide wiþynforth. And be it cauterised þat conteyneþ hym, for þat is moste seker. How þat a roten and dede membre is kepte þat it stynke not, it schal be saide when it schal be treted of þe conseruacioun of dede men. This is þerfore þe quantite þat we say; this saiþ Auycen. And þou schalt fynde forsoþe in þe comune sermone of roten vlceres þat byhoueþ þe to eke to this chapitle.

14 wiþynne ?*read* wiþ wyne; *L cum vino*   17 stande] d *altered from* t
22 ?*Om. after* alway; *L lauando semper* ⌈*cum aceto*⌉   26 iii; *L(Ca) x,*
(*Br*) 4^{or} 28 made ?*read* nede; *L cum ergo est neccessarium*

The 3 chapitle, of herisipila and colrik apostemes, notificacioun.

Thoghe flewme folowe blood in þe generacioun of humours, and, after blood, of flewme be moste in þe body, neuerþelatter
5 for þat colrik apostemes accorden in many þinges with apostemes of blode, after flegmon and apostemes of blood it schal be saide of colrik apostemes.

Colrik apostemes ben cleped herisipile by a comune name, for þai drawen to þe heeres and to þe skyn. Herisipila forsoþe is þe
10 propre passioun of þe skynne as flegmon is of þe flesche, þogh þay strecche ham comunely, 14 Terapeutice.

Neuerþelatter þere is double herisipila: and þe vnverray herisipila. The verray herisipila is made of a kyndely colre haboundynge, as it is saide (the whiche is properly cleped sotil blood), þe
15 whiche Auycen clepeþ spynam. The vnuerray herisipila forsoþe is made of an vnkyndely colre, þe whiche Auicen clepeþ formycas. Wherof Galien, 14° Terapeutice, saiþ þat herisipila forsoþe is made and haþ double difference: oþer wiþ vlceracioun or wiþoute vlceracioun. The firste forsoþe is of oon schappe, and it is cleped
20 flegmon, and þat oþer is cleped formyca or herpes. Galien scheweþ þis also in Libro de Tumoribus preter Naturam: When colryk rewme comeþ þat is forsoþe pure and þrowe oute, it holeþ þe skynne. And þat is þenne and medled wiþ þe blood (þat is to wete, nouȝt departed) arereþ vp more in swellynge þan it holeþ.
25 And þat one of þise [f. 31ra] forsoþe is cleped herisipila, and þat oþer forsoþe herpes. Galien in 2° Ad Glauconem makeþ of ham chapitles eche by itself. First forsoþe he determyneþ of formykes and of herpestykes, after of þe verray herisiple, þe whiche is made of sotil blood. Herisipila is þerfore a colrik aposteme, isaide wiþ double
30 difference, for it shal be saide of þat oon and after of þat oþer.

Colre forsoþe is an humour, hote and drye, igendred of þe moste sotil partye of þe chyle. And it is double, natural and vnnatural, in spekynge twofolde of þe natural, as it is saide.

The natural is an humour, hote and drye, sotil in substaunce,
35 rede in colour declynynge to a manere citryne, and scharpe in smell and in sauour.

---

8 herisipile *third* i *interl. w. caret*   11 14 Terapeutice *underl. red*
12 þe verray herisipila *om. after first* herisipila; *L duplex herisipila s. vera et non vera*   17 14° Terapeutice *underl. red*   21 in Libro de Tumoribus preter Naturam *underl. red*   26 in 2° Ad Glauconem *underl. red*

The vnnatural is þat þat declyneþ fro þis wiþynne þe termes of his brede, þe whiche, if he passe ham, it is nouȝt proprely colre but anoþer humour. Þe whiche hapneþ in double manere: oo manere by hitself and in itself, and anoþer manere by medlynge in itself. In itself, in two maneres: o manere, when þat a kynde 5 colre roteþ and is brente, and soche is cleped brent by rotynge. Anoþer manere, when vnnatural colera vitellina is brent, oþer in þe lyuer oþer in þe stomak or in þe veynes, and colera prassina and eruginosa is made, the whiche ben in þe laste of þe malice. By admixtioun, an vnkyndely colre is made when þat anoþer humour 10 comeþ to hym fro wiþoute. And þat is made in many wise, as, if þynne flewme be medled wiþ it, by medlynge colera citrina is made; if grete flewme, colera vitellina; if melancolie, colera adusta (brente). And so þer ben, after Auycen, 6 spyces of vnkyndely colre. After Haly Abbas, þere beþ but 4, for he made no mensioun 15 of þe two brente spices. Galien forsoþe, in 2° De Virtutibus, putteþ nouȝt withoute kynde but colre vytellyne, for he saiþ þe colre prassyf and erugynouse to be gendred of euel wortes in þe stomak [f. 31rb] or in some euel disposicioun in þe veynes, in 2° Pronosticorum. 20

Of þe whiche it semeþ þat of colre ben gendred 4 spices of apostemes: firste, of loueable colre (þe whiche þai clepen sotel blood) an aposteme is igendred þat is cleped þe certeyne and þe verray herisiple, in 2° Ad Glauconem. Thre apostemes ben gendred of vnloueable colre by medlynge: þat is to say, herisipila fleg- 25 moniades, herisipila vdimiades, herisipila saphiros. Alle gnawynge pustles ben gendred of vnlouable colre after þe sotilnesse and gretenesse þerof, fro herpesten to þe cancre, as ben herpes, serpigo and formi, in 14° Terapeutice.

Causes The causes of þe verray herisiple beþ as of þe verray 30 flegmon: þat is to say, þe firste causes, þe cause goynge afore and þe ioynede causes.

Of tokenes and domes Tokenes and domes ben taken by comparisoun to flegmon, after þe lore of Galien in 14° Terapeutice and in 2° Ad Glauconem. And in þat it semeþ þat þe verray and 35

---

5 *first* in itself, *see Commentary*   7 *MS.* by rotynge *after* brent; *redundant, see l.* 6   13 *Om., see Commentary*   16 in 2° De Virtutibus *underl. red*   27 *Om. after* colre; *L ex colera illaudabili* ⌜*per adustionem*⌝   29 formi; *L formica*   in 14° Terapeutice *underl. red*   31 cause ? *read* causes; *L antecedentes*   34–5 in 14° Terapeutice and in 2° Ad Glauconem *underl. red*

certeyne herisiple is rede colour declynynge to citrinyte. Þe secounde is redenesse vanysshynge sone away. Þe Þridde is swellynge nouȝt mykel passynge Þe skynne. Þe fourÞe is strong hete and Þe feuer drawynge more Þan in Þe flegmone. Þe fifte is nouȝt
5 ful grete betyng. Þe sixte is gnawynge akÞe and prikkynge and nouȝt strecchynge as in flegmone, and oÞer tokenes bytokenynge the lordschippe of colre.

Herisipila happeÞ ofte tymes in Þe face, and it bygynneÞ in Þe coppe of Þe nose. After, it is spred out to al Þe face, and Þat is for
10 liȝtnes of colre and for Þynnesse of Þe face. Herisipila is euel in bones made bare. Rotennesse or quytter is euel in herisipilia.

The verray herisipila haÞ 4 tymes, as oÞer apostemes, whos tokenes be drawen out of Þe Þinges abouesaide. Þe verray herisiple makeÞ selden quytter, for it is of tymes termynede (i. ended) by
15 nouȝt insensible euacuacioun. Ouer Þat, accidentes happen Þe whiche ouercomen [f. 31ᵛᵃ] sometyme her cause in curynge and mystornen Þe ordre of curacioun, as it is saide of flegmone. Ouer Þat, herisipila foloweÞ Þe movynge of Þe tercien, for it haÞ a hye speche to Þe mater Þerof.

20 The cure of Þe verray herisiple is as Þe cure of Þe verray flegmon; wiÞoute Þe vnyuersal gouernynge, haÞ 4 entenciouns: The firste ordeyneÞ the lyf, Þe secounde makeÞ euen Þe mater goyng tofore, the Þridde draweÞ oute Þe ioynede matere and voydeÞ it, but Þe fourÞe correcteÞ and amendeÞ the accidentes.

25 The firste is fulfilled wiÞ dewe gouernaunce declynynge to coldenesse and moystenesse, as in Þe terciane. By Þe aire Þerfore and Þe dwellynge chosen colde and made colde wiÞ spredynge of vyne leuȝs and of wylowe leuȝs, of rede leuȝs and of resshen, of roses or violettes. And leue he alle hote metes, gleymy and fatte, swete
30 and scharpe. Leue he wyne and white metes. Vse he letuse, purseleyne, wylde nepe, odeatum and rise and oÞer Þat ÞikkeÞ Þe blode and colen. Lyfe he sobrely, halde Þe wombe laxe, slepe he, and reste he, and lyue he also honestly.

Voydinge and blode laste fulfillen Þe secounde Þing. Be Þe mater
35 voyded vmwhile wiÞ some colagog, as is electuarium de succo rosarum or water of tamaryndes, Þat is: take xxᵗⁱ damacyns, of

1 Om. after is; L est ⌜species flegmonis. Assumendo ergo primum signum herisipile vere est⌝ color rubeus   2 Om. after away, see Commentary   14 of tymes read ofte tymes; L ut plurimum   15 nouȝt insensible] in nouȝt sensible w. inversion marks; but L per insensibilem euacuacionem   20–1 See Commentary   31 odeatum; L ordeato

fresche tamaryndes ʒ x, zuccare violacee quart. sem. Be colature made and be it ʒeuen erly. And if it were strengþed wiþ ʒ i of þe iuse of þe letewarie of roses, it were ful good. By þe blode laste made, if it schal spede, after þe maner þe whiche is saide in flegmon.

Infrigidatyfes and repercussyfes fulfillen þe þridde þing in þe bygynnynge, outake þe knowen causes in þe general chapitle, and afterward wiþ evaporatyfes wiþoute, after þe transpiracioun (i. passynge oute) vnknowen to witte. þe whiche greueþ nouʒt only þe herisiple by quantite but also by qualite, hauynge ferse brennynge, nedeþ larger infrigidacioun (i. colynge) þan after flegmone. Be þe chaungynge of coloure þe terme of þe infrigida[f.31ᵛᵇ]cioun; cese it þan most certenly. Auycen preyseþ also to þat, powrynge of colde water. Galien forsoþe preyseþ þe iuse of morel, of sengrene, of purseleyne, of psillium, of henbane and of oþer fourmede in þe chapitle of flegmone. After, Galien evaporeth þe mater wiþ barly mele and wiþ oþer þat ben now sayde aboue in þe cure of flegmone. As þe tokenes forsoþe ben schewed after anologie to þe tokenes of flegmon, so beþ the helpes to þe anologie of þe curacioun of þe same.

But þe fourþe intencioun is fulfilled of þe goynge aʒen of the mater, of induracioun and of corupcioun, as it is saide in flegmone. The beste mytigatyf for akþe and for brennynge is made of þe leues and of þe rootes of henbane, wrapped in herbes and soden vnder þe coles, medled wiþ popilioun or with swynes grece, after þat it was saide aboue of þe akþe of flegmon. And if it happe hym to be holed, be it cured wiþ vnguentum album or wiþ vnguentum de litargiro. And if þe scurfe of lede be put too þise, it were þe beste.

A chapitle helpyng to the forsaide, of euel formykes and of herpestikes of colre.

Alle þe pustles þe whiche leuen corrocioun and attre in here brekynge oute beþ euel colrik pustles, as it is saide, as þay ben alle fro herpesten to þe cancre. And þogh þer ben many spices wantynge name, neuerþelatter þere ben two openly named, þat is to say, herpes keyris in Grewe; in Arabik it is icleped formica or miliaris. And alle þese ben of a vnkyndely colre, dyuersynge after

---

2-3 of þe iuse ? out of order; L(Ca) electuarii de succo rosarum, L(Br) de succo rosarum electuarii   7-10 See Commentary   23 herbes ? read herdes; L cum stupis   33-p. 104 l. 2 See Commentary

gretenesse and smalnesse. How it passeþ vttermore forsoþe into gretenesse, it is cleped in Grewe herpestiomenus, þat is cleped cancer in Latyn, þe cancre in Englisshe. And þis is þe entencioun of Galien in Libro de Tumoribus preter Naturam, 14° Terapeutice and 2° Ad Glauconem. Auycen forsoþe clepeþ al þe euel colrik pustles made of vnkyndely colre sequestred, formicas, for he saide spinam to be made [f. 32ra] of a kyndely colre (þe whiche is sotil blode), icleped so by kyndelynesse of his norisshynge, þat is þe verray herisiple, as it was saide aboue.

Medle we þerfore Grewe and Arabik and make we two spices of euel colrik pustles, by cause of open lore, vnder þe whiche be þe oþer conteynede: oon schal be cleped herpes, þe whiche is made of þe more sotil colre; þat oþer schal be cleped formica, þat is made of gretter colre. And we charge nouȝt only of names so þat þe þinges ben vnderstonde.

Of herpes Be herpes þerfore a pustle or euel colrik pustles, icleped herisipilate, blistrede and scaldede, wiþ ycchynge and wiþ redenesse declynynge to cytrynyte. And schortely herpes is no þing elles but herisipila pustulat (i. bylede) and vlcerat. Wherof Galien saiþ, 14° Terapeutice: þe colre þat gendreþ herpes is ful sotil, þat it passe noght onliche alone þe membres wiþynneforth whiche so euere þat ben of fleschy substaunce, but þe skyn vnto epydimya, þe whiche alone it gnaweþ in þat þat it is somwhat holden of it. þe whiche nouȝt holdynge, it schulde passe as swete, schulde make none vlcer.

Of causes and tokenes The causes and þe tokenes ben knowen of þe forsaide þinges þat herpes is of more swifte resolucioun þan formica. It semeþ also þat it is amyddel of the passynge fro herisipila to formicam and fro formica to þe cancre.

Of þe cure The curacioun haþ þre entensiouns, as herisipila haþ: þe firste ordeyneþ þe lyf, þe secounde makeþ euen þe mater passynge aforne, þe þridde reweleþ and gouerneþ the ioynede mater.

The firste and þe secounde ben fulfilled as it is saide of herisipila, but þat þe helpynge of flegmon is made lesse in it. The þridde forsoþe nouȝt also, in 2° Ad Glauconem, for ham nedeþ to be coled wiþ þo medecynes þat moysten, while þat þay be nouȝt vlcerate,

---

4–5 in Libro de Tumoribus preter Naturam, 14° Terapeutice and 2° Ad Glauconem *underl. red*   27 ?*Om. before* þat; *L(Ca) Cause et signa ex dictis sunt nota.* ⌜*Ex dictis eciam apparet*⌝ *quod herpes est uelocioris resolucionis* [*etc.*]   34 flegmon; *L(Ca) flebotomie,* (Br) *flegmone*   34–p. 105 l. 1 *See Commentary*

and þise forsoþe with þoo þat bene couenable to drye. Nouȝt þerfore wiþ letuse ne wiþ purceleyne ne wiþ colde water, but wiþ þe tendrownes of þe vyne tree and of þe [f. 32ʳᵇ] busshe, of planteyne, wiþ ote mele and with barly mele and wiþ þat þat is wreten to flegmones, in medlynge þerwiþ somwhat of hony, if he nede 5 clensynge. Vnguentum album (i. þe white oynement) and þe metallyne oynementes, þe whiche ben saide and schal be sayde in þe attry vlceres, sufficen to vlceraciouns, for þat þay ben nouȝt mykel euel-þewed.

Of formica Formyca is an euel pustle, or euel colrik pustles, 10 withoute breede, wiþ brennynge and with ycchynge, goyng in þe skynne, wiþ vlceracioun, gnawynge and wiþ attre. And schortly, formyca is no þing elles but an euel herpes. Þay ben forsoþe of þe same kynde, as it is saide aboue. Wherof þer ben two spices: þat one is of liȝter mouynge, for it is made of þe more byttre and 15 sotil (i. smal) colre. Þat oþer is of more heuy mouynge, for it is made of more grete colre, in so moche þat it semede to some men flewme to be medled to colre, and it is cleped myliaris. And þe mater may be made so grete þat þe pustles be seyne to be lyke figes or clustry, for þai be semynge to þe maner of figes and of clustres. Of þe 20 whiche þe causes and tokenes apperen.

Domes Formyca is of latter resolucioun þan herpesten. Formica haþ no scurfe, þogh it may haue rotennesse and attre. In euery formyce, prycchynge is feled as it were of an ampte, Auycen saiþ. A warte in growynge is liked to formyca, neuerþelatter nouȝt in 25 mater, but after it is made naily. And þerfore Galien haþ founde to hele it with embula, 14° Terapeutice. Thogh formyca and hote pustles be nouȝt vlceres fro þe bygynnynge, ȝit þai ben ended ofte tyme at ham, and þerfore the tretyse of vlceres haþ place in ham.

Of the cure The cure of formyca yn herpesten haþ þre enten- 30 ciouns: þe firste ordeyneþ þe lyf, þe secounde eueneþ þe mater goyng afore, but þe þrydde heleþ þe bleynede partye. The firste and þe secounde ben fulfilled as it is saide of herisipila and of herpesten. And it is trewe, for in þe solucioun [f. 32ᵛᵃ] of þe formyces of þilke womman of Rome, Galien prouede þe whey of 35 mylke in the whiche he hadde putte somwhat of scamonye. Auycen forsoþe commaundeþ to medle þe vertue of turbit and also of þe flour of tyme in þe miliare.

24 formyce] -c *with upcurl;* L *formica*   26 And þerfore Galien *repeated*
30 yn; L(O) *in,* (Br) *ut*   35 formyces] -c *with loop ending in downstroke*

Medecynes forsoþe hauynge medlede vertue, þat is to say repercussyf and dyaforetik (i. swetynge out), ben to putte vppon þe place or it be broken oute. And for þat in soche þinges þe plastre of plantayne, aforsaide in the carbuncle, is preysed. And I haue
5 founde ful ofte þe plastre of two garnates profitable afore þe vlceracioun and after. The water þe whiche renneþ oute of þe vyne tre is preysed of Auycen when it is taken in þe miliare or in þe pustles like to figes or to clustres. And if þe hedes of salt fisshes were soden þeryn, it were þe beste. Millyfoyle and peritorie stampede wiþ a
10 litel salte ben beste to þe clustry or fygely pustule, as Thederik saiþ.

And for to drye þe filþe in þe miliare, Auycen preyseþ nameliche enoyntynge made with vertegrece and wiþ sulphure with þe forsaide water. And Haly Abbas approueþ þe oynement of bole armonyak, of Sarazyne erþe and of vynegre and of rose water, and
15 I preyse þat it be contynued. When corrosioun and vlceracioun apperen openly, nou3t in partynge fro þe infrigidatyfes al aboute, þou schalt putte vppon þe byle balles of aldaroun or of calidion medled wiþ soure wyne or wiþ vynegre or with water of rose, so þat enoyntynge be made þerwith, as Haly Abbas saiþ.

20 And if þise be nou3t sufficiant, it byhoueþ to goo to stronger, as is arsenyk, yren made hoot, in 2° Ad Glauconem. Thise helen forsoþe suche þinges in wastynge þe ioynede mater fretynge. After, procure þe fallynge of þe scourfe wiþ buttre or wiþ some fatnesse. And if it byhoueþ to kytte ham, be þay kytte or brente, or be þai
25 drawen vp by þe rootes to þe manere of þe verray fyke. And be þe bocche heled by þe helyng of oþer bocches.

The 4 chapitle, of vdy[f. 32vb]mya and of apostemes of flewme.

FOrsoþe as in þe colrik rewme herisipila is made, so is vdymia
30 made in flewmatyk rewme, 14° Terapeutice, þat is a flewmatik aposteme. And it haþ two differencis, as þat oon, verray and þat oþer, noght verray. The verray vdymya is made of a natural flewme þat is no þing elles þan rawe blood, or ful litel soden, þe whiche is founden in þe blody masse (i. þe lyuer) to norisshe the
35 flewmatyk membres. The vnverray vdymya is þat þat is made of an vnkyndely flewme.

17 calidion *read* calidicon; *L calidicon*   21 and *om. after* arsenyk; *L arsenicum et ferrum ignitum*   in 2° Ad Glauconem **underl.** red
21-2 *See Commentary*   29 *Illum. cap. unfinished; only gold-work put in*

Forsoþe flewme is an humour, colde and moyste, gendred of the rawest party of þe chyle, wherof oon is natural, anoþer vnnatural. Þe natural is an humour, colde and moyste, rawe in substaunce, in colour declynynge to a manere of whitenesse in sauour and in odour to swetenesse. 5
The vnnatural, þe whiche goþ oute of þe waye fro þis wiþyn þe termes of his brede, þe whiche termes, if he passe ham, it is nouȝt flewme but anoþer humour. Þe whiche happe in two maneres: in oo manere, in itself, when it is made watry in his substaunce, or wyndy or þenne. Þan it is made a þenne flewme, watry or wyndy. 10
Or it is made greet and cleuyng togedre, and þan it is made a grete flewme, muscylagynouse and plastry or glasen by laste hardnyng. Or it roteth and is altrede and salsflewme hit is made, or glasen and fretynge. The vnnatural flewme is made in þe secounde manere by medlynge when þat anoþer humour comeþ to hym fro wiþoute- 15 forth: as, if it be blode, flewma dulce (i. a swete flewme) is made; if colre, salsum fleuma (i. a salt flewme); if melancoly, fleuma ponticum and acetosum (i. a sowrisshe flewme and a soure flewne). Ther ben þerfore 8 spices of vnnatural flewme after Auycen. Haly Abbas forsoþe putteþ but foure. It semeth nouȝt Galien to putte 20 but salt flewme and soure. Neuerþelatter he makeþ mencioun, in 2º Febrium [f. 33ra] and Interiorum and many places, of þe glassy flewme, þat he putteþ ofte tymes vnder þe soure flewme for accordynge.
Of þe whiche it semeþ þat 8 spices of apostemes beþ gendred 25 of flewme: firste, þe verray and certeyne vdymya is gendred of a natural flewme. Þe secounde, þre apostemes ben gendred of vnnatural flewme by medlynge, after þe þre humours may be medled wiþ it, as vdymya flegmonydes and herisipiliades and saphirodes. Þe þridde, 4 apostemes ben gendred of vnnatural flewme by altera- 30 cioun in þe substaunce. In þe firste, a wyndy aposteme is gendred of a ventouse and vaporouse flewme. In þe secounde, a watry aposteme is gendred of a watry flewme. Alle þe knottes and exitures of flewme fro lupia to nacta ben gendred of a raw flewme, grete and muscilaginouse, as beþ glandules and lyȝt knottes, dubelet and 35 testudes. Harde knottes and scrophules ben gendred of a corrupte

1 is *repeated*   8 happe ? *read* happeþ; L *contingit*   18 flewne *read* flewme   21-2 in 2º Febrium and Interiorum *underl. red*   36-p. 108 l. 1 ben gendred of a corrupte and roten flewne *redundant* (*see p. 108 ll. 1-2*), *instead of om.*; L ⌜*Ex flegmate vitreo et gipseo fiunt*⌝ *omnes nodi duri et scrophule*

and roten flewme. Fistles and vlceres ben gendred of a corupte and roten flewme.

Vdymya or ydemea in Grewe, zimia in Arabik, is a louse aposteme and vnakefull, þat is to say, litel akeful by comparisoun to flegmone and to herisipilam.

Causes The causes of ydema ben þrefolde: primytifes (i. former), as of oþer apostemes, as is fallynge and smytynge and euel gouernaunce; goynge afore, multiplicacioun of a flewmatyk humour; ioynede and þilke flewme onede togedre in þe membre.

Tokenes and domes Tokenes and domes ben louse swellynge and softe, so þat it ȝeueþ stede to þe fyngres and the inpressioun (i. pryntynge yn) is kepte after þe remevynge of þe fyngres, litel akþe, febil hete, coloure declynynge to whitenesse wiþ oþer tokenes bytokenynge þe lordschippe of flewme. Vdymya, as oþer apostemes, haþ foure tymes: þe bygynnynge, encresyng, standyng and declinacioun. Vdymya is termynede (i. ended) and declyneþ (i. boweþ) ofte tymes by resolucioun, selden by quyttre, and moste ofte by turnynge to knottes and to oþer growynges oute, [f. 33rb] þe knowynge of þe whiche termynaciouns ben saide aboue in þe vniuersal sermoun or speche. Fleumatik apostemes ben multeplied in wynter and in olde men and in glotouns.

Curacioun The cure of þe verray vdymya haþ 4 entenciouns, wiþoute þe vnyuersal gouernaunce: þe firste ordeyneþ þe lyf, þe secounde makeþ euen þe mater goynge tofore, þe þridde gouerneþ þe ioynede mater, but þe fourþe amendeþ þe accidentes.

The firste is fulfilled wiþ dewe admynistracioun (i. puttynge to) of þe 6 vnnaturel þinges and of þe þre þinges knyttynge to ham, þe whiche it byhoueþ to declyne to hete and to dryenesse wiþ a manere of subtiliacioun. And þerfore sotil ayre and drye accordeþ to ham, wel-baken breed and arrayed. Be þe wyne wiþoute corrupcioun and clere, wiþ litel water. Be þe flesches chosen of feeld briddes, of gode motoun. Vse he fewe broþþes and wortes and soppes. Fle he fro þerf þinges, rawe and watry. Ete he nouȝt þe substaunces of growelles, ne chese, ne frute. Flee he grete fisshes, but it be a litel of stones fisshes (i. menuse), and be þay soden wiþ wyne. Rosted metes ben more profitable to hym þan soden and baken. Leue he sobirly, ete he litel and drynke he lasse. Be the

1 *?Om. before* vlceres; *L* vlcera ⌜scrophulosa⌝   6–9 *See Commentary*
32 and *om. after* briddes; *L et*   33 and *?om. before* rawe; *L et crudis*

wombe laxede wiþ fyges and wiþ saffroun dort. Slepe he litel or noght, namely by daye. Flee he baþinge and alle þinges þat moysten. The secounde entent is fulfilled in defienge the mater with some oximel and in voydinge it wiþ some fleumagoge (i. a medecyne þat purgeþ flewme), as pillule cochie or of benedicta or of diaturbith. And if he be plectorik (i. fulle), he schall mowe open louyngly þe vayne.

Þe þridde entencioun is fulfilled in þe bygynnynge wiþ repercussyues, nouȝt makyng colde but gadrynge togedre dreyeng and resolucioun; in þe encresynge, wiþ stronger resoluynge medecynes; in þe standynge, wiþ pure and strong resolutyues; in þe declynacioun, wiþ consumptyfes. If it falle in þe way of an exiture, it is gouerned with [f. 33va] maturatyfs and þat oþer gouernynge of exitures.

Þe repercussyf helpes gadrynge togedre exsiccacioun and resolucioun þe whiche accorden in þe bygynnynge ben of þre fourmes. The firste fourme is of Galien in 14° Terapeucie and 2° Ad Glauconem: Forsoþe for a fleumatyk humour, a spounge allone sufficeth somtyme, dyppede in water hauynge a litel of vynegre. And medle as þogh one schulde drynke it and het it. And Auycen saiþ þat a double cloþe is sometyme putte to in stede of a spounge or a þing like þat. And it is good to be besy and to chaunge it ofte. And couer alle þe sides and þe ligatures þerwith, and make it wiþ good streyȝtenesse bygynnynge at þe heed of þe membre. The secounde fourme is of Auycen: Take of water of saundevere, of asshen and of vynegre ana, þat sufficeþ. The þridde fourme is of Rasis, and Auycen graunteþ it: Take of aloen, of mirre, of licium, of acacia, of þe iuse of wylde celidoyne, of saffran oriental, of bole armonyak ana, of alle euen parties. Powdre ham and medle ham wiþ þe iuse of caules and with þe vynegre and make þerof emplastre.

Þe helpes þe whiche fulfillen þe intencioun of þe encresynge ben þe forsaide, made strong wiþ vynegre. But þoo þat fulfilled þe standyng and þe declynacioun, if it goo to resolucioun, þay ben of þre fourmes. The firste is of Auycen, and it is a spounge dipped in þe lye of asshen of þe vyne tre, of fyge tree and of oke. The secounde is of Brune, and Thederik takeþ it: Take of alume, of

---

1 Sentence om. after dort; L Exercicium temperatum est bonum   12 ?Om. after consumptyfes; L cum consumptiuis, ⌜si incedat via resolucionis.⌝ Si via exiture, regitur [etc.]   16 Terapeucie] cerapeucie freq. so spelled in these fols., see note to p. 4 l. 2   27 ?Om. after celidoyne; L sief memithe ⌜ciperi⌝ croci orientalis   29 þe ? superfl.   31 fulfilled read fulfillen; L complent 35 ook underd. before Brune

sulphure, of myrre, of salte ana, euen parties. Medle hem alle togedre wiþ oyle of rose and wiþ vynegre and make þerof enoyntynge. The þridde is of Auycen: Take of kowe donge li. sem., olibani, storacis, vsnee, calami aromatici, spice, of wormode ana
5 ℥ sem. Medle ham wiþ vynegre and wiþ water of caules (i.) and make emplastre.

Rogeryne preyseþ þe dyaquilo þe whiche he makeþ to mature fleumatik apostemes. To þat same: Take malue, brank vrsyne, þe rote of holy hok, þe rote of lilye, rosted oynouns and snayles,
10 soure dogh, [f. 33ᵛᵇ] lyne seed, soden and stamped and medled wiþ swynes grece or wiþ buttre, and make a plastre. Also Thederik draweþ oute þe iuse of walwort and of eldre and of burres, of loueache and of fenelle. Be þay soden wel with dialtea in hony and oyle and botter, and make emplastre.

15 When þe aposteme is matured, abyde nouȝt til it open by itself (for it schulde neuer or ful late be oponed, as Henry saiþ), but open it wiþ an yren or wiþ a corrosyf after þe fourme abouesaide. And clense þe quytter wiþ vnguentum apostolorum and wiþ the mundificatyf of smalache and of þe iuse of wormode. Or with þis,
20 þe whiche (after Dynum) draweþ oute and clenseþ grete quytter: Take of galbanum, of armonyak, of rosyne, of terbentyne, of picche, of kowe talowgh, of olde oyle ana, euen parties. Dissolue the gummes wiþ vynegre and melte it at þe fire wiþ the oþer and make þerof an oynement. And cure it wiþ þe curacioun of vnclene
25 bocches, and so is þe þridde entencioun fulfilled.

But þe fourþe entencioun is fulfilled after the kynde of þe accidentes, as, if þer comeþ akþe, it byhoueþ þat þe akþe be staunched, first wiþ ham þat beþ moyste as ysod, and soden wyne and wiþ cerotania, wiþ oyle of camamille and of wormode and of
30 spikanard and soche oþere. If þer come hardenesse, dissolue it with þe marie of oxen and of hertes and wiþ suche oþere, as it schal be saide wiþynne.

An helpynge chapitle, of a wyndy aposteme.

Forsoþe it is now tyme to passe to inflaciouns (i. bolnynges or
35 blowynges) nouȝt hauynge þe cure of þe same ydemates, 14° Terapeucie, for þai ben forsoþe (as I haue saide) of a fleumatik humour, and for þat þei falle in riȝt depe when þat we þirste ham wiþ oure fyngres. Inflacions forsoþe ben made of a spirit heped

5 ?Om. after i.   7 dyaquilo read dyaquilon; L. dyaquilonem
28 ysod] descender-like stroke along lower left side of d; L ysopus; see Commentary

togedre, sometyme forsoþe vnder þe skynne and sometyme forsoþe in smale membres þe whiche ben aboute þe depenesse, and some forsoþe aboute oo membre, and sometyme þay rennen by all þe body, and also sometyme wiþ akþe [f. 34ʳᵃ] and sometyme wiþoute it.

Of causes The causes of soche wyndy apostemes is feblenesse of hete in a fleumatik mater disposed þerto. He saiþ forsoþe þat here generacioun is in þilke fleumatik humours or in mete resoluede into vapoures by nedy hete, for a perfite infrigidacioun wircheþ in no manere a vapoure, for it sotilleþ nouȝt altogedre, ne sepeth, ne dissolueþ þe mete. Forsoþe strong hete dissolueþ mykel more plentevously, for it sotilleþ þe norisshing more þan after þe generacioun of vapoures. And if it be wyndy forsoþe in kynde, þan a manere troubly spirit is gendred, ful of derkenesse, litel, whiche vnder oon eructuacioun or bolchynge is voyded. And it is wiþholden in þe place, as Auycen saiþ, for þiknesse of þe membre or for þe gretenesse of þilke vapour.

Tokenes and domes Tokenes and domes beþ troubly inflacioun wiþstondynge þe touchinge, wiþ a clere briȝtnesse, sownynge as a botell when it is smyten. And it is feled ofte tymes goynge by al þe body, makynge outespradde þe akþe. A ventosite close wiþynne þe whiche is nouȝt dissoluede gendreþ many vnprofitable þinges. A smekely ventosite rennynge by al þe body wiþ akþe and noye is to drede, for it semeþ to be left vp fro some venymouse mater.

Curacioun The cure of a wyndy aposteme haþ þre entenciouns: þe firste is þe lyf, þe secounde, aboute þe defieng, but þe þridde is in drawynge vp by þe roote of þe ioynede mater.

By þe entente of þe lyf þat he abstene hym from alle grete, gleymy, rawe and flewmatyk metes, as ben swete þinges, and fro þe substaunce of potages, fruytes, nepes, chestaynes. And vse he hote metes and drye, makynge sotil, asparplyng þe ventosite, as is barly brede, in þe whiche salt and comyn is putte. His drynke be whyte wyne and clere, or wyne of Greke and good pyement. Vse he porrettis of sedes chiches with oynons and persely and calamynte and rewe, in þe whiche be putte comyne. And vse [f. 34ʳᵇ] he þe flesche of smale briddes and of oþer, after þat it is saide in þe chapitre goynge afore.

---

2 some *? read* sometyme; *L quandoque*   4 *In f. 33ᵛᵇ, lower margin:* and sometyme *catchw. underl.*   5 causes ... is; *L cause ... est*   13 and *om. before* litel; *L et*   34 of sedes chiches, *see Commentary*

By þe vertu digestyf comforted wiþ good spices and confecciouns of dyaciminum, diacalamentum, and wiþ suche a dragge: Take of anyse, of fenel, of caruey, of dauke, of baye de lorer broken ana ʒ sem., of schauen licoryce, of whyte gyngeuere, of galyngale ana ʒ iii, of clowes, of cubebes, of longe piper, of rewe sede ana ʒ ii, of anyse confecte quart. i, of lose sugre li. sem.; make þerof a dragye. And enoynte þe stomak wiþouteforth wiþ þe oyle of spica, of cooste and of rewe.

But þe entencioun is fulfilled wiþ þoo þat hauen a medled vertu, þat þey schal defie and euapour and make sourisshe mesurably and schal nouȝt encrese akynges. And þre fourmes of helpes ben take to þise of Galien, 14º Terapeucie. Of þe whiche, þe firste is a newe spounge dippede in sope or in hote lye. And if þer be strong akþe, vnderyoyne þe membre wiþ some oyle calaustik (i. corrosif). The secounde fourme is made wiþ lana succida dipped in sope or in lye soden wiþ wyne and oyle medled togedre, in puttynge to of vynegre and of sterne wyne, moste after þe bygynnynges. Strong vertue forsoþe is in þe sope and in þe vynegre and nouȝt so forsoþe in þe wyne. And when þou wilt lisse or swage, þow schalt medle more of þese, þat is to say, of wyne, of vynegre and of oyle, þan of sope. And if þou þrowe oute and make strong, take moste of sterne wyne. And when þou wilt evapoure, take moste of sope. Vynegre forsoþe wirkeþ to boþe, for it is schewed to haue a medled vertue. The þridde fourme is enoyntynge of towgh claye and of quyk lyme soden togedre wiþ water and wyne.

In case forsoþe þat soche a ventosite were fumose, euel and corrupte, rered vp fro a venemouse mater and renne by þe membres wiþ stronge akþe and brennynges, þat þere is no counseile, after William de Saliceto, but after þat it were taken in oon place, bynde þe membre in the [f. 34ᵛᵃ] ouer partie and in þe lowere, and perse it in þe myddel wiþ a rasoure or with an hote yren so þat it goo oute. And after fille þe place wiþ aloe and bole dissoluede and medled wiþ oyle rosate and with vynegre. And after þe þridde or þe fourþe daye, flesshe the place and soude it. Neuerþelatter be þe diet þan in þis cas, and clense þe body wiþ some medicyne. And if triacle were ȝeuen to hym, it were good.

3 ? Om. after dauke; L dauci ⌜cimini⌝ baccarum lauri   6 lose read lofe; L panis zuccat   9 þridde om. before entencioun; L tercia intencio   21 wilt ?om. after þou; L expellare . . . ⌜volens⌝   28 þat ?read þan   34 þan error; L tenui

An helpynge chapitle, of a watry aposteme.

Of a watery and foule fleume is gendred a watry and loose aposteme and alway vnakþeful. Wherof, in 6to De Egritudine et Sinthomate, foule humoures forsoþe haboundynge in þe body, yderus is gendred, and watry apostemes forsoþe in þe particles (i. membres). Whose causes ben an alteratyf vertue made colde and euel-disposed and malice and watrynesse of metes. And þerfore, in 14to Terapeucie and in 2° Ad Glauconem, he likneþ suche a flewme to þe fleume of ydropesye and of bodyes of euel takynge, þat is vtterly watry, nouʒt dyuersynge þe cure fro ydema but forsoþe in more drynesse.

Tokenes and domes The tokenes and domes ben as it were of þe verray ydema, but þat þe swellynge is more louse in þis þan in þat. And þerfore it wiþstandeþ nouʒt so mykel to þe touchynge, and it sowneþ nouʒt as wynde but as water, and it glistreþ somwhat aboute lighte. In a watry aposteme is febler hete þan in a wyndy, as Galien putteþ, 4to Amphorismorum Quibuscumque torciones, etc. Watry apostemes comen more in þe feet and in the testycles and in þe hede and in þe ioyntes þan in oþer places, for watryhede descendeth more into ham and hete is made more dulle in ham, 2° Pronosticorum. As ventosite is selden founde wiþoute water, so noþer water is nouʒt schette in a membre wiþoute wynde.

Curacioun The curacioun conteyneþ fyue þinges: þe firste standeþ in þe lyf; the secounde, [f. 34vb] in riʒtynge of digestioun; the þridde, in purgacioun by þe wombe; þe fourþe, in educcioun (i. ledynge forth) by þe vryne; the fifte, in vapourynge of þe ioynede mater. Galien haþ ordeynede þe firste two in Libro de Subtilitati Dieta, and he haþ putte þe þre laste in 2° Ad Glauconem and 7° Amphorismorum, in his Coment, Quibuscumque epar, etc.

The firste þing is fulfilled of þe lyf by þe forsaide gouernaunce in þe two chapitles goynge afore, but þat it byhoueþ þat þis be more calefactif (i. hetynge) and desiccatif (i. dryeng). And þerfore leue he alle moyste and watry metes, as water and grene herbes and fruyte and chese and mylke and fisshe and alle potages and swynes flesche, and leue he soppes and alle broþþes. Ete he soberly

---

2 foule, see Commentary   3–4 in 6to De Egritudine et Sinthomate underl. red   5 ? Om. before and; L(O) ⌜vesice⌝ et apostemata aquosa   8 in 14° Terapeucie and in 2° Ad Glauconem underl. red   10 ydema] ydemia, i underd.   17–18 4to Amphorismorum Quibuscumque torciones, etc. underl. red   28–9 in 2° Ad Glauconem and 7° Amphorismorum underl. red

and lesse he his drynke. Be his brede of barly in þe whiche a litel of anyse be putte. And be his wyne beste, neuerþelatter be it taken in litel quantite. Wynes of Greke and pymentis ben gode to hym. Water of ciceres and sauge, ysope, calamynte, garlik and oynouns soden and spices and soche kyndes acordeþ to hym. Siueria of conynges, of feelde briddes and capoun flesche and motoun ben spedefulle and alle drye metes. Trauaile he and wake, faste he, excite he ofte his wombe and þe vryne.

The secounde þing is fulfilled wiþ gode spices and goode dragees and enoyntynges abouesaide.

The þridde þing is fulfilled by þinges þat purgen þe watry moystures, as is brede made of barly mele and tempred wiþ þe mylke of tytymall or poudre made of esula and of þe greynes of cathapuce and of tarter wiþ a litel of spyka or the balles of þe iuse of wylde gourde and of þe spices, as Hebenmesue saiþ in his Symple Medecynes.

The fourþe þing is fulfilled wiþ þe forsaide dragee in þe whiche he putte to þe seede of smalache, of stanmarche, þe sede [f. 35ra] of morel wiþ þe rede greynes and spica.

But þe fifte þing is fulfilled wiþ dryeng and resoluynge medecynes of þre fourmes. Of þe whiche þe firste is of Galien, vbi supra, wiþ oxirodium (oxirodium is enoyntynge wiþ vynegre and oyle of rose) and wiþ salt. The secounde is of þe same Galien, wiþ a spounge dipped or wette in lye and wiþ oþer helpes fortified (i. made strong) wiþ saundeuer, alume and wiþ sulphre, as it is saide in þe verray vdymya. The þridde fourme is of a manere of a plastre ȝeuen of Galien in Cathagenis in þe cure of scrophules. Of þe whiche he saiþ þat it resolueþ (i. louseþ) al hardenesse in lasse þan in a seuenyȝt, þat is to say, in þre dayes. Neuerþelatter I fonde nouȝt þat þerynne, but I haue taken it to resolue watry and wyndy hardenesse. Take of mustard, of netle seed, of sulphur, of see foome, of aristologie (i. Englisshe galingale), of bidellium, of armoniak, of olde oyle, of waxe þat sufficeþ, and make þerof emplastre. Forsoþe if it be nouȝt resolued wiþ þat, þere is no counseill but þat it be opened wiþ an yren. And after clense it and hele it in þe manere of foule bocches.

7 he ? om. after wake; L vigilet   13 poudre] poudrede, de *underd.*
31 ?Om. after mustard; L ⌜seminis⌝ synapis

An helpyng chapitle, of knottes, of glandules, of scrophules and of alle fleumatyk outegrowynges.

Where so euer þat a glandule (i. kirnel) and scrophule, a knotte and lupya, testudo and nacta, hernya, bocium and bubo ben gendred in þe body, þay be sayne to haue a fleumatik mater, as Rogeryn saiþ. And he saiþ wel, þai be seyne, for þoughe some be chaunged into melancolyk hardenesse, neuerþeles here rote was flewme, after Auycen, for þe more partie, for sometyme anoþer humoure is ioyned wiþ it. Neuerþelatter we speke alway of þe symples, þat þei be þe ensamples of þe compowned, after þat it was saide aboue. Neuerþelatter alle þoo aforsaide ben putte vnder [f. 35rb] þe kynde of fleumatik exytures (i. goynges oute) and of growynges oute.

þai haue nameliche amonge ham special differences. Glandula, a glandle, is cleped so to þe schappe of an accorne, ful softe, one alone, moueable and parted, as it is ofte founden gendred in þe purgyng places. Scrophula, a scrophul, is cleped so to þe manere of swynes watle, made many, harde, nouȝt algates departed or twynned, ofte tyme founden in þe nekke. Lupya is as it were lupus, þat is a spice þat haþ scharpe floures, softe, rounde; and in ioyntes and in drye places it bredeþ and comeþ forth. Nodus, a knotte, is rounde, harde and abydinge, as þe knotte of a corde, and it is founden aboute synowy places. Testudo is a grete exiture, moyste, softe, wiþ brode schappe, cleped so to þe manere of a snayle. And when it is in þe heed, it is cleped talparia; in þe nekke, bocium; and in þe testicles, hernia. And somtyme it is founden wiþ quytter, scurfes and fistles. Nacta is also a grete fleischy growynge oute, as it were flesche of þe lendes or of þe hepes, of dyuerse fourme and qualite, as a melon or a gourde, hauynge dyuerse names after þe schappe and the membres.

The forsaide growynges out haue many oþer names, but þat is nouȝt to charge while þat þe þing is knowe þat dyuerseþ and scheweþ þe cure vnder soche dyuersitees.

Of growynges oute, some be conteyned in a bagge or in a closette, and some forsoþe ben sadde in þe flesche. Some also ben able to be resolued, and some forsoþe nouȝt. And some also ben wiþ a smal fote, and some forsoþe nouȝt. And some ben smale, and some grete, and some able to quytter, and some forsoþe nouȝt.

19 lupus *or* lupulus; lup *with round curl above line, perh. as mark of suspension;* L *lupulus*   29 qualite ? *error;* L *dinersarum formarum et quantitatum*

And some also ben scurvy, fistulouse and cancrouse, and some forsoþe nou3t, and so of oþere.

Of causes The causes of þise growynges oute ben þrefolde, þat is to say: primytifes (i. first), as fallynge, smyting, [f. 35ᵛᵃ] glotonye
5 and malice of gouernaunce. Þe causes goynge afore ben most vnnatural fleumatik humours and flegmons, as it was saide aboue. Ioynede causes ben þilke materes þe whiche ben conteynede in þe place. Forsoþe watry and roten humours ben somtyme conteynede in þise, and filþi, muscilaginouse (i. like a gely), honyly,
10 growelly and greesely. Fleumatik and spongiouse and glandulouse flesches ben somtyme conteynede þerynne, and sometyme stones and oþer þinges.

Of tokenes and domes Tokenes and domes ben hadde by here forsaide departynges and differences. The tokene þat þay be closed
15 ynne a bagge is mouynge and departynge of þe skynne. Sometyme forsoþe þai ben abydynge and cleuynge in þe flesche wiþoute bagge. Newe and treteable be seyne to be resoluble, olde forsoþe and harde by wicked. Redenesse and akþe and addicioun of hete schewen outegrowynges to be quyttry, fistulouse, and cancrouse.

20 A multitude of scrophules and þe mysrennynge of ham by al þe body and straunge hetes scheweþ ham to be þe buriownynges. The multitude of outward scrophules bytokeneþ pluralite of ham wiþynneforth. Of þe whiche Auycen saiþ þat soche ben multeplied in fallynge and in hurtynge. And þerfore it foloweþ, as Arnold seiþ,
25 þat it profiteþ ful litel to wirche in suche þinges wiþouteforth. And 3eue þou ham medecynes þat purgen mykel and dyuretik drynkes and drynke letuaryes and þe chaungynge in childes age. Furþermore children, for glotonye and þennes of body, þei fallen ofte into scrophulus, and olde men ful selden, for þe contrarie.
30 And moreouer þo þat hauen crokyng forehedes and narwe temples and large cheke bones, þay ben redy to scrophules, for in soche men þe mater is redely drawen to þe nekke, as Henry saiþ. Kyttynge and fretynge away of suche outegrowynges is mykel to drede aboute þe wombe, by þe nekke and þe commissures for nyghenesse
35 [f. 35ᵛᵇ] of veynes, arteries and of synowes and of þe ynner wydenesse. In þe kyttynge of grete glandules, it is to be ware of þe veyne

---

6 flegmons, see *Commentary*   21 ? *Om. after* buriownynges; L(Br) germina ⌜scrophularum extrincecarum. Vnde Arnaldus:⌝ scrophularum extrincecarum multitudo; om. L(O)   26 3eue þou ham, see *Commentary*   27 drynke ? *read* dryenge; L electuaria desiccancia

þat norisseþ ham aboute þe fote, for þat ordeyneþ ofte grete bledynge and grete perille.

Of the cure The curacioun haþ two processes, þat is to say, the vnyuersal and particuler. The vnyuersal processe byholdeþ the lyf, þat þe mater be not multeplied, and makeþ euene the mater goynge afore, þat it eke nouȝt into a ioynede mater.

The firste is fulfilled by þe forsaide gouernaunce in þe chapitles last passed, declynynge to more sotilte and to subtiliacioun (i. makynge sotil) and to incisioun. Wherfore, after Auicen, it byhoueþ þat he eschewe grete metes and þe drynk of colde water and wamelynge and replecioun (i. fillynge) and þat he suffre hunger als mykel as he may, and aboue alle þinges he schal procure good digestioun. Eschewe he moyste dwellynge, and of valeyes and nouȝt wete of euel watres. Be here drynk gode wyne or water of alum or of sulphure, for, after Arnalde, þe water of myneralles and moste of þe sauour of tartyr wasteþ nouȝt onliche inwarde boces.

The secounde is fulfilled þrefolde: in voydynge by pryueynge and by blode laste, and sometyme in purgynge by þe vryne, and in euaporynge wiþ consumptifes.

To þe firste þe poudre of turbith is praysed be alle leches. The whiche is made, after Auicen, of turbith, gynger and of suger, euen parties. And he graunteþ þerof ℥ ii, and he bereþ witnesse þat, wiþ þat þat it dissolueþ grete fleume, it heteþ nouȝt ne it schaueþ not þe guttes. Neuerþelatter Rasis, for þat he was more hardy in laxatyues, makeþ it, in þe chapitle of þe akþes of þe wombe and in 9° Almansorum, of 20^{ti} partyes of turbith and of 10 of gynger and of 30^{ti} of sugre, and he graunteþ þerof ℥ iii. Benedicta and yera and pillule de agarico ben bettre, and medy[f. 36ra]cynes þat hauen hermodactiles in ham ben moste accordynge.

To þe secounde, I haue vsed soche a drynke of þe sayenges of many leches: Take of scrophularie iii partes, of philipendre two partes, of pympernelle, of mouse ere, of tansay, of reed cole, of mader ana i parte, of aristologie (i. Englisshe galangale), of þe roote of þat gladen þat bereþ no floures, of radisshe rootes ana partem sem. (i. half a partye). Bruse hem and seþe ham vnto þe waste of þat oon half and streyne it. Of þe whiche gif hym quart. i by þe mornynge euery þridde day.

13-14 *See Commentary*   16 *Om. after* boces; *L(Ca)* non solum interiora bocia ⌜sed extrinseca⌝   26 *first and superfl. in* 9° Almansorum *underl. red*
35 ?*Om. after* ham; *L* ⌜cum vino albo et melle⌝ ... *coquantur*

To þe þridde, Galien, 14° Terapeucie, moste to ynward glandles þe whiche be þe cause of outward glandles, counseilleþ to take triacle, tansay and emorosia and þat medicyne þat he made by crepitam, by nepte or by water calamynte. Oure predecessoures
5 putte many oþer drynkes, electuaries and oyles to be putte in by þe eres and charmes, þe whiche I haue vnderfongen in my werkes. Neuerþelatter I graunte þat þe moste noble Kyng of Fraunce delyuered many men in touchynge. And þis is of þe vnyuersal gouernynge and processe.
10 The particuler or local processe taketh moste dyuerste of þe substaunce, of þe quantite and of þe kynde of þe membre of þe body. The durynge forsoþe of þe tymes, þogh it schewe not þe cure, neuerþelatter it scheweþ what þat þe disposicioun is, 14° Terapeucie. And þogh þat many schewynges and ententes may be
15 taken of þe forsaide þinges, as at þis tyme be þai reduced to 6: In þe firste, ben softe and smale exitures, þe whiche ben cleped lupie, þe whiche, when þat þei ben in stedefast membres, ben supposed to haue a tendre slogh, ben streynede and dryed. In þe secounde, þai ben more. When þai be olde, in mollifieng (i. makyng
20 softe), þai ben wastede and resoluede to þe manere of fleumatik apostemes. In þe þridde, þai be squamouse and apostomouse, þe whiche schal be quyt[f. 36ʳᵇ]tured, matured, opened and mundified. In þe fourþe, þo þat may nouȝt be heled with þe forsaide þinges and ben mouynge and tretable, be þay kytte and drawen
25 oute. In þe fifte, whiche þat ben nouȝt meuynge and sadde and brood, be þai freted and mundefied. In þe sexte, whiche þat hauen a smalle foot or rote, be þai bounden and drawen out.
The firste is fulfilled, after Auicen, þat soche exitures be rubbed and þristed. And after streyne a pece of lede vpon it, for (as he
30 saiþ) þat defieþ it. Firste forsoþe rubbe lupya wiþ þi hande so þat it wexe somwhat hote and softe. Afterward halde the membre stedefastly and smyte þe exiture so ofte and in suche wise wiþ þe botume of a disshe or wiþ som massyf pece of wode til it vanysche away and til þe ynner sloghe be wasted and þe mater serplede.
35 And anone bynde a plate of lede aboue it after þe quantite of þe lupie with a bonde of two hedes straytly and faste; of ix dayes remeve it not. Neuerþelatter Rogeryn setteþ tofore an oynement

4 *See Commentary* 6 nouȝt *om. before* vnderfongen; L *non acceptaui*
11 and ? *om. after* membre; L(O) *et corporis* 17–19 *See Commentary*
34 serplede ? *read* sperplede; L *spersa*

CYRURGIE OF GUY DE CHAULIAC

made of brent lede and wiþ þe duste of soote of elder tre or of fyge tree, wiþ oyle and wiþ vynegre. And Brunus setteþ tofore a plastre, þat Thederik taketh, þat is made of aloen, of acasia, of frank encense, of olibanum and of sarcocolle, with vynegre or wiþ the whyte of an ey. Henry premitteþ and putteþ also vppon a plate smale pacche of towghe dipped in þe whyte of an ey þicked with salte and alume zuccaryne.

The secounde is fulfilled (ouer þe helpes of þe fleumatik apostemes aforesaide, þe whiche ben profitable to þis and to alle burstynges, wiþ the þinges þat folowen) by a manere of plastre, sexti Cathagenorum, þe whiche dissolueþ grete exitures. And it is ȝeuen to hym þat haþ scrophules; and to apostemes þe whiche ben made in þe roote of þe eeres and to þe podagre and to many oþere, it makeþ þe werke preysed at þe laste. Take of olde oyle [f. 36ᵛᵃ] ℥ xii, of drye picche ℥ vi, lapdani ℥ iii, of litargie ℥ xii, of vertgrece ℥ xiiii, of galbanum ℥ iii. Breke þe litarge and bete it wiþ oyle, and when it is þicke, putte þeron þe picche and þe vertgrece. And laste putte þerto lapdanum, and bete hem in a morter, and kepe hem to þe vse.

Þe same entente is also fulfilled, after Rasys and many oþer leches, wiþ commune diaquiloun and with gladen (whose fourme schal be putte wiþynne in þe Antitodarie, in þe whiche knede li. i of diaquiloun and ℥ i of poudre of þe roote of yreos), or wiþ þe grete diaquiloun of Hebenmesue, whos fourme schal be putte also wyþynforth.

Þilke Rasys also, a man of grete experience, counseilleþ to take an olde torde of a goote wiþ hony and wiþ vynegre and make þerof a plastre ouer þe fyre, or a plastre made of femygreke, of lyne seede, of coole seede confecte wiþ þe muscilage of mersche malue. And it is a gade maturatyf.

Haly Abbas comendeþ this: Take of bene mele, of barly mele, of eiþer ℥ x, of þe roote of liquirice, of þe rote of holy hok, of picche, of eueriche ℥ v, of white waxe, of goose grece, of eueriche ℥ x. Breke ham wiþ olde oyle and wiþ vryn of a childe þat is mayden, and make emplastre vppon a softe fyre.

And of þe helpes of Auicen þis I take: Take of kowe tordes ℥ ii, of þe roote of coole, of þe roote of capparys, of squille, of fatte figes ana ℥ sem., of lupyns, of bidellium ana ℥ ii, of vynegre, of

---

6 pacche *read* pacches; L *plagellas*   16 bete, *see Commentary*   30 gade *read* gode   34 ? *Om.* after ham; L terantur ⌈et incorporentur⌉

hony, of swynes grece, of þe drastes of olde oyle ana þat sufficeþ. And make þerof a plastre.

Brunies iuse is proued in alle apostemes þat ben harde, and Thederik toke of hym: armonyac, bdellium, galbanum, of alle euene parties. Be þai dissoluede in vynegre by þre dayes, to þe whiche aboue þe fire be done to somewhat of smalle bran þat sufficeþ, and make an emplastre. Rogeryn to scrophiles: Take of þe rootes [f. 36vb] of oke farne, of affodille (i. wylde garlik), and if þe rootes of walwort were putte to, it were good. Seþe ham in good wyne, and in staumpynge put þerto a litel of sulphre vif, and make þerof a plastre.

My maystre of Mountpilers preysed hyȝeliche a plastre made of xii snayles soden wiþ wyne or wiþ lye of wode asshes or wiþ lye þat were stronger. Euery day he schal mynistre a drye grape or confecte.

The þridde entencioun is fulfilled comounly wiþ þe forsaide þinges, for all resoluynge and softnynge medycynes, when þat þai fynde þe mater or þe place gaynstandynge þe resolucioun, þay maturen þe mater and make it to quyttre, namely if þe mater be swete or felawschipped wiþ blode. Neuerþelatter Haly Abbas appropreþ to mature ham a plastre made of barly mele and of olibanum and of picche, incorpored (i. medled togedre) wiþ þe vryne of a childe. Auicen forsoþe counseilleþ, to refreyne þe wodenesse of þe hete, to take þe forsaide mele with water of coriaundre. And a plastre stronger þan þat þat is made wiþ myrre, with þe double of it of licium, wiþ þe forsaide watre. When þai be matured, the whiche þou schalt knowe by þe tokenes of quyttre, open ham and clense ham wiþ vnguentum apostolorum, broght to Cristen men (and it is of grete helynge in euel scrophules and bocched), or wiþ vnguentum Egipciacum of Rasis, þat schal be saide in þe Antitodarie, and wiþ diaquiloun or wiþ diapalma laide þeron. And if þat þai be in a place in þe whiche roten bones ben contynued (as it schal be saide in þe emynctories i. purgyng places wiþynneforth) or some euel þewe putte to, gouerne ham wiþ þe gouernaunce of vlceres (i. bocches), to the whiche þai ben determynede (i. ended).

Þe fourþe entencioun is fulfilled after þe lore of Albucasis, þe whiche alle leches sewen, outake in prouynge þe mater wiþ a cerchoure, þe whiche he makeþ happely for he oponeþ ham þat halden humours [f. 37ra] after þe lengþe and clenseþ ham. And þoo

2 ouer þe fyre *underd. after* plastre   14 grape, *see Commentary*
31–2 *See Commentary*

forsoþe þat conteyne harde þinges, he kytteþ hem after a crosse, and he helleþ als mykel as is glandulouse. And he comaundeth to take scrophules and soche tretable outgoynges wiþ fyngres and kytte ham and helle ham after þe lengþe wiþ some dulle spature (i. sclyse) and nouȝt scharpe, in makynge longe þe lippes wiþ hokes, and drawe it oute altogedre wiþ his sloghe, for elles it wil come aȝeyne. And if it be nede, sewe þe wounde and hele þe oþer þinges by þe tretynge vlceres. And I forsoþe, for to drawe oute þe bettre, take vp þe skyn wiþ scheres after þe quantite of þe growynge oute to þe schappe of a myrte leef, and þat is aboue þe skyn, wiþ scheres I kytte of. And in þe remenaunt I procede as it is saide. If blode forsoþe lette þe, he comaundeþ to restreyne it wiþ the helpes þat longeþ to bledynge and afterward to goo aȝen to þe operacioun. I restreyne forsoþe in dreyeng a litel flux wiþ a spounge, with towgh or wiþ cotoun dipped in water and vynegre and wrongen oute. And þerfore if any worþi veyne be contynued by resoun wiþ the foot, he commaundeþ to bynde it and to leue it soo til it falle. And if any þing of þe sloghe or any straunge þing leue þerin, he commaundeþ to waste it. In þe firste day, fulfille þe wounde wiþ cotoun or soche oþere dipped in salte water. I doo it forsoþe with þe white of an ey made þicke wiþ alume, and after forsoþe wiþ vnguentum Egipciacum or wiþ some of þe corrosyues. In alle þise operaciouns forsoþe he comaundeþ to putte to þat þat stauncheþ apostemes. And þerfore forsoþe aboue all I lay þeraboue towhe dipped in þe white of an ey wiþ oyle rosate.

The fifte entencioun is fulfilled after Brune and folowynge hym: breke þe skyn wiþ some corosyf after þe quantite of þe growynge oute, and kepe it wisely þat it sprede nouȝt to oþer parties. And to þat, ruptorie of quyk lyme and of sope desceyueþ not and helpeþ the werk. And it dooþ [f. 37rb] his werk namely in 12 houres. And þogh it stood more, it were nouȝt euel. þan kytte it in þe myddel of þe scurf, and kytte it depe after þe lengþe, as þogh it were to þe quycke, and stoppe in þe kyttynge of some corosyf or of þe strong medecyne of þe poudre of affodille (i. wylde garlik).

And þogh many leches putte many þinges þerfore, so in myn antitodarie many þinges schal be nomede, but who þat can lede wel arsenyk sublymede and preparate, it haþ þe price, as it schal

2 *See Commentary*
8–11 *See Commentary*
29 ruptorie] *superfl. dot under* e

8 of om. *before* vlceres; L *vlcerum curacione*
19 day ?*read* dayes; L *In primis diebus*
33–4 *See Commentary*

be saide wiþynforth in þe rupture (i. brekynge). The manere of
ledynge and gouernynge of suche þinges may nouȝt certenly be
descryued, in 13° Terapeucie. Arsenyk forsoþe is a strong and
violent medecyne, mouynge feueres and euel accidentes. In a litel
quantite it makeþ a grete werk. Þe comune quantite is þe quantite
of half a whete corne. In strong men and fer fro þe principal
membres more, and lesse in þe contraries. It is bettre alway to
wirke aȝen þan to putte to moche at oon tyme. His werk dureþ
þre dayes, and in þe mene while the sike man schal rule hym as
þogh he had a feuere and defende þe membre and partie lieng
þerto wiþ popilion, wiþ morell and wiþ vynegre and wiþ oþer
coldynge medecynes.

Forsoþe when þou knowest by hardenesse and by swellynge of
þe scurf þat þe glandele is roten, for þan procure þe fallynge of þe
scurf wiþ wasshen buttre þicked wiþ a litel whete mele or wiþ
grece or wiþ some vnsaltid fatnesse. And after þe fallynge of the
scourf, if þere leue oght, waste it wiþ the poudre of affodille or wiþ
vnguentum Egipciacum. If al be wasted, sownde it in þe manere
of oþere vlceres.

The sixte entencioun is fulfilled wiþ a bonde of bristill or of
hors heres in streynynge fro day to day þe bonde, anoþer til þe
growynge out were dryed, in helpynge þe bonde wiþ some corosyf
and in staunchynge þe akþe wiþ þe whyte [f. 37ᵛᵃ] of an ey and wiþ
oyle, wiþ populeoun, or wiþ some staunchynge medecyne. And
after þat it falle of, cure it in þe forsaide manere.

Þe firste chapitle, of sephiros or of slirosis or of skirrus and of melancolik apostemes.

IT is now tyme forsoþe to passe to anoþer kynde of swellyng, þat
is to say, gendred of a melancolik humour, hauynge double
difference, þe verray and þe vnverray, as oþer aforseide: the verray
aposteme forsoþe, the whiche is made of natural melancolye, þe
whiche is no þing but grete blood, the whiche is founden in þe
blody masse (i. þe lyuer) to norisshe þe melancolik membres; the
vnverray forsoþe, þat is made of an vnnatural melancolye.

Melancoly forsoþe is an humour, colde and drye, gendred of the
grettest partye of þe chyle. And it is double, natural and vnnatural.

3 13° *error; L 3°*   10 partie *?read* parties; L partes   14 for *read*
fro; L ex tunc   18 sownde *read* sowde; L consolidetur   21 Om. *after*
bonde; L ligamen ⌜positum aut ponendo⌝ aliud   22 þe bonde *repeated*
26 **firste** *error; L quintum*

The natural melancolye is þe drastres of good blood and the trowblynesse, grete in substaunce, declynyng in colour to a manere blaknesse, in sauour to sournesse and bitternesse.

The vnnatural melancolye, þe whiche goþ out of þe way fro þis withyn þe termes of his brede, and if it passe ham it is nouȝt melancolye but anoþer humour. þe whiche happeþ foure wyse: oo manere in itself, when it is brent and roteþ and blak colre is made þat is so soure þat, if it be þrowe vppon þe erþe, it boyleþ as vynegre and flees fleen it. In þe secounde maner, when it is made by brennynge of oþer humours, as of brente colre when it is ouer-brent. And it is also so malicious þat it boyleþ and flees fleeþ it. Forsoþe when blood and flewme bene brente, vnnatural melancoly is made by brennynge. Neuerþelatter þise two kyndes ben more meke, as Auicen saiþ. Neuerþelatter Galien and Haly Abbas maken no mencioun but of two firste. In þe þridde wyse, vnnatural is made by congelacioun and by hardnynge, as fro wiþouteforth of flegmon and of natural humours. When þat þai bene vnwisely coled or resolued, þe sotil is [f. 37vb] þan resolued and þe grete is roten and is turned into melancolye. In þe fourþe manere, vnnatural melancoly is made when þat anoþer humour comeþ to it wiþouteforth. Neuerþelatter alle þoo humours maken it swete, outake þe two brent colres.

Of þe whiche þinges it semeþ þat foure apostemes ben gendrede of melancolye: in þe firste, þe verray and certeyne sephiros or þe stille, flegmonyk slirosis, when þere is some felynge wiþoute akþe; in þe secounde, þre apostemes ben made by medlynge of vnnatural melancolye, as sephiros flegmonides, vdymyades and herisipiliades; in þe þridde, þe verray and certeyne skirros is gendred of vnnatural melancolye by congelacioun, to þe whiche þere is noþer felynge ne akþe; in þe fourþe, alle þe kyndes of cancres ben gendred of vnnatural melancoly by brennynge.

Sclirosis or sephiros is þerfore a harde aposteme, pesible, softe and vnakþeful.

Causes The causes of it ben þrefolde, as it is of oþere apostemes, þat is to say, þe firste causes, as is malice of gouernaunce multe-plyeng melancolye and gretenesse of blood. þe antecedent causes beeþ þat same melancolye fastned in þe membre.

15 melancolye ? *om. after* vnnatural; L *melancolia innaturalis*   16 ? *Om. after second* and; L *ex flegmone et* ⸢*apostematibus*⸣ *de humoribus naturalibus*   23–4 *Om., see Commentary*   '36 ? *Om. before* beeþ; L *Antecedentes,* ⸢*humor melancolicus multiplicatus et male a splene attractus et pessime a corpore expulsus. Coniuncte*⸣ *sunt ipsamet melancolia* [*etc.*].

Of tokenes and domes Tokenes and domes ben harde swellynge with sufficient wiþstandynge, and hete in þe myddel, of redenesses and of blakenesses, as is þe coloure of drastes, and many leches clepeþ it wan. And if þe membre haue worþy veynes, ham semen rered vp, as it is seyne in ham þat hauen grete lyueres, as þise ben redde, 14° Terapeucie. And wiþ þat ben tokenes betokenyng melancoly.

Melancolik apostemes apperen ofte tymes smale, and litel and litel þay become grete. And some ben onliche in one membre, and some ben chaunged fro one membre to anoþer. And þai be cleped fermos after Auycen. Moreouer melancolik apostemes ben ofte termyned (i. ended) by resolucioun. Neuerþelatter þai leuen ofte indurate (i. hardnede), and ofte ty[f. 38ra]mes also þay be turned into a cancre.

Of þe cure The curacioun haþ þre þinges: þe firste þing is in þe lyf; þe secounde is in þe mater goynge afore; þe þridde, þe ioynede mater. Þe lyf of ham schal be ordeyned in 6 vnnatural þinges, wiþ a sobre and mesurable dyete declynynge to hete and to moyste. Vse he forsoþe gode metes gendrynge gode humours and gode blood, as is clene soure brede, good wyne and good capouns flesche, gotes flesche and swynes flesche and þe broþes of ham and nameliche of capouns, for capouns broþ reparayleþ al þe nature. Vse þay spynages, letuses and suche oþere þe whiche hauen to clense þe blood.

Eschewe þay alle þinges þat gendren melancolik blood, þe whiche ben noumbred in 3° De Interioribus, as ben netes flesche and of gootes, of asses and of cameles, of foxes, of hares and of houndes and of wylde swyne. And vse he huge fisshes and schelfisshe. Of wortes forsoþe, þe reede cole, and of potages, growel, is þe foulest mete, and branny brede and of wynes, þo þat ben blak and grete, and olde cheses. Eschewe he also fro rosted tostyes, fro fryed metes, fro salted metes, fro soure and scharpe metes as ben garlik, oynouns, piper, mustard and alle þat brennen þe blood. Kepe he hym fro wraþþe and heuynesse and fro ouer moche besynesse and fro ouer moche wakynges, holde his wombe laxe, loue he gladnesse and stilnesse.

Of þe secounde, Auycen commaundeþ þat þe body be mundified

---

2 hete; *L(Br)* calor, *(Ca)* color   5–6 *See Commentary*   8 smale] *brown smear over* -e   15 of þe cure *in left margin*   26 in 3° De Interioribus *underl. red*   28 vse he, *see Commentary*   35 he ?*om. after* holde

(i. clensed) and late blood. And to þat Hebenmesue prayseþ sene, epithyme and polipody, fumyter, lupulus, wodebynde, cassia fistula, myrabolanos indos and lapis lazuli. Diasene, diacatholicon, yera ruffini ben assignede to þat.

Of þe þridde, I holde me wiþ Auycen, þat doþ wisely, for þe mater is of a wily malice þat, if it be vnwisely resolued, it roteþ. And if it be to litel mollified, it is to drede þat it burste oute and turne into a cancre. And þerfore he commaundeþ forsoþe [f. 38ʳᵇ] to make two reuoluciouns: þe firste mollificatyf (i. softnynge), þe secounde resolutyf (i. lousynge). And for þat it were harde to ordeyne þese reuoluciouns by and wiþoute errour, for so moche it is most siker to ordeyne suche helpes þe whiche haued medled vertu, þat is to say, mollificatyf and resolutyf, wiþ a maner of smytynge aȝeyne fro þe bygynnynge.

Auycen forsoþe ordeyned to þat many fourmes; for when þat sclirosi be more proprely gendred of flegmone of herisipila (as it schall be schewed in þe chapitle folowyng), I take Rasis medecyne, in 7° Almansorum (after a maner wiþdrawynge made in þe bygynnynge wiþ esy medecynes), þat is: take of bdellium, of armoniak, of galbanum, euen parties, and breke ham in a morter wiþ oyle of been or of lily mollified (i. made softe). Þan take þe muscilage of femygreke, of lyne seed and of figes of þe same quantite as alle þe forseide þinges ben. And breke ham alle togedre til þai be oned and plastre. To þe same Galien commendeþ hyȝeliche þe rynde of þe roote of mersche malue soden and ibaken and medled wiþ capouns grece.

Neuerþelatter in þe case in þe whiche þe mater schulde be quyttred, procede warly, as it is saide, withoute hetynge and voydynge for drede of incarnacioun in þe flesche. And if it be opened, lay þerto dyaquiloun besily. And if it be indurate and passe into a stone, it is to renne to þe chapitle sewyng.

A chapitle helpynge to þe forsaide, of skirro and of a melancolik aposteme gendrede of an vnnatural melancolie by congelacioun

FOrsoþe when it happeþ þat flegmone is made ouer colde, as it is aforseide, so þat þe mater þerof is congeled, or is so strongly resolued þat þe sotil þing is voyded, a gleymy humour byleueþ in

5–6 *See Commentary*   12 haued ? *read* hauen; L habeant   15–16 *See Commentary*   16 *second* of *read* or; L seu herisipila   23 plastre ? *read* plastred; L emplastrentur   33 ?*Om. after* **congelacioun**; L congelacionem ⌜et induracionem flegmonis⌝

þe membre, and grete, þe whiche makeþ it harde and gendreth skirrym. And of þis it is saide principaly here. It hapneþ sometyme þe lyme [f. 38ᵛᵃ] to be made harde for holdynge of ventosite or of moysture, of þe whiche it is saide in þe wyndy aposteme and in þe watry, and sometyme for priuacioun and drieng of þe mater, of þe whiche it schal be sayde wiþynforth of þe hardnesse of yntes.

Of tokenes and domes Wherof þe tokenes and domes beþ þat is harde and insensible swellynge and somwhat vnakþeful, hauynge noon oþer coloure þan of þe body. Some swellynge forsoþe is insensible wiþinforþe, þat is certeyne and vnable to be heled, ne it is nouȝt lyȝtly heled, in 2° Ad Glauconem. It is harde by dryeng and by wyddrynge; it is not heled, and þat is knowen wel inow. Who so euer forbede it to be dryed, it is nouȝt sone helede, as it schal be saide wiþynforth of lenesse and of fatnesse. When þat heres comen oute oon skirro, þere is none helþe trowed, as Auicen saiþ. Moreouer þat þat is grete and harde, wiþ þe colour of þe body, it is nouȝt heled nor it is neuere chaunged.

Curacioun The cure forsoþe þerof is a comune intencioun, 14° Terapeucie, to voyde al þat is conteynede in the membre wiþoute kynde. þe propre manere forsoþe of voydynge is to clense perfitely þat þat is harde and draweþ nouȝt lousely þerto. If any man forsoþe haue assayed to voyde sodenly wiþ drawynge and wiþ euaporynge farmacyes (i. laxatifs) togedre wiþoute mollifieng medecynes, he is seyne ofte to take bettryng forsoþe in fewe dayes. Neuerþelatter he haþ nouȝt þat, for þat þe remenaunt of þe disposicioun is vnable to be helede, for þat þe sotil is vaporede, and like to a hard cluddre he schal leue.

þerfore forsoþe in harde disposiciouns, none of þe farmacyes þe whiche heten and dreyen strongeliche. It is a token forsoþe þat whiche so euer onlyche in mollifieng may evapoure, þai ben byhouely to þis werk, as hertes marowe and calues grece and gotes grece, and ȝit forsoþe wiþ þise armonyak, galbanum, bdellium, storax liquida and also þe rote of holy hok and [f. 38ᵛᵇ] þe leues of wylde malues, þe whiche, wher so euere þay be founden, seþe ham and stampe ham wiþ gose grece or wiþ capouns grece, for it is ful profitable. Auicen forsoþe forbedeþ salted greces, and he putteþ to þe forsaide þinges mastyk, lapdanum, ysop þe moyste,

---

8 þer ? om. before is   9–13 See Commentary   11 in 2° Ad Glauconem underl. red   20–1 See Commentary   23 i. laxatifs interl. above farmacyes   26–7 See Commentary   28–9 See Commentary

filþe of a baþþe, the donge of an asse, drastes of oyle of lilye, of alknet and of kerua.

And when þat þe aposteme is of strong gretenesse, þere is none excusacioun fro vynegre, but be þere a slei3t in þe puttynge to, for it perseþ strongely and falleþ yn and smyteþ þe synowes. And þerfore Galien in þe skyrotyk þyghe of þilke childe setteþ forþ þe fomentacioun wiþ oyle of sambucis (i. eldre). And afterward he putte to vynegre wiþ armonyak.

In tenons, forsoþe as he saiþ, he made mervayles in stwyng þe place wiþ piretalz stones or wiþ marcasites or wiþ rede molendynes made hote and þrowen in vynegre. Neuerþelatter he setteþ tofore the fomentacioun, and he laide þeron a plastre acordynge þerto. þe whiche schal be expowned when it schal be treted of þe hardenesse þe whiche leueþ after þe restorynge of þe membre in þe chapitle of þe gowte in þe 6 book.

An helpynġe chapitle, of a cancrouse aposteme.

The cancre is euen-voycely parted to two, þat is to saye, þe cancre þat is aposteme (of þe whiche it schal be saide here), and to þe cancre þat is a bocche, it schal be saide wiþynforth.

The apostemede þerfore is an hard swellynge, rounde, ful of veynes, dunne and swiftely brennynge, vnquyete, hote and ful of akþe. Wherof, in De Tumoribus preter Naturam: when þat a blak and bytinge colre comeþ in þe flesche abydynge, it freteþ the skynne and a bocche is made, more mesurable forsoþe þan þat þat is made cancre wiþoute bocche. It bygynneþ ful ofte dulliche, after þe quantite of a cycer or of a bene, so þat vnneþe it is knowen, to þe maner of smale plantes. Afterward it is eched [f. 39ra] in so moche þat it hydeþ nou3t þe childe, 14° Terapeucie.

Of tokenes and domes Tokenes and domes beþ þat it haþ an hard substaunce and lyvyde (i. wanne) and derke colour and veynes arered vp in þe compasse in þe manere of crabbes feete, wiþ akþe and with strong hete. The cancre of all his kynde is a venemouse sekenesse. The cancre happeþ ofte tymes in þe tetes and in glandulouse places, and nameliche in wommen when þei haue noght here floures and in men in þe whiche þe emoroydes haue failled. The cancre is a particuler lepre, for brente melancolye fastned in a

---

7 *Illegible abbrev. or symbol, prob. by different hand, interl. above* fomentacioun sambucis] -c *with loop ending in downstroke* 20 cancre ? *om. after* apostemede 22–5 *See Commentary* 28 *See Commentary*

particle (i. membre) makeþ þe cancre, or spredde abrood into veynes makeþ þe lepre by al þe body, in 2° Ad Glauconem.

The confermede cancre is nouȝt cured but if it be drawen vp by þe rootes. And þerfore an vlcerate cancre is ofte made of a cancre þat is nouȝt vlcerate, þe whiche neuerþelatter is þe werste. To þat Ypocras saiþ, 6ᵗᵒ Amphorismorum: In whom so euer hydde cancres ben made, it is bettre nouȝt to hele ham þan to hele ham. Þoo forsoþe þat ben heled perisshen sonest, and þoo forsoþe þat ben nouȝt heled leuen longe tyme.

Curacioun The cure of þe cancre nouȝt vlcerate haþ þre intenciouns: þe firste ordeyneþ þe lyf, þe secounde eueneþ þe mater goynge afore, but þe þridde treteþ þe place particulerly.

The firste entencioun is fulfilled wiþ þe gouernaunce aforseide in sclirosi or in sephiros, and propirly when þat þoo þat colen and moysten and gendren sauf mater ben putte in here metes, as water of barly and smale fisches and softe ȝolkes of eyren and soche þinges as be like to ham. And when þere is hete, þan ȝif ham gotes mylk fro þe whiche buttre is drawen and of wortes vnto þe goourde.

The secounde intencioun is fulfilled wiþ purgynge medecynes aforsaide. Neuerþelatter epithimum in þis haþ þe prise, of þe whiche ʒ iiii ben [f. 39ʳᵇ] graunted of Galien wiþ gotes whey euery þridde day. And Auycen graunteþ yeram ellebori. In þe cancre, Galien in 2° Ad Glauconem saiþ it is noght vnacordynge þat he be defended to late blood. Ne he schall nouȝt abstene hym fro þise euacuaciouns, after Haly Abbas, when he haþ voyded hym ones or twyes, but doo þat so mykel til þat all þe humour be altogedre voyded.

But þe þridde entencioun is fulfilled wiþ esye medecynes and nouȝt wiþ bytynge, hauynge a medled vertue of wiþstondynge and euapourynge. Forsoþe a grete mater is vnobeyeng and euel-þewed, and þerfore it sufficeþ, after Auicen, þat it be neuere a dele heled, but defended þat it wexe no more or þat it be not vlcered (i. bocched).

And Galien in 2° Ad Glauconem prayseþ þerto þe iuse of morel, and he putteþ þerwiþ ponfiliginem (i. tutye). Wherfore Thederik ordeynede vnguentum diaponfoligos, þat is: Take of oyle of rose, of white waxe ʒ iiii, of wasshen ceruse ʒ ii, of brent lede waschen,

---

1–2 *See Commentary*   2 in 2° Ad Glauconem *underl. red*   19 is fulfilled *repeated*   23–4 *See Commentary*   37 *? Om. after* waxe; L(Ca) cere albe ⌜ana ʒ vᵉ succi granorum rubeorum morelle siue solatri ana⌝ ʒ iiii

of tutye ana ʒ i, of thus (i. ensence) ʒ sem., and be an oynement made. To þe same, Galien saiþ in primo Miamour: Take poudre litarge and ceruse with oyle rosate and bete ham in leden morter wiþ a pestel of þe same in þe sonne til þay taken þe coloure of lede. Be an oynement made, as it schal be saide in 6to, de tyne. Forsoþe how moche þat þe vertu of lede is worth in cancrouse disposiciouns he wote þat is kunnynge, þe whiche redeþ ix De Simplicibus Medicinis. Auycen preyseþ for þe same disposicioun an emplastre made of flode crabbes and properly wiþ marcasite.

Auicen forsoþe commaundeþ to kytte vp by þe roote smale cancres in places in þe whiche þai may be taken. And he bedeþ to þriste out þe blood on euery side and after cauteryse (i. brenne) it. And þogh Galien schewe þat, neuerþelatter I leue of wiþ þe forsaide gouernaunce for drede of grete bledynge and for turnynge to vlceracioun and [f. 39va] for sclaundres þe whiche I haue seyne. The fulfillynge forsoþe of þis werk I schal trete in þe comune cancre vlcerate, wiþ Goddes leue.

The secounde doctrine is of apostemes, of exitures and of pustles as þai ben in compounede membres, and it haþ 8 chapitles.

The first chapitle, of ham þe whiche ben in þe heuede.

SOche þinges, forsoþe, as it is aforesaide, some ben sanynges of passions. The secounde kynde, þai ben forsoþe altrede (i. turnede oute of kynde) nyghe þe natures of þe suffryng membres organykes.

There ben forsoþe foure þinges of þe whiche þe schewynges ben taken, þat is to say, of þe complexioun of ham and of þe composicioun (i. makynge), of þe vertue and of þe plasmacioun (i. schap). Of þe complexioun forsoþe, for þat hote apostemes nedeþ hotter helpes and dryer helpes, and so of oþer. After þat forsoþe, more flesshy men schal nede more schortly to be dreyed. And þoo forsoþe þat ben nouȝt fleschy, it sufficeþ þat here nature be kepte. As þe sekenesse forsoþe scheweþ þe contrarie to þe cure, so doþ þe particle (i. membre) also, 5° Terapeucie. The composicioun forsoþe techeþ by whiche and how it byhoueþ to voyde. þenne bodyes forsoþe ben to be leched in one manere, and þicke bodyes

---

2 poudre ? read poudred; L puluerizatum 22–5 See Commentary
30 ? Om. before dryer; L calida calidioribus indigent auxiliis et ⌜sicciora⌝ siccioribus
33–4 See Commentary 34 5° Terapeucie underl. red

in anoþer manere. The dressynge of scharpe and of esy farmacies is hadde forsoþe of þe vertue, for sensible membres, as þe ey3e, schal noght susteyne scharpe ne harde farmacyes, and insensible membres as þe brayne panne ben nou3t hurte of ham. Plasmacioun and stede in þe depenesse and in brerde or ouermeste varyen also þe medicynes.

And so it semeþ how þat helynges ben altrede after organykez membres. And nou3t lesse forsoþe after þe propirtees of ham, as ben testudines in þe hede, obtalmie in þe ey3en, squynancyes in þe nekke and many oþer passiouns after þe membres, of þe whiche it schal be saide wiþynneforth.

Of [f. 39ᵛᵇ] **apostemes of þe hede** Hote apostemes and colde, quyttry, knotty, glandulose and watry fallen in þe hede. The causes and tokenes of þe whiche ben hadde of þe þinges abouesaide. The domes forsoþe ben þat soche apostemes ben to be dowted for commyssures and for neyghenesse to þe brayne, as it is saide in þe Anothomye. Testudo and glandula or talpa þe whiche cleueþ to þe brayne panne and haþ fouled it (after Rogeryn), it is bettre to leue it þan to hele it wiþ trepanis, as he techeþ. And I, as Lamfrank, haue seyne a man þe whiche hadde talpam vlcerat aboue þe former partye of his hede wiþ corupcioun of þe bone in so mykel þat þe mouynge of þe pannycles were aspyed as þogh þe place were vncouered, to whom I counseillede an hydynge gouernaunce ant it wente a3en.

The special cure of apostemes of þe hede The cure of hote apostemes and of colde in þe potte of þe hede dyuerseþ noght fro þe comune cure abouesaide but in þre þinges: In the firste, þat lyf of alle þe passiouns of þe hede, be alle fumouse and vaporouse metes forbeden.

In þe secounde, þat in voydynge of þe mater goynge afore, to hote materes ben appropred electuarium de succo rosarum and pillule mirabolanorum and of fumyter. To colde materes, yera and pillule cochie and pillule auree.

In þe þridde, aboute þe place and þe ioynede mater, als mykel as is in þe pot of þe hede, þre preceptes ben appropred: Firste, þat in þe bygynnynge of soche apostemes, propre and strong repercussyues schal nou3t be layde to ham for neyghenesse of þe principal membre. Oyle of rose forsoþe sufficeþ, and soche as refreynen,

---

3 and *repeated* ⌜*in*⌝ *vita*   19 trepanis] crepanis   27 *Om. before* lyf; L *quod*

in a large manere cleped repercussyues. In þe secounde, þat when þay be quyttrede, be nouȝt tarienge abyden þat þe quyttre defoule not þe brayne panne. In þe þridde, þat when þe aposteme is grete, þat it may [f. 40ra] be clensed þe bettre, þe openynge schal be made after þe triangle to þe schap of a cyfre of 7, whos corner be toward þe ouer partye.

Knottes forsoþe and glandules schal be cured as it is saide aboue.

Curacioun of þe water in þe hedes of children The water in þe hedes of children schall be dryed, after William de Saliceto and after his sutour Lamfrank, in dissoluynge wiþ oyle of camomyl or of annyce incorporede wiþ sulphur. And if it be nede, be two or þre cauteryes made fro þe forhede til þay come byhynde, by þe whiche be þe water voyded litel and litel. And after Auycen, put þeron wolle or towhe dipped in warme oyle or in wyne and þriste oute.

The 2 chapitle, of apostemes of the face and of his membres.

HOte apostemes and colde, quyttry and vnquyttry, knottes and glandules in þe face ben noȝt varyed fro þe comune cure of oþer, but þat þe kyttynges schal nouȝt be made after þe wryncles as in oþer membres, for þe brawnes folowen noght þe wryncles, and nameliche in þe forhede, but after þe lengþe of þe body.

Of obtalmia and of apostemes, of pustles, of exitures and of quyttre aȝeyn the corner of þe eyȝe, and of akþe of the eyȝen Obtalmya is a propre aposteme of þe eyȝen wherof, in primo De Egritudine et Sinthomate, it is cleped flegmon of þe coniunctyf. And it is þe passioun of þilke coniunctyf by itself; forsoþe, after accident, it is a sekenesse of þe eyȝe, as þe text saiþ. And so wille alle men þat obtalmye be aposteme of þe coniunctyf. Whiche þinges þat þe pustles bothorales beþ and the quyttre aȝeyne þe corner of þe eyȝe, it is schewed of þe forsaide þinges.

Of causes The causes forsoþe of obtalmya ben nouȝt varied fro causes of oþer apostemes, vnyuersalez and particulers, but in als mykel þat rewme is more dyryuyed (i. sent) fro þe hede in obtalmya þan in apostemes of oþer membres. In [f. 40rb] þe firste causes, forsoþe, scharpenesse of þinges þat fallen in þe eyȝe ycchen in the generacioun of obtalmya, as smeke, poudre, wynde and þe sonne,

---

2 ?Om. after tarienge; L mora ⌜in aperiendo⌝ Commentary 23 **corner** error; L corneam corneam 21 Om. after body, see 30 **corner** error; L(Ca)

and most when þat þay mete a fulle body. Þan, after Auycen, it is chaunged swyftly into an open aposteme, as þe feueres effymere ben chaungede into feueres.

Þere ben forsoþe after þat two manere of obtalmyes: Some for-
5 soþe is smalle, nouȝt passynge þe terme, but it is onliche redenesse with moystenesse. And some is grete, passynge þe terme in gretenesse, in þe whiche whytenesse couereþ þe pupille (i. þe blak of þe eyȝe). Neuerþelatter Iesus, Halyes sone, haþ assignede þre maneres, for he cleped þat þe myddel obtalmya þe whiche moveþ
10 þe inward cause.

Tokenes and domes The comune tokenes of obtalmya, after Iesus, sewen þe accidentes of oþer apostemes, as inflacioun (i. bolnynge), akþe, hardenesse, hete and redenesse, fillynge of þe veynes and flood of moystures.

15 Propre tokenes forsoþe bytokenynge þe materes ben taken of Alchoatim and of Azarym Galaf and of Albucasi. For of blood, þe tokenes ben redenesse and hete of þe eyȝe, inflacioun of þe temples and of þe parties lyeng þerto, inflacioun and gretenesse of þe veynes of þe coniunctyf, and of blerednesse of þe eyȝe liddes and
20 multitude of teres, stracchynge and heuynesse in all þe body and moste in þe hede, and oþer tokenes of blood.

Tokenes of þe cause of colre ben akþe and strong hete, and scharpe, and fresche redenesse in þe eyȝe and in þe parties lienge þerto, multitude of teres wiþ scharpenesse and wiþ litel blerednesse.
25 And he feleþ withyn his eyȝe a prycchynge and bitynge as þogh þe grauel were in it, and þe tokenes of colre ben schewed in þe body.

The tokenes of þe cause of flewme ben many: inflacioun (i. bolnynge) wiþ litel redenesse, wiþ hete and wiþ akþe, with grete plente of teres wiþoute scharpnesse, heuynesse in þe body,
30 and oþer tokenes [f. 40ᵛᵃ] of flewme.

Tokenes of þe cause of melancoly ben litel of redenesse and of swellynge and of moysture, wiþ oþer tokenes of melancoly.

Obtalmya haþ 4 tymes, riȝt as oþer apostemes: þe bygynnynge, þe encresynge, þe standynge and þe declinacioun. The tokenes of
35 þe bygynnynge ben þe schrewed accidentes aforsaide, litel, bygynnynge. Forsoþe when þat þai ben encresed, teres and humoures renne oute boþe at þe nose þirles and at þe eyȝen; þan þe encresynge is schewed, after Iesus. And when þere is grete wodenesse and some litel slakynge bygynneþ, þat is the stondynge. When þat þe

2 *?Om. before* feueres; *L in* ⌜alias⌝ febres   16 Azarym; *L Azaram*

flux forsoþe is done away notably and þe muscillages ben fewe and þicke and þe ey3e liddes be ioyned togedre, þan is þe declynacioun. The coniunccioun, as Iesus saiþ, is of þe more tokenes of maturacioun.

Domes of clerenesse ben þise: swifte clerenesse, wiþ heuynesse 5 and wiþ good maturacioun and wiþ euenesse and wiþ whitenesse. And þat þat is sone departed and resolued is loueable. Þe contrarie forsoþe, and grauelouse, is euel.

The cheef obtalmya is declared by greef and by hede akþe. And if þere come to redenesse and hetynge and akþe and betynge aboute 10 þe forhede and þe temples with strecchynge and wiþ fillynge of veynes and wiþ bolnynge, it is tokened þat it comeþ for an outwarde vayle. And when þe forsaide þinges come nou3t, and contynue flux comeþ and fnesynge and ycchynge in þe nose and in the roof of þe mowth, it comeþ for an ynward vayle. And if it be of þe 15 stomak, it is wiþ wamelynge and wiþ vomyte (i. spewynge) and wiþ trowblynge of þe stomak.

Scharpe akþes of ey3en ben grevous. Galien saiþ in 4to Miamur þat none accident greueþ so meche þe seke men as akþe, for some men had leuer to dye þan [f. 40vb] to suffre akþe al a day. And 20 þerfore akeþ and peyne ben to be staunched wiþ most diligence when þat þay be ioynede wiþ sekenesse of þe ey3en, as it schall be saide wyþynforth. Akþes forsoþe in þe ey3en schewen bytynge of þe mater or multitude þerof or a vaporouse wynde, in 13° Terapeucie. 25

When þat a feuer is strengþed in obtalmya, it scheweþ afore grete occasioun. Ouer þat if þe remedyes in obtalmya helpe nou3t and it abyde stille in þe ey3e, þou schalt wete þat rewme descendeþ to the ey3e, or þat þe mater is holden wiþyn þe tunycles, or scabbe is in þe eye liddes, þe whiche contynuen obtalmya. Moreouer þou 30 schalt wete þat kyndes of obtalmyes hauen peryodos (i. termes assignede by kynde) and paroxismos (i. laboures of þe sekenesse) sewen þe proporcioun of þe materes of þe whiche þai ben made, in 2° De Differenciis Febrium, and þe longest of þo termes is drawen alonge vntil 7 dayes, as Iesus saiþ. 35

Ouer þou schalt wete þat obtalmya is a contagiouse sekenesse, and it passiþ gladliche fro þat one ey3e to þat oþer. It is a good

5 *See Commentary* 18 in 4to Miamur *underl. red* 21 akeþ; L(O) *dolor* 24–5 in 13° Terapeucie *underl. red* 33 sewen; L *sequentes*

token when he þat haþ obtalmia in his ey3e is taken wiþ a diarye (i. a symple flux of þe wombe). Obtalmya, after Gordonum, is nou3t to be despised, for if it be euel heled, it leueþ euel relikes, as burstynge of þe appel of þe ey3e and teres and noyefull webbes.

5 **Curacioun** The cure of þe more and of þe lasse obtalmya ben nou3t varied or sondred but after þe more and þe lesse ouer þe comune curacioun of apostemes of oþer membres, is specefied in foure þinges: the firste is in þe lyf, þe secounde in þe mater goynge afore, þe þridde in þe ioynede mater, but þe fourþe is in
10 þe amendynge of þe accidentes.

In þe firste is specefied of þe lyf, þat þe mete and drinke be made litel, and moste [f. 41ra] late at euen, in eschewynge vaporouse metes, in chesynge of ham þe metes of litel and norisshynge metes, in leuynge flesshes and wyne, proprely in þe bygynnynge and in
15 an hote mater and in strong akþe. And aboue his mete take he somwhat of coriandre or of quynces to restreyne þe smekes þat þai schal not stye vp to þe hede. And stande he in a derk place, and halde he afore hym blak cloþes, grene and blewe. Flee he clerenesse and schynynge, smeke, powdre and wynde, gendrynge, wraþþe.
20 Lye he nou3t vp his face but holde he alway his hede vp. Laxe he his wombe, loue he slepe and pesiblenesse. Greue he is ey3en in no manere, noþer by touchynge ne be byholdynge.

The secounde þing is fulfilled after þe dyuersite of þe mater (as it was saide aboue) in voydynge, in turnynge and in takynge
25 atwynne þe mater (as it was saide aboue) and þe rewme, and in staunchynge þe hede akþe wiþ blode laste and wiþ voydinge wiþ laxatyf medecynes appropred in þe hede (as it is aforeseide) and wiþ scharpe clisteries and wiþ peyneful rubbynges and byndynges after þe extremytees (i. the vttermeste partyes) and wiþ ventosynges
30 and wiþ cetonies or wiþ cauteries vppon þe schuldres and in þe necke and wiþ plastrynges on þe heed, dryeng þe reumatyk mater, made of gromel, of camomylle, of anyse and of suche oþere, and of poyntynge cauteries vppon þe molde of þe hede. And Galien, 13° Terapeucie, comaundeþ, if it be nede to take þe mater þe
35 bettre atwynne, and namely hote mater, to kytte þe temple veynes and þe forhede veynes and to schette ham with a whete corne or

---

5 ben, *see Commentary* 13 *See Commentary* 19 and *?om. before* wraþþe; L *coytum atque iram* 25 as it was saide aboue; *?redundant, see ll. 23–4* 34 13° Terapeucie *underl. red* 36 and þe forhede veynes *repeated*

wiþ a greyne of ensence or of coste or wiþ some corosyf, or to bynde þe arteries in two places in þe manere of a veyne and to kytte it in þe myddel and after to flesche it, and to bynde vppon þe forheed and þe temples [f. 41rb] a plastre restrictyf made of bole armonyak, of ote mele, of galles, of psidia, of acassia, of aloen, of encense and of suche oþer medled wiþ the whites of ayren, and to doo þis so ofte aȝeyne til þe entent be hadde.

The þridde þing (after Hebenmesue) requireþ þe alteracioun and digestioun þerof, and þat is fulfilled with esy repercussyues in þe bygynnynge, and in þe encresynge wiþ a fewe resolutyues putte to þe repercussyues, and in þe standynge wiþ ham euene medled, and in þe declynacioun wiþ clene resolutyues and desiccatyfes. In þe bygynnynge forsoþe, when þat þe mater is hote, lay þerto þoo þinges þe whiche removen and smyten aȝen, as ben water of rose and þe whyte of an ey and purcelane beten and laide þeron, endyue, morelle, þe muscilage of psillium and whyte colerium in þe whiche opium is nouȝt, as Haly Abbas saiþ, 3 Terapeucie, for opium dulleþ and confoundeþ þe sighte but when þat akþe ouercomeþ it. Whose fourme after Galaf is taken out of Damacenes book: Take of wasshen ceruse ʒ viii, of amydoun ʒ iiii, of gumme arabyk, of dragagant ana ʒ ii. And be a collirium made wiþ water of rose. And if he were plastred with þe forsaide þinges wiþ cotoun liȝtliche, withoute peyne, it were good to þe eyȝen.

And after, in þe encresynge, wommanis mylk spedeþ, and muscilage of quynces and of femygreek drawen out wiþ water of rose, and white collirium in þe whiche is sarcocolle. Whos fourme is taken of Rasis: Take of waschen ceruse ʒ viii, of amydoun ʒ iiii, of sarcocol norisshed wiþ asse mylk, of gumme arabyk ana ʒ ii, of opium, ʒ sem. Mak a collirium with raynewater, and for to plastre with þese and wiþ þe ȝolke of an ey is þan spedeful inow.

And I wondre mykel of Bernard de Gordonia, þe whiche saide þat alle wise men accorden þat sarcocol accordeþ nouȝt but in þe declinacioun. And neuerþelatter in it is litel dissolucioun wiþoute bytynge, [f. 41va] þat is necessarie in þe encresynge. And þerwiþ Rasis and Hebenmesue, Alcoatim and Azaram commende it in the encresynge. But happily he trowede for þat Iesus forbede it in powdre in þe bygynnynge þat he hadde forbeden it also in oþer tymes.

14 *See Commentary* 17 3 Terapeucie *misplaced,* ?*insert after* it (*l. 18*)
28 ? *Om. after* arabyk; L *gummi arabici* ⌈*dragaganti*⌉ *ana* 33–4 wiþoute bytynge *on erasure*

In þe standynge forsoþe muscilage of femygrek drawen oute wiþ water of honysokel or wodebynde is layde þerto, or white collerium in þe whiche is climia (i. calamynte), taken out of þe Grete Antitodarye of Galaf: Take of wasshen ceruse viii ȝ, of
5 amydoun iiii ȝ, of calamyn ȝ ii, of gumme arabik, of olibanum ana ȝ i, of opium ȝ sem., and make collirium wiþ water of femygrek.

The citryne collirium (i. oynement for þe eyȝen) and þe rede were made to þe same entente. And to plastre with þe same þing
10 it is profitable, or with þe cromme of brede or wiþ the softnesse of apples soden in rose water.

The rede syef (i. a confeccioun for þe eyȝen) is put of Iesu in þe chapitle of wannesse and of quyttre aȝeyne þe appel of þe eyȝe: Take of newe rede rosen clensed and kytte fro her hedes ȝ, of
15 vertegrece, of flawes of bras ana ȝ ii, of spiconard ȝ ii, of mirre ȝ iiii, of gumme arabik, of cathimia (i. golde vre) wasshen and brent ȝ xiiii, of saffran ȝ vi, of opium ȝ iii. Stampe ham wiþ raynewater and make of ham sief. Þe summe of þise medecynes is saide ix⁰ Terapeucie. Stampe ham with raynewater and make syef.
20 The citrine syef of Alisaundres descripcioun: Take of amydoun ȝ xxi, of syef memythe (i. of wylde celidoyne) ȝ viii, of sarcocol, of dragagant, of gumme arabik ana ȝ iii, of saffran ȝ ii and sem., of mirre ȝ i, of opium ȝ ii. Make it wiþ raynewater.

In þe declinacioun, baþinge and frotynge with þe water of
25 decoccioun (i. seþinge) of roses, of camonyl, of honysokel, of femygreke ben beste. And collirium of tutye and powdres hauen þan place, whose fourmes ben þre. Þe firste is of Mountpilerz: Take of tutye preparate ℥ sem., of cala[f. 41ᵛᵇ]myn preparate ȝ ii, and v clowes, of the honey combe wiþ the hony ℥ i, of whyte
30 wyne ℥ ii, of water of rose quart. i, of campher ȝ i. And make of þise collirium. The secounde fourme is collirium de domo: Take of tutye preparate ℥ i, of aloen cicotrine ℥ sem., of campher ȝ i, of water of rose li. i, of þe iuse of garnates quart. i, and make of þise collirium.
35 The fourme is a powdre þe whiche Maister Arnalde made for Pope Iohan for þe redenesse and moystnesse of eyȝen: Take of tutye preparate ℥ i, of antymonye preparat ℥ sem., of margery

---

3 opium is nouȝt *underd. before* is   14 iii *om. after* ȝ; *L(O)* ȝ *iii*
17–19 *See Commentary*   25 camonyl *read* camomyl   35 secounde *underd. before* fourme; *read* þridde; *L Tercia forma*

perles ℨ ii, of þe floure of rede coral ℨ i and sem., of rawe sylke of þe slogh worme ℨ sem. Make here-of most smalle powdre and kepe it in a brasen box and putte it yn wiþ a poyntel.

And also þe citrine powdre (þe whiche, after Rasis, is gode in þe ende of obtalmya) is made þus: Take of norschid sarcocol ℨ x, syef of wylde celidoyne ℨ iii, of licium, of aloen ana ℨ ii, of saffran ℨ i, of pomys or of mirre ℨ sem., and make þerof poudre.

And if þe mater forsoþe be colde, put þerto in þe bygynnynge syef of spica. Whos fourme is, after Hebenmesue: Take of sarcocolle ℨ v, of spiconard ℨ ii, of roses and of saffran ana ℨ i, of amydoun, of aloen, of gumme arabik, of dragagant ana ℨ i, of opium ℨ sem. Make of þise syef wiþ raynewater. And be þe eyȝe plastred wiþ a plastre of malue leues and of dille soden wiþ wyne. When þe tokenes forsoþe of maturynge apperen, wasche þe eyȝe wiþ þe water of þe coccioun (i. seþinges) of femygrek and of honysokel, and put þeryn the citryne poudre, and plastre with cromes of brede dypped in wyne and þriste oute, and gif hym wyne to drynke. And þan al þe amphorisme schal be ferified, dolores oculorum meri pocio, etc., wasche it wiþ, and blode last or farmacie louseþ it.

Medicynes þat amenden þe accidentes þe whiche comen to þe eyȝe fulfillen þe fifte þing.

[f. 42ra] **Of akþe of the eyȝen** In þe akþe of eyȝen, laye þerto medicynes staunchynge þe prycchynge and þe bitynge, hauynge a litel of dullenesse after þat þe dispocicioun akseþ of fulle and wyndy, soche as ben (after Hebenmesue) þe white of an ey beten wiþ water of popy and þe muscilage of psillium drawen oute wiþ þe same water or wiþ the iuse of þe apples of mandrage or of letuse, and when þat is putte þerto of opium. Neuerþelatter þe dullenesse schal nouȝt be multeplied, for þai tarienge þe stondynge and þe maturynge and wiþ þat þai noyen the sighte, as it is saide. And to þat, collerium album is praysed wiþ opium, whos fourme is saide aboue, so þat ℨ i of opium be putte þerto.

And ȝit Azaram saiþ þis fomentacioun: Take of popy and of planteyne ana two partes, of saffran, of wylde celidoyne, of aloen, of gumme arabik, of acassia ana one parte. Seþe ham wiþ

---

9 Hebenmesue] Henbenmesue, *first* n *underd.*   19 wasche it wiþ, *see Commentary*   21 fifte; *L(Br, O) Quintam, (P) Quartam*   22 *In f.* 41rvb, *lower margin:* Of akþe of þe catchw. *underl.*   28 ? *Om. after* þat; *L(P) quando* ⌈neccessitas occurret,⌉ *ponendum est*   dullenesse, *see Commentary*
29 tarienge *read* tarien; *L* tardant   35 *Blank space for 18–20 letters after* wiþ; *L* coquantur cum ⌈aqua⌉ et administretur; *hic deficit in copia in left margin*

and do it þerto. And þis plastre is gode to þe same, and it is taken oute of xxi[ti] parte of þe Grete Antitodarie of Azaram: Take of saffran, of wylde celidoyne, of licium, of aloen, of acasia ana euen parties. Breke ham, and make þerof an oynement wiþ womanis
5 melk þat norissheþ a mayden childe. þe noye þat comeþ of þe dullynge medecynes is remoued wiþ wasshinge of þe decoccioun of camomylle, of honysokel and of femygrek.

The powdre of Haram, made with þe ryndes of hennes ayren preparate (i. arrayed tofore), þe whiche Iesus appropreþ for to
10 make a seke man slepe, but þat is nouȝt of tutye and of sarcocol and of sugre, þe whiche Boneuente praysede in euery tyme of obtalmia, for it pleseþ me nouȝt, for al powdres wraþþen and greuen þe eyȝen in þe bygynnynge and in stronge akþe, as þilke Iesus is byknowen.

15 Slepe is prouoked wiþ the forsaide dullynge medycynes, namely in puttynge to popye; and putteþ þerto vyolette, nenufar (i. water lilye) and saundres confecte (i. made) and with [f. 42rb] mylk and wiþ þe iuse of henbane and vppon þe former partie of þe hede.

The filþe is remoued in moystinge þe eyȝe liddes wiþ warme
20 water and in wypinge ham wiþ smalle cotowne wrapped vpon a poyntel. And þe vnyuersal doctrines of oþer sekenes of þe eyȝen schal be kept in þe curacioun of obtalmia, þe whiche schal be saide wiþynforth in þe tretyse of þe eyȝen.

Of quyttre aȝeyn þe appil of the eyȝe And if obtalmya be
25 drawen alonge and quyttre is comen aȝenst þe apple of þe eyȝe, hele it wiþ syef made of ensens, þat is profitable to vlcers and to grete quytter, þat Iesus putteþ in capitulo dibellati: Take of ceruse ʒ viii, of opium and sarcocol ana ʒ i, of dragagant, of gumme arabik ana ʒ iiii, of encense ʒ i, and (after Hebenmesue) of
30 armonyak and of saffron ana ℈ i (i. a scruple) and of ham syef wiþ raynewater or wiþ muscilage of femygrek.

And if it be not resoluede (i. lousede) wiþ þise, hele ham wiþ medecynes þat makeþ to swete oute and wiþ consumptyfes. To þe whiche dippynges and towgh ben ȝeuen heliche, and þe colliries
35 þat ben ȝeuen in þe declynacioun and in þe colde obtalmya. And

---

4 ? *Om. after* wiþ; *L cum* ⌈*succo auricule muris et*⌉ *lacte mulieris*   10–12 *See Commentary*   11 *MS.* Iesus appropreþ for to make a seke man slepe *after* whiche; *redundant, see ll. 9–10*   Boneuente] Boneuent, t *with curl; L Beneuenutus*   16 *See Commentary*   17 *second* and *superfl.*   18 *Om. after* and; *L(Ca) et supra proram capitis* ⌈*applicatis*⌉   30 *Om. before second of; L* ⌈*fiat*⌉ *sief*   34 ben ȝeuen, *see Commentary*

þe collirie of myrre is gretely commended in 14⁰ Terapeucie, and alle þat ben ȝeuen in þe curacioun of þe water, as opoponak, euforbium and suche oþere. And bawme is mervaylouse in þat.

And if it may not be resolued (of Iesus conseile and of Alcotim), kytte þe place with a litel spature vpon þe apple bytwene þe pupil (i. þe blak of þe eyȝe) and þe white and drawe oute þe venyme. And Galien, 14⁰ Terapeucie, saiþ þat in his tyme a leche curede þe quyttre of eyȝen aȝenst þe apple in suche a manere: He made þe seke man to sitte downe, and he helde his hede in boþe sides, and he moved hym wiþ a strong mouynge til þat he sawe þilke go downe wiþynforth.

Of bothores and of bleddres It is boden þat þai schal be resolued and matured wiþ þe same þinges. [f. 42ᵛᵃ] And if þay may not be resolued nor drawen out by kyttynge, to make þe eye faire (as it schal be saide wiþynforth of struttynge oute comynge in vlceres of eyȝen), be þai bounden wiþ a þrede. And after þe burstynge oute forsoþe, be þay gouerned by þe cure of vlceres.

Of þe spotte and of þe stappe, the whiche folowen þese, it schal be saide wiþynforth, by Godes grace in þe sixte book. And of þe aposteme of þe lacrimales, it schal be saide in the chapitle of vlceres.

Of apostemes of the eeres Hote apostemes of þe eeres and colde, quyttry and vnquyttri, some ben in þe depenesse of þe eere, and some in þe vttremeste, and some in þe rote of þe eere. And þai hauen causes and tokenes as oþer apostemes, as it was saide aboue in comune apostemes.

Of domes Neuerþelatter þai hauen her owne domes, þat is to saye þat more akþes folwen to ham þan in oþere, and moste to ham þat ben in depenesses toward þe hole of þe herynge.

Stronge akþes of eeres ben perilouse, to þe whiche a feuer foloweþ ful ofte, and ravynge and swowenynge and also deþ. And ȝonge men ben in more perile in suche akþe þan olde men. Wherfore ȝonge men perisshen wiþyn 7 dayes, and vnneþes þei may abide þe clensynge or purgynge. Olde men forsoþe passen ouer, and here apostemes ben purged. And þat is for dyuersite of þe felynge of ham, as it is saide in 13⁰ Pronosticorum.

Curacioun The cure of suche apostemes, as of dispocicioun, is nouȝt varied fro þe comune cure of oþer apostemes, but it is

---

10 ? Om. after þilke; L illud ⌜virus⌝   36 in 13⁰ Pronosticorum underl. red
13⁰ error; L 3   37 as, see Commentary

dyuersed as to þe place and to þe accidentes. For þogh þat apostemes in þe depenesse and in þe ouermest of þe eeres be cured in þe bygynnynge wiþ some esy repercussyues appropred to þe eeres, altrynge and refreynynge þe mater, þoo forsoþe þat ben in þe
5 rotes of þe eres and in the purgynge places of þe brayne, the whiche Galien clepeþ parotidas, þai [f. 42ᵛᵇ] nouȝt be smyȝten aȝeyne in no wyse, ne be refreyned, but wiþ al þi power drawe ham oute, (as it schal be saide wiþynforth, when it schal be treted of þe apostemes vnder þe arme holes and of þe schares), nouȝtwiþstondynge þat
10 Henry doutede in þat. Also for þat akþe ouercomeþ somtyme his cause, it mysturneþ þe ordre of curacioun and inducet nede of dullynge medicynes.

In þe cure þerfore of þise apostemes, þat is to say of þe depenesse and of þe ouermest of þe eeres, foure þinges ben specified: þe
15 firste is of þe lyf, þe secounde in þe mater goynge afore, þe þridde in þe ioynede mater, but þe fourþe is in þe accidentes. The firste and þe secounde ben fulfilled by þe comune chapitles, and after þat þay schal be fulfilled and apropred and specefied in þe hede and in obtalmya.

20 The þridde þing is fulfilled after þe dyuersite of þe mater, for in aposteme of hote matere, lay þerto in þe bygynnynge esye altratyf and colynge medicynes, soche as beþ (after Galien, 3 Meamur), oyle of rose boyled with vynegre vnto þe wastynge of þe vynegre and balles of wylde celydoyne, in þe whiche þer be
25 xii parte of gumme confecte with raynewater dissoluede in wyne. Haly Abbas forsoþe graunteþ þe white collirie dissoluede wiþ mylke. Auicen forsoþe prayseþ womanis mylk by and by vnto þe þridde day. And þan after þe bygynnynge he graunteþ þe muscilage of lyne seed and of femygreke and þe water of yve, of þe whiche
30 he saiþ is ȝeuen in euery houre.

Vaporaciouns ben graunted in þe state, of medled vertues, as is þe decoccioun of roses, of camomille and of honysokel, put to wiþ embrocacioun and wiþ sprenkelynge of oyles declynynge to a manere hete, as is oyle of almaundes. And after þise Galien in 3°
35 Meamur prayseþ basilicon dissoluede with oyle of rose. And if þer be ȝit litel hete, dissolue it wiþ oyle of spyconard. And [f. 43ʳᵃ] Auicen in þis case, when þat þe hete is remysse (i. slacche), he

6 nouȝt be *read* be nouȝt; *L nullo modo repercuciuntur*   11 inducet ?*read* induceth; *L inducit*   21 second in *repeated*   22 altratyf, l *interl. w. caret*
35–6 *See Commentary*   36 dissolue] dissoluede, de *underd.*

comaundeþ to droppe by and by þe grece of a fox chaufed, wiþ a poyntel wrapped in cotoun, or þe grece of a lusarde or of a doke and butter, or þe marye of a calues þigh, of þe whiche Hebenmesue saiþ þat it is experte.

And if it be nouȝt forsoþe an hote aposteme, he commaundeþ to put þerto a compownede medicyne wiþ gotes grece, wiþ hony and wiþ þe iuse of ysope dryed and oyle de baye and oyle of lilye, oyle of narde and of rue and oyle of bawme. And if subfumygacioun were þan made with þe decoccioun of ysope, of maioran, of beteyne, of fenelle and of rewe, it were nouȝt euel.

And if þe apostemes be turned to quyttre, þis medicyne is praysed of Hebenmesue: Take bene mele and barly mele and camomylle, honysokel and Marye malue. Seþe hem wiþ water and wiþ oyle of camomille, and make þerof a plastre and vse it.

And if an aposteme be wiþoute þe ere, for þat is but of litel drede, after Auicen, þe forsaide plastre sufficeþ. In a bothorye forsoþe þe whiche is made in þe ere, þe decoccioun of whete and of fyges sufficeþ. Hele þe quyttre of þe eere with wyne and wiþ hony and wiþ some cure of an vlcere.

Þe fourþe entencioun forsoþe is fulfilled after þe accidentes. The akþe forsoþe (þat is þe propre accident of þis apostemes) is staunched after þe mater of the whiche it is made. If it be of hote cause, Galien in 3° Meamur prayseþ balles made of opium and of castor and of swete wyne, dissolued in þe same wyne warmed. And ȝette it into þe ere softely wiþ softe wolle. And after þat þou hast wel froted it, late it reste a litel and wasche it wiþouteforth in þe mowþe, and putte it þerto hote in al þe eere. And if nede eftsones to fomente (i. frote) it, fomente it aȝeyne. And be war als mykel as it is possible þat þou touche nouȝt þe hole ne greue it [f. 43ʳᵇ] noght.

Auycen forsoþe prayseþ to þat akþe: oyle of rose warmede, or oyle of violettes, or þe white of an ey with camphere (soþely he saiþ oyle of violet to be more staunchynge þan oyle of rose for þe mollificacioun þat is in it), and womanis mylk wiþ water of morell and wiþ oyle of rose or of almaundes, in þe whiche erþe wormes ben boylede, or suche as ben founden vnder blokkes or vnder stones, rownde, wiþ many fete, and oyle of gourde seed and oyle of

---

8 of rue and *on erasure*   23 in 3° Meamur *underl. red*   26 wasche, *see Commentary*   27 nede, *see Commentary*   28 i. frote *interl. above* fomente

nenufare, of popye and of wilowh, put in warme and laide to wiþoute with wolle. And Gloriouse Auenzoar comaundeþ to putte þerto oyle of þe ȝolkes of eyren, for (as he saiþ) it remoueþ þe akþe anone and it hasteþ þe goynge oute of þe quyttre.

And if it be forsoþe of a fumouse or of an humour þat haþ no passynge oute, medle the þinges aforsaide wiþ some of þe openynge farmacies, as is (after Galien, vbi supra) saundeuer and eyþer elebor and eyþer astrologie and rewe and centorye and þe roote of wylde gourde and þe rote of brionie and hous leke and coste, canell and quybibes. And þerfore, as he saiþ, he wrote many samples of laxatyf medicynes, þat scarsete of hem ben noght hadde, for þai ben noght alle founden in euery contre, but a certeyne in certeyne contrees.

Auycen forsoþe prayseþ calefactories wiþ a ventouse ful of hote water and wiþ gromel and salt and wiþ warmede cloþes. And Hebenmesue prayseþ a vaporacioun made of embrocacioun with þe decoccioun of camomylle, of honysokel, of dille, of femygreke, of rede coolez, of maioran, of peritorye.

And, as Auycen saiþ, hym byhoueþ to vse noght narcotyke (i. dullynge) medecynes til þat swownynge be drad, and propirly when þe humours ben colde, for þat noyeth ham full mykell. And if þere come noye of þe vse [f. 43va] of narcotykes, ȝif hym þerafter onliche castoreum.

Glandules and scrophules, þe whiche ben ful ofte gendred in þise places, ben cured as it was saide aboue.

The apostemes of þe emynctorie (i. purgyng place) of þe brayne schal be saide with þe emynctorie of þe herte. Neuerþelatter be ware in þe kyttynge, of grete and of huge veynes and arteries þe whiche ben þere, of þe kyttynge of þe whiche þere ben many periles. And be ware of þe reuersif synowe, þe whiche is þere, for by þe kyttynge of it þe voyce is lost.

Of oþer passiouns forsoþe þe whiche comen in þe face, it schal be saide wiþynneforth. For þogh þat polipus of þe nose þirles and noli me tangere and alcola fro þe bygynnynge ben apostemes or pustles, for þat þai be sone made vlcers, þai schal be putte wiþ ham. Apostemes of þe mowþe ben treted as þe squynancy, of þe whiche it schal be saide anone.

---

5 fumouse, *see Commentary*
14 calefactories] i *interl. w. caret* emynctorie
9 þe *repeated*   brionie] brioñ
26 i. purgyng place *interl. above*

The 3 chapitle, of apostemes of the nekke and of þe bakke.

Apostemes of þe nekke ben twofolde: some ben in the vttre membres conteynynge, and some ben conteyned in þe ynner membres. The firste apostemes taken name of þe kynde, and þai ben cleped sympliche apostemes, bocia, glandules or pustles, þe 5 whiche ben cured as oþer comune apostemes. The secounde apostemes forsoþe hauen her propre name, for þay ben cleped squynancies and þay hauen a proper manere of curynge.

First, of þe squynancie, a notificacioun The squynancie þerfore is aposteme of þe þrote and of þe parties þerof, lettynge 10 þe way of þe ayre and of þe mete. Whos spices after sondry places Auycen assigneþ foure, in folowynge þe sentence of Galien in 4to libro Interiorum: One is when þe aposteme is in þe vttre lacertes (i. brawnes) so þat it be an aposteme apperinge [f. 43vb] onliche wiþouteforth in conteynynge membres. þe secounde spice is 15 when it is in þe vttre lacertes toward þe spondiles so þat þe aposteme appere onliche wiþynne toward þe chekes and þe parties vnder þe cheke bone when þat þe tonge is þirstede. The þridde spice is when it is in þe ynner lacertes of þe wesant. And þan it appereþ to þe felynge, but it is openly schewed to þe resoun by 20 more offence of þe swolowyng and of breþinge. þe fourþe spice is when it is in þe ynner lacertes of þe þropul. And þan also it appereþ noght to þe felynge but to þe resoun, þe whiche hurteþ more þe breþinge þan þe swolowynge.

Galien assigneþ anoþer kynde in 4to Interiorum, þe whiche is 25 cleped strumosa, þe whiche is made for þe dissolucioun of þe firste or of þe secounde spondyle of þe nekke, of þe whiche a speche schal be made wiþynneforth in þe dislocaciouns (i. vnioyntynges).

Causes The causes of þe squynancie beþ as of oþer apostemes, vnyuersales and particulers. þai ben made forsoþe ofte tymes by 30 way of dyriuacioun, and þay hauen hote maters and colde, as it was saide in þe comune speche of apostemes.

Tokenes and domes As to þe tokenes and domes, þai beeþ as of oþer apostemes. And as to þe place forsoþe, after Galien vbi supra, alle þe spices worchen a manere difficulte after breþinge 35 and swelowynge. And þai ben constreynede to stande vpriȝt and to schoue out her tonge, and þe drynke gooþ ofte vp to þe nose

20 *Om. after* appereþ; *L* ⌜*non*⌝ *apparet sensui*   21 and ?*read* þan; *L(Ca) quam*   26 dissolucioun *error;* *L(Ca) dislocacionem*   33-4 *See Commentary*

þirles. Auycen addeþ goynge outward of þe ey3en and disese of
þe tonge and a token of speche by þe nose þirles.
    Euel tokenes and dredeful in þe squynancie ben strong disnia
(i. straytenesse of breþe), grete disese of swolowynge, drawynge
togedre of þe nekke, schouynge out of þe tonge, and of froþþe or
fome in [f. 44ra] þe manere of a wery hors, euel coloure in þe tonge,
in þe lippes, and in þe ey3en and also coldnesse of þe extremytees,
colde swote and defaute of þe herte. Gode tokenes forsoþe ben
slepe, reste, pesiblenesse and elieuacioun of akþe, of breþynge and
of swolowynge and priuacioun of euel tokenes.
    The squynancie is a schort sekenesse and perilouse. And after
Ypocras in 3° Pronosticorum, þat is þe werste squynancy and
tittest sleyng þe whiche appereþ nou3t wiþynne yn þe throte ne
wiþoute and þat is wiþ most scharpe akþe in þe spirit ottomyk.
This spice forsoþe strangleþ in þe firste day or in þe secounde or
in þe þridde or in þe fourþe. That oþer spice þerof is euel when it
appereþ wiþynne in þe þrote and nou3t wiþoute, and þat is slower
sleynge þan þe firste. The þridde, þe whiche appereþ wiþyn and
withoute, is lenger þan þe firste two. The fourþe spice forsoþe, þe
whiche scheweþ algates outewarde, is sikerer þan þe oþer. The
squynancie þe whiche is nou3t chaunged ne þe paciente spitteþ
oute no filþe and þe akþe fordooþ þe reste and it goo sodeynly
away, it byhoteþ deth or comynge a3en of þe trauaile.
    Also it is saide in 5to Amphorismorum: In whom so euere þe
squynancie is turnede to þe longe, þai deien in 7 daies. If þise passe
forsoþe, þai ben made spittynge quytter. And þerfore it is saide,
6to Amphorismorum: In þe squynancie it is good þe aposteme to
goo outward and to leue þe ynner membres.
    Moreouer, after Auicen, euery stranglynge aposteme, oþer it is
resolued (i. loosed), oþer it is chaunged, oþer it makeþ gaderinge,
or it sleeþ. The tokenes of resolucioun ben þe gode tokenes now
saide. The tokenes of chaungynge beþ sodeyn vnswellynge wiþ
noyenge of anoþer membre. Tokenes of colleccioun (i. gadring
togedre) ben li3tnesse and drawynge alonge by3onde þe fourþe day.
Tokenes of deþ beþ þe venymouse tokenes aforseide. Ouermore
þe cretik squy[f. 44rb]nancie is suspecte, for (after Auicen) crisis
wiþ apostemes biforestoppynge wiþoute doute is maliciouse.

    13 nou3t, *see Commentary*   23 trauaile] -le *over brown stain*   24 whom]
w- *over brown stain*   37 *Blank space for 11–13 letters at end of line;
? rubr. heading om.;* L(*Ca*) *Curacio*

The cure of þe squynancie acordeþ with þe cure of comune apostemes in diete and in wiþdrawynge of þe mater and in layeng to of repercussyues in þe bygynninge, and of resoluynge medecynes and of maturynge in þe ende, and of medled medecynes in þe myddel. Neuerþelatter it dyuerseþ in þise, for þe repercussyues ben nouȝt laide to wiþouteforth, but wiþynneforth. And þerwiþ also þe voydinges and twynnynges schal be made withoute eny manere delaye.

The resoun perfore of suche apostemes is specefied in foure þinges: þe firste in þe lyf, þe secounde in þe mater goynge afore, þe þridde in þe ioynede mater, þe fourþe in þe accidentes.

The firste is fulfilled þat, byȝonde þe comune diete abouesaide, þat Hebenmesue wille þat þai be contente in þe bygynnynge with ydromel and water of sugre. Than after procede þai to water of hulede ote mel and of barly (þai quenche forsoþe þe þirste, þe scharpenesse and þe swellynge), and after to þe iuse of cyceres wiþ water of barly, and after gre by gre to the suppynges made of bene mele and of amylum and of þe colature of branne wiþ hony. After þat come þai to þe softe ȝolkes of airen and to chekenes and suche oþere. And in no manere fille þay ham noȝt, and be here wombe alway laxe. Be here sleep mesured, for in multitude of slepe sodeyne stranglynge is dradde. Wherfore it byhoueþ þat he slepe but litel, and be he ofte stered.

The secounde is fulfilled by commune euacuaciouns and dyuersiouns, with blode lastes and wiþ medecynes laxatyfes after þe mater synnynge and wiþ scharpe clisteries and stronge frotynges hasteliche imade, for þe sekenesse ȝeueþ not avisementes for wirchynge of þe membre.

First þerfore be þe frotynges and byndinges of þe extremytees made and anone þe clisteries, and after anone þerwiþ be [f. 44ᵛᵃ] blode last made of þe veynes sophenis, and after, if þe vertu may suffre, of þe armes, and afterwarde on þe same day of the veynes vnder þe tonge. And if he were possible to swolowe, ȝif hym on þe morne, wiþ hote mater, diaprunus or diachatholicon scharpede wiþ electuarium de succo rosarum. And in a colde mater, ȝyf hym yera pigra or pillule cochie or of agarico. And be þe rewme sondred wiþ mylio and wiþ salt brente, and be it laide on þe hede, or wiþ doufe donge. And ȝif hym to likke diapapauer, or be pillule storatiue holden vnder his tonge.

    9 resoun *error; L curacio*   33 he ?*read* it

After Galien, 6to Miamur, repercussyues in þe bygynnynge wiþynforth and lenyficatifes wiþoute fulfillen þe þridde þing, þat þe mater be nouȝt fastned wiþyn þe þrote, and resolutifes in þe ende and medled (as it is aforesaide) in þe myddes. But noght eueryche (for nouȝt vitriole, as he saiþ, for it were noyeful if it descendede to þe loweste) but certeyne and propred medecynes to þe nature of þe membre: as, he grauntep in þe bygynnynge dianucum, in þe whiche þe vertue of roses, of balaustia, of myrtilles, of birche, of brere, of galles, of sumak, of wylde celidoyne and of suche oþer stiptik medecynes be stopped. In þe encresynge, diamoron, in þe whiche þe vertu of mirre, of saffran and of soche oþere. In þe ende forsoþe, diarundinem, in þe whiche þe virtue of fatte drye figes, of calamynte, of puliol real, of ysope, of saueray and (furþermore, if nede be) of sulphre and of glasse be stopped, and properly soche þinges, as is swalowe donge, of houndes and of wolfes and of children þe whiche ben norsched wiþ benes of Egipt, and as beþ herynge hedes and hedes of salt fisshe and þe herbe þat is cleped morsus diaboli (i. þe deueles bitte).

Diamoroun is made þus: Take of þe iuse of eyþer molberies sexe partes, of hony one parte; seþe ham to þe þiknesse of hony. Dianucum is made þus: Take of þe iuse of þe barke of note trees fyue parties, of hony one parte; [f. 44vb] seþe ham vnto þe þiknesse of hony. And þise ben her symple composiciouns þe whiche ȝeuen medecyne to wommen and to children and to feble men. Galien saiþ: I forsoþe, ladde by resoun, haue founden dianucum best, in þe bygynnynge of flegmones medled togedre wiþ some of þe stiptik medecynes aforsaide, encresynge ham wiþ saffran and wiþ myrre, in standyng forsoþe wiþ þe forsaide medecynes þat maken to swete outeward. Diayrundines is made þus: Take þe asshes of swalowes ℈ iiii, of saffran, of spiconarde, of mirre ana ℈ i. Medle ham wiþ hony, and make it wel-sauored. þise forsoþe ben þe medecynes þe whiche Galien appropreþ wiþynforth in gargorisynge, in likkynge, in anoyntynge and in blowynge.

Wiþouteforth Auycen comaundeþ in þe bygynnynge to wrappe þe nekke softely wiþ lana succida infused (i. dipped) in oyle dolyue or of camomille. And after in þe laste he comaundeþ to putte to þese attractyues, as sandeuer, sulphur, coste and mustard seed and castor and all þat makeþ rede and blistereþ. And þise haue

12 Om. after oþere; L in quo virtus mirre...et consimilium ⌈sigilletur⌉
20 sexe; L 5   second of interl. w. caret   26–7 See Commentary

place if it falle in þe way of resolucioun. And when it goþ forsoþe to maturacioun, Hebenmesue commaundeþ þis emplastre: Take of barly mele, of lyne seed ana ℥ i, of þe piþþe of dates, of fatte dreye figges ana ℥ i and sem., of crommes of brede quart. Seþe ham al into rob (i. into a þiknesse) and stampe ham and make a plastre. And if it were fatted wiþ a litel boter, it were þe bettre.

After Rogeryn: Take þe rotes of walwort, of groundeswilie, of wormede ana manipulum i (i. an handful), of barly mele, of lyne seed, quart. sem., of hony ℥ ii, of swynes grece quart. i. Seþe ham and stampe ham and make a plastre.

After Lamframk: Take a swalowes nest and make it to seþe longe in water. Afterward streyne it, and in þe colature seþe þe rootes of lilye and of mersche malue and of þe wylde nepe and þe leues of violett, [f. 45ra] of peritorie. Stampe ham strongliche and medle wiþ ham of wel-sowrede sowre dogh, of mele of lyne sede ana þat sufficeþ. Boyle ham, and in þe ende putte þerto of olde oyle and a litel of swynes grece wiþoute salte, and make a plastre. Þis plastre forsoþe dissolueþ mervailously or it matureþ forsoþe euery squynancie. And wiþ þise make alway a maturatyf gargarisme with water and wiþ swete wyne and wiþ hony, wiþ þe soden rotes of holy hokke, of figes, of þe sede of femygreke and of lyne and of suche oþer.

When þe aposteme is matured, þay comaunde to breke it wiþ a sagitell, if it be schewynge, and to clense it wiþ þe mundificatif of smalache or with some of þe comune exitures. Forsoþe if it be wiþynneforth, nouȝt schewynge, breke it wiþ þe nayles of þe fyngres or in rubbynge wiþ some þing, if it be possible, or wiþ maturatyf and openynge gargarismus, as is decoccioun of figes, of dates, of femigrek, in puttynge þerto soure dough. And stronger, after Auicen, is saundeuer, glasse, mirre, piper, swalow donge and wolfes donge, mustard seed and homblok. And after Rogeryne: Take a litel gobet of bief halfe soden, and bynde it with a strong þrede and longe, and make hym to swelowe it and, while it is in swelowynge, drawe it out wiþ þe þrede sodeynly wiþ violence, and so schal þe aposteme be broken. This same may be done wiþ a sponge. And when þe aposteme is open, clense it wiþ clensynge gargarismes of wyne and of hony and of suche oþere.

4 *Om. after* quart.; L quart. ⌜sem.⌝   14 ? *Om. after* leues; L folia
⌜maluarum⌝, violarum [etc.]   33 of repeated

In a colde mater forsoþe in þe bygynnynge, make gargarisme wiþ oximel. Þan ascende he to canel, to spykenard, to pelletre and to asa fetida. And lay þerto wiþouteforth accordynge oyles and plastres. And if it be hardened, softe it wiþ diaquiloun made softe
5 wiþ capouns grece or wiþ suche oþer, or wiþ some of þe mollificatyues aforsaide in þe chapitle of sclirosi and þat schal be saide wiþynneforth.

The fourþe þing is fulfilled after [f. 45rb] þe accidentes: as, if þer be strong akþe, make a gargarisme wiþ warme mylk, for þat is
10 preysed of alle leches. And a sirup of violett availeþ to þe same þing, and sirupus papauerinus and sirupus penidie and þe muscilage of lyne seed, of psillium and þe sedes of quynces dissoluede wiþ some stiptik water, as is water of roses, of plantayne and of morel. And Haly Abbas commendeþ hely þerto cassia fistula resolued
15 with water of licorice.

And if þer be so mykel strey3tenesse þat he may not swelowe, putte ventoses al aboute the nekke þat þe þropel be made large. And Auicen saiþ þat sometyme a pype made of golde or of siluer or of suche oþer is put þeryn in helpynge to breþinge. And some-
20 tyme strong þirstynge togedre of þe schuldres helpeþ þe dilatacioun of swelowynge and of þe breth. When þat þe squynancies ben made most wode and medecynes availen noght and men troweþ þat deþ be to come, Auicen saiþ þat scapynge þat is trowed is openynge of þe pype of þropul so bytwene two rynges þat he may
25 breþe. And leue it so open þre dayes and no lenger (for a cause þat schal be saide wiþynneforth), til þat þe malice of þe sekenesse be passed, and afterward sewe it and flesche it. Þe whiche Albucasis proueþ by þe witnesse of a damysel, þe whiche he kytte wiþ a knyfe a party of þe þropul. And Auensoar assaied þe forsaide operacioun
30 in a goote.

Of boicium Bocium is an aposteme or an exiture or a growyng oute in þe nekke, of an humoral mater turnede into anoþer mater, wherof þe causes and tokenes beþ as þe forsaide causes and tokenynges of exitures.

35 Neuerþelatter þai haue some propre domes. A natural bocium, after Albucasym, receyueþ nou3t cure. Ouer þat, þat bocium þat is wiþynforth in þe synowes and in þe arteries is nou3t wrou3t wiþ sikernesse. A grete bocium þat occupieþ boþe þe parties is to be lefte. After Arnalde, it is to drede to haue vp bocium by þe rote in

9 for *underd. after* þat   28 þe whiche, *see Commentary*

CYRURGIE OF GUY DE CHAULIAC 149

eny manere, [f. 45ᵛᵃ] by corrosioun or by kyttynge. Bocium is holden of many men a sekenesse of þe contre and of þe heritage.

Curacioun The cure of bocium of þe nekke is noght dyuersed fro þe comune cure of oþer boces and glandules abouesaide, but in þat þat þai may not be cured wiþ þe forsaide resolutyfes or with maturatyfes in þe forseide allegged place, neyþer it is nouȝt to be seide anone wiþ desiccatyfes and wiþ consumptyfes appropred.

Be þere made two cetones, after Rogeryn, wiþ an hote yren, one after þe lengþe and anoþer after þe ouerþwart. And euery day erly and late drawe hem outward til þat þe flesche or þe mater be vtterliche wasted. Neuerþelatter if þer be eny þing lafte, waste it wiþ poudre of affodille or wiþ suche oþer, and afterward hele ham as oþer woundes. If it be free forsoþe and nouȝt wrapped wiþ veynes and wiþ arteries, kytte þe skyn and vnflesche it and drawe it oute altogedre wiþ his slogh, as it is aforeseide, and hele it. And if it be seyne spedynge to þe, drawe it vp slily by þe rote with corrosyfes, as it is aforsaide by maistres.

These ben þe experte desiccatyfes (i. driand) medecynes: first Rogeryn ordeyneþ for wiþinforþ soche a letuarie: Take of þe rote of brionie, of wylde gourde, of erþe notte, of polipodie (i. oke ferne), of brusk, of sperage (i. englisshe galengale), of rounde aristologie, of þe roote of wylde cucumere, of iarus (i. barba aaron vel calues foot), of þe rote of moloyne, see spounge and palea marina (i. chaf of þe see) ana one parte. Brenne þe spounge and þe chaff; powdre þat oþer del, and make hem in manere of a letuarie wiþ hony. Of þe whiche he comaundeþ to putte a litel vnder þe tonge while he goþ to slepe. And in þe mornynge ȝif hym a gobelet ful of drynke made with wyne of þe decoccioun of þe rote of erþe note, of þe rote of moloyne, of polipodye, of betoyne, of mersche malue. And so he commaundeþ to contynue by x or xi [f. 45ᵛᵇ] daies wiþ þe forsaide þinges. Also he commaundeþ to lay þerto sowes melk ȝefyng mylk to here firste pigges. But it is emperyke, wherfore I charge not moche, neþer of þe forseide helpe, but in also mykel as it is duretyk, and purgacioun by þe vryn in so moche it was saide aboue of the comended glandule.

He wiþ his maistres techeþ to make plastres to dissolue of þe rote of pacience, of radisshe, of wylde gourde, of saxifrage soden and medled with some grece and layde þeron. Neuerþelatter þere

5–7 *See Commentary*   17 by maistres, *see Commentary*   20 brionie] brioñ   33–5 *See Commentary*

ben many plastres putte in þe chapitle of scrophules to resolue and to mature, for þai be required þider.

Lamfrank saiþ anoþer drink þerto with wyne of decoccioun of a litel plante of þe note tre with his rotes and of piper. Maistre Dyne makeþ a powdre of a brente spounge, of cotel bone, of sal gemme and of comune salte, of þe rote of celidoyne, ciperi, of þe iuse of erþe notte, of gynger, of pelettre, bdegaris, of walnote, of cypresse, of see chaf. Neuerþelatter I putte þerto of þe roote of scrophularie (i. lunge wort) and of philipendula. And vse it as it is abouesaide. Soche medecynes forsoþe hauen many byhotynges forsoþe and fewe werkes.

Of apostemes of the bak For þat þe anothomye of þe nekke was put in þe anothomye of þe bakke, for so moche we say in spedynge þat apostemes of þe bakke accorden in causes, in tokenes and in cure and wel ynogh in alle þinges, but in þat þat þise ben more perilous for nyhenesse of þe nuke, þe whiche is þe vicarie of þe brayne, as it was seide in þe Anothomye. Wherfore, 12º De Vtilitate Particularum, þe synthomates (i. deuysiouns) of þe nuke ben like to þe sinthomate of þe brayne, and þerfore we schal not make repercussioun so strongliche as oþere. It sufficeþ forsoþe fro þe bygynnynge to lay þerto esye altrynge medecynes, and refreynyng, soche as is oyle of rose. And also when þat þai ben quyttred, [f. 46^(ra)] abide nouȝt þe openynge þe perfite maturacioun. And folwe, in openynge after þe depenesse, and ware þe bygynnynge of þe synowes, for þe prickynge and kyttynge of ham is ful perilouse.

Gibbosite is a propre passioun of þe bak. Ȝe, for it is not propurly an aposteme (þogh it may be caused of aposteme), but þe vnioyntinge, schal be saide wiþinforþe.

The fourþe chapitle, of apomes of þe schuldres and of þe armes.

A Postemes of þe schuldres and of þe armes ben nouȝt dyuersed fro þe comune cure, but þat it is taken tofore þat þe quyttre in þe openynge by his tarienge schal gnawe and destroye þe synowes and þe ligamentes. And by consequent it schal be profunded in þe ioynte, and it schal make a festre, and nameliche

15 *second* and *superfl.*   22 refreynyng] refreynynge, *final -e underd.*
23 þe openynge, *see Commentary*   29 it ? *om. before* schal   30 **apomes** *read* **apostemes**   33–5 *See Commentary*

aboute þe elbowe in þe whiche is more fastnynge of ligamentes and of bones. And be ware of openynge aboute þe hyeste, but nouȝt aboute þe sides. Mouynge and makynge bare of þe bone letten þe consolidacioun (i. sowding togedre).

Of aposteme after blode last The arme hapneþ to be apostemed sometyme after blode laste, where þat Auicen counseilleþ, þat is to saye, þat it is good þat he be late blood, in þe bygynnynge, of þat oþer arme after þat it may be suffred, and to lay þeron a plastre of ceruse and make epithymacioun al aboute of infrigidatyues. I forsoþe plastre it wiþ bole armoniak and wiþ þe whites of ayren. Þat forsoþe þat Iamerius saiþ of þe fomentacioun mollifieng and resoluynge and of towh and of byndynge acordeþ in processe.

Aneurismal is a light aposteme filled of blood and of ventosite, after Auicen, libro 4to sui Canonis, capitulo de fluxu sanguinis. Wherof Galien saiþ in Libro de Tumoribus preter Naturam: þis passioun forsoþe is cleped aneurisma of a stopped arterie. It is made forsoþe when þat it is departed and when it falleþ anone into cicatrizacioun, þe [f. 46rb] skynne lieng afore ham. Þe whiche, as Auicen saiþ, is ofte tymes apostemes made in þe crokynges of þe nekke and in the schares, by hamself of an ynner cause or of blode laste. And for þat þat is more made in þe arme, it is putte in þe chapitle of þe armes. This passioun forsoþe is knowen by þe forsaide men, for it beteþ as an arterie, and in takynge it goþ aȝen and it comeþ aȝen as a burstynge.

Þe cure þerof is made in two wise: one manere, wiþ a þristynge togedre made of a styptik plastre and of byndynge in þe manere of burstynge; in anoþer manere, þat þe arterie be vncouered at eyþer partie. And bynde it wiþ a þrede, and kytte þat þat schal be bytwene þe two byndynges, and after hele it as a comune wounde. Albucasis assigneþ anoþer maner of two nedeles in byndynge, of þe whiche it schal be saide in struttynge of þe nauel.

Of ciragra A flesshy swellynge and flewmatyk is wonte to come aboute þe handes, þe whiche is cleped ciragra of many men. Whos causes and tokenes ben saide aboue in þe flewmatyk apostemes, but for þat it haþ some propre helpes and þe cauterizacioun þat it nedeþ after þe goynge of þe bones of þe rachete wiþ an instrument þat highte cultellare þat þe maladie come noght aȝen.

13 Aneurismal] *horizontal stroke through final* -l; L *Aneurisma* 16–18 *See Commentary* 19 saiþ *interl. w. caret* apostemes, *see Commentary* 35 *Om. before* but, *see Commentary*

Thise ben þe propre helpes: First my maistre of Mountpilers made þis: Take of rede coles M. v, of walwort, of see breres ana M. ii. Seþe ham wiþ lye of woode asshen, and braye ham wiþ a litel vynegre and salt, and make a plastre. Folowyngliche after my
5 maistre at Tholouse, make a gloue or purse of good lether, and fille it wiþ good lye of þe asshen of fige trees and of þe schredynge of vynes and of feren wiþ a litel salt and vynegre. And putte þe hand þernyh and schette it so and bynde it þat no þing goo oute and make it ofte hote in anoþer vessel wiþ warme water. And be
10 þis contynued so moche til þat þe hand be vnswollen.

Some men [f. 46ᵛᵃ] forsoþe bathe it firste wiþ þe water of seþinge of squynantum or of any þing þat sotileþ, and afterward with picche and wiþ wax, þat þerto þei softene þe hand in drawynge violently. Folwyngly þai smeken it and stewen it with a smeke rered vp fro vy-
15 negre þrowen vppon a marcasite or on a ragge stone made hote. And laste þay plastre it wiþ galbanum, armonyak and wiþ soche oþere.

Neuerþelatter þe firste maneres ben most experte to me. Neuerþelatter in soche a case I vse more sponges dipped in strong hote lye, in þe whiche be alume and sulphur and salte, and bynde it
20 strayteliche, as it was saide in þe flewmatyk apostemes, as it schal be saide more fully in þe tretys of elephancia.

Neuerþelatter in alle disposiciouns, dryue þe mater to þat oþer hande with rubbynges and wiþ weighte. And in þe ende, who þat wille may procede wiþ þe forseide cauteries.

25 **Of a fistulouse aposteme of þe fyngres** Harde fleumatik apostemes ben gendred sometyme aboute þe ioyntes of þe fyngres wiþ dymme coloure, in þe compasse of þe whiche veynes be rered vp, vlcerynge and gnawynge the bones and þe ligamentes, as William de Saliceto saiþ, rennynge sometyme and chaungynge
30 itself fro membre to membre as doþ sephiros (and Auicen clepeþ it fermos). Whose causes, domes and cures ben as of squamouse scrophules, in enoyntinge fro þe bygynnynge wiþ oleo de spica or of lilye, and lay diaquilon. And if it happe ham to be vlcerate, clense it wiþ vnguentum apostolorum and with þe poudre of
35 affodilles and, if it be nede, with arsenyk, as it was saide in the scrophules. If a bone forsoþe be corupte, brenne it, for brennynge remoueþ al corupcioun, as it schal be saide. Afterward forsoþe cure it wiþ þe cure of oþere vlceres.

31 fermos] ffernios   33 *?Om. after* diaquilon; L et cum dyaquilone ⌜de super⌝

Of the whiteflawe The whiteflawe is an hote aposteme comynge forþ and is gendred aboute þe rotes of þe nayles, whose [f. 46ᵛᵇ] causes and tokenes be hadde by chapitles abouesaide of hote apostemes. Neuerþelatter þai haue some propre domes, for after Auicen, it is harde and of strong akþe, so þat sometyme it makeþ a feuer, rauynge and swownynge, and by consequent it sleeþ. And sometyme it is vlcered, and it ledeþ to corrocioun (i. fretynge) and to corupcioun of þe flesche, of þe bone, and by consequent to estiomenacioun of al þe fyngre, and lesynge. And it sendeþ oute ofte tymes þynne and stynkynge quyttre.

Curacioun The cure of it is not dyuersed fro þe comune cure, but in more infrigidacioun and refreynynge aboute þe bygynnynge and in more staunchynge of þe akþe. Blode laste forsoþe made and euacuacioun and diuersioun and dietynge of hote materes, cole it in þe bygynnynge wiþ clene vinegre or wiþ þe muscilage of psillium or medled wiþ galles and wiþ þe ryndes of garnates. Wherof Haly Abbas saiþ þat Wyse Ypocras, Epydymiarum 4, þat he helede it with grene galles and wiþ vynegre of boaz. Also campher is moche praysed þerto of Auicen. In þe encresynge and standynge, lay þerto vynegre wiþ barly mele or with branne. And oyle wiþ encense and cokel accordeþ in þe ende.

If it make colleccioun (i. gadrynge togedre), helpe it to be matured wiþ þe muscilage of psillium medled wiþ some grece or wiþ þis emplastre. And it is Williames: Take iii or iiii ʒolkes of ayren, of mele of femygreke and of lyne sede, of þe muscilage of mersche malue ana ʒ i, of fresche buttre quart. sem., medle hem alle and make an emplastre. And when it is matured, perse it wiþ a smal persynge and litel, and voyde þat þat is þerynne, and clense it with hony and wiþ ote mele and with mele of lupynes. And aloen is of þe beste þinges to make flesche.

If þe nayle forsoþe prikke þe flesche, kytte it of. If it be vlcered, drye it wiþ trociscis of affodil or of calidicoun or of arsenek. [f. 47ʳᵃ] And in þe case in þe whiche þe bone is corupte, vnhele it and brenne it with a hote iren, for brennynge forsoþe in þis is ful helpynge, as Albucasis saiþ. And also if it be cancrede, garse it and procure þe hele þerof. And if þe corupcioun þerof passe to þe fyngre so þat it schal be dredde, kytte it and brenne it. In euery disposicioun forsoþe, to twynne þe mater, enoynte al aboute þe fynger and þe hande wiþ oyle or wiþ vnguentum de bolo.

17 *second* þat *superfl.*   38–9 þe fynger *repeated as* þe fyngre

Auycen lisseþ þe akþe with opium. And if þe muscilage of psilium were medled þerwiþ, it were a perfite þing. Neuerþelatter William makeþ þerto suche a oynement, in þe whiche Haly Abbas consentiþ: Take of oyle of rose ℥ i, of opium, of iusquyame
5 (i. henban) ana ℈ i, of smalache sede ℈ sem., of vynegre ℥ ii; stampe hem and make an oynement. Alle þise helpes or medecynes, lay ham to wiþoute grevynge wiþ a softe cloute, for here þe accident ouercomeþ his cause.

The fifte chapitle, of apostemes of þe breste.

10 MAny maner of apostemes ben gendred aboute þe party þerof þe breste or of þe breste bone wiþouteforth, as bubones in þe arme holes and apostemes of þe tetes and of þe ribbes. Of þe whiche it is to say by ordre, and firste a notificacioun of bubones. Where it is to wete þat bubo is taken in þre maneres: properly,
15 onely for aposteme lurkynge in þe manere of þilke beste aboute þe sides and þe arme holes. In anoþer manere, it is taken largely for an aposteme gendred in þe purgynge places, þat is to say, of þe brayne vnder þe eres, of þe herte vnder þe arme holes, of þe lyuer in the schares. And in anoþer manere, it is taken more largely for
20 apostemes gendred in glandulouse places, as in þe forsaide places and þerwiþ in þe tetes and in þe testicules i. priue stones. þe whiche, þogh þat þay be noble membres and principalles, neuerþelatter þai ben nouȝt nedeful to þe substaunce of a singuler man but of mankynde. And þerfore þai susteyne [f. 47rb] some repercus-
25 syues, and þat oþer membres forsoþe susteneþ no repercussyues, and so vnderstood Auicen in suo Canone 4to. Neuerþelatter it is taken here in þe firste and in þe secounde for an aposteme of þe purgynge places, and nameliche of þe herte, as of þe moste principal membre.

Causes þise apostemes ben boþe colde and hote and harde, after
30 þe materes of þe whiche þai ben made, þe whiche Auicen clepeþ fragilica. And þogh þat þe maner þerof be ofte tymes after dyryuacioun and expulsioun (i. outecastynge) made by kynde, as it was saide aboue, neuerþelatter þai drawen ham to vlceres and to apostemes of þe extremytees, whose special causes and tokenes ben
35 had by þe general techynge aboue.

10 þerof *read* of; *L circa regionem pectoris*   15–16 *See Commentary*
17 aposteme] apostemes, s *underd.*   þre *?om. after first* þe; *L in* ⌈tribus⌉ *emunctoriis*   27 *?Om. after* secounde; *L(O) primo et secundo* ⌈modo⌉
31 fragilica *error; L fugilica*

Neuerþelatter þai han some propre domes. And one is þat a feuer foloweþ it gladliche. Neuerþelatter, after Ypocras in 4to Amphorismorum, alle feueres ben euel in ham outake effimera. And þe cause is for þai signifien þat suche bubones ben þe burgenynges and þe effectes of þe ynner apostemes, as Galien putteþ in his Coment. Inner apostemes forsoþe þe whiche ben nyghe principal membres ben perilouse.

Trespasse of deth And we haue seyne þat openly in þat grete dethe, and neuere harde afore, þe whiche appered to vs in Avyoun in þe 3ere of oure Loord 1348 and in þe sexte 3ere of þe popedome of Sire Clemente þe sexte, in whose seruice I was by þe grace of God, þogh I were þan vnworþy. And displese it noght þat I schal telle it for þe mervayle þerof and for to be ware þerof if it schulde come a3en.

The forsaide deth forsoþe bygan wiþ vs in þe monthe of Ianuer, and it dured by 7 monthes. And it hadde two maneres. The firste was by two monthes with a contynuel feuer and wiþ spittynge of blode. And þise men deyden wiþyn þre dayes. The secounde manere was by al þe remenaunt of þe tyme, also wiþ contynuel feuer and wiþ apostemes and wiþ felones in þe vttre partyes, and namely in þe arme holes [f. 47va] and in þe schare. And þai deyde wiþyn fyue dayes. And it was of so grete contagiouste, and namely þat þat was wiþ spyttynge of blode, þat one toke it of anoþer, nou3t only in dwellynge but also in byholdynge, in so moche þat þe peple deide wiþoute seruauntes and þay were buryed wiþoute preostes. The fader visited nou3t þe sone, ne þe sone þe fader. Charite was dede, and hope was þrowen downe.

And I clepe it þe grete deeþ, for it occupied all þe worlde. It bygan forsoþe in þe Est, and so in schotynge it passed þoru3 þe worlde by vs toward þe Weste. And it was so grete þat vnneþe it lefte þe fourþe parte of þe folke. And I clepe it a deth vnharde afore, for we haue radde þat pestilence of þe citee of Traceo and of Palestyne and oþer pestilences made in þe Book of Pestilences in Ypocras tyme and þat pestilence made in þe Book of Euchymya in Galiens tyme þe whiche come to þe subiecte peple of Rome, and þat pestilence þat was in þe citee of Rome in Gregories tyme, and þere was none suche, for þay occupied but oon contre, and þis occupied al þe world. And þei were able to be holpen in some þing, and þis in no þing.

It was vnprofitable forsoþe for leches and schameful, for þai were noght hardy to visite for drede of infectynge. And when þat þay visited, þay dede litel and þai wanne noght. Alle þoo forsoþe þe whiche took sekenesse deyde, outake a fewe aboute þe ende, þe whiche scapede wiþ bubones.

5 **Of þe cause** Many men douteden of þe cause of þis grete pestilence. And in some parties þai troweden þat þe Iewes had venymed þe world, and so pore men slowȝ hem in some places and girde of her hedes and made hem to flee away, and þerfore þai dowteden to goo by þe worlde. And fynally it come to so moche
10 þat the kepers ofte in citees and in townes helde þe folke, and þai lete no man entre but [f. 47vb] hym þat was wel knowen. And if þei fonde vppon eny man powdres or oynementes, dredynge leste þei were made for drinkes of infeccioun, þay made hem for to swelowe þayme.

15 Neuerþelatter what so euere þe peple saide, þe truþe was þat þe cause of þis pestilence was twofolde: one þat was vnyuersal doynge, and anoþer þat was particuler suffrynge.

The vnyuersal cause doynge was þe disposicioun of a manere of grete coniunccioun of þre planetes, of Saturnus, of Iupiter and of
20 Mars, þe whiche coniunccioun come in þe ȝere of oure Lord 1345, on þe 24 day of Marche, in þe 19 degree of Aquarie. The grete coniunccions forsoþe bytokeneþ mervaylouse þinges, strong þinges and terrible and chaungynge of kyngdomes, comynge of prophecies and grete deþes, as I haue saide in þe litel book the whiche I made
25 of astrologie. And þoo coniunccions ben disposed after þe kynde of þe signes and of þe aspectes of ham in þe whiche þai be made. It was no wonder þerfore þogh þat grete coniunccioun bytokened a wonderful and ferful deth, for it was nouȝt onliche of þe grete but as it were of þe moste. And for it was in a masculyne signe, it
30 dressed harme vppon mankynde. And for þat þe signe was fix, it bytokened long lastynge. It bygan forsoþe in þe Este a litel after þe coniunccioun, and it lasted ȝit vnto þe fiftiþe ȝere in þe West.

It impressed forsoþe suche a schap in þe ayere and in oþer elementes þat, riȝte as þe adamaunde moueþ yren, so þat fourme
35 or schappe mouede grete humours and brente and venymouse, and it gadre hem togedre wiþinforth, and it made apostemes. Of þe whiche þinges þer folowed contynuel feueres and spittynge of blode in þe bygynnynge while þat þe fourme was strong and it confounded kynde. And afterward when kynde was lower, it was

7–8 *See Commentary*   36 gadre *read* gadred; L *congregabat*

nouȝt so mykel confounded, and it keste out as it myȝte to þe vttre mem[f. 48ra]bres, and most to þe arm eholes and to þe schares. And it causede bubones and oþer apostemes, so þat þe vttre apostemes were þe effectes of þe ynner apostemes.

The particuler cause and suffrynge was þe disposicioun of þe bodyes in euel humour and feblenesse and opilacioun (i. stoppynge). And for þat, þe comune peple deyde, trauayllynge and euel-lyuynge.

Of þe cure it was laboured in preseruynge afore þe caas and in þe cure in þe case. In preseruynge þer was no bettre þan afore þe infeccioun to fle þe contraye and to purge hym wiþ balles of aloes and to late blode by blode lastes and to rectifie þe ayer wiþ fyre and to conforte þe herte wiþ tryacle and wiþ swete apples and wiþ suche þinges þat conforten þe humours with bole armonyak and to wiþstonde þe putrifaccioun wiþ soure þinges.

In þe cure, blode lastes and euacuaciouns were made, and cordial syrupes and letuaries. And vttre apostemes were matured wiþ fyges and wiþ oynouns soden and stamped and medled wiþ soure dowh and wiþ bottre. And after, þey were opened and þey were heled with þe curacioun of vlceres. Felons were ventoused and garsed and cauterised.

And for to eschewe euel lose, I durste nouȝt goo forth. Wiþ contynue dredes I kepte me wiþ þe forsaide þinges als mykel as I myȝte. Neuerþelatter toward þe ende of þe pestilence, I renne into a contynue feuer wiþ an aposteme in þe schare, as it were sixe wokes. And I was in so grete perile þat alle my felowes trowede þat I schulde be dede. And I scapede by the comaundement of God when þe aposteme was matured and heled, as I haue saide.

After forsoþe, in þe 60 ȝere, of þe popedome of Sire Innocent þe sexte þe 8 ȝere, in comynge aȝeyne fro Almeyne and fro þe souþ parties, þe pestilence come aȝen to vs. And it bygan aboute the feste of Mychelmasse wiþ feueres, wiþ bocches, wiþ carbuncles and with felons, litell and litell encresynge and somewhat styntynge vnto þe myddes of þe 61 ȝere. [f. 48rb] And after, it lastede by þe þre folowyng monthes so fersely þat it lefte nouȝt in many places half þe peple. Neuerþelatter it dyuersede fro þat oþer aforepassed, for in þe firste pestilence many comune peple passed forþ, and in þis pestilence forsoþe many riche men and lordes and endeles many children and fewe wommen.

In þe whiche pestilence I assummede soche a tiriaclouse letuarie

13 þat, *see Commentary*   32 somewhat, *see Commentary*

of þe saienges of Maister Arnalde de Villanoua and of maistres of Mountpilerz and of Parise: Take of þe sede of junypre ʒ ii and sem., of clowes, of maces, of notemuges, of gynger, of zedoare ana ʒ ii, of eyþer aristologie, of þe rote of genciane, of tormentil, of þe rote of þe herbe tunicii, of dipteyne, of þe rote of enula campana ana ʒ i and sem., of sawge, of rewe, of horse mynte, of celidoyne ana ʒ i, of baye de lorer, deronici, of saffran, of þe seed of sorel, of þe seed of orenges, of þe seed of hors mynte, of mastik, of olibanum, of bole armenyak, of terra sigillata, of spodium, of þe bone of an hertis herte, of þe schauynge of yuory, of margery perles, of þe brekynges of a saphir and of smaragdes, of rede coral, of lignum aloes, of rede saundres and of muscatellyn ana ʒ sem., of conserue of rose, of conserue of buglosse (i. ox tonge), of nenufar (i. water lilye), of proued triacle ana ℥ i, of lofe sugre li. iii. Make of þise a letuarie with water of scabiouse and of rose, a litel sweted wiþ campher. I toke þerof as of triacle, and I was preserued by Goddes grace, whose name be blessid in world wiþouten ende.

Curacioun The cure of bubones is dyuersed, after Auycen, fro þe cure of oþere apostemes in voydinge and in smytinge agayne, so þat if it be after þe paþþe of crisis (i. determynacioun) or of þe þrowyng oute fro a principal membre, þan it byhoueþ noght þat he put to euacuacioun (i. voydinge), but he schal laye þerto anon local medecynes, and nouȝt repulsyues but þoo þat drawen þe matere to the apostemed place by any manere of attrac-[f. 48ᵛᵃ]cioun and also wiþ ventouses, as it was saide in þe general speche.

If it be noght after þe forseide paþþe, but it is of vlceres of þe extremytees or of anoþer former cause, and þere come replecioun, or withoute it by cause of akþe (as it was alleggede afore in 13° Terapeucie), þan voydynge is rote of þe curacioun, and lessynge of þe mete and sotilnesse þerof, as Auicen saiþ. And in þis case for to refreyne þe concourse of humours in þe bygynnynge, some alteratyues may be layde þerto with a maner of confortacioun, as oyle of rose wiþ oyle of camomylle, and in none oþer case, but neuerþelatter no mollificatyues, noghtwiþstondynge Henry, þe whiche techeþ indifferentliche to lay þerto after þe voydinge repercussyues. Þai beeþ forsoþe mollificatyues eueriche, but homely, but in nede where þat homely mollificatyues sufficen noght. For, as Avicen saiþ, as þere is drede in expulsyues of goynge aȝen þe

28–9 in 13° Terapeucie *underl. red*   33–4 *See Commentary*   36 *Om.*
before eueriche; L ⌜non⌝ *quecumque*   38 goynge aȝen, *see Commentary*

mater to þe principal membres, so in mollificatyues is drede of ouer meche drawynge. And in þe case of ham boþe, voydinge makeþ siker.

And þat is it þat Galien saide in 3° Miamur: Apostemes by þe eres hatte parotide. And þogh þai be of þe kynde of a flegmon, neuerþelatter we vse noght in ham þe firste entencioun of flegmones, but we vse þe contraries, drawyng farmacies. And if þis and ventosynge profite no þing, leue of by resoun if it haue strong fersenesse. Neuerþelatter take hede if it haue strong fersenesse, for þan we werke nouȝt, but we schal bitake it altogedre to kynde, leste strong akþe take þe man of þe wodenesse of þe drawynge, þat þerfore and for wakynges, feueres ben noght made, and þat þe vertu be nouȝt dissolued. Forsoþe it accordeþ to vs þan more to lisse þe peyne and nouȝt to wirche þe repercucioun of humores, vsynge plastres mitigatyues, what so euere þai be, hauinge a mesurable hete. And þat is it þat Galien saide in 13° Terapeucie: It byhoueþ forsoþe [f. 48ᵛᵇ] to hete and to moyste al þe vttermeste party and þat þe purgynge place be made withoute akþe. In þe firste day we vse to dippe wolle in hote oyle and lay þerto. And we doo nouȝt as some leches done, þat lay þerto anone salte. After forsoþe we vse it medled wiþ hote water, in fomentynge and in plastrynge, þat it be resolued þat is gadred. And þat þat may noght be resoluede, it byhoueþ to defye it and to purge it wiþ plastres swetynge oute, as is triafarmacum soden wiþ water and wiþ oyle, or wiþ any þat is saide in þe vnyuersal chapitre, and after to procede after þat it is seide þere.

Of a fuǵilik aposteme and indurate in þe purǵing places
Harde apostemes forsoþe in þe forsaide places, þe whiche Galien clepeþ skirros and Auycen clepeþ ham fugilia, beþ hard to hele. And Galien, 13° Terapeucie, comaundeþ to hele ham by þe curacioun of scrophules. Neuerþelatter Auycen appropreþ in þise a plastre of þe asshen of snayles with grece. Galien commendiþ þe same with hony, in þis case by þe auctorite of Archigenis. Forsoþe many leches kytten and drawen vp by þe roote natural glandules. And þat doo nouȝt I, for afterward in cauterizinge þe place is made harde aȝeyne þe entente of kynde, for kynde ordeyned þo parties to be softe to receyue þe superfluytees of principal membres. Neuerþelatter what manere of inscicions þat be made in þe arme

7–10 *See Commentary*   16–18 *See Commentary*   34 *?Om. after* kytten; L ⌜*duriciem*⌝ *incidunt*   35 cauterizinge *?error;* L *cicatrizando*

holes and in þe schare, þai schal be made half ouerþwartly after þe schappe of a mone, as Albucasis scheweþ. Auycen forsoþe saiþ þat inscicion schal be made euenly byhynde þe eres, and I vnderstonde euenly i. after þe lengþe.

5 **Of apostemes of þe tetes** Apostemes of þe tetes, some ben propre and some be feyned, as cruddynge of þe mylke and hardenynge wiþoute kynde, of the whiche it schal be saide wiþinforth. Hote apostemes and colde in þis membre hauen causes and tokenynges of comune apostemes abouesaide, but þat wiþhaldynge 10 [f. 49ʳᵃ] of þe floures in wommen is ofte þe gendringe of ham, and prouocacioun of þe same floures and blode laste of þe veynes þat hi3te sophene heleþ ham. Þai hauen also some propre tokenes and domes, for in apostemes þere is alway some hete and akþe and swellynge. In cruddynge of þe mylke þere is but litel of þise or 15 nou3t. Crudded mylk is spredde abrode euenly by þe tete. Aposteme forsoþe in þat oþer side, and nameliche when it comeþ to þe encresynge, it scheweþ bowynge oute. And mylk comeþ noght þerwiþ but in wommen wiþ children. Apostemes forsoþe ben engendred in euery tyme. In apostemes of þe tetes it is to drede of 20 mania (i. wodenes). And to þat it is saide, 5ᵗᵒ Amphorismorum: In wommen in þe whiche blood is turned to þe tetes, it bytokeneþ maniam. And þogh þis amphorisme be suspecte, neuerþelatter Galien verifieþ it: When þat þe blode repugneþ to his turnynge by þe bitynge and by þe multitude þat it haþ, it hurteþ the brayne. 25 Neuerþelatter Lamfrank witnessith þat he sawe it. Forsoþe I seie it neuere, ri3t as Galien neuere sawe it, as he witnessiþ in his coment.

Auycen wil wel þat sirsen to apostemes of the tetes or to pleuresym be resolued, nou3t a3eynewarde.

30 **The cure of apostemes of þe tetes** haþ no þing propre, but þat it byhoueþ þat þe repercussyues be homely for neyghenesse of þe herte. It sufficeþ ofte tymes in hote apostemes in þe bygynnynge to vse soche þinges as ben oyle rosate wiþ a litel vynegre, or water wiþ vynegre, nou3t colde water but hote water. And after 35 forsoþe þat it is passed þe bygynnynge, make a plastre with bene mele and wiþ leues of morel and wiþ honysokel broken and soden wiþ oximel and wiþ oyle sysamnye or wiþ oyle of almaundes.

And if it seme forsoþe to make colleccioun, mature it wiþ þe

12 sophene, *see Commentary* (*P*) *sizamino*   37 sysamnye] sysānye; *L*(*O*) *sisānino*,

forsaide maturatyf plastres, or wiþ þoo þat schal be saide, and propirly wiþ þis þat Auycen prayseþ: Take of crommes of brede quart. i, of bene mele, of þe rote of holy hok ana quart. sem., of þe mele of femygreke ʒ i, þre ʒolkes of soden eyren in numbre. And put þerto a litel saffron and [f. 49rb] of mirre and of asa fetida, and make emplastre. And when it is matured, open it in þe lowest place after a mone schappe, as Albucasis scheweþ. And putte no grete tente þeryn for akþe, and clense it as oþer apostemes.

Neuerþelatter if þe aposteme be colde, enoynte it wiþ oleum de spica and of lilye, as oþer apostemes. And if it goo to hardnesse, Auycen putteþ a plastre of ryse soden wiþ swete wyne and wiþ þe oyle of violettes and wiþ the ʒolke of an ey. If þe hardnesse forsoþe schal be turned into a cancre, þere is no counseil in curynge but to kytte of al þe tete, the whiche is neuerþelatter, as it is aforeseide, ful dredeful. It is bettre forsoþe in soche a case to hide it þan to cure it and to renne vnder sclaundre.

Of cruddynge of the mylk Cruddynge of mylk, þe whiche is ofte tymes made of colde, it is dissolued wiþ þe same þinges aforeseide in a colde aposteme, and wiþ embrocacioun of hote water of þe decoccioun of betes, of smalache, of mynte and of calamynte. And Lamfrank preyseþ þis plastre þerto: Take of cromes of clene brede, of barly mele and of femygreke, of lyne sede ana ʒ i, of þe rote of mersche malue, of malue leues, of skirwhit ana manipulum i. Seþe þise two laste, and stampe ham wiþ a litel oyle, and medle ham, and make emplastre.

Of apostemes of risynges of the breste Apostemes þe whiche ben made in þe risynges of þe breste hauen no thing propre, but þat be wilely repercussed for þe cause aforsaide, and vppon ham after þe goynge of þe ribbes, and þat the maturynge schal noght longe be abyden, leste þe quyttre in departynge to wiþinforth make a festre. It is writen forsoþe of Ypocras in primo Pronosticorum: þo þat birsten wiþynforth to wiþouteforth is euel. And it is commented of Galien þat kynde haþ founde no place in þe whiche it schal susteyne itself as a foundement in þe erþe, [f. 49va] vppon þe whiche it schulde gendre and sowde flesche. It ordeyneþ þerfore a fistle, whose curacioun is euel, as it schal be saide wiþinforþe. How þat aposteme schal be gouerned þe whiche is made depe into þe ynner fallynge or space, it schal be saide wiþynforthe when þe

28 þay ?om. after þat   vppon; L(O) aperiantur   32 See Commentary
37 aposteme; L(Br, P) fistula; om. L(O)

speche schal be made of þe fistle. Þo forsoþe þe whiche haue gone into, brenne ham or kytte ham. And if þe quyttre be to prayse, þai may scape, and if it be euel, thay perisshen, in 7º Amphorismorum. The place in þe whiche þe openynge schal be done schal be schewed also wiþynforth.

The sexte chapitle, of apostemes of the wombe.

DOmune apostemes in þe vttre partie of þe wombe hauen no þing propre, but þo þinges the whiche ben saide propre in þe breste, and þis also, þat some aromatyk (i. swete-smellynge), stiptyk and confortatyf medecynes be medled wiþ the resolutyues and maturatyues; for þe neyghenesse þe whiche þei haue to þe membre nutrityues, þai schal mowe feble hem and here accioun, þat is nedeful to al þe body. Medle þerfore wiþ ham oleum maluinum, oyle of myrtilles, of mastik and oyle of wormode and of spica, þe whiche Galien appropreþ to conforte þe bowelles, and specially þe lyuer, 13º Terapeucie. In þe bygynnynge forsoþe, laye þerto oyle of rose wiþ oleum maluinum or of myrtelles; in þe encresynge, oyle of camomille wiþ oyle of wormode or of spyconarde. And if þay goo to quyttrynge, lay þerto arthamel (i. brede wiþ hony), noȝt alone (as Athalus, þe disciple of Sorani, putte), but medle wiþ oyle of mastyk or of wormode.

Hardenesse of þe stomak If þe stomak forsoþe declyne to hardenesse, vnderstonde most certeynly þat suche apostemes beeþ liȝtliche made harde. And when þei ben hardened, þai beeþ harde and perilouse of inducynge of þe dropesye, as Lamfrank saiþ. Neuerþelatter William de Saliceto aproppreth [f. 49ᵛᵇ] diaquilon when þai beeþ made in þe mowþe of þe stomak. I forsoþe medle þerwiþ a litel of þe poudre of yera kneded wiþ oyle of wormede.

Hardnesse of the lyuer Thay ȝeuen forsoþe vppon þe lyuer a comune emplastre to al hardenesse: Take galbani, serapini, opponacis ana ℥ i, of mele of femygreke and of lyne sede ana ℥ ii, of terbentyne li. sem., of oyle of camomylle ℥ iiii, of whete mele þat sufficeþ to make it þikke. Putte þe gummes, smale kytte, in oyle of camomylle and dissolue ham at þe fire. And afterward put þerto þe terebentyne and streyne ham. Þan medle þerwith þe mele and make emplastre. And if oyle of rose were putte þerto or oleum

---

2 Om. after into; L in ⌜saniem⌝ before for; L ⌜eo quod⌝ propter   7 Illum. cap. D read C   11 ? Om. 12 membre read membres; L membra   16 13º Terapeucie underl. red   21 medle ? read medled; L mixtum   23 See Commentary   31 opponacis ? read oppoponacis; L oppoponacis

maluinum or oyle of wormode, it were þe bettre, to kepe þe vertue of þe lyuere.

Hardenesse of the mylte In þe hardenesse forsoþe of þe mylte: Take of armonyak, bdellii, serapini, opoponacis ana ℥ i, of oyle of spiconarde ℥ v, of terbentyne ℥ ii, of mele of femygreke 5 and of lyne sede ana ℥ i, of mele of lupynes þat sufficeþ to medle wiþ. Make a plastre, as it is aforeseide of þe lyuer. Forsoþe Albucasis counseilleþ in þese places, when þat colde is in ham and moche moysture and oþer curaciouns auayllen nou3t, to make þre or foure prickynge cauteries after þe gretenesse of þe aposteme, 10 and þat it passe nou3t mykel by3onde the skynne.

Of ydropisye Ydropisis, after Brune, is saide of ydrops, þat is water, and of pisis, þat is a passioun, as it were a watry passioun, namely in þe wombe. Wherof ydropisis, forsoþe, als mykel as longeþ to a cirurgien, is an aposteme and bolnynge of þe wombe 15 gendred of a watry and wyndy mater wiþyn þe wydenesse of þe wombe by errour of þe vertu digestyf of þe lyuer. Wherof, in 5° De Interioribus, soche a sekenesse forsoþe is neuer made wiþoute disese of þe lyuer. The lyuer forsoþe is sometyme disesed for neyghenesse and sometyme for fastnynge togedre. And þat schewed 20 Ypocras in 2° Pronosticorum: It comeþ forsoþe [f. 50ra] fro þe lyuer and fro oþer places. Soche a sekenesse forsoþe is errour in þe lyuer and colynge or lessynge of kyndely hete þerof, made by itself euenly of colde and of hete forsoþe by accident and vneuenly, in resoluynge þe kynde hete of þe lyuer. And þerfore Gordonyus 25 saiþ þat it is no meruayle in þe ydropisye of an hote cause þat if þer be in þe same partie of þe lyuer boþe coldenesse and hete togedre, one as it were made and ioynede to and þat as it were fourmynge and goynge tofore, þat one is kyndely and þat oþer is wiþoute kynde, þat one is of þe mater, þat oþer of þe fourme, þat 30 one is apperynge and þat oþer is priue. Of þe whiche coldenesse, a multitude of watry mater is heped togedre into aschitem, as it is saide in 6to De Egritudine et Sinthomate. In tympanyste forsoþe, it is called of a spumouse mater; in anasarcha and in leucofleumancia forsoþe, of a fleumatik mater. Ther ben þerfore after 35 þat þre spices of ydropesie.

14 MS. by errour of þe vertu digestyf of þe lyuer *after* wombe; *redundant, see l. 18*   20 neyghenesse, *see Commentary*   21 In f. 49vb, *lower margin:* fro þe lyuer *catchw.*   26 þat if ?*read* if þat; L si   28 oþer *om. after* þat 33-4 in 6to De Egritudine et Sinthomate *underl. red*

Causes It byhoueþ nouȝt to a cirurgien to seche oþerwise þe causes of þe ydropesy þan as þai ben saide aboue in þe sermones of fleumatyk apostemes. Thai schal receyue perfite and depe soghte inquycicioun of phiciciens.

5 **Tokenes and domes** The comune tokenynges of þise þre spices is euel coloure of þe face and of þe extremytees and feble þrowynge oute of superfluytees. The propre tokenes of aschites ben lenesse of þe ouer parties and bolnynge of þe lower partyes, and if þe wombe be somdele stered or schaken, it sowneþ as a
10 botel half-ful of water, and oþer tokenes aforseide of apostemes. Þe tokenes of tympanydes ben þe same, but ȝif þe wombe be smyten, it sowneþ as a botel ful of wynde, and haþ þe tokenes abouesaide of wyndy apostemes. The tokenes of anasarca ben swellynge of al þe body, and if þe flesche be þirsted with þe fyngres,
15 it leueþ pittes after ham, and oþer fleumatyk tokenes aforseide, and þe wombe is noght so swollen as in [f. 50ʳᵇ] þe oþer spices. The tokenes þe whiche be founden of þe pulse and of þe vryne and of þe egestioun and of oþer þinges þat ben þrowen oute ben taken of phisiciens.

20 Ypocras in 2º Pronosticorum scheweþ þat euery ydropesie is euel in an agewe (i. scharpe feuer). The ydropisie forsoþe þat foloweþ a contynuel feuer is vnneþes or elles neuer helede. The ydropisye in a hote and drye complexioun is euel, for it is wiþ discordynge of the accidentes. The ydropisye þe whiche comeþ
25 fro þe lyuer is worse þan þat þat comeþ fro þe mylte or fro oþer membres. Amonge alle þe spices of þe ydropisye, aschites is þe werste, yposarca is þe holsomest, and tympanydes haldeþ þe mene. Whiche þat euer it be, þe ydropisye is an harde maladye, and þerfore þou schalt byhote but litel þerof. In aschite cirurgiens werk
30 haþ only stede, þe oþer schal be lefte to phisiciens.

Curacioun The cure of þe ydropisye, wiþoute þe comune cures aforseide in þe fleumatyk apostemes, haþ some propre cures: in þe firste, þat þe lyflode be riȝt streyȝt and dryand; in þe secounde, þat the lyuer be rectified and conforted; in þe þridde, þat þe
35 medecynes þat purgen by þe wombe and þoo þat purgen by þe vryne ben þikker; in þe fourþe, þat it be moste purposed to euapoure and noght to make quytter wiþouteforth. And þat was þe precepte or charge of Galien, þe whiche was alegged aboue þe

---

6 is; L sunt   10 ? Om. before apostemes; L apostematum ⌜aquosorum⌝
38 Om. after aboue; L superius ⌜de⌝ apostematibus aquosis

watry apostemes, in 2º Ad Glauconem and 8º Amphorismorum in Commento, Quibuscumque epar, etc.

And þerfore in aschite (of þis is þe propre sermone), voyde þe mater by þe wombe wiþ pillulis of rubarbe, þe whiche ben, after Rasym: Take of reubarbe, of þe iuse of wylde sawge, of þe sede of endyue ana ʒ iii, agarici ʒ v, of laureol ʒ x. Make ham in pillulis, and ʒeue of ham ʒ ii and sem.

Also lede oute þe moystures by þe bledder with seþinge of þese rotes, þat is to say, after Rasis: Take of þe rynde of þe rote of smalache and of fenel ana vi ʒ, of wylde þistel, of squynantum ana ʒ v, of rede roses, of spyconarde ana ʒ iii. Seþe hem in li. i of water [f. 50ᵛᵃ] til it come to þe þridde parte, and ʒeue it in drinke. And after Galien, in 3º De Complexionibus, þe medecyne of cantarides, amended by brennynge or by medlynge wiþ gumme of cheries, ʒeuen wiþ wyne in þe quantite of a litel greyne, helpeþ moche men þat hauen þe iawnys and þe ydropisye, for it voydeþ moche moysture by þe vryne.

And conforte þe lyuer wiþouteforth wiþ trociscis of berberys, þe whiche ben, after þe same Rasis: Take of þe iuse of berberys ʒ x, of þe sede of endyue, of þe sede of gourde, of þe sede of purceleyne ana ʒ iii, of roses ʒ iii, of reubarbe ʒ i, of spyconard ʒ sem., and make trociscos (i. pylotes) of a noble weighte, and ʒeue þerof i with sirup acetose. Wiþouteforth plastre þe lyuer wiþ sawndres, wiþ canel and wiþ roses and wiþ sowre wyne. In all þe forsaide þinges when þer is vnkyndely hete in þe lyuer, putte þerto endyue, scariol (i. wylde letuse), marygolde and lyuer wort. And vapoure þe mater in plastrynge þe wombe wiþ a plastre þat is made of barly mele and of schepes donge, of schere gresse, of sulphur, of glasse, of bole armeniak, of chymolye (i. erþe þat is founden vnder a gryndyng stone) and of snayles wiþ here schelles broken, incorporede (i. medled) wiþ lye and wiþ a litel vynegre. And þerwiþ frote hym in þe hete of þe sonne wiþ a kepynge, i. fro þe sonne, of þe hede and of þe lyuer, for þe hete of þe sonne is mervaylouse in þis werk.

And if þe forsaide þinges auaylen nouʒt or if þai may nouʒt be had, þe iuse of þe rote of yreos, dronken erly in þe quantite of two sponeful, purgeþ ham hyʒeliche boþe aboue and byneþe. Also þe

1 8º error; L septimo   3 See Commentary   10 See Commentary
18 wiþouteforth ?read wiþinforth; L ab intra   21 second ʒ iii ?error; L ʒ ii
32 i. fro þe sonne interl. above kepynge

water distilled of þe myddel ryndes of þe rote and of braunches and of þe floures of eldre is best, after Gordoun. And if his owne vryne be medled with ham, it schulde haue þe more effecte.

And if þe cure forsoþe wiþ þe forsaide þinges auayle nouȝt, it
5 byhoueþ, as Albucasis saiþ, þat þou cauterise (i. [f. 50ᵛᵇ] brenne) hym wiþ many scochede cauteries, nouȝt depe byneþe þe skyn: in compasse aboute þe nauel foure and aboue þe lyuer, þe mylte and þe stomak þre and two bytwene þe spondiles in þe bak. And late ham be open longe tyme, þat the watrynesse may be purged by
10 ham. And if cetoun were putte in þe purse of þe priue stones, it were þe beste.

And if þou be required wiþ grete instaunce to kytte hym and may none oþer doo, wiþ þe forsaide pronosticacioun of perile, if þat þou fynde þe paciente (i. þe seke man) stronge and nouȝt
15 feble, ȝonge and nouȝt olde, ne a childe, and þat he haue noght þe coghe ne þe fluxe ne none oþer accidente þat letteþ the operacioun wiþ yren, by þe auctorite of Haly Abbas and of Auycen, þou schalt kytte hym in þe former partye þre fynger brede vnder þe wombe, if þe cause of þe dropisye be of þe intestynes, in þe lyft
20 side and if it be of þe lyuer, on þe riȝt side, þat he may lye on þe side þat is lesse peyneful and nouȝt vppon the clifte, þat þe aquositees flowe nouȝt wiþoute wille.

And þe maner is þat þou sette þe paciente vpriȝt afore the, or sittynge, if he may nouȝt stonde vpriȝt. And be þe seruauntes at his
25 bak susteynynge hym and with her hondes ledynge þe water to þe place of the kyttynge. Afterward drawe þou vp þe skyn of þe wombe by þe space of a fynger brede, and þere perse it wiþ a rasoure or wiþ a spature vnto þe voyde place, so þat þe water may goo oute. And þan, or þere goo oute eny quantite of þe water, þou
30 schalt late þe skynne falle downe þat it close þe wounde of cyphac and þat it lette þat þe water goo not oute til þat þe paciente be refresshed wiþ a tostye of brede dypped in wyne or in soche oþer. And after, þou schalt drawe vp þe skynne, and þou schalt putte in a pype of brasse or of siluer craftely made, and þou schalt not
35 late drawe oute mykel of þe mater but also moche [f. 51ʳᵃ] as þe vertu of þe seke man schal mowe suffre.

It is bettre, as Auicen saiþ, to be wiþynne and voyde by dyuerse

---

2 Gordoun] Gordoñ; L Gordonium 18–21 See Commentary 24 be] b altered from false start on another letter, perh. þ 35 mater ?read water; L aqua

tymes and litel and litel and to saue þe vertue þan to voyde all at ones and ouer mesure and to lede þe seke man to swownynge and to deth, hauinge alway in mynde þat fallynge of þe vertu is alway longynge to euery voydinge.

And after þat þou hast drawen oute some parte, drawe oute þe pype and late þe skynne falle downe and schette þe wounde of cyphac and bynde it and chaunge it nouȝt aȝen til anoþer day. And in þe mene whyle, comforte and norisshe þe pacient wiþ chosen metes and drinkes, sotil, wel-smellynge and confortatyf. And on þat oþer day wirke by þe same manere, and so doo in þat oþer til þat þe more parte of þe aquosite (i. watrynesse) by drawen oute. Þan hele it. And if þere leue oght, drye it wiþ þe forseide desiccatyues (i. drieng medecynes).

Some men maken þe firste inscicioun vnto cyphac. Afterward in vnhelynge þai goo downermore a litel, and þere þey persen or holen cyphac, and afterward þai procede as it is aforeseide. Neuerþelatter all cometh to one. Þai ben persede forsoþe on cornerwise, and in eyþer manere þe holes ben schette cornerwise.

In tympaniste, lede oute þe mater by þe wombe and by the bledder, after þat it is seide of aschite. And clisteries and suppositories of oyle of ruwe, of comyn and of saundeuer ben profitable. And conforteþ þe lyuer also. Þe ventosite schal be determyned wiþynforth wiþ diaciminum and wiþ a letuarie of bayes de lorer. And frote hym ofte tymes wiþouteforth wiþ garlik, and vapoure it wiþ gromel and with sulphur (i. bremstone). And sometyme it is nedeful to putte þerto ventoses.

In yposarca it is good to voyde þe mater wiþ pillulis de agarico, þat is to say: Take agarici ℨ ii, of wylde sawge, of reubarbe, of aristologie ana ℨ ii. Make þerof pillulas (i. smale balles) with [f. 51ʳᵇ] oximel squillitico, and ȝeue þerof ℨ ii. And conforte þe lyuer wiþouteforth wiþ troscys of lacca, þe whiche ben made þus: Take of lacca, of reubarbe ana ℨ iii, of smalache seede, off wode þistel, of þe seede of iunypre, of spyconard, of bittre almandes, of mastyk, of squynantum, of byttre coste, of mader, of aristologie, of genciane, of þe iuse of wylde sawge ana ℨ i and sem. Make trocisces of one dragme and ȝeue ham wiþ þe decoccioun of rootes. And plastre þe lyuer wiþouteforth wiþ spicanard, of mastyk, wiþ schere gresse, wiþ squynantum, wiþ canel and wiþ calamo

31 wiþouteforth ?read wiþinforth; L ab intra   troscys read trociscys; L trociscis   37 of ?read wiþ; L(Ca) cum spica, mastice [etc.].

aramatico, wiþ saffran and with myrre resoluede in soure wyne. And berye þe seke man in þe sonne wiþ hote sande, and stewe hym in an ovene when þat þe brede goþ oute. And be oþer medecynes to vapoure and to resolue þe mater, þe whiche schal be seyne to spede.

5 The 7 chapitle, of apostemes of þe haunches and of his parties.

The apostemes of þe parties of þe haunches, some ben made in conteynynge parties, and þise haue no þing propre in causes, tokenes and cures, but þai ben cured as oþer comune apostemes
10 of oþer membres. And some ben made in conteynede parties, þe whiche ben nouȝt spoken of here. And some ben made in þe parties þat ben outeward, as in þe schares, in þe priue stones, in þe ȝerde, in þe priue chose and in þe foundement. Of þe apostemes þe whiche ben made in þe schare, it is saide aboue in þe tretynge
15 of þe apostemes in þe arme holes, and of þe oþer it is to be saide here.

And first of hernia and of apostemes of þe codde, of þe burse of þe priue stones, þe whiche ben cleped by a comune name hernye or ramyces. Hernya þerfore of þe priue stones, some ben propirly
20 cleped apostemes and some similitudinaries, like to apostemes. þo þat ben cleped propurly apostemes ben fyue: þat is to say, hernia humoralis (i. an aposteme made of humours) and hernya aquosa (i. a watry aposteme) and hernya ventosa (i. a wyndy aposteme) and hernya carnosa [f. 51va] (i. a fleschy aposteme) and hernya varicosa
25 (i. aposteme in þe veynes). And þe similitudinaries forsoþe ben of more verrey schewynge, of brekynge or of burstynge of zirbus and of þe intestynes. Of ham þat ben propurly cleped apostemes it schal be saide here, and of oþer wiþinforth in þe 6 tretys.

Of hernya humoralis Hernya humoralis is an aposteme, hote
30 or colde, sanyouse (i. quyttry) or nouȝt sanyouse, gendred in þe purse of þe priue stones of humours nouȝt declynynge fro kyndely-nesse. Whose causes and tokenes and as it were þe cure is þe same as of þe apostemes of oþer membres, outake þat, for þilke membres ben ful sensible (i. light of felynge) and sette in a lowe place and
35 as it were þe priue purgyng places of kynde and able to rotynge and schameful to be schewed, þai ben harde to hele. And outake also þat þay haue some propre helpynges, as in purgynge (after

3 be, *see Commentary*   17 *fourth* of *read* or; *L(Ca) ossei seu burse testiculorum*   25–7 *See Commentary*

Auycenne) putte þerto suppositories, for þai be ȝeuen to grete helpe in drawyng þe mater to þe foundement. And in repercussynge (i. smytenge aȝen), chymolea is appropred wiþ vynegre, nouȝtwiþstondynge þat þe testicules (i. priue stones) ben principal membres, for þat þai ben nouȝt nedeful to þe sub- 5 staunce of manis persone but to kynde, as it was saide aboue. In resoluynge, bene mele is apropred and water of wortes. In staunchinge of þe akþe, þe leues of henbane haþ þe price. And þat I saye in a colde matere. In a colde cause, forsoþe, femygreke and comyn is laide þerto wiþ bene mele. And if þay goo forsoþe in the way of 10 maturynge, mature ham and open ham as oþer apostemes, but þat þe openynge schal be made as ferre fro þe foundement as it may for drede of a fistle, þe whiche is liȝtliche gendred by þe foundement.

Neuerþelatter if þai be turned to hardenesse, mollifie ham as 15 oþer apostemes. And he aproprep branne to mollifie þe hard-[f. 51ᵛᵇ] nesse of þe testicles. Breke it ful smal, and sarse or sifte it, and medle it with oximel in þe whiche is armoniak is resolued, and lay it hote vppon þe place, and doo soo aȝeyne besely. It is accordinge, as he saiþ, to al hardenesse. Neuerþelatter, in alle þise þinges, 20 susteyne þe testicules wiþ a byndinge like a coyfe withioynede wiþ a girdel in breche wise.

Of hernya aquosa et ventosa Hernia aquosa is a watry aposteme in þe purse of þe testicles, as hernia ventosa is a wyndy aposteme. And it is double, some is spredde in al þe purse and 25 some is nouȝt spredde, but schette in a bagge, as it were an ey, as Albucasis saith, þe whiche may be ladde by the dyndyme vnto þe schare as a testicle. And some tyme it entreth into a hole of cyphac, for þe whiche many leches I haue seyn desceyuede, trowynge þat þat were a burstynge. 30

The cause of þise hernyes is feblenesse of þe vertu digestyf, and nameliche in þe lyuer. And malice of gouernaunce helpeþ þerto, as it was saide aboue of ydropesie and in wyndy and watry apostemes, to þe whiche it byhoueþ to turne aȝen for þe complement of þise. 35

Tokenes of hernia aquosa ben bolnynge and heuynesse wiþ softnesse and briȝtnesse wiþ schynyngnesse. Tokenes of hernia ventosa ben bolnynge and liȝtnesse wiþ gaynestandynge and briȝtnesse

9 *first* colde? *read* hote; L *in materia calida*   16 he; L *Auicena*   18 *first* is *superfl.*

with clerenesse. And as þe watry hernya comeþ softely, right so þe wyndy hernya comeþ sodeynly, as William de Saliceto saiþ. And also as comune apostemes ben selde founden by hamself, riȝt so also þise ben ofte tyme medled, but þai ben cleped of hym whiche haþ þe more dominacioun, as it was saide aboue. In euery hernya like to aposteme it is to be ware of þe testicules, for longe dwellynge of straunge þinges nyghe ham altereþ and roteþ ham, as doctoures sayen.

The local cure (vnderput to þe vnyuersal cure of þe dropesye aforsaide and in þe watery [f. 52ra] and wyndy apostemes), after Galien 14º Terepeucie, is voydinge of þe watrynesse, þe whiche is made by farmacies (i. laxatyfes) or by cirurgie. It is fulfilled forsoþe in ham boþe with þe plastres of þe ydropisye and of wyndy and watry apostemes. And to þe hernya aquosa, Auicen appropreþ þis emplastre, þe whiche he takeþ of glas ℨ x, of wexe ℥ ii and sem., of oyle ℥ ii, of greynes of pyper and of bayes ana xxv, and make of ham a plastre. And to hernia ventosa is graunted comyn, rewe, calamynte and oyle of coste and of spiconard.

Wiþoute þe cirurgie, þe whiche accordeþ properly to hernia aquosa (for in hernia ventosa Albucasis sawe no man þe whiche was hardy vppon þe curacioun þerof wiþ iren, þogh Haly Abbas saye þat it schal be opened in þe manere of an emborisme), it is fulfilled manyfolde. First Galien, 14 Terapeucie, commaundeþ to drawe it oute wiþ a syfone or wiþ a cetoun (i. instrumentis). A cetoun forsoþe is made wiþ twycches and a holed plate in þe lower partie; in takynge þe sewynge of þe purse, it is taken vnto þe voyde place. After wiþ a longe cetoun made hote, in þe hede of þe whiche is cetoun, and is putte by þe hole. And afterward drawe out þe twycches and þe nedel and leue þe cetoun. And leye þeron oyle wiþ þe whyte of an ey in þe firste dayes, and in oþer dayes forsoþe lay þerto a cole leef. And it is leyde and chaunged and lefte til þat þe water were voyded.

Auycen forsoþe, þe whiche William foloweþ, rereþ vp þe testicles, openeþ it on þe same syde wiþ a brode blode iren vnto þe place of þe water. And when þe water is drawen oute, he schetteþ it. And þat it schulde not come aȝeyne, he commaundeþ to laye a streynynge plastre aboue þe schare wiþ a fastnynge like

---

3 selde] selden, n *underd.*   17 *Mended hole between of and* ham
19 Wiþoute, *see Commentary*   25–8 *See Commentary*   27 cetoun ? *read* nedel; L *acu*

a girdel goynge al aboute. And if þe water come aȝeyne, as it was wont to doo wiþyn sexe monthes (as Albucasis saiþ), he commaundeþ to doo þis werk aȝeyne. And so schal þe sike man passe his dayes holsomely.

Albucasis and [f. 52rb] Haly Abbas vpen it fro þe myddel of þe purse til it come nyghe to þe schare. And when þe water is drawe, þan þai hele þe dyndyme, and þe water may no more come downe. And I kepe þis manere, and moste in þat water þe whiche is schette in a sloghe. And I lede oute þilke eye aboue þe schare bone by þe dyndyme toward þe wombe. And I commaunde a seruant to holde it faste þat it goo nouȝt yn aȝen. And I holde it faste also on þe purse half þat it goo nouȝt downe aȝen. And þan I open it wiþ a blod iren, and I drawe oute þe water. Afterward to waste þe sloghe, I lay þerto a litel arsenek wiþ cotoun, and after þe fallynge of þe escare (i. scurfe), I hele it and stoppe it faste.

And some men, as Mayster Perys de Orlhiaco, open a place vppon the schare wiþ fretynge medecynes and wiþ corrosyues vnto þe dyndyme or to þe voydenesse of þe dyndyme. And after, in persynge and in ledynge þe tayle of þe probe (i. serchoure) vnto þe place of þe water, þai drawen þe water oute, and after þe fallynge, þai hele it and stoppe it. Oþer leches forsoþe done þe forsaide operacioun wiþ an actual cauterie. In what manere of way it be done, so þat þe watrynesse be drawen oute and þat it come nouȝt aȝeyne, it is good.

If þe testicle forsoþe were corupte, þat is knowen by stenche and by euel colourynge, by þe counseil of Albucasis, bynde þe dyndyme aboue and drawe oute þe testicle (i. priue stone), and for þe more sikernesse brenne it, as Rogeryn saiþ, and hele þe place as oþer woundes.

Of hernia carnosa and varicosa Hernia carnosa (i. a fleschy aposteme), after Galien in De Tumoribus preter Naturam, is cleped aposteme of þe testicles or flesche þat groweþ nyghe ham, as Haly Abbas saiþ. Schiracioun is as ful of veynes, þat is a newe name; it is cleped swellynge veynes wiþoute kynde in þe testicles. The causes of þe whiche ben habundaunce of grete humours rennynge [f. 52va] to þat place and feblenesse of þilke place.

The tokenes forsoþe of þe fleschy hernya ben hardnesse and bolnynge with durynge of longe tyme and wiþ none or wiþ litel

5 vpen; L aperiunt   10 toward þe wombe, see Commentary   32–4 See Commentary

dymynucioun (i. lessynge). And when it is towched, al þat is wiþyn þe testicle is moved. Tokenes of hernia varicosa (i. ful of veynes) ben replecioun (i. fulnesse) of veynes lumprede togedre in þe manere of a vyne and softenesse of þe testicles.

Neuerþelatter the dome of þise two apostemes, after Albucasym, is þat þai be harde and perilous to be wroght, wherfore it semede hym þat þe leuynge of ham is bettre þan þe drawynge oute, but it byhoueþ þat þe wirkynge be saide þe whiche þe firste leches made in ham.

The local cure (put vnder þe vnyuersal) is to be assaied first wiþ þe mollificatifes and wiþ þe resolutyues abouesaide in þe chapitle of glandules and of sephiros. If þis profite noght and þou be moche noyed in preyere, schewe þe perile tofore. After þe doctrine of Albucasis, kytte þe skyn of þe testicles (i. priue stones). And if the flesche may frely be departed fro the testicle, kytte it and drawe it out. And if þou may noght and þat þe same testicle be corrupte, bynde þe dyndyme aboue and kytte it and cauterice it and drawe it al oute and afterward sewe þe wounde.

If it were of veynes, bynde it in the ouermest partie and in þe lowest, and kytte of þat þat is in meddel alto togedre, and drawe it oute and sewe it, and after, hele þe wounde as it is aforseide. Or doo it with fretynge and corosyf medecynes, as Mayster Pers dede, as it was saide aboue in glandules.

Of apostemes of þe ȝerde and of þe priue chose Apostemes of þe ȝerde and also of þe priue chose ben nexte to þe curacioun of apostemes of þe testicles. Neuerþelatter for þat þai be more hote membres and more able to brennynge þan þe testicles, for so moche þay ben more suffrynge stiptik medecynes in þe bygynnynge, nouȝtwiþstan[f. 52ᵛᵇ]dynge þat þay ben as it were purgyng places and principal membres as to þe kynde, and nouȝt forsoþe to þe persone of kynde, as it is ofte tymes saide. And in þe more processe þay neden staunchynge for here strong felynge and more respiracioun (i. breþinge oute) for her sone rotynge. And þerfore Auycen preyseth in hote, as to þe bygynnynge, ote mele, ryndes of garnades and roses soden in water wiþ oyle of rose medled wiþ populeoun and wiþ morel. And in staunchynge of þe akþe, fomentacioun of

10 vnder] r *interl. w. caret*   20 alto togedre *read* altogedre   26 *MS.* for so moche *after* testicles; *redundant, see l. 27*   31 more ? *misplaced, read before* staunchynge (*l. 32*)   35 *Mended hole between* rose *and* medled   35–6 *See Commentary*

CYRURGIE OF GUY DE CHAULIAC 173

malues and henbane is graunted, and softe plastres wiþ oyle of violettis and wiþ þe whites of ayren medled togedre, and þe cromme of white brede steped in mylke and wel tempred and medled wiþ ȝolkes of half-soden eyren wiþ a litel of opium and of saffran, and medle ham togedre wiþ oyle of popy. Ofte remouynge is mykel ȝeuen in breþinges oute. And holde þe hole of þe ȝerde open wiþ a tente of wex or of clooþ. And make byndynges to susteyne in manere of a bagge and wiþ a girdel aboute in soche a wise þat it holde and þat the byndynges in no wise brynge yn akþe.

Of þe wyndy exstencioun (i. þirstynge oute) þe whiche is cleped priapasmus, it schal be saide wiþynneforth.

Of apostemes of þe foundement Apostemes of the foundement haue most comunynge wiþ þe forsaide apostemes. And byȝonde þat, þai hauen þat moloyne is putte to in maturatifes and in sedatyues (i. staunchynge of akþe). And after þat it is matured, late nouȝt þe mater be in þat place longe tyme. And þat þe openynges be made rounde and as þai were like in þe schappe of a mone, þat þe humours may be drawen oute þe lyȝtlier, and þai schulde nouȝt be gadred togedre in þe place and make festres. How forsoþe þat emoroydes and fistles of þe foundement schal be heled it schal be saide wiþynforth.

The 8 chapitle, of apostemes of þe þighes and of þe grete legges or of þe grete feete.

[f. 53ra] The apostemes of þe þighes and of þe legges dyuerse nouȝt fro oþer comune apostemes of oþer membres, but þat þere be no depe openynges made afore þe rolle of þe kne, for euel accidentes foloweþ ham, of þe whiche fewe men be delyuered, as Auicen saiþ. And Henry confermeþ it in his Book of Experiment.

Of þe elefancie, of varikes and of vena meden Swellynges and gretenesses wiþoute kynde ben wonte ofte tymes to come in þe legges, þe whiche ben cleped varykes, þe veyne meden and þe elefancie.

Varykes forsoþe ben veynes spred abrood and folden togedre in manere of a wrythen and braunchede vyne, ofte tymes in þe þigh and in þe foot, and þai ben ofte founden in oþer membres.

Vena meden is cleped so of Auycen; it is cleped ciuilis of

---

15 *? Om. after* hauen; L(Ca) *habent* ⌜de speciali⌝

Albucasis and *famosa* of Haly Abbas. It is a veyne drawen alonge in þe manere of a veyne and of a worme mouynge wilfully, þe whiche bigynnes wiþ swellynge, with blistrynge and wiþ akþe.

The elefancie is echynge of flesche in þe feet and in þe legges oute of mesure, as it is to see in þe legges of þe leprouse men.

The causes of þise sekenesses ben as þogh þay were al one, þat is to say, grete melancolik blood and fleumatik and brent, the whiche gone downe to þilke places for þe multitude þerof or for strong trauailes. And þerfore þai comen to men þat leuen melancoliously and to hem þat beren grete birdynes and after scharpe sekenesse, when þat þe mater is þrowen þider.

The tokenes forsoþe ben openly knowen, for euerych one is discryued of his like by þe coloure and þe gouernaunce goynge afore, as Auicen saiþ.

Thay ben schewed forsoþe þat þay ben harde and dredeful to be heled, and namely þoo þat ben olde and confermed, for þat þat þe mater is wiþholden þe whiche was wont to renne to foule places, and when it comeþ to hyȝer places, it induceþ worse disposicioun. And þerof it is saide in þe amphorisme of Ga[f. 53rb]lien: To hym þat haþ þe olde emoroydes to be heled, but ȝif þat oon be forsaken, it is perile wodenesse or ydropisye to be made. In soche men forsoþe it is bettre not to hele ham. Þoo forsoþe þat ben cured perisshen sone, and þoo þat ben nouȝt heled leuen longe tyme. And I haue seyne ofte tymes, and Lamfranque witnessiþ þe same, þat þise passiouns folowen hemself and ofte tymes þey gendren euel vlceres and harde for to hele. Moreouer þe kyttynge of þise passiouns is suspecte to turne to moche bledynge and to cancres.

Furþermore þise passiouns be regionales (i. of contre), as þogh þai were of heritage, and namely vena meden, þe whiche is multeplied in þat regioun and so by consequent in oþer hote regiouns. Albucasis draweþ oute vena meden or cyuylen wiþ a payse of lede in þe lengþe of xv or of xx hande brede. I forsoþe sawe it neuer, neyþer Galien, as Auicen witnessiþ.

The curacioun (i. helynge) haþ þre intenciouns. Þe firste is in þe lyf, þat þe grete and melancolik humoure be nouȝt gendred. Þe secounde is in þe mater goynge afore, þat þat þat is gendred be voyded. Þe þridde is in þe ioynede mater, þat it be wasted in dryenge and in drawynge oute.

2 veyne; *L varicis*   19 of Galien, *see Commentary*   25 þat, *see Commentary*

The firste entencioun is fulfilled, after Rasis, þat he abstene fro grete and fro melancolyk metes, as ben kowes flesche and soche as ben taken in huntynge, and confecciouns of hony and ote mele, cole and soden whete and þerf brede and grete swete wyne and al þe dyete aboue in þe melancolyk apostemes. Be he ware of ouer myche walkynge and of standynge vppon his feet. And be he content (i. apayde) wiþ sutil metes of litel norisshynge, gendrynge sotil blode. And flesche of chekenes and of ȝonge doue briddes and of kedes and sotil wortes and softe ȝolkes of eyren and clere whyte wyne ben gode, and wel arrayed or made brede.

The secounde entente is fulfilled wiþ blode laste and with þe grete pillules of hermodactilis and of yera [f. 53va] ruffini, of epithimo and of polipodie and of lapis lazuli and wiþ fomyte (i. brakynge) ones in þe weke and wiþ vsynge of þe lasse trifera.

But þe þridde þing is fulfilled in layenge strongely stiptyk medecynes and dryeng and resoluynge medecynes vppon al þe feet and þe legge. And vse he byndinge wiþ þise þinges fro þe lower partie vnto þe ouermore, as it was saide aboue of fleumatyk apostemes and of cyragra, to þe whiche it is to renne agayne for soche an erande.

And to þis ben ordeyned þree or foure fourmes of helpes. þe firste is waschinge of alle þoo partyes wiþ smythes water and wiþ chymolee (i. erþe vnder þe gryndynge stone) and wiþ vynegre. The secounde forme is softe plastrynge of roses wiþ water of ciceres, of þe seþinge of coles, of þe seed of sticados of Arabye, of lupynes, of femygreke, of glasse and of gotes donge. þe þridde fourme is of þe same wiþ myrre, wiþ aloen, wiþ acassia, wiþ ypoquistidos and wiþ alume dissoluede in vynegre. The fourþe fourme is of Thederik and is propere when þat þe mater is more fleumatyk and wynde, þat is: Take of þe roote of affodil (i. wylde garlik), of walwort, of ferne, þe leues of sambuke (i. eldre), of peritorye, of reede cole, soden wiþ wyne and stamped wiþ water of þe see. And if þay be medled wiþ wyne lyes, þai were þe bettre. And if a stewe were made wiþ þise, it were nouȝt þe worse. Neuerþelatter if þere be brennynge and blistrynge with akþe, as it happeþ in vena meden, Auycen commaundeþ to plastre it wiþ þe forsaide colde iuses and wiþ two sawndres, with psillium, wiþ aloen, wiþ myrre and wiþ campher.

5 *?Om. before* aboue; L⌜*dicta*⌝ *superius*   16 feet; L *pedem*   17 byndinge] byndinges, s *underd*.   24 of] o *partly obscured by smear*   24–5 *See Commentary*   29 wynde *?read* wyndy; L *ventosa*

And if it avayle nouȝt and if þou schalt be required wiþ instaunce, kytte þe flesche aboute þe foldynge of þe kne where þat þe stokke and þe rote of alle veynes appereþ. Or take þe veyne wyþ an hoke in two places, two or thre fyngre brede asondre, and bynde it strongely wiþ a strong silke þrede. Afterward [f. 53vb] vnflesche it and rere it vp and kytte þat þat is in þe myddel. Folowyngly louse the byndynge þat is made toward þe lower partie of þilke veyne, and lede þe blood vpwarde with thy handes, and drawe it oute as mykel as schal be possible. Afterward cauterize þe ouer veynes and al þe wounde with an hote yren or wiþ arsenyk, and clense it, and hele it faste. And if þere leue oght of þat blood, waste it als mykel as þou myȝt, and drye it wiþ þe forsaide medecynes.

And some men forsoþe, as Albucasis, comaunden soche a werke to be done with iren after two maneres. One of þo maneres is þat þe blak blood schal be drawen oute. The kyttynge is made: when þe legge is bounden fro þe calfe vnto þe kne with a goode rolle, kytte þe veyne in two places or in þre, and open it. Afterward in þristynge and ledynge þe blode vnto the open places, drawe it oute as it schal be possyble. And afterward commaunde þe seke man soche a gouernaunce þat he schal nouȝt be hurte in tyme comynge.

All þe veyne is rered and is kytte of or drawe vp by þe rootes, in kyttinge þe skyn euen afore þe veynes in so many and soche places þat, wiþoute þat þat þe veyne schal be opened, wiþ hokes be it take and drawen til it be drawe vp by þe rootes at þe ouer partie and at þe neþer partie. And afterward cure þe wounde with wolle dipped in wyne and in oyle til it be heled.

The firste manere semeþ to me sikerer. And Galien commaundeþ to make it in þe temples, while he saiþ, for hote rewme in þe eyȝen, 13 Terapeutice: Forsoþe we cure so þe varykes (i. veynes) as we dede aboue in þe temples, puttynge to a bonde and kyttynge þat þat is in þe myddel. And Haly Abbas in þe 9 sermone of þe secounde partie of þe Book of Real Disposicioun approveþ it and putteþ it.

Of þe potagre and of akþe of ioyntures, it schal be seide in þe 6te book, in the whiche book, by þe comaundement of God, þoo passiouns schal be putte þe whiche [f. 54ra] ben nought proprely apostemes neþer passiouns of wounndes ne of bones.

Explicit liber secundus.

15 *Om. after* oute; *see Commentary* 18 open *on erasure*

Incipit liber tercius.

Here bygynneþ þe þridde tretys of woundes, of þe whiche þer be two doctrines. The firste doctrine is of woundes as þai ben in symple membres. The secounde doctryne, in special as þai ben in compownede membres.

The firste doctrine haþ 5 chapitles.

The firste chapitle is an vnyuersal speche of woundes and of lousynge of contynuhede.

A wounde is a lousynge of contynuhede, fresshe and bledynge, made wiþoute rotynge in softe partyes. 'Loosynge of contynuhede' is sette þerfore kynde, in primo De Egritudine et Sinthomate, þe whiche is a comune sekenesse in simple and in compownede membres. Neuerþelatter it is more propre in symple membres þan in compownede. After Aueroys in 2º and 3 Colligit, the verreyeste resoun of contynuhede schal be loosed wiþ ham. And oþer þinges ben putte for difference, þat is to say, 'fresche and blody, wiþoute rotynge'. 'In softe parties', it is putte to difference of brekynges, þe whiche happen in harde membres. Where-of, after þis general dyuysioun of membres, Iohannycius saiþ þat cirurgie is twofolde: oþer in þe flesche or in þe bone. He vnderstandeþ forsoþe the flesche for þe brawnes, for synowes and for veynes, þe whiche þe Newe Comentour (i. Expositour) in 3º Tegni comprehendit vnder softe particles (i. membres) and vnder mene particles.

Solucioun (i. loosynge) of contynuhede haþ many spices (in secunda fen, prime Canonum, Auicenne), þat is to say: vulnus (i. a wounde) and vlcus (i. a vlcer), apertura (i. openyng), punctura (i. prickyng), inscicio (i. kyttyng), euulsio (i. outdrawing), fractura (i. breking) and soche oþere, whose descripciouns and differences schal be saide in here places. Ne it is nouȝt to charge of dyuerse names, so onliche þat þe þinges schal be vnderstonden. Neuerþelatter I fynde ofte tymes one for anoþer. [f. 54rb] Vulnus and vlcus be al one in þe translacioun of Greke, and þay diuersen forsoþe in þe translacioun of Arabyk. And for certeyne þe translacioun

---

11 þerfore *read* þere for; L *ponitur pro genere ibi*   15 *See Commentary*
17 it ?*superfl.*   26 Canonum] canonū *pl., cf.* Amphorismorum
27 i. a wounde *interl. above* vulnus   i. a vlcer *interl. above* vlcus   i. openyng *interl. above* apertura   28 i. prickyng *interl. above* punctura   i. kyttyng *interl. above* inscicio   i. outdrawing *interl. above* euulsio   29 i. breking *interl. above* fractura

of Greke saiþ bettre, for after Galien, 4to Terapeucie, þere ben two differencis of woundes or of vlceres, þat is to say, moste al onliche wiþoute presente cause, associed wiþ a wirkynge cause. Haly Abbas forsoþe haldeþ vulnus and plagam al one, in þe sexte ser-
5 mone of þe Real Disposicioun.
   The spices of loosynge of contynuhede taken here strongeste differences of þre þinges: firste, of þe nature of þe membres in þe whiche þai be made. And so it is saide in 3° Tegni þat some ben made in lyke parties and some in membres organykes. And þoo
10 þat ben made in like membres, some ben made in softe parties and some in harde and some in mene. And þo þat ben made in softe membres, some ben made in þe flesche and some in the fatnesse. And some in harde places and some in þe substaunce of þe bone and some in þe ioynture. And þo þat be made in mene membres,
15 some ben in synowes and in ligamentes and some in arteries and in veynes. Tho forsoþe þat ben made in membres organykes, some ben in þe principal membres, as in þe herte, in þe brayne and in þe lyuer, and some ben made membres seruynge to þe principal membres, as þe thropul and þe wesande, and some ben made in
20 membres þat serue ham noȝt, as þe ere, þe eyȝe and soche oþere. Albucasis saiþ þat woundes beþ made dyuerse after places, for some ben made in the hede and some in þe nekke, in þe breste, in þe wombe and in oþer place. And þai ben knowen asondre after þe þinges of the whiche þai ben made, as it schal be saide anone.
25   The secounde difference is taken of þe beynge of þe solucioun (i. loosynge), as it is saide in 3° Terapeutice. Some wounde is symple and some compownede. A symple wounde is in þe whiche is no dispocicioun folden togedre, and a compowned wounde is in þe whiche is foldynge togedre of [f. 54va] tweyne or of many disposi-
30 cioȝns, in als mykel as þai haue no resoun as þe moste causes makynge a wounde, but wiþoute the whiche þay gete nouȝt helynge, as it is saide in 4to Terapeucie and as it is saide in þe chapitle of þe squynancie and it schal be saide more in þe chapitle of vlceres wiþinforþe.
   The þridde difference is taken of þe propre differencis of þilke
35 solucioun (i. losynge), as it is saide in 3° Terapeucie, as of gretenesse and of litelnesse, of euennesse and of vneuennesse, of depenesse and in þe ouer egge, and altogedre after þe partye, in forþ-

---

1-3 *See Commentary*   18 in *om. before* membres; *L(O) in seruientibus principalibus*   30-1 *See Commentary*   37 and altogedre *read* altogedre and; *L(Ca) totaliter et secundum partem*

riʒtnesse and in sweruynge and in suche oþere. Of suche differencis forsoþe þe curatyf domes and entenciouns and helpynges ben taken and þe manere wiþ the whiche þai ben fulfilled. Wherfore Galien in 3º Terapeucie saiþ þat byʒonde þe firste schewynges (þe whiche ben nouʒt by resoun partes of þe crafte, but þay be knowen wiþ foles), it byhoueþ to knowe þe particuler schewynges and þe substaunce of euery membre, þe dede and þe profit and þe sytinge. Of þe whiche a leche procedynge, he schal knowe afore þat wounde þat may nouʒt be heled, and he schal considere of þe fyndynge of helpes for þat wounde þat may take hele.

Causes Though þise þinges þe whiche passen outeward be vnyuersaly þe causes of alle solucions of contynuhede, after Galien in 2º De Egritudine et Sinthomate, neuerþelatter forsoþe þere ben oþer causes of fresche woundes taken of þe body; in als mykel as þay ben woundes, þai ben made and disposed to perse outewarde or to make voyde. And Haly Abbas haþ specefied ham in the fourþe sermone of þe Real Disposicioun when he saiþ: For-why þese causes forsoþe ben made of bodyes inanymate, as wiþ a swerde, wiþ a darte, wiþ a stone and wiþ soche oþere, or of bestes, as stynkenge of venemouse bestes and bitynge of wode bestes. Of þe whiche anoþer difference of woundes is taken, [f. 54vb] þat some ben kyttynges and some bresynges and some bitynges. Of þe whiche þe schewynge of curacioun is also taken. And neuerþelatter it is taken by accident (i. nouʒt proprely) or by anoþer, for it is proued (6to Terapeucie) þat þe schewynge is taken of þe disposicioun and þe significacioun forsoþe is taken of a cause primytif (i. former) and of þe tyme.

Tokenes and domes Felynge and presence of alle þe particles (i. membres) scheweþ þe tokenes of woundes, for þe domes of woundes and of loosynge of contynuhede ben hadde by knowynge of þe substaunce and of þe dede and of þe profitablenesse of þe particles and of þe beyng of þe disposiciouns, as it is allegged aboue. Galien in 4to Terapeucie scheweþ þat a grete wounde and stronge soluciouns of contynuhede hauen nouʒt a litel perile. Stronge woundes forsoþe ben made in þre wyse: oþer for principalite of þe partie pacient, oþer for euel-þewednesse, or for gretenesse of þe disposicioun. For þe whiche and for euery manere of

---
5–6 *See Commentary*   11–16 *See Commentary*   19 or] or or, *first* or *underd.*   of *superfl. dot under* o   20 stynkenge *read* styngenge; L *punctura*
25 6to *error;* L 4° 37–p. 180 l. 1 *See Commentary*

smytynge þat be taken in þe hede, wiþyn þe breste and wiþynne þe wombe, þay lede nouȝt in litel peryle, and moste when eny of þe ynner membres are smyten togedre. But for þat þay alle be sone made euel-þewed þe whiche felen smytynges in smale ioyntes, for
5 almoste all þat bene þere ben tenouns and synowes, and it is peryle to ake and to wake and to be cramped, boþe in þe flesche and in a bony partie. And wiþ þise, whiche so euere be made grete woundes þay byhouen sewynge, as þese woundes the whiche ben made by all þe ouerþwart bygynnynge of þe muscles (i. brawnes),
10 and þere-as grete veynes and arteries and synowes and maryes ben smyten, þay brynge yn most perile.

First Galien counseilleþ in þe sexte of þe Amphorismes: When þe bledder is kutte or þe brayne of þe herte or þe mydrede or eny of þe smale guttes or þe lyuer or þe wombe, it is dedely. The
15 secounde [f. 55ʳᵃ] is of þe fifte of þilke Amphorismes: In whom so euere swellynges appere in vlceres, þai ben crampede, and if swellyng appere nouȝt in grete woundes, þat bytokeneþ grete euel. And he clepeþ ham euel vlceres, as Galien expowneþ in his Coment, þe woundes þe whiche ben made after þe hedes or after þe endes
20 of brawnes, and moste of synowy brawnes. Nyh þe whiche it is to take hede þat by perile is vnderstonden deþ of al þe body or of a particuler membre, þe whiche is priuacioun of þe lyf or euel dede or euerlastynge vnpower of þe membre, and vnable to be holpen, þe whiche is priuacioun of movynge and of felynge and properly of
25 þe dede of ham. And afterward þat membre is nouȝt cleped a membre, ne it is nouȝt cleped properly a partie of þe body, but in þe manere of a name and euen-voycely, as a stony eyȝe, or a brasen, as it is seide 2° De Anima and 4° Metheororum.

And þis is nedeful to a cirurgien knowe: puttynge of in þe cure
30 of wounded men, þat is to say, whiche ben dedely and whiche ben wicked. For þe whiche is to wete, after þe entencioun of Galien in þe Coment of þe sexte Amphorismorum, Vesicam descisam, etc., þat some woundes ben ful deedly and by nede, and some ben ofte tymes dedely and nouȝt by nede; and by þe contrarye
35 some woundes ben algates able to be heled, and some bene ofte tymes.

3–7 *See Commentary*   8 þay *read* þat; L *que*   9 *See Commentary*
13 of *read* or; L *aut*   16 swellynges *on erasure* ?Om. *before* crampede; L
⌈non⌉ *spasmantur*   29–30 *See Commentary*   31 it ?om. *before* is
36 MS. dedely *after* tymes; *redundant, see ll. 33–4; L* quedam ut plurimum

The woundes of þe substaunce of þe herte ben nedefulle dedely, þe whiche sleen anone, for all þe blood is sente to þe herte by commaundement of kynde, of þe whiche stronge bledynge is made, or aposteme and stoppynge, lettynge or forbedynge to sende þe lyf to al þe body. The herte forsoþe may nouȝt longe suffre loosynge 5 of contynuhede, neþer an hote aposteme durynge þe lyf, as Auycen saith. Moreouer grete woundes ben dedely by nede, as þoo þat persen þe substaunce of þe brayn and of þe lyuer, of þe mydrede, of the stomak, of þe smale guttes, of þe reynes, [f. 55rb] of þe þropul, of 10 þe wesaunt, of þe lunges and of þe mylte and of þe chyste of þe galle and of alle oþere principal membres and of þo membres þat seruen principal membres wiþ nedeful seruage to þe lyf. And þe cause is for þat none of ham ben heled, as it schal be resoned folwyngliche. 15

Tho woundes þat ben dedely ofte tymes but nouȝt by nede ben smale woundes in ouermeste parties of þe flesche of þe forsaide membres and persynge to þe parties of ham and of þe hedes of brawnes. And þe cause is, if þat þai be nouȝt wel treted, it happeþ men to be dede of hem. And it may happe ham to wel heled, as 20 I haue seyne of þe hynder partye of þe brayne, oute of þe whiche a litel of þe substaunce of þe brayne went oute, þe whiche was knowen by hurtynge in þe mynde, þe whiche he recouerede after þe helynge. Neuerþelatter I say nouȝt þat he schulde leue ȝif a celle passede oute, as Thederyk telleþ of þat sadelere. Ne Galien 25 saiþ nouȝt of þoo two men þe whiche he sawe wounded in Samarya to be heled (while his Maister Pulope leuede) þat þe substaunce of þe brayne passed oute, but þat þe brayne was only wounded. Ne he saiþ nought of hym þe whiche he sawe helede in Smeryns þat þere wente oute of þe substaunce of þe brayne, but by þe wounded 30 in one of þe double ventricles (i. smale wombes), and þat was heled by þe wille of God, as he trowede. Forsoþe, if he hadde ben wounded in bothe þe ventricles, he schulde litel while haue dured, as he saiþ. Of þe whiche he graunteþ þe profite of þe gendrynge of some membres, as it was saide aboue in þe anothomye. And als wel of 35 þis as of ham, þe helynges ben selden when it is made, as it is saide in þe forseide allegged book.

6–7 *Mended hole between* Auycen *and* saith   20 be ? *om. after second* to
29 Smeryns] Síneryns; L(Ca) *Smirnis*   30 by þe wounded, *see Commentary*
34 gendrynge *error;* L *geminacionis*   35–6 *See Commentary*

The cause why a wounde of þe brayne and of his pannycles ben dedely in þe forsaide maner: for to þe hurtynge of þe brayne, hurtynge of þe breste foloweþ, and of þe breþinge membres, of þe whiche þe good complexioun of þe herte is corupte, of þe whiche it foloweþ al þe beste to [f. 55ᵛᵃ] perische, as Galien saiþ in 5ᵗᵒ De Interioribus.

Also I haue seyne smale woundes ben heled aboute þe lappes of þe lyuer. Neuerþelatter þai were nouȝt depe ne wiþ lesynge of some particle (i. membre) þerof, as þe same Galien witnesseþ. Whose cause he ȝeueþ in 5ᵗᵒ Interiorum, for-why þe herte is slayne for lesynge of his norisshynge and þe beste perissheþ. Neuerþelatter in þe larger tyme he perissheþ.

Woundes of þe mydrede ben incurable, and namely þoo þat ben made in synowy places, for þay wanten blood and þerwith þai haue contynuel mouynge. Woundes forsoþe ben nouȝt helede but ȝif þai reste þat þe lippes may be ioynede. Neuerþelatter þai ben to be heled ofte tymes in flesshy particles, after þe same Galien, 5ᵗᵒ Terapeucie.

Woundes also of þe lunges, for þat þai ben sonneste apostemede, ben also incurable ofte tymes, and þat þe propre farmacies of vlceres may nouȝt touche the vlcere, and for þat it is mouede after respiraciouns and it is stered after koghes.

Grete woundes also of þe trache (i. þe þropul), and namely in a grustly place, ben selden cured, for þai ben harde and wiþoute blode and þai haue contynue respiracioun by þe wounde. Grete woundes also of þe wesaunt ben nouȝt helede, for passyng of mete and of drynke letten þe helynge. Grete woundes also of grete veynes ben nouȝt helede but selden. For her grete bledynge, þe spirit perischeþ and þe lyf also, for þai may nouȝt susteyne nedeful byndynge to restreyne þe bledynge for drede of strangelynge.

Woundes of þe stomak ben dedely in þe forsaide manere, and of the smale guttes (and namely aboute þe ieiune, i. þe fastande gutte) and of the matrice, of þe reynes and of þe bledder of þe galle, for þai ben synowy and wiþoute blode. And it is a place and passyng of euel moystures, and kepynge of her contynuel lyf is nedeful, and neuerþelatter medecynes may nouȝt be laide couenabley þerto.

---

1 a wounde; L *vulnera*   2 *? Om. before* for*; L* ʳest¹ *quia*   10 in 5ᵗᵒ Interiorum *underl. red*   18 5ᵗᵒ Terapeucie *underl. red*   28 MS. curede *after* selden; *redundant, see l. 24; L non curantur nisi raro*

Woundes also of þe mylte ben ful perilous, [f. 55vb] seþen it haþ an office nedeful to al þe body, for it is þat oþer lyuer, as many leches sayen, but þay ben nouȝt so perilouse as woundes of oþer membres.

Woundes also þat persen þe innermoste of membres ben schewed ofte tymes dedely, for so moche þat þe aire þat goþ into ham wiþoute alteracioun (i. chaungynge) hurteþ þe inner membres; also for by ham þe spirite is inspired and hurte, and þe vertu is febled, and þerwiþ þay may nouȝt wel be clensede, and fynally þai arrayen fistles and spittinges of quyttre wiþ the whiche ay deyen. And many tokenes of woundynge of þise membres, þe whiche ben lefte of by resoun of schortnesse, schal be saide wiþinforþe in her owne places.

Moreouer woundes and prickynges þe whiche ben made in þe hedes of brawnes, where þat synowes be made nakede, and cordes and ligamentes to þre fynger brede neighe þe ioynte and þe temples ben dedely ofte tymes, as it is seide in 3° Tegni. Pryckynge forsoþe of a synowe or of a tenoun is redy to clepe þe crampe for þe grete felynge þe whiche þay brynge into þe brayne, and by consequent þay bryngen in deeþ. And þe cause is þe noyenge þat comeþ fro þe brayne to þe breþinge membres, as it is saide aboue. And þerfore Ypocras saide in 5 Amphorismorum: In a wounde, þe crampe comynge is deedly. Galien saiþ in his Comente þat þe crampe comynge in a wounde, it is ofte tyme dedely, but nouȝt by nede.

Particuler membres ben schewed to be deedly when þat þe principal veynes and arteries and bones by þe whiche þai were quycked and norisshed and holden vp ben vttrely kutte asondre and destroyed and þay bygynne to wexe blak and softe and to wexe like careyne, as it is in þe kyttynge of armes and of legges. Euel membres also and inpotent for euer ben schewed also when þat synowes, cordes and ligamentes þe whiche gouernede ham ben kytte of and vtterly destroyed and þai lesen forþwiþ her worchynge and þai bygynnen to be wydrede [f. 56ra] and dryede.

Woundes forsoþe able to be helede be þoo þe whiche ben in bodyes þat ben gouernede wiþ gode humores and in fleschy places of fewe synowes and of veynes, nouȝt of grete takynge ne of depenesse. And þe cause is for feuer schal nouȝt folowe ham ne euel

10 ay *read* thay   27 dedes *underd. before* arteries   31 *Mended hole between* ben *and* schewed

accidentes, so þat þai be wel rulede (and þerfore it is good þat þou say þat in soche disposiciouns) and also þat þer come none oþer þing þe whiche appereþ nou3t in presente ne þat haþ nou3t wonte to come by rule.

5   Woundes þat ben ofte tymes dedely wiþ a manere of difference aforsaide. And þerfore woundes in þe hedes of brawnes and of þe brayne panne and of þe breste and of þe wombe ben mene in difference, and þay ben neþer after þe þridde signified þing. And þe cause is, if þai be wel treted and craftely and þat þere ben 3eue
10 good diligence and þat þe pacient (i. sike man) be obedient and þat he haue þoo þinges þe whiche ben nedeful, þat he may be heled wiþouteforth. And 3if he haue not þese þinges, he schal dye.

And þerfore it byhoueþ to make wilely mensioun here-of in þe puttynge of of suche þinges. Neuerþelatter abyde in þy puttynge
15 of til þou haue a curiouse precepte in seynge þe wounded man and þe woundes and þat þou name þe woundes and þe place of þe woundes and 3eue þe cause of þi puttynge of. Neuerþelatter I pray þe þat þou be nou3t hasty in demynge and in puttinge of, but redy and wel auysed.

20 It is writen forsoþe of oure fader Ypocras: Dome is harde. And þoghe þe laste terme of woundes be 40 dayes, as it schal be saide withynneforth in þe chapitle of woundes of þe hede, þe firste terme is wiþyn 7 dayes, þe myddel to þe fourtenþe day, to þe liknesse of scharpe maladyes. Neuerþelatter in wounded men þat ben suspecte,
25 it is to abyde 7 dayes to deme and to putte of, for þat comunely euel accidentes and gode were wont to apere wiþynne suche a tyme, of feuer, of swownynge, of rauynge, of þe crampe and of suche oþere. And in þe mene while, þe operaciouns of vertues be to be conside[f. 56ʳᵇ]red by þe pulse, by þe vryne, by brakynge and by
30 oþer tokenes þrowen oute. Also þe appetite is to be considered and þe suffringe and þe byholdynge of þe wounded man and suche oþere. And by þe lore of Galien and of Ypocras in here Pronostikes, after þat þou schalt fynde euenly strengþes of þe vertue and of þe sekenesse, þerof make to the a chapitle and þe keye of
35 all pronosticacioun and of þe dome of deyenge and of lyuynge, wiþ the whiche deme and putte of slyly.

Ne it availleþ nou3t if it schal be saide þat he hadde nou3t ben dede with al þe euel gouernaunce of þe world if he had nou3t ben

---

5–8 *See Commentary*   12 wiþouteforth, *see Commentary*   14–15 *See Commentary*   33–4 *See Commentary* wounded, for-why ne it auayleþ nouȝt also to say þat he schulde nouȝt haue deyde if he wolde haue done þo þinges þe whiche beþ of resoun. It byhoueþ forsoþe nouȝt onely to warre hymself but also þe pacient. þogh þe crafte of helynge be of þo þinges þe whiche ben made of fortune, neuerþelatter so is nouȝt þe crafte of preseruynge (i. gouernynge), as it is saide in 3º Tegni. Mankynde is to be kepte in many wyse, and so it is subiecte of hitself to dyuerse periles, as it is saide in anoþer faculte. Forsoþe it is also to be vnderstonden, after Auycen in þe fourþe book, of þe drawynge oute of arwes, þat þogh woundes be dedely, for þat it is nouȝt to leue of þan a man schal doo þat þat is to be done after resoun, so þat þe cirurgene be wel requyrede. But be þere saide afore gode pronosticacioun, for þe wordes of foles, for þat some men ben helede ofte tyme mervaylously wiþoute hope. And if we hadde lefte of, deþ schulde haue comen, and we schulde be proporcioned to lytelnesse of mercy and of pitee.

Furþermore vnderstonde þat onynge is inpossible in organyk parties, as it is seide in 3º Tegni. And the cause is for-why algates, when þe pores ben kytte by þe whiche þe norisshynge and þe lyf and þe felynge come to þat organyk membre (after þe Newe Comentor supra Tegni), anone þe spiritis and vertues ben dede for þe grete sotilte whiche þai haue (þat happeþ [f. 56va] nouȝt in vnperfite bestes and in plantes), not wiþstondynge of medecynes, as Haly saiþ in his Coment.

Furþermore onynge is possible in þe flesche after þe firste intencioun and in þe bone forsoþe after þe secounde intencioun. The firste intencioun forsoþe is cleped when dyuerse þinges be ioynede togedre wiþoute mene oute of dyuerse kynde, þe whiche is made flesche, by a litel turnynge, wiþ þe dewe of norisshynge, like and accordynge to þe firste.

Þe secounde intent forsoþe is cleped when dyuyded þinges be ioynede togidre by a mene of dyuerse kyndes as erramus sowdeþ the lede, as þe forsaide Commentour saiþ. And þis myddel is cleped porus sarcoides, þat is made of a more grete humour þan the flesche and lesse þan þe bone. And þe cause why þat a bone is nouȝt sowded after þe firste intencioun is hardenesse þerof, as

---

11 þan, *see Commentary*   23 for *?om. after* not, *see Commentary*
27–30 *See Commentary*   28 oute *?superfl.; L sine medio eterogeneo*
32 kyndes *?read* kynde*; L(P) per medium etherogeneum*   erramus*; L(O)*
erramus, (Br) *erarius*

Galien putteþ in his texte (for onely moyste þinges ben ioynede togedre by þe firste onynge), and þe feblenesse of þe norisshynge and of þe alteratyf vertue, when þe membres ben colde, as þe forsaide Newe Commentour saiþ, nouȝt wantynge þe water of
5 sperme, as Haly saiþ, for bones hauen alwaye norischynge of þe sperme and þat by tornynge and by liknesse.

Of synowes and of veynes, Auycen saiþ, by auctorite of Galien in 5to Terapeucie, þat þay haue ham in a mene manere after þat thay be mene bytwene hardenesse and softenesse. Wherfore þay
10 ben flesched when þat þe kyttynge is litel and when þe body is moyste, and þay be noght flesched in þat þat dyuerseþ fro þat. Wherfore Galien saiþ, vbi supra: Hit is seen experience to bere witnesse to resoun. In children forsoþe and in wommen, I haue seyne arterie be heled for moystenesse and for softenesse of þe
15 bodyes and an arterye hauynge a schorte dyvysioun. And þat is confermed by the auctorite of Ypocras in 6to Amphorismorum: When a bone is kytte of, or a gurstel or þenne cheke bones, neyþer it groweþ neþer þay ben nouȝt glewed togedre. Ne þe in-[f. 56vb] staunce auayleþ nouȝt of a childes bone, the whiche is possible to
20 be heled, as Galien putteþ in 3° Tegni, for it haþ softenesse and strengþe of vertue for nyghenesse of þe birþe. Ne of the teþe, for þay ben gendrede nouȝt onliche in childhode but in oþer ages, for þay be nouȝt gendrede of an ordynat mater but of superfluyte, nouȝt of þe firste vertue informatyf, ledynge in þe dede of vertue
25 generatyf, as Albetus Bononiensis saiþ in þe redyng of þe Amphorismes.

Ypocras scheweþ at þe laste in 6to Amphorismorum þat þe woundes þe whiche ben made in þe body of þe ydropisye, þay ben nouȝt lyȝtly heled. Wherof Auycen: It is a manere of loosynge
30 of contynuhede and vlceracioun and soche oþer. And when þay ben in a body of gode complexioun, þai bene heled anone, and when þay be in a membre of euel complexioun, þai wiþstonden longe tyme, and moche þe lenger when þay happen in þe bodyes of ham þe whiche hauen þe ydropisye and malyce of constreynynge
35 and lepre. Furþermore it is saide in 5to Amphorismorum: A bytyng humour in woundes hardeneþ a colde skynne and makeþ akþe withoute quytter, and it inducith rygoure and crampes.

4 water *read* mater; L materie   14 an *?om.* before arterie   15 *? Om.* after and; L et ⌜*in vno iuuene*⌝   24 *?Om.* after informatyf; L *non a virtute prima informatiua* ⌜*sed nutritiua,*⌝ *inducente* [*etc.*]   25 Albetus; L *Albertus*

It is schewed þat grete soluciouns (i. losynges), euel helede, moste withoute a ioynte, þai leden in lenenesse in þe membre þat foloweþ, and þat is for opilacioun and for feblenesse of þe vertue, as it is saide and as it schal be saide. It byhoueþ þat many oþer domes be kepte in þe commune chapitles and in þe tretys of 5 vlceres, in whiche þinges vlceres and woundes comunen, as it schal be saide wiþinforþe by þe leue of God.

Curacioun The commune entencioun of all soluciouns of contynuhede is onehede, as it is saide in 3º Tegni. And þe firste schewynge is knowen to alle men of þe beynge of the sekenesse, 10 þe whiche comaundeþ to caste away his contrarye by his contrarie. þe whiche manere of general and ferst entencioun taken is fulfilled of two þinges: of kynde, as of þe principal þing doynge, wirchinge wiþ his vertues and wiþ dewe [f. 57ʳᵃ] norisshynge; and of þe leche, as of the seruant, wirkynge wiþ foure entenciouns vndercaste. 15 þe firste entencioun commaundeþ to remoue straunge þinges, if þer be any partede bytwene. þe secounde entent commaundeþ to lede togedre þe sondrede parties. þe þridde commaundeþ to kepe þe replied parties and lede togedre. þe fourþe entencioun comaundeþ to kepe and to preserue þe substaunce of þe membre. 20 But þe fifte entente techeþ to amende the accidentes.

The firste entencioun, þe whiche is to remeve straunge thinges The firste is fulfilled: if þe loosynge be nouȝt open and if þer be any straunge þing bytwene þe partes, as a splente partede of a bone pryckynge or some þing smyten in, as an arowe, or an 25 oþer straunge þing, as a þorne, open it. And if it be opened inow, remeve it and drawe it out liȝtly and wiþoute peyne with þy fyngres or wiþ twycches or wiþ smale pynsons or wiþ some wytte founden by þiself.

Of the witte of drawynge out of arwes and of oþer þinges 30 **smyten yn** Thynges forsoþe þat ben smyten into þe flesche be drawen oute by fyndynge of wittes. And þe maner of fyndynge is hadde by consideracioun of the kynde and of þe dyuersite of þo þinges þat ben smyten yn and by consideracioun of þe kynde and of þe dyuersite of membres. Of þe whiche two, it is drawen oute 35 þe þridde manere of drawynge oute and of þe fyndynge of instrumentis.

15 foure; L(Br) 4ᵒʳ, (Ca) 5   18 MS. lede togedre þe fourþe entencioun commaundeþ to *after first* to; *redundant, see ll. 19–20*   33 membres **underd.** *before* þo   35–7 *See Commentary*

þogh þe dyuersite of þinges smytten in þe body be endeles and it may nou3t be writen in certayne lettres, þerfore it is counsel þat þe schappes of þoo þinges þat ben smytten yn be examyned, of þe enemyes; neuerþelatter Auycen streynede to take ham vnder ey3tefolde dyuysioun, of þe whiche I take, bycause of schortnesse, the moste commune. Of þinges ficched yn, some beþ of yren, some of þornes, bony or of suche oþer kynde. Also some be playne, and some ben hokede. Furþermore [f. 57rb] some men hauen an holownesse in þe whiche tree entreþ. Moreouer some beþ venymouse and some beþ nou3t venymouse.

The dyuerste of membres is hadde by þe anothomye, for some ben principal membres and some ben no principal membres, and some be fleschi membres, in þe whiche þay be febly ficchede, and some ben bony membres, in þe whiche þat þat is smyten yn cleueþ faste to. Furþermore some membres ben schewynge, in þe whiche þat þat is smyten in is but litel depe, and some bene depe membres, in þe whiche þat þat is smyten in is vnderdrenchede. 3e, sometyme it is made so depe þat it comeþ to þe contrarie partie.

The instrumentis the whiche ben founden of þise, þoghe þai ben manye, neuerþeles eyghte ben moste comune to me: The firste instrument ben þe tenacles of Auycen, and þai ben toþede, like half mones. The secounde instrument ben þe tenacles of Albucasis, and þai ben toþed, in þe maner of a briddes bille. The þridde instrument beþ holowe tenacles for hoked arwes. The fourþe beþ wymbles turned a3eynewarde to take þe holownesse or pype of yren. The fifte instrument ben forsoþe ri3te wymbles to make þe bones large. The sexte instrument ben scisoures to make þe flesche large, þat þoo þinges þat smyten in may þe ly3tloker be drawen oute. The seuenþe instrument beþ streynynge holwe places and defe. The ey3te instrument is baliste (i. arweblaste).

The maner forsoþe of worchynge þe whiche is had of þe forsaide þinges is soche þat, if þe þing þat is smyten may nou3t be drawen oute holsomly in þe firste course, it schal be latten stille vnto þe flesche bygynne to wyddre and be roten. And þan in writhynge aboute and in movynge hyder and þider, it schal be drawen out more ly3tly (nou3twiþstondynge the forsaide Henry, þe whiche comaundeþ þat þay be drawen oute anone), for so wil Auycen,

---

2 and ? om. before þerfore; L et Auycen   8–9 See Commentary instrument ben þe tenacles on erasure   4 Hole between neuerþelatter and Auycen   21–2 like half mones. The secounde   29–30 See Commentary

Albucasis and Brunus. After, þe wounde schal be cured as oþer woundes, but þat þe chaunged blood of þe thing þat [f. 57ᵛᵃ] was smyten yn schal be þrowen oute, þat þe wounde be made syker fro rotynge. And it schal be ȝeten wiþ hote oyle, and moste if it be dowtede of akþe. And if it be venymed, cure it as þe bitynges of venymouse bestes.

And if it may nouȝt lyȝtly be had by þe forsaide manere, make þe paciente bolde and ordeyne soche þinges as schulde be ordeyned, and make pronosticacioun (if it be nede) in þe forsaide forme, and take it wiþ pynsones, and in writhynge aboute, drawe it oute. And if þoo pynsones auayle not, take oþer stronger. And if þay be hokede, take þe hokes wiþ holowe pynsones. And if þe tree goo oute of þe sokette, drawe it oute wiþ a wymbel reuersate (i. turned aȝeyne) putte yn þe sokette. And if þai may nouȝt be drawen oute in oþer wise, make þe hole of þe flesche large with a rasoure, if it be possible, and þe bones, wiþ forþriȝt wymbles or wiþ crapanes; drawe it oute as it is aforeseide. And if þis auayle nouȝt, bynde þe balyste with pynsownes and late þe pacient be holden faste; streyne þe baliste and drawe it oute.

If þe arwe forsoþe be turned ynward and it may nouȝt be drawen by þe party by þe whiche it entrede, smyte it yn with holwe schouynge instrumentis, or wiþ massyf, to þe contrarye side. And if it may profitably be done, drawe it oute by þat partye. And if it be nouȝt forsoþe possible, leue it while þat kynde drawe it oute or make it schewed. Albucasis forsoþe telleþ of many men in þe whiche arowes stode longe hidde, þe whiche leuede with ham longe tyme wiþoute noyenge. And in some men, some were schewed and drawen oute, and þay were helede. I charge nouȝt of þo charmynges and coniurisouns of Nichodeme þat Thederik and Gibert putteþ.

Of medecynes drawyng þinges smyten in þe flesche, I haue wrouȝt in þornes and in aules or awnes and in stones and in glases and in gobettes of bones. And I haue founden a propre medecyne, taken of Auycen: [f. 57ᵛᵇ] Take of soure dowghe, of hony or of þe filþe of bee hyves ana li. sem., of þe lyme of an oke quart. i, and of armonyak quart. sem., of oyle quart. i, and make a plastre, and lay it þeron. Rogeryne saiþ þat is is proued þat þe roote of a reede broken wiþ hony and layde vpon þe þing þat is smyten in, it

---

7-8 *See Commentary*   13 drawe it *repeated*   16 crapanes]
Crapanes; *L(Ca) trapanis*, (P) *trepanis*   19 streyne] -ne *interl. w. caret*
29 Gibert; *L(O) Gilbertus*   36 is is *read* it is

draweþ it oute wiþoute akþe. Many oþer ben putte in þe Antitodarie. And so is þe firste þing fulfilled.

Of þe secounde entencioun, the whiche is to lede togedre sondrede partes The secounde is fulfilled in drawynge of þe
5 membres wiþ handes and in plastrynge als vnpeynefully as it may be done, as it schal be saide wiþynforth in special.

Of þe þridde entencioun, the whiche is to conserue into one þe partes þat ben laide togedre The þridde is fulfilled with gode and wiþ sembly byndynge and wiþ dewe sitynge and
10 wiþ sewynge, if it be nede.

Of þe maner and qualite of bindynge Aboute þe whiche it is to knowe þat, after þe entent of Auicen in 4to, byndinge is þrefolde: byndynge incarnatyf (i. to make flesche), byndynge expulsyf (i. þrowynge oute) and byndynge retentyf (i. to wiþholde).
15 Byndynge incarnatyf accordeþ in fresche woundes and in brekynges. And it is made wiþ a rolle of cloth folden fro boþe þe endes vnto þe myddel, on þe contrarye partie of þe loosede place, in ledynge a one parte toward the ouer partie of þe membre and þat oþer toward þe lower, in takynge of þe parties þat lieþ þerto
20 als mykel as it semeþ to spede, in streynynge more vppon þe hurte place þan in þe parties lieng þerto. Neuerþelatter be ware of ouer moche streynynge and of; be þe terme þerof as þe seke man may wel suffre. Sewe þe hedes or þe endes of þe rolle and, if it be nede, leye þerto many bondes and wrappe ham by þe same manere. By
25 þis manere of byndynge þat one lippe is ioynede wiþ þat oþer and apostemacioun is forbeden, as it is proued in 6to Terepeucie. Some men forsoþe schapen twofolde clooþ and yn [f. 58ra] streynynge þai sewen it vppon þe lousede place.

Þirstynge byndynge accordeþ to vlceres and holes, to þrowe þe
30 mater of þe botume and to defende þat þe altrede mater come nouȝt in þe place. And it is made with a rolle folden yn at one ende, bygynnynge at þe lower partie of þilke membre, streynynge þere moste strongely. And after, be it proceded, in lappynge vnto þe ouer partie. I clepe þat þe ouer partie, as Galien saiþ in 5to Tere-
35 peucie, þe whiche is toward þe herte or þe lyuer, fro þe whiche alle þe membres spryngen. I, forsoþe, in vneuene membres, as ben

---

4–6 *See Commentary*   17 ? *Om. oefore* on; L ⌜*incipiendo*⌝ *ab opposita parte*
18 a *superfl.*   22 *Om. after* of; L *Caueat tamen a nimia strictura et* ⌜*laxacione*⌝
23 *Hole between* and *and if*   27 *In f.* 57vb, *lower margin:* streynynge catchw. *underl. red*   34–5 in 5to Terepeu *underl. red;* cie (*on next l.*) *not underl.*

þe legge, make þerto soche a rolle or bonde, in kyttynge it on þat one side into playne of an hand brede and in sewynge it hemmyngly on þe streynynge and kytte partie and loosely to þe bak half and nouȝt kytte. And in byndynge, I halde þe large bak half toward þe grete of þe membre and þe crokede kutte partie toward þe smaller ende. God woot forsoþe how many good turnes þise byndynges haþ done me in vlceres, in varykes and in swellynge of legges.

Byndynge withholdynge medecynes accordeþ to membres in þe whiche streynynge may nouȝt be made, ne none oþer byndynge, as in þe nekke and in þe wombe and in alle apostemes and in akynge disposiciouns. And it is made with a rolle of one hede or of many hedes or armes, in bygynnynge vppon þe hurte place, in byndynge in þe contrarye partie of þe same hurte place.

By þe maner of vnbyndinge softe and vnsorwful. And if þe byndynge halden hemself to faste, moyste ham so moche wiþ wyne til þat þay be departed.

Moreouer Galien wille þat þe rolles be made of lynen, goode olde lynen cloþe, softe and clene, brode and longe after þe kynde of þe membres: as, þo þat byndyn þe schuldre, þai schal haue sexe fynger brede ouerþwart, and þay þat bynden þe þighe schal haue fyue fynger brede, and þo þat bynden þe legge schal haue foure fynger brede, and þoo þat bynden þe arme schal haue þre fynger brede, and þo þat bynden þe fynger schal haue a fynger brede. And þe lengþe schal be after [f. 58rb] þe nede of wrappynge. In þis forsoþe the witte of þe leche doþ moche, þe whiche helpeþ þe crafte and þe kynde wirchinge, as Damascene saiþ. And þis is þe science of þe fourmynge of membres þat Galien spekeþ of in 4to Terepeucie: It happeþ nouȝt any vlcered membre to be wel bounden but if þat it take helynge of þe fourmynge of þe membres.

Of þe maner and of the qualite of sewynge Aboute þe whiche it is to knowe þat sewynge is þrefolde, þat is to say, sewyng incarnatyf (i. makynge flesche) and sewynge wiþhaldynge of þe blood and sewynge þat kepeþ þe lyppes to a tyme.

The incarnatyf sewynge is made in 5 wyse, as Haly Abbas saiþ, þe whiche accordeþ to alle woundes wiþ longe lippes, if þay may be brouȝt togidre and to þe whiche onely byndynge accordeþ nouȝt, þe whiche woundes hauen no straunge þinges bytwene her

---

1–3 *See Commentary*   13 vppon *curl after* -n, ?*superfl.*   16 byndynge *read* byndynges; L *ligamenta*   18 lynen ?*redundant*

lyppes and þay ben fresche woundes or olde woundes renewed by garsynge and by remouynge of þe skynne.

In oo manere, with a strong þrede, euen and playne, as wiþ a silken þrede in commune woundes, in settynge þe firste steche in
5 þe myddel of þe wounde and anoþer in þe mydde space of eyþer side, and so in procedinge in þe spaces bytwene þe two poyntes or steches, þe space of a fynger brede ouerthwarte schal leue. By þe nedeles longe, playne and enoyntede in þe poynte and þresquare in þe tayle for to stable þe þrede þat it lette nouȝt þe pas-
10 synge of þe holownesse. And be þere had a pype or penne holed in wyndowe wise wiþ the whiche þat oþer side of þe lyppe schal be vndersette þat it swerue nouȝt in puttynge in þe nedel and as it may be seyne by þe wyndowes when þat þe nedle is passed. Þan drawe þe nedle and þe þrede, in vndersettynge þe lippe by þe
15 threde þat þe lippe folowe nouȝt in drawynge of þe þrede. And bynde it firste wiþ two wrappynges, in þe secounde wiþ one. After, kytte þe þrede a litel quantite fro þe knotte.

In þe secounde manere, incarnatyf sewynge is [f. 58va] made wiþ a stalke of a feþere led yn wiþ a fether nedle in grete and depe
20 woundes whos lippes be moche atwynne, in puttinge in ouerlayde nedeles as many as bene nedefulle. And turne ham aȝeyne wiþ a þrede a wommen done when þay kepen skippynges vpon sleues. And late ham dwelle þere til þe wounde be sowded.

Incarnatyf sewynge is made in þe þridde manere wiþ euen
25 pynnes made of smalle and wel-beten towgh of lengþe of a fynger or of a stalke of a feþer, þe whiche accordeþ in places when we wille þat þe sewynge schal endure longe tyme. And it is made þat a þrede nedelde be putte yn by boþe þe lippes. After, turne aȝeyne þe þrede by þe same hole vnto þere leue a pytte, in þe whiche putte
30 one of þe hedes of þe pyne. And afterward þe tayles of two þredes be streyned. And bynde ham aboue þat oþer hede of þe pynne, and kytte þere þe hedes of þe þredes, and late þe pynne abide vnto þe perfite sowdynge.

Incarnatyf sewynge is made in þe fourþe manere, after Galien,
35 wiþ hokes. And þay schulde be smale and crokede at eyþer ende, after þe membre. And in ficchynge yn in þat oo lippe, lede þat

6–7 *See Commentary*   8–10 *See Commentary*   12–13 and as it may be seyne by þe wyndowes when þat þe nedle *repeated after* nedle (*l. 13*)   18 *? Om. before* wiþ; L ⌜*cum acubus aut*⌝ *cum asta plume*   19 fether *nedle ? read* nedle; L *cum acu*   20–2 *See Commentary*   22 second a *read* as; L *sicut*   29 pytte, *see Commentary*

lippe to þat oþer lippe, and ficche it also in þat lippe as walkers doo.

Incarnatyf sewynge is made in þe fifte manere wiþ cloþe. And it accordeþ in places in þe whiche we wille þat þe erres of woundes appere nouȝt, as in þe face. And it is made: take two grete pacches of cloþ þe cornerede, after þe quantite of þe membre. And enoynte ham wiþ oynement þat wil cleue to, made of poudre of sankdragoun, of mastyk, of sarcocolle, of pycche, of the mele þat flieþ of a mylne. Medle wiþ þe whyte of ayren so þat euery pece or pacche be layde too in euery side of the wounde after þe space of an ynche. And after þat þay be dreyed, sewe þe peces wiþ sotilte, and þai schal drawe to þe lippes.

Sewynge þat stauncheþ blode is made wiþ nedeles and wiþ a þrede [f. 58ᵛᵇ] in entrynge and in foldynge aȝen as skynnes be sewed, and þat when þat oþer sewynges may noght be made for grete lettynge of blode in þe woundes of veynes. Þis sewynge is profitable also to sewe þe intestynes (i. guttes) and pannycles and places made bare of flesche. Neuerþelatter it is suspecte, for when a poynte is broken, þe oþere ben lousede.

The sewynge þat kepeþ is made as þe oþere, but it is nouȝt so streyȝte, for it is nouȝt made but for to mayntene þe lippes til þat þe wounde be made faste. And it accordeþ to torne woundes and in þe whiche flesche is loste, to make þe partes to come togedre þat þay may be þe raþer sowded, and in þe whiche some þing is to be drawen oute by processe.

The tyme of renouynge þe sewynge is when þat he haþ fulfilled his ende. The manere of removynge is þat some schulle be putte vnder þe poynte, and kytte þe þrede aboue þe schelle and drawe it oute, in puttynge þe schelle vpon þe lippe by þe whiche it is drawen oute, þat it be nouȝt torne.

Of þe mater and of þe qualite of plumaceoles For þat pilowes and þinges stopped wiþ flokkes ben made to þe vndersettynge or to þe þristinge togedre of þe loosede parties and to conforte þe kynde hete of þe vnioynede membre and to forbede þe greuynge of þe byndynges, for so moche it is to be tretede here of ham.

Neuerþelatter it is to wete þat þay toke soche a namynge for þat þay were made in olde tyme of feþeres sewed bytwene cloþes.

6 þe cornerede *read* þre cornerede; L *triangulate*   26 renouynge *read* remouynge; L *remouendi*   31 mater ?*read* maner; L *modo*

Neuerþelatter for þat it byhouede to be ofte renouede, it was yrksome. It is founden to make ham of hempe towe, namely þat is wel wrastede and clensede. And sometyme þay ben made of wolle or of cotoun. Many men forsoþe in stede of ham layen þerto softe
5 cloþes, twofolde or þrefolde, or spounge schapen þerfore. And þere be putte yn two or þre or mo, after þat it semeþ to spede. And sometyme þay ben layde to drye, and some tyme moystede and [f. 59ra] infusede (i. dipped) in þe whyte of an ey or wiþ wyne or wiþ oxicratum, and sometyme with oyle, after þat þe disposicioun
10 askeþ. And þay ben of þre fourmes: thre-cornerde, þat Auycen preyseþ to make flesche, one in þe side of eyþer lyppe of þe wounde in ioynynge itself aboue it. þay ben also rounde, þe whiche be layde drye vppon þe oþer to kepe kynde hete and to drynke in þe filþe. þay ben also foure-square to lette þe hurtyng of þe byndynges.

15 **Of þe maner and qualite of tentes and of lychynies** Aboute þe whiche it is to wete þat we putte a tente or a lychyn only in 8 cases: Firste we putte ham in woundes þe whiche we wille make large and clense or drawe oute eny þing fro þe botume, as ben depe woundes þe whiche haue nede to be openede aȝeyne for þe
20 humoure þe whiche is gadred togedre in þe botme and in his wydenesse. þe secounde is in holowe woundes in þe whiche we schal gendre flesche. þe þridde is in woundes þat ben alterate (i. chaungede) by þe ayre, þe whiche it byhoueþ to clense. The fourþe is in brused woundes. þe fifte in apostemouse woundes. The
25 sexte is in bytynges. þe seuenþe is in woundes in þe whiche it is to wirke aboute þe bones. þe eyghte is in vlcered woundes. In alle oþer woundes forsoþe we purpose to sowde wiþ tentes and wiþ lychynies.

For þe whiche is to wete þat tentes and lychynies taken dyuersite of þe ende for þe whiche þay ben made. For some ben made to
30 clense woundes, and þay ben made of softe carpyne of a cloþe, and namely of an olde cloþe. And some ben made to halde þe lippes open, and þay ben made of wel-clensed towhe or of gobettes of þe forsaide cloþe or of cotoun (as Rasys made) or of an holowe pype of latoun or of siluer, as in þe nose þirles for þe ayre and in
35 depe woundes þat þe quytter may goo oute by itself and þat it be nouȝt schette yn. And some bene made to make large þe mowþe of a wounde, and þay ben made of a spounge [f. 59rb] wel rubbede or of þe rote of genciane.

24 apostemouse] apotestemouse, *first* te *underd.*   27 wiþ ... wiþ *error;* L *sine tentis et lichinis*

þe schappe of lychynies schal be euene; of tentes, forsoþe, vneuen in þe manere of a pyn. And some tyme þai ben layde to drye, and some tyme enoyntede wiþ some oignement, after þat it schal be seyne to spede. Oþer þinges touchynge þe forsaide wirchynges ben leuede by þe witte of wirchynge, for I were to be reproued if I schulde teche þe of þyne owne, as it is saide in primo Ad Glauconem. And so is þe þridde operacioun or entencioun fulfilled.

Of the fourþe entencioun The fourþe entencioun, þe whiche is to kepe þe substaunce of þe membre and to defende akþe and apostemacioun and oþer accidentes, is fulfilled in emplastrynge and enoyntynge þe membre wiþ þe whyte of ayren and wiþ colde þinges in þe firste dayes (as Rasis saiþ), and after wiþ grete soure wyne and wiþ openynges agayne and wiþ couenable schappe, boþe in blode lastynge and in voydynge, when it schal be nede. And þou schalt ȝeue þe pacient gode and crafty diete.

Ne it agaynestandeth nouȝt þat many men sayne þat woundes, in als mykel as þai ben woundes, þay nede nouȝt þese þinges, þe whiche were to be graunted in smale occasiouns and in bodyes eucratykes (i. euen proporcioun of gode humoures), but where þat þay ben, God woot. In grete occasiouns forsoþe and in body disposed wiþ euel humoures, it is nedeful to ordeyne conueniently to preserue þe accidentes. And þat saiþ Galien in 6to Terepeucie: I putte þe case þat a man comeþ to vs pricked and wounded and vnioyned. If þe man be disposed with good humours, he schal passe wiþoute laxatyf, and he schal suffre nouȝt of euel. Forsoþe if he be disposed wiþ euel humoures, firste forsoþe he schal ake, and after þat forsoþe þe membre schal bete anone and swelle or aposteme. In euery fleschey membre forsoþe þere bene smale synowes and smale veynes the whiche hasten euel accidentes to ham. And þerfore Ypocras saiþ in primo Pronosticorum: [f. 59va] It is to vse pronosticacioun and preuysioun of þe beste þinges.

Of blode laste and of voyding by laxatyf The wyse men Rasis and Albucasis counseillen of blode laste þat, if blode haue nouȝt goon oute sufficiently of þe wounde, þat þere be made blode laste. And be it made in þe contrarie partie, for þe purgacioun by antipasym (i. in þe contrarie partie) plesede mykel Ypocras, as it is saide in 4to T[er]epeucie.

---

5 *See Commentary* *contra-apercionibus* *light smear over first* e

13 wiþ openynges agayne; L *cum apercionibus et*

20 body *? read* bodyes; L *corporibus*

36 plesede

37 T[er]epeucie *smear over* er

Of þe wombe, if it be constypat (i. harde), make suppositoriis or clysteres, or ȝif hym some softynge medecyne of cassia fistula or of manna.

Of drynkes þe whiche haue ben vsed to ȝeue to wounded men. I say þat I haue nouȝt vsed to ȝeue any drynke in fresche woundes, for þai be hote and openynge and þai moue þe blode and þay arraye or make redy þe woundes to apostemes and to bledynge. Neuerþelatter I haue graunted in olde vlceres, in festres and in cancres and in congeled blod in þe ynner membres, and gadrede togedre into quyttre in þe breste, and in ynner glandules and in crepatures (i. brekynges), as it schal be saide in here chapitles. Neuerþelatter olde leches, as Rogeryn and þe Foure Maistres, ȝaf drynkes indifferently in alle woundes and in brekynges, made moste of mader and of þe consowdes, of planteyne, of tanesaye, of hempe, of rede cole, of herbe Robert, of coluer foot, of auance, of houndes tonge, of pympernelle, of mouse ere and of suche oþere. And þai drewe oute þe iuse, or þai seþede ham euery day by þe morne wiþ water, wiþ wyne and wiþ hony. And þay ȝaf þerof quart. sem. euery day by þe morne. And þai layde þeron erly and late a rede cole leef turnede inwarde and bonde it þerto. And soche emperyke men sayen þat if he drynke be spowed oute, it is an euel token. And if it be wiþhalden, it is a good token, and þai sayne þat it goþ oute by þe wounde soche as it was; so God helpe ham. It is worse of Thederyk and of Henry, þe whiche commaundeþ to ȝeue a strong pyment, and namely to fresche wounded [f. 59vb] men in þe hede and in þe breste. I woot neuere wherof þat þis wodenes cometh; I woot wel þat Galien commaundeþ it nouȝt.

Of þe dyete of wounded men The diete of alle wounded men and of men þat haueþ ioyntes oute of lippe in þe bygynnynge vnto seuene dayes (in þe whiche þai were wonte to be seker fro feuer and fro aposteme) schal be litel, colde and drye, and nameliche if þe pacient be replete and ȝonge and if be hote weder. Wiþdrawe fro ham wyne, and namely clere wyne, and grete flesshes and grete fisches and þerfe brede, and euel baken, chese and fruyte, garlik and oynouns, mustard and alle scharpe spices and alle salted þinges and soure þinges. And vse he chykenes, pertriches and smale briddes alterede wiþ water of rose. Vse he also auenatum (i. a

---

4 ȝeue ? *read* be ȝeuen; L(P) *administrari; cf. l. 5*   17–18 euery day by þe morne ? *redundant; cf. l. 19*   20 turnede *repeated*   21 he *read* the   22–3 See Commentary   32 it ? *om. before* be

decoccioun of otes), of barly, of almaundes and of amydoun, spynarges and borages, letuse, planteyne, symple broth compowned wiþ eyren. His drynke forsoþe schal be boyled water in þe whiche grete brede be steped, or water of barly or water wiþ a litel grete soure wyne. Soupe he litel, be he in quyete, and eschewe he hily 5 fro wommen. After forsoþe þat he is made siker fro aposteme, make þe dyete more. And goo he aȝeyne litil and litil to his consuetude. Þerfore vse he þanne good wyne, good flesche of hennes and of capones and of gilded bestes and with alle flesches gendrynge good blood and reparaylynge kynde. 10
And for þat soche a diete is profitable to wounded men þe whiche mayntenep þe vertue and sterep no feuer ne apostemes, ne it excitep nouȝt grete bledynge, and it ordeynep conuenient diete, þerfore it is profitable. And þerfore Galien commendep it, and Rasys, Haly Abbas and Auicen, Brune, William and Lamfrank. 15
Nouȝt Thederik forsoþe, for he commaundeþ fro þe bygynnynge a wyny diete and most hote. And I meruayle more of Henry, þe whiche was norisshed among þe philosofres of Paryse, þe whiche folwede hym [f. 60ra] in þat. Of þe Englische man I wondre nouȝt, for he saiþ noght but þat he hadde of Henry. 20
Ne here resoun avayleþ noght when þay sayne þat þe seke man be comforted, for Galien saiþ the contrarye in primo Amphorismorum: We hyȝe nouȝt forsoþe to encrese þe vertue in ham þat ben seke. We lesse it mesurably, or we kepe it namely soche as is in comune sekenessis, but when þat þere were so moche feblenesse 25 þe whiche schulde putte alle oþere schewynges behynde, þe whiche neuerþelatter is nouȝt in comune woundes. And þerwith it byhoueþ nouȝt hym þat coueyteþ the extremyte of þat one to forȝete vtterly þe extremyte of þat oþer, in contrarye schewynges, but to medle ham togedre, as it is seide in 7° Terepeucie. Wherof it is saide in 30 8°: It byhoueþ forsoþe a leche to be wise aboute þe ende of sekenesses and aboute kynde, þat he, preysinge subtily þe vertu of eueriche schewynge, comperynge ham alle togedre, he schal gedre togedre a chapitle þat þay vse here owne dietes. The translacioun of Arabyk is þat haþ disceyuede ham, in 4to De Ingenio capitulo 35 penultimo, þe whiche saiþ: Also it byhoueþ the to eschewe wyne

---

2 or ?*om.* before compowned; *L aut*   11 ?*Om. after* men, *see Commentary*   13 ?*Om. after* diete, *see Commentary*   24 it ?*om. before* is   25 in comune sekenessis; *L in cronicis*   31–4 *See Commentary*   35–6 in 4to De Ingenio capitulo penultimo *underl. red*

when þat þe aposteme is hote, and nouȝt forsoþe in anoþer tyme. For he schulde haue saide while þe aposteme may be, þe whiche is schewed by þe translacioun of Greke, þe whiche saiþ: It is open, forsoþe, for it byhoueþ to eschewe þe vse of wyne in tyme of
5 apostemes. And elles he forbedeþ nouȝt to ȝeue nouȝt. And so it is graunted þat wyne schal nouȝt be ȝeuen in þe bygynnynge vnto 7 dayes, þe whiche is þe tyme of aposteme, but be it forbeden til þat tyme be passed. And so is þe fourþe entencioun fulfilled, þe whiche was to kepe þe substaunce of þe membre.

10 **Of þe fifte entencioun** But þe fifte entencioun, þe whiche is þe correccioun (i. amendynge) of þe accidentes þat be ladde in, is fulfilled after þe dyuersite of þe accidentes. The accidentes forsoþe whiche were wonte to come in loosede contynuhedes ben akþe, aposteme, distemperure, feuere, ycchynge and crampe, þe palsye,
15 [f. 60rb] swownynge and rauynge. Wyse men wote wel þat þe wounde is neuere helede but ȝif þise þinges ben amended. The accidentes forsoþe þe whiche ouercomen her cause, þai mysturne þe ordour of helynge, as it is saide in secundo Ad Glauconem.

Of akthe For þat akþe is cause of drawynge þe mater to þe hurt
20 place and of gendrynge aposteme, aboue alle þinges it byhoueþ þat it be eschewed. þe akþe forsoþe is comunely staunched in fomentynge þe particle with hote oyle. And if þat oyle were oyle of rose, it were þe bettre. And if þe whyte of an ey be medled þerwiþ, or þe ȝolke, where þat þere is no grete hete, so moche it
25 schulde nouȝt fele þe wounde. And it be nede to make þe particle (i. membre) to slepe a litel, late þe oyle be oyle of popy. And if it be nede, put þerto a litel of opium or of mandrage, as William counseilleþ. The Foure Maistres forsoþe praysen þerto þe roote of morelle medled wiþ swynes grece. Thederyk commendeþ moche
30 a plastre of þe leues of smale malues, soþen and stamped and medled with þe siftynge of branne. And if þer be putte þerto a litel of oyle of rose, it were þe bettre. The piþþe also of whete brede infused (i. steped) in scaldynge water is best, as it was saide aboue. And if þer be forsoþe stronge akþe, it bytokeneþ þat þere is a synowe
35 hurte, and þan be þere hadde recourse to þe woundes of synowes.

Of aposteme Aposteme is gendred and it is knowen and curede after þat it is saide in þe secounde tretyse of apostemes. Neuerþelatter Auycen preyseþ and appropreþ to alle membres fro þe hede vnto þe feet an emplastre made of swete agaricus soden in

7–8 *See Commentary*   18 secundo *error; L primo*

soure wyne and stamped and laide þerto. And it may nouȝt forsoþe be smyten aȝen ne be resoluede, mature it wiþ þe forseide emplastres to mature apostemes aforseide. And to þat Rogeryn saiþ an embrocasioun of malues, of mugwort, whete mele soden with wyne and wiþ a litel of hony and of swynes grece. And if þe 5 quytter be not dressed to þe wounde, open it in þe place [f. 60ᵛᵃ] þere it scheweþ most.

Of distemperure If þe distemperure be hote, it is knowen by redenesse and by blistrynge, and þen cole þe place, nouȝt by henbane ne by mandrage (as Galien saiþ), for þay make it to colde, but 10 wiþ roses and wiþ planteyne and wiþ vnguentum album, þe whiche colen mesurably in drieng. If þe distemperure be colde, it is to knowen by softenesse and discolouringe; chaufe þe place, nouȝt by resyne, by pycche and by aspaltum, but wiþ wyne and with þe blak oignement (þat is to say, wiþ vnguentum fuscum) and wiþ basilicon. 15 For þat þise accidentes turnen woundes to vlceres, þerfore be had recourse to þat doctrine. If the discrasioun forsoþe be drye, hote or moyste, þay ben amended by here contraryes, and so of compownede distemperures, as it schal be saide wiþynforþe.

Of þe crampe Aueroys vnderstood by þe crampe schortynge 20 of þe membres or soche a hastynesse þat þay may noght be bowed ne spred abrood. For in þe crampe þe wirchynge is loste, as in þe pallesye, but þere is chaungynge. Þe crampe, as it is seide in 5ᵗᵒ De Egritudine et Sinthomate, is an euel mouynge, happing in þe wilful vertue motyf (i. mouynge), of a sekely disposicioun. And 25 þerfore it is a sekenesse of þe synowes, as it is saide in 3° Canonis, for þe brawnes ben mouede to here principles and þai ben vnbuxum in stracchinge abroode.

The chapitle forsoþe þerof is double, as Ypocras haþ schewed: inplexioun (i. foldynge yn) and euacuacioun (i. voydenesse). In- 30 plexioun forsoþe is in disposiciouns of apostemes; euacuacioun forsoþe is in þe hoteste and contynue feueres. Forsoþe for þat it happeþ to come in ful men and in voyde men and moreouer in alle the synowy partyes of bodyes, þe cordes þat schewen and ben holden in organyk membres ben kytte forsoþe til þat þe holdynge 35 be putte away. And þerfore crafty men loose ham or þat þai ben putte of. And after þat, þwonges of leþer putte to þe ayre or to þe

12 to ?*superfl.*; cf. l. 8   17–18 See *Commentary*   19 *Sentence om. after*
wiþynforþe, see *Commentary*   22 is loste, see *Commentary*   29–36 *See Commentary*

fire schewen þe same, as it is saide, Colligit 3°. Auycen forsoþe put[f. 60ᵛᵇ]teþ þerto þe þridde chapitle, þe whiche, þogh it be nouȝt proporcioned, neuerþelatter it is a noyenge makynge þe brayne heuy, for þe whiche synowes fleen aȝeyne, and þay ben
5 gadred togedre to þrowe oute þat cause þat letteþ.

Ther ben þerfore þree manere of crampes: of inanycioun, of replecioun, and of suffrynge of þe brayne. þe firste is caused moste for grete fluxes, as it is saide 5ᵗᵒ Amphorismorum, and for vnmesurable hetes and for filþes þat ben able to be molten, as it is
10 saide in 2° eorundem, Febres in spasmo. The secounde is made for vnaperynge apostemes and for swellynges, as it is saide in fine 5ᵗⁱ Amphorismorum. The þridde is made for akþe, as it is saide 3° Tegni, prickynge of a synowe and of tenouns, and for bytinge of an euel humour and of a venymouse qualite, as it is saide in
15 Commento 5ᵗᵒ, Spasmus ex elebrio.

Of þe forsaide crampe, forsoþe, some be comune, þe whiche ben made when þat þe noyenge comeþ to þe brayne. Enforsynge to þrowe oute þe noyenge, hit draweþ togedre þe synowes and synowy membres and he crampeþ ham. The oþere ben particuler,
20 when þat þe noyenge comeþ nouȝt to þe brayne, but it byleueþ in þe membre, crokynge it. And Auenzoar also witnessiþ þat. I say forsoþe vnyuersal, for it holdeþ þe more parte of þe membres, to difference of þe pestilence þe whiche haldeþ al the membres. And þerfore it is cleped þe crampe of all þat, þat is to say moyste. And
25 it is styntynge, nouȝt contynue, wiþ noyenge of mynde and of wittes (as it is declared, 3° Interiorum), þat is nouȝt in þe crampe of þe whiche here is made speche. To seche depely þe differences of þe crampe and þe cause and þe manere of þe gendrynge it is of anoþer science, wherfore I leue it of. It sufficeþ to a cirurgene to
30 knowe þat þat is saide and soche tokenes and correcciouns.

Commune tokenes of þe crampe beþ difficulte of mouynge of þe membres, haldynge of þe nekke, drawynge of the lippes as þay he wolde lawghe, streyȝtnesse [f. 61ʳᵃ] of þe iowes, of þe teeþ and of þe þrote and of þe eyȝen and wryþinge of all þe face. Special
35 tokenes of þe crampe and anyntysynge ben comynge by litel and

12 *Om. after* Amphorismorum, *see Commentary*   15 elebrio *error;* L(Ca) elleboro   23 pestilence *error;* L epilencie   24 *first* þat *?superfl.;* L spasmus tocius ... scilicet humidus   30 *?Om. after* correcciouns; *L et correcciones* ⌜si que sunt⌝   33 *second* of *almost illegible by smear*   34 *second* and] a *partly covered by smear*   of þe eyȝen and wryþinge *?read* wryþinge of þe eyȝen and; *L* occulorum et tocius faciei tortura

litel and after wastynge sekenesses. Of replecioun, forsoþe, ben sodeyne comynges, and after apostemes and after coldenessis þikkyng. The tokenes forsoþe of the crampe þat troubleþ the brayne beþ comynge of vttre causes, and it is wiþ akþe and wiþ bytynge and wiþ heuynesse. If þe noyenge of þe crampe come to membres 5 of breþinge, þe pacient deyeþ sodeynly. The confermede (i. olde, rotede) crampe, and most þat þat comeþ of inanycioun, for dryenesse, when it is moste certeynly fulfilled, it is vnable to be heled, as it is saide 7° Terepeucie. Þat crampe forsoþe þat is nouȝt confermed takeþ some correccioun, and specially þat þat comeþ of 10 replecioun, þat Ypocras schewede in 2° Amphorismorum: It is bettre þat a feuere be made in þe crampe, in a feuer.

The curacioun is kepynge of þe drye crampe is wicked, as Auycen saiþ. But also tyna is þe moste acordynge cure, and enoyntinge with moste oyle after it and ofte rehersynge þerof. 15 And if it were possible þat tyna were made of mylke, hit were þe beste, so þat þer be no feuer. Þan forsoþe be þe forsaide þinges made wiþ watres and wiþ oylles in þe whiche leues of wylow be soden, and broken barly and violette and nenufar. And lay ham vppon þe ioyntes and on þe bygynnynge of brawnes. Here metes 20 schal be suppynges, fatte, liȝte, made of almaundes, of barly, of gode sugre and water of flesche taken of lambes flesche and of kydes. And if þere be medled a litel of good wyne with þe forsaide þinges, þat it may make hem to entre, it were nouȝt longe fro riȝtinge.

When þat þe crampe forsoþe is moyste, it byhoueþ þat it be 25 cured wiþ stronge voydinges of grete humoures, as is yera pigra and pillule de agarico. And scharpe clisteries ben beste. And somtyme blode laste and some tyme gargarismes and ascalles and sternictories (i. fnesinges) [f. 61rb] wiþ scharpe þinges, þai ben spedynge. And anoyntinges by þe nekke and þe arme holes and 30 þe schares wiþ hote oyles of lilye, of cooste, of spiconarde, of oyle de bay and of puliol and þoo þat ben scharpede with castor and wiþ euforbium ben gode, and many couerynges wiþ softe wolle.

Rogeryne saiþ suche an oignement to þis crampe, and Thederyk haþ taken þe same: Take olei muscellini ʒ i, petrolei ʒ sem., of 35 commune oyle, of buttre ana ʒ iiii, of wex ʒ i, storacis calamynte,

1–3 *See Commentary*   7 *?Om. after* crampe; *L(O) Spasmus confirmatus* ⌜*non curatur*⌝   12 *Om. before* in a feuer; *L* ⌜*quam spasmum*⌝ *in febre*   13 *first is read* and; *L et*   15 moste; *L humido*   16 *? Om. after* mylke; *L(P) de lacte,* ⌜*et nasalia et gargarismata et clisteria et finaliter potagia*⌝   28 ascalles; *L(P, O) nasalia*   29 sternictories; *L(O) sternutoria,* (*P*) *sternutatoria*   34 *Hole before* an

storacis rubei ana ℥ ii and sem., of mastyk, of olibanum, gummi
edere ana ℥ sem. Alle þat ben able to ben holpe, putte ham to þe
fire and medle þerwiþ þat oþer þinges. And putte storax laste yn,
and make þerof an oignement with þe whiche enoynte þe hatrel,
þe nekke and þe bak bone and al þe body bytwene two fyres. In
anoþer place it semeþ þat Thederyke putteþ to þis oignement þe
herbes þe whiche ben putte in vnguentum arragoun and in agripta
and oyle of castor and þe grece of rede snayles, and he clepeþ it
alabaustrum. And is ful propre to drawynge togedre of synowes.
And þere come a feuere, so þat it be but effimera, it were goode.
Drye stewes and subfumygaciouns and þoo þinges þat prouoken
sweet ben medicynal to þis crampe.

The crampe forsoþe þat is with disese of þe brayne, if it be of
akþe, hele it wiþ leptomes and wiþ oþer medecynes staunchynge
þe akþe, as it schal be saide in þe chapitle of þe woundes of
synowes. And if it be of þe styngynge of wylde bestes, hele it with
triacle and wiþ ventoses vppon þe place. And if it be of bitynge of
þe stomak, make hym to brake and conforte þe stomak. And in alle
þinges conforte þe brayne in enoyntynge þe hede and þe nekke,
þe bakke and þe arme holes and þe schares wiþ oyle of lilye, for it
is appropre medecyne to þe moyste crampe, as Auenzoar saiþ.
And halde a staf bytwene þe tieþ þat þai be nouȝt schette altogedre.
And if þer may none oþer þing helpe it, kytte the synowe altogedre
asondre þat sendeþ the noyenge, as Rasys counseilleþ, for-why it
is bettre to lese þe wirchinge of one membre [f. 61va] þan of alle.

Of þe pallesie The pallesie foloweþ also woundes and smy-
tynges, moste of þe hede and of alle þe bakke, as it is declared by
many ensaumples in 3° Interiorum. Wheþer þat þay schal folowe
þe woundes of þe same syde or of þe contrarye side, mynde schal
be made wiþynforthe in woundes of þe hede. The pallesye forsoþe
is mollificacioun of þe synowes wiþ priuacioun of felynge and of
movynge ofte tymes, As þe crampe was hardenesse wiþ euel and
wiþ chaunged mouynge, as it was saide, 3° Colliget. Wherof it is
sayde, 3° Interiorum: As þe appoplexye is softenes of al þe body,
so is þe pallesye of an half parte, somtyme forsoþe of þe riȝt side
and somtyme of þe lefte side and somtyme forsoþe of one partye,
as of þe foote or of þe hande. And þerfore take þat dyuysioun of

2 holpe *error;* L *liquebilia*   3 *See Commentary*   7 agripta*;* L *agrippa*
9 it *?om. before* is   14 leptomes] leptoníes*;* L(Br, O) *leptomis,* (P) *leptomeris*
21 appropre *?read* a propre *or* appropred   31 *Hole after* mollificacioun

þe vnyuersal or particuler crampe in þe pallesie. Þe vnyuersal is of al the side and particuler of one membre.

The causes forsoþe of þe palsye and soche lesynge of mouynge and of felynge ben twofolde, þat is to say, outward causes and inward causes, as fallynge and smytynge, spredynge abrode, coldenesse, apostemes and soche oþere þe whiche parten and schetten þe waies of þe spirites. The ynner causes ben grete humours and viscouse (i. gleymy), þe whiche stoppen þilke synowes in þe brayne and in þe nuke, þe whiche is cleped þe vicarie of þe brayne.

To enquere forsoþe how þat is and how þe meuynge is somtyme loste and þe felynge abydeþ and to enquere depely alle þe differences and causes, it is of anoþer science. It sufficeþ forsoþe to a cirurgen to konne þat þat is saide and to knowe þe parte of þe whiche þe noye springeþ, þe whiche schal be knowen by þe anothomye. For if þe noye be vnyuersal, for þat þe synowes þe whiche rulen al þe body comen fro þe brayne, þou knowest þat þe noye springeþ fro þe brayne. And if it be particuler and in þe ouer membres, knowe þat it comeþ fro þe nekke. And if be in þe lowe membres, it comeþ fro þe spondyles (i. fro þe ioyntes of þe bakke). And if it be [f. 61vb] in þe myddel parties, fro þe myddel. And þerfore þai ben redde, primo and 3° De Interioribus. Thow knowest þe humour þat trespasseþ by tokenes of humours. The dome of þe pacient scheweþ the outward causes.

It may be schewed also þat þe pallesie and alle sekenesses of þe synowes ben harde to helynge, for þai hauen litel of hote kynde, þe whiche is þe wircher of curacioun, et þerof it is saide þat þe palsyes is harde to be heled in olde men. Moreouer it is schewed þat quakynge and fyuer bytokene gode in þe palsye. Ouer þat, þe palsye þe whiche is made of a stroke þat tereþ nouȝt strongly þe synowes is somtyme heled, as it semeþ of Galien in hym of Mule. If þai be alto-broken, þere is none hope þat it schal be helede, forwhy woundes of þe synowes ben nouȝt perfitly sowdede, as it is saide. And Auenzoar saiþ þat if hurtynge be in þe synowes of breþinge, þe pacient schal deye strangled in a schorte tyme. If þe membre be nouȝt made lesse ne þe coloure chaunged, þere is some hope in þe cure. If it be lessed forsoþe and þe coloure chaunged, it is an euel token, as Gordoun saiþ.

5 Om. before as; L extrinsece videlicet et intrinsece. ⌜Extrinsece⌝ ut casus [etc.] 16 comen] e ? altered from o 18 it ? om. before be 26 et; L et 27 palsyes read palsye; L paralisis

The cure of þe palsye of ynward causes perteyneþ to þe lordes phisiciens, þe whiche Hebenmesue fulfilleþ wiþ double gouernaunce: commune and propre. Forsoþe þe commune gouernaunce toucheþ now a parte of þe sekenesse and now þe proprete and sometyme forsoþe þe diete. The firste is fulfilled wiþ puttynge to of al þe studie to þe hynder partie of þe hede and to the nuke, for þe noye springeþ many tymes fro þilke places. And þat is commune to þe infirmytees, þat is to say, to þe palsye, to þe crampe, to quakynge, to dulnesse of mynde and to wryeng. The secounde is fulfilled wiþ layeng to of medecynes confortynge þe synowes by proprete and by vertu, as is achorus, yris and castor. The þridde is fulfilled by ydelnesse of mete and of drynke and wiþ a drieng gouernaunce aforseide in þe chapitle of flewme.

The propre gouernaunce forsoþe takeþ 4 þinges: [f. 62ra] þe firste is euenynge of þe mater, þe secounde is kyttynge of þerof, þe þridde is turnynge aȝeyne to þe contrarye, þe fourþe amendeþ þe accidentes. How forsoþe þat þise ben fulfilled, the forseide allegged book schal say to vs.

Auycen forsoþe fulfilleþ the cure of vtter causes, þe whiche weren of smytynge or of fallynge. And þer be aposteme made and þe mater goo downe to þe place, cure it with blode last and wiþ hote medecynes euaporynge, as ben oynementes, plastres laide vppon þe smyten place. And some tyme put þerto ventoses.

To þis forsoþe I haue vsed enoyntinge þat is praysed of Hebenmesue in þe passiouns of þe herte, wiþ þe whiche þe nekke is enoynted, þe bak and þe membres þat ben hurt, and it is ful good. The wordes of þe Trewe Doctour be þise: I trowe wise leches and þe takynges of wise philosofres haue hydde þe sermones of enoyntinge of þe bak bone, and þe mynde and praysinge of suche a benefice of kynde, for-why the path þerof is lefte of in here tretyses. And it is of þe passyngeste or nobleste helpynges preseruynge (i. kepynge) þe substaunce of þe lyf. And þou hast knowen þat þe nuke is þe bygynnynge of þe bones and of þe synowes, and it is double, fro þe brayne and fro þe regge bone, and it is þe open hy way of arteries, of synowes and of þe spirites of membres, and it is the marye of þe verray moysture. So forsoþe

---

4 a ? *read* þe   8 ? *Om. before* infirmytees; L(Br) *infirmitatibus* ⸢quinque⸣; *om.* L(O)   12 ydelnesse ? *read* lytelnesse; L *paucitate*   35 MS. namely of þe herte *after* synowes; *redundant, see p.* 205 *l.* 4   34–7 *See Commentary*

it schal gadre togedre many gode entenciouns. It schal conforte forsoþe þe couerynge substaunce and þe spiritual substaunce and alle þe synowes and bones, helpynge þe palsye in al þe sekenesse of synowes, namely of þe herte. And it helpeþ openly boþe to quakynge and to werynesse. And it is a medecyne of all medecynes 5 in swifte confortynge.

The maner of þe confeccioun is þis: Take of myrre, of aloes epatyk, of spiconarde, of sankdragoun, of encence, of mummye, of opoponak, bdellij, carpobalsamy (i. fruyte of bawne) and of saffron, of mastyk, of gumme of Arabye, of moyste storax, of rede 10 [f. 62rb] storax ana ʒ ii and sem., of muske ʒ sem., of terebentyne to þe weyʒte of hem alle. Medle alle þese powdrede wiþ the terrebentyne, and put al þis in a lembyk, and distille it wittely, and take þe licoure distilled in a strong glasen vessel. It is next forsoþe to bawme. I putte sometyme þerto þe herbes of palsye, and 15 it was þe more precious.

Of swownynge Swownynge is a sodeyne and scharpe smytinge togedre of þe vertu, þe whiche haþ wont to folowe vnmesurable voydinges and akþes, þe whiche þou schalt knowe by a faillynge pulse and by pale colour, and namely by hard movynge of þe 20 eyʒe liddes, of þe vttre membres, as þogh he myʒte nouʒt rere hem vp, and moste by colde swete aboute the nekke. Swownynge in no wise is to be forʒeten, for it is a way to þe deeth. ʒe, for it is cleped of alle men þe litel deeþ.

The rule and þe curacioun (as moche as is in þis present) is to 25 kepe wiþ all þi myght þat swownynge come nouʒt, in comfortynge, in puttynge oute þe multitude of peple, þat þay make nouʒt þe chambre hote ne þat þay fere hym. And þere is a cautele or it come, ʒif hym a litel tostye of white brede layde in good wyne wiþ a litel rose water, and drynke he a litel of þat wyne, for (as Galien 30 saiþ, vbi supra) wyne forsoþe is somwhat hote by kynde, goynge to confortynge, is to be ʒeuen to all hem þat swownen. Wraþþe hym and þrowe strongely water of rose in his face, or colde water, if þou haue no water of rose. Rubbe þe extremytees, drawe hym by þe here, by þe nose and by þe eres. And clepe hym lowde by 35

---

1 it . . . It, see Commentary   3–5 See Commentary   9 bawne read bawme   21 and ? om. after eyʒe liddes; L et   25–6 Mended hole between in and þis, þat and swownynge   26 ? Om. after comfortynge; L consolando ⌜infirmum et⌝ expellendo [etc.]   27 oute repeated 31 þat ? om. before is   32 Wraþþe, see Commentary

his owne name. Gyf hym buffettis and doo oþer þinges þe whiche þe lordes phisiciens commaunden in þis case.

Of ravynge Of rauynge forsoþe, after Galien in 5to De Egritudine et Sinthomate, alle þoo trespaces þat ben of þe vertu regityf
5 ben cleped alienaciouns (i. rauynge or madnesses) of Auycen in 3° Canonis. And þogh þai be propre and comuned accidentes, neuerþelatter it is nouȝt saide here but þat þay ben accidentes þat comen by comounte and by fastynge togedre, þe whiche [f. 62va] happen in woundes and in smytynge of smalle ioyntes, as
10 it is saide in 7° Terapeucie. It is saide in 3° De Interioribus: þis generacioun, forsoþe, of sinthomes (i. of accidentes) is like to ham þat þolen sekenessis in þe eyȝen and in disposiciouns of þe wombe. For as þe occasiouns is sent elleswhere, so forsoþe maddenesses comen rediloker to synowy membres þat þe seke man to oþer, and
15 sometyme forsoþe by hete only, ascendinge to þe hede by contynuhede, and sometyme forsoþe by a vaporouse spirite, or by a fumouse (i. smekisshe). And þoo forsoþe ben of ham þe whiche þat dryȝen liȝtly, as Auycen saiþ. Wherof it is saide, 13° Terapeucie: It happeþ forsoþe of ydel coldenesse, as it is schewed in þe
20 sermones of ham, and wodenesse comeþ fro þe herte of movynge and of þe malice of humours.

The cure or þe rule of ham is, als mykel as longeþ to a cirurgene (forsoþe wiþ þe lordes phisiciens schal be cleped), þat þe euel smekes be dryuen fro þe hede by rubbynges and by byndynges of
25 þe vttre membres. And in þis case clistres ben loued of Auycen. And staunche algates by smytynge of þe particle (i. membre). And after hym forsoþe, smytinge wiþ buffattes is nedeful þat his resoun may come aȝen to hym. And Galien, 13° Terapeucie, comaundeþ in þe bygynnynge oxirodinum (i. oyle of rose wiþ
30 a litel vynegre). It byhoueþ forsoþe to þrowe oute þe humour and vapour (i. smeke) and þe materes þat maken hym to slepe from þe hede. And þoo þat ben made by þe sedes of popy ben beste. And we frote and enoynte þe sides of þe nose þirles and þe forhede with liche laxatyues and of þinges þat conforten it. And, after

3–5 *See Commentary*   3–4 in 5to De Egritudine et Sinthomate *underl. red*   5–6 in 3° Canonis *underl. red*   10 7° *error; L* 4°
10–14 *See Commentary*   13 occasiouns *read* occasioun*; L* occasio
19–21 *See Commentary*   19 second it *repeated*   20–2 *Mended hole between* movynge *and* and, cure *and* or   23 forsoþe wiþ*; L* quia incontinenti
26 *See Commentary*   29 comaundeþ *? error; L(O)* commendat
30–2 *See Commentary*

Auycen, it is gode to poure on her hedes the sethinge of feet and of hedes. And alsefur, þat is þe rote of þe whyte vyne, heleþ ham ofte when þat þay drinke þerof or ete it a certeyne dayes wiþ some mete þat fordooþ þe sauour þerof.

Of ycchynge, it schal be saide in þe fifte book and in þe sixte. Of hardenesse and of vnpower [f. 62ᵛᵇ] of movynge þe whiche foloweþ euel soluciouns (i. lousynges) of contynuhede, it schal be saide wiþynforth in þe 6 book of passiouns of þe ioyntes and in þe Antitodarie in his place.

The secounde chapitle, of a wounde made in the flesche.

A fleschi wounde is properly chepede, in 3° Terapeucie, a dyuycioun made in a fleschy membre wiþ blood, wiþoute rotynge, as it was saide aboue in þe comune chapitle. And it is nouȝt voyded (after þe same) but if it be symple, wiþoute lesynge of þe substaunce. And þat is symple is not voyded of his propre differences, for-why it is oþer superficial or depe and eyþer and litel or grete. A wounde also wiþ lesynge of þe substaunce, it is nouȝt voyded but if þe skynne be loste, and sometyme þe flesche and the skyn. And woundes wiþ suche differences ben nouȝt voyded but if þai be clene withoute accidentes, but if þay haue some accidentes þat hauen no resoun of þe cause (for þan þay schulde falle vnder þe resoun of vlcers of harde helynge, of þe whiche it schal be saide wiþynforth in þe chapitle of vlcers), but of þe woundes þat haue wiþoute þe whiche, as it was allegged aboue in 5ᵗᵒ Terapeucie, or as ben distemperure, akþe, aposteme, ycchinge, of þe whiche it is saide aboue.

Ne I rekke nouȝt if soche differences ben cleped differences or dispociciouns, þe whiche, þogh Galien in 3° Terapeutice make of hem grete determynacioun, neuerþelatter þat profiteþ but litel to þe cure. It is saide forsoþe in primo Terapeucie: Sekenesses may nouȝt wel be heled of names, but of þat þe whiche is saide by þe riȝt opynyoun of þinges.

Causes Of þe causes of woundes, in als mykel as woundes, it is sayde aboue þat þay ben what þinges þat euere þe whiche ben made able to perse wiþouteforth or to breke or to byte. Of þe

11 chepede *read* clepede; L *dicitur* in 3° Terapeucie *underl. red*
13–17 *See Commentary* 14 nouȝt voyded . . . but if; L(P) *non euacuatur*
. . . *quin* 15 *? Om. after* substaunce; L *substancie* ⌈*aut cum deperdicione eiusdem*⌉ 19–26 *See Commentary* 25 in 5ᵗᵒ Terapeucie *underl. red*
5ᵗᵒ *error;* L 4° 35–p. 208 l. 2 *See Commentary*

whiche disposiciouns forsaken, þe entenciouns curatyves ben taken of ham, and þe significaciouns taken of þe beynge of [f. 63ʳᵃ] þe disposiciouns and of þe nature of þe membres and þe dyuersite of þe accidentes, þe whiche fynden þe helpes and þe manere of wirchynge, as it was sayde aboue.

Tokenes and domes ben sayde in þe chapitle vnyuersal (i. commune).

Curacioun The cure of fresshe fleschy woundes, byȝonde þe foure entenciouns aforsaide, haþ a special entencioun, þe whiche is to wiþhalde þe flowyng of blood. Neuerþelatter it is mesured by Auycen if it blede moche, for happely a temperate quantite conforteþ, for þat þat it letteþ aposteme, opilacioun (i. stoppynge) and feuer, þe whiche letten greteliche þe curacioun of woundes. And after Galien, 4ᵗᵒ Terapeucie, it was þe comaundement of Ypocras: It is made þe dryer by flowynge out of þe blode and by consequent þe hooler, when al drye þing is next to hele, moyste þing forsoþe nouȝt to hele. If þe blode flowe to moche and wil nouȝt be restreyned wiþ þoo þinges þat perteynen to woundes, streyne it wiþ þo þinges þat schal be saide in þe chapitle of þe woundes of veynes. And þogh it be saide forsoþe how þat þe ententes of woundes ben fulfilled in gendre (i. in kynde), neuerþelatter the special manere how þat þay schal be fulfilled in the flesche is founden after þe difference aforsaide in þis maner.

Of a kyttynge and of a simple wounde and litel, wiþoute lesynge of þe substaunce In þe whiche Galien in 3° Terapeucie commaundeþ nouȝt but for to laye þe lippes togedre only wiþ byndynge. Wherfore he saiþ: If it be a symple wounde, schette ham togedre þat þat ben distant (i. asondre) withoute any oþer outeward crafte. And Rasis saiþ þe same. Neuerþelatter þe commune curse haþ, and Lamfrank layeþ þerto þe whyte of an ey beten wiþ softe towh. And he doþ wel, for (after Galien in xi° Simplicium Farmacorum) it restreyneþ þe blode and it staunchep þe akþe. It altereþ and defendeþ aposteme, nouȝt only in þe eyȝen, but in al vlcered places. Be warre aboue al þing of akþe, for þat þat akeþ prouokeþ [f. 63ʳᵇ] rewme and aposteme, as it is ofte seide. How þat akþe forsoþe is staunched, it was saide now aboue. And remeue it nouȝt vnto þe þridde day, for (after Galien in 3° Terepeucie) þo þat ben smale woundes and if þai be gadred togedre,

22 in the *repeated as* in þe   23 difference *read* differences; L *differencias*
27–9 See *Commentary*   32 Farmacorum] farmatorum

þai one day, or at þe moste two dayes, to be oned togedre. And if it be nouȝt sowded, chaun it aȝeyne, as it schal be seide anone.

Of kyttynge, of a grete superficial wounde and not a depe In þe whiche, for þat byndynge may nouȝt only suffice, Galien comaundeþ sewynge and fastnynge. Neuerþelatter þe commune vse is to lay þerto puluerem rubeum (i. a rede poudre) incarnatyf and conseruatyf, þe whiche is made of two parties of frank encense and of one parte of sankdragoun. Albucasis putteþ þerto þre parties of calx vyf (i. vnquenched lyme), and Lamfranke consenteþ þerto. Forsoþe I putte þerto bole armenyak in stede of þe calx vyf, and Haly Abbas putteþ þerto saundres. And þe powdre is layde to allone, and be warre þat it come nouȝt wiþynne þe wounde, also neyþer an heere ne oyle, for eueriche of ham letteþ þe sowdynge. Or þe powdre may be incorporede (i. medled) wiþ the whytes of ayren. And he layeþ a pece of towgh, or tweyne, infused (i. dipped) in þe forsaide whytes of eyren, and he layeþ also a smal lynnen cloute baþed in þese whytes of eyren in mene aboue þe wounde þat þe stupates (i. peces of towgh), in þe rerynge vp, schulde nouȝt sprede abrode þe poyntes. And if the bordures of þe wounde were enoyntede wiþ oyle of rose, it were good to lette akþe and aposteme.

Whiche sewynge forsoþe and byndynge and stupates þat accorden hereto and how þat þay ben made, it is saide right now in þe commune sermone. And chaunge or remove it nouȝt vnto þe fourþe day, but if akþe or some oþer accident make it. And after þat day, but ȝif þow fynde it sowded, wasche it wiþ hote soure wyne. And dippe þeryn peces of towgh and þriste ham and lay ham þerto and bynde [f. 63va] ham and chaunge hem fro day to day, for it schal be sowded togedre wiþin a litel tyme, witnessynge Galien in 4to aȝeyn Thesil, þe whiche drewe along þe cure of woundes vnto þe monythes þe whiche he myȝte haue fulfilled in sexe dayes, or in seuene at þe moste.

The firste preparacioun (i. arrayenge) wiþ the whytes of eyren and wiþ þat powdre, for it refreyneþ and letteþ and stauncheþ þe blode and þe akþe and aposteme.

The secounde arrayenge is made wiþ wyne, for (after Galien in 3º Terapeutice) wyne is þe beste medecyne of alle woundes, in als

1 Om. after þai; L vna die vel ad plus ⌈indigent⌉ duabus ad vniendum
2 chaun read chaunge; L remutetur   5 Neuerþelatter] -latter over mended
hole   25 make, see Commentary   33 ? Om. after arrayenge; L Prima
preparacio ⌈laudatur⌉

so mykel as þai ben woundes, þat is to say, þo þat hauen no folden disposicioun agaynesaienge. Þe whiche is proued þus: a wounde, in als mykel as it is a wounde, nedeþ to be dreyed and to be streynede, and namely a grete wounde, and wyne doþ þise two.
5 Þerfore þe proporcioun aforseide is proued, for in þis tyme (after Galien) þe wherke of þe medecyne drienge þe particle, þat if þere were now humour lyeng þerto, be it wasted and be it letted þe whiche flowede to þe voyde partyes. And for þat, a medecyne consolidatif (i. sowdynge) or conglutynatif, þat is þe same, schal be
10 of more drynesse þan a medecyne incarnatyf, þat is to say, vnto þe secounde degre. Þis proporcioun is proued degre, for (as it is saide in 7° Simplicium Farmacorum) newe wyne is hote in þe firste degre and olde wyne in þe þridde degre and myddel wyne in þe secounde degree. And þe dryenesses þerof ben of proporcioun to þe hote-
15 nesses, and þerfore it dreyeþ and sowdeþ after dyuersite natures. Forsoþe it moysteþ nouȝt ne it coldeþ nouȝt, as Thederik saide.

And þat is þat Galien saiþ in 4to Terapeucie: It byhoueþ not to wesshe alle woundes but wiþ wyne. And he, techynge þe cause, saiþ: All drye þing is nygh to hele, and moyste þing forsoþe not to
20 hele. And þerfore Maister Arnalde saiþ þat fresshe woundes, waschen wiþ hote water (i. wyne), þay folowen sonnest to þe effecte of helþe, for it is mykel drienge.

And many men forsoþe, after þe movynge or chaungynge, layen þerto emplastres and [f. 63vb] oynementes þe whiche þai hauen
25 propre, and þeron þai lay cotoun. Galien forsoþe prayseþ mykel in þat emplastrum nigrum (i. a blak emplastre), and Auycen preyseþ vnguentum de lino, i. an oynement made of þe rede poudre incorporede (i. medled) wiþ waschen terebentyne. The makynges of þe whiche, wiþ many oþer medecynes þerto, schal be
30 sayde in þe Antitodarie.

A depe wounde and hidde A depe wounde and hidde is ofte tymes cured wiþ sewynge and wiþ dewe byndynge. And Galien in 3° Tegni comaundeþ to cure it boþe wiþ contrarie dyuysioun and wiþ couenable figure (if it were nouȝt made), in þe hyndre partye,
35 by flowynges oute. Auycen forsoþe vnderstondeþ þe couenable figure, þat þe mowþe of þe wounde schal be alway byneþe and þe

---

1 woundes] *mended hole between* woun *and* des   5–8 *See Commentary*
6 wherke; *L opus*   11 *See Commentary*   15 dyuersite *?read*
dyuers *or of om. after* dyuersite; *L secundum diuersas naturas*   27 *?Om.*
before made, *see Commentary*   34–5 *See Commentary*

botume aboue, so þat þe humours may frely passe oute. Of þe whiche figure, Auicen saiþ (by þe auctorite of þe Wise in 2º Ad Glauconem) a depe wounde in þe þighe, of þe whiche þe botume was aboute þe kne and þe mouthe toward þe þighe, neuerþelatter wiþoute arrayenge of þe figure aȝenst wirchinge. He made hym forsoþe to holde his kne arered vpward, and þan was þe mouth dounward. þe same may be arrayed in þe arme.

If may nouȝt forsoþe be arrayed wiþ couenable figure ne þe wounde may not wel be clensed by þe hole, be it made, after þe counseil of Galien, aȝenst operacioun (i. wirchinge), were-of it is saide in fine tercii Terepeucie: If þat a wounde haue a depe holownesse and hidde, it is to be serchede wheþer þat þe humours may be couenably clensede or nouȝt. If þai may be purgede so, þe cure is þe same as of oþere. And if þay may nouȝt, we may make by oure witte a gode flowynge oute or clensynge wiþ þirstynge and with good byndynge expressyf (i. þirstynge), þe whiche schal bygynne and it schal ende forsoþe aboute þe mowth, and it is good.

And if may nouȝt forsoþe be made so, it byhoueþ vs to ordeyne by oure witte oþer outeflowynges. þis ordenaunce [f. 64ra] by witte is double: sometyme forsoþe in kyttinge al þe holownesse aȝeyne, and sometyme forsoþe þat þat deuydeþ aȝeyne only in þe botume. How forsoþe þat it byhoueþ eueriche of þise to be done, þe kynde of the places schal schewe, and þe gretenesse of þe wounde. For if þe places hauen a gileful dyuycioun and if þe wounde be grete, it is best to dyuyde aȝeynward. And if it be forsoþe þe contrarie, it is beste to kytte and to bynde, as it is aforeseide.

Brune forsoþe in soche a cause by openynge aȝeyne putteþ tentes wiþynne eyþer party. I forsoþe passe forþ with a cetoun, for it clensiþ best and it passeþ by all and it bryngeþ yn lesse akþe. And I putte hym yn wiþ a cerchoure made in þe manere of a nedle, or I putte þeryn a smal stalke of tree, and þere-aboue I make þe kyttynge þe sykerlyer. And I putte þerto cotoun and some mundificatyf, and I chaunge it twyes on þe day.

Of a depe wounde wiþ lesynge of þe flesche In þe cure of suche woundes, after Galien in 3º Tegni, it byhoueþ to haue double

---

2–3 in 2º Ad Glauconem *underl. red*   3 *? Om. before* a depe wounde*; L* ⌜*quod curauit*⌝ *vulnus profundum*   4–5 *See Commentary*   8 it *?om. before* may   9–10 *See Commentary*   11 in fine tercii Terepeucie *underl. red*   17 *? Om. after* bygynne*; L incipiat* ⌜*in fundo*⌝   19 it *?om. before* may   21–2 *See Commentary*

entencioun, for þe dispocicioun is double, lousynge forsoþe of þe
contynuhede and lesynge of þe substaunce of þe wounde the
holownesse haþ one entente in þe onynge or ioynynge and anoþer
forsoþe in gendringe of þe loste substaunce. And it byhoueþ first
5 to cure þe holownesse and þan to assayle to ioyne it, for þat þe
kynde of þoo þinges scheweþ þat a wounde may nouȝt be helede
but if þe holownesse be firste fulfilled. All holownesse forsoþe
wiþoute kynde scheweþ fulfillynge, for-why þis fulfillynge forsoþe
and þe terme of the fyndynge of helynge þat is made in a fleschy
10 membre and þe schewynge þe whiche is knowen to alle ydeotes
(i. vnwyse men). We neden forsoþe moche resoun and many par-
ticuler schewynges and a resonable crafte certeynly.

The particuler schewynges þerfore with þe whiche þoo þinges
ben founden þe whiche fulfillen þe holownesse of a wounde ben
15 foure. The firste schewynge is taken of þe substaunce of þe wounde,
þe [f. 64rb] secounde of þe nature of þe body and of þe particles
(i. membres), and þe þridde of þoo membres þat ben ioynede
togedre, but þe fourþe is taken of þe contrariehede of schewynges.
Soche forsoþe was þe ordour of Galien in 3° Terapeutice. The sub-
20 staunce forsoþe of a wounde bereþ wiþ hym þe schewynges of þe
propre differences, of þe whiche it is treted in þe ende.

The firste entencioun, forsoþe, or schewynge is founden þat
for in þe schewynge or in þe gendrynge of flesche (þe whiche is
made of þe congelynge of blode materialy, and effectuely forsoþe
25 of þe nature) comen two superfluytees, one grete and anoþer smal.
If we wolde drawe hem oute, as þinges withoute kynde by contrary-
hede, þere schal be no tyme in þe whiche we schal not nede boþe þe
medecynes drienge þe moystnesse (þat is to say) and clensynge þe
filþe, nouȝt symply but mesurably after þe firste degre (for when it
30 is layde to, it schulde waste more and it schulde not congele þe
matere of þe flesche): as ben frank encense and barly mele and
been mele and of tarys and yreos (i. gladen þat haþ purpour floures)
and astrology, cadimia (i. calamynte) and panax (i. þe herbe þat
opoponak is made of) and terra sigillata (i. Spaynysshe erþe).
35 Alle soche þinges forsoþe diuersen in þat þat may be more or lesse.
Aristologie forsoþe and panax dryen more þan þe oþer, and þai
ben hotter in kynde. Barly flour and been flour dryen mykel lesse,
and þai han lasse hete. Frank encense forsoþe is mesurably hote,

1–4 *See Commentary*   7–12 *See Commentary*   28 þat is to say,
see Commentary   30 more, *see Commentary*

neuerþelatter it dryeþ lesse þan þe oþer. The mele forsoþe of tarys and yreos ben in þe myddel of aristologie and of panax.

The secounde entente is founden: for þat bodyes and membres, some ben hotter and some ben colder and some dreyer and some moyster, it byhoueþ to kepe hem after kynde, after þat is aforseide, and to þrowe out þoo þat ben wiþoute kynde. If þe like þerfore kepe his like, as þe contrarie brekeþ his contrarie, hote bodyes after nature neden hotter medecynes and colder bodies colder medecynes, and oþer soche. It byhoueþ forsoþe þe flesche þat is norisshed [f. 64ᵛᵃ] þere-aboue to be like to þe firste. Forsoþe, when þat þat was þere afore drye, it byhoueþ to gendre þe newe flesche dryer, wherfore it byhoueþ to drye ham more. In a moyste body, forsoþe, aȝeynward. And þerfore thus (i. frank ensence) drieþ in moyste bodyes and gendreþ fleisshe; in drye bodyes, it moysteþ and matureþ.

The þridde entencioun forsoþe is founden of þoo þinges þat ben longynge þerto, as firste of an vnkyndely complexioun. Galien saiþ, forsoþe, if þe wounded flesche be vlcered after any fortune or after þe tyme, he saiþ þat þe medecyne schal be þe hotter or þe colder, nouȝt only to drye mesurably but also to hete and to cole in so mykel as þe flesche is subiecte by kynde, as it is saide aboue. If þise þinges forsoþe haue ham so, it schal byhoue vs to byholde besely þe disposicioun of þe ayre. It byhoueþ forsoþe a medecyne to be layde into mesurynges þerof. And þerfore Ypocras saiþ: Men vseþ forsoþe colder medecynes in hote houres and hotter medecynes in colde houres, in kepynge alwey þe nature (i. kynde).

But þe fourþe entencioun is taken of contrarie schewynges, nouȝt after þoo þat ben made after dyuers tymes (of þe whiche it was saide aboue in a notabilite of schewynges in þe folowynge chapitle of þe firste tretys), but of ham þat ben made after þe same tyme, as when a gode complexioun wiþ euel discracioun þat is trauayllynge is moyster and þe membre dryer and þe wounde moyster and þoo þat bylongen þerto ben dryer, it schal schewe a medecyne þat schal drye in þe secounde and in þe þridde degree. And if it be forsoþe aȝeyneward, þat it drye only in þe firste degre. And þat is, as Auicen saiþ, for þe sekenesse is mykel fro þe disposicioun of þe membre in þe firste degre and litel in þe secounde degre. Galien saiþ alle þise forsoþe ben taken by coniectynge. And he is of þe beste coniectynge þe whiche haþ vsed resouns of

2 *Mended hole before* yreos   11-12 *See Commentary*   16-20 *See Commentary*   22-3 *See Commentary*   36-7 degre ... degre, *see Commentary*

þe complexiouns and of medecynes, as it is schewed. Þou schalt forsoþe openly [f. 64ᵛᵇ] þat he þat schal hele a wounde after þe fourme nedeþ vii consideraciouns. And for þat it is founden þat when moysture is in þe passioun, it haþ schewed a drieng medecyne.
5 But for þat some of þise ben more drier and some lesse and some ben hetynge and some colynge, þat þat is profitable is taken of þe difference of þe woundes and of ham þat ben trauaylynge in kynde and by þo þinges þat longen to ham. Thesile forsoþe dede nouȝt, ne mony men also þe whiche wirchen now a dayes as Thesil dede,
10 byleuynge one cure of alle men, to þe lyknesse of euel men þat ben ones boren vp, for (after þe prouerbe) by one fourme of foule goyng alle þai gone awrye, as it is saide nono Terapeucie capitulo 13° and quinto Custodie Sanitatis capitulo xi°.

Commune practyk forsoþe in soche þinges wil þat, when þe
15 blode is restreyned and þat þe place be made siker from aposteme and from akþe, þat þe wounde be wasched wiþ warme wyne. And afterward when it is dryed, þere schal be layde þerto poudre or oignement þat gendreþ flesche. And after forsoþe take lichynies or smale dagouns or peces of carpyne and some plastre or oignement
20 regendringe þe flesche (of þe whiche it schal be saide in þe Antitodarie), and lay þeraboue plente of drye towhe, or infusede in wyne. And bynde it wiþ byndinge haldynge þe medecynes, and chaunge it twyes on þe day in somer and ones in wynter.

Of a wounde wiþ lesynge of þe skyn Of þe whiche Galien
25 saiþ in 3° Tegni þat when þat is fulfilled þat is holow and þat þe wounde be alike euene, it happeþ to take anoþer entente. Newe flesche forsoþe standynge in þe myddel of þe lippes of þe wounde, to hele forsoþe þoo lippes togedre it is inpossible. It byhoueþ forsoþe to fynde anoþer entent of curacioun and þat were to wirche
30 in þe skyn, if it were possible. While þat generacioun of þe skyn is inpossible for hardenesse þerof, some þing is to be made like þe skyn, þat is to say, harde flesche. That manere of flesche forsoþe schal be [f. 65ʳᵃ] dreyed. Þe werk forsoþe of cicatrizacioun schal be done wiþ drieng and stiptik medecynes wiþoute bitynge, nouȝt
35 symply but in excesse (i. passynge) vnto þe þridde.

Thre grees forsoþe ben nedeful in woundes, þat is to say, drienge and regendrynge of flesche, of þe whiche þe dryenesse comeþ to

1 *Om. after* schalt; L *Vides*   2–4 *See Commentary*   7–12 *See Commentary*   28 lippes] l *altered from false start on another letter, perh.* þ   37–p. 215 l. 1 comeþ to þe firste degre (as it is aforeseide) and incarnatyf *on erasure*

CYRURGIE OF GUY DE CHAULIAC 215

þe firste degre (as it is aforeseide) and incarnatyf, of þe whiche þe dryenesse (also as it is aforeseide) comeþ to þe secounde and to þe þridde degree. Þe þridde degree of medecynes þat sowden and make skyn vppon a wounde passeþ hem alle, for þat it haþ nouȝt only to drye þe accidental (i. straunge or vnkyndely) moysture but 5 also þe natural moysture, þe whiche floweþ þerynne, þat þe flesche be made harde in þe manere of a skyn. And þat forsoþe is made by itself of stiptyk medecynes, þe whiche ben ofte tymes colde and drye, as ben grene galles, þe ryndes of povme garnates, þe fruyte of þe þorne of Egipte and suche oþere, the whiche schal be saide 10 wiþynforth. It is made forsoþe of hote consumptyues (i. wastyng medecynes) by accident (i. vnproprely or vnkyndely), as ben calcites, alum, es vste, squames of bras, vitrioll and soche oþere, nouȝt in euery manere but brent and waschen and wel poudred, in a litel quantite and nouȝt in grete. 15

To reparayle cicatrices (i. vttremeste helynge of woundes). Foule, þenne cicatrices ben reparaylede or amendede, as Rasis saiþ, wiþ diaquyloun or wiþ litarge and wiþ oyle of bawme. Or kytte of all þat is to myche or foule wiþ a rasoure, or remove it wiþ cauterie, and afterward cure it wiþ hennes grece, or wiþ dokes, 20 and wiþ mastyk.

Of a wounde in the whiche is ded flesche Of þe whiche Galien saiþ, tercio Terapeucie, þat gretenesse þerof wiþoute kynde scheweþ þe doynge away of þat þat is to mykel. And þat is done only of medecynes and nouȝt of kynde. Aȝeynward, þe werkes of 25 kynde and of medecynes maken fastenynge and incarnacioun. Þise medecynes ben only strongely dreienge, as beeþ alle þe kyndes of attramentes, cal[f. 65rb]cantum, vitriol, spounge, þe rote of affodille and of hermodactiles and of smalle carpyn, alum and vnguentum viride (i. grene oignement), and soche oþere. 30

Of a bressede wounde and altrede by þe aire, akynge and apostemed In alle þise þinges commune rule is done þerto of blode laste, of voydinge and of dyete, for alle þise drawen þe mater to þe place, and if þat þe body were nouȝt, þai arrayen it to wicked vlceres. 35

Here propre local cure is to lette helynge and drieng medecynes and to lay þerto, al aboute and nouȝt aboue þe place, medecynes þat letten þe fluxe or flowynge, of oyle of rose and of myrtilles or

---

3 of *repeated*   12–13 calcites] caltices   13 es vste *rubr.*
28 calcantum] caltantum   34 ?*Om. after* nouȝt; L *non esset* ⌜*plenum*⌝

of þe oignement made of bole and of oyle and vynegre. And lay þerto vppon þe place lenyficatyfs, mollificatyfs and maturatyfs. For, after Galien, þat was þe commaundement of Ypocras: In euery wounde made wiþ a darte or wiþ a stone or wiþ a staffe, þe flesche is þirste togedre and þat schal sone be matered, and it apostemeþ lesse also. And it byhoueþ to melte þe flesches þat ben þristen togedre and kytte of, alterede, roten and þat maken quyttre, and afterward to gendre newe flesche.

Of þe whiche we haue two entenciouns in soche woundes. The firste entent is fulfilled wiþ hote and moyste maturynge medecynes, soche as ben malues soden and þe rootes of mersche malue and triafarmacum and whete brede and oþer suche þat were saide aboue in þe boke of apostemes and schal be saide wiþynforth in þe Antitodarie, and wiþ bitynge medecynes made of mele and of water and of oyle and of hony, or wiþ þe mundificatyf (i. clensynge) of smallache or wiþ oþer þat schal be saide in þe Antitodarie. And in alle þise a tente is graunted, and be it enoyntede with mel rosat or wiþ vnguentum apostolorum, and lay þervppon a plastre mundificatyf or drye peces of towhe, and bynde it wiþ byndinge þat haldeþ medecynes vnto þe perfite clensynge.

Than afterward foloweþ þe secounde entencioun, þat þe flesche be [f. 65va] regendrede; and flesche it and sowde it, in lessynge and in leuynge þe tente. And if þe flesche forsoþe were moche torne asondre and if þat sewynge were profitable, sewe it wiþ louse sewynge haldynge þe lippes. Also if þe wounde were altrede, remove þe lippes and sewe ham in remeuynge þe skyn, but ȝif it haue a disposicioun þat letteþ it.

For brusynge in þe flesche wiþoute a notable wounde outeward (þe whiche is cleped of Galien in 4to Terapeucie ekakymoma, and of Auicen it is cleped alfac, as it is saide, primo Canonis, fen 4^{a}) is a maner of wounde and of loosynge of contynuhede. For so moche, by cause of communynge wiþ þe forsaide, somwhat schal be saide of it.

Bresynge forsoþe is a departynge and terynge made depe in brawny flesche of a þing smytinge togedre, in þe whiche akþe foloweþ ful ofte and moche blood is schedde, wherfore it is somtyme apostemed (neuerþelatter it is resolued ofte tymes), and it makeþ steppes or merkes and wannesses and sometyme excoriaciouns (i. pelynges) of þe skyn.

3–6 *See Commentary*   14 bitynge, *see Commentary*

It is schewed þat a grete bresynge is perilouse and suspecte to corrupcioun of þe membre and by consequent of þe body. It is schewed also þat þe skyn þat hengen is selden fastned aȝen. Wherfore it is beste þat it be kytte of; and drye it wiþ medecynes or leue it wiþoute byndynge, for þe ayre helpeþ to reparayle it, as Auicen saiþ.

In þe curacioun þerof ben many entencions, as Galien putteþ, vbi supra. For, as he saiþ, þe firste entenciouns of curaciouns ben alwey euene in noumbre by multitude of disposiciouns, as he saiþ.

The firste entencioun forsoþe is þat þe mater þat floweþ to þe place be wiþdrawen in voydinge. Wherfore Auicen saiþ þat þere is none excusacioun fro blode laste, for þe wirchers of þis crafte schal arraye ham þerto þogh þe body be clene.

In the secounde, staunche þe akþe and lette it wiþ homely, colde and stiptyk medecynes. To þe whiche entent Rasis and Lamfrank taken ennoyntynge wiþ oyle of rose and [f. 65vb] a sprenclynge þeron of þe powdre of myrtilles wiþ mene byndynge. Neuerþelatter þe commune vse putteþ in þe bygynnynge whytes of eyren wiþ oyle of rose.

But þe þridde entent is þat after þe bygynnynge it be resoluede, if it be possible (as when þe mater is þenne or superficial i. lienge wiþouteforth), þat it be resoluede wiþ some of þe resolutyf medecynes þat schal be saide. Or if þat be nouȝt possible, drawe it oute wiþ scharpelles. And if it be nouȝt ȝitte possible, rewle it by þe forsaide rewle of exitures.

The firste homely resolutyf is made of wyne and of hony and of salte. The secounde is made of calamynte, of wyne and of barly mele. The þridde is made of wax and of comyn. The fourþe is made of þe floures of camomille, of honysokel and of sengrene and comyn boylede in wyne. The fifte is made wiþ malues, wiþ branne, wiþ wormode and wiþ camomylle or wiþ dille boyled. The sexte is made wiþ barly mele, of femigreke, wiþ saffran, wiþ a litel of orpyment boylede wiþ water of calamynte and soche oþere.

And to þat, þay maken drynkes to wiþynforth helpynge to þe fleschynge and to resolue þe dede blode, as ben bdellium, coste, centorie, wiþ sirup acetose and oþere þe whiche schal be sayde of fallynge and of offence. To þe whiche chapitle it is to turne fro þise þinges. How þat wannesse and oþer accidentes þat folowen bresure ben heled, it schal be saide in her places.

3 hengen ? *read* hengeþ; *L pendens stroke through* ll; *L cum scarpellis*   23 scharpelles] scharpell, *horizontal*   36 fro ? *read* for; *L pro*

Of a biten wounde and venymouse Of suche maner of woundes I passe ly3tly forþ, for þai happen ful selden, and when þai happen, the commune peple maken here medecynes, wiþoute any cirurgien, of garlik and of oynouns and of oyle. Neuerþelatter if þou wilt seche profundely in þis mater, see Auicen, Raby Moyses and Henry, þe whiche treten fully of alle venymes. It is more longynge to phisik þan to cirurgie.

Bytinge and prickynge is double: some is nou3t venymouse and some veny[f. 66ra]mouse. þat þat is noght venymouse is as it were the bitinge of a man, of an hounde, of a swyne, of an hors, of lyse, of flies and of such oþre. The bitinge venymouse is as of a wode hounde, of a lucerde, of a serpent, of a scorpioun, of bees and of suche oþre. The curaciouns (i. helynges) of þe whiche accorden in some þinges and diuerse oþer some. þai acorden forsoþe þat þei schulde noght be dried ne driuen yn, but be drawen out and be mollified (i. softned) and clensed and afterward be flesched. Neuerþelatter þai diuersen in þat, þat in venymouse bitinge, homely medecynes, soden and stamped wiþ soure dogh medled wiþ oyle and wiþ salt, sufficen.

If þe bitinge forsoþe or stinginge were venymous, þe whiche þou schalt knowe by akþe and by bitinge and by chauginge of colour of þe wounde and by angwische brennynge and by slepinge þe whiche he feleþ in his body, þow may deme þat it is perilouse, for-whi venym by þe kynde þerof seche alway þerof to destroye the herte. And þerwiþ vnderstonde þat þe bitinge of a wode hound is not made siker, for (after Gordonoun) þogh he fele not þe steppe or tokene þerof after a monthe and a 3ere, 3it it may appere after seuene 3ere. Furthermore he þat is biten of a water eddar, after þat he abhorreth (i. styggeþ) water, he is neuer curede.

Galien, xiii° Terapeutice, putteþ the curacioun of all venymouse bitynges by þise wordes: When it happeþ akþe for to be made of the stingynge or bitinge of a wylde beste, þe entente to do away the akþe is double, to voyde and to drawe out þe venyme and to altre (i. to chaunge) þe akþe. For alle þo thinges þat heten voyden, and þo þat drawen out feersly wiþoute hetynge, as ventoses and hornes, with þe whiche some men wirchen. Some men forsoþe, in soukynge by the mouthe, drawen out þe venyme wiþ here lippes.

9 *In f. 65vb, lower margin:* mouse þat *catchw*.   17 *?Om. before* venymouse; *L in* ⌜non⌝ *venenosis*   24 seche *?read* secheþ; *L petit*   26 Gordonoun] gordonōn; *L Gordonium*

A cauterie (i. brennynge) bilongeþ to þe forsaide entencioun, and some medecynes cauteries also maken escare (i. a cursty scurf). And þise voiden alle þe substaunce þerof þat makeþ a man heuy. Anoþer kynde forsoþe of helpes þat alteren þe qualite is founden [f. 66rb] by contrarie þinges. Of the whiche we haue two entenciouns: to drawe out the venyme and to hele þe membre.

For þe firste, þis plastre is praysed: Take of galbanum, sepini, opoponacis, of asa fetida, of myrre, of piper, of sulphur ana ʒ sem., of calamynt, of hors mynt ana ʒ i, of douf donge and of douke donge ana ʒ ii. Dissolue þe gummes with wyne, and medle ham alle togedre wiþ hony and wiþ olde oyle, and make þerof a plastre. And many men forsoþe pulle of þe feþeres of henne erses and of oþer briddes and laye ham þerto. And if þai die, þai haue a tokene þat the venyme is drawen out.

For the secounde entente, þis is preised in eiþer: Take of wex, of blak picche, of rosyne, of schepes talowe, of olde oyle ana quart. i, of galbanum ʒ sem., and make þerof an oignement, and it is Maistre Dynes.

The þridde chapitle, of a wounde and of flowynge of blood of þe veynes and of the arteryes.

FOr þat mykel speche forsoþe is determyned of woundes þe whiche ben made in fleschi membres, it is now tyme to go to ham þat be made in veynes and in arteries, folowynge þe doctrine of Galien, 5to Terapeucie. If eny man forsoþe be smyten in a veyne or in an arterie, grete bledynge and heuy comeþ sone. þerof it is to be saide in ham boþe in partie: first, forsoþe of bledinges, for þai noyen more and þai neden þe firste help; in þe secounde, forsoþe of the wounde, þat folwyngly is to be heled. After the same Galien, vbi supra, blode is ȝette out when þe cote of þe vesselles (i. veynes) is twynned, or opened or broken after the ende of a veyne, or (as he saiþ) forsoþe somewhat swetynge out. And for þat the lordes phisiciens ben cleped for þe two first, it schal be saide here of þe firste, þe whiche foloweþ to a wounde, þe whiche semeþ more to longe to a cirurgenes.

Flowynge forsoþe of blode goþe sometyme out of an arterie and sometyme of a veyne, and sometyme of oon and sometyme of

---

2 *See Commentary*   7 sepini *read* serapini; L *serapini*   24 5to Terapeucie *underl. red*   29–31 *See Commentary*   32 first *error;* L *vltimis*   34 a *superfl.;* L *ad cirurgicos*

manye, and sometyme of smale and sometyme [f. 66ᵛᵃ] of grete. Moreouer it is somtyme wiþ a wounde in þe whiche þer is no lesynge of the substaunce, and sometyme wiþ that in þe whiche þe substaunce is loste. Forþermore it is sometyme wiþ fretynge
5 and sometyme wiþoute it. Also sometyme it is in dede and sometyme it is for to come to be made. Sometyme þe cause is schewynge, as an arwe or present fretinge and noght drawen oute of the wounde. Thise ben þe principal differences of þe whiche þe curatyf schewynges ben taken.

10 **þe causes** of flowynge of blode be of a wounde, of þirstinge togidre and also fretynge. Of a wounde, as ben scharpe þinges and kyttinge, as an arwe or a swerde. þirstinge togidre or brusinge ben harde þinges and heuy, as stones and þikke gobates. Of fretinge, as ben scharpe humours, as colre or brent melancolie. Of þe whiche
15 þinges it semeþ þat a veyne may nouȝt be wounded but if the flesche be wounded, and þe skyn. Wherfore, when þe blood is staunched, it byhoueþ in fleschinge to take of ham a schewynge, as it schal be saide.

Tokenes and domes A verrey tokene of a veyne and of an
20 arterie kytte is þat when it goþ oute wiþ scippinge, with feersnesse and wiþ betinge and if it is sutil (i. þenne) and hye-colourede, it bytokeneþ þat it comeþ out of an arterie. And if it goo out stilliche and is grete, declyninge to a maner of purpur blaknesse, it bitokeneþ þat it goþ out of a veyne. It is schewed by alle leches þat euery
25 grete bledinge is perilouse, for if it be noght restreyned, it ledeþ to the deth. Blode forsoþe is þe tresoure of lyf. Moreouer swownynge, crampe, ravynge and ȝoxynge ben euel in grete bledynge, as Auicen saiþ. Maistre Arnald saiþ a wonderful þing, þat the kyttinge in brede (i. ouerþwart) of an arterie is titter sowded þan
30 openyng after the lengþe.

Curacio In the curacioun of grete bledinge, Galien commaundeþ two entenciouns, and Auicen [f. 66ᵛᵇ] putteth þerto the þridde þat threfold partinge may be made of all þe membres. Some causes beeþ restreynynge the blode and some beþ turnynge aȝeyn, some
35 refreyninge and some forsoþe ben ordeigned to places.

And it is vnderdyuyded (i. departed), for the causes turnyng aȝeyne (þe whiche ben more appropred to þe bledynge of veynes

---

7 as...oute; L ut sagitta vel corrosio presens et non extracta   10-11 See Commentary   11 as ?superfl.; L plagatiue sunt res acute   13 second as ?superfl.; L corrosiue sunt humores acuti   32-4 See Commentary

þan of arteries): some ben wiþoute voydinge, as tho þat ben made of hote and drye ventoses and þo þat ben made wiþ frotynges and wiþ byndinges bigynnynge fro the nerre party to the ferther. Some ententes forsoþe ben wiþ voydinge, as þo þat be made wiþ streighte blode last on þat oþer side by a ferre place after the right lyne of dyametre (i. a lyne goyng ouerþwart þe mydde poynte to bothe þe sides), as fro þe right hande to the lefte, and aȝeynward. Et de latere dextro capitis ad pedem dextrum, non: And fro the right side of þe heed to þe right foot, not to the lefte foot, and fro the lift side vnto þe lifte. Galien forsoþe saiþ þise ben þe comune fyndinges of Ypocras. All inmoderate euacuaciouns be deryued þerfore to nyhe place. Me sente ham forsoþe to þat oþer parties þere-aȝeyns.

The causes forsoþe refreynynge, some ben refreyninge and makynge þicke, as ote mele, ryse, iunypres, quynces and al soure fruyt, the whiche were wont to be laide to in bledinges. And some ben amasynge or dulling, as colde water dronken and casten al aboute the membre þat it comeþ out of and (as it is saide, 5to Amphorismorum), and alle colde þinges in excesse and comyng of swowninge, in þe whiche al þe body is made colde and þe blode is restreynede for wiþdrawynge of þe blode.

The locale causes forsoþe, þogh þai be put by Auicenne 8 locale maneres to resceyuen blood, I reduce ham to me as at þis tyme to 5. Of the whiche þe firste maner is by sewynge, þe secounde by ententinge, the þridde by kyttinge of al the veyne, the fourthe by bindynge of the veyne, the fifte by adustioun (i. brennynge).

The firste, the [f. 67ra] whiche is made wiþ sewynge accordinge to woundes in þe whiche þer is no lesynge of the substaunce, is fulfilled þat, when the wounde is wel clensede of cludde of blode (if þer be any), lay þe lippes of þe wounde togidre with þyn handes and sewe hem wiþ comune sewynge, or sewe hem wiþ skynners sewynge when þer is strong bledynge. And in sewynge take the steche deep ynow in þe flesche. And afterward lay þeron þe constreynynge powdre and peeces of towe dippede in the colde medecyne of the white of ayren and of þat restreynynge powdre of þe whiche a speche schal be made wiþynneforth. And after, bynde it and hele it sembly.

6 dyametre, see *Commentary*   7-8 Et de latere dextro capitis ad pedem dextrum *underl. red*   10-12 See *Commentary*   16-18 See *Commentary*
22 Auicenne] Auiceñ; *cf.* Auycenne *unabbrev., p. 265 l. 22*   23 resceyuen *read* restreynen; *L restringendum*   29 cludde ? *read* cluddes *L(Ca) a trumbis*

It semeth forsoþe þat þis maner is profitable, for þat the lippes þat were asonder ben gadred togidre in þe same doynge and þe place is colede and streynede, as Galien wolde, 5to Terapeucie, and Auicen in 4to. It is ofte tymes, he saiþ, nedeful þat þow sewe togedre þe kyttinge of flesche, etc. And Thederik and Henry assenten þerto. Noghtwiþstandinge þat many men saien þat Galien comaundeþ noght to sewe veynes ne guttes, for that þai may noght be sowded, for þei ben harde and wil no be feste togidre. Certeyne, wiþ the reuerence of ham, Galien forbedeþ it noght, but, if he touchede it, he affermede it. It semeþ forsoþe þe texte to assente to þis: We may noght forsoþe sewe þe wounde of an arterie, as þai sayne þe whiche leden no schewynge to be made of the substaunce and of the nature of woundede membres, but vnderstonde þat we take a schewynge and reule of the contraries of ham and we schal sewe ham. And if we may not partly, we schal sewe ham ioynedly wiþ flesche, as it were of syphac. And if þai be not heled after the firste entencioun, þai schal be sowded after þe secounde intente, as it was saide aboue in þe comune sermone.

The secounde maner, þe whiche is made by makynge tentes, is accordinge to woundes in þe whiche is lesynge of the substaunce, is fulfilled þat the place be powdrede [f. 67rb] wiþ a streyninge powdre. And fille it semely wiþ lychynies and wiþ peces of towe baþed with þe medicyne, and bynde it and scite it as it is aforsaide. And þat this manere is profitable, Galien bereþ witnesse in the forsaide allegged place. Stoppe the mowþ therof wiþ gobates and wiþ tho þinges the whiche be laide to wiþouteforþe, the whiche been cleped testarya, þat is to say lychynies, and alle oþre medecynes þat longen þerto.

The þridde manere, þe whiche is made by kyttinge of the veynes, is moste accordinge to the veynes the whiche ben in the depenesse of the flesche. And it is fulfilled (after Galien) in kittynge of al the veyne, and it is drawen oute at anoþer partie, and it is hid and couered of the skyn and þe flesche þat lyen þere-aboue. And lay þeron poudres and peces of towe, and bynde it and sette it, wiþ medecynes.

The fourþe manere, the whiche is made by bindinge, is most accordinge to arteries þe whiche ben in the botme or in depenesse. And it is made, after Auycen, þat the arterie be vnskynned, and

10 touchede, *see Commentary*   11–15 *See Commentary*   19 *?Om. before second* is; *L(P)* ⌜qui⌝ *est conueniens*

drawe it wiþ an hoke, and wrappe it aboute wiþ a siken þrede, and bynde it strongliche. And afterward lay þerto an incarnatyf medecyne, and bynde it and syte it. Wherof Galien saiþ: þow schalt make forsoþe vndeceyuably a snare or knotte, puttinge it aboute the roote of the vessel. He clepeþ forsoþe the roote of the vessel 5 þe former party þerof, the whiche is coupled to þe lyuer or to þe herte. And þat forsoþe of ham þat is aboue in the handes and in the þighes is bynethe in þe nekke. þis thing forsoþe in doynge, the wounde moste sonnest be flesched, or the kyttinge falle fro the vessaile (i. veyne). And but if þow kytte of the flesche þat is 10 norisshed aboue, it wil make an aposteme.

The fifte maner, þe whiche is made by brennynge, is moste accordinge to open veynes by fretinge. And it is fulfilled wiþ an hote yren or wiþ a brennynge medicyne þe whiche haþ streyninge wiþ hete, as cal[f. 67va]cantum a vitriol, brente and vnbrente; 15 neuerþelatter noght by quyk lyme, for it haþ no streynynge. þai schulde gone in forsoþe to the bodies more by her streynynges, and þai stonden as a couerynge til þat the veyne be flesshed. Haste noght þe fallinge of the escare (i. scurfe), for grete bledinge and vnable to be holden foloweþ ofte tymes in 20 the kyttinges vp of the escare. And þerfore Auycen saiþ that þai commaundeden to make a cauterie (i. brennynge) wiþ an yren strongliche yhette so þat þou schalt make grete and depe escares (i. scurfes or crustes), whos fallinge is noght liȝtliche made. And þerfore Thederik prayseþ arsenek sublimede among brennynge 25 medecynes. And he saiþ wel, for it restreyneþ anone alle bledynge and it makeþ a depe and durable (i. lestynge) scurfe or curste.

Ther is forsoþe anoþer special maner of restreynynge of blode the whiche is to be made, þogh it be noght redy in dede, when þat a þing that is ficched or smyten in the body is now in the place. 30 And it is þat thre or foure rownde bolstres or peces of towe be arrayed, persede in þe myddel, dippede in a medecyne. And in makynge þe stokke of the arwe to entre by þe hole of þe peces of towe, be þai þirstede by þe wounde by þe ministre aboute the stalke, and þan the maister schal drawe out þe arwe. And when it is 35 drawen oute, fastne ham togidre, and þirste ham togedre aboue the wounde, and laye some oþer þerto þat be noght persede.

1 siken; *L serico* 9 kyttinge ?*read* knyttinge; *L laqueus* 10–11 See Commentary 15 a ?*read* and; *L(O) et* 17–18 See Commentary 29–30 See Commentary

Thise ben þe maner of restreynynge of blode of veynes and of arteries woundede þe whiche requiren oþer techinges in here crafte. The firste is Galiens, as it is saide 5to Terapeucie, þat in euery bledynge lay the fynger anon to the mowthe of the veyne wiþynne the wounde. Stabling it softely and takynge it wiþoute akþe, he schal halde togidre forsoþe the blode, and he schal congele a cluddre þere-aboue. Cluddringe forsoþe of the wounde and curstinge and congelynge ben of þe kynde [f. 67vb] to restreyne, as it is saide afore.

The secounde þing is þat, in euery bledynge after the laieng to of the restreynyng poudre, laye þerto thre or foure stupatz (i. peces of towe) dippede first in vynegre and in water. And þirste ham oute, and afterward enoynte ham wiþ the forsaide medecyne, and bynde ham þere-aboue.

The þridde þing is the same Galienes of byndinge. He saiþ: Bynde it wiþ a rolle of cloþ at the firste tyme fourefolde or fyuefolde in a bledynge wounde, afterward in lousinge by litel and litel to the places þere-aboute. And so is þe mater smyten aȝen and the veyne is constreynede, as Auicen saiþ.

The fourþe þing is þat the membre be couenably sette, wherof Galien saith: Withoute alle þe forsaide þinges, a couenable figure of the membre þat is smyten is þe help of grete bledynge. Beynge forsoþe couenable, it is made by þise two entenciouns, þat is to say, of vnakynge and of layenge vpward þerof. And if it is crepynge dounwarde and akynge, it makeþ grete bledinges, and it schal moue and encrese apostemes.

The fifte þing also is Galiens, þat it be noȝt removede in thre or in foure dayes. And when it schal be removed, arere vp warly þe bondes or rolles and þe stupates and the lychinies. And if it be nede, moyste ham in layeng to of þe firste medecyne by some houres or of the white of an ey beten wiþ oyle, or moyste ham with grete wyne.

The sexte techinge is þat the eyȝen of þe pacient be schette, or stonde he in a derk place þat he may noght se his owne blood, ne þat he byholde no rede þinges, but say hym alway þat it bledeþ no more and þat, if it blede, it is for his profit. And so is þe natural vertu conforted by þe contrarie ymaginacioun. And þerfor Auicen saiþ þat movynge of the blood and folwynge þerof is of þe kynde

---

1 maner *read* maneres; L *modi* 3 5to Terapeucie *underl. red*
30 MS. wiþ grete wyne *after* ham; *redundant, see ll. 31-2*

CYRURGIE OF GUY DE CHAULIAC

of þe accidentes of bestes þat moven her ymaginacioun, þe whiche is redy þerto when it is mykel purposed to considre rede þinges.

Laste it is to be saide of constreynynge, [f. 68ra] of the whiche þe firste is Galiens, as it is saide in 5to Terapeucie, and it is þis: Take of thus (i. frank ensence) oon part, of aloen half a part. Medle ham, and poudre ham, and incorpre ham wiþ the white of an ey, wiþ so moche þat it haue þe substaunce as hony. Afterward take it wiþ the softest heeres of an hare and put it in þe vessel, in þe veyne or in þe wounde. And it foloweþ: I vse þis medecyne in many maneres, sometyme forsoþe medlinge, as it is seide, þe frank encense doubled to the aloen in softe bodies, and in hard bodies euenly of boþe.

The secounde medecyne is taken of tho þinges þat ben ȝeuen by Auycen, and it is of all þe comunehede: Take of bole armenyak, of sankdragoun, of frank ensence, of aloen cicotrine ana euen parties, and make of ham poudre, and lay it too as it is aforsaide.

The þridde medecyne is of Brunes. And he took hit of the Boke of þe Dyuysiouns of Rasis and of Albucasis as to the quyk lyme, for þat oonly, as he saiþ, restreyneþ blood: Take of quyk lyme, of sankdragoun, of gipsus, of aloen, of frank ensence, of vitriole ana euen parties. Powdre ham, and medle ham wiþ the white of an ey and wiþ a coppe webbe, and lay ham þeron. Haly Abbas forsoþe commendeþ galles ibrent and þrowen in wyne or in vynegre and dried and laide vppon an arterie. Rogeryne putteþ to gumfery in þise powdres.

Of þe cure of woundes of veynes When the blood is staunched, to þe cure of the woundes þe same is to be done as it was saide aboue. And þogh (after Galien) an arterie be more vnable to be heled þan a veyne oþer flesche, neuerþelatter þe vse of medecynes is noght mykel chaungede of her eyþer, but it is the same after the kynde. For in þat that it is more or lasse dyuersinge, by so mykel forsoþe an artery nedeþ dryer medecynes þan a veyne, and so nedeþ a veyne more than þe flesche in als mykel as it drier in complexioun. þerfore if þer be no lesynge of the substaunce, it byhoueþ to tempre it [f. 68rb] and to sowde it wiþ consolidatyues. If þer be forsoþe lesynge of the substaunce made wiþ woundinge or after þe fallinge of the escare (i. scurf or cruste) in brennynges

4 ? Om. after constreynynge; L de ⌜medicinis⌝ constrictiuis   5 in 5to Terapeucie underl. red.   32 See Commentary   34 is om. after it

or when þat it is bounden, we schal vse algates þo medecynes þe whiche lore haþ taw3t vs in contynue vlceres.

The fourþe chapitle, of a wounde of þe synowes, of cordes and of lygamentis.

Woundes of synowy membres (after Auycen in 4to) ben sometyme prikkynges and sometyme kyttinges and sometyme forsoþe brused. And some ben prickynges and some ben schette and some open. And þo þat ben kyttinges, some ben after þe lengþe and some ouerthwart. And eiþer of ham, some ben wiþoute lesynge of a fleschy substaunce, and some with soche lesinge þat the synowe semeþ nakede. And of alle, in þe whiche is akþe and apostemacioun and occasioun of crampinge and noght in oþer, but it haþ passed. Of þise schewynges forsoþe þe curatyf intenciouns ben taken.

Causes The causes of alle þise ben alle þinges whiche so euer ben made able to perse, to kytte and to bruse, as it was saide in the comune sermone. Of the whiche it semeþ þat a synow may noght be wounded, and sometyme veynes, of þe whiche comeþ grete bledinge and foldynge togidre of disposiciouns.

Tokenes and domes The token of woundinge of þe synowes is akþe, and þerto helpeþ the synowy place and hurtynge of the movynge and of the felynge.

It is schewed by Galien in 3° Tegni þat woundes of synowes and of ligamentis ben grete and ful of akþe for felynge of þe membres and for contynuynge to þe brayne. And by consequent þai ben ful of apostemes and suspecte to the crampe and to rauing, as Auicen saiþ. In woundes of the synowes, if þere appere swellinge and afterward if it wiþdrawe it, þat is a tokene of crampynge and of rauynge. And þerfore louse þinges ben gode and rawe þinges forsoþe ben euel, as it is saide, 5to Amphorismorum. [f. 68va] Forþermore Galien saiþ in 6to Terapeucie: The kyttinge of a synowe after þe brede þat is noght all kytte asondre is more perilouse þan þat þat is all kytte asondre; þe synow þat ben noght

---

2 contynue, see *Commentary* 7 brused ? *read* bruses; *L(O) attriciones siue conquassaciones* And some ben, see *Commentary* 11 in þe whiche; *L in quibusdam* 18 *Om. after* wounded; *L non potest vulnerari neruus* ⌜*quin caro et cutis vulnerentur*⌝ 28 second it, see *Commentary* 30 5to Amphorismorum *underl. red* 33 *Om. after* asondre; synow *read* synowes; *L(Ca) non totalem periculosior est totali* ⌜*eo quia in non totali*⌝ *nerui non diuisi portant nocumentum ad cerebrum*

departed beren the noyenge to þe brayn. And so doon noght þe synowes þat ben departed, þogh the operacioun (i. wirchinge) of þat membre be ofte tymes loste in þe whiche þe synowe is all kytte asonder, as it is saide aboue in the crampe. Moreouer it is made in mynde þat coldenesse is more bitynge in woundes of synowes þan of flesche.

The cure forsoþe in synowes and in ligamentis (after Galien in 6to), þat haue a spice of colligance (i. fastning togidre): þai may suffre þe same cure, dyuersinge neuerþelatter after more and lasse. Neuerþelatter colligance (i. fastning togedre) nedeþ dryer and stronger medecynes, and namely þat that springeþ of the beynge, more þan a synowe and a ligament. Þe whiche þat comeþ in a muscle (i. brawne), in als mykel as it is more perilouse þan in a ligament or in a synowe, in so mykel it is liȝter þan oþer fastnynges togedre, if it be not wel heled.

The curacioun of synowy particles The cure forsoþe of þe woundes of ham haþ the same ententes and ben fulfilled as it were in þe same manere as the woundes of fleschy membres, but for þat the accidente, þat is akþe, ouercomeþ all þe comune ententes. But it byhoueþ so to deme tho þinges with the whiche þai ben fulfilled þat the akþe be socoured and þat the comune and vniuersal ententes abouesaide be noght forȝeten, þat is for to say þe whiche were: first, to remoue straunge þinges, in þe secounde, to lede the lippes togedre, in the þridde, to conserue and kepe into oon, and the fourþe is to kepe the substaunce of þe partie. The maner forsoþe by the whiche þai ben fulfilled is mened after þe difference þat ben now saide, bigynnynge at þe simplest, þat [f. 68vb] is prikkynge.

Of prikkynġe of synowes The cure of prickynge nedeþ noght vnycioun (i. onynge), ne þe kepynge of onyde þinges, but for to drawe oute þo þinges þat ben smyten in and to kepe the substaunce of the partie. How forsoþe that þinges þat ben smyten yn ben drawen oute, it is saide aboue.

The kepynge of the substaunce of þe partie, þat is to remedie þe akþe and to forbede and to lette apostemacioun, the whiche may be causes of the crampe, as it is saide aboue, haue foure entenciouns. The firste is ordenaunce of þe lyflode. The secounde

---

7–8 *See Commentary*   11 beynge; *L* (*Br*)*esse*, (*O*, *P*) *osse*   17 ben, *see Commentary*   20 deme, *see Commentary*   26 difference *read* differences; *L differencias*

is wiþdrawynge of þe mater of þe accidente þat it renne noght to the place by resowne of akþe. The þridde is to defende the body fro noyenge of the crampe. And þise thre entenciouns ben comune to alle þe woundes of synowes. But þe fourþe entencioun the whiche perteyneþ to prickynge is to drawe out the rowste fro the depenesse of the prikkynge, in staunchinge the akthe.

Of the firste, Auycen saiþ þat it byhoueþ þat the sotil (i. smalle) dyete of a wounded man be sotelly ȝeuen in synowes after þe fourme abouesaide of a wounde in þe comune sermone. And byȝonde þat, it byhoueþ þat his bed be moyste and softe, and stande he in pesiblenesse and quyete, as Galien saiþ.

Of the secounde, Galien saiþ in 6ª þat all þe body byhoueþ to be kept wiþoute superfluytees, wiþ blode last also of the contrarie side if the body be fulle (for akþe, as it was ofte allegged aboue), and wiþ laxatyf medecyne, if the body be filled with wicked humours.

Of the þridde it was saide aboue of the crampe þat, when it comeþ to tho woundes, comforte þe heed, þe nekke and al the bak wiþ oyle of lilye or wiþ hote comune oyle, as Galien saiþ in 6to.

To apostemes Haly Abbas and Auycen appropren þe emplastre of myneralles wiþ vynegre and noght roten growelles ne hote water, þe whiche was wont to helpe oþre apostemes, for þat soche þinges roten and wasten þe synowes. And he alleggeþ þat emplastre [A leaf is missing between folios 68 and 69] [f. 69ra]-houeþ noght to lay to þis synowe eny of þe forsaide medecynes eny þat ben made by euforbium. It schulde not so forsoþe sustene the vertu of ham. þan it is best to vse wasshen calce wiþ moche oyle. It is beste also to vse wasshen tutty wiþ oyle of rose molten. Be þise forsoþe iwasched ofte tymes wiþ good water in an houre of sommer. Whiche þat euer it be of the metalles, all þat schulde drye vnbytingly, it byhoueþ to wasche hem. Hony also medled wiþ oyle of rose and wiþ rodino, terbentyne, wiþ rosyn and wiþ wax is beste. Also it byhoueþ to wasche alle þise. Of alle þise þinges forsoþe ywaschen, all bytinge and scharp humours ben wasshen and clensede vnbityngly. If he forsoþe þat is wounded be strong and the wounde be wiþ mykel putrefaccioun and þerwiþ that he be

---

7–9 See Commentary   12 in 6ª underl. red   14 Om. before fulle; L si ⌈non⌉ fuerit corpus plectoricum   18 in 6to underl. red   22 Missing context begins: L et allegat eum ⌈in 3º Cathagenorum, in nostra tamen assummacione non est. Et eius forma est⌉ [etc.]   23 Missing context ends: L ⌈Si autem neruus appareat denudatus⌉ non opportet [etc.]   23–6 See Commentary   30–1 See Commentary

wiþoute superfluytes of the body, it is possible for to vse in som stronger medecyne, as I dede somtyme, puttinge trocisces (i. pilotz) of polipodye (i. of oke ferne) in swete wyne noght wiþ water. I chaufed þis in hote water and, wetinge the tentes þeryn, I laide ham þerto. Also it byhoueþ the humoures þerof wiþ wolle 5 dipped in clene, hote swete wyne, noght wiþ water ne wiþ oyle. Water forsoþe roteth the synowes, and oyle fileþ ham. It is noght þe same forsoþe to do oyle to a naked synowe as by the myddel of the skyn.

If it byhoueþ nede forsoþe to clense it, we haue vsed to clense 10 it wiþ the oynement made of wormes or wiþ som mundificatyf in the whiche ben hony and terbentyne and barly mele or of benes or wiþ vnguentum de resina or with any of the þinges þat schal be saide in the Antitodarie. And Roland is witnessed in Rogeryne þat if the hedes of synowes be touchede wiþ an hote iren, wiþouten 15 touchinge of the flesche, þat so þai ben best consowdede, and so done þe cirurgenes of oure contre.

Of terynge and of bresynge of synowes Bresynge and fruschinge of synowes (after Galien in 6), when þat þai ben broken togedre wiþ the skyn, vlceracioun is made. It nedeþ medecynes 20 hauyng the entent of [f. 69rb] dryng wiþ a maner of constreynynge, as were fro þe bygynninge oyle rosat with þe white of an ey. And if þer be brekynge of the skyn wiþoute wounde, be it norisshed ofte wiþ hote oyle diaforetik. Furþermore Galien witnesseþ, taghte by experience (i. by prof) of wise men, þat in eiþer cause the plaster 25 auayleþ þat is made by oxymel and by bene mele. If þer be forsoþe any akþe, lay to the brusynge of molten terre as hote as it may be suffred, as Lamfrank doþ in brusynge of the feet and in frusshinge the handes. I do the same. And when þat þou wilt make it dryer, medle bene mele, and if þou wilt drye more, medle þerwith yreos. 30 Procurynge of the body wiþ diete and wiþ purgacioun is comune to thise men, as he saith.

Of woundes of the bones and of cartilages.

Thogh (after Galien in 6to) alle the lowsynges of contynuhede of bones ben callede fractures after þe Greke tonge, neuerþe- 35 latter þe course of Latyn men is to calle fracture solucioun of the

1 it ? om. after in; L in eo   3-4 swete wyne noght wiþ water ? redundant (see l. 6), instead of om., see Commentary   5 Om. after byhoueþ; L ⌈lauare⌉ eciam oportet eius ycores   18-20 See Commentary   23 brekynge, see Commentary   33 Chap. 5 (cf. p. 18 l. 12); chap. no. om. L

bone þe whiche is made wiþoute kyttinge, of the whiche it schal be saide wiþynforth, solucioun þe whiche is made wiþ yncicioun (i. kittynge), of the whiche it schal be saide here. A wounde forsoþe is a kyttinge of the bone made in the bone wiþ a swerde or wiþ som kittinge thing and persinge, þe whiche is sometyme in alle, and sometyme but in partie. Of þe whiche it semeþ þat a bone may noght be wounded and kytte but if the flesche be kytte, and tho þinges þat lye aboute þe membre. Wherfore accidentes happen ofte tyme of bledynge and of akþe, þe whiche ȝeuen schewynge.

The tokenes ben open. Galien saith and haþ schewed in 3º Tegni and in 6ᵗᵒ Terapeutice þat the brekynge or kyttinge of a bone is noȝt restored after þe firste entencioun. After the secounde forsoþe it is consowdede, and it is bounden by the pore cleped sarcoidem, byndinge the parties of the bone þat is departed. Neuerþelatter he outakeþ a childes bone the whiche may be heled after [f. 69ᵛᵃ] þe firste entencioun. The cause forsothe was ȝeuen in þe commune sermone.

Forþermore Ypocras in viiº Amphorismorum scheweþ that herisipila is euel in a naked synowe, þogh it happe selden, as after Galien in his Comment. Moreouer haue þow in mynde þat colde noyeth gretly to nakede or to bare synowes.

Forþermore after Rogeryne and after Lamfrank, al the hole kittynge of grete bones ad of the adiutorie (i. spylbone) of the þigh and of þe two fociles, if þai be so kytte þat the mary goo oute, it is perilouse and ofte tymes sleynge þe membre. And the cause is for þat, in suche a grete kyttinge, the veynes ben kytte, and þe arteries and þe grete synowes, the whiche bare the lyf to þat membre. Noghtwiþstandinge William de Saliceto þat denyded þat for his euel vnderstonding of Auicen in 4ᵗᵒ, þe whiche saide: And þat it is saide by kyttinge of the marie, þat it sleeþ, it is an entente to the whiche þere is no profit. The mary forsoþe haþ lightnesse and viscosite (i. gleymyhede), and it is noght kitte. Auicen forsoþe vnderstood þat in a brekynge withoute wounde, in the whiche I trowe þat the mary be not kytte, þogh it may be drawen along for the viscosite þerof. But who dowteþ þat it may noght be kytte

---

2 solucioun, see *Commentary*   3–4 A wounde...of the bone; L *Est enim vulnus ossis incisio*   5 and ? *read* or; L *seu*   10–11 in 3º Tegni and in 6ᵗᵒ Terapeutice *underl. red*   18 in viiº Amphorismorum *underl. red*   19 synowe *error*; L *osse*   21 synowes *error*; L *ossibus*   23 ad *read* as; L *ut*   28 denyded *read* denyed; L *negauit*   29 in 4ᵗᵒ *underl. red*   29–31 See *Commentary*

in all the hole kyttinge of the bone? And happely he vnderstood þat that man deieþ noght for lesynge of þe mary, right as I trowe. And Albucasis witnessiþ of þat ȝong man of xxx^{ti} ȝere olde þe whiche he curede (i. helede) of the rotynge of the þighe bones, moste with drawynge oute of the mary, for it haþ restorynge. But 5 he saiþ not wiþ that þat the man may dye, but that þe membre may die when þe waies ben kytte by the whiche the lyf haþ comen, as it is saide in the comune sermone. It semeþ forsoþe that þe kyttinge of an holwe membre where þat a multitude of þinges þat stonden in office is kyt of, of þe whiche the helynge is inpossible, 10 as it is saide in 3° Tegni.

Neuerþelatter it is hiely to be war þat a [f. 69vb] leche drawe oute no þing of a bone sodeynly wiþ violence, for þat that is drawen so oute, it is noght voyded but þat it makeþ a fistle to come, and drede of the crampe and medlynges of sekenesses and feueres, as 15 Auicen saiþ in 4to. It is bettre somwhat to late ham abide þat schulde be drawen oute and to helpe the kynde wiþ some medecyne attractyf i. drawynge (as it was saide aboue in the tretynge of drawynge oute of arwes), þan to drawe hem out sodenly wiþ violence. 20

Curacioun In the curacioun of woundes of a bon[e], of commune ententes, foure ben specefied. The firste is of straunge þinges smyten þerynne and of the flawes, if þai ben drawen oute, and to lede the parties togidre þat ben twynnede and to sewe the wounde of the fleisshe strongely and depe. Þe secounde is to chese wiþ 25 whiche þinges it schal be heled. The þridde is to bynde it in suche a manere þat the wounde may be chaungede, when it is nede, wiþoute lousynge of all the byndinge and fastnyng. The fourþe is þat after þat he is made siker fro aposteme, be þe rule made suche þat an hole or pore may be gendrede. 30

How þat the firste is fulfilled, it is saide in the comune sermone of sewynge. And þat the sewynge of the flesche of the wounde be profitable in this purpose, þus it is prouede, for þat that it doþ to the comynge togedre of tho þinges þat ben vnioynede and to the kepynge of þe parties þat ben ioynede togedre and to the kepynge of 35 þe substaunce of the party, it is profitable in þe purpos, as it is saide in 6to Terapeutice and as it schal be more declared wiþynforth in

---

8–10 *See Commentary*   11 in 3° Tegni *underl. red*   21 In] I *barely legible*   bon[e] *final letter illegible*   22–4 *See Commentary*   36 first it *? superfl.*   37 in 6to Terapeutice *underl. red*

þe book of fractures. But suche sewynge is þis, for þe flesche þat is þere y-ioynede haldeþ the parties togidre, and it stant in stede of byndinge, and it is a defendinge þat the aire altre noght þat bone, in the whiche it is mykel to take hede, as Galien saiþ, etc.

5 And as Ga[f. 70ʳᵃ]lien, vbi supra, semede to fele þis, while he saide þat Ypocras commaundeþ here medecynes to be as blody woundes. And þe beste medecyne of blody woundes is sewynge and byndinge. Auycen forsoþe, Haly Abbas and Albucasis perceyuede it wiþ a wounde by all þat thai treded of fractures. Also
10 William de Saliceto and Thederyk and Henry saien the same.

Noghtwiþstondinge Lamfrank, þe whiche made a general rule þat in alle woundes in the whiche þe bones ben wounded, þe flesche schal neuer be ioynede togedre vppon þe bone but ʒif þe bone be first fully reparaylede. How forsoþe þat a bone schal be
15 reparaylede but by mene of flesche I wote noght. Comeþ not the norisshinge of the whiche a pore is made fro the fleissh? Y trowede for þat it norissheþ noght by verray norisshinge but if þat it come fro the stomak to the lyuer and to the veynes spradde by the flesche and ʒit to the bones of the natural vertues. By all þe wounde þe
20 fillynge is to be lefte and þe flesche schal be hardnede with dryand medecynes þat the flesche and þe pore þere-aboue may be made harde, but nouʒt anoþer flesche, for þe holownesse byleueþ vncurable, as it was saide in 3° Terapeutice capitulo 2°.

The secounde entente is fulfilled þat when þe sewynge is made,
25 put a tente in þe most hyngyng place þat, if þere leue eny straunge þing of splyntes or of quytter (if þer be any gendrede), may be clensed oute. Lay þere-aboue þe poudre conseruatyf of sewynges and þe white of an ey in þe firste dayes. And after lay þeron þe commune incarnatyf of þat powdre incorporede (i. medled) wiþ
30 terbentyne, and afterward of oþer, as it schal be sene for to spede. And put þeryn a litel tente of mel rosat in þe whiche be putte þe poudre incarnatyf wiþ mirre, þe whiche, after Auicen, couereþ the bones þat ben nakede. And if a bone be vnhellede, couer it wiþ suche powdre and dagons of gode carpyn, and laye þere-aboue an
35 emplastre and stupates baþed in warme wyne.

The þrid [f. 70ʳᵇ] entent is fulfilled, if þe bone be altogedre kytte of, þat, when þe sewynge is made, wrappe all the membre

8–9 *See Commentary*   treded *read* treted   16–23 *See Commentary*
23 in 3° Terapeutice capitulo 2° *underl.* red   26 it ? *om. before* may
31–2 *See Commentary*

(as Rasis commaundeþ) wiþ double cloþ, outetake the wounde, in
þe firste dayes dipped in the whites of ayren and afterward in hote
soure wyne. And bynde it with a long and brode rolle after the
membre. And byginne it toward the ende of the membre, and in
wrappinge til it come nygh þe wounde, make he it to passe by the
contrarie side of the wounde. And afterward in goynge vp toward
the body, in tornynge þe rolle aȝeyne and wrappinge or rollinge
aȝeyne, abyde he byneþe til þat he be nygh þe wounde. And þan
make he it to passe by the contrarie partie of þe wounde aboue þat
oþer and come he so to the place there he bigan. And þere he schal
make an ende with his byginninge. And so schal the wounde byleue
vnkeuered. Afterward laye þerto þre or foure wel-polisshed splyntes,
and schapen to þe membre, couered wiþ gode cloþe, in susteyninge
þe membre in suche wise þat it couer not þe wounde. And bynde
ham wiþ a rolle, and louse not þis til þat he be heled, if akþe or
ycche or aposteme compelle it. To the whiche, how it scholde be
holpen, it was saide aboue in the comune sermone. And bynde the
wounde wiþouteforþ wiþ stupates or with rolles, and remoue it
euery day and clense it, and drie it, and dite it as oþer woundes.

Many leches forsoþe, as it was saide aboue in synowes, layen
þeron an instrument made by hand werk wiþ two splyntes and wiþ
a rounde tree in the closynge of the hond and wiþ a flat bord in þe
sole of þe foot, byndynge vpward. And so þai folowe þe cure as it
is saide.

How þat the fourþe schal be fulfilled, it schal be saide wiþynne-
forth when it schal be treted of fracture, by þe commaundement
of God. Of hardenesse þe whiche foloweþ lousynges and algabras,
it schal be saide in þe sexte book of the gowte and of the passiouns
of ioyntes and in þe Antitodarie.

**The secounde doctrine, [f. 70va] of the special cure of
woundes as þai ben in compownede membres organykes.
þe firste capitle, of woundes of þe hede.**

Thogh Galien and Auicen termynede not fully of the dyuerste
of the cure of þe ynner membres organykes but of the hede
and of the wombe, neuerþelatter but for þat þere is dyuersite in
oþer membres after the dyuysioun (i. þe departynge) þat is ȝeuen

7–8 See Commentary   10 he canc. after place   15 if ? read but
if; L nisi   20 in synowes, see Commentary   23 first þe interl.
34 ynner error; L extrinsecorum

aboue, namely in byndinge and in sewynge, in settynge and in fyndinge þe couenable instrumentes and þe maner of layeng to (of membres forsoþe as of organikes, thise ben the schewynges, after Galien in 5to Terapeutice, as in drieng of straunge þing fro
5 the substaunce of ham; the schewynges forsoþe ben of foure, þe whiche ben taken of kynde of the membres, as it was saide in the secounde doctrine of þe tretys of apostemes), for so moche, by cause of ʒong men, for the whiche þis maner of writinge is made, it schal be treted in þis doctrine (i. lore) þat foloweþ after like
10 membres, bygynnynge at þe hede.

Of þe hede It happeþ þe hede somtyme to be woundede wiþ kittynge and sometyme wiþ bresynge. And eiþer, somtyme it is withoute wounde and brekynge of the brayne panne, and some tyme wiþ brekynge. Somme forsoþe is noght persynge and some is
15 persing. And eyþer, som is grete and some is litel, and þerwiþ some ben clene, and some with accidentes of akþe and of aposteme and of hurtynge of the compownede pannycles. Thise ben þe comune dyuiciouns of woundes of the hede.

The special tokenes forsoþe ben soche: woundes with kyttinge
20 of the brayne panne persynge, some be wiþoute lesynge of þe substaunce and some with lesynge of the same. And eiþer of þese, some ben playne and euen, and some ben scharpe and flawy. And eyþer also of þise, some ben in þe coppe of the hede and some in the sides. Also some of the woundes wiþ bresynge and brekynge
25 of the brayne panne is so litel þat it makeþ no þurstinge ne prikkynge vpon þe brayne. [f. 70vb] Some forsoþe is so grete þat it makeþ thirstynge and prickynge in it.

Also þere beþ propre differences of woundes of the hede of the whiche curatyf schewynges ben taken, the whiche ben taken of
30 sawes of Paule in his sexte book, of the brekynge of þe brayne panne. Galien forsoþe made no mensioun but of ham in the whiche was most dyuersite, þat is to say, of a symple grete fracture (i. brekynge), þat is to say, in þe coppe of the hede and in the sides, persynge and nouʒt persynge. Of smale brekynges forsoþ he
35 chargede noght, for þai were only þe fourme and þe setes of ham þe whiche þei haue smyten. And þerwiþ he haþ determynede of

---
3–6 See Commentary 4 in 5to Terapeutice underl. red 9 Om. before after; L ⌜vulnera secundum particulas organicas ex quo sunt tractata in doctrina precedenti⌝ secundum omomeras [Ca: omiomeras] i. consimiles particulas 14 ? Om. after brekynge; L cum fractura ⌜eiusdem. Et que cum fractura⌝ quedam [etc.]; om. L(O) 16–17 of akþe ... pannycles mistakenly rubr.

grete bresynges, as it schal be sene wiþynneforth. Albucasis forsoþe by3onde þo putteþ þerto anoþer in the whiche he makeþ the plate of þe bone to goo to the ynward þinges and in þe place is made holownesse, as it happeþ to bras pannes when þat thai ben smyten, and þat is ofte tymes made in the hedes of children.

No3t many men forsoþe wil saye, of the saieng of Auicen in 4to, þat þer is anoþer brekynge þe whiche is no brekynge in þe partie in the whiche it is smyten but in þe contrarie partie, þe whiche dyuisioun is reproued in the sexte book of Paules Cirurgie. It semeþ þat Auicen chargeþ noght but woundes of the flesche wiþ smytinge and wiþ kyttinge, wiþ a wounde of þe flesche and wiþoute it, for by þe differences of the comune fractures he vnderstood þe forsaide differences.

The causes of the woundes of the hede ben soche as ben saide aboue in þe comune sermone of oþer woundes.

Tokenes and domes Certeyn tokenes of brekynges of the hede, it is to be vnderstonde þat some bytokene brekynge of the brayne panne, and some kyttinge of þe brayne and of the pannycles þerof, and some bytokene apostemacioun, and some bytokene hurtinge causede of mater fallynge downe and greuynge the brayne and þe pannycles þerof.

Tokenes of breking of þe brayn panne ben taken [f. 71ra] of many þinges. Firste, þai be taken of the consideracioun of the cause of brekynge, as for he fel fro an hye place or þat he were smyten wiþ a strong þing. In the secounde, of the consideracioun of the hurtynge, for it is a grete bresynge or wounde. In the þridde, of the qualite of the place, for it akeþ and ofte tymes he putteþ his hond to the place, and wiþ thi fyngres and wiþ serchoures þe softenesse in þe skyn is perceyuede and þe departinge fro þe bone. And when þat he bloweþ or holdeþ stille his breþe, it semeþ a moisture to þirste oute by þe clifte. The fourþe is taken of the accidentes the whiche þat comen in, as apoplexia, scotomia, destruccioun of his voyce, spowyng, and suche oþer. The fifte is taken of consideracioun of the sowne, for he sowneþ hosliche while þat his hede is smyten wiþ a 3erde. The sexte, of the consideracioun of þe gnaistinge of his tyeth. þai gnaysten forsoþe while þat a threde is

---

10 *?Om. after* but*; L nisi* ⌈de⌉ *vulnere Commentary*   16 Certeyn *error; L Circa* cioun*; L consideracione* ⌈quantitatis⌉ *lesionis L in* ⌈hora⌉

11 *?O.m before second* wiþ, *see Commentary*   25 *?Om. after* consideracioun*;*   32 *?Om. after* in*;*

smyten þe whiche haldeþ wiþ his tieþ. And while þei enforsen to breke þe knotte of a stree or a hard þing, þai ben hurte. In the seuenþe, þai ben taken of þe consideracioun of the enoyntinge wiþ ynke and of mastyk vpon the clifte, for þere leueþ a blaknesse in
5 þe clifte.

Tokenes of kittinge of þe pannicles ben taken also of many þinges. First, of akþe, for anone fro þe bigynnynge derkenesse of the sight folweþ, and goodnesse and suche oþer. In þe secounde, of þe colour of þe face and of the ey3en, for the face waxeþ rede
10 and is bleynede, þe ey3en waxe rede, and þai strutten and ben derke and soche oþre. In the þridde, of tho þinges þat gone oute, for blode goþ oute by þe nose þirles, by the eres and by the roof of the mowþ. In þe fourþe, of þe hurtynge of þe vertues, for-why he is movede with difficulte, þe speche is troublede and angrede, and
15 he haþ a feuer and is al cast downe and dulle of mynde, and he is euel agaste, he slepeþ euel, he lusteþ no þing, he wameleþ and spoweþ, and he goþ euel to sege and to pisse.

Tokenes of kitting of the brayne ben taken of many [f. 71rb] þinges. First, tho þinges þat passen oute, for if þer haþ gone oute
20 a grete clompry substaunce, and marowy and noght quittry. In þe secounde, þe tokenes ben taken of hurtynge of þe vertues, for the resoun is loste if the wounde be in þe former partie and the mynde is loste when þe wounde is in the hynder parties. And wiþ the forsaide accidentes þere is most fere and rauynge.

25 **Tokenes of an hote aposteme comyng þeron** be taken also of many þinges. First, in swellinge, for the pannycles ben swollen, and þai strutten or schewen wiþoute the wounde, and þai waxen rede and ben noght mouede. In þe secounde, of the eyen, for þai ben rede and swollen, and þai ben semande to goo oute of þe yghe,
30 and þai ben mouable, and þai ben set on side. In the þridde, þe hete, for þai haue feueres and ben vnrestful. In the fourþe of the vertues, for þai rauen and ham þe crampe and wodenesse or frenesye.

Tokenes þat the mater þe whiche descendeþ or goþ downe wiþynforth hurteþ and greueþ þe pannycles and þe brayn ben þe
35 forsaide tokenes of kyttinge of þe pannycles, comynge by litel and litel after the bigynnynge.

1 he ?*om. before* haldeþ; L(*Ca*) *quem tenet cum dentibus*   8 goodnesse ?*read* gidinesse; L *vertigo*   19 ?*Om. before* tho; L ⌜*ab*⌝ *exeuntibus*   29 yghe error; L *a capite*   30 ?*Om. after* þridde; L *3° ⌜a⌝ calore*   31 ben] b altered from v   32 ı am ?*read* han; L(*O*) *spasmantur et freneticantur*

Domes Brekynge of þe brayne panne is perilouse, as al leches saien. Forþermore kyttinge of the brayne and of the pannycles þerof and rotynge and hurtynge is dedely after Ypocras. Galien expowneþ þat: but if it were litel, as it was saide aboue of þe domes of woundes. And þerfore euel accidentes, as a feuer acu (i. agewe or scharpe feuer), quakyng, crampe, ravynge and swowning, lesynge of the voyce, goyng out, derkenesse and redenesse and goggeliȝednesse ben perilouse and dedely, and namely ȝif thai dwellen stille and ben not chaungede.

Moreouer Auicen saiþ in 3°, of a wounde and of kyttinge of the hede: And in woundes forsoþe þat comen to þe pannycles of the brayne þere happeþ lousenesse in þe side of the wounde and þe crampe in þe contrarie side. And for þat William de Saliceto wil saie þat when a wounde is made [f. 71va] in the right side of þe hede, þat the palsie is in þe lefte side and aȝeynward, for þe synowe þe whiche comen to þe right side ben rotely in the lift side, and aȝeynward, as he saiþ. Considre þow if þe lettre saye þat, and vpon þat conseile þow wiþ the secounde book De Egritudine et Sinthomate.

Forþermore in brekynge of þe hede, periles and euel accidentes ben abiden, after Rogeryne, vnto an hondred dayes, and after legistes and domesmen, to fourty dayes, for soche is þe laste terme of agewes, and after þe Foure Maistres to fiftene dayes, for þat is þe comune terme of agewes. Furþermore blakenes of þe dura mater, þe whiche is not clensede wiþ hony, bytokeneþ deth, as Paule saiþ. Furþermore þe brekynge of þe brayn panne in þe fulle of þe mone is for to be drad, as Rogeryne saiþ. Furþermore apperinge of rede flesche is gode in consowdinge of the brayne. Moreouer in woundes of þe hede, litel swellinge and quitter and good digestioun is good. Grete swellynge forsoþe, and namely if it vanisshe sone away wiþoute resonable cause, it is euel. Also in brekynge of þe brayne panne, a feble and a þenne pore is abyden to 35 dayes.

Curacioun Aboute þe maner of curynge it is to be vnderstonden þat the multitude of discordinge þinges aboute it scheweþ the dome of þe curacioun þerof to be herd. For Galien, Poule, Haly Abbas, Auycen, Albucasis, Rogeryne, Brune, Iamerius and William de Saliceto, þai semen, or namely it is putte to ham, to procede

---

15 *MS.* as he saiþ *after* aȝeynward; *redundant, see l. 17*   synowe *read* synowes; L *nerui*

indifferently in alle þe brekynges of the hede, in vncouerynge, rypplinge and in schauynge and in drawynge out the bones with instrumentes of iren, foundynge ham, as þai saien, vpon þat commune terme þat it is nede to vnhelle and to kitte the bone þat the
5 quitter þe whiche is gadred togidre wiþynne þe brayne may [f. 71ᵛᵇ] dewely be clensede.

Oþer men forsoþe, as Maistre Anselme of Ianuaye and oþer leches of Pado and almost alle Frensche men and Englisshe men, proceden in fleschinge and in consowdinge wiþ here emplastres and
10 wiþ here drinkes and wiþ good wyn and wiþ byndinge, foundinge ham also vpon þat comune terme þat, if we may prowe oute þe quitter withoute þrowynge oute of þe bones, it were þe bettre, and þat we may doo wiþ medecynes, nameliche for after þat maner quytter is nouȝt gendred as after the maner of þe oþer men. 3e,
15 but it is forboden, and if it be gendrede, neuerþelatter it is couenably clensede and dryed wiþ tho medecynes.

Many men forsoþe, as Thederik and Henry and Lamfrank, þe whiche saiþ best among oþere, þai enforsen to holde þe myddel way, but þai dyuersen. For Thederyk flescheþ newe brekynges
20 wiþ a drynk, wiþ wyne and wiþ stupates. And Henry, wiþoute drynk, wiþ his plastre. And þai bothe rypple and lifte vp olde fractures after þat þai passe foure or fyue dayes, as þe olde men dede. Lamfrank forsoþe procedeþ in alle þinges, fleschinge wiþ lichynies dipped in two parties of oyle rosat and oon of hony. And
25 he laieþ aboue a mundificatyf (i. clensynge medecyne) made of barly mele and of hony or of wax and of rosyn with þe captal powdre, outtake in two causes, in the whiche he procedeþ in rypplinge, in openinge and in þrowynge oute of the bones. The firste is when þat he þirsteþ down þe bone, and the secounde is
30 when þat he prikkeþ. And þai founden ham wiþ þe foundementz of two þinges, in puttinge to þat in wirching of instrumentz many periles may folowe for þe alteracioun þat the ayre makeþ and for þe akþe þat the wirchinge maketh and for þe aposteme þe whiche eiþer procureth or causeþ.

35 I forsoþe, seynge þis discord putte to þe maistres, I ȝaf me to þe assay þerof while I was a ȝong man. And afterward forsoþe I conside[f. 72ʳᵃ]red þise werkes, fyndinge newe experiences I hadde þe discordes suspecte. It is euel forsoþe the sentence of gode

---

5 brayne ? read brayne panne; L infra craneum   15 first it interl. w. caret
28–30 See Commentary   35–8 See Commentary

men to be altogedre left of for þe saienge of two men or of þre. It is writen forsoþe in primo De Element: It is vnrightfully to bileue oo man afore oþer wiþoute demonstracioun (i. schewynge). And Haly Abbas saiþ in þe secounde sermone of the secounde party of the Book of Real Dispocicioun: It is more siker to vse þe experimentz þat ben founden þan for to vse newe experimentz. In assaienge forsothe þe medecynes in menis bodies, it semeþ perilouse to here soules. And in periles, þe communest and besteprouede way is to be holden, and þerfor, helpyng þe maker of alle þinges, noght in departinge fro þe way of Galien, for þat was Ypocraces, þe dyuynour, as he bereþ witnesse in 6to Terapeutice, sayenge þat in þise woundes þe whiche ben in þe heed þere was writen an hole book of Ypocras, techinge alle þinges þe whiche þat it byhoueþ to bere in ham. And we, when þat we haue fulfilled þat, we schal commente it (i. expowne it). Ne I schal not also departe fro þe way of Albucasis, of Haly Abbas, of Paule and of Auicen. But in expownynge ham, I schal accorde her sawes togedre wiþ all my power with þat þat it semeþ euydently. Soche forsoþe schulde be the demonstraciouns of leches, as it was allegged in þe firste chapitle. I knowe wel þat I schal drawe along þe wordes, but I schal prayse it, for it is nedeful where þat the more perile semeþ to do most warly and longe.

And þat it schulde not byhoue to take þe commune techinges of euery difference, I sette tofore 9 techinges ful nedefull to þis curacioun. Of þe whiche þe firste is by a notable way þat woundes of the hede, moste wiþ brekynge of the bone, han many specialtees and differences fro þe woundes of oþer membres. Bothe for þe nyghenesse and for noblenesse of þe mary of the brayne oþer also for þe rounde schap þerof, it may nouȝt be onede ne be kept wiþ byndinge as oþer membres.

The secounde is þat in woundes of þe hede, and namely in nota[f. 72rb]ble woundes, it byhoueþ þat þe commune ententes be kepte þat were saide aboue in the commune sermone of blode last and of purgacioun and of þe wombe, namely þat þai goo ones of þe day to þe sege wiþ hamself or wiþ a suppositorie or wiþ a clistre or wiþ some lenitif (i. softenyng medecyne). And of þe dyte, þat

---

2 Element ?*read* Elementis; *final loop perh. covered by decorated paragraph sign*   vnrightfully ?*read* vnrightful; *L* Iniustum   10–11 *See Commentary*   11 in 6to Terapeutice *underl. red*   20–4 *See Commentary*
36 dyte; *L* dieta

it be more þenne or sotil. And of þe drawynge oute of the þinges þat ben smyten in, þat it be lasse noyous. Of the bledynge, þat it be restreynede. And of þe amendinge and kepinge of the accidentz, it was saide and schal be saide.

5 The þridde þing is þat in woundes of the hede aboue alle þinges remove þe heres and schaue the heed, in moystinge it wiþ water and wiþ oyle, as William saiþ so, but be warre þat a heere, water ne oyle go not in þe wounde (for þai schulde lette the sowdynge, as it was saide aboue) and þat the mater and þe akþe be refreynede, 10 in the bigynninge in puttinge aboue þe wounde and wiþynne þe wounde þe white of an ay. And after þe byginnynge do þe oþer þinges, as it schal be saide in here owne places, to clense and to flesche. And enoynte it alway in þe places aboute þe wounde wiþ the oynement of bole and wiþ oyle rosate, þat the akþe and þe 15 distemperour may be staunchede and þat aposteme be forbeden.

The fourþe thing is þat he be war of colde, for (as þou hast ofte herd of Ypocras) colde is enemy to þe synowes, to bones and to maries. And þerwiþ the aire greueþ and altereþ (i. chaungeþ) þe principal membres. And þerfore William counseillede in wynter 20 to sette by ham brennynge coles and to schette þe wyndowes and to haue candel liȝt and þat the hede be bounden after the byndinge of þe hede wiþ a coyfe of a rammes skyn.

The fifte is þat, if þer be made quyttre in ham, remove hem ones on þe wynter day and twyes on þe somer day. And þat þilke 25 chaunginge and clensinge be softely made wiþ cotoune, wiþ carpyne and wiþ softe clowtes.

The [f. 72va] sexte is þat þer be laide þeron a dagoune of a softe spounge þat the quyttre may be sowkede and resceyuede by it, þat it go noght down to þe brayne.

30 The seuenþe is þat ther be dewe byndinge made þerto.

Byndinge of the hede, as when þere is a wounde in þe flesche: be þer made a byndinge of two hedes, þe whiche namely is half flesshinge. And it is made þat þere be had a rolle of more þan an arme lengþe and of foure fynger brede, wiþ the whiche bigynne 35 after þe lengþe of þe, in drawyng toward þe contrarie eere of the wounde and þat oþer partie þat is wrapped toward the ere of the wounde. Neuerþelatter þow schalt nouȝt couere þe eres. And lede

---

11–12 do þe oþer þinges, as it schal be saide in here owne places *on erasure* 34 *Om. after* fynger brede; *L lata iiii^{or} digitorum* ⌜*et voluatur tota preter quam duo palmi*⌝ 35 *Om. after second* þe; *L secundum* ⌜*frontis*⌝ *longitudinem*

it to þat oþer hede of þe rolle, and rolle it aboute þer by þe eres in streynynge. And lede the vttre ende downeward, and lede þe rolled ende vpward toward þe hede, in ledynge it by þe hynder partie of þe hede toward the vttre ende. And do so aȝeyn þerwith as þow dedest first, in rollynge aboute and in ledynge it aȝeyn vpon þe hede, and do þat so ofte til þat all be couered and wel bounden. Afterward leches of Boloyne bynden two hedes vnder þe chyn. þe leches of Paryse sewen hem in þe myddel of the forhede.

If we wolde forsoþe holde onely þe medecyne, we schulde make the byndinge of many hedes, þe whiche is made in þe hede by þis manere: þow moste haue a grete pece of lynnen cloþ of þre spanne lengþe and of þe brede of two spanne. And kytte it in euery side foure fynger brede til þat þere leue but a span or hande brede in þe myddel. And þan bynde one of þo hedes wiþ þat oþer, in streynynge after þe compas of þe hede. Anoþer forsoþe wiþ anoþer, be it ibounden, in passynge by þe nekke, in þe former partie vnder þe chyn.

The eþghte techynge is to a cautele þat, if þer leue any flawe of þe bone in þe wounde (if he haue no feuer), ȝif hym þat captal powdre wiþ wyne þat is made of pympynel, of betoyne, of auance, of valerian, of erne farne, of als mykel of mousere [f. 72ᵛᵇ] as of hem alle.

The nynþe techynge is þat þe wounded man be sette and laide in þe bigynnynge vpon þat partie in the whiche he is lest greued. Afterward forsoþe if þe wounde make quyttre, be he laide vpon þe wounded side þat the quyttre may the bettre be clensede oute. And þat of the forsaide comune techynges, it is to come to þe cure after þe differences.

Of a wounde of the hede made by kyttinge withoute brekinge of the hede If it be simple wiþoute lesinge of the substaunce, sewe it and bynde it and cure it and flesche it as oþer woundes. If it be forsoþe wiþ lesynge of þe substaunce, regendre þe flesche and the skyn aȝeyne wiþ his propre lychynies and powdres, oynementes and emplastres, and trete it as oþer woundes.

Tha þe sewynge forsoþe be profitable noght only in soche symple woundes of þe hede, but vnderstonde it profitable in many oþer woundes (noght in smale, but in grete), it is proued þus, for-whi þat is profitable to many woundes of þe hede þat makeþ the twynned parties to abyde set togedre into the same and while þat

2 lede] *second* e *interl. w. caret*   7 þe *?om. before* two   13 foure *?error; L* trium   17 eþghte *read* eyghte   34 Tha *read* That

letteþ the alteracioun (i. chaunginge) of þe ayre, þe whiche is ful noyous. But suche is sewynge, as it is saide in 3º Tegni and Terapeutice per totum þerfore, etc. And þis was þe entente of Auycen in 4to saieng: In cliftes forsoþe in the whiche þer is but kyttynge, if it be mykel, sewe it. And he spekeþ þat is strongere when þer is brekynge of the brayne panne, as it is schewed by þe processe of þe chapitle. And he sayþ notablely: if it be nedeful. For-whi if suche a clifte were in þe coppe of þe hede, it schulde not be sewed, but if it schulde be wel sewed in þe sides, as it schal be saide wiþynneforth.

And William graunteþ suche a sewynge, and Lamfrank and Henry. And Henry grauntede so moche þat it semed hym þat Thederik schulde graunte it (þe whiche haþ denyed it vtterly), þe laienge to of oyle rosat, aȝeyns Auicen and euel, for-why Auicen and Paule haue ofte tymes graunted it. And [f. 73ra] þai haue comaundede to enoynte þe woundes wiþ oyle rosat to staunche þe akþe when þat þe woundes comen vnto þe synowy pannycle couerynge þe brayne panne and to softne the louse bones þat cleuen ȝit þerto þat thai may be the lightlier drawen oute and to lette þe scharpenesse when þat we wil mundifie (i. clense) þe ynner pannycles with hony. Ne here resoun availeþ noght as to þe sewynge, for incarnatyf byndinge is ful defectif in þe hede, as it schal be saide. Ne as to the oyle of rose, for þogh vnctuouse þing schulde file simple woundes, neuerþelatter oyle rectifieþ and amendeþ woundes þat ben compownede with akþe and wiþ other schewynge disposiciouns. Galien commaundeþ alway to mene þe contrarie schewynges.

Of a wounde of the hede made by kyttinge, with brekynge of þe brayn panne noght persynge Soche a wounde, oþer it is litel or it is grete. Þat many leches clepen rynulam, it is curede in þe same manere þat wounde þat was saide of afore wiþouten brekynge of the brayne panne, for litel quittre is gendrede in soche a wounde and for þe gretenesse þerof it may noght descende by soche a litel clifte.

If þe wounde forsoþe were mykel, oþer it is in þe sides of the heed oþer in þe coppe of þe hede in þe ouer partie. If it were in

2–3 in 3º Tegni and Terapeutice per totum *underl. red*   4 in 4to *underl. red*
9 if *superfl.*; L *sed in lateribus bene sueretur*   12–14 *See Commentary*
15 *In f.* 72vb, *lower margin:* þai haue commaundede catchw. *underl.*   30 ?*Om. before* þat; L(O) ⌜*Si paruum*⌝ *quod rinulam vocauerunt multi*   31 as ?*om. after* manere; L *eodem modo curatur sicut precedens*

þe sydes, cure it also by the same cure as þou dedest the firste simple wounde, but putte þe tente in þe lowest partie þat, if þere were eny mater wiþhalden in þat clifte, þat it may be clensede by þe hole of þe tente.

And if it be in þe ouer partie of the hede, sewe it noght, but make þere the cure of Galien, saienge in 6to Terapeutice: Simple ruptures (i. brekynges) comynge to þe myddel of þe two tables of þe brayne panne, þai neden the forsaide schauynges, þat is to say ripplinges. It byhoue ham forsoþe to be grete in quantite, noght euen forsoþe in gretenesse, þat it wante not þe profitable werk. Afterward when þe bone is made bare, it byhoueþ to vse it, as þe course is, larger, and þe secounde after, þe streighter, and so folwyngly in the oþer. þis is to be vsede in þe myddel of the [f. 73rb] two tables of þe brayne panne. Afterward if þat the akþe aske none oþerwise, vse drye medicynes anon to the ende þe whiche forsoþe ben cleped cephalica, of þe whiche þer schal be made a speche in þe ende of the chapitle, wiþ here lychynies and wiþ here drieng þinges and wiþ here oþer nedeful helpes.

Wherfore þis wounde forsoþe is noght sewede, for þat wounde þat is in þe myddel of the hede may noght be clensede by itself, but ȝif the quittre be dronkyn yn and be dryed wiþ lychynies and wiþ oþer helpes, elles þer myghte be some mater wiþhalden in the myddel of the tables and þere be made roten and to gendre rotynnes in the bones.

Of a wounde made with kyttynge of the brayne panne withoute lesinge of þe substaunce, persyng vnto þe ynner side Soche a wounde forsoþe oþer it haþ spirles, or noght, but is playne and euene. If it haue spirles or splyntes þe whiche schal mowe prikke þe dura mater, when þat þe spirles and scharpnesses ben made playne and euene wiþ a lenticulare and wiþ oþer instrumentes, is curede in þe same manere, as it is saide in mene. And þat is þat Galien saide folowyngly: In tho woundes forsoþe þe whiche comen to myryngam, if it were only kyttinge and noght brekynge, it is to vse þe forsaide rasinges, and þat as to þo þat ben in þe ouer partie. In þo woundes forsoþe the whiche bene in

---

6 in 6to Terapeutice *underl. red*   8–13 *See Commentary*   9 byhoue ?*read* byhoueþ; L *oportet*   15 medicynes *repeated* and ?*om. after* anon; L *confestim* ⌈*et*⌉ *vsque in finem*   19–24 *See Commentary* 19 *MS.* is noght descendede by soche a litel clifte If the wounde *before* forsoþe; *redundant (cf. p. 242 ll. 33–5); L Quare autem istud vulnus non suitur*   25 ?*Om. after* kyttynge; L(O) *cum inscicione* ⌈*cum fractura*⌉ *cranei*   31 it ?*om. before* is

the side of þe hede, he chargede noght mykel of instrumentz, but þat thei schulde be sewede and clensede wiþ a tente. And þat he haþ schewed in two ensaumples in þe ende of the chapitle: I haue sene forsoþe a bone broken of þe ouer partie, the whiche forsoþe
5 fro þat tyme forth was cleped a bone of þe temple where þat it happeþ flawy þinges to be made til þat it be ful mykel, hauynge þe most kyttinge, þe whiche we touche in no wise, but we haue a man, kittynge only away þe bones of þe ouer partie, so þat he leuede ȝit many ȝeres. If we schulde forsoþe [f. 73 ᵛᵃ] leue þo woundes of þe
10 ouer party of þe hede, so forsoþe it schulde sone roten or þe brekynge were schewed. And it ȝeueth þe cause of eiþer cure. For if þer come no quitter wiþynforth of þe pacientes, it were foule to kytte awey the bone. For in þe temples (þat is in þe side) if the quittre passe noght doun in an able place, it were to be purged,
15 but it were noght nedeful þerfore to kytte wiþ instrumentes. But in the ouer partie, for þat it were not in able place to purge or to clense þe quyttres or humoures but raþer to wiþhalde ham, for so mykel it were nedefull to make ham large and to lette þe quittre wiþ lychynies and wiþ other helpes þat ben nedefulle and to drawe
20 out and to drie þat that is gendrede. In þat oþer ensample he doþ in þe same manere, for he douteþ þat it schulde move þe brayne for hardenesse of þe bone of the temple and þat the brayne schulde passe out by þe hole if he made it, and þerwith for þat many draghtes of notable synowes passen by þo sydes.

25 **Of a wounde smyten, wiþ a litel brekinġ of þe bone** If þat brekynge be wiþ prikkynge spirles or splyntes, þai schal be playnede wiþ a lenticulare and wiþ oþer instrumentz. And afterward, in þe firste remouynge, a pece of softe cloþ (as it was saide in þe forsaide techynge) or of softe sandel dipped in hony and in oyle rosate and
30 laye it þere-aboue, in puttynge it in some wise properly with þe ende of an ynstrument bytwene the bone and the dura mater þat it may defende þat the pannycles be not hurte wiþ his movynge in þe bone. And laye þere-above softe lychynies dippede first namely wiþ the same mixture. And laye also aboue þo and above þe bone,
35 a pece of cloth dipped also in þe same mixture, þat it myghte lette þat the quyttre felle not inward. Neuerþelatter olde men laide þerto þe pece of a cuppe, and it was but a iape, for þat tho men

4–7 *See Commentary*   7 Om. before a man; L ⌜*curauimus*⌝ *hominem*
9–11 *See Commentary*   13–14 *See Commentary*   19 ben] n *blurred*
25 *See Commentary*   27–30 *See Commentary*

CYRURGIE OF GUY DE CHAULIAC

þat were aboute ham þe whiche were not at þe secounde removynge schulde byleue þat it schulde [f. 73vb] abyde þere in stede of the bone þat was loste. And above in þe wounde of þe flesche, lay þerto oþer drye lychynies or a pece of spounge þat thai may drinke in þe quyttre. And lay þere-aboue þe captal plaistre ypersede, þat it schet noght in þe quittre. And lay þeron laste stupates baþed in hote wyne and þriste out, and bynde it so delicatly þat the byndynge halde and þirst noght. And when it schal be wel clensede, remoue þe firste cloþe, and lay þerto the captal powdre, and be it contynuede to be fleschede. And last whan it is fleschyd, schette it and sowde it togedre with þe powdre cicatrizatyf (i. fastnynge or schettynge togedre). And I pray Henry wel ynogh in þis wirchinge.

Of a wounde wiþ bresynge wiþoute brekynge of þe brayn panne It is the counseil of Auicen þat þe mater be refreynede fro the bigynnynge with the comune remeuynge and with þe whyte of an aye. And if þou wilt, putte þerto oyle rosat, for mytigatyf (i. abatynge or swagynge þe akthe) is gode. Afterward forsoþe resolue the mater wiþ salted wyne and wiþ hony or wiþ some oþer þe forsaide medecynes in þe chapitle of contucioun (i. bresynge) in the comune sermone. And if it make quyttre, mature it and open it as oþer exitures.

Of a wounde wiþ bresyng and with a litel brekyng It is þe counseile of Galien þat, if þe brekynge be litel, þat it be cured as þe forsaide bresynge. For þat Galien nouȝt in makynge mencioun of þe difference (þe whiche he clepede only þe sete of þo thinges þat smote), in beynge stille also of the cure, he haþ willede þat it schulde be curede as oþer woundes. Al the cure standeþ þat it be so resoluede namely þat it make no notable quitter. Auicen forsoþe saiþ in 3º Canonis, of þe hede akþe þat comeþ of smytinge and of þe gouernance of hym to whom þe commocioun of þe brayne happeþ, þat it byhoueþ þat all þyne entente be in þat case or chaunce þat þow staunche þe akþe als mykel as þow may, and þat þow make þe mater to goo fer fro þe hurte place þat it schulde not be apostemed, and þat wiþ voydinge and wiþ drawynge to the [f. 74ra] contrarie side, wiþ blode last and with scharp clisteries and wiþ pillulis cochiis. And also plastre þe place in the bigynninge with þat þat conforteþ, as ben plastres þe whiche ben made of þe water of mirtilles and of weþi and with virga pastoris (i. herdemannes

12 pray *read* prayse; *L laudo* 18 ?*Om. after* oþer; *L cum aliquo* ⸢de⸣ *dictis*
19 contucioun] concucioun; *L contusione* 29 in 3º Canonis *underl. red*

purse) or wiþ oyle of myrtilles and of lilye and of rose, and of þe powdre of roses, of baustia, of cipresse, of calami aromatici, of ote mele, of camomyl, of honysokel, of bole armonyak, of alume, of myrre, of olibanum and of quynces confecte wiþ wyne, and to ȝeue hym sticados in his drynk wiþ water or wiþ hony þat forsoþe be delyuered wiþ it, as he saiþ. And when it goþ oute of þe brayne for smytinge of þe blode, it byhoueþ, als wel as þou may, to refresche þe pacient wiþ hennes braynes yrosted with water of pome garnettes.

And Thederik makeþ þerto a plastre with bayes of lorer, wiþ comyn, wiþ salte, wiþ mastik, wiþ frank ensence and wiþ the siftinge of bran soden wiþ wyne, þat pleseþ me in þe ende. And in þis brekynge, drynkes may be couenably mynistred, for whan þai be as it were smale brekynges, þou may right ham by hamself or wiþ a litel help, helpynge kynde.

Of bresyng with a gret brekynge If þe brekynge be grete, by nede it is to goo to cirurgie. And þe spredynge abrode of brekynges, þat Galien proueþ in 6to and Auicen in 4to, is knowen by þe þre resouns. That forsoþe byhoueþ to be made by opening þat may noght be made by byndinge. But lettinge of þe aposteme and þe fallyng downe of the mater, þe whiche is þe principal entente in al bresed fractures (i. brekynges), may noght be made in þe hede by byndinge, for it is vnprofitable for the fourme, as it is saide þere, þerfore, etc.

Forþermore þat it semeþ lesse to be in and is þere-in and þat is more semeþ the lesse, for it were nedeful to open and to drawe oute the humores in þe armes and in oþer bones þe whiche is done in þe heed. And neuerþelatter it is sometyme nedeful in the hede for þe brayne.

Moreouer if þere were eny excusacioun, þat were by medicynes, [f. 74rb] but tho medecynes helpen noght wiþoute byndinge, as he saiþ. And it is a notable word: It is nedefulle þerfore in grete brekynges to make naked and to sprede abrode some partie of the fracture þat we may clense and wasche þe humours or quittres fro þe miringe.

þerfore by tho wordes of Thederik be noght harde ne of þe Genuayes, þe whiche vse among ham to cure euery fracture of the

---

2 baustia ? *read* balaustia; L *balaustiarum*   6 he ? *om. before* be delyuered; L(Br) *liberatur*   18 in 6to *underl. red*   in 4to *underl. red*   25–9 *See Commentary*   36 be ? *redundant*; L *Non audiantur ergo verba*

hede wiþ here pymentes and wiþ drynkes wiþoute cirurgie and wiþoute arerynge of þe bones. For þogh it be possible, as I saide, of simple brekynges, ȝit of grete brekynges I seie it neuer possible. Ne þe resoun of ham auaileþ noght þat saien þat strong medecynes may arere vp and drawe oute fro þe botme, for suche ben suspecious, for (as Dynus saiþ super 4^{tum} Auicenne) þai may induce apostemes, specially for ouer mykel strengþe in disposede þing and þat ofte tymes beþ oure bodies. Ne þat resoun of Henry, þat þai may cure alle woundes wiþoute notable quittre, for it byhoueþ quyttre to come in grete bresinges, as it is saide in 4to Terapeutice. Ne þat þat þei allegge of a myȝti nature. þat forsoþe is vnderstonde of a litel mater, for in a grete brekynge, it byhoueþ to open aȝenward and vnder þe fourþe ryb, as in þe sekenesse þat is cleped empima, as it schal be saide wiþynforth.

And I meruaile more when þai saien þat here drinke helpeþ noght after þe fourþe day. I trowede þat it schulde more avayle afterward, for þat the wounde is siker fro bledynge and fro akþe and fro aposteme. Ne þai saie noght what were to doo if þe drynk myghte not helpe. I trowe þat þai wolde as þai schulde saie (or as it is saide, 5to Terapeutice) of an euel schipman, þe whiche lesynge þe schip by necligence, afterward ȝeuing a borde to euery of þe oþer men' to gete þerby helpe if he may.

þai forsoþe þat haue þe brayne panne broke most nedely goo to cirurgie, þe whiche Galien putteþ vnder a maner of rehersynge in 6to Terapeutice: If it were forsoþe eny grete bresynge, it byhoueþ to kytte of þat þat is bresed, or ferste to perse it [f. 74va] al aboute wiþ a persoure, afterward vse scysours, or tortelles anon fro þe bigynnynge.

But for þat schorte wordes of practik sufficeth not in comentynge þe saieng of Galien, I schal make two þinges: First I schal sette tofore 8 lores or techinges ful nedeful to þis werk. Afterward I schal putte þe accorded werk by Galien, by Haly Abbas, by Paule and by Auicen.

The firste lore is þat wirkynge be noght hauntede in hym in the whiche the vertue is feble, for (after Galien in 2° Amphorismorum) where þat nedynesse is, it byhoueþ noght to wirche. The secounde

---

6 super 4^{tum} Auicenne *underl. red*   10 woundes *underd. after* grete
10 in 4to Terapeutice *underl. red*   11–14 *See Commentary*   19 *? Om. after* wolde; L *credo quod ⸢facerent⸣*   20 5to Terapeutice *underl. red*   24–5 in 6to Terapeutice *underl. red*   27 tortelles] torcelles

lore is þat afore alle þinges be it saide tofore and made protestacioun of þe perile, þat a man may eschue þe speches of foles, as it is saide in 4to Canonum Auicenne. Þe þridde þing is þat he flie þe commissures in þe wirchinge als mykel as he schal mowe. It were forsoþe to drede of þe fallynge and of þe hurtyng of dura mater, as it was saide in the anothomye. The fourþe is þat he be war in þe ful of þe mone, for þan is the brayne encrescede and it is nygh þe brayne panne, as it is saide in 3° De Creticis Diebus. The fifte is þat þe spredynge abrode be in þe loweste place, for soche a place is most able to purge, as it is saide, 13° Terapeucie. The sexte is þat, in spredynge abrode, the ende be not folwede of þe cliftes. It suffice forsoþe, after Galien, to do away als mykel of the bone þat the quitter may be clensede oute. The seuenþe is þat, if þe bone þat schal be drawen wiþstande þe drawynge oute, enoynte or ȝete it wiþ oyle of rose til þat it be so mollified þat it may be drawen oute wiþoute akþe. The eighte is þat als sone as þou schalt mowe, spede þe of the wirchinge, and namely in þe þirstinge and in the prikkinge of þe pannicles, for to þise apostemes folwen sonnest, and euel accidentes. And in fallynge of þe mater fro aboue, hope is not in somer vnto the seuenþe day nor in wynter vnto þe tenþe day. For after þat soche a þirstinge is suspecte to be made in þe pannycles, it is supposed þat the wirchinge schulde not avayle.

Folowyngly I fynde an operacioun made in [f. 74vb] accorde by Auicen in 4to. How þat, he saiþ, þis curacioun is made, we schal say þeryn þat the firste leches saide. Thay saien it byhoueþ firste þat the woundede hede be schauen. And be þere made two kyttinges þeryn, kyttinge hymself after the schap of a crosse (or after the schap of a figure of seuen, as Lamfrank saiþ). And it byhoueþ þat the kyttinge of þe smytinge be one of ham. Afterward it byhoueþ þat the corners be vnskynnede. And vncouer al þe mowth þat is frusshede, in the whiche an holownesse schal be made. And if þere come bledynge þerof, it byhoueþ þat the wounde be fulfilled wiþ cloþes dipped in water or in vynegre or wiþ the white of an ey. And if þer happe no grete bledynge, fulfille þe wounde wiþ smale drye cloth. Afterward lay þeron a bolstre dippede in wyne

---

3 in 4to Canonum *underl.* red   8 in 3° De Creticis Diebus *underl.* red
10 13° Terapeucie *underl.* red   12 suffice] suffices, *final* s *underd.*; ?*read*
sufficeþ; *L sufficit*   14 oute ?*om. after* drawen; *L extrahi*   31 mowth, *see Commentary*

and in oyle, and laye þerto þe byndinge þat accordeþ þerto. And so on þe morne if þere happe none of þe euel accidentes, þow schalt bygynne to holwe þe broken bone. And þat is for-why it byhoueþ þat þow make þe seke man to sitte downe after þat it accordeþ. Afterward stoppe his eres wiþ wolle or wiþ cotoun þat he be not hurt of þe sownynge of the smytinge. And louse þe byndinge wiþ the wounde, and take away the cloþ þerfro, and clense it. Afterward commaunde two seruantz þat þai halde þe vnskynned corners wiþ softe cloþes, or if þai be prikked þorwe wiþ a þrede, one seruant schal mowe do þat. And þan if þat the bone be feble and halde itself litel, departe it wiþ inscisoriis and wiþ a lenticular. And if it be nede, smyte it wiþ the maylet; be it made wiþ lightnesse. If þe bone forsoþe be strong, it byhoueþ þat it be persede wiþ trepanes wiþ many holes, oon nygh anoþer, to the quantite of þe pece after þat þou wilt þrowe out of þe bone. Afterward departe it wiþ ynscisoriies from oon hole to anoþer til þat þe bone were departede, and þan arere it vp wiþ a leuoure, and drawe it oute wiþ thi fyngres or wiþ tenacles (i. smale pynsounes). After forsoþe playne [f. 75ra] alle þe splyntes or flawes and scharpnesses, and cure þe wounde of þe bone as it was saide of brekynge wiþ lesynge of þe bone.

Of correccioun of þe accidentes If þer come aposteme, þat comeþ ofte tymes for þirstyng togedre and for prickynge of þe bone and of þe tentes and of þe byndinges or for cold or for euel gouernance, than haste to þe arerynge vp and to þe departinge of þe causes, and wiþdrawe the mater with blode laste and wiþ oþer euacuaciouns and lisse the place wiþ hote oyle of rose or with þe water of the seþinge of holy hok, of femygreke, of lyne sede, of camomyl and of soche oþer. And þe emplastre of maluis is mykel preised þerto.

If blaknes forsoþe happe in þe myrynges (i. pannycles), be it clensede by þe kynde of medecynes wiþ hony and with oyle rosat. And if it come of itself and come to the eye wiþ oþer euel tokenes, þat it byhoueþ (as it is aforeseide) þat þow triste not of the helpe of þe seke man, for þat blaknesse bytokeneþ (after þat Paul saiþ) destruccioun of kynde hete.

Of dede flesche and of oþer accidentz, it is saide in þe comune chapitle.

Of the chief medecynes Medecynes of woundes of þe heed

14 trepanes] crepanes   34 *first* þat ?*read* þan; L *tunc*

in þe bigynninge til þat he be siker fro aposteme schulde be mytigatyues (i. mekynge, abatyng, lissing or swagyng), as it mixture (i. medlynge) of thre parties of oyle of rose and one of hony. Neuerþelatter þat olde men laide þerto oximel, as it is saide 6to
5 Terapeutice. And to clense þe bettre, if þat akþe schulde noght noye, þai schal be in þe contrarie manere, þre parties of hony and one of oyle of rose.

After forsoþe þat he were seker fro aposteme, þe medecyne schal be desiccatyf (i. dryande) wiþoute bitynge, as is þe captal powdre,
10 þe whiche is made, after Galien, of yreos ylleriaca, of the mele of fecches, of mannis (i. smal frank ensence), of aristologie and of þe rynde of the roote panax. Brune forsoþe putteþ þerto myrre and sarcocolle and sankdragoun. Lamfrank forsoþe and William putten þerto mirtelles and þe notte of cypresse.

15 The cheef plastre of betayne þat is laide [f. 75rb] þeron, after Henry, is made þus: Take of the iuse of betayne, of þe iuse of plantayne, of þe iuse of smalache ystreynede ana li. i, of rosyn, of newe wax ana quart. i, of terebentyne li. i. Seþe ham first vnto þe wastinge of þe iuse, and þerto laste þe terebentyne, and make an
20 emplastre.

The plastre of centorie, þe whiche I vse gladly in woundes of þe hede, is made þus: Take of feþerfoy sexe handfulles, and tempre ham by all a nyght in white wyne. Afterward seþe ham to the wastynge of þe halfe. Afterward strayne ham and boyle þat colature
25 or streyninge vnto the þikkenesse of hony. Of þe whiche take þow ℥ iii, of womannes melk, ℥ ii, of terebentyne li. i, of newe wexe quart. i, of rosyn quart. sem., of frank encence, of mastyk, of gumme of Arabye ana ℥ i; make an emplastre. The drynk to þe woundes þe whiche is saide in þe hede in the lores of þis chapitle.

30 **Of the instrumentz with þe whiche þe wirching is made**
The instrumentes for the hede ben sexe. And þere schulde be þre of euery schap, a more and a lasse and a mene.

First þere ben trepanes for to make holes for þe areringe of þe bone, and þai ben of dyuerse maneres. Galien makeþ ham in þe
35 maner of a wymble wiþ a maner of rollynge aboute sette a litel aboue þe scharpe ende of þe wymble, þat it falle not, in þe per-

---

2 it ?*read* is; *L est* 4 men ?*read* man; *L(Ca) senex* 4–5 6to
Terapeutice *underl. red* 12 of ?*om. after* roote; *L radicis panacis*
19 *first* and ?*read* add; *L addatur* 28–9 *See Commentary* 33 trepanes] crepanes

synge, vpon þe dura mater, as it foloweþ here: **Crepana**

Galieni

The Parisiens to eschewe þe multitude of schappes þe whiche schulde be after þe þiknesse of þe bone, in stede of þat bowginge, þai maken persede trepanes aboue þe scharpenes. And wiþ a wegge, in chaungynge by þe holes, þai make it couenable to þe þiknesse of þe bone, as it foloweþ here:

Crepana

Parisiensis

Þe leches of Boloyne maken ham in þe maner of a launcette, for þe scharpe ende may entre and þe brode ende letteþ þat it falleþ not in aȝenst her wille, as it foloweþ here: [f. 75ᵛᵃ]

Crepana

Bononiensia

The secounde ben separatories to departe with from one hole to anoþer. And þai ben of two schappes: þe right separatorye of Fraunce, as it foloweþ here:

Gallicana

Separatoria

The crokede separatorie of Boloyne, as it foloweþ here (and of his tayl may be made a leuour):

Bononiensia

Separatoria

The þridde ben leuoures to arere þe bone þat is persede and departede, as it foloweþ here:

Eleuatoria

The fourþe ben rugynes to make large with þe cliftes. And þai ben in the manere of a rypple of an hoke, as it foloweþ here:

1 **Crepana** *read* **Trepana**   2 *Drawing here*   5 trepanes] crepanes
8 **Crepana** *read* **Trepana**   9 *Drawing here*   **Parisiensis**] parisiens *final long* s *with diagonal cross-flourish, see Commentary*   13 **Crepana** *read* **Trepana**   14 *Drawing here*   **Bononiensia**] bonoñ, *see Commentary*
18–19 *Drawing here*   22–3 *Drawing here*   **Bononiensia**] bonoñ
27 *Drawing here*

Rugina

The fifte ben lentyculares. And it is an instrument þat is mykel preysede of Galien, for it makeþ playne and departeþ the scharpenesses þat ben to ben departede wiþ sikernesse for þe lenticulare outestondynge þat it haþ in þe hede. And it is in þe schappe kyttinge on þat one side with þe lenticular in his scharpnesse, as it foloweþ here:

Lenticulare

The sexte is a malliet to smyte þe lenticular aȝeyne with. And it schal be made of lede in a litel quantite þat it weie the more and þat it may sowne þe more derkely, as it foloweþ here:

Malleus Plumbeus

The secounde chapitle, of woundes of the face and of the parties þerof.

Woundes of the face hauen no þing propre byȝonde þe commune entenciouns, as aȝenst þe holnesse or totalite of hymseluen. But for þat it is a membre of fairenesse and of honoure, be it so wisely tretede þat no [f. 75ᵛᵇ] foule sowdinges ne semes be þere imade. And þerfore where þat it it possible to be sewed, sewe it wiþ peces of cloutes as it is aforsaide. Where forsoþe þat it schal not be possible and it be a fleschy place, abidinge and not mouable, sewe it sufficiantly wiþ the þreed wiþ the sewynge of departede poyntes. Where þat is no mouable partie, sewe it wiþ wrapped nedeles abidynge in þe place. If þe place forsoþe be drye, sewe it wiþ skynners sewynge, and þat it schal be possible to bynde wiþ yncarnatyf byndinge. Abucasis forsoþe comaundeþ to sewe þe nose, þe eres and þe lippes while þat þai be bledynge and fresshe, or renouede wiþ a scarpelle or wiþ a rasoure, þe whiche schal be saide in the wombe. Ȝe, but for þe face haþ somewhat partie wiþ the hede in rounde schap, þat byndinge failleþ ofte tymes and þerwith þe ligginge louseþ it, it is nede to mene it in brynginge it togedre in þe best manere þat it may be to þe fleschinge. And þerfore it is the counseil of alle wirchers þat men þat be woundede in the face haue on here hede a coyfe or a lite hatte of lynnen cloth, stronge and wel bounden wiþ the hede, in þe whiche sewe to alle

2 *Drawing here*   9 *Drawing here*   13–14 *Drawing here*   21 second it *read* is   27 þat, *see Commentary*

þe byndinges. It is nedeful also, for the face haþ many smale membres, þat in stede of stupates, dowble cloth or treble be ylaide þerto þat þai may be þe bettre appliede and þe liȝtlier remouede. And as to his particles, it haþ propre.

Firste of woundes of þe eyȝen Woundes of þe eyghen ben perilouse for the siȝte and for her nyghenesse to the brayne. Ȝe, but I haue seyne, þe Beneuete witnessiþ also, for woundes of þe circumstaunces of þe eyȝe, stoppynge folwe of þe nerues optikes and catheractes. What schal I say þerfore when it is in þe substaunce of þe eyȝe? It is certeyne þat if þer be humores ȝette oute, þe destruccioun of the eyȝe foloweþ and his dede. And if Galien in 4to De Egritudine et Sinthomate sawe þat childe heled whiche was prikked wiþ a penne, of the whiche prikkynge þe watry moisture was ȝette oute anone, þat was of þe selden-happynge þinges. And it myghte be after kynde, noght [f. 76ra] wiþstondinge þat Raby Moyses, as it were scornynge Galien, saiþ þat it was of his mervailes. þe spermy parties ben regendrede al day in children, as ȝe sene.

The cure is (after Iesus) to defende þe mater þat it flowe not to þe eyȝe. And if þere passed oute no blode, be it ycollerizied with tuthye and wiþ a litel campher. If blode forsoþe passe oute, be it cured wiþ sedhenge, for it haþ mykel vertue þerto. And laye on þe eighe þe white of an ey and bynde it faste wiþ a rolle. Beneueneute preyseþ hely in þis cas þe stryndes of ayren beten and ledde in a morter in the fourme of an oynement, and he clepeth þis medecyne, 'Vertue Ȝeuen of God'.

If eny þing entre in þe eyȝe and wounde it and make it to ake and hurteþ it, þe whiche may be as smeke, powdre, a litel stoon or chaf or an awen, Iesus commaundeþ to droppe wommannes melk in his eyȝe ofte siþes, or swete water, for it clenseþ hym and draweþ oute al þing þat falleþ þeryn. And if it goo not oute, turne the eyȝe liddes vpsadowne. And if þou see þat, wrappe a poyntelle or þi fynger al abowte with softe lynnen cloþ and clense it. And if it halde it to longe, clense it and remoue it with twicches, and droppe in þe eighe melk of a womman þat norissheþ a mayden childe.

To the swartnesse and to þe blode þe whiche comeþ in the eyȝe for woundes and for smytinges, Iesus prayseþ þe droppynge in of

---

7 Beneuete] beneuet, -*t with curl;* L *Beneuenutus*   18 Iesus *not abbrev.* is *underd. after* þat   22–3 Beneueneute] Beneueneut, -*t with curl;* L *Beneuenutus*

þe mylk of a womman þat norisseþ a maiden childe and þe white of an ey and þe blode of a doufe þat is taken vnder þe wynge. And to plastre þe eighe wiþ the cromme of brede dipped in wyne is þe beste. And if it be not so dissoluede, droppe in þe eighe water of wilde þistel and of sal gemme and foment þe ey3e wiþ water of the seþinge of barly and of drie ysop. And if it goo not away, take clere water in þe whiche rede arsnek ypowdrede haþ stonden and þrowe it in the ey3e.

And þis collerie is of þo þinges þat profiten to the swartnesse in þe ey3e, þat is: Take of hemp seed ywaschede ℨ iii, of es vste (i. brint bras) ℨ ii, of coralle, of perles þat be not [f. 76rb] persede ana ℨ sem., of gumme of Araby, of dragagant ana ℨ ii and sem., of piper 32 greynes, of waschen ceruse ℨ i, of rede arsnek, sandra, of saffran, of lede vre ana ℨ sem. Make ham into a collerie wiþ hennes blood and vse ham with melk of a womman þat norisseþ a mayden child.

Of woundes of þe ey3e liddes It is commaunded þat þai ben sewede wiþ croked nedles. And if þere were made sewynge with wegges for movynge of þe ey3e liddes, it were more siker, and specially when þat the creste of þe heres is kytte. It is of suche a grustelynesse þat it is harde for to sowde togedre. And afterward bynde it wittely and craftely wiþ poudre and wiþ cloþes wel susteynynge.

Of woundes of the nose The nose is sometyme woundede and some tyme broken, and sometyme it is totorne and frusshede. Here forsoþe is saide properly of woundes and of kyttinges, for þai happe ofter þan the oþer. Neuerþelatter by cause of curacioun, it schal be saide of oþer þinges, as it was saide of the hede. The nose is somtyme kytte of altogedre and sometyme not al, but hyngeþ and holdeþ hym wiþ the flesche of the lippes. If the nose falle all-togidre of, it may be na more faste togedre. Fastnyng togedre forsoþe in organyk membres is inpossible, as it is saide in 3° Tegni, and þe cause þerof was saide in þe vniuersal domes, what þat euer iangelers sayne. If it be noght forsoþe altogedre of, if it be blody (or noght, þat schal be renouede with garsynge), sewe the wounde warly and sembly by þe maner þat is aforesaide of þe sewynge wiþ a þrede, and make als many as schal be nedeful. And

---

10–11 i. brint bras *interl. over* es vste   13 sandra; *L* san. dra., *abbrev. of* sanguinis draconis   32–3 in 3° Tegni *underl. red*   35 if *? om. before* noght; *L aut si non*   37 *? Om. after* many; *L* tot ⌜puncta⌝ quot

if þe nedelles may noght wel be made couenable to þe sewynge, hete ham in þe fire and croke ham. And putte two rounde tentes of towe in the nose þirles, or pypes of gose pennes, þat the aire and þe quyttre may haue her passynge oute. And after lay þerto powdre and plumaceles made sembly of close, one in eyþer side, and anoþer aboue þat schal helle all togidre, baþede in þe first arayenge with the white of an ey. Afterward in þe oþer, wiþ hote wyne. And when it is [f. 76ᵛᵃ] nedeful, cure it wiþ a plastre or oynement incarnatyf (i. fleschinge) and sowdinge, and bynde it wittely.

Of byndinge of the nose Of þe byndinge of þat membre many leches stryuen. It semeþ that Abucasis and Auycen defendeþ it. And Lamfrank and Thederik say as he makeþ ham to bileue Henry commaundeþ to bynde it with two bondes, one vnder þe nose to susteyne and anoþer aboue þe nose to holde þe medecynes. Rogeryn and William bynde it wiþ a rolle kytte in þe myddel, by þe whiche þe nose may passe in þe manere of an haltre. Henry reproueþ al þat, and he saiþ þat it schulde bettre stonde wiþoute byndynge, for if it be streiter þat it schulde be, it schal myshappe þe nose. And if it be louser, it profiteþ but litel. And eiþer schal mowe noye in þe slepe of þe þirstinge togedre and of the vnrewely movynge and of þe turnynge. Neuerþelatter in some case he graunteþ þat it be bounden vnder, but noght aboue. Neuerþelatter I charge litel of þat altercacioun, for (as I saide) a certeyne rule of incarnatyf byndynge may not be ȝouen in þe face. Wherfore euery man do after þat he schal mowe best fynde by his witte. So only þat ther be a gode coyfe on his hede, or an hatte, in þe whiche the byndinges schal be sewede (and Thederik commaundeþ) þat in layenge to and in sewynge þat þer be ordeynede ynowghe of stupates and of able susteynynges in the beste manere þat schal be possible þat þai halde þe parties þat ben layde togedre and þe medecyne þat is layde þerto, it sufficeþ.

If þe nose forsoþe were colede and altrede, Henry counseilleþ þat it be made so mykel hote with þe kyndely hete of chekenes þat it be amended. And if it may noght forsoþe be amendede, remoue it, and þat als late as þou may, for sclaundres of þe peple, and hele þe place, and drye it. And late þe firste dightinge stonde by þre or foure dayes. Þat oþer dightinges forsoþe schal be remouede twies on þe day.

12–13 *See Commentary*   18 þat ?*read* þan   27 and ?*read* as; *L ut precipit Thedericus*

It is trowede þat þe bone of þe nose schal be [f. 76ᵛᵇ] restored in þe brekynge wiþyn 18 dayes. And it is putte to þat the nose be susteynede wiþynforth wiþ puttinge yn of þe fyngres or of some stikke, and euen it wiþouteforth wiþ þyn oþer hand. And after-
5 ward putte yn couenable tentes and plumaceoles nexte it and aboue, first dippede in the white of an ey and after wiþ diaquiloun in the whiche fleynge mele and þe rede powdre be staunpede wiþ oyle of rose, and susteyne it, and bynde it warly. And when þere is brusynge wiþ þe brekynge, cure it as oþer bresynges. And if
10 þer be departynge of þe grustel, sowde it.

Woundes of the eres and of þe lippes hauen no þing propre. Sewe ham and bynde ham and cure ham as oþer fleschy membres in þe beste manere þat it schal be possible.

The þridde chapitle, of woundes of þe nekke and of þe bak
15 **and of his parties.**

WOundes in þe nekke, somme ben only in þe flesche, and somme forsoþe in þe bones of þe spondiles (i. linkes), and some ben in þe ligamentes on þe sides, and some forsoþe in þe grete veynes, and some in þe wayes of the mete and of breþinge, for þai
20 haue here propre byndinge, by3onde þe comune entenciouns, and some propre pronostikes (i. schewynges tofore) and fewe helynges.

By þe byndinge of þe nekke made wiþ a long rolle of two hede or endes, and sette the mydde of the rolle in þe contrarie side of þe wounde, and wrappe þe nekke and þat parte, and lede it in a
25 crosse wyse aboue þe wounde, and afterward make it to passe by þe arme holes, and lede ham a3eyne and sewe it þere. And if þer be an hatte on þe hede, sewe it þerwith and vndersette it also þat þe byndinge falle not downe þat holdeþ the medecynes. Rogeryne commaundeþ to doo þus: Kytte þe byndynge on eiþer partie and
30 make þe two ouer renges to passe aboue þe eres and bynde ham in þe forhede. And make þat oþer two lowere to passe to þe arme holes and bynde ham in þe breste. And bynde þe myddel two by þe myddel of þe nekke.

Pronosticacioun It is schewed tofore forsoþe of þe woundes
35 of þe nekke by Rogeryne þat if a synowe [f. 77ʳᵃ] or a corde be kytte in þe nekke, it is ful selden when þat the nekke may haue his

7 staunpede *read* staumpede   12 *second* and] d *interl. w. caret*   22 hede ? *read* hedes   24 a3eyne and sewe it *underd. after* nekke; *redundant, cf.* l. 26   24–9 *See Commentary*

fre mouyng. Moreouer he saiþ þat if þe wounde come so depe til þat þe nuke goo oute, it is schewed dedely and incurable, for þe passiouns of þe nuke ben like to þe passiouns of þe brayne, and it was allegged in þe anothomye, 12º De Vtilitate. If it come noght forsoþe to þe mary, þogh þat be curable, neuerþelatter it is to drede for hurtynge of þe synowes þat springen fro þat partie of þe nuke and fro þe noyenge of þe felynge and þe movynge of the membres to þe whiche þo synowes be sent, as it schal be saide wiþinforthe of brekynge of þe spondiles. Forþermore woundes þat comen to þe crokede synowes, þai engendre euerlastynge horsenes. And if þai come to a maner of synowe þat passeþ by þe eres, it is saide þat a man schal neuere gete childe. Of þe kyttinge of a spermy veyne, it is but a iape or trufle, as it was saide aboue in the anothomye. Forþermore woundes of grete veynes and of arteries ben perilouse, for-whye for þe grete bledynge of ham þe spirit and the lyf vanissheþ awaye. Moreouer it is saide þat woundes of þe wesande and of the þropul ben perilouse, for þai haue a nedeful seruice of þe lyf in mene. And þerwiþ þai ben harde to sowde, for þai ben þe passynges of þe aire and of þe mete.

Curacioun The curacioun forsoþe of ham as to þe woundes of the fleisshe hauen no þing propre. Sewe ham and hele ham wiþ the poudre and wiþ wyne and with þe oþer helpes.

And as to þe grete veynes forsoþe and arteries, sewe ham and plastre ham wiþ Galiens powdre and wiþ the heeres of an hare tempered wiþ the white of an ey. And if þat helpe noght, vnskynne þe hedes of þe veynes and bynde ham, as it was saide aboue of þe fluxe of blode. And as to þe waies of þe ayre and of the mete, sewe ham and trete ham wiþ oþer helpes wiþouteforth, and ȝif dyadragantum or dyacymphicum to þe seke man to likke.

And as to þe nuke, ȝette þe wounde wiþ hote oyle of rose, and laye þereaboue þe ȝolkes of ayren in the [f. 77rb] byginnynge til þat the akþe be lissede. After forsoþe þat it makeþ quyttre, clense it and flesche it wiþ this medecyne of William and of Lamfrank: Take of streynede mel rosat ℥ iiii, of barly mele ℥ sem., of terbentyne ℥ iii, of wexe, of rosyne ana ℥ ii, of frak ensence, of mastik ana ℥ i, of mirre, of sarcocolle, of mummye ana ℥ sem., of oyle of mastik ℥ iii; make an emplastre.

3 and ?*read* as; L *ut*   4 De Vtilitate *underl. red*   22 *Sentence om. after* helpes, *see Commentary*   28 ?*Om. after* wiþ; L *cum* ⌐*puluere et*⌐ *aliis auxiliis*   35 frak ensence *read* frank ensence

The fourþe chapitle, of woundes of the schulder blades and of þe armes.

Woundes of þise membres hauen no þing propre but pronosticacioun and byndynge and sitynge. And sometyme þai ben made in þe flesche, and sometyme in þe bones.

Pronosticacioun It is schewed þat a wounde of the schuldres ben suspecte, for the synowes þat gone downe to þe armes, of akþe and of lesynge of þe felyng and of þe movyng of þe armes. Furþermore woundes of bowghte of þe arme ben dredeful for þe grete veynes þat maken grete bledinges. Moreouer woundes of þe elbowe and of alle þe ioyntes ben suspecte to akþe and to apostemacioun and to hardenyng or to þe particuler crampe, for tieng togidre of bones and of ligamentes and for sitynge of þe place, for þo þat lyen in lowe places may not wel be clensede, and so the mater is schette yn and bileueþ stille and is made harde and þe movynge of þe ioynt is loste. Of a wounde to two or þre fynger brede nyghe þe ioynte, it was saide aboue.

Curacioun The cure forsoþe of ham dyuerseþ litel fro the comune cure aforsaide, but þat þe sewynge of þe wounde of þe schuldre nedeþ strengþe, and properly wiþ wegges, for the gretenesse and for þe weighte of þe arme.

Byndynge of þe schulder And byndynge incarnatyf is made wiþ rolle of two hedes or endes. And in puttinge a rounde gobette of towe vnder þe arme hole, bygynne it by þe myddel of þe rolle and þere, in goyng vpward, wrappe þe rolle aboue þe arme in crosse wyse aboue þe wounde and bynde it and sewe it vnder þat oþer arme hole and wrappede so ofte til it be inowh. Þat bynding forsoþe þat is made to holde þe medecynes [f. 77va] is made in þe maner of a sleue, wiþ two bondes byndinge vnder þat oþer arme hole.

And it byhoueþ in woundes of þe armes þat the arme be ihonged in a towel on þe brest tyed to þe nekke, outtake in a wounde of þe elbowe. In þat wounde forsoþe it byhoueþ þat the arme be sette forthright þat the wounde be noght imade to tere oute. The byndinges and þe susteynynges of þe fyngres and of all þe hande schal be made after fre witte of þe wirker.

---

6 a wounde ? *read* woundes; *but cf.* L(Br) *vulnus . . . sunt suspecta*
25 wounde *underd. before* arme   27 be it ? *om. before* wrappede; L *reuoluatur*

Of softnynge of þe hardenesses þat abiden after the cure of þise membres, it is saide in þe partie in þe cure of sclirosis, and it schal be more saide wiþinforþe.

The fifte chapitre, of woundes of þe brest and of his parties.

IT is a grete wonder of woundes of þe brest, for-why we haue founden so litel tretede þerof, and most as to the conteynynge membres, of Galien ne of Haly Abbas ne of Auycen. As to þo membres forsoþe þat ben conteynede, þai saide many þinges. And we fynde oþer leches forsoþe þe whiche haue tretede after þise ful discordynge. For it semeþ þat Rogeryne, Rouland, Iamerie, Brune, William and Lamfrank wolde in no manere þat the blood were restreyned ne wiþhalden in þe woundes þat persen depe, but þat thai be halden open wiþ lychynies and wiþ tentes and be clensede wiþ oynementes and wiþ plastres and wiþ wasshinges attractyues (i. drawynge). And þai founde ham þat, if þe mater were wiþholden withynforth, it schulde renne to þe herte and to oþer membres and it schulde slee þe seke man.

Thederik forsoþe and Henry willen algates þai þai be schette and þat þer be no tente laide þerto in no manere, but sewe it if it be nede. And to conforte þe kynde, ȝif to þe syke man a pyment with the powdre þe whiche þei were wont to ȝeue in woundes of þe hede. And þai founden ham, for-why but ȝif it were most sone ischette, þe kyndely hete schulde passe oute by þe forsaide woundes, and þe coldenesse of þe ayre schulde entre, þat schendeþ it.

We forsoþe, in excusynge Galien and his folowers and in accordinge þe discordinge in þis cure at þis tyme, we schal saie þat þat semeþ euydently of the [f. 77vb] substaunce of þe þing. Bynynge at woundes of þe breste, als wel on þe former partie as on oþer parties, þe whiche ben somtyme symple woundes wiþoute wounde of þe conteynede membres, and sommetyme þe membres ben woundede, as þe herte, þe longe, þe mydrede. And eiþer, somtyme litel blood falleþ into þe ynner wydnesse, and sometyme mykel blood. Thise ben þe differences of þe whiche þe curatyf schewynges ben taken.

The causes of þe forsaide woundes, after þat it is aforseide in

---

18 *first* þai *read* þat   27 Bynynge ? *read* Bygynnynge; *see Commentary*
29 ? *Om. after* parties; L *Vulnera thoracis tam a parte anteriori quam ab aliis partibus* ⌈*quandoque sunt extra et non penetrancia, quandoque vero penetrancia sunt intra spaciositatem. Et que ponetrant* [L(O) *penetrant*],⌉ *quandoque sunt simplicia* [etc.]

the commune sermones, ben alle þe commune þinges þat ben made able to perse and to kytte, as an arwe, a darte and a swerde.

Tokenes and domes A tokene þat a wounde of þe brest persed is sendynge forth of þe brethe by the wounde, and most when þat
5 the mouthe and þe nose þirles of þe seke man ben stoppede, þe whiche is schewede by a brennynge candel or by wolle or by cotoun yputte next þe wounde. It is noght forsoþe so siker a prouynge with a serchour.

Tokenes of the herte wounded ben blaknesse of þe blode
10 þat goþ oute, coldenesse of þe extremytees and plente of swete and a litel swownynge and þe place vnder þe lefte tete.

Tokenes of the longe wounded ben if þat þe blode þat goþ oute be sadde rede and fomy, and þe seke man waxeþ hote and cowgheþ, and he waxeþ pale, and þe place is aboute þe sides. That
15 forsoþe þat Galien saiþ of passynge oute of mykel blood and wiþoute akþe is by þe mouth when þat a veyne is bursten.

Tokenes of myddrede wounded ben þikke and grete breth, a peyneful and sownynge cowghe, ravyng, wanne spatil, þirste and no luste to mete wiþ riftyng, prikkynge rigoure, and þe place
20 aboute the smale rybbes.

Tokenes þat the mater goþ downe withynforth and is roten and quittrede. And þerto Galien, 6to Amphorismorum, saiþ: If þat the blode be schedde oute wiþoute kynde vnto þe wombe, it is nedeful to be roten. The tokenes (he saiþ) ben heuynesse and weight of þe
25 sides by þe smale rybbes and roten spatle with mykel koghe, and he bygynneþ to haue þe feuer. And wiþ þise Iamerie putteþ to þat the breth þat goþ oute by þe mowþe and by þe wounde stynkeþ vilye, and þe cloþes þat ben putte þerin [f. 78ra] ben drawen oute enfecte wiþ clodded and wiþ roten blood.
30 It is schewed of þise woundes þat tho þat persen on þe bak half ben more perylouse þan þo that persen of þe former parties for veynes and for arteries and for synowes and for þe þropul and þe wesaunte and for the lygamentes of þe herte that lyen on þat side, and þerwith hurtinge of þe nuke, þe whiche is not accomptede a
35 litel. It is schewed also of þise woundes that þo þat persede noght haue no perile. Be þe oþer domes and causes ysoghte in þe comune sermone.

Curacioun In the cure of a wounde of þe brest þat haþ noght

---

3 persed ?*read* perseþ; L *penetrat*   17 **myddrede**] myd [*end of line*] drede   21–2 Tokenes . . . quittrede *not rubr.*

entrede, þere is no þing propre iputte þerto, byȝonde þe comune entenciouns aforsaide, but byndinge.

Byndinge of þe brest þat byndynge forsoþe þat is incarnatyf is made wiþ a longe and brode rolle, bygynnynge in þe contrarie partie of þe wounde, in ledynge it aȝeyne and in wrappinge aȝeyne of two hedes aboue þe wounde in crosse wise, and afterward in ledynge and in wrappynge so ofte til it be ynowhe. And sewe þe endes of þe rolle in the former partie ferre fro þe wounde. And as Henry saiþ, bynde to a swaþing bonde þe whiche schal passe aboue þe schuldres and þat oþer vnder þe þighes.

Rogeryne makeþ þat byndinge þat haldeþ the medecynes wiþ a brode rolle, ypersede in þat oon hede and þat oþer hede or ende ykytte, so þat he make þe schuldre to entre by þe hole. Afterward in wrappynge þe breste aboute, he goþ aȝeyne to þe schuldre where þat he bygan. And with þe kytte lappes of þe rolle, bynde it in þat schuldre. And if it myȝte be done (as he saiþ) to wrappe the brest wiþoute kyttinge of þe rolle, it wolde be þe liȝter.

Byndinge for apostemes vnder þe arme holes is made wiþ a rolle ykytte in eiþer partie. And in wrappynge þe breste, bynde þat oon partie vnder þat oþer arme hole. And þat oþer, in passynge aboue þe schuldre in cros wyse, is ledde by þe partie byfore and byhinde vnto þat oþer arme hole.

In the cure of þe woundes þat persen, if it be knowen by þe forsaide tokenes þat ynner membre were not hurte ne þat no maner goo downe wiþynforth, cure ham as oþer woundes, wiþoute any tente, with incarna[f. 78ʳᵇ]tyf plastres and oynementes and wiþ stupates baþes in wyne and byndinge and wiþ late remouynge. And þerfore Galien and oþer leches þat folowede hym, for þat þai hadde no dyuersite, þai made no special mencioun of ham fro oþer.

And it is schewed þat a tente schulde not be putte in suche woundes ne to holde ham opene, for a tente is putte where þat it is nedeful to þrowe oute some mater þat is gadred togidre by þe wounde, but in suche woundes we putte none to be; þerfore þe tente schulde be put to in veyne. And I putte cas þat þere were some mater ygadrede togedre, neuerþeletter in a litel quantite kynde resolueþ (i. louseþ) it and voydeþ it. Ne be it noght idowted of þat regioun, for þere is not inpossible to a strong kynde. It maketh noght only þe maters to passe by þe pannycles but by the myddel

---

24 ynner membre; *L aliquod membrum intrinsecum*   maner *read* mater; *L materia*   27 baþes ?*read* baþed; *L balneatis*   37 not; *L nichil*

of þe bone, as Galien saiþ, vii⁰ Amphorismorum. And if þou wilt helpe it wiþ thi drynk, þou may doo it. And wiþ the layeng to of tente, noyenges schulde come þerof þe whiche oþer men sayen, of feblenesse and of alteracioun of þe ayre. The whiche noyenges Auenzoar helde ham grete of þe squynancie, when þe ouefalle is kytte, as he saiþ, tractatu x⁰.

In woundes forsoþe þat persen in þe whiche þe ynner membres ben woundede, if no mater go down, cure ham in þe same maner wiþouteforþ, as it is aforsaide. But it byhoueþ þat viscouse and glutynouse medecynes be ȝeuen þe seke man to likke. And þat is þat Galien saide, quinto Terapeutice. It byhoueþ algates forsoþe þe medecynes þat be laide wiþouteforþ to drye and to tempre, and þo þat schal be dronken by water and by smal wyne. Some forsoþe of þise ben most openynge þe whiche ben cleped dyaspermaticon, dyacodioun (þat is dyapapauer) or dyadragagantum or dyasimphicum. By cassiam ben vnderstonde þat ben laide to wiþouteforth, as were embrocaciouns wiþ wyne or drieng emplastres, soche as is oyle of rose or oleum malynum in somer, in wynter forsoþe oleum nardinum (i. of spiconard) and þe plastre þat is made of [f. 78ᵛᵃ] calicen, þe whiche he saide in primo Cathagenorum; I trowe þat it be diapalma.

Wherof he spekeþ in 4ᵗᵒ Terapeucie, spekynge of vlcers wiþynforth, in þe laste chapitle saue one: The commune schewynge forsoþe is in alle þe ynner membres is to chese some metes of a best and most vsed medecynes and to fle forsoþe and to turne away þo þat ben contrarious, as rouste of bras and marcasite and tuthie and litarge and ceruse and suche oþer. For it is saide in 3⁰ De Complexionibus and Simplicium Farmacorum þat thise medecynes, þogh þat þai sowde þe vttre membres, neuerþelatter þai voyden and open þe ynner membres. We schal chese forsoþe þe metes þat wille lede hym to hele or to sowdynge, þe whiche ben sterne medecynes and gleymy and vnbitynge, as ben ypoquystidos, balaustya, galles, psidia, terra sigillata, sumac, rose and acacia. It byhoueþ forsoþe to ȝeue ham by some of þe stiptik apples ysoden, of quynces, of þe tendrouns of þe rede brere or of notes or þe tre þat hatte myrtus or some sterne wyne, so þat it be noght þe tyme

3 a *?om. before* tente; *L cum posicione tente*   11–13 *See Commentary*
14 *?Om. after* dyaspermaticon, *see Commentary*   20 calicen *error; L calcitem*
22 in 4ᵗᵒ Terapeucie *underl. red*   24 *first* is *superfl.*   24–6 *See Commentary*   27–8 in 3⁰ De Complexionibus and Simplicium Farmacorum *underl. red*   34 *See Commentary*   35 of notes; *L. vitium*

of aposteme, and ȝit forsoþe in medlynge togedre dragagant and gumme of Arabie.

If we wil clense forsoþe, we schal ȝeue clensynge medecynes imesured. The beste of alle forsoþe þerto is soden hony. And generally wiþ alle suche medecynes, hony is to be medled. Hony forsoþe is of þe helpyng of þo membres, and it is as it were a maner of chariot or berer of titilaciouns. Þerwith it noyeþ not to þe vlcers ne no þing wiþouteforth, and it may be laide in a good maner to þe ynner membres. Noghtwiþstondinge Rowlond and Thederik, in reprouynge also Rowland of þat, for-why he haþ bostede to cure (i. hele) wiþouteforth a partye of þe lunge ykitte away and affermeþ to haue sene þe same done with þe rede powdre.

If þou knowest forsothe by þe forsaide tokenes in woundes þat persen þat the mater goo doun wiþynneforth, þow schalt not tarie in þe ledynge oute þerof. Ȝe, but as William de Saliceto [f. 78vb] counseilleþ þat all þyne entente be for to sprede abrode þe wounde, þat the blode and the quittre þat is gendred in þe wounde may openly and frely passe oute by þe wounde, wiþ a tente made wel large wiþouteforth þat it falle noght yn. And bynde it wiþ a threde þat, if it falle yn, þat it may be drawen and dipped in hote oyle.

And after, Rogeryne commaundeþ þat the pacient be turned hider and þider aboue a disshe in ledynge þe mater and in drawynge it out by þe wounde. Or Iamerie: þrowe þeryn by þre or by foure dayes wiþ a clistre a certeyne quantite of wyne of mellicratum and, in rollynge þe body hider and þider, drawe oute þe licoure, considerynge þe qualite and þe quantite. And whan þou fyndest it lesse þan þou putte and clene and clere as it went yn, cese and soude it, haldynge alway olde cotoun in the mouth of þe wounde, as Albucasis sayth, and souke þat þat goþ out þerof of moystures. And be it made þat the seke man slepe vpon þe wounde þat þe mater may renne out þat is gadred togedre in hym.

Þe same Albucasis forsoþe saiþ: If þer be passed thre dayes of the wounde, and þere come no crampe to þe seke man, ne euel quakinge of the herte, ne streytenesse of þe breeþ, and þow see good dispociciouns of hym, þan wite þou þat the wounde is hole and þat the kynde is strong, to þe whiche no þing is inpossible, as

---

7 titilaciouns] citilaciouns; *L(Br) citelacionis*, (*Ca*) *titelationis*   7-9 See Commentary   20 oute *?om. after* drawen; *L extrahi*   23 *?Om. before* Iamerie; *L* ⌈*secundum*⌉ *Iamerium*   24 second of *?read* or; *L vel mellicrati*   27 out *underd. after* putte; in *?om. after* putte; *L quam inieceris*

it was saide aboue. Cure hym þerfore afterward, makynge lesse þe cotoun or þe tente wiþ his curacioun.

If þou do but litel by þi mouynge and puttinge in, or þat þe seke man may not suffre soche wirkinges, cure þe wounde (after William) in makynge lasse þe tente, and lay þis mundificatyf on þe tente and aboue þe wounde, in manere of a plastre, þat is made in þis wise: Take of mel rosate ystreynede li. i, of myrre, of frank encense, of sarcocol ana ℨ sem., of barly mele, of femygreke ana þat sufficiþ to make it þikke with. And if þou wilt putte þerto a litel of terbentyne, it schal be good. And þan be my dome þou may ȝeue þi drinkes made of centorie, of coste, [f. 79ra] of nepte, of auance, of pympynelle, of mouse ere and of suche oþre, of hempe with þe tendrouns of caules (i. wortes), of tansaye, of mader, of licorice, arum valet ana. Sethe ham wiþ wyne and wiþ hony, and gif þe seke man a litel glasful euery day by the morne.

If þe persynge of þe wounde were doutouse and may not be eschued noþer by tentes dippede in oyle of rose ne wiþ non oþer þing, or þat þe seke man may noght susteyne þe wasshinge and þrowynge out of þe mater and he haue greuance and swellynge or bolnynge in þe side and other tokenes bytokenynge þat þe mater were gadrede vpon þe refleccions of þe mydrede, and þan William willeþ and counseilleþ þat þou schalt make a newe wounde wiþ a rasoure in the lowest party, bowand in þe seke side toward þe rygge bone, goynge þerfro after þe lengþe of þe ribbes and after þe wrynkles of ham bytwene þe fifte and þe fourþe rybbe or bytwene þe fourþe and þe þridde rybbe. But for þat the mydrede is bowede in his fastnyng togedre wiþ the rigge bone and with þe ribbes vnto þe þridde ribbe and more and þat bowynge myȝt lette þe passynge oute of þe matere and make þe leche to byleue þat he haue not persede wiþ the rasoure sufficiently, þerfore it is bettre þat it be made bytwene þe fourþe and þe fifte ribbe þan bytwene þe fourþe and þe þridde ribbe.

When þis kittyng forsoþe is made, be it iprocedede in puttinge in a tente dipped in hote oyle of rose vnto þe botume, and þat til it begynne to putte oute quyttre. And be war þat the hour of þe chaungynge be schor and wily þat the aire goo noght in, ne þat the brethinge oute hurte þe feble and feble noght þe ynner membres.

When þat the quittre forsothe begynneþ to appere, clense þe

12-13 *See Commentary*   21-2 *See Commentary*   35 schor *read* schort;
L *breuis*   36 þe feble *? superfl.*; L *neque expiracio offendat et debilitet membra interiora*

place wiþynforth by þe newe wounde wiþ wyne of the seþinge of camomille (and more), of þe mele of lupynes, of frank encense, of myrre, and of mel rosat þat sufficith. Sethe ham with wyne and make a colature, of þe whiche put yn a pound wiþ a clistre. Rolle þe seke man [f. 79ʳᵇ] hider and thider, and be he bowed aboue þe wounde so þat the forsaide decoccioun (i. seþinge) may goo oute. And afterward be þer put yn a tente enoynte wiþ mel rosate and lay þe forseide mundificatyf aboue. And fro þis houre latte þe wounde schette and be heled.

And þat this cure is artificial (i. crafty) it is proued by Galien, 5ᵗᵒ Terapeutice. þe whiche Galien dede þat cure at Rome in a maner of reumatyk man þat hadde an aposteme in the brest, in the whiche it was nedeful to open and to kytte of the rooten boon of þe rybbe. He saiþ: Forsoþe we haue vsed mellicratum in þis cure, ʒettinge it in sommetyme by þe wounde. And sometyme it happeth ham þat lien seke in this membre to coghe mykel and ofte tymes forsoþe to stere sobrely. And sometyme forsoþe we vsede to putte yn þe remenant of mellicratum with a soukynge instrument. And so forsoþe we lay þerto medecynes after þat we haue made þe quyttre to renne oute, and þe humoures. And þan when it is clensed sufficiantly, we schal cese and schette þe wounde.

The same is proued by Auycenne in 3° Canonis, de empimate, ita dicentem: When þou schalt gesse or suppose mykil mater in the pleuresi and noght iclensed in 40 dayes ne in fewere, but it makiþ him falle into þe ptisyk, þan a cauterie is nedeful to be made wiþ a litel cauterie. With þe whiche be þe breste ypersede in þe place of þe quittre, and be þe mater idried, and be it idrawe oute litel and litel, and be it ywasched wiþ water of hony, and be it iholpen to the drawynge oute wiþouteforth. When it is clensede, come þou þanne to þe sowdinge.

Haly Abbas forsoþe, in þe nynthe sermone of þe secounde partie of þe Book of Real Dispocisioun, haldeth þis kyttynge and brennynge with yren doutous and suspecte in soche sendinges oute of þe pluresi. For-why (as he saiþ) þe pacient scapeth noght deeth of þat trespas, or it passith into a fistle, to þe whiche þer is founden non hele. And þerfore make þe alway redy wiþ good pronosticacioun and with grete requirynge, as it is saide ofte in soche þinges. He ʒeueþ also a maner of sethynge with [f. 79ᵛᵃ] þe roote of þe

2 and more; L in plus   11 5ᵗᵒ Terapeutice underl. red   22–3 in 3° Canonis, de empimate, ita dicentem underl. red   dicentem read dicentem

longe aristologie and with oyle strongly soden togedre, the whiche I vsed nat. Neuerþelatter þise oþer þinges ben saide of verray worchinge. Albucasis saiþ: If þe helynge forsoþe of soche an vlcer be excused, þan wete þou þat þere is now made a festre, of þe
5 whiche it schal be saide withinforþe.

The sexte chapitle, of woundes of the wombe and of his parties.

As þer ben in þe wombe two parties, þat is to say, þe conteynynge parties and þe partyes þat ben conteynede, as it was declared
10 in þe Anothomye, and so woundes ben made sometyme in þe conteyninge partie and sometyme in þe conteynede partie. Woundes þerfore of þe wombe ben sometyme wiþouteforth and noght persynge to þe ynwardes. And þo that persen to the ynwardes ben sommetyme soche þat it þroweth out no þing of þe ynner membres,
15 and somtyme it þroweth out zirbus or þe guttes or some oþer þinges. Tho woundes forsoþe þe whiche ben made in þe conteynede membres ben somtyme made in a rymme þat is cleped zirbus and somtyme in the stomak and soche oþer. Folowyngly þise forsoþe ben þe differences of þe whiche þe domes and þe
20 curaciouns ben taken.

The causes of þise woundes ben soche as of othir woundes, as a swerd, a spere, an arwe and soche oþre þat is made to kytte with and to hole or bore.

Tokenes and domes The token þat a wounde of þe wombe
25 perseþ noȝt is hadde by þe sighte and by a serchoure, and sometyme no þing comeþ out þerof. The token forsoþe þat it persith is had when þat the serchoure entreth depe and when þat zirbus gooth out, and a gutte or any membre. A tokene þat zirbus is oute and is altred (i. chaunged or turned out of his kynde), for þe sub-
30 staunce þerof is seyne talowy and ful of veynes as it is seyn blo and blak. A tokene þat the guttes ben wounded is passynge out of dryt by the woundes. A tokene þat þai been þe smale guttes or þe grete is taken of þe place, for aboue þe nauel ben þe smale guttes [f. 79ᵛᵇ] and vnder þe nauele forsoþe ben þe grete guttes. A tokene
35 þat þe stomak is wounded is passynge out of kyndely moisture and a wounde in þe former partie. A tokene þat þe lyuer is wounded

---

13 *? Om. after first* ynwardes; *L non penetrancia ad interiora,* ⌜*quandoque vero ad interiora penetrant*⌝   18 *?Om. after* zirbus; *L in zirbo* ⌜*quandoque in intestinis*⌝   30 as *?read* and; *L et*

is passynge out of blood and þe place in the right side. A tokene of þe mylte is passinge out of drastes of blood and the place on þe lift side. A tokene forsoþe of the reynes is passynge out of watry blood and here partie; is schewed by Galien in 6to Terapeutice þat woundinges and sewynges aboute þe myddel of the wombe ben 5 more perilouse and more harde þan about þe sides, for þat ilke parties ben more stracchinge and liȝtloker wole go oute þan þat oþer. It is yschewed also þat, but if þe guttes be socourede and put in aȝeyn, þai ben swollen and made wyndy of þe coldenesse of þe ayre, and afterward þai be reducede with difficulte (i. harde- 10 nesse).

Also it is ischewed by Ypocras in 6to Amphorismorum: But ȝif þat zirbus be sone isocoured and sette togedre, it is altrede ful sone and corrupte. For the whiche cause leches kytten away þat þat is made bare and turned out of kynde. þe whiche is not alway trewely 15 done, but ofte tymes, after Galien in Commento.

It is schewed also by þe same Galien in 6to Terapeutice þat the grete guttes ben esy to hele and þe smale ben harde to hele. þe mawe forsoþe is vnable to be heled for multitude and for gretenesse of the vessayles and for smalnesse and synowhede of þe pannycles. 20 But for gut take þat al clere colre, þerfore it is an opynyoun þat it is nerrer to hele þan other gutes.

Forþermore þe lower parties of þe stomak, for þat þai ben fleschye, it byhoueþ to hele ham, and also for þat medecynes may stonde in stede, þe whiche forsoþe toucheþ the parties only by 25 passyng in the mouth of þe stomak of þe pacient, and þerwiþ the felynge þerof lettiþ þe helyng. Oþer domes forsoþe and causes ben saide aboue in þe comune sermone.

Curacioun Woundes of þe wombe þat persen noght wiþynforth hauen no þing [f. 80ra] propre but only þe byndinge, þat was saide 30 aboue in the breste. þai ben heled forsothe as fleschy woundes wiþ sewynge, if þai neden, and wiþ oþer incarnatyf helpes. Tho woundes forsoþe þe whiche þat persen of the whiche no þing of þe membres comeþ oute ne none of ham is woundede ben helede in þe same manere, but þai haue a propre sewynge. 35

2 of blood?*redundant, see l. 1;* L(O) *exitus feculencie*   4 it *om. before* is; L(Ca) *et regio ipsorum. Iudicatur* [etc.]   4 in 6to Terapeutice *underl. red*   6–7 ilke parties; L *ille partes*   8 sone ?*om. before* socourede; L *nisi cito succurratur*   12 in 6to Amphorismorum *underl. red* 17 in 6to Terapeutice *underl. red*   21 gut take þat ?*read* þat gut takeþ; L *suscipit hoc intestinum*   21–2 *See Commentary*   25–6 *See Commentary*

Sewynge of the wombe, þe whiche maner of sewynge is ordeynede of dyuerse leches in dyuers maneres. Some leches ordeyne it as Galien commaundeþ to sewe it, so þat syfac ioyne or noue with myrac, for it may not be sowdede conueniently but þat burstynge schulde folwe for lowsenesse of þe flesche of myrac. And it is made þat þe nedle, in entrynge in þe firste poynt by þat oon lippe, touche not cyphac, and afterward, in prykkynge þat oþer lippe, perse by it and by al myrak; and knytte it aboue þe wounde. In the nexte poynt þat foloweþ, so þat the nedel, in entringe by þat oon lippe, perse it by al myrac and cyphac, and in entrynge by þat oþer lippe, leue cyphac and perse myrac; and knytte it wiþoute. And procede by tho poyntes til þat al be suffisiantly sewede.

Galien forsothe assigneþ anoþer manere, and Albucasis takeþ it, and þe comune maner is liȝter but not sikerer. And it is þat all þe margenes of þo two lippes be sewede togedre with a poynt and wiþ a knotte, and make also many poyntes as be nedeful.

Albucasis putteþ the þridde manere with nedeles in prickynge, as it is aforeseide. And in leuynge þe nedeles, rolle þe þrede aboue ham as wommen done in sleues, after þat it was saide aboue of sewynge in þe comune sermone, to þe whiche it byhoueþ to turne aȝeyne for þat sewynge.

The fourþe maner is Lamfrankes, and Henry toke þat. And it is þat the nedel with a þrede be yficched on þe vttre partie in one [f. 80rb] lippe and perse it all myrac and syphac. Afterward wiþynforth in þat oþer lyppe, and also in comynge outward, perse cyphac and myrac. Afterward by þe space of þe litel fynger fro þe firste poynte with þe same nedel and with þe same þrede, noȝt ykytte, make þe secounde poynt þus: fycche þe nedle in þe lippe þat was laste ipersede fro wiþoute to wiþynne, in takynge alway cyphac and myrac. And by þe nedel þou schalt fynde þe ende of the þrede þe whiche þou laftest first wiþoute. Þan bynde the two endes of þe threde togedre in makynge a knotte in two poyntes on þe side, for so schal þe þrede neuer passe vpon þe lippes of þe wounde, but it schal apere only in þe sides. And when þe sewynge is made, laye þerto other helpes, and bynde it.

7–10 touche not ... þat oon lippe *repeated as* touche not cyphac and afterward in prykkynge wiþynforth þat oþer lippe perse it and by al myrak and knytte it aboue þe wounde in the nexte poynt and þe nedel in entrynge by þat one lyppe; *see Commentary*   27 noȝt yknytte *? om. after* noȝt ykytte*; L non sciso, non nodata*   29 *? Om. after* wiþynne*; L ad intus.* ⌈*Deinde in altero labio figatur ab intra ad extra*⌉

þe byndinge forsoþe of þe brest is couenable here, and þerfore be it ilaide to þere.

In a wounde of þe wombe þat perseþ in þe whiche þe ynner membres ben woundede and goon not out (if þe wounde of þe wombe be noght sufficiant, be it imade larger with his owne instrument þat schal be saide wiþynforth), þai schal drawe it out wilily. And if þaym nede sewynge and it schulde profite ham, as is þe botume of þe stomak and þe grete guttes, sewe ham wiþ a skynners seem and noght wiþ the hedes of amptes, as some of þe experymentours sayne (as Albucasis bereþ witnesse), for it is yrkesome and vnprofitable, as it semeth in dede.

Many leches forsoþe, as Rogeryn, Iammerie and Thederyk, putten a pype of elder tre within þe gutte to kepe þat the drastes rote noȝt þe seeme. Oþer leches forsoþe, as William telleþ, layne to a partie of þe gut of anoþer beest, tofore þe partie of þe propul, as þe Foure Maistres sayn. Þat semeth not to me resonable, forwhy when þat kynde etleþ to caste out oþer þinges, it casteþ hem out and remoueþ hem fro þe sewynge, and so þe ende perissheþ for the whiche soche þinges be laide to. It is best be my counseil þat when þe gutte is sewed and when it is clensed of þe filþes, [f. 80ᵛᵃ] lay the powdre conseruatyf of sewynges aboue þe sewynge wiþouteforth by the maner whiche schal be saide.

If zirbus forsoþe passe oute and be corupte and blak, take þe blak parties wiþ a snare, as Galien saiþ, and kytte of þat partye þat is snared or teide, leuynge þe endes of þe byndinge and þe þredes of þe forsaide sewynge of the woundes wiþ oon þat it may passe oute when þe wounde is clensede. When þe sewynge is maad or þe byndinge in zirbus, putte ham aȝeyne into þe wombe, as it schal be saide.

And be it holden open in no manere til þat the ynner membres be helede, as Rogeryne commaundeþ, and Iamerie, and Lamfrank foloweth hem in þat. And þe skil is for þat no þing greueþ more þe ynner membres and kynde hete þan drawynge of ayre þat is noght altrede of kynde. Þerof forsoþe comeþ þat venemouse accident of akþe and fretynge of þe guttes, of þe whiche þai may be crampede and by consequent dye. And þerwith a grete wyde wounde arrayeþ the guttes contynuely to goynge oute, þat is most noyous and perilous. And soche þinges ben arrayed wiþoute.

6 *See Commentary*   15 *See Commentary*   22 ?*Om.* before by; L ⌈et reducatur infra ventrem⌉ per modum [etc.]   26 wiþ oon ?*read* wiþout; L extra
36 goynge] o *interl. w. caret*

Withynforth be þai ȝeuen to hym þe whiche Auicen saiþ, centorie and terra sigillata, and þo þat ben saide in þe woundes of þe ynner membres of þe breste, for þai accorden also to þise. And (as Galien saiþ in 6to Simplicium Farmacorum) in woundes of þe guttes, an hors tayle, schave gresse, is mykel commendede of many men, and clisteries wiþ felle blak wyne, and most ȝif altogedre be persede, þe whiche ben commaundede in þis case of Galien in 6to Terapeucie.

And be þe dyete þenne or smalle by 7 dayes and soche þat it make no drastes ne rottyng superfluytees, but helynge. And þe Foure Maistres praysen þis potage þerto, and þai saye wele: Take whete branne and putte it an hour in hote water. And if it were raynewater, it were þe bettre. Afterward streyne it and putte þerto þe powdre of amydoun, of dragagant, of gumme of Araby, of sankdragoun, of gumfery, of the heeres of an hare. And ȝif it hym þries or [f. 80vb] foure tymes euery day. And ȝif his vertu be feble, capouns broth may be ȝeuen hym vnto þe lousynge of the bondes. And if dragagant were put þere-yn and gumme of Arabye, þe whiche greuen not þe sauour, it were beste. And William preyseþ mykel in þis cas þe water of decoccioun of frank ensence and of mastyk.

Galien and Auycen haue foure ententes in a wounde of the wombe þat perseth of þe whiche the guttes fallen oute, or oþer membres, wounded or noght wounded, and sewed or bounden, as it is aforeseide: the firste, þat is to saye, to putte þo thinges þat fallen oute to here owne place; the secounde, to sewe þe wounde; þe þridde, to lay þerto medecyne; folwyngly forsoþe þe fourþe, to be war þat the woundede suffre nouȝt swellynge ne akþe of þe ynner membres.

The firste is fulfilled, if þe wounde be mykel ynow, þat þe guttes be swiftly put yn aȝen in þirstinge with þyn handes. Or be he þriste togedre in arerynge vp by þe armes, and þan þai schal go in aȝen, as Rogeryn saide.

If þai may not forsoþe entre by þis maner, þat is for þat þai ben swollen or for þat the wounde is litel. Is nouȝt þat one of þis two nedeful, saiþ Galien, oþer for to voyde þe ventosite or to make þe wounde more? It is beste, as I trowe, if it were possible, to be fortuned (i. wel-desposed). How forsoþe þat a man schal dispose

---

4 an, see Commentary   16 See Commentary   31 ? Om. after armes;
L per brachia ⌈et pedes⌉   34 second þat? read þan; L tunc   36–p. 271 l. 3
See Commentary

wel þe cause of þe whiche he is ventosed in þe steruynge, whiche forsothe is þe coldenesse of þe aire þat is þerynne, wherfore þe certeyn hele is in hetynge. It byhoueþ forsoþe to hete ham wiþ a softe spownge in dippynge in hote water, and þerwith array the guttes. Or wiþ soure wyne, for it heteþ more forsoþe þan the water and it ȝeueþ strengþe to þe intestynes (i. guttes). Many leches forsoþe, as Rogeryn and Thederyk, kytten smale swyne and oþer bestes by þe myddel and, als hote as þai may, þay lay hem vpon þe guttes. And þai [f. 81ra] doon so ofte til þat þe intestines be hette and til þaire swellynge be abated and til þai go yn. Haly Abbas forsoþe comaundeþ þat the seeke man be honged by þe extremytes in a bath and þirste hym togidre. Or elles þat the intestynes be ennoynted wiþ oyle of violet or with hote swynes grece, as Iamerye saiþ, and so þe intestynes schal goo yn aȝeyne.

If the gut forsoþe abyde stille swollen in the vsynge of þise thinges, Galien biddeþ, and alle leches, to kytte of þe wounde of the wombe þat it may be reducede þat felle out.

The couenable instrumentz to þe same kyttynge forsoþe, after þe same Galien, ben cleped syringatoma, i. croked bicopes and dulle behynde and after þe ende and nouȝt scharp. þe schap of þe whiche Albucasis descriueþ thus:

Bicops
pro ventre

The couenable figure forsoþe to hym þat wircheþ inward, þe bak forsoþe schal be vpward. One entente forsoþe is made in eyþer, and þat þat falleþ out is noght greued of þat oþer intestines (i. guttes).

þe secounde entent forsoþe is fulfilled þat all þe wounde be taken wiþouteforth with þe handes of a couenable seruant in haldynge it faste. And be þe wounde ysewed certeynly by þe leche in vncouerynge by and by. Whiche forsoþe schal be þe maner of sewyng of þe wombe, as it is saide afore.

þe þridde entent is fulfilled (after Galien) with medecynes þat ben cleped sanguinolentes (i. for bledynge woundes), the whiche we haue schewed to soude woundes in oþer membres by þo þinges þat went tofore, as ben þe poudre conseruatyf of sewynges and

9 *In f. 80vb, lower margin:* done so ofte catchw.   13 *MS.* schal goo yn aȝen *after* intestynes; *redundant, see ll. 14–15*   23–4 *Drawing here*   25–8 *See Commentary*

stupates with wyne and emplastres and oþer incarnatyf helpes. The byndinge forsoþe þat schal be done to þis wiþouteforth is moste nedeful in þise þinges to take þe byndinge þe whiche we saide in þe breste.

The fourþe part forsoþe of þe cure is nouȝt a litel fro þe cure þe whiche oþer menis cure hideþ. It byho[f. 81rb]ueþ forsoþe to lay þerto softe wolle with hote oyle and to take it altogidre aboute þat as bytwene þe bubovnes and þe arme holes. It is bettre forsoþe to þrowe it into þe guttes by clisteryes. To suche a þing forsoþe Auicen in tercio Canonis saiþ in þe cure of þe ydroposy þat is called aschites by kyttynge: And happely akþes and prikkynges schulde come to þe kyttinge. Wherfore it byhoueþ þat the ȝettynge of oyle of anete or of camomille be layde vpon þe prikkynge. And lay vpon þe place of þe kyttynge emplastres made with femigrek and wiþ lyne sede and with the seed of holy hok and of soche oþre. Many men forsoþe, as Henry, to do away suche torciouns ypersede and vnable to be suffrede, boylen wyne wiþ salt, to þe whiche þai put to als mykel of bran þat it be made þikke. And þai putte it in a bagge þe whiche schal take alle þe akyng parties, and þai lay it on þe byndynge als hote as it may be suffred. And whan it is colde, þai remoue it and renoue it wiþ the same oyle and done so ofte til þat the akþes and þe fretynges be staunched. It is noght mykel for to charge of þe mater, if þer leue any wiþyn þe wydenesse of þe wombe þe whiche may not passe out for þe sewynge, for it may noght be mykel while þat þo particles ben noght of mykel bledynge. And as William saiþ, kynde schal resolue and sende it to the schares. And be it icured þere as oþer apostemes ben wonte to be helede in þat place.

Of woundes þe whiche ben made in þe bakke, cure ham in þe same manere as it was saide aboue in þe nekke of þe spondiles and of þe nuke.

The 7 chapitle, of woundes of the haunches and of here parties.

WOundes of þe haunches, some ben made in þe conteynynge parties and some in þe conteynede partyes and some forsoþe in þe parties þat comen oute. Tho forsoþe þe whiche ben made in þe conteynynge parties hauen þe same manere [f. 81va] of curynge

---

1–4 *See Commentary*   5–9 *See Commentary*   8 as ?read is; L est
13 of oyle *brown smear over* of oy-   21 remoue *badly made final* e

as of þe ouer wombe. Tho woundes forsoþe þe whiche ben made in conteynede membres, þe whiche ben þe bleddre and þe matrix, hauen no þing propre fro þe wounde þe contentes in the wombe but tokenes, for þe domes ben saide aboue in þe comune sermone.

Tokne þat þe bladdre is kytte is hadde by passyng oute of þe vryne and by þee place of þe wounde bytokened aboute the schar bone. Tokene also of matrix ikytte, the place bytokeneth vnder the nauel and passynge oute of blody mater.

And þai ben helede as oþer woundes, moste sewynge aboute þe nekkes of ham. For þat þai been more fleschy, þai ben þe more able to be helede. And in ham may be made þrowynges in with þo þinges þe whiche ben bydden to likke in þe membres of the breste.

Woundes of þe ȝerde and of þe ballok stones and of þe thyes ben curede as oþer woundes of fleschy membres.

The partyes forsoþe of þe haunches ben euel ybounden with incarnatyf byndynge, but with þe byndinge þat haldeþ the medecynes, as it schal be sayde wiþynforth of vlcers.

The 8 chapitle, of woundes of þe þyes, of þe legges and of þe feet.

The woundes of þise membres diuersen but litel fro þe woundes of þe armes ne fro þe comune woundes but in pronosticacioun, þe whiche is saide as for þe more partie in þe commune sermone. Neuerþelatter woundes of the knees and of þe anclees, for þat þai haue fastnynge togedre of bones, of ligamentes, of cordes and of synowes, and for þat þai ben in þe lower place to þe whiche place þe humors descenden most lightly, þai ben þe more perillous. Wherfore Auycen saiþ: Woundes þat fallen with þe kne atte rolle or kne knoppe ben euel, of þe whiche woundes fewe men ben sowndely helede.

Neuerþelatter þai haue hir propre (i. her owne) maner of byndinge, and moste aboute þe foot, with a long rolle and conpetently brode, bygynnynge after þe lengþe of þe side of þe ancle, goynge [f. 81ᵛᵇ] vndernethe by þe sole. And rolle it aboue þe fote and behynde þe ende of þe leg aboue þe hele, and rolle it so til it be ynogh. Many leches forsoþe, in spedynge hamself, maken þe byndinge to halde after þe schap of a spore, and þai bynde it in

3 of om. after wounde; L(O) a vulnere contentorum   6 þee ?read þe
7-8 See Commentary   9 ?Om. before sewynge; L ⌈per⌉ suturam

þe contrarie partie of þe wounde. Thay hauen also a maner of sitynge after þe rightnesse of restynge in þe bedde, þat þe saienge of Lombardes be verifiede, i. lo ma el pecto lo pe el lecto. And God be oure helper. Amen. **Explicit liber tercius.**

5 **Incipit liber quartus.**

HEre bygynneþ þe fourþe tretys and it is of vlcers, of þe whiche þer ben two doctrines. The firste doctrine is of vlcers as þai ben in symple membres. þe secounde doctryne, in special as þai ben in compownede membres.

10 The firste doctrine hath 5 chapitles.
The firste chapitle is an vniuersal speche.

AN vlcer, after þe entente of Galien in 4to Terapeucie, is a solucioun (i. lousynge) of the contynuhede in þe flesche in þe whiche þer is oon or many disposiciouns þe whiche letten þe con-
15 solidacioun, of þe whiche vlcers, quytter or filþe is causede, as Auicen putteþ to. That þing forsoþe þat Henry putteþ to in the diffinicioun is noght necessarie, þat is to say, sendynge forsoþe vnclennes longer þan by 7 dayes, for-why þe tyme doþ noght to a bunche. Also whiche tyme forsoþe þat it be, if þe forsaide
20 descripcioun be founden on þe firste day in þe flesche, it is an vlcer. Ne Galien in spekynge of þilke 7 dayes aȝeyns Thesil saiþ þat the olde leches saiden þat euery wounde after þat it passith 40^{ti} dayes turneþ into an vlcer, for þai saien noght into an vlcer but into a festre, for-why a posteme may passe into an vlcer anone
25 as it is open. In a festre forsoþe it byhoueþ þat þer come many dayes bytwene til þat þe hardenesse, þe whiche is his difference essencial, be ygendrede.

Therfore þe forsaide diffi[f. 82ra]nicioun is good ynow. 'Lousynge' forsoþe 'of contynuhede' is put for kynde. Whiche forsoþe and hou
30 many be þe spices þerof, it is schewed euydently aboue in þe book of woundes. The oþer dele ben put for difference. 'In fleschy membres or softe' is put to þe difference of þe corupciouns of bones, þe whiche ben not vlceres propurly but corrupcions and vnburstynges, as Auicen putteþ in 4to. Tho oþer þinges ben put to

---

3 pecto] pecco 5–28 *vellum damaged, darkened areas* 14 *first* whiche] whichee, *second* e *underd.* 15 vlcers, *see Commentary* 16 *brown blot after* the 18 þat *read* þan; L *diucius quam* 21 *? Om. before* saiþ, *see Commentary* 31–p. 275 l. 3 *vellum creased* 34 in 4to *underl. red*

þe difference of woundes, for-why a wounde is a lousynge by itself, withoute þe communynge of any disposicioun goynge tofore ne folowynge (as Galien saiþ, vbi supra), so þat it be made and þat it eke þe vlcer and lette þe sowdinge. Neuerþelatter I say nouȝt þan it may haue a composicioun (i. makynge) of disposiciouns þat ben apropred to hym, and of nede of þe consequentes, as gretenesse and litilnesse, lesynge of þe substaunce and nouȝt lesynge, euenesse and nouȝt vneuennesse, and of oþer disposiciouns of þe whiche þe entente repungneþ noght mykel to þe general entencioun of woundes in als mykel as woundes, as it was somwhat saide aboue in þe tretys of woundes. Of þe whiche þinges it semeth þat woundes be symple generally in respecte of vlceres. Vlceres forsoþe ben cleped alway compownede. Thay ben compownede forsoþe with þe disposiciouns þe whiche may be vpward by hamself. Auycen putteth to quyttre and filþe, by þe whiche he vnderstondeþ filþe, schales and crustes, þe whiche may happen in þilke vlcers.

þe spices forsoþe of vlceres (after Haly Abbas in þe 7 sermone of þe firste partie of þe Book of Real Disposicioun), þogh þai take here myȝtieste differences of þre þinges of þe whiche þai ben fulfilled and made, þat is to say, of causes, of maladies and of accidentes, neuerþelatter by cause of schortnesse (noȝt infoldynge þe dispociciouns as þe firste leches dede, as it is saide in primo Terapeutice), þat we schal þe bettre take þe sawes of Auycen, þe whiche among þe auctors saide best of vlcers, we saye þat the [f. 82rb] spices of vlcers ben taken of two causes, þat is to saye, and of þe accidentes. For þe differences þe whiche ben taken of þe membres and of þe comune connotaciouns (i. clepynges togidre) of apostemes and of woundes, þai ben open ynogh, and þai schal be inplied also wiþynforth in þe fistle.

Of causes ben taken fyue spices of vlceres. Neuerþelatter þai ben of þe moste propre and famouse: þat is to say, an attrye vlcer and gnawynge, felþi and rotoun, denny and deepe. þe festre and þe cancre ben taken of þe accidentes. Some ben comune spices, þe whiche ben somtyme founden in a litel degre wiþ woundes: þat is to saye, a distemprede wounde, ful of akþe, smyten, wiþ an

2-24 *vellum damaged, darkened areas*   3 vbi supra *underl. red*   4 þan; L quin   8 nouȝt *?superfl.*   9 repungneþ; L *repugnat*   13 compownede] -n- *blotted*   14 vpward, *see Commentary*   25 two causes, *see Commentary*   27 connotaciouns] connocaciouns   31-3 *See Commentary*

aposteme, with softe and wiþ deed flesche. An vlcer is with hardnesse and wiþ derkenesse of þe lippes, with a roten boon and wiþ roten veynes. Or an vlcer is of hard helynge, with a proprete þat is pryue or hid to vs.

5 An vlcer þat is quittry, gnawynge and walkynge is called an vlcer whiche by þe malice and by the scharpenesse þerof it wasteþ and devoureth þe membre in puttynge out þe quyttre and in mortefienge.

A filthy and a roten wounde is called an vlcer þat wiþ his malice
10 roteþ the membre, in leuynge gleymynesse or softe flesche, or crusty or stynkynge, of þe whiche a stynky smeche and caryouny is arerede.

A denny or holow vlcer is þat whos mouthe is narwe and þe depenesse brode and hydde, and here and þere in goynge oute of
15 þe way þerof it haþ many weyes wiþoute hardenesse and wiþ callosite.

A fistle is like to an vlcer wiþ hardnesse and with callosite.

The cancre is a brode vlcer, horrible and filþy, whos lippes ben harde and turnede ynward.

20 A distemprede vlcer is þat in þe whiche an euel haþ lordschipe wiþoute kynde.

An vlcer ful of akþe is þat in þe whiche þe felyng of the contrarye þing is founden.

An vlcer apostemed is þat in þe whiche swelling of somme
25 humoure is procurede wiþoute kynde.

An vlcer wiþ softe, deed flesche [f. 82ᵛᵃ] is þat in þe whiche drenched flesche is founden wiþoute kynde.

An vlcer with derkenesse and wiþ hardenesse is an harde vlcer and wan (i. bloo) al aboute wiþoute stynke.

30 An vlcer with a roten boon is an vlcer comynge aȝeyn, hauynge softe flesche in þe whiche a tente entreth most liȝtliche, þe whiche fyndeþ hym scharp.

An vlcer ful of veynes is an vlcer in þe whiche þer ben grete veynes and vnnatural, filled, in þe ouer partie, drynkynge in þe wounde.

35 An vlcer þat is harde to hele with a proprete is an vlcer þat may noght be sowdede or helede withoute an openly knowen cause.

Of the causes The causes of vlcers ben double: goynge tofore

---

1 is, see Commentary   3 is, see Commentary   6–10 *vellum shrunk and creased*   15 wiþ *superfl., or read* wiþoute; L *absque duricie et callositate*   20 *?Om. after* euel; L *mala ⸢qualitas⸣*   22 þat *repeated*

and ioynede togidre, for-why þe former causes (as Dynus saiþ super 4to Canonis) may nouȝt proprely with þe comynge gendre quyttre in brekynge oute þe fleisshe, þogh þai do wel folwyngly for þat the causes þat gone tofore may moue þe bodies.

The causes þat gone tofore ben schrewednesse of humors and the ouer moche quantite of hem þat ben of power to frete or gnawe and to rote the membres of þe body. Þe whiche humors ben gendrede of malice of þe gouernance and of þe malice of all þe body or of some membre, þat is to say, of þe lyuer and of þe splene (i. mylte).

The causes forsoþe y-ioynede to ben malices of þe conplexiouns þat ben of custume in vlcered particles (i. membres) of þe forsaide causes goynge tofore and of woundes and of exitures and also of open pustles. For as a fretyng vlcer is gendrede of a formyk and of herpesten, so is a filþi vlcer ygendrede of a carbuncle and of a feloun, and a depe and a denny vlcer is gendrede of apostemes.

Wherof Galien seith in 4to Terapeucie: And þer semeth to be þre manere of dyuers vlceres: þe whiche ben made of distemperure of þe subiecte fleisshe, and þe whiche ben made of þe schrewednesse of þe blood þat cometh þerto, and þe þridde forsoþe of þe quantite. And þe fourþe, for-why the [f. 82vb] distemperure is somtyme only of þe qualitees and sommetyme forsoþe wiþ swellynge and wiþ mater. And Galien in 6to Amphorismorum putteþ þerto þe fifte, ȝerly vlcers (after þe translaciouns of Greke), þe whiche is for þe passioun of þe roten bone. And it foloweþ in 4to Terapeutice: Sometyme forsoþe it happeth some of þe forsaide disposiciouns to be medlede or all togedre. Of þe whiche þer ben many spices of þe vlcers ymade þat ben now aforenamed. Neuerþelatter it schal be tretede of þe symple vlcers þat the compownede may be hadde by ham. By þe causes forsoþe of flux and of þe diriuacioun of humors ysoght in þe comune sermone of apostemes.

Quittre is a moysture y-altrede (i. chaunged) and roten, ygendrede of þe blood or þriste fro þe fleisshe, as asshen is fro þe wode, by kynde hote. It is saide chaungede for-why þat, after Galien 5to Simplicium Farmacorum, alteracion (i. chaungynge) is þrefolde. One is made of kynde hete in þe gode mete. Anoþer is made

1–4 *See Commentary*   5 *MS.* may move þe bodies *after* tofore; *redundant, see l. 4*   5–8 *vellum shrunk and creased*   17 in 4to Terapeucie *underl. red*   24 translaciouns *?read* translacioun; *L translacionem*   25–31 *vellum creased*   30–p. 278 l. 21 *vellum damaged, darkened areas*   34 hote *?read* hete; *L calorem*   35 5to Simplicium Farmacorum *underl. red*

of straunge hete in mater þat is able to rote. þe þridde is made of medled hete in mene mater. Of þe firste wirchinge is made þe mater of norisshinge, and quyttre is made of þat oþer two.

It is saide forsoþe to be made of blode or of bresed flesche, the whiche blode forsoþe, when þat it cometh to þe vlcer, it is turned to corupcioun for feblenesse of þe membre (for the whiche þe superfluytees of þe membres þat ben nexte ben drawen to þe vlcer) or for oynementes þat esen and soften it with his moysture and wiþ his fatnesse. And Dynus saide þat þis is principal with quyttre fastnynge togidre vpon þe place. And þan for þat, þe superfluytees (i. filþes) ydrawen (as þe same Dynus witnessith), þai may not be gouerned perfitly of kynde hete, it happeth þat straunge hete is made in ham, for the whiche some maner of putrefaccioun is in ham, of þe whiche it happeth þat it is turned into quyttre. And so þere is ihad a material cause. And þerfore for þat in suche a tornynge hete is alway encresed and made straunge, þat þer be stryf with þe mater til þat the quytter be made, it [f. 83ra] is said by Galien in Commento 2^1 Amphorismorum þat quyttre is made of þe humours in brennynge, as asshen of wode.

And moreouer Ypocras saiþ þis: Aboute þe gendrynges of quyttre, akþes and feueres comen more þan when þe quittre is made.

Quyttre or mater is taken in double manere: proprely for þat that is white and liȝte, wantyng horrible stynk, þat was preysede in þe comune sermone of apostemes. And it is taken largely for all moysture þat is chaunged out of kynde. And of þis it is saide þat some is smal, þe whiche is cleped virus (i. venym), and some is grete, þe whiche is cleped sordes (i. filþe), and some is mene, þe whiche is symply called mater or quitter. Some is litel, and þis happeth in woundes and in oþer in als mykel as þai ben woundes. Anoþer is mykel, the whiche forsoþe comeþ in vlcers. And þerfore Henry saiþ, and wel, þat it bihoueþ þe quittre of vlcers by duete for to be more. Of þe whiche ȝe may se þat sanies (i. quittre or mater) is a mene superfluyte ygendrede of þe menehede of humors, ybroght forþ into semynal and white qualite, as saiþ þe Newe Commentor super 3° Tegni. The membres forsoþe ben white þe whiche þat gendren þe mater and þe sperme (i. mannes sede), as experience scheweth of þe longe wasshynge of flesche.

8–12 *See Commentary*   18 2^1 Amphorismorum *underl. red*   20 gendrynges ?*read* gendrynge; *L(O) generacionem*   29 *Om. before first* woundes; *L in vulneribus* ⌜concauis⌝   35 super 3° Tegni *underl. red*

Attre is a sotil superfluyte gendrede of watry humors, þe whiche is doble: hote and colde, wannysshe and blood reed.

Filþe is a grete superfluyte gendrede of grete humors, þe whiche is þrefolde: some is þik and vneuene and cludded togidre, and anoþer maner is blak, anoþer forsoþe is as it were asshy drastes.

Scuddes ben harde superfluytes, and smale, in bodies, in þe maner of þe scales of fisshes, ygendrede of humors al aboute þe wounde.

Crustes ben of þe same but for þat þei ben þikker and gretter, and þai ben gendrede vpon vlcers.

Tokenes and domes Tokenes of vlcers ben had of hir diffiniciouns y-ȝeuen. Tokenes of [f. 83rb] þe materes þat cometh þerto ben saide in þe doctrine of apostemes. When so euer þou seest a wounde and an exiture ȝeue out good quittre and more þan it scholde, holde ham to come to an vlcer. Ypocras scheweth in 6to Amphorismorum þat whiche woundes so euer þat ben made lastyng a ȝere, or ȝif þai haue longer tyme, it is nedeful a bone to be putte oute and þe helynges to be made holwe. Neuerþelatter it is had more clerely of þe Comment of Galien in þe translacioun of Araby þat a wounde of his longe lastynge and abidynge scheweþ the werst manere of hem.

Furþermore euery vlcer (after Auycen in primo Canonis fen 4to) þat cometh sone aȝen after þat it is fulfilled with flesche and schulde be sowded, it is in þe way of comynge to festre. Haly Abbas scheweþ also in þe 8 sermone of þe fifte partie: Whiche forsoþe of þe simple woundes or of þe compownede, if it passe þe space of 40^{ti} dayes, it is cleped a fistle fro þat tyme forth. Not a verray festre, but like þerto, as he expowneþ in the þinges þat foloweth, and it schal be schewed wiþynforth of þe festre.

Moreouer Auicen in 4to scheweþ þat vlcers þat ben harde and goon toward grenesse and blaknesse ben euel. It is bytokened forsoþe þat kynde hete is destroyed in ham. Furþermore he saiþ þat colde vlcers ben white and softe and ben esed of hote medecynes, and þat hote vlceres declyne toward redenesse, and þai ben esed wiþ coldenesse, and touchinge vpon ham is mykel schewed. Drye and moyste vlcers ben knowen also by here effectis. Moreouer in euel vlcers, when þat the colour of þe body is felaschiped

---

4 ?Om. after cludded togidre; L quedam ... coagulata, ⌜alba⌝   14 good; L illaudabilem   23 þat repeated   25 fifte read firste; ?om. after partie; L partis prime ⌜libri disposicionis regalis⌝

with ham, as white, quittry colour or citrine, it bytokeneþ þat the lyuer and his blood ben corrupte.

Furþermore vlcers þe whiche comen by successioun (i. aftercomynge) of sekenesses ben of euel curacioun. Vlcers þat caste down þe heeres al aboute ham ben euel. And þo vlcers ben goode aboute þe whiche [f. 83va] þat the heere groweþ. And it is saide in Ypocras book of þe Tokenes of Swifte Deþ þat when vlceres of men and apostemes ben hight and his resoun be destroyede, he schal be deed. Moreouer vlceres þe whiche after attre gendren good quyttre or mater ben gode. Þay betokene forsoþe þat kynde is strong and þat the mater is obedient.

Domes of quyttre or mater ben saide aboue. It is concluded wel ynow of the sawes of Auycen þat vlceres of þe extremytees, of þe brawnes of þe bak and of the þyghes and of þe armes and also of þe ynner membres and vlcers þat persen to hem ben perilouse. Moreouer in vlcers in þe whiche tofore þe clensynge ymade soche medecynes ben laide þerto þat gendren flesche, þer be gendrede euel fleisshe and dede flesche. Forþermore rounde vlceres ben of late helynge, and þerfore þei sleen children. And Galien conseilleþ þat the fourme (i. schappe) be riȝted in ham wiþ a cauterie. Moreouer þe vlcers of the extremytees bryngen apostemes in corny places, and moste when þat þe place is plectoryk (i. ful). Þe materes forsoþe þat comen þerto passen into vlceres, and for þe holownesse of þo parties þai ben resceyued and fastned þere.

Ferþermore when þat medecynes conforten in vlceres, or namely þat thay noye noght, it is bytokened þat þai ben accordynge. When þat þay noyen forsoþe and thay encresen into moysture, þan þai be vncouenable, and þan it byhoueþ to put þerto of þinges þat dryen in vertu. When þei encresen forsoþe into hete and into redenesse, it byhoueþ to lesse þe hete with coldyng medecynes. When þai maken coldenesse and derkenesse, þan lesse þe colde medecynes wiþ hote medecynes. When þai echen forsoþe into þe softnes of þe vlcer, þan it byhoueþ to put þerto streynynge medecynes. When þat þei freten þe vlcer and make it depe, þan it accordeth to breke þe clensynge þerof. [f. 83vb] And lat not a clensynge medecyne make þe to erre more þan it byhoueþ, for in fretyng þe membre eched in moysture and in attre, and þou puttest to in, byleuynge þat it be of þe malice of þe vlcer, and so

---

7–8 *See Commentary*   9 *MS.*in euel *after* Moreouer; *redundant, see p. 279 l. 37*
37 is?*om. before* eched; *L membrum additur*   38 it?*om. after* in; *L(O) addis in eo*

þe vlcer is made depper and so hotter and apostemed, wherfore þe seke man feleþ bityng.

Forþermore a someres day is þe þinges þat most noyen vlcers, and moysture of þe ayre with hete. And of þat it is saide þat vlceres of þe feete ben harder to hele in Auyoun þan in Parys. And it is þe contrarye of woundes of þe hede for coldenesse and for dryenesse, þat ben most noyeful to þe brayne, þat ben founden in the forsaide contreyes.

Moreouer þou schalt wete þat as þe domes of woundes ben communede wiþ thise, so ben þise with ham. And þerfore it is to turne aȝeyn to ham þat ben tretede in þe comune sermone of woundes.

Curacioun The cure of vlcers byholdeþ two þinges: þat is to say, an vlcer in als mykel as it is an vlcer and an vlcer as soche, a compowned vlcer wiþ his cause of his accidente or in soche a membre or in eny oþer disposicioun.

In also mykel forsoþe as it is an vlcer, it askeþ desiccacioun (i. drieng), after þat it is ischewed by many sawes of Ypocras in 4to Terapeutice. And þogh vlcers accorde in þat with woundes, neuerþelatter þai dyuersen in the more dryeng, for-why vlcers neden more drienge þan woundes while þat thay haue more moysture. And þerfore þe ententes wiþ the whiche þai ben fulfilled ben requirede, and specially of holow woundes.

In als mykel forsoþe as suche an vlcer is compownede wiþ his cause or wiþ anoþer dispocicioun gendrynge and encresynge it, it askeþ fordoynge of þe cause and of þe disposicioun þat gendreth and encreseth þilke vlcer, as it is yschewed by all þe fourþe book. And þis is not propurly þe cure of an vlcer but of þat disposicioun, and in þat the cure of an vlcer accordeþ with the cure of apostemes. And þerfore þat wan[f. 84ra]teþ here, be it ysoght in þe tretys of apostemes and in þe sermone of þe accidentes of woundes.

The entente of soche disposicions is double (after Galien in principio 4^{ti} Terapeutice): or for to kytte of soche disposicions vttre fro the body or for to venkuse or ouercome þe noyeng þat is made of ham. And þat is to say þat the cure is double: curatyf (i. helynge) and preseruatyf (i. kepynge). But when þat þis is a litel disposicioun, it is possible to wirke. But when it is grete, it accordeþ not to lede an vlcer into sowdynge afore þat vlcer be heled.

3 of ?om. before þe; L de rebus   18–19 in 4to Terapeutice underl. red
23 ?Om. after requirede; L ⌜in tractatu vulnerum⌝ . . . requirantur

The cure þerfore of vlceres in soche compownede vlceres with disposiciouns haþ 3 or 4 special entenciouns. The firste ordeyneth þe lyf (i. liflode or diete). The secounde eueneþ the mater þat goþ afore. But þe þridde rectefieth þe accidentes and disposiciouns þat
5 ben ioynede. And þe fourþe perteyneth to þe disposicions and commaundeth to turne þe cure of vlceres to þe cure of holow woundes.

Of þe firste and of þe secounde entencion The firste and þe secounde entenciouns ben fulfilled after þe nature of þe mater
10 þat trespaseth and þat is gendred in þe body in voydinge and in turnynge wiþ blode lastes, wiþ purgacions, wiþ dietes, wiþ cauteries, wiþ vomytes and wiþ oþer þinges, and in stoppynge þe flux in byndynge, in plastrynge, in enoyntinge wiþ bole armenyak and wiþ oþer colynge and streynynge medicynes, of
15 alle þe whiche the lore was 3euen suffisauntly in þe tretys of apostemes.

Galien forsoþe in 4to Terapeutice saiþ þise þinges: When þat membres ben vlcerat with schrewed humors, þe helyng forsoþe is as it schall be saide here of vlceres. Þat forsoþe þat is of euel humour
20 in here owne resons, it is now saide aboue in þe tretys of apostemes. And it specefieþ þe maner of eyþer. When þat it is forsoþe a litel larger and noght mykel wers, for þat it is vlcerede after þe kynde of þe humor þat cometh þerto, it accordeþ [f. 84rb] to lette it and to smyte it a3eyn in streynynge and in colynge þe parties þe whiche
25 ben afore þe vlcered membres. And it byhoueþ to bygynne þe smytinge a3eyne vpon þe byndinge vpon þe hole partie of þe pacient, as Ypocras commaundeþ in Fracturis. Soche a byndinge forsoþe constreyneth the wayes by þe whiche þe mater cometh to þe particles (i. membres). And we lay drier medicynes to þilke
30 vlceres þan to ham þat ben symple, þat is to say þan be layde to woundes. Lo, þe difference! When þat the flux forsoþe may not be wiþhalden wiþ medecynes (lo, good practik), in cerchinge þe cause, it byhoueþ to do it first awaye.

If a membre forsoþe take rewme for any feblenesse, to þat
35 bylongeþ a maner of propre helynge of þilke vlcerede membres. And if it come for multitude and for euel humour of all þe body or of any of þe membres þat lien þerto, it byhoueþ firste to amende ham. The feblenesse forsoþe of the membre was distemperure.

---

17 in 4to Terapeutice *underl.* red   17–19 *See Commentary*   21–3 *See Commentary*   25–7 *See Commentary*

How forsoþe þat a membre is ycurede, or all þe body, sendynge þe mater þe whiche cometh in apostemes, it was saide aboue.

Of þe þridde entencioun The þridde entencioun, þe whiche amendeth and rectefieþ þe acountes and þe ioynede disposiciouns, is fulfilled after þe kynde of þilke accidentes or disposicions þat maken þat vlcer. It byhoueþ forsoþe (after Galien in þe same fourþe book in þe firste doctrine, capitulo primo) nouȝt to saye al þe maner of curacioun togedre but of eueriche departyngly.

And first of a distempred vlcer Of the whiche it foloweþ anon in þe lettre: þou schalt þerfore hele þe destemperure of þe flesche. If þe flesche forsoþe apere hard and drye, plasshynge it softe with warm water, þou schalt amende þe flesche. þe entente forsoþe of euery fomentacioun schal be when þou schalt see firste a membre arered into redenesse and into swellynge. If þou fomente it more, þat þat þou hast drawen out. And he conseilleþ to take [f. 84ᵛᵃ] water and not wyne, for þe vertu of the medecyne schal be moyster in soche vlceres þan in hole flesche; it is wise counseil. If þe flesche forsoþe appere moyster þan it schulde after kynde, þe contraryes ben to done. I purpose forsoþe the vertu of the medecynes toward drynesse, nouȝt forsoþe in vsynge algates water. Bot if þat þou wasshe þe vlcer, arraye þerto wyne or oxicratum or þe seþinge of some felle herbe. After þat forsoþe þe ouermeste, as it was also saide aboue of þe distemperure of woundes.

Of an vlcer ful of akþe Galien cryeth by all þat no þing scharpeth more revme and casteþ downe the vertue and letteþ the right wirchinge þan akþe. And þerfore Auicen counseileþ þat it byhoueþ in woundes þat ben ful of stronge akþe þat he be occupied first in staunchinge þe akþe, and þat wiþ mollificatives, þe whiche þou knowest douteles. And þogh þai ben contrarie to þe vlcer, neuerþelatter when þat the akþe is nouȝt slakede, þere is no curacioun ordeynede to vs. Ȝe haue had forsoþe plente of slakynge medecynes aboue in þe tretys of apostemes and of woundes, and ȝit ȝe schal haue in many places.

Of an vlcer apostemed Avycen saiþ: It byhoueþ þat þou be helpynge in lettinge þe aposteme, for-why it is not possible to þe

---

1 *? Om. before* How; *L* ⌜*Quomodo autem curatur discrasia statim dicetur.*⌝ *Quomodo autem curatur particula* [*etc.*]; *om. L(O)*   4 acountes; *L accidencia*
12 softe *?read* ofte; *L multociens*   13 *?Om. after* be, *see Commentary*
15 *? Om. after* out, *see Commentary*   22 *See Commentary*   35 *? Om. before* possible; *L non est* ⌜*possibile cum apostemate ut curetur vlcus. Et si non est*⌝ *tibi possibile ut prohibeas*

þat þou schalt lette it. Cure it (whiche so euere it be) wiþ his owne curacioun wiþ obseruacioun (i. kepynge) of þilke vlcer. The curacioun forsoþe of apostemes is saide aboue in þe tretys of apostemes and also in þe comune sermone of woundes.

Of a brused vlcer Galien saiþ þat in whiche vlcers þat the flesche is brused it byhoueþ to rote it and to turne it into quyttre and afterward to gendre newe flesche. After Auycen forsoþe þai neden þise þinges first þat thai be made softe and moyste, as it was saide aboue of apostemes and of brused woundes.

Of vlceres wiþ dede flesche And happely (saiþ Auicen) þere is gendred euel flesche, wherfore it is nedeful þat [f. 84vb] it be freted away wiþ scharpe medecynes. And be it enoynted wiþouteforth with coldyng medecynes. Afterward be it vnrotede with þat þat the escare is vnrotede with, and cure it afterward. And to frete awey suche flesche, the trociscus (i. pylotes) of affodilles ben goode and vnguentum apostolorum and Egipciacum and oþere the whiche ben saide of dede flesche in the tretys of woundes. And þai schal be saide wiþynneforth ful redily.

Of an vlcer with hardenesse and with derknes of lippes Auycen saiþ þat whan it is roten þat is in the compasse of an vlcer and it waxeþ grene and blak, cure þat with garsynge and wiþ drawynge of blood and also wiþ ventoses. And þan to laye to ham a drye spounge, and afterward dryand medecynes. Galien saiþ in 4to Terapeutice: If þe disposicioun forsoþe be stracched to þe more large, þat the serchinge schal be made wheþer þat al be for to be kytte away þat is withoute kynde or to be curede in tyme with his scharpe medecynes. And openly and for-why it byhoueþ to vse a trauaylinge witte. Somme forsoþe wil be curede in a larger tyme wiþoute kyttinge, and some forsoþe to susteyne what so euer it be and ben redy by cause of sone helynge. Neuerþelatter he saiþ withynforth: And it is most redy forsoþe to kytte, but it is bettre and more crafty forsoþe to hele wiþ medecynes.

Of an vlcer wiþ veynes Galien counseileþ in eodem 4to þat we hele ham first, and folowyngly we schall hele þe vlcer. Neuerþelatter the cure of ham is saide aboue in the tretys of apostemes.

Of an vlcer with a roten bone Wherof Auycen saiþ: And if þer come gobates and peces of bones in vlceres, or oþer þinges,

---

19 **lippes**] es *interl. w. caret*   27–8 *See Commentary*   29–30 *See Commentary*

hye not in drawynge ham out, but do þat þat we saide aboue in þe chapitle of þe woundes of bones. If þe bone forsoþe be corrupte, his counseil is to kytte þe flesshe and to vnhele þat bone in als mykel as it schal be possible, and þat wiþ [f. 85ra] rasours or with corrosyues, as it schal be saide wiþynneforth of a legge þat is vlcered. When it is vncouered, if it be possible to do away þat is þeron, we schall do it with rubbynge, and we schal not kutte it. And we schal do þat of the whiche þe expownynge is of þe corrupcioun of þe bone, in þe whiche he saiþ: The curacioun of þe corupcioun of þe bone is rubbynge þerof and kytting þerof and sawynge þerof, for-why it is nedeful to schaue it and to cauterise it (i. to brenne it) in comynge to þe laste of þe corrupcioun þerof, þat the barkes or ryndes may falle by hamself or with þe helpe of medecynes.

To þe whiche Auycen preyseþ this: Take of aristologie, of yreos, of frank ensence, of aloen, of þe rynde of þe plante of opoponac, of brynt carabyl (and it is a rede erþe, smalle as þe offal of copre), of þe rynde of þe pynot tre ana; bete ham togidre wiþ hony and make an plastre. It is a meruailouse medecyne, as he saiþ, makynge þe flawes of þe bones to falle and good flesche to growe aboue.

And Lamfrank certeynly preyseþ an actual cauterie (i. brennynge) in þis case after all þe schauynge. And he saiþ wel for-why, if þe corrupcioun of þe bone be of moysture þat fyleþ thilke bone, no þing dryeþ it so sone ne so verraily and bothe fer and nere as dooþ the fire. After þe cauterie forsoþe Lamfrank commaundeþ to poure in þe place with hote oyle of rose. I forsoþe lay þerto after þe brenninge oyle of rose with the white of an ay by þre dayes, and by oþer thre dayes with the ʒolke of an ay, and afterward bottre wiþ mel rosat. And I lay aboue on of þe mundificatives, and I contynue it vnto þe kestynge of skurfe of þe bone. And after, I flesche it and sowde it with the pound of plastre aforsaide.

And if þe corrupcioun (i. rotyng) come to þe mary, þan Auicen saiþ þat ther is non excusacioun but þat þilke bone schal be take away wiþ his marye, as Albucasis telleþ þat he dede in a roten bone of þe þyghe [f. 85rb] of a ʒong man of 30^{ti} ʒere age. And if þer be of ham þat may be sawen, þou schalt stoppe þe place sikerly wiþ a tente til þat þou fynde cleuynge to of þe flesche wiþ the bone (for-why þider

---

7 *See Commentary*   8 ?*Om. after* is; *L cuius est exposicio* ⌜*in capitulo*⌝ *corrupcionis ossis*   18 plastre ?*read* emplastre   31 pound *read* poudre; *L cum puluere emplastri*

is þe terme), and kytte it hardely. If it were forsoþe the hede of þe þigh bone or of þe nuke, as þe spondiles (i. lynkes) of þe bak, þan it is best to flee fro þe cure þerof for þe nuke.

Of an vlcer þat is hard to hele with a properte þat is hid to vs Of the whiche Auicen saiþ þat þai ben not roten ne fretynge ne remeuynge, but þai ben of a disposicioun playne, schettynge and ofte comynge aȝeyne. In þe whiche medecynes ben nedeful þat dryen strongely by her proprete, after þat ben scurfe of bras and vertegrece ybrent and scurfe of yren, boras, vitriole, dragantum with alume, þe whiche forbeden or letten þe materes to renne to the membre. And of þise þinges Galien makeþ emplastres and oynementes and powdres, in 4to Cathagenorum. Of þe whiche I haue taken one fourme, þe whiche Auicen telleþ and Brune confermeþ it: Take of lytarge, of alume, of boras, ana 8 partes, of vertegrece, of þe flawes of bras ybrent ana i parte, of gumme of cypresse iiii partes, of wexe, of oyle of rose or of myrtilles ana þat sufficeth. Make þerof an oynement. And so is þe þridde entencioun fulfilled.

Of þe fourþe entencioun The fourþe entencioun, þe whiche heleþ þe place þat is vlcerede after þat the disposicioun þat wiþstondeth þe helynge were done away and amendede, is fulfilled wiþ the same entenciouns and maners þe whiche ben saide aboue þat holow woundes ben curede in the whiche þe substaunce were lost. Galien in 4to saiþ: Who forsoþe haþ not knowen þat euery olde, euel-þewed vlcer and holow beynge wiþoute fretynge or gnawyng? And þe same Galien witnesseþ in 4to þat suche vlceres schulde so be curede (i. helede) in the ende, when he saith: None of þise forsoþe ben curede þe whiche [f. 85va] ben tretede in 4to is of þe vlcers but of þe disposicioun þat gendreþ and encreseth þe vlcer. And he saiþ wiþynforth, ferre after, þat after þo disposicions þe curacioun of þe vlcer is þe whiche is saide in the þridde book.

See þerfore openly how moche communynge þat the cure of vlcers haþ wiþ the cure of woundes and also of apostemes. þou schalt not wondre þerfore þat Galien medlede þise doctrines togidre in many thinges.

---

2 nuke, *see Commentary*   12 in 4to Cathagenorum *underl.* red   24 in 4to *underl.* red   24–6 *See Commentary*   26 in 4to *underl.* red   28 ben curede *error; L* nulla autem harum curacionum que [*etc.*]   29 vlcers ?*read* vlcer; *L* vlceris

The secounde chapitle, of propre and famouse vlcers, and firste of an attry vlcer and gnawynge.

Attrye and gnawynge or fretyng vlcers dyuersen not but after þe more and þe lesse, for-why in þe bygynnynge, while þat þai putte not out but only attre, þai ben called virulenta (i. attry 5 vlcers). After forsoþe þat the scharpnesse and þe malice be encresed and þat the takyng þerof be encresede in fretyng wiþoute scurfe, it is cleped corrosiuum (i. a fretynge or gnawynge vlcer). And if it go here and þere, nouȝt in makynge mykel depe in þe fleische, it is cleped ambulatiuum (i. walkyng or remouynge). 10 If þe malice forsoþe be encrescede in so moche þat it waste þe membre, it is cleped manducans (i. etyng), and fro þis it passeþ to lupum (i. an vlcer þat for grete devourynge of the substaunce of þe membre is likned to a wolf) and to þe cancre.

The causes of þise vlcers ben schrewde and scharpe colrik 15 humours, and fretynge and gnawynge, þe whiche for her brennynge hauen a maner gilefulnesse, þe whiche comen ofte tymes after formykes, ycchynge byles and after woundes þat ben greuede with bytinge medicynes.

Curacioun The cure of þise vlcers stant in due diete and in 20 purgacioun, as it is saide aboue of herpesten and of formica. Wherof Galien, 4to Terapeucie contra Thesilium, saiþ: Bere þou so forsoþe in speche as we sene ofte tymes in dede. Forme we þe nedy man to þe helyng of þe euel- [f. 85vb] þewed vlcere. Be þere forsoþe some þing clowynge some membre by þe whiche a bledder 25 is arered anon. Afterward þe same membre be made scabbed aȝeyne, and when þat the bledder is broken, an vlcer of euel colour, fretynge or gnawynge vneuenly be made. And þat happeþ in thre or in foure dayes fro þe bygynnynge. Say me, some man of the Thesiliens, how þat it byhoueþ to hele þis maner of vlcer. I saye 30 forsoþe þe euel-þewed vlcer algates to be, and I schal serche anone þe disposicioun of al þe body. Whiche þat it be, I schal fynde forsoþe yn þe synthomates (i. dyuisiouns) þe whiche ben aboute þe vlcer and of þe signes þat apperen aboute all þe body, and moste whiche þat the humor be in kynde þat haboundeþ, and þat schall 35 I sone voyde with medecynes. For-why, as he saide firste, it is þe gode counseil nerhande of alle þe olde leches whiche so euer þat

---

18 and ?om. after formykes; L formicas et pustulas   22 4to Terapeucie contra Thesilium *underl. red*   Thesilium] Thesiliū

wroote by any resoun or informacioun of þe cure of vlcers þat it is firste to doo away þe causes þat maken þe vlcers. And þat is not only nedeful in vlcers but in alle sekenesses. Simplye where þat ther is a cause makynge, it is to bygynne þe cure at it.

5 For it is a comune warnynge, 13° Terapeutice capitulo vltimo, þat, for þat medecynes euaporatyues, when þat ther is mykel mater in all þe body and þai be laide to any membres, þai schulde fulfille more, in drawynge to þe liknesse of a ventose, þan voyde, be þow nouȝt hardy to vse eny of þe euaporatyf helpes afore þe
10 voydinge of all þe body, or þat þou vse to voyde þe habundance of þe partie þat lyeth þerto and sendeþ it. Of þat ther was a canoune concluded, 3° Tegni, hauynge a comune charge: It byhoueþ first to do away euery cause efficient (i. makynge) of tho causes, and after so to come to þe distemperure þe whiche is made of þat
15 sekenesse.

þerfore when þe voydinge is made, as it was made in þat womman of Rome þat hadde a formyk, it is to come to þe disposicioun þat is made. þe whiche, if þou se it hote, [f. 86ra] colde it wiþ styptyk medecynes, colde and drye, in wasshing þe vlcer and all
20 the membre with water of alume (for-why þat scoureth, smyteþ aȝeyne and dryeth, as Avicen saith) or wiþ water of plantayne and of roses or wiþ water of yren or with þe water of þe sethinge of schere gresse or of myrabolanes, of cipresse, of planteyne, of psidia, of balaustia and of suche oþere. And lay al aboute for
25 defense þe oynement of bole, as it is aforesaide. And laye som dryand powdre in þe myddes of þe vlcer, of litarge, of brent lede, of vitriol, of antimoyne, of es vste, of coral, or ematite, of spodium (i. þe bone of þe olyfaunt) ybrent and wasshen and psidia (þat is þe barke or rynde of pome garnet), wiþ mirabolanes and wiþ suche
30 oþere. And a pece of carpyne enoyntede with vnguento albo Rasis or wiþ the oignement of the sexte part of litarge, in þe whiche þat alle þe leches accorden, or wiþ diaponfologos, whos fourmes schal be saide in þe Antitodarie. And lay þere aboue a plumaceole wette in oxicrato. And afterward bynde it with a þirstynge byndynge, of
35 þe whiche byndynge ȝe haue harde mensioun aboue.

I haue vsed forsoþe in soche vlcers after þe wasshynge, wiþoute eny oþer þing, to lay þerto a plate of lede þynne, in þe whiche þe vertu of quyk siluer is isette with þe water of planteyne, and to

9–11 *See Commentary*   12 3° Tegni *underl. red*   27 ematite] ematice
28 and psidia þat *repeated; first* þat *underd.*

bynde it wiþ a þirstynge byndynge. And I fonde in þat so moche experience þat it is not leeful to speke it for fooles. þou may see forsoþe in ix° De Simplicibus Farmacis, capitulo de molibdos, and þou schalt vnderstonde wonderful þinges of leade. Of water of alume, þou schalt lerne resonable þinges if þou rede þe firste book 5
of þe forsaide allegede book. Of the byndynge, in oþer places merveyles haue be saide to þe. And if þe fretyng forsoþe be encresede byȝonde þo thinges þat ben laide þerto, clense þou and better clense, consume and drye þe ioynede mater, fretyng wiþ an actuel cauterie, for [f. 86rb] and if þou wilt, wiþ a potencial cauterie, 10
for it is more precious, or with pylotz of affodilles or of þe poudre of calidicon. And ynke is good þerfore. And if it be nede, with arsenek sublymede, neuerþelatter in a litel quantite after þat it was saide in the tretys of apostemes of þe estyomene. And defende þe place alway wiþ colde medecynes al aboute. And if þe fretynge or 15
gnawynge walke so, when it makeþ is nedeful, as Auicen saiþ, to kytte of þe membre.

The thridde chapitle, of filthy vlcers and roten

Thise two also dyuerse noght but after þe more and þe lesse, for-why while þat an vlcer haþ noght but filþe and grete 20
quyttre and gleymy, it is cleped a filthy vlcer. After forsoþe þat his malice is encresed so þat it rote and slee noght þe flesche in leuynge vneuene and scharpe plottes fro the whiche a stynkynge and cariowny smeke is arered, it is cleped a roten and a gyleful vlcer. And if his malice walkeþ, it passeþ to the estiomene and to þe deth 25
of þe man.

þe causes of þise vlcers ben grete humours of blood, schrewed and boylinge oute, and of the boylinge þai haue cauȝte a venymoushede. þe whiche comen ofte tymes after carbuncles and after felons and after apostemes and after woundes þat ben euel iheled. 30

Curacioun The cure of soche vlcers standeth in dyete and in suche euacuaciouns (i. voydinges) as it was saide of carbuncles and of crusty and roten pustles. Where-of Avicen in 4to saith: The curacioun of þise euel vlcers is clensynge of þe body or of þat membre, if þe body be clene, with þat þat clenseþ þat membre 35
only, wiþ ventoses oþer wiþ coraxacions and wiþ water leches and

3 in ix° De Simplicibus Farmacis, capitulo de molibdos *underl. red*
10–11 *See Commentary*   16 when . . . nedeful, *see Commentary*
22 noght, *see Commentary*

wiþ epithymaciouns þat amenden þe stoppynges and amendynge of the blood with couenable diete.

And after, it is to come to þe vlcer, so þat þe filþe be first wasshen awaye wiþ ydromel or wiþ water of þe see. Afterward clense [f. 86ᵛᵃ] it wiþ vnguentum apostolorum (It myghte be saide wiþ vnguento apostolorum in þis translacioun, and þat were more sewynge the fourme and congruyte of gramer, but alle suche termes of Latyn schal be schewed in þis Englisshynge in þe nomynatyf case, for-why þe Latyn of þe nominatyf case is most vsed among Englisshe termes. And also it is so beste to be vnderstonden in commune langage, and most esy, namely to men þat can but þe comune langage.) or wiþ vnguentum Egipciacum. And Lamfrank comaundeþ to lay þeron a mundificatyf (i. a clensynge medecyne) made of þe iuse of wormode, of mel rosat, of barly mele and of myrre. And lay alway al aboute þe vlcer þe oynement of bole, and lay þeron a stupate wiþ oxicratum.

If the filþe forsoþe be turnede into rotennesse and into corrupcioun, wasshe the place with oxicratum or wiþ water of asshen or of sope. And plastre it wiþ the flesche of salt fisshes (i. wiþ the self substaunce of salt fisshe) and wiþ the mele of facches and wiþ astrologia longa, as Thederyk saiþ, and squilles ysoden wiþ wyne and medlid wiþ hony.

And Auicen saiþ þat þis medecyne is expert to þe same entente, and Brune graunteþ the same: Take of rede dragagant ℥ i, of quyk lyme, of alume, of þe ryndes of garnates ana ℥ vi, of frank encense, of galles ana ʒ iiii, of wex, of oyle ana þat sufficeþ; make þerof an oynement. And anoþer: Take of vitriole xii parties, of colcater (þat is anoþer kynde of vitriole) x partes, and ix partes of dragagant. Seþe ham wiþ vynegre and make of ham an oynement. And lay alway vnguentum de bolo al aboute þe vlcer, and lay þeron stupates wiþ oxicratum.

And when þat thise maner of vlcers wexe mykel in corrupcioun, it is nedeful, after Auicen, þat þe corupciouns be lifte vp or arered wiþ an hote cauterie or wiþ a scharpe medecyne or with kyttynge. And þere schal leue no þing but hole flesche, þat schal be knowen by gode[f. 86ᵛᵇ]nesse of þe coloure and of þe blood þerof. And arsenek sublymede is a maner of scharpe medicyne þat haþ no pere in þis cas, as it was saide aboue in þe estiomene and in glandules, and it schal be saide wiþynforth, to þe whiche it is to

25 ℥? *error*; L ʒ

be turnede for þis matere. And happily it is made nedeful here and aboue, as Auicen saiþ, to kytte of þe membre þat the body may be saued from his rotynge.

The fourþe chapitle, of a depe vlcer and pitty.

SOche vlcers ben wiþ a streyte mouth and in þe depenesse þere is a priue pytte or many pittes or halkes, euene or croked, wiþoute hardenesse and callosite. And þeryn it dyurseþ really fro a fistle, noghtwiþstondynge þat fooles callen alle suche vlceres fistles, the whiche neuerþelatter is not trewe, as it schal be saide.

The causes The causes of þise vlceres ben apostomes and woundes þat ben euel helede, when þat quittre forsoþe stondeþ more in an exiture þan it schulde, or in a depe wounde þat may not be clensede by craft (for it is aboue and þe botome byneþe and þe wirkynge þere-aȝeyn is taried), and þe quittre is turned to scharpnesse and into malice, and so it defouleþ the sides of þe denne or pitte þat þai may not be flesched and sowded, and þe coste is made a pytte or a denne. To þe whiche denne, superfluytees ben drawen fro the nexte membres, for þat þat þe membre is febled, and fro al þe body, and it is made an vlcer vnable to be helede.

The nature of suche a denne is bytokened or knowen wiþ tentes and wiþ serchoures of siluer and of lede, of rotes and of smal wax candeles and wiþ coloured inieccioouns (i. þinges þat ben þrowen yn). The mater is signified to be by þe nekke when þat it is like þe wasshinge of flesch. And it is bytokened by þe sutilte þat it is hote, and by þe whitenesse and the wannesse þat it is colde.

It is schewed þat suche vlcers ben helede by þe goodnesse and by þe litelnesse of þat þat renneþ oute and by wiþdrawynge of þe akþe and [f. 87ra] of þe swellynge, as it is saide in 2° Ad Glauconem. And by þe contrarye condiciouns, it is schewed þat it is not schette or helede.

Curacioun. The cure of þise vlceres stondeþ in goode and conuenient diete and purgacioun after þe nature of þe humoure þat trespaseþ, as it is saide aboue in þe tretys of apostemes. Afterward in comynge to þe membre, þou schalt assay to hele þe place, if þou may, with oynementz and wiþ plastres þat clensen and dryen or with incarnatyfs (i. fleschynge medecynes) and wiþ goode

---

13 *See Commentary* underl. red   24 *See Commentary*   29 in 2° Ad Glauconem

byndinges and wiþ stupates dippede in soure wyne and wiþ sembly
byndynge. And to þat vnguentum apostolorum is ipraysede, and
vnguentum nigrum and dyapalma, in 2° Ad Glauconem. But if it
may noght forsoþe be helede for þat the figure (i. schappe) is nou3t
5 couenable, for þat the roote of þe botume is byneþe and þe mouth
aboue, if it be possible to þe þat þe may chaunge þe syte, i. place,
(as Galien telleþ in þe same vlcer, in 2° Ad Glauconem, þat he dede
in hym þat hadde a depe vlcer in the arme and in þe þyghe), in
arerynge so þe membre þat the rote be aboue and þe mouth
10 bynethe.

If it may not be done forsoþe, it is best þat it be opened in the
rote, or þat the caue or denne be kytte after alle vnto þe botume.
And þanne clense it so wiþ lychynies or with cotoun and drye it
þat it be fleschid and heled after þat it was saide aboue of depe
15 and of holow woundes, to þe whiche it is to turne a3eyne for þis
mater. Neuerþelatter it is to take hede þat, or þe inscicioun be
made, late þe quittre be gadred togidre in the place þat the sides
of the caue may þe bettre be softnede and þat þe tastour may þe
bettre be put yn. The secounde þat the tastour þat is put yn be
20 made light and enoyntede wiþ some vnctuose medecyne þat it
may be remouede wiþoute peyne. þe þridde is þat the tastour or
any serchour þe whiche schal be put in be ypersed in þe ende to
þe maner of a nedel by the [f. 87rb] whiche a cetoun may be putte,
made of hemp or of some smale bonde or of a smal corde, þe
25 whiche schal be put þerynne. And when þe kyttinge is made,
staunche þe akþe and the bledynge wiþ the white of an ey and
wiþ oþer thing þe whiche schal be nedeful. And afterward enoynte
and chaunge þe cetoun, in sewynge or in byndinge þat one wiþ
þat oþer, or lychynies, and enoynte ham wiþ some mundificatyf.
30 And lay þere-aboue al aboute þo þinges þat ben saide aboue.

If it be nou3t forsoþe possible to the to make þe inscicioun,
Auysen counseilleþ waschinge with clisteres after the maner of
Albucasis: if he truste þat it be cleuynge to, first wiþ mundifica-
tyues and afterward with incarnatyues. And to mundifye (i. to
35 clense), Galien in 2° Ad Glauconem commaundeþ mellicratum
alone. And after, he graunteþ wyne, to þe whiche he ioyneth þerto
some hony. To clense with and to purge þo licours þat ben aboute

---

3 in 2° Ad Glauconem *underl. red* 6 second þe *? read* þou; L *ut alteres*
7 in 2° Ad Glauconem *underl. red* 8–9 *Om., see Commentary* 35 in
2° Ad Glauconem *underl. red*

hym, mellicratum (as he saiþ) is þe beste, and wyne forsoþe is best to þe fastnynge togidre or helynge þat is to come. And lay þere-aboue a newe spounge dipped in wyne. Oþer leches forsoþe, as Auicen, namely if þe malice were notable, wasshen with water of asshen or with see water or wiþ water of alume, þe whiche, with þat þat it is wasshinge, it is lettinge of þat that þe membre draweþ to hym. Albucasis commaundeþ to putte yn vnguentum Egipcia- cum dissolued wiþ water and wiþ hony. Many men forsoþe, as Lamfrank and Henry, if þe vlcer haue be hote and þe quitter rede as wasshinge of flesche, waschen it wiþ water and hony of þe decoccioun (i. seþinge) of barly, of facches, of roses, of balaustia. And if þe vlcer be colde and watry quyttre, þai wasshen it wiþ wyne and with hony of þe decoccioun (i. sethinge) of wormode, of horehone, of pympynell and of myrre.

To make þe flesche, Auicen forsoþe saiþ þat it byhoueþ þat the medecynes be made rennynge and wasshinge with viscosite [f. 87ᵛᵃ] (i. gleymyhede), and be þai put yn with clisteries, and lay hem þerto with lychynies and wiþ tentes. And Avicen saiþ: And we forsoþe haue assayed apostolicon i. apostolorum and cen- taurea, þat when þe vlcer is filled þerwith it is ful meruaylouse. And after forsoþe Galien putteþ þerto yreos and gumferie, and afterward mele of facches and soche oþere. And lay þere-aboue plastres and clowtes enoyntede with some medecyne þat may lette ham to rectefie, as dyapalma and þe blak emplastre and þe ʒelow emplastre wiþ galles and hony soden with þe poudre of frank ensence, of myrre and of aloen, or some of ham or alle togedre, and grete soure wyne. And afterward bynde it as Galien techeþ in 2° Ad Glauconem, and Henry approueþ þis byndinge wonder- fully.

And þogh the lettre of Galien be þere ful harde to vnderstonde, neuerþelatter be þai taken þus þat, after the expulcioun and þe clensynge of þe matere, laye aboue al þe den or pytte a plastre incarnatyf made of þe forsaide thinges, ypersed als mykel as haldeth þe mouthe of þe vlcer, and lay þat þat is persed vpon þe mouth of þe vlcer. And afterward bynde ham streytely with a rolle con- teyninge eyþer side of þe pytte or caue, in bygynnynge fro þe botume þerof vnto þe mouth, in lousynge. Afterward bynde the mouth with a litel plastre with a rolle so þat the firste byndynge

---

19 ? *Om.* before apostolicon; L ⌜emplastrum⌝ apostolicon i. apostolorum   27-8 in 2° Ad Glauconem *underl. red*   34 *See Commentary*

be nouȝt lousede til þe fulle fleschinge, but remeve þe secounde euery þridde day. It is communely ybounden wiþ a þirstyng byndinge wiþ witte so þat wiþ it and wiþ goode þirstynges þou schalt constreyne by alle þe botume.

Many leches douten of þe tente, as Henry and my Maister of Boleyne, þat a þikke tente be nouȝt layde þerto, for-why it wiþholdeth þe quittre in þe place, but an holwe tente and double þat the quittre may liȝtly passe. And lay a spounge vppon the mouthe þat it may drawe þe quittre outeward in [f. 87ᵛᵇ] drawyng.

The 5 chapitle, of a fistle.

A Fistle is a depe vlcer and ful of cawettis and dennes with a maner of hardenes in þe ynner partie fro þe whiche grene quittre comeþ ofte tymes oute. And þat is þat Galien saide in De Tumoribus preter Naturam: And a fistle forsoþe is a streyȝte and longe coste like to oþer costes, suffrynge an hardnesse in the ynner partie, puttynge out filþe for superfluytes þat come þerto. It is sometyme schette, and it putteþ out right noght. And sometyme it is openede, and it putteþ out, and þat after þe forsaide purgacioun. And for attry quittre is nouȝt þe verray difference þerof, but the forsaide hardenesse with þe fourme of pypes.

Ne it agaynstondeth noght þat Maystre Arnold saiþ þat als longe as þe quittre of þe festre be watry or clammy or of euel qualite þe festre or fistle dwelleþ quyk, for-why it is not turnede, and if it abide noght so, it is quenchede, þogh he putte: As longe as þe fistle leueþ, it may not be stoppede;-for þat is perfitly trewe. But it may be dried and schette vnperfitly to a tyme, hopede not Galien, noþer Albucasis, while he saiþ: And it is ȝeuynge out moisture in some houres, and in some houres þe moisture is done away þerfro. Haly Abbas helde þat same, and Brune and Iamerye and þe Foure Maistres. Of the hardenesse, of þe whiche Henry reproueþ Rogeryn and Rouland, I doute not but þat þai vnderstode it, forwhi þay commaunden to hele it wiþ tho medecynes þat wasten dede flesche, and here glosers glosed it so.

Some fistle is in the flesche, some in þe veynes, some in þe synowes and some in þe bones. Moreouer some is forþright, and some euelong or crokede, and some haþ but oo coste or mouth,

---

9 in] n *smudged* In f. 87ᵛᵇ, *upper margin:* Liber a booke *in later hand*
18 for; L *ideo* 23-4 See Commentary 25-7 See Commentary
30 Henry] Henr, -r *with curl*

and some many. And some is in þe ioyntes, some in þe eyghen and some in þe chekes, some in þe brest and some in þe priue membres, and so folowyngly. The pronosticacioun forsoþe and þe curatyf [f. 88ra] schewynge is taken of þise differences.

þe causes of fistles ben tho þat ben of holow vlcers, for-why an holow vlcer goþ tofore eueriche festre or fistle, and þerof it springeþ. 3e, and þe humours þat renne oute and roten the place ben worse in a fistle þan yn an holwe vlcer. That mater forsoþe is fleumatyk and melancolik, as William de Saliceto saith, in þe whiche brynnynge putteþ to scharpenesse and venymousehede. And þerfore saide Arnold þat roten moysture is lady and coldenesse þe seruant, 3eueþ the lyf of þe fistle.

Tokenes and domes Tokenes of fistles ben taken of tho þinges þat cleuen substancially þeryn, as of þat harde skyn and of þe schappe of a pype, and of þe accidentes and of þe effectis, as of attrynesse and of horribilite þe whiche renneþ sometyme þerfro, and of akþe þe whiche is but litel, but 3if it be nyhe a synowe.

It is bytokened þat it is in þe flesche of grete moysture, and gleymy and troubly and rawe. Þat it is in a synowe, it is knowen of akþe and of þennesse of þat þat cometh oute. Þat it is in þe veynes, it is schewed by goynge out of blood and of drastes. Þat is in þe bone, of þe 3elownesse and þennesse of þat þat gooþ out, as Auicen putteþ. And to þat helpen prouynges wiþ tentes and wiþ serchoures and wiþ colourede wasshinge. And þe place and þe tyme don þerto, for-why if it be nexte þe synowes and þe bones, we may considre þat it enfecteþ ham. Also if it haue passed a 3ere, it is tokene þat it is in þe bone. And if it haue not forsoþe passed a 3ere, it bytokeneth þat it is in þe flesche or in þe synowe. Of þe rotynge of þe bone, how þat it is knowen it is saide aboue.

It is schewed þat a fistle is harde to be heled of þe kynde, and most þat þat is depe and crokede, in the bone and olde and þat þat haþ many holownesse. Forþermore a fistle þat is in a noble membre and neyhe it and þat þat perseþ to þe ynner membres, to þe breste, to the wombe and to þe bledder or to eny of þe ribbes and to þe lynkes [f. 88rb] of þe bak or ony ioynte of þe hande or of þe foote, it is suspecte and of euel curacioun, and þe occupacioun in tho is trauaile and vnkunnynge, as Albucasis saiþ.

11–12 See Commentary   21 it ?om. before second is; cf. ll. 19 and 20
24 wasshinge ?read wasshinges; L locionibus   32 holownesse read holow-nesses; L concauitates

Curacioun A festre or fistle haþ two gouernaunces, þat is to say, vnyuersale and particuler. The vnyuersale gouernance haþ þre entenciouns: The firste entent ordeyneth þe lyf (i. the diete). þe secounde voydeþ the humour þat trespaseth. But the þridde, 5 in confortinge and in dryenge þe ynner, makeþ the fistle redy to þe sowdynge.

þe firste entencioun is fulfilled wiþ due rule ordinatly after þe mater. The secounde is fulfilled wiþ voydinge medecynes approprede. Of the whiche two it was saide fully ynow aboue in þe 10 tretys of apostemes, and specially of colde apostemes.

But þe thridde entente is fulfilled with drynkes þat aren proued to þe fistle. Of þe whiche drinkes, this is to me most best biloued: Take of egrimoyne þre parties, of planteyne two parties, of olyf leues one parte. Kytte ham smal, and stampe ham, and seþe ham 15 wiþ white wyne, and make a colature (i. streynynge), of þe whiche ȝeue hym a cuppeful euery day by þe morwynge. Also to þe same: Take of osmonde (i. erne farne) þre parties, of gencian two parties, of centorye one parte. Sethe ham wiþ white wyne, and ȝif it as þou dedest aboue. It is ful spedy forsoþe in castynge out of þe bones.

20 þe particuler gouernaunce hath þre or foure entenciouns. þe firste makeþ large þe streyte mouthe. The secounde doth away þe festre and sleeþ it. þe thridde clenseth þe mortefied place. But the fourþe flescheþ and heleþ þe place þat is mundefied.

The firste is fulfilled þat, after þat he schal be wel certefied of the 25 paþþe and of þe depnesse, put in a tente by the hole, of þe roote of genciane or of erþe note or of brionie or of dragance or of gobattes of a spounge wel ywrithen and made couenable, for-why a tente of þe piþthe of bur tre and of walwort pleseþ not me, for þat it is ofte tymes [f. 88ᵛᵃ] broken in drawynge oute. But þerfor 30 I counseile þat the tente be bounden with a þrede þat, if þai cleue to or þat if þai be putte oþer depe, þat þai may be drawen oute withoute any fallace. And make ham grete and long after þe quantite of the hole, and þat it stande by twelue houres. After forsoþe remoue the tente, and if þe hole be sufficiantly made 35 large, þe firste entencioun is fulfilled.

And þan the secounde schal come, þe whiche is to slee þe fistle

---

5 ?*Om. after* ynner; *L* ⌜*membra*⌝ *interiora*   8–9 ?*Om. after* approprede; *L cum euacuacionibus* ⌜*materie*⌝ *apropriatis*   16 morwynge] morwȳge   21 secounde] *second* e *smudged*   24 certefied] cercefied   26 brionie] brioñ   31 oþer depe *read* ouer depe; *L si . . . profundarentur nimis*

or festre. The whiche secounde entente is fulfilled first of þre maneres: one maner, wiþoute kyttinge, by puttinge yn of scharpe medecynes and of corrosyues; anoþer maner, wiþ kyttinge and wiþ brennynge; þe þridde maner, with kyttinge and wiþ halynge away of þe hardenesse. William techeþ to do þe firste 5 manere with þe puttinge yn of a tente of þe pilotes of affodilles. And Rogeryn techeþ, with a tente of quyk lyme and of sope or wiþ a tente enoynted wiþ arsenek, þe whiche faileþ nouȝt. If the fistles forsoþe were with dyuerse pittes, þan it byhoueþ to tempre soche scharpe medecynes with vynegre or wiþ some licoure. And þrowe 10 it yn in soche a wise with an instrument þat þai may come to alle þe depenesses. And schette þe hole þat þai may dwelle wiþinforþe til þat þai haue done her operacioun. And þat is it þat Arnalde saide, þat a croked festre is neuer slayne but ȝif it be enbibede (i. dronken yn) with bittre or wiþ soure licours. To þat forsothe þe 15 strong water of alkemystes avayleþ moche, and namely þe firste water. It sleeþ forsoþe and brekeþ out alle festres.

This secounde entente is þus fulfilled wiþ kyttinge and wiþ brennynge: Put in a tastour of tree vnto þe roote of þe botume. Kytte all þe cawette or pitte fro the mouthe vnto þe botume in þat 20 maner þat is saide of fleschy and holow woundes and vlcers. And arraye it anone for bledynge wiþ the white of an ey and wiþ tentes spredynge abrood þe lippes of þe [f. 88vb] vlcer. And afterward on þe morne brenne þe place wiþ an actuel cauterie or wiþ a potencial made of þe poudre of affodilles or of arsenek (Auysen forsothe doþ 25 þat wiþ quyk siluer sublymede) in soche a maner þat no reten þing and harde ne wiþoute kynde byleue in þe wounde, þat it ne be dryed, caste oute and consumpte (i. wastede). And lay alway al aboute þe vlcer colde medecynes, as it is aforesaide. How forsoþe þat a roten bone is reparaylede, it was saide aboue. 30

A tokene forsoþe þat a scharpe medecyne haþ fulfilled his wirchinge is swellynge of þe vlcer, as Rogeryn saith, and it abydeth þre dayes, after þe comune vse. When þe festre forsoþe is cauterized and dryed, helpe it with a medecyne mytigatyf (i. lissynge), as is in þe firste dayes oyle wiþ an ey, after wiþ buttre or wiþ some fat 35 þing til þat the fire of escare (i. scurfe) falle away and be turned into quittre. þe whiche was first indigest (i. noght defied) goþ oute digeste and lesse, it is a token þat the fistle is mortefied. And þat

26 reten *read* roten; L *corruptum*   36 of; L *et*   37 Om. *before* þe whiche; L ⌜Cumque sanies⌝ que prius erat indigesta [etc.]

saide Arnald wel: Of whiche partie þerof þat a fistle put oute clene quittre and perfyte, þan is þe fistle quenchede.

This secounde entencioun is fulfilled with kyttinge, wiþoute cauterie, þat when þe kyttinge is made vnto þe botume, as it is aforeseide, do away þe hardenesse in þe circuyte (i. al aboute) and the rotennesse, so þat the place byleue clene, þe whiche schal appere by þe presence of good flesche, as Auicen saith. And þis is a trewe mortificacioun (i. sleynge) and curacioun (i. helynge) of a fistle or festre.

And if it be not curede by þese maners, sende it to Seynt Elyge, as comune folk sayne, nouȝtwiþstondynge þat Lamfrank byhoteþ to hele it with egrimoyne and wiþ salt, the whiche neuerþelatter I fonde noght in dede. And if it be founden in holow vlcers, þe whiche Auicen clepeth newe fistles, it was also good ynow [f. 89ra] when þat oure Fader gadrede it so. And so is þe secounde entente fulfilled.

But the þridde entencioun, þat is to clense the place, and þe fourþe, þat is to flesche the clensed place and to hele it, is fulfilled as it is now saide aboue of oþer fleschy vlcers.

Of þe cure palliatyf (i. coueryng<u>e</u>) The fistle forsoþe is sometyme in soche a place þat it may not be heled, as when it is in noble membres and in neghenesse of synowes and of veynes, or þat the seke man be feble and may not susteyne peyne, or þat it be more lowe for drede þat a sekenesse leue þerwith, or happely a worse sekenesse schulde folwe for þe helynge þerof, as vnwilful passynge oute of the drastes or filþe in þe fistle of longaon, þan it is nedeful to hide it with diete and wiþ purgacioun and dyuersly to dresse þe mater to a partie þat is lesse noble and to clense it fro dede flesche and fatte. And after fille it with homely drieng medecynes and couere it with dyapalma or wiþ the blak emplastre. For-why it schal abide stille quyete longe tyme, so þat he be kepte fro water and fro peyneful syte and fro laborouse movynge. And Auicen putteþ palliacioun (i. coueryng or hidingeþ), and Arnald resowneþ þeron when he saith: The vnkyndely way þe whiche haþ ronne many a day, as in olde fistles, may not be stoppede wiþouten drede of a gretter sekenesse, but ȝif þat custumable rennynge be dressed or sente to þe nexte places.

2 þan; L ibi when þat *catchw*.   14–15 *See Commentary*   14 *In f. 88vb, lower margin*
23–4 *See Commentary*

The sexte chapitle, of a festred cancre.

The festred cancre is an vlcer or festre apperinge rownde, horrible and stinkynge, wiþ grete lippes and knottes turned ynward, arered vp and ful of cawettes, hauynge wan and blo coloure, and derk, and veynes ful of melancolyk blood in þe cercuyte 5 (i. in compasse al aboute). And it semeth, after Auicen, þat it is cleped cancer, the cancre, for one of þise two þinges: oþer for his towhenesse or cleuinge with þe membre, as þe cleuynge of þe cancre [f. 89rb] with þat þat he is taken, or for his schappe, for it is rounde and it putteth out veynes al aboute, þe whiche ben as it 10 were þe fete of þe crabbe, and it haþ a derke colour as a crabbe. And Henry saith þat in fretynge it walkeþ as doþ þat fisshe.

The spices (i. kyndes) and þe differences ben taken of thre þinges: of þe beynge of þe sekenesse, of þe mater þat þai be made of, and of þe nature (i. kynde) of þe membres. By þe firste it is 15 saide þat some cancre is softe, litel and noght ful akþeful; anoþer is grete and violent, of stronge akþe. By þe secounde it is saide þat some cancre is of melancolie brente of oþer humoures, moste of brent colre þan of oþer humours. By þe þridde it is saide þat some is made in þe symple membres, as in þe flesche, in the membres, 20 in þe veynes, in þe synowes and in the bones. And some in compownede membres, as in þe face, þe whiche is comounly cleped noli me tangere. In the þighes, it is cleped lupus, a wolfe. In þe myddes of þe body, it is cleped singulus, a girdel, as Rogeryn saiþ, noghtwiþstondinge þat Brune and Thederik saien þat none of þe 25 olde leches named it so.

Causes The festred cancre is caused of an vnfestred cancre and of vlcers ygreuede and vnwisely curede. Of the vnfestred cancre is caused þe festred cancre in fallynge yn, as it was saide aboue in þe cancre of melancolyk apostemes. The cancre is causede from vlcers 30 and fro woundes when þat many schrewed humours ben brente and hurlede togedre for the grevynge of acutes (i. scharpe feueres), and þai flowen and ben drawen fro al þe body and fro þe nexte membres in þe place, and þai roten and waxe hote, and þai geten a scharpnesse and a venymehede of þe whiche and euel disposi- 35 cioun is gendred and encresed, and þe cancre is imade. The firste causes forsothe may move þe causes þat gone tofore, and of ham ben þe ioynede causes, as it is ofte tymes saide.

18-19 *See Commentary*   20 in the membres *superfl.*   23 lupus *interl.*
w. *caret*   32 acutes, *see Commentary*   35 *second* and *read* an

Tokenes and domes Toke[f. 89ᵛᵃ]nes of þe cancre ben taken of þo þinges þat ben þerynne clevynge substancialy and of the harde substaunce of þe lippes and of a brode and rounde schappe and pitty and turned inwarde, and of þe effectes and of
5 tho þinges þat cleuen þeryn accidently, as of soche horrible attre and stinkynge þat it may noght be schewed by scripture, but þo leches þat ben vsed þerto perceyue it anon aferrom. And þerwith if it be wasshed with lye, it is made like askes and viscouse (i. gleymy). And furþermore it is greued wiþ smale corrosyues,
10 and the malice þerof is encresed, as Henry and Lamfrank putteth.

It is schewed of þe festred cancre þat was schewed aboue of the vnfestred cancre. And furþermore þis is saide þat his dwellinge and lastinge maken grete difficulte and hardenesse þerof. And þerfore Albucasis saith þat when it is olde and grete, it byhoueth
15 nouȝt to come nyhe it. I forsoþe, as he saith, haue cured none þerof, ne I haue seyne no man tofore me þat haþ come þerto. And þerfore Galien saith, in his Coment, Quibuscumque, in 6ᵗᵒ Amphorismorum: þou schalt hele no cancre, but by grete instaunce and request. Moreouer þe cancre þat is olde and inhabited in þe
20 membre and þat þat is fastned in veynes, in synowes and in bones and þat þat is hidde and profunded in the ynner membres and þat is in a place þat may nouȝt al be taken and þat is in a feble persone and ferful, it is bettre be hidde þan if it were cured. Tho þat ben curede perysshen tytest or sonest, and þo þat ben couered or hydde
25 with medecyne and with gouernance, þai leue longe tyme as it is saide in 6ᵗᵒ Amphorismorum, as it was allegged in þe chapitle of þe vnfestred cancre.

And þerfore Auicen saith þat meruayle þat the vnfestred cancre was made sometyme of the festrede, for-why if it be curede in one
30 place, it is ofte tymes chaunged in anoþer. Laste William de Saliceto scheweþ þat the cancre is a contagiouse sekenesse, [f. 89ᵛᵇ] for-why þe more þat it is handled the worse it is, wherfore he counseileþ þat it be touched but softely.

Curacioun þe cure of the festred cancre haþ two gouernances
35 or rewles, þat is to say, vniuersal and particuler. The vnyuersal rewle or gouernance haþ thre entencions: þe firste ordeyneþ the lyf, the secounde voydeth þe mater þat gooþ tofore, but the þridde makeþ able in confortynge þe ynner membres.

1 and *underd. before* of   2 and ? *error; L ut*   3 ? *Om. after first* and*; L et* ⌜*vlceris*⌝ *a figura lata*   17–18 Quibuscumque, in 6ᵗᵒ Amphorismorum *underl. red*

The firste entencion and þe secounde ben fulfilled wiþ dewe gouernance and wiþ conuenient purgacioun, of þe whiche it was inow saide aboue in þe tretys of melancolyk apostemes. But þe þridde entencioun is fulfilled wiþ pocions (i. drynkes) and with hynginges þat ben proued þerto. And hope or triste happely doth more þerto þan proprete. And alle hery herbes ben of ham, and namely ceterac and herbe Robert and scrophularie (wherfore þat herbe is cleped cancrosa), þe whiche ben beste to make drynkes wiþ. And centinodia is preysed of Arnalde. And ryuer crabbes helpen moche. And the smaragde and þe saphire yborne helpen aȝenst þe cancre, as Albert saith. Triacle and þe flesshe of þe serpentis þat hat tyri conforten hyely, for þai þrowe oute al þe venymhede to þe skyn.

 The particuler gouernance and rewle haþ two entenciouns, after Galien in Commento prealligato and 2° Ad Glauconem. The firste entencioun is þat it be haled vp altogidre by þe rote, if it be in a possible place (i. in a place þere it may safly be done). The secounde is þat, if it be in an inpossible place, þat it be palliate (i. couered or hid wiþ diete and with medecyne, etc.), þe whiche places ben nempned aboue and in þat Coment.

 þe maner forsoþe of drawynge vp by the roote is double: one is made with kittynge and þirstynge oute and wiþ brennynge, and anoþer withoute kyttinge wiþ corrosyf. In þe kittinge be war þat it be altogedre taken wiþ his rootes and kytte, for elles it wole noght auaile, and so [f. 90ʳᵃ] þe latter errour were worse þan þe firste. And after þe kittyng, þirste it oute þat the melancolyk blood may be drawen oute, and afterward cauterize it wiþ an hote iren.

 The secounde, drawe it out wiþ a corrosyf and wiþ a strong mortificacioun (i. sleynge), þe whiche schal drawe out altogidre at ones, for-why a strong medecyne schal be layde to a stronge sekenesse, after þe lore of Ypocras, primo Amphorismorum. To þe whiche arsenek sublymede haþ no peere, as it was saide aboue in þe estyomene and in glandules and it schal be saide wiþynforth. The firste day forsoþe it sleeþ and draweþ oute by the rootes þe cancre, þe lupe (i. wolf), þe estiomene (i. þe fire of Seynt Antony), noli me tangere, þe fistle, and alle soche moste wicked maladyes,

---

15 in Commento prealligato and 2° Ad Glauconem *underl. red*   32 primo Amphorismorum *underl. red*   33 haþ *short stroke of* þ *does not form loop*

as Thederik saiþ, and he saiþ ful wel. Be he war neuerþelatter of þe place and of þe quantite. In eyþer maner forsoþe defende þe place alway with þe oynement of bole. And after þe wirchinge, þe whiche þou schalt knowe, as it is aforsaide, by inflacioun (i. by swellinge) of þe place and by þe standinge of þre dayes, lisse þe akþe and procure þe fallynge of þe escare as it is aforesaide of þe fistle. When þat the cancre is mortefied (i. slayne), þe whiche þou schalt knowe by þe goodnesse of flesche and by wantinge of violence and of stynke, cure þe vlcer in þe maner of oþer holowe vlcers.

þe cure paliatyf When þe cancre forsoþe is in suche a place þat it may noght be altogidre taken, as þo þat comen to þe ynwardes or ben nygh þe principal membres or in places fastened wiþ veynes and wiþ synowes, or if þe seke men be feble and may noght or ferful and dar nouȝt truste þe cure, or if þat þer schulde folowe a worse sekenesse of þe cure þerof, þan it is good to lisse it and to couere it and þat wiþ diete and wiþ purgacioun and wiþ schouynge of þe mater to anoþer partie and for to colde þe mater and drie it [f. 90ʳᵇ] wiþ water of morelle and with vnguentum album (i. þe white oynement) and wiþ the oynement made of litargie and of thutie and of brent lede, of diaponfologos and of oþer minerales iwaschen and of wateres and of iuses þat ben made swete smellynge with camfer, ybeten in a morter of lede, and wiþ the byndinge to of a plate of lede and wiþ oþer þinges þe whiche ben saide in þe attry vlcer and of þe cancre apostemed and nouȝt vlcered (i. festred). How moche vertu forsoþe þat lede hath in cancrouse disposiciouns He knoweth þat no þing vnknoweþ. Many leches forsoþe coueren wiþ herbe Robert and wiþ scabiouse, wiþ chauaile, with wodebynde, with moloyne, wiþ the poudre of manis donge and of anet ibrent. Many leches forsoþe swagen or lissen his fraudulence (i. gilefulnesse) and his lapacite (i. deuourynge) with a pece of scarlet and with þe layenge to of hennes flesche. þerfore the peple saith þat it is called þerfore lupus, for it eteth an hen on þe day. And if it hadde noght þat henne, it schulde ete þe persone. Whiche þat it by, soche þinges be temporat and, if þai profit not moche, þai may not moche noye.

The secounde doctrine is of vlcers as þai ben in compowned membres.

22 byndinge] b *altered from false start on another letter*   24 of ? *read* in; *L in*   30 lapacite *read* lupacite; *L lupacitatem*

The firste chapitle, of vlcers of þe hede, as is talparia and testudinaria.

GO we aȝeyn forsoþe to declaraciouns schewynge als mykel as þe comune cure of vlcers is ychaunged after þe kynde in euery lyme of man. The schewynges forsoþe the whiche ben taken of þise þinges ben foure (as it was saide in þe secounde doctrine of þe tretys of apostemes), þe whiche, þogh þai be saide after þe comune membres, neuerþelatter þai ben to be saide after þe membres organykes, in bygynnynge at þe hede. And who þat wil wel serche, he schal fynde þat þere is a special difference of þe schewynges þerof byȝonde þe [f. 90va] comune entencions þat ben saide in þe commune sermone of vlcers, in pronosticacioun and in the manere of cure.

As to pronosticacioun, we knowe þat if þe vlcers (i. festres) of þe hede come to þe brayne panne and to þe ynner myringes, as it happeth ofte in þe passioun talparia and testudinaria, a litel peril is noght in wirchinge and most nyghe þe commissures. And þerfore counseilleþ Rogeryne raþer to forsake soche a cure þan for to folowe it in werk. And I, considerynge with Lamfrank (as I saide aboue), I conseile more in suche maladies to couere þan to cure.

Neuerþelatter Rogeryne, as to þe maner of wirchinge in þe case þere the pacient desireþ and requireth cure, commaundeth þat al þe skyn be partede away by the rootes. And scrape the brayne panne þat is infecte, and arere it vp, and part it slyely fro dura mater, and in schauinge playne it. And after clense it with clowtes and wiþ lychynies dipped in mel rosat and with oþer helpes, and fleisshe it as it was saide aboue of woundes of þe heed. And so dede my mayster of Boloyn. And I dede it in þat man of Greek þe whiche þolede a fistle and corrupcioun of þe bone byhynde þe eres.

Iamerius forsoþe, þat put suche þinges in þe chapitle of fistles, vsed suche a poudre after þe scrapynge and clensynge of þe bone: Take of water frogges ybrent ℥ sem., of galles, of sawge, and put þerto of myrre, ana ℨ ii; make þerof poudre. And it sufficeth in þis case to lay dyapalma on þe wounde, or emplastrum nigrum (i. þe blak emplastre).

3 als mykel as; *L quantum*   16–17 *See Commentary*

The secounde chapitle, of vlcers of the face.

The face haþ dyuerse kyndes of vlcers after þat he haþ many particles, þat is to say, in þe chekes, in þe eyȝen, and in þe eres, in þe mouth and in soche oþere. And first it is to be saide
5 of tho þe whiche were wonte to come in all þe face, and moste in þe chekes next þe nose.

Of noli me tangere It happeþ ofte to come in þe face after formykes and herisiples and after euel-heled [f. 90vb] pustles, and moste in the coppe of þe nose. And it is a fretyng vlcer in þe chekes
10 and in þe lippes, tetery, horrible, stynkinge and attry, whiche is cleped comunely noli me tangere. And it is of þe kynde of þe cancre, gendred of colre þat is twyes brent, as it was saide aboue.

Whos tokenes ben gnawynge and fretynge with brennynge and prikkynge, wiþ stinkynge attre and euel filthe, wherfore þe for-
15 doynge þerof is ful hard and contagiouse. Þe more forsoþe þat it is touched þe more it is multeplied, and þerfore it is cleped noli me tangere. And þerfore the face for his feblenesse taketh lyȝt-liche materes.

The cure þerof, byȝonde þe vnyuersal rewele and diete and
20 ofte purgaciouns þat ben saide in þe melancolyk apostemes, and colryk, and in attry vlcers, is þat the place be wasshed wiþ oxicratum or wiþ water of alume. And assaie it a litel while if it may be dried and heled wiþ oynementes as þe gileful vlcers, for þat was þe entent of Iamery. And if it may not, lay þeron Thederikes oyne-
25 ment wiþ a pece of cloþ, made of þe iuse of lynarie (i. wylde flex) and of plantayne wiþ sal gemme. And for þe fretynge laye clowtes al aboute infused (i. dipped) in oxicrato or in þe iuse of some colde herbe, and remoue ham þries in þe naturel day by þre dayes. And after if þe melady be quenched and þat the place be clensed wiþ
30 hony, with þe iuse of smalache and with barly mele (þat þou schalt knowe by þe goodenesse of þe flesche), flesche it and sowde it wiþ the oynementis of þe attry vlcers.

If þe malady forsoþe be not quenchede, cure it as it is aforesaide of the vlcered cancre (as Rogeryne doþ, and þe Foure Maistres),
35 in abydinge þat þe corrosyues and þe cauteries be slily ladde. Þe place forsoþe is sensible and þenne, and holow bones and liȝtly wil chaunge, so þat when þai ben persede on bothe þe sides, þai

---

16 and *underd. before second* it *read* malady; L *morbus spongiosa et faciliter alterabilia*   19 *first* and ? *read* of; L *de*   29 melady   36–7 holow bones . . . chaunge; L(O) *ossa*

schal neuer be sowded, as it [f. 91ra] was allegged aboue in 6to Amphorismorum. And þerfore þe strong water corrosyf is most sikerly itaken wiþ a clowte to staunche wiþ þise maladyes.

Of broken vlcers and cancrositees and of the arerynge vp of þe vttre pannycle of þe ey3en For þat þe vlcers (i. festres) of þe ey3en comen sometyme by3onde þise and be made of vlcers, ofte tymes wiþ apostemes, with exitures, with bocches and wiþ pustles (i. bleynes) or wiþ bledders or blistres, for so mykel it is no mervaile þat Iesus cleped ham vlcers and Avicen exitures and Azaramus cleped ham pustles. And þogh þai nombrede 7 spices (i. kyndes) of ham, eueriche by itself, or after þe tunycles of þe ey3e or after þe vtter site and the depenesse, neuerþelatter for þat þai diuersen but litel þe curatyf entenciouns, þai ben left out of þis, as Lamfrank counseilleþ.

And if it plese, take alle þe vlcers of þe ey3en, right as it was saide of obtalmya, in þre spices: in smale attry vlcers, in þe moste and cancry, and in þe mene and filthi. Of alle soche forsoþe, scharpe humours and fretynge be þe cause, þat flowen to þe ey3en, as Iesus saiþ.

Tokenes of vlcers of þe ey3en ben akþes and flowynges oute of teres and swellynge redenesse. And when þat the ey3e is opened, if þai be in þe coniunctyf, þe poynt schall appere reed. And if þai be in þe blak, þe poynt schal appere white and clowdy. þe vlcers forsoþe of þe coniunctyf ben rede, of þe blake of þe ey3e, white, for the bodies of ham (as Iesus and Auicen saiden), þe whiche the schrapynge of a blak horne witnessith. And þat is þe cause why þat many leches ben desceyuede (as Gordoun saiþ), trowynge þat it is made þerof for þe puttinge to, and in layenge þerto wastinge medecynes, þai stroye þe ey3e. And neuerþelatter þere is whitenesse for þe holownesse of þe blak of ey3e.

It is schewed of vlcers of þe ey3en þat if þai lede wickedly to þe outebrekynge of þe blake of þe ey3e and to þe goynge out and arerynge [f. 91rb] vp of white and by consequent to lesynge of þe ey3e. It is schewed þat to soche vlcers folowen white scarres vnable to be done awaye, for þat the blak is a membre of sperme and þere ben no sowdynges made þerof after þe firste entencioun, but þai ben sowdede or heled by a straunge mene, as it was now saide aboue and it schal be saide.

4 broken, *see Commentary*   5–7 *See Commentary*   12–14 *See Commentary*
20 oute *repeated*   30 þe *om. before* ey3e   31 wickedly, *see Commentary*

Moreouer it is saide many domes of vlcers hauen her place, wherfore be þere ihad recours to ham. Moreouer it is conseilede to þe wirker þat if þer be a notable aposteme wiþ the vlcers, þe revme of þe hede akþe schal not wery the pacient til þat the aposteme were lissed. Moreouer it is conseilede þat, or þis passioun be pursued, þe chapitle of obtalmya be first isoght, for þe ententes of þe vlcers and of þe obtalmykes accorden in many þinges.

Curacioun of vlcers of þe ey3en, after Galien in 4to Myamur, nedeþ þo same þinges þat oþer vlcers nedeth after kynde. Neuerþelatter for the nature of þe membre, it byhoueþ the medecynes to be moste softe, clensynge, fillynge and ledynge to helynge. Among þe whiche it is praysed þat by tuthie and soche oþer þinges ywasshed by medled togidre. And medle þerwiþ þe iuses, nou3t only suche as ben vnbitinge, but soche as haue power to lisse moste strong akþes, as is þe iuse of mandrage. When þai ben forsoþe filthy, it byhoueþ to medle þerwith some of þe clensynge medecynes, as is saffran, wiþ some clensynge metalles.

And for þat oþer vlcers hauen foure entenciouns in þe curinge, for so moche þe cure of þe vlcers of þe ey3en schal haue foure entenciouns. The firste schal be in þe lyf. Þe secounde, in þe mater goynge tofore and flowynge. Þe þridde is þe layenge to of þe entente aboute þe vlcer. But þe fourþe is þe correccioun of þe accidentes.

The firste entente, and þe secounde, is fulfilled after þat it was saide aboue þat ben fulfilled in obtalmya, this neuerþelatter [f. 91va] iput þerto, þat he lye not ne slepe not vpon þe side in þe whiche þe vlcer is, þat the quittre frete not þe tunycles of þe ey3e, ne late hym nother crye ne fnese ne blacle. Alle þise þinges forsoþe leden maters to þe ey3e. Be al þyn entent forsoþe to wiþdrawe and to lette þe revmynge mater þat it come noght to þe ey3e and to lisse the akþe.

The þridde entencioun is fulfilled þat, if þe pustle (i. bleyne) be noght open, þat water of femigrek or of honysokel, for þai open þe vlcer sone, as Iesus saith. After, clense þe vlcer with þat þat wassheþ and clenseth þe filþe, as dropping of syrup of rose. It is

---

1 ?Om. before vlcers; L vlcerum ⌈communium⌉   3–5 See Commentary
9 in 4to Myamur underl. red   13–14 See Commentary   26 þai ?om.
before ben   28 MS. and to lisse þe akþe after ey3e; redundant, see ll. 31–2
34 Om. after honysokel; L(O) ⌈distilletur in oculo⌉ aqua fenugreci aut melliloti

hiely praysede of Raby Moyses in þe xxi[ti] parte of his book. And after þe clensynge, fulfille þe holownesse wiþ soche medecynes þat maken þe flesche to growe, as is þe white colere (i. a confeccioun for þe ey3en) in þe whiche is opium wiþ womanis mylke or with þe white of an ay, if þer be akþe. If þe akþe forsoþe be repressed, vse þe white colre in þe whiche is clymya, þat Auicen clepeth lubans. And þe colere of frank ensence is praysed þerto in 5to Terapeutice, for-why it matureþ (i. rypeth) and clenseþ grosse maters, as Iesus saith. The fourmes of þe whiche and þe receites schal be founden in þe Antitodarye.

Also þe colery of lede is praysed in þe ende of Hebenmesue and of Alcoatym and of Azaram. It reparayleþ forsoþe and sowdeth þe vlcers of þe ey3en, whos fourme is founden of Rasys: Take of brent lede, of antymoyne, of tuthye ywaschen, of es vste, of gumme of Araby, of dragant ana ʒ viii, of opium ʒ sem.; make a collery with raynewater.

But þe fourþe entencioun is fulfilled after þe kynde of accidentes. Of akþe it is saide ynowhe in obtalmya.

Of brekynge of þe ey3e sterne and of goyng out of þe humour But if the sterne of þe ey3e be broken and þe humour [f. 91vb] comeþ oute so þat þere folwe areryng vp, it is an open token, after Galien, vbi supra. And þerfore, boþe for itself and for þat þat cometh oute, it nedeth repercussyues and streynynge medecynes and good streytenesse with þirstynges and with byndinge. And þerto is þe collerie of ematites moste mervaylouse (and of þe white of an ey rubbed in a westone), þat is: Take of þe stone of ematites ywaschen ʒ iiii, of ceruse, of clymya ana ʒ ii, of es vste, of amydoun, of gumme of Araby, of dragagante, of opium ana ʒ i, and make of ham a collery with þe iuse of þe leues of olyue.

And sometyme it is nede þat, if the arerynge vp were grete, to streyne it wiþ a plate of lede. And if þe maladye were olde of one 3ere or of two 3eres, come noght þernygh, for it haþ no cure, as Iesus saith. And if þou wilt make þe ey3e faire, bynde þe struttinge oute wiþ a silken þrede and cole and comforte þe ey3e til þat it falle, and þe þrede. Of þe scarre and of þe steppe þat bileueþ after þise, it schal be saide withynforth.

Of þe fistle in the corner of þe ey3e next þe nose The fistle in þe corner of þe ey3e is ofte tymes ymade of a litel aposteme þat is cleped garab, þe whiche springeþ of euel humoures. And it is so

7–8 in 5to Terapeutice *underl. red*   25 and of, *see Commentary*

longe taried in maturynge to be opened þat the quyttre is turned to bitternesse, and it festreth þe place, and it hardeneth þe ynner circumferences, and it roteth and defouleþ the bone. And it is somtyme opened wiþouteforthe, and sometyme toward þe in-
5 wardes of þe ey3e vnder þe corner of þe ey3e, and sometyme to eyþer partie. And it is somtyme opened toward þe pipes of þe nose þirles. And some is in þe flesche, and some in þe bone.

The cause þerof ben grete humoures, þe whiche ben matured in þe place by longe abidynge, and þai rote the place. To [f. 92ʳᵃ]
10 þe whiche rotynge folweþ feblenesse, wherfore þat wicked humoures be drawen to þe place, and þai maken a fistulouse vlcer.

The fistle of þe ey3e is bytokened of an aposteme þat come of hardenesse and of a swardy fourme (i. schappe) and deepe and of quitter like wheye and towht, þe whiche goþ oute by þe hole,
15 moste while þat it is þirste, and þe ey3en be rede and swollen. And it is certefied by the touchinge of þe serchoure, for if it be in þe bone, þere is a scharpenesse yfeled. And if it be forsoþe in þe flesche, þere is feled a softenesse and a li3tnesse.

It is schewed þat the fistle in þe corner of þe ey3e is of harde
20 curacioun for litelnesse of flesche and more for þe neyghenesse of þe ey3e, þat is forsoþe þe moste sensible (i. felynge) particle. And ofte tymes þe openynge of þe fistle in þe corner of þe ey3e is so nyghe þat the flore of the ey3e lidde is broken and þe flesche þerof is wasted, wherfore þe teres renne euermore. And it is noght
25 sowdede, but it is made mysshapen.

Curacioun The cure of þe fistle in the corner of þe ey3e is haþ two rewles: vnyuersal and particuler. Þe vniuersal rewle is saide in þe chapitle of þe fistle in comune. The particuler rewle haþ þre entenciouns. The firste is to smyte a3eyne, to resolue and to mature
30 after his tymes and to open þe aposteme when þat it is noght open. The secounde is to mondefye (i. to clense) when þat it is open. The þridde is to slee þe fistle when þat it is confermed (i. roted).

The firste is fulfilled, as it is saide of obtalmya, with repercussyues and wiþ resolutyues and with incarnatyues. And it is
35 propirly imatured wiþ an emplastre made of barly mele and of schelfisshe, of saffran, of aloen, of myrre, confecte wiþ oppoponak dissolued in vynegre. It matureþ forsoþe and brekeþ an aposteme by itself. And if it breke nou3t by itself, abide not þe maturacioun, but open [f. 92ʳᵇ] it wiþ a launcet ferre fro þe corner of þe ey3e.

12 come, *see Commentary* 26 is *superfl.* 30 aposteme] apostemes, s *underd·*

The secounde entente forsoþe cometh after þe openynge, þe whiche is fulfilled (when þat good þirstinge out of þe quyttre is made and wasshynge, if it be nede, with þe water of rewe ymedled wiþ hony) with þre helpes. Th firste is Auicens of þe schaare of þe reede yfounden in þe ynner parte þerof, and propurly at þe roote. And gadre togidre so mykel þerof þat all þe depenesse may be fulfilled, and couere it wiþ dyapalma or with some emplastre appropred, and remeve it twyes in þe day. And when þat it is clensed ynowhe, hele it.

The secounde help or medecyne is of Rasys, þat a collery be put in by þe hole, made of frank ensence, of sarcocolle, of aloen, of sankdragoun, of balaustya, of antimoyne, of alume euen porciouns, of þe rouste of bras þe fourþe parte of one partye. And make þerof a collerie with raynewater, and (Avicen saiþ) proprely when þat it is dissoluede wiþ water of galles. And þrowe in þre or foure droppes, and lye he on þat other side, and remoue it twyes or þries on þe day, and so continue it a weke. This collerye forsoþe is of so moche vertue (as Rasis saith) þat it heleþ the fistle of þe eyȝe, or it tarieth so abak þat it semeth ihelede.

The þridde helpe (i. medecyne) is Williames de Saliceto: þat when þe hole is made large, be it clensed wiþ vnguentum viride made of þe floure of bras, of alume and of hony, or with þe powdre of affodille. And after þe clensynge, hele it wiþ helynge medecynes.

And if þise þinges availe not, lat come forth þe þridde entencioun, þe whiche is to slee þe fistle, þat (when þe hole is made large and þat the leche be certefied of þe botume, as it was saide aboue in þe commune of þe fistle) is fulfilled in two maneres: in one maner by inscicioun and by cauterizazion, in anoþer maner by fretynge or gnawynge.

It is made by inscicioun (i. by kyttynge) þat it be kytt wiþ a launcet or [f. 92va] wiþ a rasoure forthright fro þe corner of þe eyȝe als mykel as it schal be possible in makynge it in lengþe vnto þe botume. And þan fulfille þe wounde with tentes dipped in þe white of an ey. And on þe morne byholde the mouth in remouynge, and cauterize (i. brenne) it after þe quantite of þe filynge wiþ pytty and rounde cauteryes, in kepynge þe eyȝe with a pipe as Alcoatym doth, or wiþ a paste as Iesus doth, or wiþ a spone of siluer or of brasse as Thederik doþe. After þe cauterizacion staunche þe akþe and þe brennynge, and procure þe fallynge of

4 Th *read* The

þe escare (i. scurfe) and þe offlawynge of þe bone, as it is saide in þe comune.

It is cured by fretynge þat þere be put yn a tente wette in some corrosyf. And awarde and kepe þe eyȝe with colde medecynes.
5 The firste maner forsoþe pleseth me and Lamfrank beste, for the brennynge wiþ an yren is bettre ymesured þat it goo nouȝt to breke þe lacrimale þan wiþ the medecyne.

And after þat the fistle is mortefied (i. slayn), þe whiche schal be knowen as it was saide aboue, hele it and cure it. Hebenmesue
10 forsoþe praiseth noght þe manere of curynge and of persynge wiþ an all to þe pipes of þe nose þirles. Ne I haue not founden it in effecte, for-why riȝt sone after þe hole of þe bones is fulfilled and no þing may renne oute at þe nose þirles. The sendynge forsoþe of þe mater to þe pypes of þe nose þirles, þe whiche Arnalde
15 praiseth, with þe instrument þat is cleped capud purgus is loued to me.

And if þer may no þing be do, couere hym as it is saide and wiþ soche a collerie þe whiche Thederik praiseth: Take of mercasit ywasshen, of hempe seed ywasshen ana ℥ i, of þe asshen of a
20 furnays in þe whiche brasse is fyned ℥ iii, of myrre, of aloen, of wylde celidoyne, of saffran, of opium ana ℥ i. Confecte it with wyne, and laye it to wiþ the white of an ey.

Of vlcers and of polipus þe which comen in þe nose
Vlcers þe whiche ben made [f. 92vb] in þe nose þirles: some ben
25 withoute dede fleisshe and some ben wiþ dede fleisshe, and some ben attry and some ben felthy and some forsoþe ben fretynge. And þo that ben wiþ ouer mykel fleisshe: some ben of the whiche þe flesshe is softe, hyngynge and as it were departede, þe whiche ben clepede ozea of Galien, of Auicen alharbat. Some ben of þe
30 whiche þe fleisshe is harde, nouȝt departed, ne hyngynge, but cleuynge to, þe whiche is cleped polipus of Galien and of Auicen cancer.

Causes The causes forsoþe of vlcers of þe nose ben scharpe humoures and roten fallynge downe fro þe hede þe whiche, if þat
35 þai purchace for brennynge a gretenesse, þai gendre polipus. If þai be þikked forsoþe wiþoute brennynge by coldenesse, þai make softe flesche. Wherof Galien saiþ in 3° Meamur: Ozene ben made of þe flowynge of scharpe humoures and roten, and polipus is þe burgeoun of grete humoures. It is cleped forsoþe polipus to þe likke-

19 i ? *error; L ii*

nesse of þat fische þat is cleped so for it haþ many feet (and þerfore it is cleped multipes of Auenzoar), or for þat it cleueþ faste to þe place þat it is yn, or it is likned to þe flesshe þerof, as Galien saiþ.

Tokenes Thise passions ben bitokened in openynge þe nose þirles with þe instrument þat is called speculum, whos schap is þis:

Pro naribus   **Speculum**
vel pro matrice

And þat be done in þe sonne with good sighte and wiþ touchinge, as Haly Abbas saiþ.

Polipus forsoþe dyuerseth (after Auicen and after Lamfrank) fro þe superflual flesche for þat þat flesche forsoþe is softe, hyngynge, of coloure and of substaunce like to a longe, withoute akþe, nouȝt cleuynge to but after þe roote, and it cometh ofte tymes after rematyk siknesse. Polipus forsoþe is harde, drye, ful of akþe, derke and horrible and stynkynge and venymouse, nouȝt hyngynge but faste cleuynge to þe nose þirles. [f. 93ʳᵃ] And ofte tymes it byginneth by itself of a pustle (i. bleyne), and it is encresed litill and litil, and it waxeth til þat it come to þe rofe of þe mouthe.

Þe vlcers of the nose be noght to be forȝeten, for þai ben the way to þe polipe, as alle leches sayen. Polipus forsoþe of alle his kynde is venymouse for-why it is of þe kynde of hidde cancres. It is schewed þat it is bettre not to cure it þan to cure it, as Ypocras saith. A softnynge cure forsoþe sufficeth þerto wiþoute kyttinge and fretyng, as Auicen saith. The flesche forsoþe þat is ekkede with þe whiche þe nose is tretable and of good coloure is cured withoute drede, as Brune saith. Of þe whiche it semeth þat þat distinccioun þe whiche Rogeryn putteth, and many oþer leches þat some polipus is curable and some not curable, it takeþ polipus properly but largely for euery flesche þat is sprongen in þe nose þirles wiþoute kynde (i. vnkyndely).

Curacioun With þat the diete and þe purgacioun þat ben saide aboue in scharpe and melancolyk materes to þe vlcers and to þe polypus þe cure is (after Galien, vbi supra) to dreye and to strengþe þe hede. How forsoþe þat it byhoueþ to strengþe þe hede and þat none superfluyte may folw to þe lower partyes, it is ofte tymes saide aboue in obtalmya and it schal be saide in þe revmes of þe eyȝen.

7–8 *Drawing here*   30 *Om. before* properly; L ⌜non⌝ *proprie accipit polipum*
32–4 *See Commentary*   35 and *?superfl.*   36 folw] folwe, e *underd.;*
read flow; L *influat*

And it foloweþ þat after þou hast made þe hede strong by þo thinges, comynge to the cure of þe ozene and of þe vlcers, hauynge an entencioun to drye þe seke membre by medecynes of medled vertue, þat is to say of repercussyf and of dyaforetyk. Where-of it is saide in 5to Terapeutice: It byhoueþ forsoþe a medecyne to þe nose þirles to be mykel dryer þan to þe ey3en, forsoþe lesse þan to þe eres.

And þerfore, if þe vlcers be attry, þe white oynementz wiþ brent lede be nygh to ham, as Haly Abbas putteth. If þai be forsoþe filthy and crusty, wasshe ham wiþ wyne and wiþ hony of þe sethinge of camomylle, [f. 93rb] of honysokel, of water cressen, of elebor and of myrre, and if it be nede with lye, and after clense it with vnguentum apostolorum. And if þer be putte yn a tente of þe rote of gladen dipped longe in oyle of iunypre in þe whiche scamonye were dissoluede, it clenseth best and heleþ. And the oynement of þe Foure Maystres is special in þat þat it is made of mynte, of egrimoyne, of oculus christi and of verueyne ybeten wiþ swynes grece. And afterward hele ham with þe white oynementz.

If þe vlcer forsoþe be fretynge, it is to bygynne at þe medecyne of Galien in 3° Miamur, þat Auycen takeþ, of þre kyndes of pome gernatz, of bittre, of swete and of soure. It is made after hym forsoþe in þis manere: It byhoueþ to kytte ham while þat thay be fresshe and rype and to stampe ham besily þat þe iuse may be þirste out fro ham, þe whiche it byhoueþ to putte in a clene vessel, in seþinge it a litel if it be ouer moyste. Þat forsoþe þat is lefte of ham, þikke and grete, stampe it strongely þat lychynies may be made þerof, þe whiche be þai putte into þe nose. And when þat is wasted in makyng þe lychynies, take of þe iuse þe whiche þou keptest, in vsynge it with a penne or with wolle laide al aboute. And if þe forsaide iuse were dryed, after þat it were poudred, it may be laide þerto in blowynge. And be it ofte idone, and be þe seke membre neuere wiþoute.

If þis availe not forsoþe, it is to turne a3eyne to þe pyletes of aldaron and of calidico dissolued wiþ swete wyne or with vynegre if þe sekenesse be harde. And after clense it and hele it as it is aforeseide.

And if þe vlcers were strongelych akynge, hele ham with þe

---

2 comynge, *see Commentary*   9 nygh, *see Commentary*   29 *? Om.*
after aboute, *see Commentary*   32 *? Om. after* wiþoute; L sine ⌈*ipso*⌉
34 calidico; L *calidicon*

forsaide oynementz in þe whiche be þer putte a litel opium. And if þere were hete, lay þerto oyle of rose or of nenufar by þe biddynge of Haly Abbas. And lay aboue þe nose and al aboute, sawndres, wilde celidoyne, purseleyne and soche oþre with water of rose [f. 93ᵛᵃ] and wiþ vynegre.

Drye vlceres forsothe and ragedyes or clyftes ben heled with waxe and with þe marye of the þygh of a calf and wiþ the muscilage of þe sede of quynces, of dragagant and with oyle of almondes.

The superflual flesch forsoþe the whiche is liȝte and nouȝt fraudulent ne cancrose, be it ykitte away, after Albucasis, by this maner: It byhoueþ þat þou make þe seke man to sitte downe bytwene þyn handes, sette to the sonne. And open his nose þirles and drawe þe flesshe owtewarde and kytte þat ȝe haue taken wiþ a þenne, scharpe spature in one partie til þat þou knowe þat al þe flesche is now done away. And if þer byleue any þing þerof þat may not be kytte away, schaue it liȝtliche til þat þer leue no þing þerof. If blode forsothe haue dominacioun, or aposteme, kytte ham away with þat þou conne. And if it be not possible to þe to kytte þat þat is aboue in þe ouer bones of þe nose þirles (þe whiche þou schalt knowe, in makynge hym to sokke vynegre or any soche, if it may come noght to þe mouth), þan putte it yn, in soukynge by þe nose þirles and in spyttinge by þe mouthe, as children dooth in scoles. Or putte a þrede ful of knottis with a leden nedel til þat it come oute by the mouthe. After lede þe knotty þrede so mykel til þat þe flesche be kytte and wasted. Afterwarde drawe out þe þrede and put yn vnguentum Egipciacum wiþ a tente til þat be wasted þat lefte. And if the þrede were enoynted wiþ þat oynement, it were goode.

Many leches forsoþe as þei, when þay may not waste altogidre to þe roote, þai kytte þe nose in þat one side vnto þe mouthe. Afterward þai kytte away þe superflual flesche and cauterise it, and after þei sewe it wel and strongely. Neuerþelatter I counseile not þat it be sewede til þat it be siker þat the blode be restreyned and þat it be had out altogidre by þe roote, for þere may not so litel of þe roote by left but it wil [f. 93ᵛᵇ] come aȝeyne, and so þe werk were made for noght. And after þe schauynge þe lippes may profitably be sewede.

Oþer leches forsoþe, as Rogeryne, kytte of þat flesche in puttynge yn an hote yren by a pype. Neuerþelatter I haue seyn ofte þat þat pype toke so þe hete of þe cauterie þat the pacient myȝte noght

8 *third* of ? *read* with; L *dragaganto* 28 þei, *see Commentary*

suffre þe werke. And when þat it is defended with clowtes, it is so lette þat þe werk is done wiþ difficulte. If þe pacient forsoþe drede hote yren, þilke Rogeryn commaundeþ to putte yn a clowte or a tente wette in a ruptorie and, after þe fallynge of þe escare, to hele it as oþer woundes. Neuerþelatter in euery case laye al aboute colynge medecynes, and forbedynge and staunchynge þe akþe, and holwe tentes made of lede when þat it schal be nedeful.

Of bledynge at þe nose Galien wrote in 3° Meamur þat Eraclitus Terentynus, doynge away the cluddres, laide ferst þerto a tente enoynted in lycyum dissoluede in water to restreyne. And in takynge þe nose þirle with þe fyngres wiþouteforþe, so he þirstede it til þat it were restreynede. Or he layde þerynne olibanum ad oþer medecynes the whiche be made to woundes, stepede in þe iuse of virga pastoris, and he putte yn a lychynie dipped. It comforteth also, as he saith, to make the forhede colde wiþ spownges ydipped in moste bittre vynegre and to holde the parties of the hede arered and in drawynge to bynde and to frote the armes and þe handes and þe places and þe arme holes and þe priue stones, the knees and þe feet (so forsothe the blood is departed, and it leueth þe nose þirles) and to ȝeue colynge medecynes in the drynk and to stoppe þe nose þirles with clowtes and to holde colde reynewater euen in his mouth.

He forsoþe in 5to Terapeucie prayseth not streynynge medecynes ylayde al aboute til þat the wiþdrawynge be imade, for þai schulde openly noyȝe þe hede. Þai commaunden forsoþe to turne [f. 94ra] to other þinges, firste blode laste or ventosynge in the ypocondre and in the nodul, and by frotynge and byndinge of the extremytees.

Of alcola and of vlcers of þe mouthe The vlcers þe whiche ben made in the mouthe receyuen þe same dyuysiouns as þe vlcers done in þe nose, this yput þerto þat fretynge vlcers, somme ben in þe tonge, some in þe gomes, some in the bone of þe iawe. Wherof Galien in 6to Meamur clepeth þe vlcers þat ben made in the mouth but litel wiþynne þe skyn afthas and Auicen in 3° clepeþ ham alchola, and many leches clepeþ ham cancrositees in the gomes, hauynge somewhat of firy hete. And so þe comunete of leches clepeth þo þat ben in the bone fistles. And þo þat be made of eked flesche ben cleped fycus and emoroydes.

12–14 *See Commentary*   13 ad *read* and   18 and þe places *? superfl.*
25–7 *See Commentary*   32 in 6to Meamur *underl. red*   33 afthas] afchas
in 3° *underl. red*   36 eked *first* e *altered from false start on another letter*

The causes of thise passions ben soche as were of þe nose, but þat þai happe ofte in children for malice of þe mylke and for þe euel defieng þerof.

The tokenes ben bytokened of the sight and of þe touchinge. þe humoures ben schewed of þe whiche þai ben made: redenesse, of blood; ȝelownesse, of colre; whitenesse, of fleume and blaknesse, of melancolye.

Vlcers of þe mouth folwen ofte tymes pusteles bothorales (i. blobby or clustry bleynes) and apostemes þe whiche ben made in the mouthe. Galien, vbi supra (i. in the same place aforsaide), saiþ þat vlcers of the mouthe ben harde to hele, for þai ben in hote and moyste places, in þe whiche rotyngnesse and fretyng is sonneste multiplied. And þerwiþ a medecyne þat is laide þerto may not wel abyde in þe place. Thay ben caste downe anone wiþ spotil.

Curacioun The cure also of ham is like in a maner to þe cure of þe vlcers in the nose þirles, but þat the blode laste of þe veynes of þe tonge is mykel helpynge in ham, as it was saide in þe squynancie, and þerwith þai haue propre medecynes.

In [f. 94rb] attry, clustry vlcers, þe medecynes sufficen þat dryen mesurably, as dyamoron and þe fruyt of bayes and the iuse of the ryndes of grene nootes and þe appel of cypresse, as it is saide in 5to Terapeucie. Auycen forsoþe putte to ote mele and sumac and the comunete of leches putten þerto þe water of planteyne and of roses, of wodebynde and of soche oþre.

In roten vlcers, swete wyn is praysed, of the seþinge of celidoyne, of cipresse, of schere gres, of water mynt, of galle, of saffran and of myrre. And in fretynge vlcers forsoþe, alum and vitriole.

Wherof Galien in 6to Meamur saith: I forsoþe ȝeue a medecyne in smale vlcers wiþ a litel brede and with the mary of an herte and of a calf. And I medle wiþ here mete soure fruytes, as ben quynces, open-erses. And sometyme I ȝeue ham of letuse, endyue, purceleyne, and I make ham mesurably soure medecynes, as ben sumac and roses. Folwyngly I enoynte ham with medecynes þat maken to swete out. In þe more I putte to vitriole and soure wyne. And if þe vlcer be filþi, I yoyne þerto hony. And if þai be fretynge vlcers, I make a mesurable medecyne wiþ rouste of bras, with oyle and wiþ vitriol as it were a þikke plastre. And I tempre wiþ the rouste of bras to holwe vlcers.

14 *See Commentary*   15 in *interl. w. caret*   23 planteyne] l *interl.*
w. caret   32 ? *Om. after* ham, *see Commentary*   35–7 *See Commentary*

If þise maneres of vlcers forsoþe be fretinge and cancrouse in þe gomes, when þat thei ben firste frotede and þirste oute fro the euel blood, wasshe hem ofte with vynegre squyllityk of þe seþinge of þe leues of olyue, and after enoynte ham with soche a medecyne:
5 Take of eyþer of alume ybrente and of salt, of galles, of þe ryndes of pome garnates, of þe hules of accornes, of canel, of clowes, of notemoge, of aristologie, of sauge, of roses, of the hules of dates, of þe legges of crabbes ibrent ana partem i. Poudre ham and medle [f. 94va] ham with þe forsaide vynegre and wiþ hony and enoynt
10 þerwith, or laye it to þe place in poudre. And if þise availe noght, laye þerto the pilottes of affodilles or of calidicon or of aldagaroun or the strong water. And if it be nede, brenne þe place wiþ actuel cauterye.

If a fistle forsoþe be bred in the gomes, remoue þe teeþe and
15 þe hole be made brode. And if þe fistle may nou3t be slayne wiþ a droppe of þe strong water or of arsenek ysublymede and repressed, vncouer the mouthe als mykel as it schal be possible. And þat þat haþ be corupt, brenne it wiþ a siluer nedel or of latoun, as Rogeryn saith. And if it may not wel be clensede by þe ouer partie, many
20 leches conseilen þat it be opened þere-a3eyns on þat other side by þe lower partie. Neuerþelatter it is harde to sowde for the spatle and for that þe openynge the whiche is made withynne and wiþoute haþ founden none place in the whiche he myghte reste hym as þe fundament in the erthe, as it is saide in primo Pro-
25 nosticorum.

But for that akþe folweþ thise vlcers and letteth þe wirchinges the whiche ben made in ham, it is commaunded þat the akþe be lissed wiþ oyle rosat in layinge it wiþynforth and withouteforth. Galien forsoþe in 6to Meamur conseileþ oyle of birche. When it is
30 halden in the mouthe, it repercussith (i. smyteth a3eyne) vnheueliche wiþoute scharpnesse, and it maketh it to swete oute wiþoute gnawynge.

When þe akþe forsothe were staunched and þe cancrositee and þe fistle yslayne and dewly iclensede, þan procede to flesshe, in
35 wasshinge þe mouth with wyne and wiþ hony of þe sethinge of frank encense and wiþ an oynement made of aloes, of myrre, of sarcocolle, of mastyk, of frank encense, of sankdragoun and of mel rosat.

5 *second* of ?*superfl.*; L *vtriusque aluminis*   16 arsenek ysublymede *on erasure*

If the eked flesshe be harde and [f. 94ᵛᵇ] cancrouse, touche it noght in curynge but in couerynge. If it be softe forsothe and wel tretable, kytte it and cauterize it (if it be nede) after þe forsaide manere and procede and cure. And if þou my3t bynde it wiþ threde aboute þe rote, it were the sikerer waye for bledynge and for the drede of the pacient.

Cliftes of þe lippes ben amended with þe oynement aforesaide in the nose or with þe oyle þat gooth of note kirnel while þat it is brente. Ylayde to forsothe, it heleth ham merveilosly, as Rogeryn saith. If it be noght helede forsothe with þise þinges, Albucasis commaundeth to cauterize it vnto þe botume and after to cure ham til þat they be helede.

Of vlcers of the eres The vlcers of þe eeres hauen þe same distincciouns, causes and signes as haue þe vlcers of þe nose þirles and of the mouthe. Neuerþelatter þai neden dryer medecynes, as it is saide in 5ᵗᵒ Terapeutice, as one þe wysest Thesiline declareth in þe vlcer þat he heled. Wherof it is saide in 3° Miamur: Who so euer forsothe suffren newly vlcers of þe eres and wiþoute akþe, þe cure of glaukynum, þat is scief of wylde celydoyne only ibeten with vynegre, and þo þat ben cleped of leches dyamirra and dyacroca. Þo þat be with akþe, cure ham wiþ pilotes of andronium. If thise vlcers forsoþe ben olde, vse trustely þe scurf of yren wiþ vynegre, enoyntinge ofte tymes in the sonne or in þe fire wiþ a frieng panne. If þe eere forsoþe nede wasshinge, wasshe it with oxymel or with wyne and with hony and with water of yren. If it be a fistle or ekede flesche, þrowe it out as it was saide aboue. Neuerþelatter in euery case staunche þe akþe as it was saide aboue of apostemes.

The þridde chapitle, of vlcers the whiche ben made in the nekke and by consequent of ham þat ben made in the bak.

The vlcers þe whiche ben made in the nekke and in þe bak hauen [f. 95ʳᵃ] no dyuersite from other but in pronostyk, for þai ben ful perilouse for veynes and for arteries and for synowes and for wayes of þe ayre and of the mete. And þo þat ben in þe bakke perisshen for the nuke.

18–19 *See Commentary*   21 dyacroca] dyacrota   andronium] ? andromum   31 *Illum. cap. unfinished; only gold-work put in; guide letter visible.*

þe fourþe chapitle, of vlcers þe whiche ben made in the schulder blades and in þe armes.

The vlcers of þise membres hauen none difference from vlcers of oþer membres but in pronostyk and in þe maner of
5 byndinge, of þe whiche it was saide wel ynowhe in the cure of woundes of ham.

The fifte chapitle, of vlcers þat ben in the breste.

The vlcers þat ben in þe breste þe whiche perse noght ben curede as oþer vlcers. Tho forsoþe þat persen ben putte in þe
10 kynde of fistles, to þe whiche curacioun availeth noght, as it is saide. It sufficeth forsoþe þat þai be hidde. Þe cure forsothe of couerynge or hidynge is sometyme made curatyf. And it is þat þere be putte to good rewle or gouernance, as it was saide aboue of woundes of þe breste. If it be considered þat the mater be gadred
15 withynneforth and þat it falle and lette þe membres of brethinge and if þat it may be clensede by þat place, make þe hole larger, if it be noght large ynowhe to putte yn the pype of a clisterye, wiþ a tente of genciane wel ybounden þat it falle noght yn. And afterward clense it, in throwynge yn mellicratum or some of the for-
20 saide wasshynges þat be saide in þe cure of þe woundes of þe brest, to þe whiche it is to turne aȝeyne for this matere. And laye þereaboue a mundificatyf of hony isoden or of þo that drawen the mater fro þe depenesse and fro þe holownesse of vlcers þat were saide in halky or denny vlcers, to þe whiche also it is to turnede,
25 outetake þat scharpe medecynes, as is vertegrece, schal not be þrowen into þese vlcers.

If it may not forsoþe be clensed dewely, open it bytwene þe fourþe and þe fifte ribbe, [f. 95rb] as it was saide in þat chapitle. And procure þe vlcer wiþ vnguentum apostolorum or with some
30 mundificatyf. When þat þe fistly hardenesse is wasted with a cautery in an olde vlcer, late it be sowdede.

The pocyons (i. drynkes) ben praysede in this case, of þe whiche ȝe haue had plente aboue. Neuerþelatter Henry approueþ one, the whiche he sawe ȝeuen by a mayster and many tymes to hele, þe
35 whiche is made of þe roote of the tasel ystamped and medled with hony, yȝeuen erly and late in þe quantite of a comune note.

---

10 availeth *small dot under first a, ? superfl.*   24 turnede *read* turne; L *est recurrendum; cf. l. 21*

Wherof Aueroys saith in 5to Colliget: Carsof (i. fullers tasel) is hote in þe secounde degre. It clenseth all filþe by þe vryn, ysoden with wyne, and it remoueth þe stinkes of þe arme holes and fro all þe body. And it hath generally of al þe kynde to withstonde al rotyng or filthe, and it is a medecyne able to be receyued and sauoury.

The sexte chapitle, of vlcers of the wombe.

Ulcers of þe wombe þe whiche þat persen noght ben curede as other vlcers. Tho forsothe þat persen ben putte in the kynde of fistles, to þe whiche curacioun availeth litel. It sufficeth forsothe þat thay be couered with gode gouernaunce and wiþ conuenient pocyon (i. drynk) and wiþ clensynge with a plastre mundificatyf (i. clensynge) and helynge.

The seuenþe chapitle, of vlcers of the þighe bone and of his parties.

Ulcers in the haunches ben sometyme in the conteynynge membres and sometyme forsoþe in þe conteynede membres and sometyme forsothe in þe membres þat comen þerof, as in þe 3erde, in the codde and in þe fondement. þe vlcers forsothe þat ben made in þe conteynynge membres ben heled in þe same manere as þe vlcers of þe wombe. þo forsothe þat ben made in þe conteyned membres, þai ben noght of þe science of cirurgie. Tho forsoþe þat ben made in þe conteynede membres þat proceden (i. [f. 95va] gone oute), as in þe 3erde and in þe nekke of þe matrice, ben vnhellynges of the skyn, chaufynges and attry vlcers, roten and fretynge and cancrouse. Yn þe fondement þere ben ragadyes, vlcers and festres. In eyþer, emoroydes, ekede flesches, attryces, fykes and condilomata.

Whos cause ben euel, roten humores and apostemes and woundes euel-helede and vnrewly frotynges and tretinges.

The tokenes forsothe of ham ben openly knowen to þe sighte and to the touchinge, and þe instrument þat is cleped speculum is mykel praysede þerto, after Auicen. Thai ben schewed by Galien in ix⁰ Meamur and by Auicen in 3⁰ þat vlcers of þise membres ben moste sensible and also the passynge oute of superfluytees, þe whiche ben made by hamself, and most wiþ colre, ben bitynge or gnawynge. And þerwiþ þe medecynes þat ben laide þerto haue not

23 conteynede *superfl.*; L(P) *in procedentibus*   34 in ix⁰ Meamur *underl.* red   33–7 *See Commentary*

here sufficeant tyme, for þai fallen full lightly wiþ outepassynges, and þerwith þai ben hote and moyste and defended of þe ayre, to þe whiche rotynge hasteth. And it is put þerto: and þai ben not schewede for schamefastnesse til þat þai ben made wikkede. And þo ben worse (as Auicen saith) þe whiche ben made in a brawne, as in þe rote of þe ȝerde and in þe ers, and þo þat ben made depe withynne þan þo that ben in open place.

The cure of vlcers of the ȝerde and of þe nekke of the moder
Vlcers or apostemes in þe priue membre and in þe ers (after Galien in the ende 5^{ti} Terapeutice) neden no plastre mollificatyf, but helynge medecyne, not suche as other vlcers neden, but in so moche dryer in vertue in als mykel as tho membres ben dryer þan the flesch. And þo that ben aboute þe ende of þe ȝerde neden more þan tho þat ben aboute al þe priue place. þe whiche þing a maner man not trowynge was streyned to vse soche þinges. In þre day-[f. 95vb]es þe vlcer was heled, of þe whiche he was more sorowynge þan meruaillynge, for that he was norisshed by schrewed heresye of lores.

For þe whiche, if ther be only excoriacion and hete, it sufficeþ to wasshe it wiþ water of rose and of plantayne and at þe laste wiþ water of alume, and to laye þerto the white oynementz, and most tho þat ben made swete smellynge with caumfer or þe rynde of bugie or of balaustia or the botume of an attrepyloun ypowdred, and to drye it with softe clowtes.

If þe vlcers forsoþe be newe and attry and somewhat fretynge, aloen in thise is only a good medecyne. And brente lede and litarge ywasshen wiþ wyne ben like to ham, and tutye, lytarge and ceruse; and stronger þan thise, as es vste and the ryndes of the pynote and þe stone ematites; and þe compownede medecyne þat the Frensche men are wonte to vse, þe whiche is made by pauper ybrente and brente alume and drye gourdes ybrente. And Auycenes medecyne, þat is experte to ham þat neden strong dryeng wiþ flesshinge: Take of tuthie, of aloen, of sarcocolle, of frank ensence, of the stone emathites, of the rynde of a reed ybrent, of galles, of balaustia, of acasia. Powdre ham and þerof make an oynement wiþ oyle of rose. And if the vlcers be toward the ynner partye of the ȝerde, Auycen byddeth to put yn þe forsaide þinges wiþ an instrument to castynge yn.

If þai be olde forsoþe and roten and cancrouse, wasshe ham and

9 or, *see Commentary*   30 pauper] ?panper

plastre ham with soche a colerie þat Lamfrank putteth in partye: Take of white wyne li. i, of water of planteyne and of rose water ana quart. i, of orpyment ʒ ii, of þe floure of bras ʒ i, breke ham or braye ham ful smal, and medle ham with the oþer, and make þerof a collerie þat forsothe mortefieth, drieth and heleth. And trociskes (i. pylotes) [f. 96ʳᵃ] of affodilles and of aldaran ben stronger þan þat, and arsenek faileþ noght.

If þai ben forsothe so wicked þat þe place be made blak, þan it is beste þat the blak place be vtterly putte away. And after brenne it or departe it wiþ some corrosyf, most wiþ arsenek, in puttinge it bytwene the quykke and the dede, as it was saide in þe estyomene. And after when þat the place is clensede, gendre þe flesche and sowde it.

Neuerþelatter if þer come flux of blode in thise vlcers and it may not be staunchede with the powdres and with þe comune restreynynge medecynes or with þat medecyne of the Foure Maistres þat is made of alknet and of filtre ybrent and of henne fetheres ybrent, when þat all þe clumpres ben wel remouede, lay þerto arsenek, for it desceyueþ noght, so þat it falle vppon the open veyne. In the whiche case, if þat schal not mowe come vppon þe place, þe forsaide Maistres commanden to kytte the skyn and þan to lay þerto the medecynes. The whiche I do eschewyngly, for it is afterward euel yheled, and þe ʒerde ende falleþ and is gadred togidre, and it makeþ a swellynge vnder the ʒerde þat is ful noyous. Wherfore the Iewes þat are circumsided ben siker fro this peyne. Neuerþelatter Galien in 10° Terapeutice saith: Who þat hath but one way, þogh it be faylinge, wil he or nyl he, it byhoueþ þat he passe þerby.

And in alle cases wirke aʒeyne þe akþe and brennynge with populeon ymedled with þe iuse of morell with a litel barly mele or with þe white of eyren and with oyle of violet (as Rogeryn putteþ) and, if the blood be noght ydowtede, with þe bath of the sethinge of malues and of soche oþre. And lette or defende þe mater with the oynement of bole armenyak, and cole þe partyes vnto þe schares wiþ oxicratum and wiþ colde iuses. And putte a tente of wex or of softe clothe in þe ʒerde þat the hole þerof be [f. 96ʳᵇ] not schette for þe apostemacioun, and bynde þe place, and susteyne it wiþ a bagge and with a bonde.

The raġadyes forsoþe and þe fykes the whiche comen in

20 ?*Om. after* þat; *L si* ⌜*medicamina*⌝ *non poterant attingere super locum*
26 *in* 10° Terapeutice *underl. red*

þe 3erde and in the matrice and þe superflual flesshes ben curede as þo that ben in þe foundement, of the whiche it schal be saide withinforth.

The gretenesse þat is made vnder the 3erde, kytte it and bynde þe 3erde ende for to kytte. And after cauterize it, if it be nede for grete bledynge.

The holes þe whiche comen in the prepuse and in þe 3erde by the whiche þe vryn cometh ofte oute ben euel ysowded, as it is saide in 6to Amphorismorum.

Curacioun of þe vlcers and of þe emoroydes of þe fondement For þat bledynge and vlcers folwen communely to þe emoroides, 3e, and þai ben vlcers and fluxes or the causes of ham, as Galien schewede in 6to Amphorismorum, for so moche it schal be saide of hem in þis doctrine.

The emoroydes ben swellynges and bolnynges ful of akþe, ygendred of þe flowynge of humoures in the hedes of the veynes þat ben cleped the emoroydes. And þerfore Lanfranke saide wel þat emoroys was þe comune name of þe membre and of the sekenesse. Fyue veynes forsothe ben ended in þe foundement, þe whiche ben cleped emoroydes, as it was saide in the Anothomye. And bothe þe sekenes and þe membre is cleped so of emoroy of Grewe, þat is a fluxe or flowynge of blode in Latyne, for the blode passeth oute of ham and is clensede (and namely vnto þe hedes of the veynes, þat it may be sauede as to þe stoppede veynes), sometyme kyndely and sometyme vnkyndely, in spekynge of þe kyndely after somewhat, noght as in þe fluxe of þe menstrues (i. moneth euelles), þe whiche is onely ordeynede to þe helthe of all the kynde, but a partie, as in bodies þat habunden wiþ melancolye, for-why þat kepeþ fro many infirmytees. Noghtwiþstondinge þat Galien in 6to De Morbo et Accidenti saith þat alle fluxe of blode is [f. 96va] vnkyndely, outetake of þe mesurable menstrues. He forsothe in 3° eiusdem libri vnderstode þis of the partie of the disposicioun and noght of þe kynde wirkynge and þrowynge oute of euel blood.

Þere ben many kyndes and differences of the emoroydes. Some forsoþe ben taken of þe partie of the matere and some of þe partie of the place and some of þe partie of tho þinges þat longen þerto.

he differences ben taken of þe partie of þe mater, for þai may be

4–5 *See Commentary*   9 in 6to Amphorismorum *underl. red*   13 in 6to Amphorismorum *underl. red*   31–2 in 3° eiusdem libri *underl. red*

made of alle þe humoures, outetake of colre. Þai ben made dedely of a grete blode and as it were wartes of melancolie and as it were blistry or bleddery of flewme and as it were grapes of mene humoures. And þise ben namede so of ham of the whiche þat thai be taken and taken clepyng, as it is hade of þe saienges of Auycen in 3° Canonis sui. Of the partie of þe place, some ben open and some ben priue. Of þe partie of tho þinges þat longen þerto, for some ben stoppede and nouȝt rennynge.

After Raby Moyses, habundaunce of grete blode melancolyk is ofte tymes saide to be þe cause of the emoroyde, and neuerþelatter selden of oþer humoures (after þat it is aforsaide) þat drawen nyghe into þe kynde of melancoly. The humours forsoþe waxen grete and ben brent of euel rewle. Afterward þai passe downe by cause of here weighte, and þai fulfille þo veynes þe whiche ben in þe side or bordours of þe foundement, and þay wexe hote and aken, of þe whiche þai ben swollen and broken and maken fluxe. And euel materes exciten ham, þat ben scharpe and rennynge to þe place, or scharpe medecynes, as aloen and scamonye and þo that ben like to þese.

Tokenes and domes The tokenes of emoroydes ben hadde by sighte and by touchinge. And þe instrument þat sprede abrode helpeth mykel, þat is cleped Speculum, and moste in þe priue emoroydes, for þerwith þe foundement is opened and spred abrode.

Akþes and heuynesse [f. 96vb] of þe haunches and of the bak and euel colourynge of þe face were wonte to folowe the emoroydes. And ofte tymes þai comen at certeyne tymes, as fro monyth to monyth, or fro þe quarter of the ȝere, or fro ȝere to ȝere. It is schewed þat, when þay renne mesurably, þai comforten, and þan þai schal not be constreynede, for þai kepe the body fro lepre, fro madnesse, fro þe strangurie and fro the sekenesses of melancoly. If þai renne to moche, streyne ham, for the seke man may not suffre, and þay bringe yn þe ydropesie and the tysik. And þere-yn foloweþ the lore of Ypocras, 6^{ti} Amphorismorum: It is perile to hym þat hath the olde emoroydes to hele ham, for but if þat one be forsaken, it schal be perile þe ydropesye or þe tysik to be made.

1-2 *See Commentary* nis sui underl. red sunt aperte et fluentes⌐ morum *underl. red*   4 of ham, *see Commentary*   8 *? Om. after* rennynge; *L non fluentes,* ⌐quedam autem 21 sprede *read* spredeth   6 in 3° Canonis sui underl. red   34 6^{ti} Amphorismorum *underl. red*

It is schewed also þat, but if þe akþe be sone socoured, þai wil sone be apostemed and turne into a fistle.

Curacioun The cure and þe rewle of þe emoroydes is double: vniuersal and particuler. The vniuersal rewle or gouernance haþ thre entenciouns: þe firste is in the lyflode, þat grete melancolyk blood be nouȝt ygendrede. The secounde is in the mater goynge tofore, þat if it be gendred, þrowe it out esely. The þriddes is in drinkes and in apropred medecynes ȝeuen wiþynforth, þe whiche helen ham and drye ham.

The firste is fulfilled with due administracioun of þe sexe vnnatural þinges and of þe thre þinges þat ben longynge to ham, þe whiche were longe to trete. It is forsoþe of anoþer science, and wiþ that Maistre Arnald and Raby Moyses saide many dyuerse þinges of ham. It sufficeþ as in þis present (i. at þis tyme) to wete after Raby Moyses þat þere ben 14 metes fro the whiche þai schulde eschewe þat haue þe emoroydes, þat is to say, vynegre, pesen, ote mel, geysse, rede cole, dates, grete fisshes, flesche of [f. 97ra] boef and of goot and salt flesche, flessh of water foules, hedes of bestes, olde chese, þerfe brede and dowe baken, salt and alle scharpe sawces and alle tho þat were saide aboue in the postemes of melancolye. And þerwith eschewe he hiely fro constipacioun (i. hardenesse of þe wombe).

The secounde is fulfilled by takyng at certeyne tyme of diachatholicon or of diacassiafistula or pillules de bdellio, þe whiche ben after Rasis: Take mirabolanorum belliricorum, kebulorum, indorum ana ʒ x, of serapyn ʒ iii, of water cressen ʒ ii, of schauen licorice ʒ i, of bdellium ʒ xv, make therof pillules (i. balles) with the iuse of leek. Þe dose (i. ȝeuynge or the quantite þat the pacient schal receyue at ones) is ʒ ii vnto ʒ iii. Ȝe, but Auicen saith þat he vsed ham noght, ne þat þai comfort not in ham þat hauen not certeyn styntes and certeyn tymes of comynge of þat maladye.

The þridde entencioun is fulfilled wiþ soche a letuary yproued: Take mirabolanorum (i. mirabolanes) indorum, belliricorum, emblicorum ywasshen wiþ water of lange de boef til þat þei haue lefte her bitternesse ʒ v, of þe rote of moloyne ʒ ii, of gyngeuere, of canell, of galyngale, of notemoge, of olibanum ana ʒ i, of ameos, of spiconard, of squinantum ana ʒ sem. of flawes of yren ypreparate and soden in vynegre ʒ i, penidiorum li. sem., of lofe sugre li. ii, or more if the pacient be delicate. Make þerof a letuary.

7 þriddes *read* þridde   17 *In f.* 96vb, *lower margin:* boef and catchw. **underl.**

In the particuler reule of þe emoroydes two þinges be purposed, after Maister Arnalde. The firste is þat, if þai renne to moche, streyne ham. The secounde is þat the akþe be staunched by al thi power.

The firste is fulfilled with thre þinges: first þat he eschewe soure metes and scharpe, as soche brennen, as wratthe, leccherie and stronge besynesse. And þat he vse þinges þat ben delitable and soure, not afore mete, but after mete for constipacioun (i. hard-[f. 97rb]nesse of þe wombe), as ben peres, coyns, and soche oþre, amydum and rys and fete and eres of swyne and grete soure wyne and water of yren. And if it be somer, þai may vse erly and late þe sirup of rose or of myrtilles or þe wyne of quynces.

If it be wynter forsothe, þise metes ben praysed fastynge: the rotes of trufforum, rotes of moleyne soden and sirup of rose; and þat is the secounde.

The þridde is þat ther be layde to wiþouteforth some stiptyk medecynes, þat is to say, in sommer make a bagge with the þre partyes of roses and one of myrtilles and boyle with one boyllinge in water, afterward streyne ham and laye ham to. In wynter forsothe fresshe sawge schal be bresede and frote it with mykel oyle of rose and put it in a bagge and lay it þerto, or late hym sitte vppon hem bothe.

Neuerþelatter Rasis biddeth in restreynynge to laye þerto þe pilotes of karabe wiþ sumac and to laye a plastre of spyconard vppon the lyuer, þat is sette in þe chapitle of þe fblenesse of the lyuer. Auycen also commaundeth þat ther be ventosynges in the schuldres. And lay þerto wiþyn and withoute lychynies of heeres of an hare and of an arayne webbe, and of the powdre made of aloen, of frank encense, of sankdragoun, of balaustia and of soche other medled with the whites of eyren. And þe attramentes wiþ-holden þe blood of kyttinge, as he saith.

The secounde purpos is fulfilled with medecynes þat lissen þe akþe. The akþe forsothe is lissed, after Maister Arnalde, in many wise after þat it is caused of many causes. It is somtyme forsothe icausede for þe withhaldyng of the blode þat schulde be voyded, sometyme for puttynge out of þat þat groweth owte and sometyme for swellynge of ham and sometyme for dreyenesse and for hardnesse of þe egestiouns (i. ordoures or schitinges). [f. 97va] When

6 metes, see Commentary   as soche ? read and soche as   25 fblenesse read feblenesse

þat the akþe is causede for wiþholdinge of þe blode, lisse it in two wise: oo maner to the perfit cure, anoþer maner only to þe remedye.

The perfite cure forsothe is þat the cause of þe akþe be perfitely done away. Þe whiche is done if þat þe blood þat is to mykell be sensible yvoyded, and most by þo parties by þe whiche nature was wonte and ȝit enforseth to voyde, þat is to say, by þe emoroydes. And þerfore it is to hye þat þai be opened.

And þat is done in þre maneres: one is wiþ blode laste or wiþ a launcet. And the oþer maneres be done wiþ water leches yputte to with a pipe. The þridde is done with medecynes. And þe beste of medecynes is þe lef of the figge tree, þat schal first one parte be broken wiþ another til þat the mylk goo oute. And afterward frote þe emoroydes þerwith til þat þai ben opened. And frote or rubbe ham in þe same manere ofte tymes wiþ a rowndel of a leek or wiþ aloen cicotryn tempered wiþ the galle of a bole, and laye it þere-aboue with a cloþ or wiþ cotoun. Or after Auycen: Take the pithþe of colloquintida ʒ iii, of soure almandes ʒ iiii. Make of a longe lychynie or tente, and halde ham in þe foundement, and laye þerto fyue in fyue houres.

If þe openyng forsothe be taried, Arnaldes counseil is þat tho veynes be opened, the whiche apperen aboue þe bakke of þe foote. And of eyþer foote drawe out two vnce of blode. And if it may not be done þus, he counseilleþ to do it of þe veyne basilica (i. þe base veyne).

To make þe remedie þere ben in þe purpose softe chaufinge medecynes þe whiche maken superfluyte of blode to swage softely and insensibly (i. nouȝt yfeled) in resoluynge (i. lousynge). Thise calefactories (i. chaufyng or hetynge medecynes) ben made for-soþe, after [f. 97vb] þe same Arnalde, in two maneres. In o maner þat, when þe medecyne is soden in a potte, putte it vnder a persed stole þat he may sitte in the stole or sete and take þe vapour or smeke by tho lowe parties. In anoþer maner þat the medecynes with the water of the seþinge of ham be putte in a bolle and late hym sitte þerynne. Or drenche a spownge in þat water and þriste it, or make a bagge and laye it þerto.

The medecynes forsothe þe whiche schal be boylede in þe water schal be þe leues of howndes tonge or of malues or of mersche malue M i, of honysokel, of peritorye als mykel, of femygreke

---

5 sensible; *L sensibiliter* 9 maneres be ?*read* maner is 17–18 *See Commentary* 37 ?*Om. after* malue; *L bismalue* ⌜*Man. ii violarum*⌝ Man. i

li. i. Rasis forsoþe prayseþ a white oyneoun soden and stampede wiþ boter made of kowe mylke þat it may softne, and laye it to leuke warme. Auycen forsoþe prayseth honysokel and hulede ote mele ysoden and medled with þe white of an ey and wiþ oyle of rose. And sometyme diaquiloun, as he saith, is laide þerto, ymollified (i. softened) with oyle of rose or with dokes grece or wiþ a litel of saffran and of opium.

Haly Abbas maketh a plastre of camomylle, of honysokel, of commune lekes, of þe rote of holy hok, of eueriche a litel bundel. And he comaundeth to breke it and to sethe it strongely in water til þat þai be dissoluede. And after breke ham in a morter, and medle with ham þe ȝolke of an ay, and afterward medle þerwith half a partie of þe mele of femygreke, of lyne seede, of bdellium yhette in hennes grece, and stampe ham all togedre so þat it be made an emplastre, and be it softe. Raby Moyses saith buttre isoden and scommede, beten in þe sonne in a leden morter til þat it waxe blak. And it is ful mervaylouse, as he saith, in lissynge of the akþe, and he clepeth þis the iuse of lede. And if þe oyle [f. 98ra] of crisomilares were medled þerwith, in þe whiche bdellium were resoluede, it were Auycenes medecyne. And hennes grece and dokes grece ben graunted of alle leches in this case.

William de Saliceto saiþ an oynement þerto, þat is: Take of oyle of rose ℥ iiii, of ceruse ℥ i, of litarge ℥ sem., of wexe ℥ ii, of opium Ә i, of þe rynde of mandrage ℥ sem.; make þerof an oynement.

Atte laste if þe akþe be to mykel noyenge, it is to be holpen wiþ Alisaundres medecyne yprouede, þe whiche ȝaf me many honours in thenasmons (i. apostemes in the foundement) ofte tymes and to alle þe akþes of þe fundement.

And Lamfrank also fonde þe same, as he saith, þat is: Take of frank ensence, of myrre, of licium, of saffran ana partem i (i. one parte), of opium two partes. Braye ham and medle ham with þe white of an aye and with þe muscilage of psillium and of oyle of rose. And make þerof an oynement, and wete þerynne a lychynie (i. a tente), and putte it þerin, and laye þerto a placche wiþouteforth.

When þat the akþe forsothe is ycaused for þe buddes þat growen out, if þai be lyke grapes, þe whiche ben gendrede of þe outespredynge of blode, þan the forsaide remedies profiteth ham. And

---

1 i ?read sem.; L sem. in downstroke   19 crisomilares] crisomilar with loop ending

if þai be like wertes, þe white of an ay ybeten wiþ oyle of violet profiteþ ham in somer. In wynter forsoþe, ymedled wiþ oyle of almandes or with botir or with some muscilage. And if þai be like mulberyes, þan dreyinge medecynes profiteþ ham, withoute gnaw-
5 ynge, as a poudre ymade of þe leues of moloyne or of planteyne or of þe rote of redes ybrent, ymedled wiþ ceruse and wiþ litarge. And with þise some manere of þinges an oynement may be made, who þat wil make it.

In oþer casis forsoþe and in þise if þai be not lissede, it byhouen
10 to go to doyng away of ham. Neuerþelatter if þai [f. 98rb] be olde, rotede, one schal be algates lefte open for þe forsaide lore, þat may be conueniently done wiþ aloen ymedled wiþ a fyge and layde þerto. And þerwith sobrenesse schal be alwaie in the rewle. And do hem noght awaye alle at ones but by processe. And it is most
15 yloued to Maister Arnalde þat þai be done away litel and litel with softe corrosyues, as ben soche þat ben of þe kynde of salte, as sal gemme, saundeuer, wyne lyes ybrent and medled wiþ hony.

Many leches forsoþe, as Rasis, Auycen and Haly Abbas, com- maunden forsoþe to lay þerto scharpe medicynes, as þe pilotes
20 dyabardiche, þat is vertegrece, and calidicoun. Rogeryn laieth þerto þe brekyng oynement with a coyfe.

Avycen forsoþe and Albucasis and Brune wiþ here secte semen more plesede to kytte ham wiþ an hote iren or with a colde. And if þei were priuye, þai techen to drawe ham out with a ventose or
25 a strengþe of þirstinge and to take ham wiþ fyngres or wiþ a cloþe and to halde ham til þat þe openynge be fulfilled. Thai also and Maistre Arnald techen to bynde ham with a þrede and to streyne hen so continuely til þat þai falle by hamself.

When þat the akþe forsoþe is for þe swellinge of ham, þan it
30 sufficeþ, after Arnalde, þat þai be wasshed wiþ leuke water of the sethinge of colde sedes, þat is to say, of þe wylde nepe, of þe gourde and of purseleyne. And enoynte ham wiþ the white of an ay and with colde iuses or wateres and wiþ the muscilage of psil- lium, or enoynte ham with populion or with þe medecyne þat is
35 cleped cerotum Galieni.

And when þat forsothe cometh for þe hardnesse of þe feces in þe wombe, vse he softening medecynes. And ȝif hym in þe bygyn- nynge of his mete an vnce of cassia fistula. In þe dede also of

7 some ? *read* same; *L cum istis eisdem* 9 byhouen ? *read* byhoueþ; *L oportet* 28 hen *read* hem 36 ? *Om.* before cometh; *L contingit* ⌈*dolor*⌉

esynge, dippe þe lowe parties in þe water of þe seþinge [f. 98ᵛᵃ] of malues and enoynte þe foundement with warmede oyle of rose. And here it is.

Of fykes in þe foundement Fykes, attrices and condilomata þe whiche ben made in the foundement, in þe ȝerde and in the matrice (i. þe modir), if þai be not curede (as Thederyk setteth) wit mylfoyle (i. ȝarowe), wiþ paritorye and with a litel salte ystamped togidre and euery day layde þerto, kytte ham and brenne ham wiþ an actual or wiþ a potencial cauterie, as it was aforesaide of emoroyde. And staunche þe akþe as it is staunched of ham.

Of fistula in ano The fistles þat ben made in þe foundement: some ben persynge wiþin þe wydenesse of þe gutte þat is called longaoun, some forsothe ben not persynge, but goyng to oþer places. And þo that persen to þe gutte: some ben more þan thre fynger brede of depenesse toward þe myddes of þe brawnnes of þe foundement, and some persen al aboute toward þe bordoures of þe foundement. Tho forsothe þat persen not þe gutte but gone to oþer places: some falle in the flesche of þe hawnches and of the vttre bordoures of þe foundement, and some toward þe bledder and toward the rote of the ȝerde. Thise forsoþe ben þe differences þe whiche maken dyuersite in þe werk.

The causes of thise fistles beþ as of oþir fistles, þat is to say, apostemes and emoroydes and evel-helede woundes. When þat quyttre forsothe is lefte in þilke hote places, and moyste, to stonde longer þan it schulde, it roteþ ful sone and gnaweþ tho parties and chaungeþ ham, and it makeþ a coste of fistles.

Tokenes and domes The tokenes of þe fistles of þat place ben þe goynge tofore of the forsaide causes, and hardenesse and knotty-nesse and ingrossacioun þe whicheþ cometh nyh þe foundement, þe whiche is sometyme openede and sometyme schette, fro þe whiche þer passeth out watry quittre [f. 98ᵛᵇ] or wheyisshe. The depenesse is bytokened to be wiþ a serchoure of lede or wiþ a percelly roote, or of coste or of malue.

A tokene forsoþe þat it perseth to þe intestyne (i. to þe gutte) is ihadde be goynge out of drastes and of wynde by þe hole of the fistle, and wiþ a serchour putte yn by þe hole of þe fistle and with

---

17 to ?*om. before second* þe; *L ad intestinum*   19 ?*Om. after* foundement; *L quedam incedunt in carne ancharum et marginis exterioris ani.* ⌈*Quedam versus ancharum ossa et caude*⌉   26 of ?*read* and; *L sinum et fistulas*   29 whicheþ *read* whiche   33 coste, *see Commentary*

þi fyngre, arrayed by schauynge of þe nayle and by enoyntinge wiþ some fattenesse, yputte in by þe foundement, when þat þai mete togidre wiþoute.

It is bytokened þat it is in the body of the brawnes by lettinge of hir wirchinge. þai may not forsoþe halde þe drastes suffisantly, ne constreyne þe fynger when it is putte in þe foundement. The tokene þat it goþ to þe bledder is hadde by noyenge of water makynge. When þat it goþ forsoþe to þe parties of þe bones, a serchoure scheweþ it openly.

It is schewed by Auycen, þe whiche Lamfrank foloweþ in þat, þat if þe fistly of þe foundement make no grete noyenge, lete it and halde it clene wiþ lynen clowtes and with softe cotoun and wiþ wasshinges and wiþ Rasis collery aforsaide to þe fistles of þe ey3en and wiþ the blak emplastre, for-why the cure þerof is ful noyous. And happely þe pacient schal leue neuer þe lesse while þerfore, but happely þe lenger, when þat it standeþ in þe stede of þe emoroydes and it is as it were a purgynge place. The mater forsoþe of þe kyndely clensynge places þat ben made by þe vse of kynde may not be defended wiþoute grete perille.

Forþermore Albucasis wille þat a fistle þat perseth to þe bledder and to þe bones of þe haunches and of þe tayle or crowpe be noght iheled, for the cure of ham is but traueyle of þe seke men and þe voydinge of lewed leches. It sufficeþ forsoþe to couer hym. þai ben forsoþe so fastnede togedre and made depe with þo membres þat a man may not come to þe roote.

And moreouer it is þe entent of alle leches þat a fistle persynge aboue þe myddel of braw[f. 99ra]nes of þe foundement be noght yhelede, for þat a worse sekenesse schulde folowe, þat is vnwilfull goynge oute of þe egestioun (i. ordoure or schitynge). þerfore it is best þat he be couerede.

The fistle þat perseth noght but falleth into þe flesche by þe foundement and by þe hawnches and þo þat persen and maken noght mykel large fro the foundement may be heled withoute, as Rasis saiþ.

Curacioun Thise fistles han double rewle as oþer han, þat is to say, vnyuersal and particulere. The vnyuersal rewle is saide aboue in þe chapitle of fistles in þe commune; the particuler is to be saide here.

---

3 ? *Om. after* wiþoute; *L absque* ⌜*medio*⌝ 18 ? *Om. after* places; *L emunctoriorum naturalium* ⌜*vel*⌝ *factorum ex nature assuetudine* 33 ? *Om. after* withoute; *L sine* ⌜*timore*⌝ 37 þe ? *superfl.*; *L in communi*

The cure forsoþe of a fistle þat perseth noght but goynge in the flesche is curede by kittynge and by brennynge of the pytte wiþ an actuel or with a potencial cauterie, when þat the hole is made large wiþ a tente of genciane, as it is aforesaide of other, but þat þis place for his kynde nedeth more colynge and defendinge þan 5 oþere. Brune forsoþe and Thederyk commenden more in þis fistle þe actuel cauterye þan the potencial. It is forsoþe in the laste help, and it ledeþ no mater to the place.

Tho fistles forsoþe þat persen ben noght heled (after Rasis) but wiþ byndinge and with drawyng oute wiþ the instrument þat highte 10 falx. After, þai be heled (as he saith) with a medecyne incarnatyf (i. flesshynge). And þe cause is (after Brune and after Thederyk) for elles þe moystures þe whiche were gadred togedre in þe denny places myght noght be voyded ne be dryed in no manere, but þe feces (i. drastes) purgeþ ham and clenseþ ham when þat the hole 15 is stopped or closed togidre.

The maner of byndinge forsoþe, after Albucasis, is þat þere be putt yn a leden nedel by the hole of þe fistle, in þe hede of þe whiche be þere a litel corde of silke of þre or foure thredes. Afterward lede it by þe foundement with þi fynger (when þe nayle is 20 pared), yputte into þe foundement, in bowynge the hede þerof. Drawe [f. 99rb] þe nedle oute and late þe þrede abyde. And bynde it in streynynge so euery day þat alle þat space fro the passynge of þe fistle vnto þe foundement be kytte asondre. And laye þeron medecynes þat slaken þe akþe. Than counseilleþ Rogeryne þat 25 þere be bounden in þe hede of þe threde a litel bonde of cloþe enoynted wiþ some corrosyf. And it drawynge oute þe þrede or the litel corde, leue þere þe bonde of cloþ, and bynde it, but neuerþelatter nouȝt straitely. And þan lay þere-aboue medecynes þat lissen þe brennyng. 30

The maner of kyttynge wiþe instrument þat is cleped falx, þe whiche (after Albucasis) is soche an instrument:

Falx
pro Ano

that all the gutte als mykel as schall be possible to be drawen out 35 with þe corde þat is taken þerwith. And afterward, in puttynge in

1 goynge, see Commentary   15–16 See Commentary   21 ? Om. after þerof; see Commentary   27 it read in; L extrahendo filum   31 wiþe read wiþ þe   33–4 Drawing here   35–6 See Commentary

þe forseide instrument, kytte of all þat is taken with the corde so þat the corde be yspedde. Or oþerwise, after my Maister, putte yn by þe hole of þe litel corde soche a croked instrument and holowe

Curuum
Cauatum

in þat one side, and þere-aboue kytte of all þat is ytaken wiþ an hote cultellar so þat the corde and þe instrument be spedde.

When þat partie of þe gutte þat was taken wiþ þe corde is kytte of and þe natural hole ioyned togedre with þe natural and when þat the place is clensede from escare (if þer be any), flesche þe place with fomentacioun of wyne and wiþ vnguentum apostolorum and with þe blak emplastre and with þe poudre incarnatyf, if it be nede, as Rasis saith. Noghtwiþstondinge þat Brune and Thederyk willen þat after þe kittynge, and þai saien þat, it byhoueþ þat the fistle be mortefied and þat þilke hardenesse be destroyed. I see noght forsoþe þat þe remouynge [f. 99ᵛᵃ] of hardenesse may profite to any nede, but it spedeþ þat it bileue and procurede more. Thyn entent forsoþe after þe kittynge schall be þat all þe hole be skynned and helede as is þe gutte, þat þe filthes falle not vppon þe bare flesche and bringe yn akþe þerto.

Of ragadiis To þe ragadiis þe whiche ben in þe foundement, in þe ȝerde and in the matrice: whe þat þere is ȝeuen a softnynge dyete, it conforteth to wasshe þe place with þe water of þe decoccioun of malues and of þe rote þerof and wiþ lyne sede and to enoynte it wiþ vnguentum Rasis, þe whiche Lamfrank takeþ: Take of oyle of rose ℥ iiii, of ceruse ℨ iii, of brent lede ℨ ii, of amydoun, of dragagant ana ℨ i, of opium, of campher ana ℨ sem., þe whites of ayren two in nombre; make þerof an oynement.

þe byndinges of þise parties ben ofte tymes to holde þe medecynes, and þai ben made in þe passions of þe foundement and of þe schares wiþ a maner breche and wiþ an hynginge rolle þat is kitte asonder in þe myddes. And in þe purse of þe priue stones, make it wiþ a coyfe; in þe ȝerde, with a bagge ybounden to þe breche.

4–5 *Drawing here*   5 **Cauatum**] Canatum   9 *first* natural *?read* unnatural; L *foramine innaturali*   14 and . . . þat, *see Commentary*
17 be *?om. before* procurede; L *procuretur*   22 whe *read* when

The 8 capitle, of vlcers of þe þighes, of þe legges and of þe feete.

Ulcers in þise membres ben made as in othre, ne þai haue none oþer special manere of curinge þan oþer, outake byndinge, þe whiche bygynneth in the þighes atte þe kne and in þe foote vpon þe ancle. And þai neden more reste, for þat the humours gone lightly downe to ham.

Neuerþelatter it is wel saide, ȝe, þat cancres þat ben made in thise particles (i. membres) ben cleped lupus in þe thye of þe comunete of leches and also of Rogeryne, and þay calle ham cancrenas whan þai ben in þe legges. Lanfrank forsoþe clepeþ [f. 99vb] ham estiomenus (i. Seynt Antones euel). And he makeþ a difference bytwene ham and þe mormale, þe whiche is a filthy scabbe, of þe whiche it schall be saide wiþynforþ. Neuerþelatter it is not to be charged of names, as Galien saiþ ofte tymes.

What þat euer it be, if soche cancry vlcers be nouȝt cured wiþ water of alume and with þe plate, as it is aforesaide, it pleseth me (as it doth Lamfrank) þat þai be so cauterized wiþ a cauterie cultellare. And þerwiþ reduce her rownde schappe to longe schappe þat it may þe sonner be helede. And afterwarde swage þe fyre with þe white of an aye and wiþ oyle rosate. And mature and clense þe escare wiþ the mundificatif of smalache and defende þe place wiþ þe oynement of bole, as it is algates aforsaide.

If a bone forsoþe were defouled and if þere appere any struttinge þere-vpon, Rogeryne counseileþ þat, when þe bordoures ben enoyntede wiþ some paste or wiþ cered cloþ or wiþ diaquilon or with some colde plastre cleuynge to, fille þe flesshe þere-vnder wiþ some corrosyf. And lat it stande fro þe morne vnto þe nyght, or aȝeynward. And after þat the flesche were made blak and dede, lay þeron an ey (if þou wilt) wiþ oyle to quenche with þe fyre. And procure þe dede flesshe to falle wiþ botir and wiþ wortes stampede togedre. And after þat it is fallen, schaue þe bone besily and remoue it til þat it byleue bare. And if it be nede, cauterize it and trete it as it was saide aboue of þe roten bone. And afterward cure it as oþer woundes. In the case neuerþelatter þat all þe bone were mortefied and chawfede, leue it, for it is incurable, as he saith. Eschewe þou neuerþelatter from þe quantite of þe corrosyf, for I haue sene periles fro þe whiche God, þe delyuerer of alle þinges, vs delyuere.

17 aforesaide, a *interl. w. caret*

[f. 100ʳᵃ] **Explicit liber quartus.**
Incipit liber quintus.

HEre bygynneth þe fifte book of algebra, þat is strecchinge oute or restorynge of broken bones and of bones out of ioynte, of þe whiche þere beþ two doctrines. Þe firste doctryne is of þe restoryng of broken bones oute of ioynte.

Ther ben 8 chapitles of þe firste doctrine.
An vniuersal sermone of the restorynge of broken bones.

BRekynge forsoþe of þe bone, after Galien in 6ᵗᵒ Terapeucie, is cleped euery solucioun (i. lousynge) of contynuhede made in þe bone, after þe Greke tonge, as it was saide aboue in þe chapitle of þe woundes of bones. After oure tonge forsoþe, it is cleped a solucioun made in the bone, noght of euery þing but of a þing þat breseth. And þat þe firste difference of solucioun of þe bone be trewe, vnderstonde þat some is kytte and some is brused, not taken of þe cause efficient, but of þe dispocicioun þat is lefte, for þe wordes of Galien in 4ᵗᵒ Terapeutice: The curatyf schewynge forsothe is noght taken of þe firste cause but only of þe significatyf. The disposicioun forsoþe þat is left and þe kynde of þe membre ben þo þat principaly schewe þe cure. The disposicioun forsothe schetteþ in þe beynge of þe þing and in þe conteynynge accidentes or disposiciouns.

And after þat, it is saide þat the fracture (i. brekyng), some is simple and some is compownede. Þe simple, after Galien in 6ᵗᵒ prealligato, some is schape like a ȝerde or ouerþwart, and some is as it were kytte and longe. And eueriche of þise, as Lamfrank saiþ, some is complete (i. full), in þe whiche al þe bone is broken roundely, and some ben incomplete, in þe whiche þere is not broken bot þe half [f. 100ʳᵇ] or some partye onely. And another tyme eueriche of þise is even and pleyne, and some is vneven and ful of schyueres and of gobates. And ȝit eueriche of ham, some is in oo bone and some in two bones þat ben feleschipped togedre.

The compownede brekyng forsothe, some is wiþ a wounde and some with akþe and some wiþ aposteme and some with reryng vp and with knottynesse of an euel-heled bone, and so of oþere. Þo

---

6 Om. *after* bones; L(Ca) *Doctrina prima est de restauratione fracturarum.* ʳ*Doctrina 2ᵃ de restauratione*⁻¹ *dislocationum*   14–15 *See Commentary*   17–18 *See Commentary*   20–2 *See Commentary*   30 *See Commentary*

forsoþe þat ben taken of þe kynde of þe membres, after Albucasis, some ben in þe bone of þe hede and some ben in þe bone of þe nose and some in þe bone of þe iowe and some ben in þe furcle, in þe armes, and so folwyngly. Of soche difference forsoþe þe curatyf entenciouns ben taken.

The causes of fractures (i. brekynges) ben soche as of oþer woundes: all þing þat is made able to bruse and to breke þe bones, as is fallyng and smyting.

Tokenes and domes Tokenes forsoþe of fractures ben schewed after Haly Abbas in þe 8 sermone of þe firste partie of þe Real Disposicioun. The breking forsoþe, if þi hande be laide þerto and touche þe broken membre, it schal fynde parties of þe bones twynned asondre and dyuerse and the schappe of þe membre vneuen. And after Rasis and Avicen, when it is touchede with þyn hande, þe brekynge is herde in the bone. And akþe while þat it is touchede and vnpower of susteynynge witnessen þerto. And þe causes þat maken the fracture ȝeuen þerto an helpynge, as Auicen saith. And in þe logitudinal fracture is nouȝt ifounden but an vnkyndely gretnesse in the substaunce of þe bone, as Lamfrank saith, wiþoute þe presence of oþer tokenes, as Rasis saith, and when þat þere is akþe and some vnevenesse at the felynge scheweþ. Þe felyng and þe presence of all scheweþ oþer difference.

It is schewed by Avicen, [f. 100va] byȝonde þe domes þat were ȝeuen abouen in þe chapitle of þe woundes of þe bone, to þe whiche chapitle it is to turne aȝeyne, þat an ouerþwart brekyng þat is altogeder broken is euel to arraye, for-whye þe bones byleue with difficulte after þe kyndely contynuhede. And þerfore in þat breking comeþ one to ryde on another, and most when it is in o bone allone þat hath no felawe, as in þe þyhe, or in boþe the bones þat ben felyschipped togedre.

Moreouer þe fracture (i. brekyng) þat is nyhe a ioynte is harde, for it may euel be bownden, and ofte tymes þe mouynge byleueþ harde þerynne. Forþermore a fracture wiþ akþe and with aposteme and wiþ bresynge of þe flesche and wiþ gobates is euel, for it may noght wel be restored til þat þai ben amended.

A fracture also with a wounde and wiþ a dispocicioun is harde also, for it byhoueþ to leue an hole for arrayenge of þe wounde, and rolles and splentes faylen, wherfore þe membre may euel be

18 logitudinal *read* longitudinal   21 at *read* as; *L ut*   22 *See Commentary*   36 dispocicioun; *L disrupcione*

kepte in his evennesse. The more forsoþe þat a fracture abide of restorynge so mykel it is þe worse, for it is made hard of þe spaces ben fulfilled wiþ oþer substaunce, and so in þe restorynge nedeþ grete stacchinge. Grete stracchinge forsoþe is suspecte to the
5 crampe, as Auicen saith.

Moreouer fractures ben dyuersede after the space and þe terme þat þai abide in to be fastnede and helede, as þe brayne panne in 35 daies, þe bone of þe nose in 18 dayes, a ribbe in 20 dayes, and so of oþere, as it schal be saide wiþinforth. And age also in þat
10 ekeþ and makeþ lesse, as Iamerius saith.

Forþermore Avicen saith, and Haly Abbas in ix° sermone 2^e partis, þat the causis why þat bones ben taried in sowdynge ben mykel baþinge with hote water and of remevynge and hastynesse in movynge and litelnesse of vicouse blode, or ouer [f. 100vb]
15 mykel brekynge, lettinge þe membre to norisshe, or presence of gobates of bones. And þerfore Avicen saith þat the restorynge of colryk men and of sownde men and also of olde men is taried. Albucasis forsothe saith, and Iamerius, þat restorynge is noght made in crokede olde men.

20 And of tho þinges þat bytoken restorynge of the membre is even compocicioun to þe bone þat is even felawe to hym in comparisoun and apperynge of blood, þe whiche þat kynde casteþ out to þe fracture with besynesse. And þerfore it is saide þat inflacioun (i. bolnynge) of þe membre wiþoute grete akþe after the firste array-
25 enge and vnswellinge after þe tyme of reparacioun is a good tokene.

Curacioun The general cure of fractures folweþ the general entenciouns of woundes þat were saide aboue in þe book of woundes. And as Henry saith of Galien in 6to Terapeutice and of Avicen in primo et quarto, þere ben foure principal entenciouns.
30 The firste is evenynge of þe bone. The secounde is conseruacioun (i. kepynge) of þat bone þat is evened. The þridde is wiþ byndinge. þe fourþe is amendynge of þe accidentes.

Зе, but or it be proceded to schewe how þat the forseide enten- ciouns ben fulfilled, be þere set tofore seven techinges þe whiche
35 ben nedefull to þe forsaide werkes.

2 of *error;* L *et*   4 stacchinge *read* stracchinge; L *extencione* 11–12 in ix° sermone 2^e partis *underl. red*   13 of *read* oft; L *crebra* 14 vicouse *?read* viscouse; L *viscosi*   15 brekynge *error;* L *strictura* 22 *?Om. before* and; L ⌈*et delicia*⌉ *et apparicio sanguinis*   28 in 6to Tera- peutice *underl. red*   29 in primo et quarto *underl. red*   31 wiþ byndinge, *see Commentary*

The firste lore or techinge is þat afore alle þinges þat tho þinges ben arayed tofore þat ben nedeful to þe redressynge of the bone. The firste, that þe place be able. The secounde, þat þer be couenable seruauntes. The þridde, þat ther be whites of eyren in grete quantite and oyle of rose and a grete cloth steped þerynne after 5 þe quantite of þe broken membre. The fourþe, þat be a þrede and thre brode rolles and longe after þe membre, of an arme lengþe or of two, dipped in oxicratum a þriste out. The fifte, þat þer be softe stupates wel frotede and made [f. 101ra] wel and even after þe quantite of the membre, dipped also in oxicratum and þriste oute, 10 as Rasis conseileþ.

The sexte, þat þere be playne splentes, and softe, of firre or of a tree þat wil cleue in splentes or of horn or of yren or of leþer, longe after þe membre to þe lengþe of þre or of foure fynger brede ouer þe fracture, as Albucasis saith, and more if it be nede, so þat 15 it touche not ne greue no membre, gretter in þe myddel þan aboute þe endes, als many as ben nedeful to wrappe in all þe membre. Neuerþelatter lat þer be þe brede of an vnche from one to another, and þat þai be couered with a cloþe and enoynted with þe white of an ey. 20

The seuenþe, þat if it be nede of a pype wiþ a litel corde ybounden and so als many as ben singulerly nedeful after þe lengþe of þe membre. And bynde þe splentz wiþ a litel corde and, in wrappynge with pypes, streyne it suffisauntly. And afterward putte yn a litel ȝerde by all þe pypes þat þei lese not here wrappynge and here 25 streytenesse.

The eyghte, þat þere be hadde a towayl or some þing in þe whiche þat the membre schal be stifly and playnely ysitede. The nynthe, þat the bedde þat he schal lye yn be made of. And if it be nede, be it ypersede as to be sette in a sadel. The tenþe, þat 30 þere be a corde hyngynge aboue þe bedde, or some oþer þing, to vnderputte and to helpe hym with when þat he wil ese hym and stracche hym.

The secounde lore is of þe evenynge, þat þer be two seruantz in þe tyme of þe evenynge and þat one schal holde and drawe þe 35 membre fro þat one ende and þat oþer even fro þato other ende þat þe bulgynges be not ibroken. And if þe broken membre may

---

1 second þat ? superfl.   6 þer ? om. before be   8 a read and; L et
21-2 See Commentary   29 Om. after of; L lectus de ⌜almatraciis⌝ in quo iaceat   30 See Commentary   36 þato read þat

noght dewely be stracched with þi handes, lay þere-aboute bondes or instrumentis soche as Ypocras techeth vs, as Galien saith, vbi supra. Tho instrumentes, forsothe, I trowe þat þay be py-[f. 101ʳᵇ]pes of tree wiþ pylers, as Albucasis saith, or made in þe
5 maner of splentes, as he o Lynyel hadde. And when þe membre is stracched abrode, the maystre in tretyng wiþ his handes schal lede yn liȝtliche after þe lengþe tho þinges þat ben gone oute to þe contrarie, to þe sample of þat that is hole, as Galien saide, vbi supra.

The þridde lore is þat the kepynge þe whiche schal be done by
10 byndinge and by sitynge be made liȝtliche and wiþoute peyne. Galien forsoþe saiþ: Who þat schal stracche and make and bynde oon and do of, he schal chese after þe moste vnpeynefull maner and schappe. Noþing is more the cause of the destroyenge of a membre þan akþe þe whiche comeþ of ouer mykel streytenesse and
15 vnwise settynge togidre. And take hede þat I haue seyne þerof many membres ben broght into Seynt Antonyes euel and broken oute, of þe whiche Rasis also warneth þe wircher. The byndinge forsoþe þat is slak haldeþ nat þe bones, and þat forsoþe þat is strongely constreynede makeþ ake and lateth nouȝt þe lyf come in
20 þe membre. Be it made þerfore in mene. The terme þerof forsoþe is as it may be wel suffred, as Rasis saith, and it is saide afore.

Ypocras forsoþe counseilleth to haue þre rolles in byndinge a fracture: þe firste forsothe in goyng vp fro the place of þe brekynge, þe whiche is lettinge of fallinge of mater. The secounde is fro þe
25 forsaide place in descendinge, þe whiche is þirstinge oute the mater. Thise two firste rolles, as Galien saith, kepen togidre and strengþen þat þat is broken, and þai kepe it from aposteme and make many wrappynges haldynge the fracture toward þe hole parte, hauynge vndernethe als mykel as is nedeful. Neuerþelatter þai suffice noght
30 but if þer be þe þridde, þe whiche was founden to kepynge of þe plumaceoles. And he commaundeþ forsoþe to vse a cerote for þat it shulde [f. 101ᵛᵃ] noght aposteme, in þe stede of þe whiche oyle of rose is putte. Neuerþelatter if it be wiþ a wounde, lay þerto egre blak wyne.

35 And it is Rasis counseil þat þe byndynge be bygonne aboute the 7 daye. In the bygynnynge and neuerþelatter make it louser in þe ende, for drede of aposteme fro þe bygynnynge and þat the norissh-inge may be made bettre in þe ende.

2-3 vbi supra *underl. red*   10 sitynge] sityinge *second* i *underd.*
35 *?Om. before* byndynge; *L ligatura* ⌜strictior⌝   36-7 *See Commentary*

The couenable sighte forsoþe is arrayed in double manere, as Galien putteþ: one, of þe comune entente, þat it be made vnpeyneful; anoþer, of þe kynde of þe membre and of þe consuetude (i. of custume). And þise maneres accorden togedre, for þe kyndely and þe custumable schappe of þe membre is most vnpeyneful. And þai warne þe pacient hyely of þis settynge þat he eschewe it. And þerfore ben towaylles founden and supensoryes and instrumentz made by hande crafte to holde ham þe more strongely and þe more sikerly.

The fourþe lore is þat liȝte splentes be laide þerto fro þe bygynnynge, or some þing in here stede, noght to restreyne but only to susteyne vnto þe 7 daye, when þat the tyme of þe aposteme is passed. Þan laye þerto gode splente and ynow to restreyne and to susteyne, and contynue ham vnto þe ende til þat the pore be wel strong. And be þere non haste made in removynge, as Avicen saith. Wherof Galien in 6to saiþ: When it semeth to alle men wiþoute lettinge of aposteme and more smalle, þan it is leueful to lay þerto and to take splentes. Afore forsoþe, when þat þe entent of þe aposteme regnede, þogh it were gode to laye þerto to susteyne with, neuerþelatter it schal not be siker to keste away.

The fifte lore is of þe tyme of þe remouynge, þat þe removynge be noght made, if it be so þat the fracture be wel rectified (and late non euel þing come þerto), vnto þe 10 day, to þe 15, or to þe 20^{ti} day. Rasis saith þat [f. 101vb] þe latter þat it be lousede so moche þe bettre. If it be dowtede forsoþe of þe rightinge wiþyn 7 or 10 dayes, it may be removed, for ȝit is noght þe pore gendrede. And if þer be any þing to be amendede, þan it may be amended. If þer come akþe forsothe or aposteme or ycchinge with þe þridde day, remove it, and so wil Auycen. Wherof Galien saiþ, vbi supra, (but þe lattre is entriked, and happely it was evel founden in þe saumples of Grewe, for he argueþ þat it schulde not be lousede withyn the sowdinge): Ypocras forsoþe commaundeþ to louse it by þe þridde day if irksomnesse or ycchinge or euel smoldrynges ben made in þe membre.

If þo þinges forsoþe were noght, it is nouȝt leueful to louse it ofte, but to abyde the 7 day after þe bigynnynge. And after þe

2–3 *MS.* and þay warne *after* vnpeyneful*; redundant, see ll.* 5–6   6 eschewe, *see Commentary*   7 supensoryes *?read* suspensoryes*; L suspensoria*
13 splente *read* splentes*; L(Ca) astelle*   16 When *interl. w. caret*   18 take, *see Commentary*   20 keste away, *see Commentary*   30 lattre *?read* lettre*; L littera*   31–2 *See Commentary*

7 day forsoþe, it is nouȝt leuefull to louse it ofte, but if þe membre schulde nede straunge humours or if þat the porosacioun were nouȝt wel made, þe whiche is knowen aboute þe forsaide tyme, and þan it is to lousede. And so vnderstode Brune and Thederyk and all þe practisers.

The seuenþe lore is of gendringe of þe pore þat, after þat it bygynneþ to be gendrede, toward the 10 day, make the reule gretter. Galien saith: It byhoueþ to norisshe þe body aȝeyne wiþ metes þat gendren goode humours and norisshinge, of þe whiche a good humoure is nouȝt only wont to be gendrede but also a viscouse (i. a gleymy) humoure, of the whiche it bysemeþ the moste be gendrede, but also a viscouse saith, it is rys and whete soden with water and feet and wombes and hedes of bestes ysoden and grete soure wyne. And eschewe he from alle metes þat maketh sotil and brenneth þe blood, as clere wyne, garlyk and oynouns and mustarde and spices, wraþþe, leccherie and soche oþere.

Wherof Rasys saith: It byhoueþ the reule in ham to make sotil fro þe bygin[f. 102ʳᵃ]nynge by some dayes, and in no manere presume þai to come nygh wyne. And it byhoueþ þe wombe to be lousede and to be late blood, if he be stronge, þat the aposteme may be forbeden. After forsoþe þat it schal be siker of aposteme, turne hym to þe rewle þat he was wont for to vse.

Now when þe lores ben sped, it is to come to þe foure forsaide ententes, how þat thai ben fulfilled in þe some. The firste, þe whiche is euenynge of the bone, is fulfilled wiþ dewe stracchinge of the membre and of the rerynge vp of þe bone þat is þirste downe and of þirstynge downe of þe bone þat is arered vp wiþoute peyne til þat the endes of þe bones be redressed into her kyndely place.

The secounde is fulfilled wiþ good and wiþ besy byndinge and vndersettynge. And þoghe þe maner be dyuerse after dyuerse leches: some enoynten and bynden in þe mene tyme vpon þe fracture, and vnto 5 or to 7 dayes þai splente it noght. Many leches forsoþe emplastre it forþwiþ fro þe bigynnynge and lay þerto a nombre of plumaceoles made of towe (as Thederik doth) or of clowtes (as Mayster Pers de Argentyna doth). Þai lay þerto and bynde þeron and splenten. And by eyþer it is perile, for þe

---

2 straunge, *see Commentary*   4 to lousede *? read* to be lousede; *L est soluendum*   11 *Om. after second* the; *L oportet magis generari* ⌜porum⌝ *but also a viscouse redundant (see ll. 10–11), instead of om.; L* ⌜velut⌝ *dicit* ⌜Auicenna⌝ *est risum; see Commentary*   31 *? Om. before* some; *L* ⌜quia⌝ *aliqui*

membre may be wriþen in slepynge and þe dewe byndinge may not be made aboue so many plumaceoles.

I neuerþelatter fulfille þise two entenciouns with iii ordoures, in menyng, more after þe maner of Galien, of Albucasis, of Auicen, of Haly Abbas in declynynge, after þe lores þat were first ȝeuen. In the firste I byholde þat the akþe be lissede in þe conseruynge, and þe thridde þat the membre be conforted and dressid to his dedes in conseruynge.

The firste ordoure is þus fulfilled þat, when þe fracture is made even, while þat the membre is ȝitte halden abrode by þe seruauntes, with a long and brode byndinge, in mene after þe [f. 102rb] kynde of membre (as Rogeryne doth) or in layenge bytwene some cloth or moste softe stupates (as Lamfrank doth, so þat it be noght so grete þat þai lette þe sembly byndinge), dipped in the mixture of þe white of ayren and of oyle of rosat, in byginnynge vpon þe fracture in goyng vpward and dounward, in takynge ynowhe of þe hole partie, neuerþelatter in streynynge more vpon þe fracture, bynde it playnly and vnpeynefully. And laye vpon the byndinge a felte or a double cloþ or stupates dipped and þirste oute, þe whiche may take al þe membre that þe splentes hurte it noght. And bynde þere-vppon þe splentes of tree or of lether, made after the kynde of þe membre, wiþ a rolle. And sette it to reste in a stable and quyte place with his vndersettinges.

And on þe morne, if it be nedeful and possible, lat þe pacient blode. And ȝif hym a smal dyete. And be it noght charged of þe laxinge of þe wombe in þe firste dayes, and namely if þe fracture be in the nether membres. And remeve it noght vnto þe 10 or to þe 15 day, but ȝif þe fracture were euel arrayed or þat þere come some other þing þat letteþ. And þan louse it after þe þridde or the fourþe day, and when alle þinges ben made redy, arraye it as þou dedest afore. And þus is þe firste ordoure fulfilled.

The secounde ordoure forsothe is fulfilled þat, after þe 12 or þe 25 day, when þat the mater of þe pore bygynneth to come, þe whiche is perceyuede by sesyng of the akþe and of comynge of aposteme and by good colour of þe membre, þan louse þe byndinge and wasshe þe membre wiþ hote water. And if þer be any þing to reparayle it. And laye þeron an emplastre made of mele þat is

---

4-5 See Commentary   7 Om. before first and; L(Ca) ⌜In 2⁰ ut conseruando porus generetur⌝ et in 3⁰ [etc.]   36 ? Om. after to; L si aliquid est ad ⌜reparandum⌝ reparetur

called mylne duste and of þe rede poudre with þe whites of ayren extended (i. spred) on a cloth, and bynde it þerto. And doo all þe oþere [f. 102ᵛᵃ] þinges as þou dedest in þe firste dyȝtinge, but þat þou schalt streyne it a litel more. And fro þat tyme forth make þe
5 rewle gretter, and if it be nede, softe þe wombe. And so remove it fro þe 7 day to þe 9 or more til þat the bone be wel bounden with the pore, þe whiche is knowen by þe touching and by vnswellinge and by þe comynge of þe tyme of þe strengþe.

And þan the þridde ordoure is to be bygonne. And it is þat the
10 membre be wasshen fro þe þridde day to þe thridde with salted wyne of þe decoccioun (i. seþinge) of roses, of wormode, with þe mosse þat groweth vpon þe oke. And wiþ a good stupate (i. a pece of towe) dipped in þat wyne and þriste oute, bynde it þerto wiþ two or wiþ þre splentes. And þan lede the membre to þo werkes
15 þat it was wont to, warly by litil and lityl. And in þe ende, if it be nede, refresshe it with dialtea or with oxicroceum.

But þe fourþe or the fifte entencioun is fulfilled after þat þe accidentes comen, as if þer be akþe or aposteme, afore alle þinges (ȝe, if it be bounden) louse it, and slake ham wiþ oyle and wiþ
20 vynegre and wiþ other medecynes þat accorden þerto. And bynde it noght, ne splente it noght but to susteyne the membre and to holde þe medecynes til þat it be slakede. And þan goo to þe arrayenge as it is aforesaide. If ycche come þerto, louse þe byndinge, and droppe on þe membre salte water, and enoynte it wiþ
25 vnguentum album or wiþ populeon, and bynde it as þou dede first.

If þer be a wounde made fro þe byginnynge, or afterward for to drawe out þe gobates of bones, when þai be drawen oute, sewe it as it was saide in þe chapitle of þe woundes of bones aboue, to þe whiche it is to turne aȝeyne for þise fractures, and araye it as it is
30 aforesaide. And leue an hole by þe whiche þat the wounde may be clensede when it is nedeful þat he schall make quitter. If the pore were litel, drawe norisshinge to þe place with frotynges, wiþ embro[f. 102ᵛᵇ]cacions and wiþ emplastres of picche and wiþ louse byndinge. And if it be to mykel, streyne it wiþ byndinge and
35 with a plate of lede.

If a bone be euel sowded, if it be newe of sexe monthes, softe it with a bathþe and wiþ a plastre of holy hok and of soche oþere by 15 dayes (as Iamerius saith), and in stracchinge with bondes at eiþer ende and in þirstynge with þi kne, breke it aȝeyne. And

37 lede *underd. before* holy hok

anone forþwith even it, and arraye it as it is aforesaide. And Auicen saith it is ofte tymes possible þat the brekyng be euened in softeninge with þat that þou woste, in þe whiche I haue seyne a weyghte wiþ a poleye profitable. If it be olde forsoþe and þe pore be right hard, leue after þe counseil of alle þe wise leches. It hadde ben bettre forsoþe to þat wise man of þe whiche Haly speketh in 3º Tegni to haue leuede with his haltynge þan for to deye in soche turmentynges. Ʒe, but if he be mykel noyed and it may be done in none oþer wise, Auycen counseilleth þat the flesche be kytte and þat the knyttinge be departed in frotynge. And afterward arraye it as it was above.

If þer be bresynge and drede of rotynge of þe membre, garse it and gouerne it as it is aforesaide of þe estiomene. And if þere byleue hardnesse, cure it as it schal be saide in the sexte book in þe chapitle of þe gowte and of þe ioyntes, and in þe Antitodarie it schal be saide. Of ouerþwart brekynges, and be þise inow. Of þe endelong brekynges, it byhoueþ forsothe to take ham more after and to þirste in þat þat come out, as Galien saith.

The secounde capitle, of þe special reduccioun of þe brekynge of þe brayne panne, of the bone of the nose, of the iawe and of the bones of þe hede and of the face.

Of brekynge of þe brayne panne and of the nose, it is saide aboue in þe thridde tretys of woundes.

In þe brekynge of the iawe, alle þe leches [f. 103ʳᵃ] acorden, Haly Abbas, Albucasis and Avicen, þat if þe fracture (i. brekyng) be, reduce it with þi fyngres putte wiþyn þe mouth of the pacient vnto his owne place, þat is knowen when þat the tyeth of the hole side by ioynede forthright with þe tieþ of þat oþer side. And þan when the sike tyeth ben bounden to þe oþere hole tieþ with a welwaxede threde, or of siluer or of gold eyȝen, lay þeron the medecynes þat were saide in þe comune sermone. And laye þere-aboue, in stede of stupates, a dagoun of manyfold cloþ and, after, a splent of a pece of lether. And bynde it with byndinge bygynnynge byhynde þe nekke. And in comynge aboue þe iawe, in turnynge vnder the eres, in ledynge it byhynde þe hede, lede it and bynde it in the forhede. And if it be nede, make many wrappynges by þe

3 *?Om. after* softeninge; L leniendo ⌜arobot⌝ 15 *?Om. after first* and; L et ⌜passionibus⌝ iuncturarum 16–17 *See Commentary* 17 *?Om. after* after; L secundum ⌜fracturam⌝ 20 **panne** *damaged* 34–6 *See Commentary*

same maner til þat the byndinge be wel strengþede. Late his metes be suppynges þat þai greue hym noght in chewynge. The tyme of his fastnynge is neyhe xx^{ti} daies, after Avicen and after Albucasis.

The þridde capitle, of brekynge of þe nekke and of þe spondiles of þe bak.

Poule saith, as Avicen saith (and Haly Abbas affermeþ þe same), þat brekyng cometh selden when to þe spondiles (i. to þe lynke bones), but ofte tymes bresynge, thogh Albucasis saith þe contrarye. Ʒe, but Poule and Haly Abbas vnderstoden in þe rowndenesses of ham, and Albucasis forsoþe in oþer parties of the same. What þing forsoþe þat it be, if þere come noyeng to þe nuke and to þe synowes þat comen þerof, þai lede to þe pallesye of þe handes if it be of þe ouer lynkes, of þe feete if it be of þe nether lynkes. And sometyme deth foloweþ, as Avicen saith, wherfore it byhoueþ þat we putte tofore a sermone in þe lesing. And if þere come vnwilful passyng oute of egestioun, or if þat he may not make water when þat he desireth, wete þou þat it is dedely, as Albucasis saith. [f. 103rb] Trauaile noght þerfore in þe cure þerof. If þat no þing come þerof, þe curacioun þerof schal be lissynge of akþe and of þe aposteme wiþ oyle of rose and with þe ȝolkes of ayren soden. And when þat þai ben lissede and slakede, laye vppon ham somwhat of confortynge and of drienge plastres and streyne þe place wiþ byndinge. And charge þe seke man to be in reste vpon þat parte in þe whiche he feleth leste akþe.

If þe vttremeste bone forsoþe of the croupe be broken, putte the þombe of þi lefte hande into þe foundement and arighte þe broken bone wiþ that oþer hand after þat it is possible. Afterward putte on it a plastre and splentz and streyne it with byndinge.

The foureþe capitle, of brekynge of þe furcle and of þe brest bone.

The brekyng of the breste bone is sometyme wiþouteforthe and sometyme wiþynforth. And þat þat is owteward is esy to redresse, and þat forsothe þat is ynward is harde.

In þat þat is outeward, it nedeth noght but to drawe þe schulder a litel and, in takyng, to redresse þe fracture (i. brekynge) and to laye þerto the forsaide medecynes and a stupate or folden clowtes and a splente of two ynche brede and 8 ynche longe and to bynde

---

4 *third* of *repeated*   35 takyng, *see Commentary*

it with a longe bonde passing vnder þe tikelynge places. In þe whiche laye a balle of wolle or of towe and wrappe it so ofte til þat the place be wel stabled. Hynge þe arme at þe nekke and late it reste. And see it euery day þat the byndinge be noght lousede, and alway strengþe it aȝeyne, as Albucasis saith.

If þe brekynge forsoþe be inward, sette þi knee in þe myddes of þe spawde, as my Maistre of Boloyne dede, and drawe þe schuldres strongely bakward, and þan reduce þe fracture with þyn hand. Or stracche dounward to þe erthe, as Avicend doth, and laye a cusshon or a rounde or bowged fardel byhynde þe schuldres and þirste the schuldres strong[f. 103ᵛᵃ]ly to þe erþe, and þan reduce þe fracture wiþ thy hand. And if it be not reducede, enoynte þi honde or some lether in some lyme as is made of coste, and arere vp þi hande or þe lether, and reduce it. And if it make noye in the breþing and þat it may not be reduced, þen take it warly withoute þe brekynge of syphac, and drawe it oute wiþ an hoke þat þer be no schyver in drawynge oute the gobates of þe bones. And plastre it and bynde it and susteyne it, as it is saide aboue. Þe tyme of his fastnynge is 24 dayes, as Albucasis saith.

The firste capitle, of the brekynge of þe bones of þe adiutorie and of þe arme and of all þe handes.

The bone of the adiutorie (i. of þe ouer partie of the arme) when þat it is broken, ofte tymes it boweþ outward, as Avicen saith. Aboute þe whiche fracture it is to be vnderstonden, withoute þe comune þinges, þat þogh Albucasis putte two maners of reducynge and of evenynge (of þe whiche þe firste is harde to me and þe secounde is liȝte, for it is acordynge with all oþere but in þat þat in stede of þe splentes he bidde þat the arme with the adiutorie be bounden so þat þe ynner partie of þe hande be ioynede with þe schuldre), neuerþelatter it is bettre þat, after þat the reducynge is made þat, in drawynge liȝtly and wiþoute peyne þe adiutorie with þe arme and in haldynge strongely þat oþer smalle of þe arme with a seruant, even the fracture wiþ þyn handes, and bynde it and splente it wiþ 5 or wiþ 6 splentes, and susteyne it at þe nekke wiþ a toweylle so þat the arme lye playnely vpon þe wombe,

---

9 *Om. after* stracche; *L extendatur* ⌜infirmus⌝   Avicend *read* Avicen
20 firste *read* fifte; *L quintum*   21 handes ? *read* hande   28 bidde
? *read* biddeþ; *L precipit*   with the adiutorie *misplaced,* ? *read* þat the arme be bounden so with the adiutorie   31–3 *See Commentary*

and vndersette it so wiþ þirstynges and wiþ cloþes þat it be noght wriþen oute. Remoue it fro þe fourþe day to þe 7 day. It is fastned in 40 dayes.

Of þe arme [f. 103ᵛᵇ] It happeþ sometyme to þe arme þat bothe
5 þe fociles be broken togedre and sometyme forsoþe þat one alone. And þe brekyng of þe nether, gretter focile is more perilouse and fouler þan of þe ouer, lesse focile, as Auice saith, and Albucasis saith þe same. Aboute þe whiche fracture alle þe leches accorden þat, wheþer þat o bone be broken or boþe, streyne it abrode with
10 two seruantes, and late þat one drawe it toward the elbowe and þat oþer toward þe hande, and þe leche with his handes schal even it softely, and restore it and bynde it, and tho oþer þinges þe whiche ben saide in þe vniuersal (i. in þe comune) capitle. When þat eiþer bone of þe arme is broken, wiþ the lesse it sufficeþ to
15 splente þe arme. And when þat boþe be broken, it askeþ 5 or 6 splentes. Syte it by þe wombe, and hynge it at þe nekke. It is fastned in 30ᵗⁱ dayes.

Of þe þikke of þe hand and of the fyngres To þe bones of þe þikke of þe hande comeþ litel brekynge, for-whi þai ben ful
20 harde, and so þe departynge. Wherfore Avicen counseilleþ, and Albucasis, þat þe hand be strecched vpon a table and, in þirstinge and makynge, reduce ham and plastre ham and bynde ham and splente ham dewely. And fille þe hand with towe or wiþ clowtes, and bynde one fynger wiþ another. And remove it euery fourþe
25 day. It is fastned in 20ᵗⁱ dayes.

The sexte capitle, of brekynge of þe ribbes and of þe parties of þe breste.

IT is to be vnderstonde þat the brekynge of þe furcle and of the ribbes and of þe bones of þe breste acorden in many differences,
30 causes, signes and domes and in þe manere of curynge, for-why, as it is aforesaide of þe furcle, þai ben sometyme broken inward and some outeward, and sometyme forsoþe the ribbes be bowede and þai ben not broken.

Tokenes The tokenes forsoþe ben comune. And furþermor
35 [f. 104ʳᵃ] when þat þai ben broken or folden ynward, þe accidentes

6 *first* and *repeated* and; L *et alia* ⌈*faciat*⌉ L *aliquando*   7 Auice *read* Auicen   20 *See Commentary*   34 furþermor *?final* -e *concealed by binding*   12 *Om. after third*   32 some *? read* sometyme;

of pleuresis comeþ of noye of the breth and of spittynge of blode and of coghe, wherfore it is ful perilouse.

And aboute þe cure þerof it is to be vnderstonden þat þogh Haly Abbas, Auycen and Albucasis treten dyuersely and wiþoute distinccioun of brekynge of þe rybbes, for Albucasis doþe, as Avicen and Haly Abbas done, with wolle and with oyle, wiþ bolsters and wiþ byndinges. Rogeryne eveneth it and reduceþ it wiþ his handes enoynted wiþ some gleymy þing in a bath or beside a fire, in strengþinge it wiþ apostolicon. Iamerius doth þe same, but þat he plastreþ it in þe firste 4 dayes wiþ hony and with comyne and wiþ bayes of lorer, wiþ puleol and wiþ coste. þe whiche maner also, as Thederyk affermeþ, Hughe his mayster folwede. Brune forsothe with distinccioun eveneþ this brekynge þat is wiþouteforth wiþ his handes and plastreþ it and splenteþ it as it accordeth. To þat þat is wiþynne, he goþ and fomenteþ, as Avicen doth, wiþ oyle and wiþ wolle in a litel brekynge. And in a grete, he openeth it and draweþ it. William de Saliceto eveneth it wiþ his handes and plastreþ it wiþ the whites of ayren and wiþ mele and wiþ oþer glutynatyves. Lamfranke procedeth as doth Rogeryne, but þat he comaundeth þat the pacient in coughynge helpe to drawe þe ribbe outeward.

I, forsoþe, of soche a brekynge, when þat þe vnyuersal rewle of blode laste, of laxynge, of dyete and of the drink þat redresseth þe congeled matere (as is þe broth of fecches), I departe (as Brune doth) þat oþer þat brekyng boweþ outewarde, and þan, in þirstynge wiþ myn handes, I even it and strengþe þe place wiþ a plastre of þe whites of ayren and wiþ mele and wiþ other cleuynge me-[f. 104rb]decynes and with gode stupates and wiþ a splent of lether and wiþ a longe rolle, and in þe ende I swete it with dyaltea and wiþ oxceracroceum, as Iamerius doth. And I arere it vp (as Lamfrank doþ) wiþ myn handes enoynted wiþ terebentyne or wiþ some cleving thing, in a baþþe or by þe fire, and I lay ham vppon þe partye þat is þirsted downe, with all my witte, in drawynge wiþ the helpe of þe coughe and with wiþhalding of þe pacientes breþe. And if it be nedeful, I putte þerto a ventose, or I open it, as Avicen saith. And in þe 3 or 4 firste dayes, I laye vpon þe partie oyle of rose and þe whites of ayren to staunche þe akþe and to lette þe apostemacioun. And I bynde it wiþ a light byndinge onely for to

3 þogh, see Commentary   22-4 See Commentary   25 oþer, see Commentary   30-4 See Commentary

holde þe medecyne. After forsothe I rewle it with a plastre of bene mele and wiþ hony, and in the ende I swete it wiþ dialtea and with oxceracroceo. Remoue it euery fifte day. It is fastned in 20ᵗⁱ dayes.

The 7 chapitle, of the brekynge of þe hepe bone and of þe þighe bone.

The hepe bone is selden when broken, but it is sometyme kutte þat the extremytees may be made lesse. And it is sometyme put aweye to þe wombe, and þerfore comeþ akþe and affrayeng in þe, and of þat folweþ smallenesse in the þyes, and it is a ful harde for to reduce (i. for to lede in aȝeyne). And in reducynge, it byhoueþ to stracche þe þighes and to streyne þe hepe and, as it is possible, to reduce it and afterward to plastre it and to bynde it.

Of þe þye bone When þat þe þyghe bone is broken, stronge stracchinge is nedefulle, as Avicen saith. For þe whiche brekynge, and of alle oþere membres, it is to be vnderstonde þat of þe causes and also of þe rewle in kynde, it is to turne aȝeyne to þe vnyuersal sermones abouesaide, [f. 104ᵛᵃ] but in als mykel as þe brekynge of the þighe bone be litel ymade bare fro haltynge, as Avicen saiþ.

Neuerþelatter it is to wete in speciall þat almost alle þe leches acorden togedre þat it is to procede in the same manere in þe rewle þerof as in the brekynge of þe adiutorie, outetake þat it byhoueþ þat it be stronglyer stracchede. And þai bidden to stracche it by two seruantes wiþ bandes bounden aboue. And þai bydden also þat it be bounden strongly vnder þe fracture and þat it be spelkede wiþ 6 or wiþ 7 spelkes. Of þe whiche spelkes William wolde þat þe vttremore were longer and stronger. Þoghe it suffice to Albucasis with þre, for-why he comaundede to bynde þe þighe in þe stede of spelkes wiþ the calfe of þe legge þat the hole may come to þe buttokkes, þat pleseþ not me. In manere neuerþelatter þai schal be sette dyuersely, for-why some leches, as Rogeryne, Albucasis and William, sette ham in a pleyne bedde, and þai vndersette þe fracture here and þere with cloþes and wiþ hardes; I prayse noght. Other leches, as Maistre Pers, done it with two holdynges vp made of longe mantelles after þe lengþe of a foote, rolled wiþ a schete and wiþ byndinge, and þai bynde it aboue wiþ þre or with foure

---

6–7 *See Commentary* 9 *Om.* after in þe*; L in* ⌜coxa⌝ ? *Om.* after harde*; L* ⌜res⌝ *satis difficilis* 20 it *interl. w. caret* 28 hole *read* hele*; L calcaneus* 32 ? *Om. before* I*; L* ⌜quod⌝ *non laudo* 33 Maistre Pers *damaged*

bondes. Oþer forsoþe, as Auicen and Brunus, and þat þe Romayn consentede, wiþ two longe splentes bounden also vnto þe feet with bondes. Many leches forsoþe, as Lamfranke and many men now a dayes, putte it in a litel case or in a cote vnto þe feet.

Neuerþelatter what þat þai dyuerse, þai alle purposen to sette so 5 the broken þye bone þat is evened þat it may reste withoute noye and þat it be nouȝt movede and þat is bowe to no partie. And þerfore Rogeryn warneþ the wirchere þat þe seke þye be halden after þe lengþe of þe hole. And to þe more cautele, þe Romayne sette it in a streyte bedde ypersede þat he myȝte ese hym with 10 wiþoute rysin[f. 104ᵛᵇ]ge of þe place. And he bonde þe þyghe and þe legge in þre places or in foure with þe corner of þe bedde and þe fote to a piler or to a poste þat the pacient (i. þe seke man) schall not mowe drawe it to hym, as Thederik doth.

I also strengþe it when þat it is bounden wiþ longe splentes vnto 15 þe feete, sometyme with þe vndersettinges of mantelles. And to þe foote Y bynde a weyghte of lede, passing the corde vppon þe bowynge so þat it schal holde þe legge in his lengþe. And if þere be eny defaute in þe evenynge, in drawyng litel and litel, it schal amende it. 20

It is removede atte ix dayes or byȝonde. It is fastnede in 50 dayes.

The 8 capitle, of brekynge of þe knee and of the legges and of all þe foote.

The knee knoppe is selden when broken, but it is ofte tymes mysturnede. And it byhoueþ in the restorynge þerof, as Haly 25 Abbas saiþ, to helpe þe broken peces with þi fyngres and to even ham after his owne schappe and to plastre it and to lay þerto a rownde splent of leþer and after to bynde it as hit acordeþ.

Of the legge The legge is sometyme broken after þe two fociles and sometyme after þat one, and sometyme in þe more focile (and 30 þan it boweth bakwarde) and sometyme in the lesse focile (and þan it boweþ biforeforþe and to wiþinforþe). And þe brekynge of þe more focile is worse þan þe brekynge of þe lesse, for þe more fociles may susteyne þe legge. When þat þay boþe forsoþe be broken, þat is worste. 35

Albucasis and Haly Abbas wole þat the brekynge of þe legge be

---

1 *? Om. before* þat; L ʳcum¹ hoc   7 is *read* it   16 *? Om. after* mantelles; L(O) *aliquociens cum illis appodiamentis de palleis,* ʳaliquociens cum cayssia¹   18 bowynge, *see Commentary*   34 fociles *read* focile

so ygouerned as the brekynge of þe arme, but þat he biddeth þat he be sitede bytwene two tables after þe lengþe of all þe legge or in a case made þerfore. And I make þe same. And when þat it is nede, þe wittes of þe þyghe bone is appropred þerto.

The hele is noght broken, for it is an harde bone and defended wiþ ligamentes.

Of þe bone [f. 105ra] **of þe foote** The bone also of þe foote is selden when broken. And when þat it is broken, it is harde to hele, as Auicen saith, and it ledeþ to ofte tymes euel accidentes. Of þe whiche Albucasis saith þat it is restorede in layenge þe foote on þe erþe and in ioynenge it with þy foot. Plastre it and bynde it with a brode splente after þe wombe and þe sole of the foote, and fulfille þe holownesses as it was aforesaide of þe hand.

Of þe toes The brekynge of þe toes forsoþe is evened as þe brekynge of þe fyngres of þe hand, as Haly Abbas saith.

The 2 doctrine, of restorynge of bones oute of ioynte, of þe whiche þere beþ 8 capitles.

And þe firste capitle is an vniuersal sermon of vnioynting.

Dislocacion (i. vnioyntynge), as Auicen and Albucasis saiþ, is goynge oute of þe bone fro his kyndely place in the whiche it is ioynede to. Aboute þe whiche dislocacioun it is to be vnderstonde, after the entent of þe same Avicen, libro primo, þat the ioynynge togedre of bones is fourefolde. One ioynynge is as it were a sawe, as in þe commyssures or cliftes of þe brayne panne. Anoþer manere is stondinge depe yn, as in þe depe stondinge yn of þe tieth. And anoþer manere is vndersettinge, as in þe table of þe breste. Þe fourþe is byndinge, as þe holowe or dalked bones and þe whirle bones, aboute þe whiche ioynynge togidre, dislocacioun (i. vnioyntinge) cometh properly, and noght forsothe aboute þe oþere, but movynge or openynge, þe whiche is not cleped dislocacioun properly but largely, as Lamfrank saith.

Vnioyntinge, forsoþe, somme is complete (i. fulfilled), in þe whiche þe bone goþ altogidre owte fro his ioynte, þe whiche is cleped þe verray vnioyntynge. And some dislocacioun is incomplete (i. nouȝt fulfilled), in þe whiche it goþ noght altogodir oute, þe whiche is cleped bowynge and wriþinge of Auycen. Some goþ not [f. 105rb] oute fro þe ioynte, but þe ligament is drawe along,

---

7 *In f. 104vb, lower margin:* of þe foote *catchw. rubr.*   35 altogodir *read* altogedir

þe whiche is cleped gahen (i. drawynge along of þe ligament).
So it is cleped in 4to Canonum in two places.

The maneres of dislocaciouns beþ also foure: forwarde and bakwarde, inward and outewarde. And þerwith, some is symple, and some is compownede wiþ brekynge, with a wounde, wiþ akþe 5 and with aposteme, and some with hardenesse. Of þise differences, forsoþe, the curatyf schewynge is taken.

The causes of dislocaciouns (i. of vnioyntinges), some ben outward, as fallynge and smytinge and vncouenable stracchinge, and some ben wiþynneforth, as a muscilagynouse humour haldinge 10 þe ioynture.

Tokenes and domes Of tokenes and domes, forsoþe, some ben taken of þinges indrawynge substancially (as of a composicioun made þat hath struttinge and holownesse of anoþer oute of course), and somme of þo þinges þat ben þerynne accidentaly (as of akþe 15 and of þe difficulte of wirchinge and of movynge). The whiche tokenes forsoþe be drawen oute by comparysoun to þe ioynte þat is his pere, as Auicen saiþ.

It is schewede and by Galien in 6to Amphorismorum þat who so euer be noyede of dislocacioun (i. vnioyntinge) and þai ben restored 20 and it assaille hym aʒen, in thise men muscilages ben in þe ioynte. Þe þyghe rotes, and þay halten, but ʒif þai be brente. And þoghe þise be noght þe forþright wordes of Ypocras, neuerþelatter Galien expowneþ it þus. Albucasis ʒeueþ the manere of brennynge wiþ a rounde instrument. 25

It is schewed by Avicen þat compownede dislocaciouns wiþ woundes, wiþ akþe and wiþ aposteme ben harde and perylouse, so þat þai constreyne þe membre sometyme to byleue vncurede wiþoute ledynge aʒeyne of the ioynte, as Galien saith in 4to Terapeutice. Furþermore an olde dislocacioun (i. vnioyntynge) 30 and harde is harde and [f. 105va] as it were inpossible to be curede. And þerfore als sone as it may be possible, haste it to be restored.

Moreouer dislocaciouns ben dyuersede after þe ioyntes in þe whiche þai be made, for some wille liʒtly be vnioynted and liʒtly 35 reduced (i. sette in ioynte aʒeyne), as in þe hammes for liʒtnesse

---

2 in 4to Canonum *underl. red*   14 made, *see Commentary*   15 accidentaly *smear above* -ide-   19 *Om. before* and; *L* ⌈*per Ypocratem*⌉ *et Galienum*   in 6to Amphorismorum *underl. red*   29-30 in 4to Terapeutice *underl. red*

of þe ligament. And some is harde, as in þe ioynte of þe elbowe and of þe feete and of the fyngres. And some ben mene, as of þe vnioyntinge of þe schuldre and of þe hepe. Moreover a dislocacioun in the whiche þe bordoures of þe holownesses of the bones ben broken is worste.

Atte laste þe reduccioun (i. settynge yn aȝeyne) is schewed when þat the noyse of þe bone entringe is iharde and when þe schappe þerof semeth like to his felowe, as Iameryne saith.

The general cure of dislocaciouns (i. of vnioyntinges) hath 4 intenciouns, after þat some of þe forsaide comune lores be saide that were saide in þe doctryne of fractures. þe firste is reducynge of the ioynt. The secounde is strengþinge and kepynge of þe ioynte þat is reducede. The þridde is defendinge from aposteme and fro akþe. But þe fourþe is amendynge of þe accidentes.

The firste is fulfilled wiþ drawynge or with stracchinge oute of the ioynte and wiþ þirstynge yn of þat þat strowteþ oute and with softe and vnpeynefull fulfillynge of þe holownesse after þat it schal be possible.

The secounde is fulfilled þat, when þe ioynte is ioynede and oyle of rose is layde þerto with softe cloþe, laye þerto stupates or cloþes folden in many foldes dipped in þe whites of ayren. And if it be nede, laye þerto a splent of leþer, and bynde it wiþ bondes dippede in oxicratum, brode and longe after þe quantite of the membre, as it schal be schewed with[f. 105vb]inforth. And sette þe membre als pesiblye and als vnpeynefull as it schall be possible, in re-movynge it fro þe fourþe day to þe 7. And bathe it, if it be nede, in þe secounde removynges wiþ hote water. And firste when it is newe, do it in no wise, for it wolde eke it into aposteme, as Auycen saith of hote clothes. And plastre it wiþ the dust of mele and wiþ the rede powdre medled with þe whites of ayren. And bynde it þanne straytely, as Rasis saith.

The þridde entencioun is fulfilled wiþ blode last and wiþ purga-cioun, if it be nede, and wiþ goode diete and smalle fro þe bygyn-nynge. And when þe akþe and the aposteme is slakede, make þe diete gretter like as it is saide aboue in the fracture (i. brekynge). And conforte it in þe ende wiþ embrocacioun of the water of þe sethinge of roses, of wormode, of þe whyte mosse of an oke. And lay þerto a cyrede cloth or oxeracroceum, and lede þe membre softely to his firste or to his olde doynges.

But þe fourþe entencioun is fulfilled after þe accidentes þat, if þer be akþe or aposteme, þat þai be firste slakede or it be reducede (for it were to be dradde of þe crampe and of evel accidentes for the drawynge), and þat wiþ wolle dippede in hote water and in oyle. And afterward reduce it, as Albucasis saith.

If it be with a wounde, reduce first þe vnioyntinge and afterward cure þe wounde and sewe it, if it be nede. And leue it an hole to be clensed by. If it be made forsoþe with a fracture, arraye firste þe vnioyntinge and afterward þe fracture, if it be possible. If it be noght possible forsoþe, arraye þe fracture and, when the pore is stronge, arraye the dislocacioun.

And if the dislocacioun (i. vnioyntynge) be olde and þere be hardenesse, bathe it with þe water of þe sethinge of malue, of holy hokke, and enoynte it with [f. 106ra] dialtea, and plastre it with þe grete diaquilon or wiþ lana succida (i. softe wolle þat groweth by þe tetes of the schepe) dippede in muscilages and wiþ the rynde of þe rote of holy hok soden and stampede and medled with swynes grece. And when þe place is wel softnede, lede in þe ioynte and hele it. And if it be helede and þere byleue no movynge or harde movynge or helles none, hele it as it schal be saide in þe capitle of the gowte and of þe passiouns of the ioyntes and in þe Antitodarie.

þe 2, of vnioyntinge of the iowe.

The cheke bone is sometyme softenede and sometyme crampede and sometyme vnioyntede. And þe vnioyntinge þerof is sometyme made forward, and þan the mouth byleueþ open as in þe mollifienge (i. softenynge). And it is sometyme made bakward, in þe contrarie of þat þat cometh of mollifienge, as Avicen saith, and þan the lower tieþ gone yn vnder þe over tieþ, as Lamfrank saith, ne þe mouthe may not be opened no more þan it may in þe crampe.

Tokenes of dislocacioun, ouer the comune tokenes þat ben ȝeuen, ben for-why þe ouer tieþ may neuere be evened with þe nether tieþ. It is schewed by Auicen and by Haly Abbas þat, but if þat it be sone reducede, it is sone made harde, and it bryngeþ yn feuer and akþe and colryk fluxe and even accidentes til þat it slee þe pacient in þe 10 day.

---

1 firste *partly obscured by brown spot*   6 ?*Om. after* And; *L et* ⌜*quando faciet saniem*⌝   7 it *underd. before* firste   19 or ... none, *see Commentary*
25 *MS.* as Avicen saith *after* mollifienge; *redundant, see l.* 26   28 *MS.* þe mo *before* þe mouthe; *redundant, false start*   33 even *read* evel; *L mala*

It is reducede when it is gone oute bakwarde: late a seruant halde his hede. Afterward he þat schall brynge it in aȝeyne putte in his hand into þe mouthe and his fyngres vnder þe iowe, or elles a wegge of wode, if he may nouȝt putte þere his fyngres. And þan,
5 in drawynge strongely the iowe, þirste in þe bone into his place vnder þe ere. If it be forsoþe with[f. 106ʳᵇ]outeforþe, after William and Lamfrank, lay þerto a strong rolle vnder þe chynne þat may take al þe chynne. And þan when þou hast putte a wegge in þe pacientes mouth als mykel bakward as þou may, late a seruant
10 drawe strongely þe endes of þe rolle by þe hynder partie, in haldinge þe pacientes chekes vppon his schuldres, þe pacient lienge nose-lynges, as Iamerius saiþ. And so he schal be restorede with Goddes help.

After þe restorynge forsoþe laye þerto emplastres and other
15 peces þat were wont to be layde to. And bynde it wiþ a conuenient byndynge þat is ȝeven in a brekynge, and remove it fro foure dayes to foure dayes. It was wonte to be fastnede wiþin 12 dayes. And late hym stably lye vpon a feþer bedde and late hym vse suppynge metes þat hym nede noght to chewe. If it stonde longe forsoþe
20 owte of ioynte and it be harde, bathe it and softne it wiþ warme water and with oyle and wiþ other medecynes þat acorden þerto, as it is aforesaide, and reduce it. And if þere come evel accidentes, helpe ham after þat þai schal be akþes. Of akþe, schaue þe hede, and enoynte it byhynde þe eres and þe nekke and þe arme holes
25 wiþ hote oyle of rose, and cure it.

The þridde capitle, of vnioyntynge of the nekke and of þe lynkes of þe bakke.

The spondiles (i. þe lynkes of þe bakke) ben sometyme fully vnioyntede and sometyme nouȝt fully. And þe vnioyntinge of
30 ham is sometyme to wiþynneforth and sometyme to wiþouteforth and sometyme forsoþe to þe sides. And sometyme it is made in þe ouer spondiles (and it maketh a streytte squynacie, as it is saide in 4ᵗᵒ Interiorum) and sometyme forsoþe in þe lower spondiles and sometyme in þe mene (and it makeþ a bouge).

---

1 *MS.* his hede. Afterwarde he þat schal bynde *after* halde; *redundant, false start, see l.* 2; L *ut teneat caput eius vnus minister. Deinde intromittat restaurator* [*etc.*]   7 þat] t *interl. w. caret*   11 chekes, *see Commentary*   18 *second* hym *superfl. stroke before* h   23 akþes, *see Commentary*   32-3 in 4ᵗᵒ Interiorum *underl. red*   33 in *repeated*

þe tokenes of dislocacioun ben open to the ey3e and to þe touchinge.

It is schewede þat euery dislocacioun (i. vnioyntinge) [f. 106ᵛᵃ] of þe spondiles is perilouse and suspecte to reduce for þe nuke and for þe synowes, and namely þat þat is made inwarde, for it may noght couenably be handeled. It is schewede forsoþe þat the vnioyntinge of þe over lynkes noyeth to þe swolowynge, and of þe myddel lynkes to the brethinge oute, of the neþer forsoþe to þe egestioun (i. schytinge) and to vryn makynge.

The maner of rightinge after Albucasis, Haly Abbas and Auicen was ful longe. In some, neuerþelatter, in the vnioyntinge of þe nekke, drawe the hede slyely wiþ thyn handes or with a rolle, as Iamerie saith, and putte a wegge bytwene his tieth, and drawe hym vpward by þe chynne or by þe heres or by þe eeres, and þriste the schuldres downward with þy feete, and þriste yn the strottynge oute. In the oþere vnioyntinges, stracche þe body abrode, and drawe it with all þi witte in eþer side with a bonde wiþ a levoure and wiþ wegges or with polyes or with a wreþe and wiþ soche oþer helpes, and þriste yn þat þat strotteþ oute with þyn handes or with þi feete or with a table layde þeron.

Halde þe same maner of stablynge and of confortynge and of softenynge a3eyne as þou dedest in oþer vnioyntynges, but þat it schal be splentede. And late hym lye þere-vppo þat it may be þriste togidre. And remove it fro 5 dayes to 5 dayes, for it is fastened in 20ᵗⁱ dayes.

Of þe humoral bougynge or struttinge oute it schal be saide when þat it schall be tretede wiþynforth of þe propre passiouns of þe bakke.

The fourþe capitle, of vnioyntynge of the schuldre and of þe parties of þe schulder bone.

Thogh Avicen putte noght but two maneres of dislocacioun (i. of vnioyntynge) of þe schulder, þat is to saye, to þe homely inner partie towarde the tikelynge places, þe whiche is ofte tymes made, and to þe vttre partie, selden when, neuerþelatter Albucasis and as it were alle leches putteþ þat sometyme, [f. 106ᵛᵇ] þoghe it be selden, it is vnioyntede to þe partie of þe breste, and to þe ouer partie in no wise, for echynges þe whiche ben here.

23 þere-vppo ?*read* þere-vppon

The dislocacion (i. vnioyntynge) of þis ioynte bytokened, after all þe leches, by þe commune tokenes, þe whiche be struttynge oute and depenesse þat was not wonte and harde movynge, and sometyme inpossible, þe whiche þinges may be prouede wiþ his felowe. And by his owne tokenes: as depenesse or holownesse and grete lowenesse in þe schuldre and roundenesse struttinge like an aye in þe arme hole, and þe hand may not be arerede to þe hede, and it is vnioyntede in þe lower partye; and struttinge afore and holownesse byhynde, and þe hande abideþ vnsprad byhynde, and þe fore partie; and struttynge byhynde and holownesse afore, and þe hande may noght be departede fro þe side, in the hendermore partie. It is eschewed þat it is gode to take hede to þis vnioyntinge, for a man is ofte tymes desceyuede for brennynge and for apostemacioun and for grevance, as Rasis rehersith, and I harde it in dede of þe kynges doghter of Fraunce.

Curacioun This vnioyntynge, and namely þat þat is byneþeforthe, is reducede by 5 maneres. The firste manere accordeþ in liȝte þinges, and it is þat the arme be stracchede oute. And putte þi fyste or þi fyngres or the coppe of þi schuldre vnder þe arme hole, and afterward, in drawynge, bowe þe arme and drawe it dounwarde and reduce it. The secounde manere is in stronge þinges, þat þere be putte an hepe or a clewe vnder the arme hole, and drawe it vpwarde strongely wiþ a towayle or þirste it strongely wiþ thy foote in drawynge þe arme, and it schal be reducede.

Þe þridde manere is þat, when a clewe is layde vnder þe arme hole, ouerþwarte it vndernethe wiþ a barre, and arere it vp by two seruauntes, and drawe þe arme strongely dounwarde, and it schal be reducede. The fourþe manere is þat [f. 107ʳᵃ] when þe pacient (i. þe seke man) is sette and arered vpon a sete, þe pacient schal put a clewe vnder his arme hole on a ronge of a ledder. And halde þe arme and drawe it strongely wiþ a seruant and remoue þe seete fro vnder his fete and it schal be reducede.

The fifte manere, of the hefte, I vnderstonde noght. Ȝe, but Haly Abbas, Albucasis, Avicen, Brune and Thederik putten alle þise maneres. Neuerþelatter Rogeryn, the whiche pleseth me wel ynowhe in þis case, he putteþ it noght but of the fiste and of þe foote wiþ

---

1 is *om. before* bytokened; *L(Br) Signatur; (O)Significatur*   9-10 *second* and ... partie; *L in anteriori*   12 eschewed *?read* schewed; *L Iudicatur*   13 brennynge *error; L inflacionem*   24 *?Om. after* arme; *L ⌜ad inferius⌝ brachium trahendo*   33 hefte] h *interl. w. caret*

a balle and þat of the barre in stede of the ladder. Neuerþelatter he putteth to in þis manere a sete vnder þe fete. Iamerius putteþ onely þerto þat manere of the balle and of þe foote. William and Lamfrank haue putte þe maner with þe balle and with þe bord cloþe.

Oþer vnioyntinges forsoþe, as Lamfrank putteþ, be reducede with stracchinge oute and þirstynge togedre of þe handes or with þe hondes. And if þai schal not be reducede, for it haþ stonden longe and is hardened, baþe it and softne longe it with softnynge medecynes and afterward reduce it. When þe reduccioun (i. ledynge yn aȝeyne) is made and when þe vnyuersal reweles aforeseide ben putte þerto, it pleseþ me (as it doþ Rogeryne) þat it be arrayed in the firste þre dayes for akþe with small clothe and with stupates dippede in þe white of ayren, and afterward wiþ mele and wiþ the rede powdre. And bynde it, and putte a bonde and a balle of towe or of cloþe vnder þe arme hole, and bynde it well and strongely with a bonde or wiþ a rolle of fyue fyngre brede and of two armelengþe, rolled yn at boþe endes. And bygynne by þe myddes vppon þe balle and eftesones vnder þe arme hole. Afterward rolle bothe þe endes and in crossynge ham aboue þe schuldre lede ham to þat oþer arme hole, and lede ham aȝeyn vpon þe schulder in crossynge it and ledyng [f. 107rb] it vppon þe balle and eftesones aȝeyne. And rolle it so ofte til þat it be wel fastned and sewe it. And where þat it schall nede more fastenynge, sewe it aȝeyne. And susteyne it wiþ a towel at þe nekke. Remove it fro ix dayes to xiiii dayes, or when þat þe bolnynge þat cometh of the streynynge is fallen downe. And afterward swete þe place wiþ dialtea or with some cyrede cloth or with a plastre.

The parties of þe schuldre ben selden oute of ioynte, but þai ben departede, and namely þe furcle of þe breste, for in þe schuldres þere ben non oþer bones but þe spawde bone resceyuynge wiþ two billes and þe furcle schettynge and þe adiutorie entringe, as it was saide in þe Anothomye.

The fifte chapitle, of þe vnioyntinge of the elbowe.

The vnioyntynge of þe elbowe, after Avicen, is sometyme litel and sometyme mykel. And after Albucasis and alle oþere leches, some is toward þe forþer partye and some forsoþe toward

---

2 saith *underd. before* putteþ   7 hondes, *see Commentary*   10 aforeseide] a *interl.*   18 and eftesones *after* balle; *?redundant, see l.* 21
20 and] n *smudged*   24 xiiii *error; L ix*

the hynder partie. Neuerþelatter Rogeryn chargeþ noght but of þat þat is made to þe forþer partie for þat comeþ ofte tymes.

The tokenes forsoþe of suche a dislocacioun, ouer þe comune tokenes of struttynge oute and of holownesse, ben wryngynge asidehalf and difficulte in movynge and inpossible to folde it to þe schuldre. It is eschewed þat þe elbowe is harde to vnioynte for fastenynge yn of ligamentes and for þe dyuersite of bones. Moreouer þe focile is selden when vnioynted, for it hath no grete dyuersite. Þe lower focile forsoþe is ofte tymes oute of ioynte for addicioun of þat þat resceyuede and ouerþwarteth noght.

Of þe rewle and of þe cure it is to be vnderstonden þat, ouer the two maneres þat Avicen putteþ (smyte þe schuldre with þe pawme of þyn honde and þirste the strottynge to his dewe place wiþ þat oþer honde in þe forþermore vnioyntynge; in þe hynder-[f. 107va] more vnioyntynge, drawe þe arme strongely and smyte the elbowe bakward; with þyn handes enoyntede with oyle, frote it strongely til it entre), Rogeryn putteþ a maner of an hele and of a schoe. And Lamfrank aproprep it to þe furþermore vnioyntynge. He cureth forsoþe þe hyndermore vnioyntynge with stracchinge and wiþ hynginge or with þe berynge of some weighte. I forsoþe reduce þe furþermore wiþ my knee and þe hyndermore as Avicen putteþ. And in þe same manere done þe Romayns and the happy leches of Beem.

The manere forsoþe with þe schoe and wiþ the hele and wiþ the knee ben aproprede to þe forþermore vnioyntynge. And when þe arme is drawen, þai purpose to þirste yn þe rowndenesse of þe adiutorie in þe holownesse of þe focile fro þe whiche it went oute and to bowe þe arme sodeynly toward þe schuldre. And so longe rolle or bondes ben made and bounden vppon þe struttynge oute. And while þe arme is stracchede and þe bonde bounden wiþ his foote in the manere of a trenchebe or halden bakwarde wiþ some seruant, þe maistre schal folde the arme sodeynly to þe schuldre.

Þe maner with þe foote: þe arme is stracched abrode vpon þe playne and, while it is drawen, þe struttynge oute is þirste ynne with þe hele and þe arme is folden to þe schuldre.

6 eschewed ? *read* schewed; *L Iudicatur*   ? *Om. after* vnioynte; *L difficulter dislocatur* ⌈*et difficulter reducitur*⌉   8 *Om. before* focile; *L focile* ⌈*superior*⌉
10 is ? *om. before* resceyuede; *L propter addicionem recepti non transuersantem*
29 rolle, *see Commentary.*

The maner with þe knee: the arme is stracchede and, while it is drawen, þe struttynge oute is þirste in with þe knee and þe arme is folden to þe schuldre. In alle þise it conforteth to laye þe arme double and to stracche it oute and to arere vp some heuy þing and, when it is arered vp, to bere it, as Iameryn saith. 5

Of þe fastenynge be it proceded as in þe adiutorie, but þat the arme schal be streynede a litel to the nekke til þat the hond come to þe schuldre. And remove it fro foure dayes to foure dayes, in areryng vp and þirstinge [f. 107vb] downe þe ioynte at iche tyme. It is fastned in 15 dayes. 10

Capitulum 6^m, of vnioyntynge of þe hande and of þe fyngres.

Thise bones of rachete and of the fyngres ben ly3tly vnioyntede, and þai ben lightly reducede so þat it be done while it is newe. They may be vnioyntede forsoþe to euery partie, neuerþelatter namely to þe forther partye and to þe hynder partye. It is by- 15 tokenede forsoþe by þe comune tokenes.

Of þat rewle it is to be vnderstonde þat all þe entent was and standeth in goode stracchinge and in foldynge and in areryng vp hider and þider þe ioynte and in þirstyng in þe struttynge. And if þai may not be rightede with þis, Albucasis techeþ to þirste in the 20 struttynge wiþ thyn hand vpon a table. In the fastenynge þere is non oþer þing for to doo þan in other, but þat þay be splentede with wode or with lether. And remove it fro foure dayes to foure dayes. It is fastnede, after Iamery, in 12 dayes. And afterward swete it as it is aforesaide. 25

The 7 capitle, of vnioyntynge of þe whirle bone and of þe þighe bone.

It is to be vnderstonde aboute the maners of vnioyntynge of the þighe bone, þe auctores beþ mykel varienge vpon ham, for-why Albucasis putteþ but þre maneres, þat is to say, inward, outeward 30 and bakward. Brune, Thederyk, Lamfrank, folowynge Avicen, putten foure maneres. And þai sayen in wirchynge þat it cometh ofte tymes to wiþouteforth and selden when to withynforth. William de Saliceto is contrarie to ham in comparisoun, for he seiþ it is ofte tymes vnioyntede bakwarde and neuerþelatter neuer- 35 more outewarde for þe ligament of þe hepe bone. 3e, but for alle þe maneres of curynge renne togidre as it were in two maneres,

2 oute *underd. after* drawen   7-8 *See Commentary*

þat is to saye, of rightynge to wiþynneforth and to byhindeforth, þerfore it is not mykel to charge.

Aboute þe tokenes it is to be vnderstonde þat amonge alle [f. 108ʳᵃ] leches Avicen specefiede beste þe propre tokenes. Of þe whiche
5 wordes (þat þat he saide in þe 2 paraff of þat chapitle) it is hadde þat in þe vnioyntynge to withynforþe and to aforeforth, þe seke foot is lenger þat þat oþer foot and he halteþ of all þe fote, and it may not be ioynede wiþ that oþer ne be folden, for þe hede of the þyghe bone haþ entrede in þe schare and hath bolned it, and in it
10 appereth holownesse in the vttre partie. In the vnioyntynge to wiþouteforth and to behyndeforth, by þe contrarie, þe lige is schorter and he halteþ noght on þe hele, ne on þat oþer partie it may be departed, and þere is an holownesse in the schare and a struttynge wiþouteforth.
15 Aboute þe manere of reducynge (i. of settynge in aȝeyne) it is to be vnderstonde þat, þogh auctoures putte many maneres and dyuerse of reducynge, neuerþelatter alle þe leches reducen þise maneres to a comune manere and to a propre manere. Wherfore the comune maner, after Albucasis, to all maners is mykel profit-
20 able when þat the propre maner of vnioyntynge is vnknowen. And it is þat þe pacient be holden strongely by þe schuldres, or bynde hym by þe schuldres, by þe rote of þe þyghe wiþ a bonde to a pyler wiþ a wrethe, and drawe hym also with thyn handes by þe schere, and of þat other partie drawe hym strongely by þe partie
25 of þe knee, and at one tyme loke þat þere be soche stracchinge þat þe pacient be as it were arered fro þe erthe, and þan move the þyghe so mykel to þe same partie til þat it be reducede.

The firste propre manere to þe vnioyntinge to withynforth and to aforeforth is þat the pacient be drawen as it is aforesaide, and
30 while þat the struttynge atte schare is þirstede yn, lede yn the þyghe bone with þi knee.

Þe secounde propre manere to þe vnioyntinge to wiþouteforth is þat the pacient be drawen in the same manere and, while þat þe struttynge [f. 108ʳᵇ] wiþoute is þirste yn with þe knee, drawe the
35 þyghe outeward by þe knee.

The perfeccioun of þe reduccioun (i. of þe ledynge into ioynt) is

---

4–7 *See Commentary*   7 *first* þat *read* þan   12–13 *See Commentary*
18 *MS. after* Albucasis *after* manere; *redundant, see l. 19*   24 hym, *see Commentary*   32 *Om. after* wiþouteforth; *L ad exterius* ⌈*et posterius*⌉
34 drawe *repeated*

schewed by þe lengþe of his felowe þat is hole (as Rogeryn saiþ, and Iamerius, þe folwer of hym).

The witte to stracche oute þe ioynte is as I dede elles where. þere was leyde forth a borde longer þan the pacient, and at eyþer ende þere was fastened a pyler. Afterward he was bounden with a towell passynge by þe schares vnder þe bakke and aboue þe wombe to a piler. And he was bounden to þat oþer pyler with anoþer towel, and þe þyghe was bounden aboue þe kne in rollynge alle þe legge vnto the hele, and wiþ pynnes putte bytwene þe towel and þe pyler and in wryþinge, he was drawen to eyþer partie.

Aboute þe manere of fastenynge, þere is none oþer þing to be done þan in oþer, but þat it be strongely bounden, in bygynnynge aboue þe struttynge, in passynge to þe contrarie partie byfore and byhynde by þe reynes to þe hole parte. And in þe ynne vnioyntinge, is putte a presse of cloþes or of towe vpon þe schare, and bynde it with þe hole legge. And when it is olde, þe fote is hongen with a loupe to þe schuldre, as Avicen saith. And in þe vttre vnioyntinge, þere is putte a longe splente vnto þe hele. And when it is olde, bynde a weyghte of þre or of foure pounde in þe þyghe in takynge þe legge, and late it hynge with a polye. It is chaunged fro 5 dayes to 5 dayes. It is fastned in 30 dayes.

þe 8 chapitle, of vnioyntinge of þe kne and of þe rolle, of þe fote and of his parties.

The knee is of swifte vnioyntinge. It is vnioynted happely withoute cause outake swyfte walkynge, or it slideþ a litel as þe pype; is ofte tymes vnioyntede wiþoute cause outake lepynge. And þe knee forsoþe is vnioynted to euery partie but to þe forþer partie for þe rolle or for þe knoppe and for þe helpyng bone þerof.

Curacioun Sette þe seke man [f. 108ᵛᵃ] vppon a sete nyghe to þe erþe and arere vp his feet a litel wighte. Afterward a strong man with his handes schal stracche it out, aboue and bynethe, with a strong stracchynge. And þe restorer schal reduce þe ioynte to his disposicioun after þe dome of þe commune vnioyntynge, and he schal bynde it.

Of þe knoppe of þe kne When þe vnioyntynge of þe knoppe of þe knee cometh, it byhoueþ þat the fote be sette playnely to þe erþe, and reduce þe knoppe. Afterward fille þe holownesse of the

---

12 more *?om. before* strongely; L *firmius interiori*   14 ynne *read* ynner; L *in*
26 it *?om. before* is

knee with cloþes letynge it fro foldynge double, and laye þeron splentes wiþstondinge it in þat partie to þe whiche it boweth. Þerfore when it is streynede and cometh to, applye noght þe knee wiþ hastynesse but litel and litel til it be slakede. Avicen saiþ well
5 þat it be folden litel and litel, for Lamfrank and Iamery saith þat þere is no witte to make no knoppe to stonde faste after þe reducynge but to double þe þyghe with þe sperlyuer. And þerfore holde it bounde all an houre.

Of þe foot and of þe toes Aboute þe vnioyntynge of þe fote it
10 is to vnderstonde þat þe fote is esily vnioyntede and esely reducede, but it is fastnede or stablede with difficulte for þe multitude of bones þat maken þe ioynte. And it may be vnioyntede to euery partie, and namely to þe vttre side or partye and to þe inner side. Whos tokenes beþ struttynge and holownesse þat were not wont
15 to be, akþe and fordoynge of þe movynge.

In þe reducing þerof þere is no þing elles to do but, when þe pacient is wele vndersette and þe lige stracched oute, drawe þan þe fote and moue it to euery partye strongely and þirste in þe struttynge wiþ thyn handes til þat it be reducede. Fastne it and splente
20 it. Remove it fro fyue dayes to fyue dayes, and late hym reste 30 or 40 dayes, as þe texte saiþ. Men erreþ forsoþe ofte in þe reducynge of the foote, and God by his grace drawe vs awey fro all errour.

[f. 108ᵛᵇ] **Here endeth þe fifte boke.**

Here byginneth the sixte boke.

25 Here bygynneth þe sexte tretys of alle sekenesses þe whiche beth noght proprely apostemes, ne vlcers, ne passions of bones for þe whiche recurse is hadde to a cirurgene, hauynge two doctrynes (i. lores). The firste doctrine is of the forsaide sekenesse þe whiche ben comune to all þe body. The secounde doctrine schal
30 be of tho sekenesses þe whiche ben approprede to one membre.

The firste doctryne haþ 8 chapitles.

Þe firste capitle, of þe gowte and of akþe and of hardnesse of ioyntes.

The sekenes þat is called arthetica or þe gowte is akþe of ioyntz
35 gendred of þe flowynge of humoures in þe ioyntes. It is certeyne forsoþe (after Galien in þe Comment of þat sexte Am-

---

28 sekenesse *read* sekenesses; L(O) *egritudinibus*

phorisme: Gylded men haue noght þe podacre) for þat passioun is made of some humour þat floweþ to þe ioyntes. If mater forsoþe flowede neuer þider, þere schulde neuere be passioun. And he takeþ here þe spice for þe gendre, for þe podagre, þe gowte, as Albert of Boloyne saide vppon þe forsaide Amphorisme.

The gowte is an aposteme, in takynge it largely, þat is made in þe foldynge of þe ioyntz, after Haly Abbas in þe ix sermone of þe firste partye of þe Book of Real Disposicioun. Nouȝt agaynestondynge þat many men sayen (as Rasis putteþ in his book of the Akþe of Ioyntes) þat soche a sekenes may be made of an euel complexioun or of an euel mater. And neuerþelatter þat is selden, as Auicen saiþ, and þerwiþ soche akþe is noght propurly þe gowte, but largely and vnproperly. As Galien saith in 10 Meamur: The habundaunt mater þe whiche makeþ the gowte, þe scyatyk and þe podagre, in reumatysinge þe ioynte, and it stracheþ oute þe brode ligamentes wiþouteforth[f. 109ra] and alle þe synowy membres, wherfore it bryngeth in akþe and noght þe crampe, as þe same Galien saide in the Comment. In euery waye forsoþe þat þe podagre, þe gowte and artetica ben taken, really þay ben all one, but it is called gutta, þe gowte, of a fluxe and arthetica, sub arcu (i. vnder a bowe).

Of þe whiche, þe spices beþ sciatica (i. þe sciatyk) in þe whirle bone and þe podagre in the foot and arthetica (i. þe gowte) in other ioyntes, as it is saide by Galien in þe forseide allegged place. Ciragra is noght proprely but a fleumatyk bolnynge of þe handes, of þe whiche bolnynge it is saide aboue in þe book of apostemes. Ne þe swellynge also of the knees þe whiche is ofte hepede in children of indigestioun is noght þe gowte, as Galien saide in þe Comente: an ȝonge childe wexeth noght podagre. Neuerþelatter it is noght for to charge of þe names, and þerwith soche differences done not mykel to þe cure, but in þe sciatyk for þe syte of þe matere.

The curatyf entenciouns ben moste myghtely taken forsoþe of þe mater and of þe akþeful accident. Of þe mater, þe whiche some is colde and some is hote. Of þe akþe, some is fulle of crye and most peynful (as Maistre Poule saith) and some is able inow to be suffred and quiete.

1 for, *see Commentary*   4 for þe podagre, þe gowte *error;* L(Ca, O) *pro artetica podagram*   11 or, *see Commentary*   13 in 10 Meamur *underl. red*   14–16 *See Commentary*   17–19 *See Commentary*   25 *?Om. after proprely;* L *proprie non est* ⌈*artetica*⌉ *sed inflacio manuum flegmatica*

The cause of þe passiouns of the ioyntz ben þe same þat ben of apostemes: general, as causes of reume, and special, as þe firste causes, goynge tofore and causes ioynede to, as it was specified aboue in þe boke of apostemes. Þe membres forsoþe þat senden
5 it, as to fleume, ben þe brayne and þe stomak. As to colre forsoþe and to oþer superfluitees, it is þe lyuer and þe veynes. And þerfore Avicen saith þat the superfluite (i. þe filþe) of þe secounde and of the þridde digestioun is ofte tymes cause of some of þise humours. The membres forsoþe [f. 109rb] þat receyue it ben þe ioyntes.
10 And Avicen departede þise causes in þre: in material causes, þe whiche he clepeþ the efficient causes; and in causes of instrumentis, þe whiche beþ brede of waies by the whiche þe mater passeþ full ligly; and in tholynge or suffrynge causes, the whiche ben feblenesse of þe ioyntes by kynde, as if it be comen of kynde of gowty
15 folk, or by accident, as is fallynge and smytinge and malice of gouernance.
 The firste is conceyuede of Ypocras wordes in 6to Amphorismorum: A womman schal not be podagre but if sche faile her floures. Byholde þe material cause! The secounde is taken of þat
20 Amphorisme: Gilded men and children ben noght podagre, for þai doo no leccherie ne þai stracche noght abroad þe waies by þe whiche þe mater may liȝtly passe. Se þe instrumental cause! The þridde is concluded in the forsaide Coment while he saiþ þat it is nedeful forsoþe for to haue feble feet and ioyntes if any man
25 schulde be taken wiþ the podagre, as if any man schal haue þe fallynge euel, hym moste haue a feble brayne.
 It is þerfore, after Galien in Miamur, vbi supra, þat the humour þat comeþ is sometyme blood and ofte tymes of flewme or medled of a flewmatyk humour or melancolyk or with þise an humour of
30 blood. Neuerþelatter it is selden made of a melancolyk humour, as Avicen saith, for-why splenetyk men and melancolyk men ben selden when made reumatyk and aȝeyneward. And Avicen setteþ Ypocras to witnesse þat it is made ful selden of corupte humours, and most selden of alle humours medled after his proporcioun in
35 the body, as Rasis saiþ. And a sodeyn chaungynge of þis passioun

1 cause ?*read* causes; L *Cause*   2 MS. þe membres *after* apostemes; redundant, see l. 4   3 causes ?*om. before* goynge tofore; L *Cause . . . Et speciales ut primitiue, antecedentes et coniuncte*   13 ligly *read* liȝtly *or* lightly; L *facilime*   14 it ?*read* he   17–18 in 6to Amphorismorum *underl. red*   19 ?*Sentence om. after* floures, *see Commentary*   27 in Miamur, vbi supra *underl. red*   27–30 *See Commentary*

scheweþ þise maters to be felaschipped wiþ a wynde, as it was saide in a manere of Gouernaunce of þe Pope. And þise pas-[f.109ᵛᵃ] siouns ben ofte tymes compowne withoute þe forsaide proporcioun. Neuerþelatter þai ben selden when simple, for-whye a rawe humour schulde not mowe renne to þe ioyntes wiþoute colre, as 5 Rasis scheweþ in þe Book of Dyuisiouns. The cures forsoþe of þe simple passiouns shal be saide, as it was saide of apostemes, þat the compownede passions may be had by ham.

Tokenes and domes It byhoueþ noght to descryue þe tokenes of þe gowte þat is ful of curynge, for the seke man descryveþ ham 10 wel ynowhe. Thogh þe tokenes of þe hote gowte and of þe colde gowte ben saide aboue in þe booke of apostemes, neuerþelatter Galien in Miamur ȝeueþ 8 maners of knowynge þe mater of ham: of þe coloure, of þe touchinge, of þinges þat ben layde þerto, of þe diete þat went afore, of þe complexioun, of þe age, of regioun and 15 of þe tyme.

Avicen putteþ to þise maners the maner of akþe and the dyuersite of þe duringe and þe consuetude and þe dome of þe vryn and of oþer superfluytees.

Firste, as Gordoun saiþ, considre þe place: if it be rede, if it ake, 20 if it be hote, if it be delited with colde þinges and if it ake wiþ hote þinges, or be made heuy, if þer wente tofore an hote diete and if his complexioun and his age and oþer particulers acorden in hete, it semeth prouablye þat the gowte is hote. Neuerþelatter if it be aȝeynewarde, þat is colde. Neuerþelatter he makeþ errour and 25 makeþ difficulte in þise als wel in signifieng as in curynge: the composicioun of þe maters, þe site and þe nature of þe þinges þat ben laide þerto, as Rasis and Avicen saiþ.

Ouer þise tokenes it is founden, after þe forsaide men, þat the gowte bygynneth ofte tymes of þe podagre, and namely aboute þe 30 grete too and aboute þe sides of þe foote. And in þe sciatyk, it is stracched fro þe haunche to þe hele.

It is schewed by Ypocras in 6ᵗᵒ Amphorismorum þat euery [f. 109ᵛᵇ] podagry sekenesse þat ben made, þay ben made vnflowynge in 40 dayes. Þe terme forsoþe of swellynges of fleschy 35

---

10 curynge *read* criynge; *L* gutte clamose   12 ?*Om. after* ben; *L Signa gutte calide et frigide licet* ⌐habeantur per signa apostematum calidorum et frigidorum⌐ *superius in apostematibus dicta*   17 MS. *and* þe dyuersite *after* maner; ?*redundant; L modum doloris diuersitatem duracionis et consuetudinem*   25 it ?om. before is   25-8 *See Commentary*   31-2 *See Commentary*

membres is þe 14 daye, as Galien saith þere, and so is 40 dayes þe terme of synowy membres, for that þe kynde of þe flesche is þenner þan the substaunce of a synowe. Þe mater forsoþe þat is in þe flesche is sone gadred togidre and it is sone resoluede, but þat
5 neuerþelatter þat is in þe synowe is aȝeynewarde, as þe text saiþ. And þerof it is saide þat the drede and varikes ben gode to appere in þe gowte. The contrarie forsoþe is saide euel, as þe communete saith. And it is þat þan þe mater leueþ the synowy membres, and it is turned to þe fleschy membres.

10 Sekenesses of ioyntes haue foure tymes, and þai folowe þe movynge of here maters, as oþer apostemes beþ, and þay enden ofte tyme by resolucioun (i. by lousynge) or by hardenynge. It is þe propre forsothe of ham þat þai make no quittre as oþer apostemes done, as Rasis saith in his Divisions.

15 It is schewed also by þilke Ypocras in 6to Amphorismorum þat þai ben ofte tyme movede in spryngynge tyme and in harveste: in springynge tyme for habundaunce of humores þat were gendred in wynter, and in herveste for hir malice and for brede of þe wayes þat was made in somer. Neuerþelatter þai ben sometyme
20 movede in wynter for þe colde þat þirsteth ham and in somer for þe hete þat louseþ, as it is notede in 3° Amphorismorum.

Moreouer Avicen saith þat akþes of ioyntes ben of some of tho sekenesses þat ben hadde by heritage, for-whie þe sperme (i. þe sede) of man is after þe complexioun of hym þat gendreth. More-
25 ouer as akþes of ioyntes when þat þai ben vnwisely smyten aȝeyne, þai ben dredeful of ȝevynge of the mater to þe principal membres; and þe rosate (i. rudy) gowte makeþ the pacient syker of many noyenges, as it is saide euydently in 7° Terapeutice [f. 110ra] and 4to Sanatiuorum. Among þe akthes of ioyntes þe sciatyk is þe
30 worste, after Avicen. Forþermore þe akþes of ioyntes moven ful ofte feueres, and feueres and þe colyk moven ham, as Avicen saiþ.

Moreouer Avicen saith þat euery membre in þe whiche is akþe of a ioynte, and it be withdrawen, it wyddreth and is made þynne, as it is schewed in a bowge and in woundes of þe ioyntes. After

1 daye] dayes, s *underd.*　　　2 *? Om. after* kynde; L natura ⌜substancie⌝ carnis　　　6 drede *error;* L tumor　　　11 beþ *?read* doþ　　　15 in 6to Amphorismorum *underl. red*　　　21 in 3° Amphorismorum *underl. red*
25 as, *see Commentary*　　　27 and, *see Commentary*　　　28–9 in 7° Terapeutice and 4to Sanatiuorum *underl. red*　　　33 withdrawen, *see Commentary*　　　34 *? Om. after* ioyntes; L(Ca) *ut in* ... *vulneribus iuncturarum manifestatur,* ⌜*et hoc est propter uirtutis debilitatem. Preterea scias quod egritudines iuncturarum*⌝ *postquam impresse fuerint* [*etc.*].

þat þey be inpressede (i. þristede) in þe membre, þoghe þat the dede of þe turmentynge of ham may be removede, neuerþelatter the disposicioun bileueþ alwaye, for-why euery vnmesurable qualite þat abydeþ longe in a membre, it febleþ þe dedes of þat membre, as Avicen saith. And hereof it is þat þai ben made sone to come aȝen. In Diuisionibus and Rasis saith: þow schalt not forȝete, for akþe of ioyntes ledeth sometyme to þe coghe, to þe pallesye, to ouerturnynge of þe brayne and to troublynge of the witte and sometyme to sodeyn deth.

Curacioun In the curynge of þe gowte þe doctoures purposen two þinges, and þe thridde þing was put to in þat Gouernaunce of þe Pope. The frste is to kepe it or it come. The secounde is to cure it while þat the dede noyeth. But þe þridde is for to take aȝeyne when þat the turmentynge is sesed.

The rewle of kepynge haþ þre entenciouns. þe firste is þat the mater be noght igendred. The secounde, þat þe mater þat is gendrede be þrowen oute. But þe þridde, þat the membres þat senden þe mater and receyuen it be rectified (i. riȝtede). þe firste entent is fulfilled, þat it be an hote mater or a colde, with dewe admynistracioun of þe sexe vnnatural þinges and of the þre þinges þe whiche ben longinge to ham be here generalite. And þai ben ayre and mete and drynke, inanycioun (i. voydenesse) and replecioun (i. fulnesse), slepe and wakynge, mouynge and reste and accidentes of þe soule and aȝeynemetynge, also, of þinges wiþoute, a baþþe [f. 110rb] and walkynge out of coverte. The secounde entente is fulfilled wiþ dewe blode lastes and laxatyues. But þe þridde entente askeþ medecynes þat conforten and dryen þo membres.

The curatyf rewle forsoþe in the turmentynge haþ foure entenciouns. The firste is þe diete, þe whiche schal be þenne or smalle. The secounde, in þe mater goynge tofore, þat it be voyded and wiþdrawen and þat it be letted to flowe. þe þridde, in þe mater þat is ioynede to, þat it be repercussede and evaporede. But þe fourþe is in þe accidentes þat þai be staunchede or lissede.

The restorynge rewle forsoþe haþ þre entenciouns. þe firste is in þe lyf or diete, þat he turnede aȝen litel and litel to þe rewle of hole. þe secounde, þat if þer be any þing of þe mater bilefte, þat it

---

6 In . . . and ?*read* And in Diuisionibus   12 frste *read* firste   19 after ?*om. before* þat; *L secundum quod*   30 in ?*om. after* is; *L est in vita*   36 be ?*om. before* turnede; *L reducatur*

be ended and consumed (i. wasted) with duretyk medecynes and wiþ treacle. But þe thridde entent is þat þe ioyntes be softned and conforted wiþ a batthe and wiþ enoyntinge with foxe grece and wiþ soche oþer þinges. ȝe, but for þat þise þinges bylongen more to þe lordes phiciciens, ne cirurgiens ben noght cleped in þis entent but for manuel operacioun (i. for wirchinge wiþ hande) and sometyme in þe turment (in þe whiche charmers also ben clepede), I schal leue of þe fulle tretynge of þe maner and of þe qualite of fulfillynge þe forsaide entenciouns, in touchinge some þinges superficially.

As to þe reule forsoþe preseruatyf, for to fufille the firste entencioun, þe whiche was of þe lyf or dyete, þat the mater schulde not be gendrede, and namely þe colde mater, Maistre Arnalde made x amphorismes bowynge togidre wiþouteforþe, þe whiche ben saide here by cause of his excellence. Of þe whiche þe firste is of þe aire: the ayre hurteþ the feete of men þat haue the podagre, makynge ham passyngly colde or makynge ham to brenne. The secounde is of mete and of drynke: a sowkynge pygge and water [f. 110ᵛᵃ] foules and moste olde hennes smyten schendefully þe neþer ioyntes. The þridde is: howge or forwaxen fisshes and elys ben alwaye aȝeynes ioyntes. Þe fourþe, he bryngeþ in thretynges to þe ioyntes and to þe hede þat takeþ þe mylk of bestes wiþ metes and wiþ wyne. But þe fifte, þe drynk þe whiche abydeth noght to þe dome of þe verray þirste, it ȝeueþ grevaunces of hurtynge to þe ioyntes. The sexte, as a nygard wombe þirsteþ downe alle dedes, euery dayes largenesse norissheþ ham. The 7ᵗᵉ, euery wery or terede walkynge and hyngyng of þe feete hurteþ men þat haue sore ioyntz. The 8ᵗᵉ, in men þat slepen to mykel, lienge vpright hurteþ the ioyntes. The 9, wraþþe exciteþ tempeste in þe laste craftes. The 10, þe tholinge of þe ioyntes, and moste of þe feete, may not suffre þe vse of þinges þat noyen in a grete quantite.

Of þe sawes also of Galion vpon þat Amphorisme: Gelded men haue noght þe podagre, it is concluded þat glotonye, dronkenesse, vndefienge and levynge of besynesse and of purgacioun þat he was wont to haue and vnmesurable comunynge wiþ wommen maken men þat haue þe podagre euel disposede.

For to fulfille þe secounde entencioun, þe whiche was þrowynge oute of þe gendred matere, þe forsaide Arnalde putteþ þerto, after þe amphorisme of Ypocras, blode laste and farmacye (i. medecyne

32 Galion; L(O) *Galieni*

laxatyf) in spryngynge tyme and in haruest and to be made or þat the sekenesse falle yn. How forsoþe þat þe blode last and þe medecyne is made, it was saide wel inow in þe booke of apostemes, and it schal be saide wiþynforth. And for to purge þis sekenesses, the forsaide Arnalde ordeynede vnder þis fourme diacartamum, þe whiche purgeþ conueniently colre and flewme: Take of þe powdre of [f. 110ᵛᵇ] dragaganti frigidi ʒ i, of chaare quynces yconfecte wiþ sugre ʒ ii, of gynger, of hermodactiles ana ʒ iiii, of þe piþþe of carthamus ʒ vi, of diagredium ʒ iii, of chosen turbith ʒ i, of manna, of powme garnat, of mel rosate yscumede ana quart. sem., of lofe sugre ʒ xvi. Make þerof a letuarye. þe dose is ʒ iiii.

For to fulfille þe þridde entencioun forsothe, þe whiche was confortynge of þe membres, þe same Arnalde haþ assummede oþer ten amphorismes. þe firste, þe strengþe of prosperite failede neuer þe feete in batthes of alume. The secounde, sawge a litel soden and ofte taken, it ʒeueþ a wonderful helpynge to synowes and to alle ioyntes, in þe ende of þe refresshynge. The þridde, floures of almandes and of myrtilles and of camomylle and honysokel and roses and of sengrene profiten þe ioyntes. þe fourþe, acorus (i. gladen) and grownde yve ben hadde in frendeschip to alle ioyntes. The fifte, nux indica is manyfolde frende to ioyntz and to synowes, afore alle oþre þinges þat growen in þe erþe. The sexte, he þat treted ofte tymes vnder his feet grapes or þat bathes his fete in newe muste, he haþ ful selden when þe podagre. The 7, newe broken verueyne itasted helpeþ the pilers of þe feet wiþ priue vertues. The 8, a signe (i. a tokene) of heuen fleyeþ away þe sele of þe akþe of feet foreuermore.

And he putteþ to þe nynte of Rasys, þat no medecyne in þe kepynge fro akþe is so helpely as prouokynge of þe vryne, þat Haly Abbas graunteþ in þe firste sermone of þe Book of Real Dispocicioun. And Avicen in 3° commaundeth þat if þai be grevede, late hem vse diuretyk wyne. Dyuretykes forsoþe purgen þe filthes of þe secounde digestioun, as it is schewed euydently. Therfore water of cyceres was ʒeuen to oure Lord þe Pope and most . As to the sendynge membres forsoþe, it is commaun[f. 111ʳᵃ]dede in þe Grete Rewle to ʒeue letuaries, dragies, emplastres and oþer comfortynge medecynes. And þis is of þe rewle of kepynge.

23 treted ?read tredeþ; L calcat   34 ?Om. after ʒeuen; L ⌜conuenienter⌝
... administrabatur   Blank space for 25–7 letters after most; L maxime ⌜in preseruacione⌝; aliquid deficit in copia in right margin

As to þe curatyf rewle of þe turmentyng, in fulfillynge of þe firste entencioun, þe whiche was in þe diete, Avicen and as it were alle leches commaundeþ þat wyne be done awaye. And wiþdrawe flesshes, and most in an hote cause. Þai schal vse mel rosate, and if it were ȝeuen with dyuretykes, it were Avicens kynde medecyne. And if þo dyuretykes were homely and after þe bygynnynge, it schulde suffice to me, and more if þat þe mater helde þe ouer parties. Neuerþelatter if he may not abstene hym fro wyne, late it be þikke fro þe bygynnynge with a quantite of water, and after forsoþe clere. He schal vse auenatum and ordeatum and soche oþere, after þat it was saide aboue in þe book of apostemes.

For þe secounde entencioun, þe whiche was for to wiþdrawe and to lete þe fluxe, þere ben graunted vomytes (i. spowynges) and scharpe clisters in þe whiche is herbe benedicta and the purgacioun with dyacarthamus and with blode laste of þe contrarie side, if þat ther be fullenesse or habundaunce of blood (neuerþelatter it is more sikerly done after þe bygynnynge, as Avicen saith; ȝe, but he forbedeth it vtterly fro þe bygynnynge, þat is verified in þe case in þe whiche colre or flewme haboundeth, as Arnold saith in þe Book of Blode Laste), and constreyninge wiþ dewe medecynes, noght aboue þe apostemed place, but on þe partie fro þe whiche þe mater cometh, as Avicen saith.

For the þridde entencioun, aboute þe mater þat is ioynede þerto, it is nedeful (as it was saide in oþer apostemes) þat it be proceded in þe bygynnynge wiþ repercussyues (outake in þe scyatik), noȝt wiþ eueriche, but wiþ homely, þat the mater go noght aȝenwarde to þe principal membres or þat it be made harde and vnbuxum to lousynge (as Avicen saith), and wiþ repercussyues and resolutiuis vn[f. 111rb]evenly imedlede in þe encresynge, and wiþ ham evenly medlede in þe standynge of þe sekenes, and wiþ clene resolutyues in þe declinacioun. Soche forsothe was Galiens wille, as it is saide in þe tretys þat hath ben ofte isaide. And þogh þat some comune helpes þe whiche fulfille þe forsaide entenciouns in eyþer mater, as it was put aboue in þe tretys of apostemes, schal be put wiþyn-forth in þe Antitodarie, neuerþelatter by cause of open lore here schal be somme þinges fourmede. And be þe chaunge ofte imade from one to another of þe same effecte, for kyndes ioyeþ wiþ newe þinges, and þat þat profiteþ in one houre noyeþ in anoþer, as Avicen saith.

22 Avicen *error;* L *Rasis*   37 kyndes ?*read* kynde; L *natura*

The helpes or medecynes þat fulfillen þe entenciouns in a colde mater: first, þere ben chosen two fourmes of repercussyues. Of þe whiche þe firste is Avicens: Take of savyne, of þe notes of cipresse, of brente bones ana euen parties, of alume i parte, of dragagant þe sexte parte þerof, of fisshe glewe als mykel as sufficith to faste ham togidre, and make þerof an emplastre. The secounde is Rasis: Take of oyle of spiconarde, of storax, of myrre, of aloes, of acasia, after þat the likeþ. Medle ham with water of galles isoden (as he saith in þe chapitle of ioyntes), and make an oynement.

Þe helpes or medecynes resolutyues ben chosen of þre or of foure fourmes. Þe firste is Avicens, þat is: Take of hote oxe donge, als hote as þou wilt, and laye it þerto al hote. Haly Abbas forsoþe putteþ with þis of gotes donge and asshen of comune wortes, in medlynge it wiþ hony. And he conseilleþ that þe place be wasshen afore þe plastringe with þe watir of þe sethinge of camomille, of honysokel, of anete, of maioran, of centorie and of soche oþere. Þe secounde fourme, of Rasis in Almansorum: Take of armonyak, of bdellium, of storax, dissoluede wiþ olde wyne ana partem i, of [f. 111ᵛᵃ] femygreke, of lyne sede ana partem sem. Medle ham wiþ oyle of coste, and make þerof a plastre.

Maystre Dyne saiþ to the same entente: Take of aloes ℥ i, of myrre ℥ sem., of salte ʒ ii, of saffran ʒ i, of þe mele of lupynes ℥ i, of smalle branne ℥ ii, of hony li. sem., water of asshen þat sufficeþ to seþe ham yn, and make þerof a plastre. In resoluynge also of þis mater, aqua ardens (i. brennynge water) comforteþ, and oleum benedictum and þe distillacioun þat was saide afore in capitulo de paraliso.

In an hote mater þe repercussyue medecynes ben of þre formes. Þe firste is Avicens, with þe wateres of endyve, of roses, of planteyne, of morelle, þe seþinge of sawndres wiþ a litel of vynegre, or þe oyle of ham, or cerotum of oyle of rose and of waxe, or þe muscilage of psillium, or the whites of ayren, in þe whiche cloþes be putte. And remoue ham and laye ham to ofte tymes.

The secounde forme is of Rasis in þe Boke of Ioyntz: Take of rede sawndres, of bole armonyak, of wylde celidoyne, of þe rynde of powme garnet, of rouste of yren, of opium ana. Medle ham wiþ vynegre and with water of rose or wiþ the iuse of coriawndre. The þridde fourme is þere: Take of brynte bone iwasshed and dryed,

---

13 þerto *underd. after* hote

of hermodactiles, of amydoun, of ceruse ana partem i; make it wiþ water of rose camphorate.

Maistre Dyne ʒeueþ to þe same entencioun: Take of roses ℥ ii, of barly mele ℥ iii, of ote mele ℥ vi. Sethe ham wiþ oxicratum, and in puttynge to a litel oyle of rose, laye ham þerto.

The resolutyues (i. þe lousynge medecynes) ben also of þre fourmes. The firste is Avicens: Take of aloes, of myrre, of saffran ana; dissolue ham wiþ water of wortes or of endyve after þe fourme of þe hete. And if þer be put to barly mele, it schal be þe bettre. The secounde is Galiens in x° Meamur: Take [f. 111vb] of aloes ℥ i, of þe iuse of centorie ℥ sem., of þe floure of þe stone asii, of kytte alume ana ℨ ii, of frank ensence, of myrre, of opium, of mandrage ana ℨ i. Faste ham togidre with swete wyne, and dissolue ham wiþ mylk, and enoynte þe place with a feþere. The þridde fourme is of Rasis: Take of þe muscilage of psillium, and of lyne sede and of femygreke, of þe mele of ham bothe, of cerotum made wiþ oyle of camomylle. Faste ham togidre, and enoynte ham þerwith. And he counseilleþ þat the membre be fomentede afore þe enoyntinge wiþ hote water, and leue þe medecynes by ten houres.

In a medled mater forsoþe, it byhoueþ to medle þe medecynes. And þogh the forsaide medecynes may be medlede after coniectynge, neuerþelatter I fastne here togidre some materials þat ben chosen by þe doctoures to resolue.

First, Rasis in his Divisiouns commaundeth to take cromme of rye brede and þe ʒolkes of ayren and saffran confecte wiþ mylke and with sope. In þe secounde, Avenzoar: Take of barly mele li. i, of þe asshe of þe notes of cipresse quart i. Confecte ham wiþ water and wiþ oyle. In þe þridde, Albucasis in the þridde parte of his Antitodarie: Take of þe lyne sede, of anete, of camomyle ana ℨ x, bdellii, storacis liquide, of armonyak, of galbanum ana ℨ v, of oyle of lilye þat sufficith. When þe gummes ben dissoluede in vynegre, make a plastre. Also Avicen: Take of þe mele of femygreke li. i, sethe it wiþ oxymel, and make þerof a plastre.

Also vryn soden wiþ salte is putte of þe commune peple. Also þe iuse of walwort made wiþ oyle of rose þikke is put in Regimine Papali. The gentile experimentours saide vnto þe same entente:

8 dissolue] dissoluede, de *underd.*   10 in x° Meamur *underl. red*
28 þridde *error;* L 23^{a}   29 mele of femigreke, of *?om. after* þe; L *farine femigreci, seminis lini*   35 þikke *misplaced, read* made þikke; L *succus ebuli spissatus cum oleo rosato*

þe oynement of snayles, of serpentis, of frogges, of turtuses, of a foxe, of bakkes and of soche oþre. And þai ben made in sethinge ham symplely wiþ salted water, and þe fatnesse is [f. 112ra] gadrede togedre, or in puttynge ham wiþ salte and in a persede potte wiþ another hole potte vnderneþe, and berye it in donge, and kepe þat that is distillede.

The compownede medecynes forsoþe ben made: First forsoþe Galien in fine Cathegenorum putteþ the oynement of frogges and of tortouses: Take of þe oyle of the rote of þe wylde gourde li. ii, of oyle of maioran and of alknat, of wexe, of terebentyne, of galbanum, of the marye of þe bones of an hert ana quart. i, of frogges þree in noumbre, of snayles two in nombre, of bawme ʒ ii. Sethe þe frogges and þe snayles grece wiþ the oyles, and strayne ham. And þan medle þe oþer þinges wiþ ham, and make an oynement. It is ful precious forsoþe.

Þe oynement of foxe, after Hebenmesue: Take an hole foxe, and kytte of þe ynnermeste parties, and seþe it yn a vessel of erþe wiþ salted water, wiþ wyne and wiþ oyle medled with sawge, wiþ rosemarye, with iunypre, with origanum, with anete and wiþ maioran vnto þe wastynge of þe water and of þe wyne and til þat þe foxe be so soden þat þe flesche parte fro þe bones. And afterward streyne it in pressure, and streyne it, and make þerof an oignement.

Þe oynement of bakkes after Rasis: Take 7 bakkes in nombre, and putte ham in a cawdroun wiþ raynewater, and cover it, and sethe it vnto þe half. Afterward streyne it, and put þerto als mykel of oyle of rose and þe ouermeste croppes of wethy, and sethe it to the water be wastede, and streyne, and make þerof an oignement. Haly Abbas forsothe made of þis thinges a bathe, and in the decoccioun (i. sethinge) he putte to rapes, lekes and oynouns, skirwhite, wortes or coole, fenel and smallache. And þerfore it is þat, of the comaundement of Ysaac, make ham for to wasshe ham with þe seþinge of frogges.

The oynement of the gander þat Thadde[f. 112rb]us ʒeueþ is good: Take a fatte gander, scalded and clensed from his entrayles, and farse it with þe fleisshe of fatte cattes isaltede wiþ comune salte and wiþ sal vitre, with sal armonyak and with sal gemme and

---

4 and ?superfl.; L cum sale in olla perforata   8 Cathegenorum underl. red
32 I ?om. before make; L ego . . . facio eos lauare   35 scalded] a altered from false start on another letter   37 sal vitre, see Commentary

wiþ alume ana ℨ i. And putte þerto of euforbe, of asa fetida, of castor ana ℨ sem. And roste it at a softe fire, and kepe þat þat droppeþ, and make þerof an oynement. In þe farsynge of þis goos may be putte yve, wormode, dove fote, crake fote and hermo-
5 dactiles. Thederyk forsoþe putteþ þerto peritorie, rewe, horhone, þe roote of þe wylde gourde, þe leves of yve and þe gumme therof. And þan the distillacioun is more precious in an olde mater and in a colde.

The emplastre of pysmyres or amptes is proued by Rasis, moste
10 in hote materes: Take of þe ampte hille with þe eyren and with all togeder ℨ iii, of barly mele and of bene mele ana ℨ i, of roses ℨ sem., of malues, of mandrage ana ℨ vi. Seþe the malues and þe mandrage in iii li. of water vnto þe haluendele, and streyne it, and confecte þat other medecynes powdred in a morter, and putte to þerynne iii
15 whytes of ayren and two ʒolkes, and vse it.

Alle the forseide þinges forsoþe acorden in þe scyatik, so þat þai be fortified (i. strengþed) with mustard and with þe oyle þerof and with soure dowhe and wiþ suche oþer þe whiche þat drawen þe mater fro þe depenesse. And to þis entente ben ventoses made,
20 and redenesses and blistres wiþ garlik and wiþ cantarides and wiþ a potencial cauterie, and also actual cauteries, punctalia, olyuaria and circularia, made al aboute þe ioynte and in þe myddel þerof, as Albucasis techeþ and as it schal be saide withynneforth. And late it flowe xl dayes (þe whiche is the terme of men þat haue þe
25 gowte, as þe Foure Maistres seyn) wiþ tentes and wiþ worte leues and with yue leues [f. 112ᵛᵃ] til þat the place be curede. And so is the þridde entencioun fulfilled.

But the fourþe entencioun, þe whiche was amendynge of þe accidentes, is fulfilled after þe accidentes be, and namely two, þat
30 is to say, akþe and hardnesse.

Of akthe of ioyntes The akþe forsoþe in þe gowte is staunched in two maners: verrayly with the forsaide evaporatyves and hydyngly wiþ narcotykes. And for þat it is harde to wirche with thise by and by in soche an akþe, for so moche it is more syker to medle
35 ham bothe togider. And þerto ben chosen foure medecynes. þe firste, Rasis and Avicens, and þai toke it of Galien in Meamur: Take the crome of brede þat is riʒt white, and medle it in the mylk of a kowe til þat it be made as it were an oynement, and put þerynne

---

1 euforbe] euforb *horizontal stroke through* -b   19–22 *See Commentary*
36 is ?*om. after* firste; L *Primum est*

x parte of opium, of saffran þe fourþe parte of þilke opium, and in confectynge make it as an oynement, and laye it þerto, and remove it often. To þe same: Take of cerotum made of roses li. i, of opium, of saffran ana ℥ ii; medle ham and lay hem þerto. To þe same, Lamfrank putteþ almandes and camphere confecte wiþ water of roses.

And in þat Rewle of þe Pope: Take of þe hedes of white popy with the sedes and with þe ryndes, of clensede barly ana partem i, of henbane sede the þridde parte þerof. Boyle ham in li. water vnto þe wastynge of þe half. Afterward streyne ham, and putte in þe colature of þe muscilage of psillium, of femygreke, of lyne sede drawen oute with vynegre, of oyle of rose, als mykel as is þe colature (i. þe streyned mater), with þe haluendel of whites of ayren. And make þerof an oynement, in þe whiche be putte a lynen clowte, and laye it þerto colde. And as sone as it waxeth hote, remove it.

Moreouer, after þe entente of Ypocras and of Galien in 5to Amphorismorum, colde [f. 112vb] water mykel ʒette or powrede vpon þe ioyntz louseþ the akþe of ham in dullyng þe felynge. Mene slewþe forsoþe lisseþ þe akþe, as þe text saith.

Of hardenesse of ioyntes Hardenesse of ioyntz folowynge þe gowtes, þe whiche hardenesse, þogh it be ful selden when helede (after þat þat Ovide saith: Soluere nodosam nequit medecina podagram i. a medecyne may noght louse þe knotte þat is made by þe gowte), neuerþelatter it is amended with homely mollificatives and wiþ resolutives, warly after the lore þat is ʒeven in þe capitle of sephiros, slyrosi and after þat it is to be saide in þe Antitodarie.

And also, as Rasis putteth in þe Book of Ioyntz þe maner of evaporacioun (i. of smekynge out) with a narcosite hette and quenchede in vynegre, saith þis plastre þerto in special: Take of armonyak, of opoponak, of galbanum, of bdellium, of bremstone, of glasse, of mustarde, of pylettre ana partem i, of litarge als mykel as of hem alle. Sethe þe litarge with oyle, and dissolue þe gummes with vynegre, and boyle ham, and make þerof a plastre. And laye it þerto, and enoynte þe place first wiþ some mollificatyf (i. softenynge) medecyne. To þe whiche entencioun and to þe crampe þai

1 x; *L decimam partem*   9 i ?*om. after* li.; *L lb. i*   12–14 *See Commentary*   17–18 in 5to Amphorismorum *underl. red*   27 sephiros, slyrosi, *see Commentary*   28 as Rasis, *see Commentary*   29 narcosite *error;* L(Ca, O) *marcasita,* (Br) *marcassita*

teche soche an oynement: Take of bdellium dissoluede with vynegre and with a litel swete wyne and of hony ℥ xxx, of olibanum, of opoponak, of armonyak, of myrre ana ℨ i and sem., of oyle of camomille ℥ iii, of olde oyle, of capouns grece, of gandres grece, of egles grece or of eles grece ana ℥, of calfes grece ℥ ii. Confecte it, and make þerof an oignement.

Also to þe same entente availeþ the litel diaquilon, and þe mykel, of Hebenmesue, whos fourmes schal be ȝeven wiþynforth. Galien witnesseth in 10° Simplicium Farmacorum þat moste olde chese soden with þe iuse of a legge of bacoun draweþ oute knottes or stones þat ben made of towe humours, in brekynge the [f. 113ʳᵃ] skynne with violence, and it softeneth þe hardenesse of ioyntz. He forsoþe, as he saith, hath proued it in many men. Neuerþelatter Rasis rehersith þise and putteþ þerto water cressen.

The hardenesse forsothe þat foloweth the drienges and oþer loosynges of ioyntes and of synowy membres is also harde to hele, and moste when þat it is so dryede and wederede þat it waxe not rede in rubbynge, and Rasis saith. And þat hardenesse in þe whiche is litel felynge, or none, is now suspecte, and if it schal be amended, it askeþ longe tyme. Neuerþelatter if þer be eny mater considered in þe place, cure it wiþ inscisyves (i. kyttynge medecynes), as Avicen saiþ. And vaporacioun is of þe gode curaciouns after þe softenynge, with stones hette and quenchede in vynegre, and with an homly resolutif (i. lousynge medecyne) with þe plastres and þe oynementes þat were saide in the capitle of sclirosis, to þe whiche capitle it is alwaie to turne aȝeyne for soche disposiciouns.

If þer be no mater forsoþe or if it be litel dryed, be it iproceded þus: Firste embroke (i. droppe) the membre, and bowe it and stracche it longe, with muscilagynous water of þe decoccioun of þe rynde of þe rote of þe holy hokke and of þe rote of elme, of camomyle and of honysokel, of femygreke, of lyne sede and of suche oþere, or with þe water of þe sethynge of the hedes and of the feete of schepe or with muste or with hote blood of some best.

Afterward enoynte it by a mesurable fyre with þis oynement: Take of dyaltea li. sem., of oyle de baye, of oyle of mastyk, of oyle of lilye, of oyle olei mustelini, olei de behen, olei nucis indice

5 i om. after first ℥; L℥ i   11 In f. 112ᵛᵇ, lower margin: skynne with catchw. underl.   14 and repeated   15 drienges error; L algebras
18 first and; L(Br, Ca) ut, (O) et   23–4 with ... resolutif, see Commentary
24 homly] hōly   36 of oyle superfl., ?false start; L olei de lilio, olei mustellini

ana sem., of estriches grece, of egles grece, of eles grece, of marmosettes grece, of brokkes grece, of dokes grece, of hennes grece, of asses grece, of þe marye of a calues þighe and of hertes grece ana ℥ i, of bdellium, of moyste ysope, storacis liquide ana ℥ [f. 113ʳᵇ] sem., of þe fatnesse of þe testicles (i. of þe priue stones) of castor ℨ ii, of waxe þat sufficeþ. Make þerof an oynement.

Afterward þou schalt lay þerto þis plastre: Take of waxe, of picche, of dyaquilon ana quart. i, of asse grece quart., of lapdanum, of moyste ysope, of galbanum, of opoponak of armonyak, of bdellium, storacis, calamynte, of mastyk, of sarcocolle dissoluede in wyne, of oyle drastres, of oyle of lilye, of terbentyne ana ℥ sem., of þe mele of femygreke and of lyne sede, of saffran ana ℨ ii. Make þerof an emplastre.

And þe kyndes of dyaquilones ben nyghe to þat. And water of mannes blood seven tymes distillede is praysed þerto by alcamystres and by Henry. Many oþer remedyes schal be putte in þe Antitodarie. And in byndynge and instrumentes of handes, hande craftes moche holpen.

þe secounde chapitle, of the lepre.

The lepre is þe moste errour of þe vertue assymylatyf, by þe whiche þe fourme (i. schappe) is corupte in all þe body. So it is hadde of Galiens wordes, as to þe firste partie in 6ᵗᵒ and as to þe secounde partye in primo De Egritudine et Sinthomate. And I vnderstonde þe errour of þe vertue assymylatyf inmediatly, forwhy inmediatly it may be þe cause of þe vertue digestyf and of þe blood in the lyuer. And þerfore Avicen clepeth the eldest cause efficient þe errour of þe vertue of þe lyuer, when þat the lyuer forsoþe is slyden to hete and so brenneþ the blood and arrayeþ it to melancolye. And soche blood, when þat it cometh to þe membres of the þridde digestioun, fyndynge ham feble, of an euel complexioun, colde and drye, þat is ladde in of his causes, as ȝit schall be saide anon, it may not turne itself to colour ne to gode flesche, even and rede; it turneþ vnto blak colour and to greyny flesche and horrible. Wherof it is assummede in primo De Virtutibus Naturalibus: When þat þe vertu digestyf erreþ in vnsawynge, þe

---

1 *Om. before* sem.; L ⌈*quart.*⌉ *sem.*   8 *Om. after second* quart.; L *quart.* ⌈*sem.*⌉   11 *See Commentary*   14 nyghe, *see Commentary*   17 *See Commentary*   20 *Illum. cap. unfinished; only gold-work put in; guide letter visible*   22 in 6ᵗᵒ *underl. red*   24 *MS.* it may *after* inmediatly; *redundant, see l.* 25   24–6 *See Commentary*   34–5 in primo De Virtutibus Naturalibus *underl. red*

etyke [f. 113ᵛᵃ] is causede. When þat it erreþ in levynge, þe dropesye is causede. And when þat it erreþ in assimulacioun (i. turnynge into likenesse), þe lepre is gendred.

The lepre forsoþe is bothe þe sekenesse and þe accidente, after
5 Gordoun, the whiche þat treteth þis mater full wel, in folwynge Avicen. It is a a lyke sekenesse, for it is an evel compleccioun, colde and drye, even and dyuerse, in partie and in all. It is an official sekenesse, for it is rottynge of þe schappe, for þat is þe propre difference þerof, as it schall be saide. It is a comune sekenesse: for
10 it is a comune aposteme, it louseth þe contynuhede as apostemes of oþer membres doth. And it is þe accidente, for þe trespaces was þe occacioun.

It is cleped lepra, þe lepre, a lepore nasi (i. of þe coppe of þe nose), for þe tokenes þerof apperen þerynne raþest and moste
15 verraily. Or it is saide of þe worde lupus, a wolfe, for it devoureþ alle þe membres as a wolf doth. It roteth forsoþe alle þe membres as a cancrouse wolf, after Haly Abbas in þe 8 sermone of þe firste partie of þe Book of Real Dispocicioun. And þerfore it is cleped of Avicen a commune cancre to all þe body.

20 The spices and þe differences of þe lepre ben most myghtely itake of þe mater and of þe sinthome (i. euel accident). And þogh þer ben not putte but two spices þerof of þe two euel brent colres, after Haly Abbas, vbi supra, and happely after Galien, neuerþelatter oure commune scole assigneþ foure spices after þat the foure
25 humores may be brente and be turnede into melancolye. It is cleped elephancia of melancoly, leonyna of colre, of flewme, tyria and of blood, allopicia. Neuerþelatter þai ben selden when founden by hamself, but þai ben ofte compownede as oþere apostemes ben. And þai ben cleped so of suche propretees þe whiche
30 ben founden in tho bestes.

The causes [f. 113ᵛᵇ] The causes of lepre ben þrefolde: þe firste causes, þe cases goynge tofore and þe causes þat ben ioynede þerto. þe firste causes ben corrupcioun of þe ayre and þe touchinge of leprouse men and malice of metes and a spotte or filynge of þe
35 generacioun (i. of þe gendrynge or getynge). And þe wiþholdynge of melancoliouse filþes fastene þise togidre, as þe filþes of þe

6 ?Om. after first a; L(Br) ⌐Morbus consimilis, officialis et comunis.⌐ Morbus consimilis quia [etc.]; om L(O)   11-12 trespaces ... occacioun, see Commentary   23 vbi supra underl. red   32 cases read causes   36 fastene þise togidre, see Commentary

emoroydes, of þe menstrues, of varioles, of quartaynes, and feblenesse of þe mylte and hete of þe lyuer, as Avicen saith.

The causes goynge afore ben humours þat ben disposede to be brente and to be turnede into melancolye. þe cause þat is ioynede þerwith is melancolye þat is spradde by all þe body. For þe whiche it is to wite, as it was saide in þe boke of apostemes, þat melancolye is dowble, kyndely and vnkyndely. Of þe natural (i. kyndely) melancoly þe lepre is not made, but of þe vnnatural melancoly, and noght of eueriche, but of þat þat is made by brennynge.

This melancoly forsoþe, as Avicen saith, oþer it is sperplede by all þe body or to a partye. If it be sperplede to all þe body and rotte, it makeþ a fever. If it rote not, it makeþ the morfue in þe skynne and þe lepre in þe flesche. And if it be sparplede to a partye, þan ben gendred þe cancres and wartes and soche oþre, as it is schewed of Galien in 6to De Egritudine et Sinthomate.

Tokenes and domes It is to be vnderstonden aboute þe tokenes and the domes of þe lepre þat, after Maister Iordan in Mountpilerz, the lepre haþ disposicioun and dede. þe disposicioun or þe arrayenge to þe lepre is a proprete in the body by þe whiche some man is ful mykel disposede to þe lepre. And soche propretes comen of þe firste causes and of þe forsaide causes þat ben fastned þerwith.

The dede forsoþe of þe lepre is a noyenge of þe forsaide vertue þat comeþ of þe sparplyng of melan[f. 114ra]colye by þe body. And þis dede is sayde to haue foure tymes: þe bygynninge, þe encresynge, þe standynge and the declinacioun, namely to þe dethe. þe bygynnynge is when þe noyenge toucheþ the ynner membres, and þan it sleeþ with his venymousehede. þe encresynge is when þat it appereth in þe vttre membres, and þan the tokenes ben encresede and made many. þe standinge is when þat the membres bygynnen to be vlcerede, and þan the tokenes ben open. The declinacioun is when þat þe membres falle doun, and þan the tokenes ben full manyfolde.

The commune tokenes forsoþe of þe spices of þe lepre: somme bytoken arrayenge or disposicioun, and some bytokene þe dede; þe arrayenge or þe disposicioun þerof, as foule coloure, morphe, scabbe and stinkynge filþes and þe forsaide disposed causes.

---

15 in 6to De Egritudine et Sinthomate *underl. red*   27 *?Om. after* membres; *L tangit membra intrinseca* ⌜*et tunc apparent signa debiliora. Lepra enim primo incipit in interioribus, deinde procedit ad exteriora, deinde redit ad interiora*⌝ *et tunc cum venenositate sua interficit.*   35–6 *See Commentary*

The tokenes forsoþe whiche signifie þe dede, some ben cleped of one voyce, þat bitokene alway the lepre. And þai folowe it oþer by intencioun or remyssioun, and þay ben sexe: rowndenesse of þe ey3en and of þe eres, spredynge of þe browes, and writhinge or crokynge of þe nose þirles withouteforth wiþ streytenesse withynforth, fowlenesse of þe lippes, an hose voyce as þoghe he spak with his nose þirles, stynkynge of brethe and of al þe persone, stable lokynge and horrible in þe maner of a beste þat highte satoun. Wherfore Galien saiþ in 2º De Egritudine et Sinthomate: Elephantes (i. men þat ben lepre), þe nose forsoþe is made fnatted and þe lippes grete and þe eres scharpe, and þai semen comunely like satires. Satiris forsoþe or satoun is a beste of horrible (i. gasteful) lokynge in þe londe of Arabye, in the whiche beste ben þise forsaide tokenes.

The forsaide tokenes ben cleped with þat þat þai ben founden in þe lepre and in oþer sekenesses, and þerfore þai betokene noght alway þe lepre, and þai ben 18: The firste [f. 114rb] is hardenesse and bolnynge of þe flesche, specially of þe ioyntz and of þe extremytees. The secounde is a colour like morphe and derke. The þridde is fallynge of the heres and growynge a3en of sotil heres and smalle. The fourþe is wastynge of þe brawnes and namely of þe thombe. The fifte is insensibilite (i. vnfelyngnesse) and gastenesse and þe crampe of þe extremytees (i. of þe vttremeste membres). The sexte is scabbe and teterys and þe rudy droppe (i. sausflewme) and vlceraciouns in þe body. The 7 is graynes vnder þe tunge, vnder þe ey3e liddes and byhynde þe eres. The 8 is brennynges and prikkynges of nedeles in þe body sensibly. The 9te is þe skyn of ham, when it is putte to þe ayre, þe crispenesse is in þe maner of a pulled gander. The 10 is, when þat water is þrowen vpon ham, þai seme fattisshe. The 11 is, þai haue feueres but selden when. The 12 is, þai ben rowghe and ful of akþe and full wood, and þay wil preyse hemself ouer mykel among þe peple. The 13, þai haue heuy dremes and grete. The 14 is, þai haue a feble pulse. The 15 is, þai haue blak blood, ledisshe and derkisshe and as it were askisshe and sondisshe and clompry. The 16 is, þai haue blo vrynes, white, þenne and askisshe.

1 ?Om. after ben; L quedam sunt ⌜vniuoca, quedam equiuoca.⌝ Vniuoca dicuntur que [etc.]   3 Nota in left margin, underl. red   9 in 2º De Egritudine et Sinthomate underl. red   15 forsaide error; L Equiuoca dicuntur   17 18 error; L(Br, Ca) 16, (O) 18   Nota in left margin, underl. red   31 rowghe ... akþe, see Commentary

Men forsoþe þat ben lepers be exaymyned with þise tokenes. Neuerþelatter it is mykel to be taken hede aboute þe examynynge and þe dome of leprouse men, þat is þe moste iniurie (i. wrong) to sequestre or wiþdrawe þo men þat schulde not be sequestred or wiþdrawen and leue leprouse men with þe peple, for-whye it is 5 a contagiouse sekenesse and infectynge. And þerfore a leche þat schal deme ham, he schall ofte byholde ham and turne and vnturne þe tokenes with hymself, and he schall see þe tokenes of one voyce and whiche þat ben of even voys, and [f. 114ᵛᵃ] þat he deme noght by one tokene but by concourse of many tokenes, and specially of 10 tokenes of one voyce.

Firste, in clepynge Goddes help, he schall conforte ham and saie þat this passioun or sekenesse is saluacioun of þe soule and noght to say the trouthe, for if leprouse men were reproued, it were a purgatorie to þe soule. And if þe world haue hem in hate, neuer- 15 þelatter God haue hem not in hate. ȝe, but he loued Lazer, þe leprouse man, more þan oþer men. If soche men forsoþe be noght reprouede, þai schal stande in pees.

Afterward he schal make hem to swere to saye þe trowþe of þinges þat schall be axed ham. And þan firste the leche schall aske 20 ham of þo þinges þe whiche disposen to þe lepre, if he haue oght: as, if he be comen of the kynde of lepres, or if he haue companyed with ham, and if here menstrues be restreynede, or emoraydes, and if þai haue vsed a melancoliouse, and whiche manere of sekenesse þat þai were wonte to thole. And afterward he schall enquere 25 ham of þe thinges or tokenes þat þai knowe, and þerwiþ of here queyntise and of here maners and of here dremes and here desires and if þat thay fele scharpenesse, brennynge and prikkynge in þe flesshe.

Afterward he schal touche þe powse. After, he schal make to be 30 late blood, and he schall considre þe colour and þe substaunce of þe blood, if it be blak and askisshe. And he schall wasshe þat blood, and he schall knowe whiche manere of flesche it schall be þat byleueþ in the clensynge, if it be grauelouse, granaylouse and cluddry, for þat is þe moste tokene. And if he wil proue in a 35 disshe if salte melte sone þerynne and if vynegre and vryn medle

3 it ?om. before is   8 whiche þat ben ?om. after see; L et videre que signa sunt vniuoca et que equiuoca   13–14 noght ... reproued, see Commentary 18 reprouede, see Commentary   24 Om. after melancoliouse; L ⌜regimine⌝ melancolico   25–6 See Commentary   34 clensynge ?error; L in colatorio

sone þerynne and if þat þai goo downe in the maner of mele in a basyn full of mele, he may do þis by cause of solempnyte. He shal consider his loke and schal bydde hym [f. 114vb] go home and brynge his vryn wiþ hym on þe morne.

5 And in þe mene tyme þe leche schall avise hym of þe thinges þat he haþ seyn and of þo þinges þat ben to be seyne. And on þe morne he schal come in the presence of þe leche. And þan the leche schal first see his vryn, and he schal consider if it schal bytokene eny þing of þe disposicioun of lepre, if it be white and
10 þenne and askisshe, for þe vrynes of lepres ben soche. Afterward he shal consider his face and þe browes, if þai be vnhered, if þat þai ben swollen and bolned. Also þe ey3en, if þai be rounde toward þe homely partie of ham and if þaire white be derke. Of þe nose, if it be croked, grete and vlcerous or vlcerede withyn. Of þe eres,
15 if þat þai be made rounde. Of the voys, if þat he speke hosely and with þe nose þirles. Of þe lippes and of þe tonge, if þat þai be rede and vlcered and if he haue þe graynes. If þe brethe be harde and stynkynge and if is schappe be dyuerse and horrible. And he schal consider þise tokenes wel, for the tokenes of þe face ben moste
20 certeyne.

Afterwarde he schall make hym to aspoyle hym. And first he schal consider þe colour of all þe body, if it be derkisshe and ful of morphe. After, he schal consider þe substaunce of þe flesche, if it be harde and scharpe and bolnede or bunchede, and specially
25 aboute þe ioyntz and þe extremytees, and if he be ful of scabbe and ful of ycche and fulle of teterys and of vlcers, if his hide be crispe as a gandres skynne, if þe brawnes be wastede, if he fele slepynge in þe membres, if he fele wel when þat he is prykked behynde þe hele of þe legge. Aske hym where and wherewith. Afterward he
30 schal þrowe water vpon his body and loke if it be fattisshe and if salt cleue to þat when þat it is casten vpon hym. Afterward he schal go agayne to þe consideracioun of þe face and of þe loke.

And he schal leue hym and preyse alle the tokenes, and [f. 115ra] he schal considere wel and delyuerly of þe tokenes and of þe acorde
35 of ham. And if he fynde þat he haue some smale even-voycede tokenes, with dispocicioun to þe lepre, he is to be warned homelely and priuely þat he stonde in good rewle and þat he haue counseil of leches, or elles schal he be lepre.

1 þai *error;* L *descendit*   2 mele ? *read* water; L *in pleno pelui aque*
18 is; L *eius*   29 of ? *read* and; L *et*

If he haue forsothe many even-voycede tokenes and fewe vnvoycede tokenes, he is comunely cleped fordone or destroyed. And soche ben bitterly to be warned þat þai halde gode gouernance and þat þay haue gode counseile of leches and þat þai drawe hem to þe north parties of here mansions (i. dwellyng places) and þat þai come noght mykel among þe peple, for þay ben entred into lepre. If þai haue forsoþe many even-voycede tokenes and many vnuoycede tokenes, þai schal be wiþdrawen fro þe peple with good counseillynge wordes and ledde into þe mesondeux (i. into spitelles).

And if þai ben hole men, þai schall be excused, and þai schal be sente to here persouns or gouernoures wiþ the leches lettres.

The propre tokenes forsoþe of humores ben had by þe tokenes of humours þat were saide aboue in þe book of apostemes. Neuerþelatter þe maners of tho spices, leonina and elephancia, ben worse þan of other spices.

It is schewed by alle leches þat the leper is þe werste maladye and it is of heritage and contagiouse (i. smyttynge), namely þat þat is confermede (i. rotede). Avicen forsoþe saith: How schal þe lepre be helede, while þat it is a commune cancre, when þat the particulere cancre (i. þe cancre in one membre) is nouȝt helede? It may be preseruede (i. kepte) and couerede or clowtede forth; it may not forsothe be curede (i. helede). Moreouer it is schewede þat, amonge alle þe spices (i. kyndes) of þe lepre, þe spices leonina and elephancia ben werste, as of þe worste mater. The oþer forsoþe ben softer and meker maters.

Curacioun In the curacioun (i. helynge) of þe lepre, the doc- [f. 115rb]toures purposen communely to þre þinges: The firste is to preserue (i. to kepe) men þat ben disposede þerto or þat it come. Þe secounde is to cura ham þat ben lepres in dede when þat it is entrede or gone yn but noght rooted. The þridde is to couere or to clowte þat þat is entrede and rootede.

The rewle preseruatyf (i. of kepynge) hath þre entenciouns. The firste is þat the mater be noght gendrede. The secounde, þat the mater þat is gendrede be þrowen oute. But the þridde is þat the lyuere and þe complexioun of all þe body be rectified.

The firste is fulfilled with dewe admynistracioun of þe sexe

1-2 vnvoycede *error; L vniuoca*   5 north parties, *see Commentary*
8 vnuoycede *error; L vniuoca*   17 *?Om. before* namely; *L* ⌈*et est quasi impossibilis erradicacionis*⌉ *presertim confirmata*   25 of *? om. before* meker; *L Alie vero tanquam de magis miti suauiores*   29 cura *read* cure   32 preseruatyf] ua *interl. w. caret*

vnnatural þinges and of the þre natural þinges þe whiche ben longynge to þise by here generalte, as ben ayre, mete and drinke, and of soche oþere þat declynen or bowen to temperance. Þe secounde is fulfilled with twofolde or with þrefolde purgacioun in
5 þe ȝere, and namely in sprynginge tyme and in haruest, with dyacatholicon or wiþ balles of fumyter and wiþ blode laste and with dewe prouokynge of þe emoroydes and with cauteries in þe boghtes of þe armes and of þe legges. The þridde entencioun is fulfilled wiþ good letuaries made of diarodon abbatis and with gode
10 plastrynges for þe lyuer.

Þe curatyf rule forsoþe is when þat he is a lepre in dede, but neuerþelatter noght iroted. And it haþ foure entenciouns. Þe firste is godenesse of þe rewle, þat the humours þat ben sliden oute of kynde be temperede. Þe secounde is voydinge of þe brent humores.
15 The þridde is rectificacioun (i. amendynge) of þe impressioun þat is made. But þe fourþe is amendynge of þe accidentes.

The firste, with dewe admynistracioun of þe sexe vnnatural þinges and of the þre þinges þat longen to ham, bowynge to coldenesse and to moystenesse. The secounde is fulfilled wiþ blode laste
20 and farmacie (i. wiþ medecyne laxatyf), wiþ medecynes þat purgen þe hede, [f. 115ᵛᵃ] with baþes, wiþ ventoses and wiþ rubbynges and wiþ oþer medecynes þat resoluen þe materes to wiþouteforth. The þridde is fulfilled with due admynistracioun of serpentes and drynkes and of confecciouns of alfilude, of golde and of suche
25 oþere þat conforten and amenden þe nature. But þe fourþe is fulfilled after þe kynde of þe accidentes þat comen to hym.

The rewle of palliacioun (i. of hydinge or of clowtynge forth) haþ þre entenciouns: The firste is to moyste the body withynforth þat it be noght turnede to askes. The secounde is to conforte þe
30 herte and all þe oþere principal membres. But the þridde is to kepe the membres þat þai be noght made mysshapen.

The firste is fulfilled with dewe admynistracioun of mylke and of capownes broth and of oþer medecynes makyng moyste. The secounde wiþ Galiens gladynge medecyne and wiþ dyarodoun
35 abbatis. The þridde is fulfilled wiþ cauteries in þe knowen places and with gummysshe medecynes and with oþer medecynes þat þikken and maken faire þe face and þe oþer membres.

1 natural *error; L non neccessariarum*   17 is fulfilled *om. after* firste;
L Primum completur   30 *?Om. after* membres; *L(O) confortare . . . membra principalia* ⌜*ne dissoluantur*⌝

But for þat thise þinges bilongen more to þe lordes phisiciens þan to cirurgiens but als mykel as it is to be schewed to manuel operacioun, I schal leue the ful tretynge of þe maner and of þe qualite of fulfillynge þe forsaide entenciouns, in touchinge some þinges superficially. And I schal sette ham togidre in 8 capitles. The firste schal be of þe dyete. Þe secounde schal be of blode laste. Þe thridde, of medecynes laxatyues. The fourþe, of medecynes þat purgen þe hede. Þe fifte, of bathes, of enoyntinges, of epithimaciouns, of embrocaciouns and of suche oþere. The sexte, of þe rewle of serpentes. The 7, of cauteries. Þe 8, of amendynge of þe accidentes.

The diete of lepres Here diete forsoþe schal be soche as is of men þat suffren melan[f. 115vb]colike apostemes, of þe whiche it was saide aboue of melancolyke apostemes. And ouer þoo, þai schal eschewe fro leccherye and fro all þing þat may chaufe here nature, as Avicen saith.

Milke, as he saith, is of þe moste convenient þinges by þe whiche þe lepre is curede, and properly to þe streytenesse and hardenesse of the brethe and of þe voyce and after þe voydinges. It byhoueþ þat þai drinke it while it is mylkede. And ȝeue hym a quantite þat may be defiede, and if he myȝte stonde with þat mylke alone, it were goode. And if þe sekenesse were staunchede, do it awaye.

All here rewle forsoþe (i. gouernaunce), and namely in couerynge or clowtynge forthe, schal be declynede to þe gouernaunce of men þat han þe etyk, as alle leches wille.

Of blode laste The blode laste of þe grete veynes acordeth in no wise in þe lepre þat is rotede, but if þere were grete replecioun or þat the straytenesse of þe breth were dredede, but ventosynges in þe þighes, in þe legges, byhynde þe nekke and bytwene þe schuldres and the openynge of smale veynes of þe face may wel accorde to ham, for þat the mater is now goon oute of þe veynes and is in þe flesche.

Neuerþelatter or it be confermede, Haly Abbas in þe fourþe sermone of þe firste partie of þe Book of Real Disposicioun commaundeþ to haste þe blode laste of þe two firste grete veynes and byhynde þe eres and of þe forhede and of þe medyastynes and to doo away so mykel til þat the defaute appere.

Neuerþelatter Rasis bygynneth at þe veyne þat is cleped vena purpurea of þe riȝte arme and, after a litel space bytwene, of þe

2-3 to be schewed ... operacioun, *see Commentary*

lifte veyne. And he telleþ þat he helede a ʒong man þat was lepre, in whos face þe knottes bygonne to be made and þe here felle of. The whiche he bygynneth to helpe wiþ blode last and with lousynge of þe wombe and [f. 116ra] with an appozyme of epithy-
5 mum and of pillulis cochiis in þe purgacions. And he putte hym ofte in a bath, and he ʒaf hym moystinge metes. Afterwarde he ordeynede hym to be in quyte by some dayes. Afterward he goþ aʒeyne to louse þe wombe, and he doþ it so ofte til þat he haue lousede þe wombe more þan fourty tymes in fyue monthes. þe
10 whiche þinges done, þe heere bygan to sprynge ageyne, and þe eyʒen and þe coloure and þe face bygan to be amended and to be turnede aʒeyne nyhe to hele. And he wente from hym by oþer sexe monþes, and þe purgacioun was lefte, outake wheye, with goode rewle, and he founde hym perfitely hole.
15 Of laxatyf medecynes. First be þe mater defied with þe sirup of fumyter, þat is: Take of fumyter quart. i, of lanke de boef with all þe tendrouns, of sowre dokke, of scabiouse, of þe rede dokke, of mayden here, of pappeworte, of erþe farne, of scolopendre, of endyve, of marygolde ana quart. sem., of lycorys, of sede of
20 melons, of þe sede of wode soure, or anyse, of doder ana ʒ sem., of þe floures of roses, of violettes, of borage, of vngia, of epithyme ana ʒ i, of oke ferne ʒ ii, of the wyne of pome garnates, of vynegre þat reysens haue be soden yn ana quart. i, of lofe sugre li. i. Make a syrupe.
25 When þe mater is digeste, purge it litel and litel with a laxatyf appozyme (i. decoccioun) made with þe forseide þinges, in puttynge þerto þe iuse of fumyter, of borage, of lank de boef, of rede dokke and of cene and of epithyme als mykel as of polipodye (i. oke farne) and of prunes, of thamaryndes, of cassia fistula, and putte no
30 vynegre þerto. And ʒif hym twyes in a weke quart. i, in þe whiche a dragme of electuarium de succo rosarum may be resoluede to scharpe it with. And if þou wilte þe myrabolanes in þe forsaide sirupe, þou schalt do þe presepte of Heben Mesue.

If þou wilt forsoþe purge more strongly, do þat wiþ pillulis de
35 fumo terre, whos fourme, after Avicen, is: Take myrabolorum citrinorum, kebulorum ana ʒ v, aloen [f. 116rb] cicotrini ʒ vii, of scamonye ʒ v. Confecte ham wiþoute cessynge with water or with þe iuse of fumytere, and make þerof pillulis. þe dose is ʒ i

32 ? Om. after wilte; L si vis ⌜ponere⌝ in predicto sirupo mirabolanos   35 my-rabolorum; L mirabolanorum

and sem. If þou wilt forsoþe purge moste strongely, Avicen commaundeth to take yera ruffini, yera logodion, theodoricoun scharpede with þe pith of coloquyntida and with electuarium de succo rosarum. With þise medecynes forsoþe, þise medecynes may be echede and made lesse after þat it schal be seyne to what þat the mater schall declyne, to flewme or to colre, and after þe tyme and þe qualite of þe pacient.

Of medecynes þat purgeþ. After þe comune voydinge, be þere made purgynges for the hede with þe iuse or with þe decoccioun of maioran, of celedoyne, of water cresses, of staphisagre, of pelettre, of notemoge, of longe piper, in þe whiche be þere putte to a litel of euforbe and of scamonye or of electuarium de succo rosarum. And putte a droppe in his nose þirles with a pype.

Of stewes, of bathes, of frotynges and of enoyntinges and of soche oþere. After þise purgacions forsoþe, make stewes with þe herbes þat were saide in þe sirup. And in þe stewe, þe hede schauen, frote ham and wasshe ham by þe hede and by þe face and by all þe body with soche a decoccioun: Take of fumyter, of rede dokke, of scabyouse, of camomyle, of honysokel, of staphisagre, of mustarde, of longe piper, of notemoge, of bremstone, of glasse, of aloen, of orpyment soden with water and with vynegre. And when þe frotynge is made, enoynte hym altogidre with þe blood of an hare. And in þe goynge oute, ʒif hym of tyriacle ʒ i with wyne. And after, when þe blood is drye, he schal goo aʒeyne to þe stewe and wasshe hym þere with þe water of þe sethynge of lilye rote, of þe rote of iarus (i. calues foot) and of branne. And afterwarde enoynte hym altogeder with þis oynement: Take of vnguentum citrinum li. i, of vnguentum album li. sem., of serpentes grece quart. i, of oyle of rose, of oyle of myrtilles, of vnguentum [f. 116va] populeon, quart. sem. Medle ham and enoynte hym þerwith.

For þis entent many medecynes schal be founden in þe morphewe, in þe scabbe, in þe tetyr and in the maladyes of the face. And þis medecynes schal be als ofte tymes do as it schal seme to spede.

Of þe mynistringe of serpentes, Avicen saith: And wete þou þat the flesche of þe serpent þat hiʒte vipera or tyrus and þat in þe

---

3 coloquyntida] coloquyntid, -d *ends with downstroke;* L(Br, Ca) *cum pulpa coloquintida*   4 *second* þise ?*redundant;* L *Cum istis autem medicinis possunt addi et diminui medicine*   8 the hede *om. after* purgeþ; L(Br) *De capupurgiis,* (O) *De capudpurgiis*

whiche þe vertue þerof is of the beste medecynes to hym. And Galien in xi⁰ Simplicium Farmacorum proueþ that by fyue samples.

Be þe serpentes þerfore ichosen, after þe noble Gordoun, of drye places with a blakke bakke, and bynde ham toward þe hede and þe tayle. And late it skippe fro the erthe, and þe more þat þay skippe and þat ther go oute of the blood so moche it schal be þe bettre. And afterward flee ham, and wasshe ham with hote salte water and afterward with clene wyne. And late hym vse þise serpentes in alle þe maners þat we may considre, for schortly to saye, we haue none oþer waye in þe helynge of leprouse men after þe clensynge of þe body but in serpentes.

Sethe ham þerfore til þat the flesche parte fro þe bones with fenel and with anete and wiþ twyes-baken brede and with a litel of salte, and be þe broth isupped and þe flesche eten. Or when þat the flesshes ben þus arrayed, braye ham with a capownes wenge and with a litel of gyngeuere and with sugre inow and make þerof a white mete. Or oþerwise þat, þe flesshes so arrayed, putte ham in a paste with poudre of gynger, of coriandre and of saffran. Or oþerwise þat, when þe flesches ben so arrayed, braye ham smal, and make þerof a letuarye with powdre of gynger, of notemoge, and with sugre.

Or oþerwise putte quyk addres in wyne in þe vyndages with epithyme, wiþ sene, with polipodye and wiþ anyse, with fenel, wiþ anete. And when þat it is clarefied, putte it in anoþer vessel. And it schal be laxatyf if it be ȝeuen twyes [f. 116ᵛᵇ] or þries in the daye. Or oþerwise (after Henry) put ham, after þat þe hede and þe tayle ben smyten of, in a lembik, and make þerof a water. And þe pacientes may be wasshen with the water of þe sethinge of ham.

Neuerþelatter it is to take hede þat the vse of ham maketh þe body firste to bolne. And after, þere fallen awaie flages or schales, and here skynnes ben vnhellede, and þai ben vnbolnede and helede. Þe sufficiant tyme forsoþe of the vse of tho flesches is til þat þay bygynne to renne into a sekenesse þat is called scothomia (i. sodeyne derkenesse of the sighte) and to be chaungede in þe resoun. Than forsoþe it is to be cessede fro þe vse of þe flesshes. And salte made of the serpent vipera is helpynge. And Avicen saith: And þe con-

---

1 is ? om. after whiche; L et illud in quo est virtus eius est de melioribus medicinis ei   2 xi⁰ Simplicium Farmacorum underl. red   5 ? Om. after tayle; L(Ca) uersus caput et caudam ⌜et cum uirgis minutis flagellentur et subito in simul duo uiri abscindant caput et caudam⌝ et permittantur uolutari

fecciouns bedarasule and alfelud and soche oþre ben also of tho þinges þat conforten whan þat þai ben dronken and eten.

Of cauteries Aboute cauteries it is to be vnderstonden þat þai schal not be done but after alle þe oþer cures, and namely in the roten lepre and þat þat is ful of humores. And þogh Albucasis putte 70 cauteries for ham, for he saide the mo þat þere be made þe more þay conforten, neuerþelatter I haue noght vsede ham, but the poynted cauterie or þe rounde in þe boghtes of þe armes and of þe legges and of the schares and of þe arme holes and in þe coppe of the and byhynde þe nekke vnto setoun. Ruptories ben made vnder þe chynne and in þe nekke. And if ventoses wente afore þe ruptories, it were not euel done.

Laste it is to be saide of þe amendynge of þe accidentes. þe accidentes þat apperen in þe lepre ben manye þe whiche neden amendement, as: the morphewe, scabbe, icchynge and teter, of þe whiche it schal be saide in þe capitle þat foloweþ, knottes and kirnelles and bolnynges and byles and fretynges, of þe whiche it is saide in here owne capitles, þe fallynge and blistrynge and [f. 117ra] stoppynge of þe nose þirles, of þe whiche it schal be saide withynforthe in the secounde doctrine, horsenesse and hardenesse of the brethe, of þe whiche it is tretede sufficiently in bookes of phisik. And þerfore seche þe correcciouns of ham in here places.

The þridde chapitle, of the morphewe, of þe teter and of þe scabbe, of ycchinge, of hand wormes, of lyse and of oþer infecciouns of þe skynne.

IT is to be vnderstonde þat þe morphewe and albaras, algada and algasen, foule skynnes, frakens, dede blode, þe rede droppe, þe scabbe, the tetyr and þe drye scabbe and soche oþere þat ben spotty infecciouns of þe skyn. And for þat þai dyuerse nouȝt but in gretenesse and in smallenesse and in place and in coloure and a litel whighte in þe matere, for so moche oure doctoures were so dyuerse and discordynge in the difference of ham. Ȝe, and þat more stronge, Haly Abbas clepede the lepre, þe white morphewe. Neuerþelatter þe commune vse amonge vs holdeþ þat thise infecciouns, when so þat þay be playne and haue none vnevenesse ne bylinge, if þai be blak, þai ben cleped the morphewe, and if þai ben white, þai ben cleped albaras, and if þai ben rede, þai ben

---

10 hede *om. after* of the; L *in summitate capitis*   28 þat *?superfl.*; L *et consimilia sunt*

cleped gutta rosacea (i. a rede droppe). If þai ben grete, þai ben clepede panni (i. cloþes or foule skynnes), and if þai ben smale, þay ben cleped frakens. If forsoþe þai be noght playne, and vneven and bylede, þai ben cleped scabbe, teterys and drye scabbes, noghtwiþstondinge þat Lamfrank and Henry semen to ioye moche þe difference of ham.

Soche differences þerfore maken no dyuerste in the wirchinge, but in þo that ben noght vlcerede, þe whiche ben putte vnder þe morphewe, and in þe vlcerede (i. bylede) vnder þe scabbe and vnder þe tetyr, and in hande wormes and lyes, of þe whiche it schall be saide in special in the secounde doctrine, of þe disposiciouns [f. 117rb] of þe face.

Of the morphewe The morphewe þerfore is a spotty defoulynge of þe playne skynne. Of þe whiche, þogh þat ther be als many spices as of þe lepre, neuerþelatter þere ben two moste famouse (i. kowþe), þat is to say, þe blakke and þe white. Þe cause of þe whiche ben flewme of þe whyte and an humour of melancoly of þe blakke, as it was saide in 6to De Egritudine et Sinthomate.

The tokenes ben knowen wel ynowhe, but þe domes ben harde. It is schewed forsoþe by þe noble Gordoun þat the olde morphewe and þat that occupieth a grete space and þat þat wexeth noȝt rede when it is rubbed, ne sendeth noght out blood when þat it is pricked but watryhede, it is incurable, or with grete difficulte curable. And þat forsoþe that is of þe contrarie condiciouns, he haþ some suspecioun to be curede.

The cure of the blak morphewe, vnderput with þe rewle þat was saide in þe lepre, it byhoueþ (after Avicen) þat it be bygonne wiþ blode laste, if þat ther be multitude of blood, and with voydinge oute of brent humour and melancolyk with þo medecynes þat ben saide in þe lepre. A worde of the worthy voydinge medecynes is water of chese with epithyme, in takynge euery day ʒ i with a verfull of water of chese (i. wheie), and he schall ofte tymes be lousede þerwith, as Rasis saiþ. And after þat, he saith þat the place schal be plastrede with the sede of radisshe and of skirwhit and of þe rote of þe white elebre tempred with vynegre, but it moste be firste bathede.

3 and; L(O) et, (Br, Ca) sed   11 ?Om. after saide; L de quibus dicetur ⌜et licet de hiis dicantur multa hic in generali nichilominus aliqua⌝ in speciali ⌜dicentur⌝ in 2^a doctrina   16 cause read causes; L cause   18 in 6to De Egritudine et Sinthomate underl. red   26 vnderput with, see Commentary
30 A worde, see Commentary

Haly Abbas forsothe commaundeth to bray an oynoun and to plastre hym þerwith in þe sonne. Gordoun commaundeth þat the place be frotede or rubbed with harde clothe, and þat þe place be afterwarde plastrede wiþ rede orpyment stampede with þe iuse of fumytere. And on þe morne wasshe it wiþ water of bran. Iamery rubbeþ þis morphew with wilde celidoyne. Rogeryn takeþ tarter [f. 117va] and of sote, of eyþer ℥ ii, of sal nitre, of sulphur vif ana ℥ i, of alume de plume, of eiþer elebor ana ℥ sem. Powdre ham alle, and tempre ham with þe iuse of fumytere and of sotherne wode and of rede dokke and of erþe note and of sope with oyle in a morter so þat it be made an oynement, with þe whiche enoynte þe morphew place.

And if þise helpen noght, garse the place, and plastre it with þat blood. Or as William de Saliceto saith, laye þerto cantarides medlede wiþ sowre doghe and wiþ vynegre, or mel anacardi, as þe Glosers of Rogeryne sayne. And after þe blistrynge, laye þeron a worte leef. And remove þe skynne, if it be nede, as when þat the infeccioun is depe, and frete þe flesshe wiþ arsenyk medlede with dialtea. And when þe flesche is clensede, hele þe place wiþ vnguentum citrinum yscharpede with litarge.

In þe white morphewe, when þat the rewle is put þerto þat was saide in þe apostemes of flewme, it byhoueþ, after Auycen, þat he eschewe blode laste and þat flewme be voyded with yera yscharpede with coloquyntida or with pillulis cochiis of Rasis. And after þat, Rasis commaundeth þat it be frotede at þe sonne with an oynement made of moloyne and of mader and of elebor, of mustarde and of radisshe sede. Avicen forsoþe wille þat it be frotede at the sonne wiþ alkely and wiþ quyk lyme soden wiþ the vryn of children vnto þe thiknesse of hony til þat the place be bylede. Afterwarde take picche and wexe and terbentyne and þe ryndes of notes ybroken and of þe blode of a dofe bridde and oyle of alknatte, and sethe hem wel. And contynue it vpen þe place til þat it be helede and til þat þe colour þerof be þe colour of the body.

Thederyk saiþ þat a lady of Pyse helede alle men þat hadde the morphewe by þis manere: Firste she [f. 117vb] wisshe þe place wiþ the morphewe ten tymes with colde water. Afterward sche enoyntede it with þis oynement: Take of þe asshen of an addre brente in a newe potte wel couerede ℥ i, of litarge ibrente, of galles,

8 *?Om. before first* of; L ⌈*auripigmenti*⌉ *aluminis cisi*   26 and of mader *repeated*   30 ybroken *error;* L *aduste*   32 vpen; L *super locum*

of þe rote of culrage, of olde lether, of þe feþeres of a blak henne, of alle þise ibrente ana ʒ sem., of arsenek, of quyk lyme, of quyk siluer ana ʒ ii. Medle ham alle wiþ vyngre, and make it as it were an oynement, with the whiche enoynte þe place þere the morphewe
5 is twyes, þries or more, as it schal be seyne to spede. After forsoþe putte hym into a baþþe. And while he goþ into þe baþþe, enoynte hym wiþ a medecyne made of foure partes of quyk lyme and of one of arsenekke isoden wiþ vynegre and with water. And after þat he haþ swetede in þe baþþe, wasshe hym a litell with water,
10 and he schal be helede. Neuerþelatter it wolde seme bettre þat he were firste enoyntede in the baþþe with that scharpe medecyne, and þat he were enoyntede afterwarde in þe goynge oute with þe oynement. Neuerþelatter he saith þus.

If he be noght helede forsoþe with þise þinges, it is þe entente
15 of doctours þat þe place be curede with cantarides and wiþ arsenyk, and namely if þat the infeccioun be depe, as it is saide of þe blak morphewe, noght forsoþe with an actuel cauterie ne wiþ garsynge, for þe scarres schulde appere more, as Auicen saith. And if þe cure availe not, enoynte þe place with þis oynement of Avicens:
20 Take of lytarge, of quyk lyme, of galles, of alknatt, of dragagant ana. Medle ham wiþ hony and wiþ blak vynegre, wiþ the whiche enoynte þe place.

Of þe drye scabbe and of þe tetir and of assafati Alle thise forsothe, as it is aforsaide, ben vnevene infecciouns of þe skynne
25 and vttrely ybylede, noght goynge mykel depe. And þerfore Avicen saith þat þai ben nyghe togedre. And þai ben of þe kynde of bylede clostres, bygyn[f. 118ra]nynge litel and smale, departede in many places. After, þai ben vlcerede wiþ shaly vlcers (i. byles) and lyke bran, sometyme apperynge and sometyme hydde. And þo that ben
30 stable in one place ben most cleped assafalti and drye scabbes. þo forsothe þat ben mouable and crepande, þai ben þerfore icleped serpigines, þe whiche ben comunely callede teteres or ryng wormes and þe fleynge fyre. And yche of ham, some ben moyste and some forsoþe ben drye.

35 **The causes** forsoþe of thise infecciouns, and moste of þe moyste, is an euel fretynge moysture, þe whiche is medlede with a grete blode and with a salt flewme. ʒe, but in þe drye infeccioun melan-

---

3 vyngre; cf. l. 21   21 vynegre first e interl. w. caret   ?Om. before third wiþ; L ⌜et fiat linimentum⌝ de quo locus liniatur   30 ?Om. after most; L magis ⌜proprie⌝ dicuntur   35–6 causes ... is; L Cause ... est

coly regneth moste. Thise maters forsoþe ben þrowen oute to þe skyn and þai rote it, as Auicen saiþ. And soche moysture is strongely firede, and þerfore þai ben wiþ ycchynge and with brennynge, as the Gloses saien and Thederik. And þai ben gendrede in the face and properly in þe hedes of children. And þay appere ofte tymes in wynter, after Avicen, for þat colde constreyneth and departeþ soche maters to þe skynne, as Thederyk saith, and ofte tymes in somer for stronge hete, as Iamerye saith.

Curacioun As to þe rewle and to þe curacioun, it dyuerseth noght fro þe curacioun of colrike and of melancolyk apostemes and pustles, of þe whiche it is saide ynoghe aboue in the book of apostemes and of þe lepre and of morphewe. Avicen forsothe defendeth in speciall all thing þat haþ to mykel swetenesse (an properly dates) or bitternesse or sharpenesse or saltenesse. And he schall vse moystinge of his body by even moysture with a baþþe and wiþ oþer þinges.

And as to medecynes, in soche newe infecciouns fomentaciouns ben praysede with warme water and to altre þe place with þe iuse of purseleyne and of a gourde and of þe muscilage of psillium, and mannes fastynge spotel, in 10mo [f. 118rb] Simplicium. And þe iuse of citrines and gumme with vynegre ben beste, after Avicen. And oyle of whete and oyle of ayren, of serpentes and oyle of iunypre ben apropred þerto of Hebenmesue. And þe comunete haldeþ oyle of tartir moste souerayne.

Rogeryne prayseth sope and þe iuse of celidoyne. And if vnguentum album were medlede with ham, it were þe fairere, as þe Gloses of hym sayen. And þe Montipediens praysen þe wasshynge with water of rose and with þe iuse of citrines in þe whiche powdrede sulphure stood in a glasen vessel to þe sonne by 20 dayes. And þe leches of Boleyne praysen maydenes melk þat is made wiþ vynegre and wiþ lytarge in distillynge and in medlynge with salte water. Vnguentum album, vnguentum de litargiro and vnguentum citrinum, þat ben made of oyle of tartir and of þe iuse citrines, ben vsed at Paryse.

To þe olde infecciouns forsoþe, and properly to assafati (i. þe tetyr þat abydeþ stille in one place), Avicen prayseþ þe oynement

---

9 curacioun; L(O) curacionem, (Br, Ca) euacuacionem   13 an; L et
17 medecynes; L localia   20 in 10mo underl. red   21 ?Om. after
gumme; L gumma ⌜cum aceto et synapis⌝ cum aceto   22 ?Om. before third
of; L ⌜oleum⌝ de serpentibus   33 of om. after iuse; L succositate citri

þat is made of þe erþe þat is founden vnder a gryndynge stone and of bremstone, of þe asshen of gourde, of þe pithþe of coloquintida, of eueriche euen parties with vynegre.

To þe same Thederik saiþ: Take of þe iuse of þe rede docke 5 quart. i, of olde swynes grece stomped in vynegre li. sem., of quyk siluer slayne with spotel quart. sem. Sethe þe grece with þe iuse vnto þe iuse be wastede. Afterward medle þe quyk siluer þerwith, and stampe it in a morter, and make þerof an oynement. To þe same þing Rogeryne saith: Take of tartir, of brente lede, of sote, 10 of þe asshen of a gourde, of pyletre, of þe iuse of erþe note ana. Medle ham wiþ oyle, and make þerof an oynement.

Henry witnesseþ þat a leche of Paryse kurede tetir of fyue ȝere olde wiþ soche an oynement: Take of þe seede of iunypre ybrused ʒ iiii. Sethe ham wiþ water inow, and streyne it, and put to þe 15 colature of new swy[f. 118va]nes grece molten and streynede ʒ vi, of terbentyne ʒ i. Melte ham all togidre, and when þay ben molten and streynede, sette ham fro þe fyre. And when it is colede, þrowe oute þe watrynesse, and stampe þe fattenesse smalle in a morter, and put þerto ʒ ii of sulphur vyf, and make þerof an oynement.

20 Rasis forsoþe saith þat an olde tetyr nedeth water leches and rubbynge til þat moche blood goo oute and til it be sone lousede þat is euel and til the gode appere. And þat infeccioun forsoþe þat is strong nedeth a scharpe fretynge medecyne til þat it come to þe hole flesshe. Afterwarde hele it with þe oynementz of vlcers, and 25 properly with vnguentum album and with þe oynement of litarge.

Of scabbe and of ycche Thise forsoþe ben bilede infecciouns of þe skynne, and ycchinge, with scales and wiþ crustes, þe whiche ben sometyme attry and ful of quittre and sometyme withoute it, as Gordonius putteþ. The mater of the whiche is blood with þe 30 whiche colre is medlede, turnede into melancolye or a salt flewme. Of firste mater forsoþe, þe drye scabbe made (as he saith), and of þe secounde, þe moyste scabbe. þere ben forsoþe after þat, two spices of þe scabbe, moyste and drye, vnder þe whiche I put ycchinge. When forsoþe þat kynde haþ borne soche a mater fro 35 þe ynward membres to þe vttermeste skynne, if it abide vnder þe skynne and it is sotil, it maketh ycchinge. And if it be grete, it

17 and streynede; ?redundant, see l. 15 quarum materia ⌜secundum Auicenam⌝ est [etc.] firste is om. before made; L fit redundant, see l. 36

29 ?Om. after whiche; L 31 þe ?om. before 35 MS. and is sotil after skynne;

makeþ the scabbe, as Haly Abbas putteþ evidently in þe firste partie in þe 8 sermone. And þere it is putte þat soche maters ben moste made in ham þat ben grete eters and in ham þat vsen euel metes, þat is to salt metes and bitter metes, swete and scharpe, as Avicen putteth too. And þei þat leuen bathinge and chaungen not here clothes, þat trauailen and waken and drynken clere wyne, Rasis putteþ to. It is made forsoþe in olde men for feblenesse of þe skynne and for [f. 118ᵛᵇ] þat in ham is ofte tyme salte humour igendred. And it is ofte tymes made bytwene þe fyngers, for-whi þay ben febler, as Avycen saith.

Smale pustles bytokene the scabbe, after þe same Haly Abbas, bygynnynge wiþ ycchinge and afterward brekynge oute. And þai bytoken a moyste kynde by hete, by brennynge, by ycchinge and by thinges þat ben put oute.

It is schewede þat þogh the schabbe be euel by way of tokene, neuerþelatter it may be good by way of þe cause. Kynde forsoþe is wonte so to pourge þe body in þrowynge out superfluytes to þe skyn, as Galyen saith in 4ᵗᵒ Terapeutice. It is schewed þat the scabbe in right olde men is harde or inpossible to be helede. It is schewed also þat the scabbe or ycching leden yn vlcers and teterys and foule maladyes. And scabbe also is of the contagiouse sekenesses.

Curacioun As to þe rewle and to þe voydynge, it dyuerseth noght fro the curacioun of þe forsaide infecciouns. Avicen forsothe prayseth in special celidoyne with þe proprete in laxatyues. And to take euery þridde day of aloen ʒ i wiþ water of endyue and of fenel, it vnroteþ þe scabbe, as Rasis and Avicen sayne. And if schavynge of þe guttes schulde come þerof, hele it wiþ nedeful clistories. And if þere be repleciouns (i. fullenesse), bathe it as it is aforsaide. And wete þou (after Avicen) þat ventoses in eyþer þighes conforten þe foule scabbe.

When sufficient voydynge forsoþe is made, oure doctoures wille þat thay be stewede with þe herbes þat were put in þe sirup of fumyter yput in þe chapitle of lepre. And frote hym wiþynne þe stewe with þise þinges, put of Avicen, þe whiche haue to clense and to rectefie þe complexioun of þe skynne, as ben malues, erþe notes, rede dokke, wode sour, smallache, bran, ote mele and mele

---

4 say ?om. after to; L qui malis vtuntur cibis, salsis videlicet et amaris 13 moyste . . . hete, see Commentary 20 or; L(O) aut, (Br, Ca) et 29 repleciouns ?read replecioun; L replecio bathe, see Commentary

of ryse and of femygreke, melouns soden with water and wiþ vynegre or with þe wyne of gar[f. 119ra]nates. And 3if hym triacle or rubea trociscata when þat he goth oute of þe bathþe. And after þat he haue swette and slepte in his bedde, alter þe skyn with oyle
5 of vyolettes and of almandes with vynegre or with þe iuse of pome garnates.

As to þe medecynes forsoþe, in þe moyste scabbe, Rasis and Avicen praysen quyk siluer mortified wiþ spotil and siluer vre, olyue tre, þe rote of white elebre, and litarge wroghte wiþ oyle of
10 rose and with vynegre, and latte hym be plastred þerwith all nyght. And latte þe pacient goo into a bath on þe morne, and rubbe hym wiþ vynegre and wiþ grene mosse of an oke, and afterward wasche hym with hote water. And when al þis is idoo, poure colde water vpon hym and enoynte hym with oyle of rose when he goþ oute.
15 In the drye scabbe and ycche, Avicen graunteth in his drynk soure kowe mylk and a bathþe with warme water and enoyntinges with colde oyles, and propurly when þere is put in ham þe iuse of smallache, water of rose and of endyve and vynegre with aloen and with sal armonyac and wiþ alume. And of þe medecynes þat
20 maken þe ycchinge to reste is popy with vynegre and ceretum in þe whiche opium is putte.

Rasis forsoþe in þis scabbe saiþ: Take of sawndeuer, of coste, of salte, of þe rote of white elebre ana ℈ i, of storax ℈ viii, of vynegre and of oyle þat sufficeth, and make þerof an oynement, of
25 þe whiche be he enoyntede in the bathþe, and late hym abyde þere stille, and afterward wasshe hym. And it is founde in his addiciouns to wasshe þe place with water of rose and with vynegre of þe sethinge of roses, of myrtilles, of rede sawndres and a litel of alume doth awaie anon a stronge ycche.
30 The commune vse forsoþe hath þe white oynementz of litarge in ayþer scabbe. Ther ben founden many oþer oynementz of litarge.

First Galien in xi^{mo} Simplicium Farmacorum, capitulo de sul-[f. 119rb]phure, saith þat some of his frendes þat were fisshers medlede sulphur with oyle and with hony or wiþ terbentyne, and
35 þai helede þe scabbe and the tetyr, and he noght selden when. It byhoueþ forsoþe soche medecynes to haue medlede vertue þat þay

---

3 trociscata] trocistata   7 medecynes; L localia   9 ?Om. after elebre; L(Ca) condisum, ⌜alkali⌝, litargirum   20 ceretum; L cerotum   23 viii; L(O) viii, (Br, Ca) vii   27 þat ?om. before to wasshe; L inuenitur quod lauare locum [etc.]   30–1 See Commentary   32–3 in xi^{mo} Simplicium Farmacorum, capitulo de sulphure underl. red   xi^{mo} error; L ix

may waste and smyte aȝeyn, as he saith. And þerfore I putte þerto li. i terbentyn and a quartroun of newe swynes grece and ℥ i of sulphur, and sometyme I put þerto a litel quyk siluer.

In þe secounde, Thederik saith: Take þe rotes of þe rede dokke and of enula campana and of ramsens or of doder soden vnder þe coles or stampede in water and medled it with olde swynes grece, and make þerof an oynement.

To þe same, Henry saith: Take of oyle de baye, of olde swynes grece, of grene wexe, of frank ensence, of quyk siluer quenche or slayne with spotil ana partem i, of smalle commune salt foure partes. Medle ham with þe iuse of fumytere, of planteyne, als mykel as it may drinke yn in sterynge. And if þere were putte to a litel sote temperede wiþ a litel vynegre, it schulde comforte to alle infecciouns.

To þe same þing Maistre Dyne saithe: Take of þe iuse of rede dokke, of scabiouse, of celidoyne, of enula campana, of fumyter ana ℥ vi, olei comunis ℥ vi, of comune salt ℥ ii. Medle ham and boyle ham to þe wastynge of þe iuses. Afterward streyne it, and take þat oyle and of wex ℥ i, and melte ham togidre at þe fire. And when it is sette fro þe fyre, medle it til it be made even. And if þou wilt drye more, put þerto of vitriol ℥ sem. And þat it be more propre to salte flewme, put þerto ceruse, litarge, brent lede, asshen of þe vyne tre wiþ a litel of vynegre.

To the same þing Maistre Petre de Bonanto saith for þe scabbe of salt flewme: Take of þe iuse of celidoyne, of þe iuse of grounde yve ana li. i, of swynes grece li. i. Sethe hem alle to þe wastynge of þe iuse. Aftirward streyne it, and put þerto of quyk siluer ℥ i. Medle ham, and make [f. 119ᵛᵃ] þerof an oynement. And after the enoyntynge, laye þeron a clote leef or a lilye leef.

Vnguentum saracenicum agayne the scabbe and þe mormal and salseflewme (It maketh forsothe þe filthes to goo oute by the mowþe and in swetynge by the arme holes, in enoyntinge þe extremytees fro þe kne and fro the elbowe in the sonne or at þe fire, so þat the man kepe hym fro colde in þat houre.): Take of euforbium, of litarge ana ℥ sem., of staphisagre quart. sem., of quyk siluer quart. i, of olde swynes grece li. Medle it in a morter, and make therof an oynement, with þe whiche he shal enoynte hym ones a weke.

Neuerþelatter it is to take hede þat quyk siluer noyeth þe

1 sch *underd. before* saith   6 it *?superfl.; L et mixtis cum axungia*
9 quenche *? read* quenched; *L extincti*   36 i *? om after* li.; *L lb. i*

principal membres and the tieþ and þe gomes. Avycen commaun-
deth þat the oynementz in the whiche it is put be put als fer awaye
as it may fro the parties of the stomak and of the noble membres.
And Henry saith that þe tieth and þe gomes schulde be wasshen
with þe decoccioun of horse mynt, of anete, of camomyl. And
leches done þe same wiþ water of morell.

Of lyse and of wormes in the handes and of suche oþere
What þing forsothe þat a louse is, it is knowen to alle men. Thai
ben made forsothe of the mater of þe forsaide infecciouns, neuer-
þelatter it is lesse euel. And þerfore an attry rotynge, ne þe vttre-
meste, is noght hastied to þat mater, but it is acordynge þat it be
a mater receyuynge lyf of his Creatoure (i. Maker), as Avicen
putteth to. I charge noght forsoþe of þe maner of gendrynge, for
it bylongeth to phisik. But tho þinges helpen to the gendringe of
ham whos proprete is to move þe mater to the skynne, as ben fyges
and lecherie and levynge of clensynge and of wasshynge and
selden chaungynge of þe clothes.

The tokenes of þe mater of ham ben hadde by the colour, as
Gordoun [f. 119vb] putteþ. It is shewede by the same Gordoun þat
multiplicacioun of lise, neuerþelatter of an inwarde cause, sheweþ
the morphewe and the lepre, for if þat the nature of the skyn were
strong, it schulde not haue errede, but it schulde haue ben nade
lyke. The errour forsothe of þe vertu assimylatyf is cause of the
lepre, as it is saide.

In the curacioun forsoþe of ham, it schal be nedede at þe firste
þat the body be clensede with blode laste and with yera pigra and
with other medecynes þat voyden roten humores and with amend-
ynge of the rewle and with takynge of medecynes þat sleen lyse, as
ben garlyk soden and calamynte þat groweth on hylles, as Avicen
sayth, and with special medecynes. And of tho herbes, stewes and
bathes be made of the water of the sethynge of alume, of salte, of
betes, of broome, of cypresse, of pynot tre, of calamynte, of lupynes,
of staphisagre, and oyles and oynementes with þe oyles of netles,
of radysshe, of sumac, of wode soure with his rote.

And the oynement þat foloweþ here is a chyef medecyne þerto,
of the whiche if þat a girdel of wolle be enoyntede þerwith and
borne vpon þe bare skyn, it sleeth lyse, and it lettith þat þai may
no more ben gendrede, þat is: Take of oyle ʒ iii, of wexe ʒ sem.,
of quyk siluer ʒ i. Medle ham in a morter and make.

22 nade *read* made; *L assimilaretur*   39 *Om. after* make; *L fiat* ⌈*vnguentum*⌉

Hande wormes ben smale bestes þat maken holowe waies and freten bytwene þe fleisshe and þe skyn, and namely in the hondes of ydel men. And þai ben helede in wasshynge þe place with salte water of the sethynge of fisshe or with þe iuse of grounde yve or with vynegre medled with aloes and with soche oþer.

Of pymples and of blaynes and of swetynges and of the ny3tes (þe whiche ben smale clostres in a membre of mykel swetynge) and of knotty[f. 120ra]nesses in the flesshe comynge with ycchinge when þat a man is right hote and claweþ hym while he sweteth, I leue of as in this presente. It is forsothe more phisik þan cirurgie, and the cure of ham may be hadde well inogh of the science of apostemes. As to eres forsothe, it shal be saide withynforth in þe face, of the helynge of pymples.

The fourþe chapitle, of sclendernes and of gretenesse of bodyes and of membres.

OF gretenesse or of fattenesse and of wyddrynge or of thennesse (i. sklendirnesse), þogh it perteyne communely onely to lordes phisisiens, neuerþelatter for þat leches were wonte to be clepede in a particuler gretenesse and sklendirnesse of the membres and for so moche somewhat schal be saide of ham.

What thing forsothe þat gretenesse is, and sklendirnesse, it is knowen wel ynowhe of Galyen in 14° Terapeutice: When that þe body is turnede into so moche flesshynesse or fatnesse þat he may neyþer walke withoute heuynesse, ne touche his foundement, ne doo on hosen and shone for swellynge of his wombe, ne brethe wiþoute lettinge, it is cleped grete, as it is cleped drye when þat it melteþ and is put doun, as in atrofia and in the ptisik. And it foloweth þat ofte tymes þat no3t alle, but one membre, is made soche.

And after þat there ben assignede two spices, þe principal cause is of þe whiche, in 2° De Egritudine et Sinthomate, ben clepede fullenesse and nedynesse of þe matere, as in men þat ben to fatte or mykel dwynede awaye it is to see, if it be after one membre or in al the body. And it is ioynede to in 6to De Custodia Sanitatis: Strengthe or feblenesse of the 3eldynge vertue or of þe

---

16 *Illum. cap. unfinished; only gold-work put in; guide letter visible*   20 and *?superfl.; cf. p. 403 ll. 26–31*   28 *first* þat *?superfl.*   31 *cause is* read causes; L *cause*   in 2° De Egritudine et Sinthomate *underl. red*   32–4 *See Commentary*   34–5 in 6to De Custodia Sanitatis *underl. red*

vertue norisshynge or bothe þe vertues. And þai that comen fro wiþouteforth to drye ben put to of Avicen in 4to, as is vse of sutilynge mete and vnmesurable reste, for-why, as he wrote in primo, tho þat leuen her besynesse renne into [f. 120rb] the ethik. The vertue
5 forsothe attractyf (i. of drawynge) is made to slepe by reste, and it is destroyede of laboure, of wrath, of noyes, of wakynges, of hungre and of harde lyenge, as Rasis saith. And streyte byndynge helpeth to þat, and constreynynge of the pores of hete and of colde and of drynesse made oute of mesure, as Avicen saith. Or akþe or pas-
10 sioun of an ouer ioynte, as the same saith of þe longe podagre and of the bowgynge and of the depe lousynge euel restored þat made the membres þat folwede sklender, as it was saide in his capitles. The wayes forsothe of the mete be somwhat stoppede, and the vertu attractyf is feblede.
15 It is schewed by Ypocras in primo Amphorismorum þat in wrastlers þat ben false to hyeste of the good beynge, if þai be in þe vttremeste, þai may not dwelle withine forsoþe in the same place. It is lefte þerfore to the worse, þat the veynes schulde be stranglede or schronken.
20 It is schewed by Galien in 2° Tegni þat it is not possible to make the firste and the sadde parties of þe body þe moyster. And þerfore he saide in 7° Terapeutice: A dryede disposicioun is vnable to be helede when it is most certenly fulfillede. And after þat, it is schewede þat, þoghe dryenesse be harder to be helede þan moyste-
25 nesse, neuerþelatter ouer moche fatnesse is more perilouse to be susteynede þan dryenesse. And þat is that Ypocras saide in 2°: The men þat be wonder fatte ben more sone made dedely after kynde þan lene men. For, after Galien in Commento, soche men ben colde, and þay haue streyte arteryes and veynes, and þerfore
30 þai haue litil blode and spirite, wherfore þe helpynge hete in ham is corupte by a litel cause. And þerwith, after Avicen in 4to, þey ben men disposede to þe appoplexie (i. a sodeyn strangelynge of blode), to þe pallesye, to smytinge of the herte, of þe fluxe þat is cleped diaria, of malice of þe breþe, [f. 120va] of swownynge and
35 of evel feueres. Þay may not suffre hunger ne thirste. Þerfore it is beste to be wel and mesurable flesshede, for-why the lyf is in

---

15 in primo Amphorismorum *underl. red*   15–19 *See Commentary*
20 in 2° Tegni *underl. red*   22 in 7° Terapeutice *underl. red*   26 in
2° *underl. red*   31 in 4to *underl. red*   33 second of *? read* to   34 *first* of
? read to   third of *? read* to   35 of *? read* to

moystnesse, as Avicen saith, noght in watry moystnesse, but in the fatte, as the Glose saith.

Moreouer Ypocras in 2º scheweth: Tho bodyes þat ben made sklender longe tyme, þay were wonte late or slowely to turne, and tho forsothe þat in a litel tyme, litil and litil. And þat is for the dyuerste of þe wastede bodyes moystures, as þe lettre saith. Of alle the whiche þinges, it foloweth þat longe dryenesse and enabyte and þat folweth depe lousynges euel yhelede is neuer amendide. It is ynowhe forsoþe, what þing that letteþ ham to be dryede nouȝt sone, in 2º Tegni.

Curacioun The cure of ouer moche gretenesse haþ two entenciouns. The firste is to make the blood lesse þat is multeplied. The secounde is to louse the blode þat is ioynede and to feble þe vertue, þat it drawe it noght.

The firste thing is fulfilled by Galien in 14º Terapeutice with þe diete þat maketh sklendre, þat was saide in þe Book of þe Sotilynge Diete, and with medecynes þat prouoken vryn and swetynge, as ben the seede of rewe and here kirnelles, aristologia rotunda, genciane, percely and smalle centorie and the serpentes þat ben clepede vipere ybrent and þe salt of ham. And vynegre helpeth to þise thinges, as Rasis saith. And continue laxatyf medecynes purgynge flewme, as Haly Abbas saith in the firste sermone of þe secounde partye. And fastynges and scharpe besynesses, by Galien, vbi supra.

Þe secounde þing is fulfilled by kyndely bathes or by bathes þat ben made by craft, like in vertue (soche forsothe whiche shulde be made with þe medlynge of flour of salte with salte water), and after to enoynte hym with some of the oyles, as is oyle of brionye, of genciane, of aristologie and of soche oþere, and noght to [f. 120ᵛᵇ] ete in þe bathþe, but to faste or to slepe firste, and noght to reste.

Of þe particuler gretenesse of membres, how þat it is helede, it was saide ynow in cyragra and of elephancia in the tretys of apostemes. In the whiche þinges þou þat schalt fynde þat the þridde condicioun is ioynede to þise forsaide condiciouns, þe whiche twynnynge of þe mater to þat parte wiþ peyse and with byndynge, as Avicen saith.

In þe cure of wyddrynge and of dryenge of bodyes, wirchers

---

5 litil and litil, *see Commentary*   6 bodyes, *see Commentary*
13 blode *? error; L materiam*   33–4 *See Commentary*   35 is *? om. before* twynnynge; *L que est diriuacio materie*

purposen schortly to thre þinges: firste, to gendre ynowe of þe gode blood, in þe secounde, to drawe þat blood to þe flesshe, but in þe thridde, to strengþe the norisshinge vertue þat the blode þat is drawen may be wiþholden and noght vaporede oute.

5 The firste þing is fulfilled with dewe diete þat gendreþ gode humours, þe whiche is most specially ordeynede to men þat han the etyk and to wastede men. Wherof it is saide in 14° Terapeutice: Whiche so euer sclender men forsoþe þat we wil norisshe aȝen, we ȝeuen hem forsoþe grete wyne and metes þat gendreþ good
10 humores and no scharpe besynesses ne strong besynesses and a mesurable frotynge. And to saye simplye, we ȝeue hym alle þe contraryes of þe forsaide þinges.

The secounde is fulfilled with soche þe whiche flieth after all to be fastnede, as it is saide in 6to De Custodia Sanitatis, to frote or
15 to rubbe þe body afore þe bath, noght wiþ ful softe handes ne wiþ ful sharpe, til þat it turne to redenesse, and afterward wiþ an hard rubbynge noght mykel, and afterward vsynge mesurable besynesses. Afterward bathe hym so þat he dwelle longe after þe baþþe. And afterwarde enoynte hym wiþ a litel oyle, and ȝeue hym metes.
20 Neuerþelatter he conseilleþ a bathþe after couenable mete in 14° Terapeutici. And if opylaciouns (i. stoppynges) shulde come þerof, he commaundeth anon to ȝeue capparum by oxymel in þe bygynnynge of þe mete til þat the sekenesse abate.

The þridde [f. 121ra] thing is fulfilled, in eodem 6to, with þat
25 þat heteþ the flesshe and is noght smekede out, wiþ the whiche blode hath ben ladde to þe flesche, enoyntinge wiþ an oyle hauynge a vertue clevynge to, as were oyle molten with pycche. And þai graunted forsothe a batthe to stille men and to colde men. Vsyng the same togidre with þe forsaide þinges, it shal profite moche.
30 In tho men forsoþe in the whiche the membres ben harde to norisshe and ben colede more þan it nedeth (I putte cas that þe cause be removede, as were akthe and streitnesse of þe membre and so of oþere), it was Galiens vse, in 14° Terapeutice, sommetyme enoyntinge þe membre wiþ cassia and sometyme forsothe
35 wiþ hony.

The helpe forsothe is moste couenable þat is made by cerotum, and that forsothe throweþ mykel blood to the membres to þe

13-14 *See Commentary*   20-1 in 14° Terapeutici *underl. red*   24 *In* f. 120vb, *lower margin:* thing is catchw. *underl.*   25-35 *See Commentary*
33 in 14° Terapeutice *underl. red*

whiche it is layde. It is made forsoþe of blak picche onliche or medlede with rosyn even parties, dissoluede and stracchede vppon lether, or dronken in a clothe. And it byhoueþ not to ȝeue þis ofte tymes to trauaylinge bodyes, but twyes in wynter and ones forsoþe in somer it sufficeþ, in contynuynge by thre or foure dayes and, if it be nedefull, by many tymes. Rubbynge forsothe shal goo tofore þe pycchynge, and fomentacioun and smytinge with smale ȝerdes til þat the flesshe forsoþe be arerede. And þan it byhoueþ to cese anone or þat it bygynne to swete oute. And afterwarde the picche shal be laide þerto, and after þe forseide houre it shal be arered with a maner of violence. And afterwarde enoynte it wiþ oyle of picche or with colde water. And after þat the membre haue restede an houre couered, þan he shal go so aȝeyne to þe werke, and do þat so ofte til þat the membre be curede.

Neuerþelatter it is good, as Avicen saith, to besie the membre algates in berynge or drawynge an harde þing, and heuy, and to bynde þe contrarye arme with a rolle þat it resceyue no noris [f. 121rb] shynge, but þat it may goo to þe dryed membre.

And ouer þe helpes þat ben saide here, þere ben ordeynede metes by Haly Abbas and by Avicen, and confecciouns and letewaries and drynkes and clisteries and bathes to be made fatte and to be made lene. And þai ben lefte, for þay perteyne noght to cirurgens.

The fifte chapitle, of fallynge, of hurtyng, of drawynge or stracchynge abrode and of drenchynge.

Thoghe it be tretede aboue in the book of woundes of þe bresynge of brawny flesshe and of the synowes and of the hede and of the eyȝen, neuerþelatter for þat fallynge and hurtynge and stracchinge abroode dyuersen fro bresynge as þe propre fro the comune and þai ben made more ferre fro woundes and fro apostemes þan bresynge, for so moche it schal be saide of ham here in special. Fallynge and hurtynge, after þat Avicen saith, hurten and letten bodyes wiþ brusynge and wiþ rendynge and sometyme with vnioyntynge and with brekynge. And þay dyuersen in place, as þe Glose saith, for it is called fallynge when þat the body fallith and is smyten to a stone, to þe erþe or to some smytinge thing. Hurtynge forsoþe is cleped when þat the body falleth and is hurte of some þing withouteforth metynge ageyne it. Or oþerwise, þat fallynge is

6 goo] good, d *underd.*

a bresynge of the body, or hurtynge only of þe wombe, is clepede fallynge in rewarde of þe vttre membres and hurtynge in rewarde of þe ynner membres.

Stracchynge oute is drawynge of þe membres wiþ a rope or with a cheyne. Drenchinge is strangelynge of smeke or of water.

To fallynge and to hurtynge folwen many harmes, as Avicen saith, kyttinge of a brawne of þe herte and of þe stomak, of þe whiche he deyeth anone, and noyenges of egestioun (i. of ordour makynge) and of vryn and of spowynge and of fluxe of blood, streytenesse of brethe, fordoynge of the voyce [f. 121va] and of the speche, þe whiche ben al euel and dredefulle for lousynge of þe contynuhede of the synowes, of the pannycles and of the veynes and for akþe and for noyenges þat ben communede to þe principal and necessarie membres. And it foloweþ in þe texte, the more þat the body is, in so moche þe drede is the more strong. Moreouer Avicen saith þat kirnelles ben multeplied in fallynges and in hurtynges, and þai ben helede as it was saide aboue in þe chapitle of kirnelles.

Domes of fallynges and of hurtynges folowen þe domes of grete woundes.

Curacioun In þe curacioun of falles and of hurtynges and of drawynge abrode, it is generally to take hede þat if vnioyntynge be with ham, or brekynge or eny departede bresynge, þat they be tretede as it is saide in here capitles. In als mykel forsothe as þai ben, here curacioun haþ foure entenciouns. The firste ordeyneth þe lyf. The secounde turneth away and voydeth þe mader þat it flowe noght. The þridde stableþ and defendeth þe hurte place þat it resceyue no matere and be noght apostemed. þe fourþe wasteth and resolueth þe mater þat is flowede.

The firste thing is fulfilled with a smalle dyete and sobre, in levynge flesshes, as Avicen saith. 3e, he shal ete noght on þe firste day, and a litel in þe secounde and in the þridde day and til þat he were siker from aposteme. And afterward make it gretter, and he shal ete ciceres and soure dokkes to þat that þe ynwarde membres may be strengþede.

The secounde þing is fulfillede with blode laste and with sofnynge

---

1 ? read body, hurtynge, only of þe wombe. Or it is clepede; L(O) vel aliter quod casus est contucio corporis offencio solius ventris vel dicitur casus respectu exteriorum offencio respectu interiorum   25 ? Om. after ben; L quantum autem ⌈ipsa⌉ sunt   26 mader read mater; L materiam   31 MS. þat kirnelles after saith; redundant, see l. 16   34 ciceres] citeres

of þe wombe wiþ cassia fistula and wiþ clisters and wiþ suche oþer thinges. And after Rasis, reubarbe in þat haþ the price.

The þridde thing, þat soche a drynke be ȝeuen wiþouteforth: Take of mummye, of bole armonyak, of Spaynysshe erþe ana ʒ ii; make þerof a powdre. Ȝeue hym ʒ i euery day by the morne, with water of planteyne, vnto v or vii [f. 121ᵛᵇ] dayes.

And Avicen wille þat þis plastre be laide on þe place: Take of primerole, of ryze ana partem i, of bole armenyak, of sumac, ana partem sem., of aloen, of alunne de plume, of þe calx of ham ybrente ana þe fourþe parte therof, and medle it with þe whites of ayren, and make þerof a plastre.

Neuerþelatter þe commune vse, by þe auctoritee of Rasis, enoynteth alle þe hurted places wiþ oyle of rose or wiþ oyle of myrtilles. And he streweth þeron myrtilles ipoudrede, as it was saide aboue in þe capitle of brusynges.

The fourþe forsoþe is fulfilled þat soche a drinke be ȝeuen after þe bygynnynge: Take of reubarbe, of coste, of the rute of mader, of centorie, of aristologie ana ʒ i. Make þerof a powdre, of þe whiche ȝeue hym ʒ i euery day by the morne by ix dayes wiþ ʒ i of syrup acetose and of water of cheken met and of water of gumferye als mykel. Cheken mete forsoþe in þat haþ a grete proprete, as William de Saliceto saith.

To þis entencioun Mayster Emeryk de Alesto ȝaf a drynke made with wyne and wiþ hony of þe sethynge of þe rote of osmounde, of aaron (i. kockow spitte), of shawe gresse, in þe quantite of a gobelet when he shal goo to slepe, and all þe mater shal be þrowen oute in swetynge.

And þere ben also ordeynede for this entencioun stewes and bathes fro the þridde day to þe þridde day or fro the fourthe day to þe fourþe day, in the whiche þere ben putte of gumferye, of osmounde, of auance, of chiken mete, of walwort, of mogeworte, of wormode, roses, camomyle, honysokel and þe powdre þat is founden vnder hay. And rubbe ham þere with hony or with þis oynement (and it is Williames de Saliceto, and Henry takeþ it): Take of wexe ʒ iii, of rosyn ʒ sem., of terbentyn ʒ viii, of comune oyle li. ii, of frank ensence, of femygreke ana ʒ sem. Make here-of an oynement, with þe whiche also be he enoynted euery day.

If any place forsoþe be notably bresede, laye þeron bene mele

---

3 wiþouteforth ? *read* wiþinforth; L *ab intra*   4 ii ? *error*; L ʒ *i*
9 alunne ? *read* alume

soden with [f. 122ʳᵃ] oxymel. And saffran in þat is best or oxceracroceum or apostolicon or leues of maioran, of walwort, of cypresse, tamariske soden and stamped wiþ soure mylk, as Avicen saith. Many men forsoþe berye ham in hote downge, and þere in swetyng þai ben
5 holpen. Haly Abbas forsoþe and Avicen rolled ham wiþ a schepes skyn of two 3ere olde, newe vnhellede, al hote, with smalle salte and wiþ mustarde. Happely if it be left, on þe secounde day þai ben helede. Galien also witnessith that in xi° Medicinarum Simplicium.
If hurtynge forsoþe be made in the wombe, Avicen counseilleþ
10 þe plastre þat is made of pome garnates soden togidre wiþ muske, in þe whiche be medlede als mykel of lapdanum and of roses, and of spiconarde, of mastyk, of wylde sawge the þridde parte þerof and oyle of lilye þat sufficeth; make therof a plastre.
In stracchynge oute, wirchers were wont, after the counseil of
15 Haly Abbas, firste refourme the place wiþ here handes or wiþ here feete, and after lay þeron a lynen clothe dippede in colde water. It strengþe the place forsothe, and whan þe hete is conforted, þe bodyes sweten and ben wasshede. And if it profite noght, lede ham to þe forsaide cure.
20 Neuerþelatter who so euer falleth from an hye and he be made withoute voyce and if he speke he raveth, it is to be supposed þat the brayne or some noble membre be hurte. Clerenesse of þe vnderstondynge scheweþ helpe of the brayne, as Rasis saith.
Neuerþelatter he shall firste be examyned if he be dede or alyue
25 in touchinge his pulse, in clepynge hym, in drawynge hym by þe heres and by þe nose and in byholdynge þe sternes of þe ey3en if þai be movede, in puttynge a flokke of wolle or of cotoun in his mouthe and in his nose þirles and a disshe ful of water if the breste be movede, in prouokynge fnesynge wiþ piper and wiþ
30 euforbe and soche þinges.
And if he be noght dede, be it proceded to þe cure, in rubbynge þe extremytees with [f. 122ʳᵇ] vynegre and wiþ salt and wiþ rewe, in prouokynge fnesynge and fluxe of blode with setons and wiþ strees by þe nose þirles. And when he is a litil quykkede, be blode
35 lastes imade and clysteres and oþer helpes þat were saide aboue. And if þe brayne be in þe cause, seche þe cure in þe bresynge of þe hede and so of oþere. If he be dede forsothe, touche hym noght, but go fro hym, and leue hym in pece.

3 of ? om. before tamariske   17 strengþe ?read strengþeth; L firmat
18 ben wasshede; L(O) lauantur, (Br, Ca) sanantur

If a man forsoþe be drenchede, Haly Abbas in þe vi sermone of þe secounde partie wille þat he be hongen by his feete, and his hede dounwarde, þat the water may goo oute of hym. After þat, he shal ofte be gargarismede with vynegre of þe sethynge of piper, and late hym suppe the water of chiches by some dayes.

If eny man forsothe were dissoluede in smeke, if he fome, þere is no waie to his hele. And when he fometh noght, he shal gargarise (i. hole in his mouth) oyle of violettes. And he shal soupe leuke water of the sethynge of whete, and he shal ete hote metes þat ben prikkynge.

The sexte chapitle, of brennynge of water or of brennynge þing.

Akynges and bledders folwen brennynges and scaldynges, akynges for euel complexioun of the bledder, for þe firy hete draweþ sodeynly þe watry moystures to vnder þe skyn, þe whiche may noȝt go oute when þe skyn is hardenede of þe fyre. Byleuynge þere, þei arere þe skyn, and þay make bledders and watry bolnynges. þe whiche come sometyme in a fulle body, and þai maken apostemes and wicked vlcers (i. byles), and sometyme in an empty body, and soche be blakke or softe or meke.

Curacioun In the redy cure of brennynge, þere ben hadde three entenciouns. The firste letteþ the place to be bledred. The secounde techeþ to hele þe bledders þat ben made. But the þridde schetteþ and sowdeth þe vnhillynge or flawynge.

The firste is fulfilled wiþ homely colynge medecynes, as ben [f. 122ᵛᵃ] (after Rasis) cloþes dippede in water of rose and laide þeron and ofte iremovede. And if it be a grete thing, þat ther be apostemes, on the contrarye partie þere schal be made blode last and rewle to be colede and sotilede. Avicen forsoþe layeth þeron oyle of rose with þe ȝolkes of ayren ybeten. And Avicen prayseth also to lette þe bledders þe leues of malues, of betes, ote mele and roses soden wiþ oyle of rose or bole armonyak wiþ vynegre, Spaynisshe erþe or claye, litarge and ceruse, water of endyve, of morelle. And Haly Abbas haþ approvede water of olyues. Thederik conseyleþ to bathe all þe membre wiþ vynegre. And Galiens plastre of wexe and of oyle of rose wasshen is approvede. And Rogeryn

---

13 *Illum. cap. unfinished; only gold-work put in; guide letter visible*   14 of the bledder, *see Commentary*   19–20 an empty body, and soche be blakke or softe *on erasure*   20 blakke, *see Commentary*

prayseth wasshen oyle. And he and þe Foure Maystres putten larde with bur tre or elder leues and populeon with þe ȝolkes of ayren. And if þere were put to þe forseide a litel opium for the akþe, it shulde plese Alisaundre.

5 The secounde entente is fulfilled in openynge the bledders with scysoures or wiþ some blode yren.

But the þridde entencioun is fulfilled wiþ homely dryenge medecynes, as (after Rasis) is vnguentum album in þe whiche ben whites of ayren and campher and þe oynement of quyk lyme, 10 seuen tymes or so ofte iwasshede til þat it leue his sharpnesse, whose formes shal be saide in þe Antitodarie. Avycen forsothe maketh a maner of longe composicioun of kowe donge idried with þe rynde of a pynot tre, with litarge, wiþ ceruse, wiþ bole armonyak, wiþ wasshen quyk lyme, with tuthye, wiþ brente lede, with þe 15 scorfe of yren, wiþ campher and wiþ soche oþere medlede with oyle of rose and with þe mary or with þe fattenesse of an herte. þe whiche medecyne he saith to be experte where þat ther is no grete hete. And doufe donge is also of þat kynde, brynte in a lynnen clowte and medlede wiþ oyle of rose. [f. 122ᵛᵇ] It is forsoþe a mer-
20 veylouse medecyne, as he saith. And rostede leekes ben helpely to þe vlcerede places. And if þe vlcers ben made vnobedient, hele ham by the cure of euel vlcers.

The 7ᵗᵉ capitle, of wartes or of porres and of hornes.

Wartes, after Haly Abbas in the eiȝte sermone of þe firste 25 partie, be smale pustles (i. bleynes) harde in one and rownde, knowen in þe ouermeste of þe body. Of þe whiche, somme ben clepede lekysshe, for þai ben kytte and braunchede in þe maner of a lekes hede. And some ben naylisshe, noȝt kytte but heded and roted in þe maner of a nayle. And somme cornysshe, for 30 þai ben some þikke addiciouns (i. echynges) growynge vppon þe ioyntes and on the extremytees of þe body, as Avicen saith. Wherof Galien in primo De Egritudine et Sinthomate and 14° Terapeutice: Acrocordines and wartly formykes, alfi and coffi ben sekenesses acordynge in kynde and vnkyndely of all here kynde.

35 Whose cause was an vnkyndely mater, as it is saide in 2° De Egritudine, þe whiche is senden and put away to þe skyn of a

---

24 *Illum. cap. unfinished; only gold-work put in*   29 þe *repeated*
32 in primo De Egritudine et Sinthomate *underl. red*   32-33 14° Terapeutice *underl. red*

strong nature. And þat is þat Avicen saide in primo, þat þai were of the kynde of pustles and of bleynes, whos cause efficient (as it was saide in 4^(to)) was the kynde þrowynge oute, and a material and grete humour melancolyk, or salte and fleumatyk turnede into melancolye, þogh Haly Abbas wille þat þei be sprongen of two humores, þat is to saye, of a fleumatyk and of a melancolik hardened and noght roted in þe place, as þe Glosoure saith.

And þai ben made in alle þe membres, and moste in þe hondes and in the feete. And þe smale folwe to þe grete, noght of blood flowynge wiþoute when þat thay blede, as the communte troweth, but for þat þere is made a grete cause to turne the complexioun of þe norisshynge or fode þat is sente to his nature or kynde, wherfore þay ben multeplied, as Avicen saith.

[f. 123^(ra)] **Curacioun** In þe cure of thise þere ben thre entenciouns. Þe firste commaundeth to purge the melancolyk mater and þe fleumatyk. The secounde techeþ to kepe þat soche a mater be na more gendred. But the þridde scheweþ to drawe vp þe mater by the roote.

Haly Abbas techeþ þe firste entente fully with þe sethynge of epithyme and of agaricus, and Avicen hyeþ to mynushe þe blode. The same Avicen fulfilleþ the secounde entente wiþ good rule þat gendreth goode humour.

But the þridde entencioun is fulfilled by one of these two maneres: first by medecynes, the secounde by cirurgye. By medecynes þe mater is dryede and resoluede (after Rasis) in rubbynge þe membres wiþ the leves of capparum or wiþ oxiolocaractis, or (after Avicen) with oyle of haye or with water of leekes and wiþ sumac, or (after William) with þe herte of an oynoun þat is cleped squille with þe softnynge wiþ hote water. A plastre goynge tofore made of gotes donge wiþ vynegre and cokkyl wiþ vynegre and vynegre with salte and wiþ pentafilon bryede with muste ben praysed of Haly Abbas.

Henry forsoþe biddeþ to bynde vppon ham þe leues of rewe, of ȝarowe and herbe Robert stampede. And he saith þat thay shal be helede wiþyn thre or foure dayes withoute doute. And to þe same thyng he byddeth to enoynte ham by sexe dayes, twies or thries on the day, wiþ that watrinesse that leueþ in a leden potte where þat

---

3 a material and, see *Commentary*   6 *MS.* or salte and fleumatyk turnede into melancolye *after* melancolik; *redundant, see ll. 4–5*   29 goynge tofore, *see Commentary*   31 second wiþ *?superfl.; L et pentafilon cum musto*

rede snayles ben wroght wiþ salte by foure dayes. þai shall alle falle oute wiþ here rotes wiþout faille as thay sayen.

Iamerius wasteth ham and freteth ham, in enoyntynge ham with whete temperede or dissoluede in lye or with mylk of fyges. Avicen forsothe doþ þat with þe mylk of tytymalle or wiþ oleum anacardinum. Or lay þeron þe ruptorie of quyk lyme and of sope, as Haly Abbas saith. Or when þay ben opened with thy nayle or with an instrument [f. 123ʳᵇ] þat is cleped sagitella, and put in þe clift a litel of arsenek þat deceyueth noght. Or as þat Frenshe man dede wiþ a stree or wiþ a poyntel in þe whiche þat ther be a litel cotoun dipped in þe strong water of alkymystes, of þe whiche it schal be saide wiþynforth. Or bynde ham with þe bristle of a swyn or of an here, and drawe ham vp by the rootes, as Rasis biddeth. And after, brenne ham with a poyntede cauterie or wiþ a sharpe medecyne, but after Albucasis, þay shal be first departede al aboute and pullede vp by the rootes.

To þe corne or agnayle forsoþe þat growen in þe feete, Henry counseilleþ (and so forth my felowe of Parys wroghte in sore to of my fote) þat the corne, it be shauen and arrayed aboue als mykel as it shal be possible. Þan laye þeron a plate of yren or of leþer in þe whiche be an hole after þe quantite of þe corne, and þanne putte a droppe of brennynge sulphur in þat hole, and late it be quenchede in the place. And afterward lay þeron cerotum (i. a plastre) til þat it be stille and helede. And þat is it þat Avicen saiþ in quarto. If þer be taken wode and brynte in the fyre til þat it lowe or be enflamede, and sette it nyhe wartes, þai shall be dryede. And be it made so ofte, o tyme after anoþer, til þat þay be done away. Afterwarde laye þeron buttre til þat þai falle awaie.

The 8 chapitle, to kytte of foule membres and to kepe dede bodies.

MEmbres forsoþe or lymes þe whiche ben to manye, foule or to mykel, after Galien in primo De Egritudine et Sinthomate, oþer thay ben of þe kynde, as þe sexte fyngre or too, or þai

---

2 wiþ here rotes wiþout *repeated as* with here rotes wiþoute   4 or *interl. w. caret*   8 and, *see Commentary*   9 *?Om. after* dede; *L ut ille gallicus,* ⌜liniantur⌝ *cum palea*   12 second of ?*read* with; *L cum seta vel pilo*   16 *?Sentence om. after* rootes; *see Commentary*   22 mater *underd. before* sulphur   33 *?Om. after* kynde; *L de genere* ⌜eorum que secundum naturam⌝; *cf. p. 411 l. 11* of þe kynde of ham þat ben after kynde

ben vnkyndely of all here kynde, a bowge and dede of all and roten membres.

And þe cause of habundaunce of ham þat ben after kynde is habundaunce of godely mater and strengþe of vertue þat happeth in þe getynges of childerne, as he saith in 2º. The cause forsothe of superfluyte of dede membres is taken þrefolde, as it was saide in þe estiomene (i. the fire of Seynt Anthony). [f. 123ᵛᵃ] The causes forsoþe the deth of all the body ben þe causes of dryenge and of strangelynge, after þat it is prouede in natural or kyndely science.

The tokenes forsoþe of þe lymes þat ben to manye þe whiche ben of þe kynde of ham þat ben after kynde ben knowen wel ynowghe. The tokenes forsoþe of dede membres were saide in þe estiomene.

Þe tokenes and þe examynacioun of a dede man were saide aforehonde in þe capitle of fallynge and of hurtynge. Þe tokenes forsoþe of a dede man by venyme ȝeven to hym ben hadde by Galien in 6ᵗᵒ Interiorum, when it is saide: When forsoþe þat sodeyne deth cometh to eny man þat is disposede in kyndely humours and diete after due manere, whiche was wonte to come in some venymede medecyne and þat is wan or bloo or blakke or dyuerse-colourede or failynge or rotynge and stinkeþ sone, it is bytokened þat he took venyme. If he be oþerwise dede, it is after þe corrupciouns þe whiche þat comen of the body.

It is schewed þat if roten membres be noght sone kytte of, þe corrupcioun (i. rotennesse) is multeplied. And if it come to þe grete bones of þe þyhe or of þe adiutorie (i. þe ouer partie of þe arme), þere is no witte in curynge (as Albucasis saith), but it is þe dethe of þe seke man, wherfore he is to be taken to God and to his seyntes.

The rewle of a fynger or of a too that is to mykel In membres þat ben to mykel or to manye þe whiche ben of þe kynde of tho membres þat ben after kynde, as þe sexte fyngre, þere is a canoun of Galien in 3º Tegni þat whiche membres so euer þat ben to mykel or to many after nature (i. kynde), þe doynge away of ham is an holsome cause. To gendre ham forsoþe, it is ful harde (and it is no wonder). And it is esy forsoþe to kytte ham of, and it

---

1–2 a bowge . . . membres, see *Commentary*   5 in 2º *underl. red*
7 The causes *rubr. by mistake*   8 of *?om. before* the deth; L *Cause autem mortis tocius corporis*   16–17 in 6ᵗᵒ Interiorum *underl. red*   17 it *repeated, first* it *canc. and underd.*   17–22 See *Commentary*

is to be done by crafte, as it is saide 14° Terapeutice, and namely when þe membre is alle flesshye. Þere is more [f. 123ᵛᵇ] hardenesse forsothe in a bony membre, for a ioynte is sprongen, as Haly Abbas saith in þe xi sermone of the secounde partie.

5 Þe maner forsoþe of kyttynge of it is þat it be kytte with a rasoure in þe roote of his spryngynge or bygynnynge. And vnflesche it, and after vnioynte it, and kytte þe lygament, and remove þe fyngre, and restreyne þe blood anone with þe whites of ayren and wiþ the powdre, and hele it by þe cure of other vlcers.

10 Many leches forsothe, as Avicen, fastne þe place with hote brennynge oyle, for-why þerof (as he saith) cometh sykernesse of þe corupcioun and of the goynge oute of blode. And strong flesshe and harde skyn shal growe vppon þe place of þe kyttinge.

The rewle in kyttyng of of a dede membre Of the whiche
15 Albucasis and Avycen sayne þat if þat suche a malice may noght be amended with repercussyues, ne with garsynges and with oþer helpes þat were saide in þe estiomene, it byhoueth þat þilke membre be kytte of vnto þe hole, that þe seke man may skape fro deth of all the body. The deth forsoþe of all þe body is more þan þe defaute
20 of one membre, as Albucasis saith.

Be it kytte þerfore. And þe place of the kyttynge is chosen: if þat the corrupcioun come nyhe þe ioynte, kytte it in þe ioynte wiþ a rasoure and wiþ oþer instrumentz withoute sawynge. If it be noght nyghe a ioynte, but it is aferre þerfro, kytte it vpon the roten som-
25 what in þe place þere, when a tente is putte yn, it fyndeþ strengþe or fastenesse and akþe. And sawe þe bone wiþ smalle sawe.

And þe maner is þat the membre be wrappede or rollede in þe hole partie and in þe roten partie wiþ bondes. And be it holden strongely by seruantes, and departe þe flesshe þat is bytwene þe
30 two byndynges wiþ a rasoure til þat the bone may be seyne altogeder delyuerede fro the flesshe. And after defende þe lippes with cloþe þat þay be noght [f. 124ʳᵃ] hurte wiþ the sawe. And þan saw þe bone sotilly and perfitely. And when the membre is departede, bynde it wiþ a medecyne þat is couenable þerto or wiþ
35 hote brennynge oyle, as it is aforeseide, and hele it with oþer curacioun of vlcers. And if þere be grete bledynge, restreyne it with the rede powdre and with þe white of an ay and with oþer medecynes aforesaide.

4 xi *error;* L(O) *ix⁰,* (Ca, P) *9⁰*   9 rede *?om. before* powdre*; L cum puluere rubeo*   26 a *?om. before* smalle   34 bynde ... medecyne, *see Commentary*

Some men forsothe, as Thederik, maken slepynge medecynes þat the kittynge be noght felede, as is opium, þe iuse of morelle, of henbane, of mandrage, of yve, of herbe benet (i. homelok), of letuse. And þay drenche a newe sponge in thise þinges, and þay late it drye at þe sonne. And when it schal be nede, þai norisshe þat sponge in hote water, and þay ȝeven it to þe seke man to smelle vnto þat he take a slepe. And when he is on slepe, þai maken the werke. And afterwarde þai awake hym wiþ some spownge dippede in vynegre and layde to þe nose þirles. Or þay putte þe iuse of rewe or of fenel in the nose þirles and in the eres, and so þay wake ham, as þai sayne. Oþer leches forsoþe ȝeue hem opium to drynke. And þay do euel, namely if he be a ȝonge man, for I haue herde that þay haue turnede into maddenesse wiþ a grete bataylle of beestly vertue and by consequent into dethe.

I forsoþe in suche a corupcioun of a membre, when þe walkyng of þe corrupcioun is taken with garsynges and wiþ arsenek, and in layenge or puttynge diffensyues vpon þe hole partye of bole armenyak and of other nedefulle medecynes, I rolle alle þe dede membre wiþ a rolle þat was saide afore, and I bynde it ofte tymes, and I arraye it in þe maner as it schall be saide of the bodyes of dede men to be kepte. And so I holde it forsoþe til þat the ioynte be molten awaye and the membre falle by itself, þan if it were kutte. Alwaie forsoþe when it is kutte, þar byleueþ anger and þenkynge in þe [f. 124ʳᵇ] pacient þat he myghte haue away.

Þe rewle of kepynge of dede bodyes To kepe dede bodyes any while, þay ben arrayed in double manere. By one maner, after þe lore of Rasis, þat the þoste be made to go oute wiþ sharpe clisteries made of coloquyntida and of rede baurac, the hede bowynge aside. And after, sette þe body vpright, and þriste the wombe. And after, þrowen yn with a clistere of aloen, of myrre, of acassia, of myrak (þe whiche is gallia muscata) and of alipta, of psidia (i. þe rynde of powme garnate), of þe note of cypresse, of notomoge, of sawndres, of lignum aloes, of salt, of comyne and of alume dissoluede with vynegre and wiþ rose water. And bynde þe foundement strongely with cotoun and wiþ towe dipped in þe same medecyne, wiþ a rolle manyfolde. And þrowe quyk siluer in þe nose þirles and in the eeres and in þe mouthe, wiþ þat forsoþe the

---

12–14 *See Commentary*   22 *Om. before* þan; L ⌜*quia honestius est medico quod cadat per se*⌝ *quam si incideretur*   24 *See Commentary*   33 notomoge ? *read* notemoge; L *nucis muscate*

brayne schal be kepte þat it goo noght oute. And fille the body with þe forsaide medecyne.

And laste he saith þat he schal be enoyntede with blak picche. And he will þat alle the holes and pores of þe body be constreynde, 5 þat the commune vse doth by þis manere: Be þere hadde a grete quantite of syrede cloth, made with blak picche, wiþ rosyn, with colophoyne, wiþ frank ensence, wiþ storax, wiþ gumme of Arabye and dragagant, and of the powdre þat was saide now aboue. Of þe whiche powdre, be þere made a grete quantite to one partie, 10 so þat euery legge may be rollede by itself vnto þe hepes and euery arme vnto þe shuldres and afterwarde alle þat oþer dele of the body vnto alle the hede. And sewe þe sirede cloþe strongely, and enoynte þe feet after þe lengþe. Þan sprencle vpon all þe body of þe powdre, and fulfille þe voyde places wiþ stupates rolled in 15 the medecyne of þe secounde clistere. And afterward rolle all þe body wiþ some quantite of sirede cloth, and sewe it on þe [f. 124va] contrarye side of semes of firste syrede cloþe, and enoynte þe semes wiþ picche. And powdre it eftsones aȝeyne, and rolle it in anoþer sirede cloþe, and sewe it, and enoynte it. Afterward forsothe fastne 20 it wiþ stronge rolles or bondes as bales ben bounden.

Afterwarde rolle it in clene sendel. And putte it in a case of lede wel yshette and sowded wiþ an hote yren, in the whiche cas be þere putte wel-smellynge herbes, roses, maiorane, myntes, water mynte, or in a case or cheste of cypresse. And fastne it, and rolle 25 it wiþ yren barres, in þe whiche barres þere schal be sexe rynges to lifte it vp with and to bere it with. Some men forsoþe rolle ham in an oxe skyn or in an horses skyn. And soche is þe firste manere of arayenge.

In þe secounde manere, þe bodyes of dede men ben arrayede 30 þat thay be openede anon by the wombe and þat alle þe bowels be taken oute and þat the wombe fillide with þe forsaide powdre and with a grete quantite of salte and of comyne. And sewe it, and rolle it as it is aforesaide. And if þow wilt kepe þe bowels, wasshe ham, and clanse ham, and salte ham with þe forsaide thynges, and putte 35 ham in a leden potte, and putte ham in a chiste or case.

Of thise maners the firste is þe sikerer for lene men and drye

9 powdre, *see Commentary*   13 and enoynte . . . lengþe; *L et* ⌜suture cum pice⌝ liniantur ⌜et brachia circa latera collocentur et⌝ pedes secundum longitudinem ⌜iungantur⌝   17 þe *?om. before first* semes *and before* firste
31 be *?om. before* fillide; *L impletur*

men and in colde tyme. The secounde is more certeyne for fatte men and for grete-belyed men. Neuerþelatter þe cautel of Rasis is þat if þe bodyes be bolned or swollen, lay ham and rolle ham on here face. And if þe womble were bolnede, þe cautel is þat the wombe be prykkede or persede with a wymble or wiþ a grete alle þat þe watryhede and þe wyndyhede may go oute, as Iames saith þe apothecarie saide, þe whiche arrayede many bisshoppes of Rome.

To holde face vncouered vnto 8 dayes, in þe whiche dayes tho bodyes were wonte to be alterede (i. turnede) and to be roten, þai wille þat it be oft anoyntede wiþ water [f. 124vb] of rose saltede or wiþ bawme. Of þe whiche bawme þere be saide many þinges, but I fynde litel as to þis case in bookes of auctorite, þat the same Henry witnessede. God forsoþe kepe oure soules wiþ the bawme of his mercy.

The secounde doctrine is of sekenessis þe whiche ben not proprely apostemes ne vlcers ne passions of bones for þe whiche recourse is hadde to a cirurgene, þe whiche ben proprely bilongynge to one membre, and it haþ 8 chapitles.

Þe firste capitle, of sikenessis of þe hede.

Fvl many thinges forsothe comen properly to þe hede withoute þe comune passiouns, as þe skalle and allopicia (i. fallynge of the here) and ballednesse and horenesse and foule shappe of the heres, of þe whiche þinges it is to be saide.

Of þe scalle Skalles forsothe, after Haly Abbas in þe ey3te sermone of þe firste partie, ben smale byles þat comen in the hede, in þe whiche þere is a clusty bledder, þe whiche hauen many spices.

The firste spice is or kynde cleped favosa (i. lyke to an hony combe), fro þe whiche a sotil moysture passeth oute by holes þat ben lyke to an hony combe. The secounde spice is cleped ficosa, in þe whiche þere is contened a þing like to þe greynes of fyges, and it is rownde and harde and þere is rudynesse in þe top þerof. The þridde spice is cleped amedosa, fro þe whiche þere goþ oute a moysture by smaller holes þan in the spice þat is cleped fauosa, and þat moysture is like to þe water þat flesshe haþ ben wasshen

---

3-4 *See Commentary*   6 saith *superfl.;* L *vt dicebat Iacobus*   9 þe
?*om. before* face   29 is or kynde *read* or kynde is   34 amedosa *first*
a *blurred*

ynne. The fourþe spice is clepede vberosa, for it is like to þe tetes of wommens pappes with rudynesse or wiþ redenesse, fro þe whiche redenesse þere foloweþ a redenesse like to blode. The fifte is cleped lupinosa and it is like in colour and in shappe to lupynes (i. benes of Egipte), fro þe whiche flowen as it were white ryndes and shales, and drye. And vnder þis spice the spice þat is cleped furfurosa (i. brannysshe) may be comprehended. In þe whiche spice [f. 125ʳᵃ] þere ben smale bodyes like to branne, the whiche falle fro the hede wiþoute vlcerynge (i. bylinge).

It semeth noght Galien in primo Meamur to put but thre spices, þat ben cleped achorosa, fauosa and furfurosa. Achor (as Galien saith) is of the kynde of swellynges and persede with holes, and it sendeþ oute a maner of þenne moysture with a litel gleymynesse. The spice forsoþe þat is cleped fauosa approcheþ to ham after kynde, hauynge more holes sendinge oute moystures like to þe hony þat is in þe hony combe. The spice þat is like branne ben lyke to skuddes in men þat clawen hem, and fallen ofte tymes to þe skyn of þe hede, as it is saide in anoþer capitle.

It semeth Avicen to clepe the spice achorum, assafaty and the spice amida or flawy vnhellynge, for it goþ forth as it were in crepynge by the skyn. And he saith drye skuddes to be a maner of vnhellynge of þe skyn. Neuerþelatter it is noght to charge of names, so þat the þynges may be knowen.

What þat euer be, the commune vse hath þat the skalle is a skabbe of the hede wiþ flawes and wiþ crustes and wiþ some moysture and with doynge aweye of heres and wiþ an askisshe colour and with a stynkynge smellynge and with horrible lokynge. Whos generacioun is of humores gendrede in þe moder wombe or after for malice of þe diete.

The tokenes þerof ben openly knowen of the forsaide þinges and of kyndely þinges and of vnkyndely thynges and of thinges aȝenst kynde. It bygynneþ forsoþe, as Galien saith, vbi supra, wiþ gnawynge and with ycchynge, the whiche constreyneth to clowe ham. Afterward forsoþe þe swellynge waxeþ, and þe holes ben after þat.

It is shewed þat this passioun is harde to be helede, for an olde, harde and flawy scalle þat gnaweþ the heres is so laborouse þat

---

3 foloweþ ?read floweþ; L fluit
12 and ... holes, see Commentary
16–21 See Commentary
second redenesse ?error; L humiditas
15 moystures ?read moysture; L humiditatem
28 ?Om. before humores; L ex humoribus ⌜corruptis⌝

CYRURGIE OF GUY DE CHAULIAC

Rogeryne loueþ more to leue it þan to pursewe þe cure. And þerwith when it is helede, it leueþ an erre in doynge away of heres and euerlastynge reprofe. And þerfore Iame[f. 125rb]rius clepeþ it tynea of tenendo (i. holding), for it holdeth þe hede, or of þe tre worme þat is cleped tynea, for as þat worme tynea gnaweth þe tree, so doth þe scalle þe hede. To þe skalle foloweþ multiplicacioun of lyse, and multiplicacioun of lyse scheweþ þe lepre, and so þe skalle is a manere of lepre.

Curacioun In þe helynge of skalles þe rewle is double, commune and particuler. The commune rule is dyete and in dewe voydinge, of the whiche it is sufficiantly saide in the booke of apostemes and in þe capitle of þe lepre and of þe skabbe. Neuerþelatter Haly Abbas graunteth ventosynge of the haterelle and blode last of þe veyne cephalica, if it may be done, and of þe veynes þat ben behynde þe eres. In þe stede of þe whiche veynes (as Gordoun saith, and he saith trewþe), þe Sarracenes vse garsynge of þe eres and purgacioun, þe whiche Galien, vbi supra, prayseth to be done with balles made of aloen, of coloquyntida and of scamonye tempered with þe iuse of wortes.

The particuler rewle haþ two entenciouns. The firste entencioun amendith þe euel humour of þe scabbe of þe skyn of þe hede. The secounde entent maketh þe heres to growe aȝeyne.

The firste entencioun is fulfilled in a newe scalle wiþ ofte shauynge of þe hede and with wasshynge wiþ water and wiþ vynegre of þe sethinge of fumyter, of betes and of camomylle and wiþ rubbynge with alume and with wyne drastes, and afterwarde with the enoyntinge of some oynement of tho þat were saide in þe tetyr or in the scabbe. The leues forsoþe of weþy in þe wasshynge han þe price, as Avicen saiþ.

And Galien in his Discretes þat he wroot to Mocheum praysith þis oynement, with þe whiche he helede many men (as he saith) of þe scalle and of þe vlcerouse scabbe of þe hede and of the saphate and of þe tetyr and of ycchynge and of fallynge of heres, of nytes and of lyse. Whos fourme is: Take of galles ʒ iiii, of homelok sede ʒ ii, of rede arsenek, of eyþer aristologie ana ʒ iii, of sal armonyak, of soote [f. 125va] of a furneys, of sulphur, of bittre almandes, of coloquintida, of roote of capparis, of þe leues of a fyge tree, of olyue leues, of the roote of a greene rede, of alume de plume,

---

10 in *?om. before* dyete; *L in dieta*   21 *first* of *?read* and; *L et*   34 iiii *?error; L ʒ iii*   37 þe *?om. before* roote; *L radicis capparis*

of þe dryede iuse of wylde celidoyne, of myrre, of aloes, of olybanum ana ℥ i, of kowes galle, of blak picche ana ℥ i and sem. Stampe ham, þe medecynes, and sarse ham, and medle ham with vynegre of wyne til þat it be made as an oynement. Afterward enoynte the hede þerwith.

Anoþer þat is assayed to þe spices þat ben cleped achori and fauus and Of Thinges þat May Lightly be Geten of Galien: Take of lytarge ℥ xvi, of þe leves ruwe ℥ viii, vitrioli ℥ ii. Medle ham wiþ vynegre and with oyle of myrtilles. And if clay vnder a gryndyng stone were putte to þis medecyne, and brent papere, it shulde plese Galien in libro Meamur. He saith: In wantinge sometyme a medecyne þat schulde haue be done by papyre, seynge in þe seke mannes hous a bryght pece of papyre, afterward brennynge þe papyre and medlynge it wiþ vynegre, I enoyntede the sore membre, byddynge þe man to come to me on þe next day. I knewe forsothe þat þe medecyne shulde take away þe harde skurfe beynge on þe flesche. And when þat he come and he was somwhat helede, I trowede it nouȝt nedeful to go to none oþer medecyne, conseilllynge hym to vse þe same medecyne, and I see hym made perfitely hole on þe next day.

Gordonius forsoþe to that passioun ȝeueth þis oynement, in the whiche I fonde most helpe: Take of þe white elebor and of þe blak, of sulphur vyf, of attrament, of orpyment, of litarge, of quyk lyme, of vitriol, of alume, of galles, of soote, of wode askes ana ℥ sem., of quyk siluer yquenchede, of vertegrece ana ℥ ii. Make þerof a powdre, and medle it wiþ the iuse of borage, of scabiouse, of fumytere, of rede docke, of vynegre, ana quart. i, of olde oyle li. i, and boyle ham vnto þe wastynge of þe iuses. And [f. 125ᵛᵇ] when it is in þe ende of the sethynge, putte yn þe powdre, and putte þerynne of tarre ℥ sem. and of wexe þat sufficeþ. Make þerof an oynement þat helep all scalle and scabbe and mormalle and communely all infeccioun of þe skyn, wherfore it shal be hadde in worship, as he saith, and it is trewe.

If þe skalle forsothe were skuddisshe, Galien graunteth, in þe Book of Medecynes þat ben Esy to Gete, to wasshe þe hede with salte water or wiþ þe sethynge of lupynes or with þe iuse of purseleyne or of beetes, of þe wylde neepe, and afterward to enoynte it

---

7 and ? error; L(Ca, O) in, (Br) et   8 of ? om. before ruwe; L foliorum ruthe   ? Om. before vitrioli; L ⌈staphizagrie ℥ iiii⌉, vitreoli   11 in libro Meamur underl. red   18-19 conseilllynge] conseill [end of line] lynge

wiþ oyle of staphysagre. And sope and gumme of wylde rewe ben praysed of Avicen, and oyle of rose with vynegre of Haly Abbas. Rasis forsothe saith the brannysshe skuddes ben removede in schauynge þe hede contynuly and in enoytynge it euery nyȝt and in wasshynge it euery day by the morne wiþ hote water. And if it 5 suffice noght, wasshe it þre dayes wiþ mele of chyches and wiþ the sede of Seynt Marye malue and wiþ vynegre.

A strong wasshynge or clensynge is þus made: Take of þe mele of chiches ʒ i, of þe mele of femygreke, of whete branne, of sawndever, of brede of white glasse powdrede, of mustarde, of 10 eueriche alyke moche ʒ xv. Medle ham alle wiþ vynegre and with water, and make of it a wasshynge, of þe whiche by þe hede wasshede ones in þe weke.

The olde harde scalle nedeth stronger medecynes. Garse it þerfore, after the counseil of Haly Abbas, wiþ an yren til þat the 15 bloode go oute. Afterward plastre it with þe mele of lupynes (i. of benes of Egipte) soden wiþ vynegre or with þe emplastrynge of cantharides, þat is: Take of the grene flyes þat highte cantharides ʒ i, of sulphure ʒ sem., of þe rynde of notes ʒ ii, of mustard, of frank ensence ana ʒ i, of hony and vynegre þat sufficeþ. Make 20 þerof a plastre, and late it stonde all a day. And foure [f. 126ra] dayes afterward rolle þe hede with þe leues of betes and of coole til þat the watryhede be wel iclensed and til þat þe stynke be doon awaye and til þat clerenesse appere in the skyn and in the flesshe. And if þe malice were made deepe, waste þe flesshe wiþ som 25 corrosyf, and clense it, and hele it.

Rogeryne and his Glosers and Iamerius helen þe olde scalle, in doynge awaie þe heres with an instrument þat is cleped psilotrum, or with a coyfe of pycche or wiþ twicches and with wasshynge with vynegre and wiþ salt water of þe see or wiþ þe vryn of a 30 childe. After, when þe skyn is clensede, Rogeryne putteþ this oynement: Tak of beres grece, of kowes grece ana ʒ i, of mouse donge ʒ sem. of þe apples of a cedre tree, þe whiche he calleth iunypre, ʒ ii, of brent attrecoppes ʒ i, of tarre, of bright oyle þat sufficeth; make þerof an oynement. 35

Iamerius ȝeveth to the same: Take of olde swynes grece vnsaltede wiþ soure water li. i, of comune oyle, of tarre ana li. sem., of þe iuse of sotherne wode, of þe iuse of mynte, of þe iuse of

7 of interl.   11 ?Om. after xv; L ʒ xv ⌜altee ʒ x⌝   25 it underd.
after waste

fumytere, of þe rede docke, of white piper, of mercurie (i. sereworte) ana ℥ sem., of alume, of vitriol, of þe gumme of yve ybrente, of sote, of brent salte, of tartir, of aloes ana ℥ sem. Braye it in a morter, and make þerof an oynement.

5 If ther be forsoþe brennynge made and akþe (by itself or of þe scharpenesse of medecynes) in þe place, lisse it with good oyle of rose or of myrtilles or with þe oynement þat Appolyn writeþ folowyngly, and Galien telleth it in 3° Meamur: Poure of fyne oyle li. sem. in a leden potte wiþ a leden spone and stere it til it
10 haue made it grete and blakkisshe. Þan caste þeron of literge li. i and als mykel of ceruse, and medle it in þe oyle, and in stampynge make þerof an oynement. It lisseþ forsoþe hyeliche, wheþer þat it be fretynge or cancrouse and if þai haue any thing þat is evel- [f. 126rb] þewede, noght only in þe hede but in þe foundement.
15 It comforteþ to chynnes and to clyftes and communely to all vlcerouse akynges, as it was also saide aboue in þe booke of vlceres and of cancrouse maladies. And so is þe firste entencioun fulfilled.

The secounde entencioun forsoþe, the whiche is to gendre heres,
20 is fulfilled with medecynes þat drawen good mater and gadrynge it togidre in þe place, as it schal be saide in þe nexte rubriche.

Of allopicia, of ballednesse and of fallyng of heres Passiouns of þe heres, after Galien in primo Meamur, ben lesynge of altogedre and chaungynge of þe coloure, as it is made in þe lepre
25 and in allopicia. And þat the causes of þise passiouns may wel be sene, Galien (14° Terapeutice) wille þat the causes of þe gendringe of heres be saide. An here forsoþe is a dry vapour resoluede fro þe body and, goynge by the pores of þe skyn, dryede of the ayre. The gendrynge forsoþe of heres, after Galien, vbi supra, is as it is of
30 ham þat comen of þe erthe, as it is schewed in fatte graues.

The causes forsothe of heres ben foure, as þe scolayeng of Mountpilers taketh it of þe Complexiouns. The cause efficient is kynde hete noght mykel waxynge, lousynge þe mater into a vapoure. Þe material cause is þat drye vapoure. Þe formel cause is þat dewe
35 holynesse of þe skynne. The fynal cause is forsoþe semblynesse and þe profitablenesse. Of þe whiche þinges it may appere (who

2 sem. *error;* L ℥ i   8 in 3° Meamur *underl. red*   3° *error;* L(Br, P) *primo,* (O) *3°*   20 gadrynge, *see Commentary*   23 lesynge of, *see Commentary*   26 14° Terapeutice *underl. red*   29–30 *See Commentary*
32 ?*Om. before* of; L ^{r}a 2$^{o\gamma}$ de complexionibus

þat wille well awayte) whye þat wommen and gelded folk haue no heres in here berde, and why þat þay be noght made ballede, and whye þat þe heres falle liȝtliche in olde men, in feble men and in wastede men, and why þat þai ben crollede and colourede wiþ dyuerse coloures, and whye þat þay haue more in one place þan in another, and many oþer questiouns þe whiche were wont to be saide of heres.

Of þe forsaide þinges also þe causes of þe forsaide passiouns [f. 126ᵛᵃ] may appere, for-why (as Galien saiþ, vbi supra) as some moystures of trees ben roten by nedynesse and ben dryede, and some forsothe of straunge moystures comynge nyghe to þe kynde of ham, and on þe same maner it happeth heres to be roten, oþer for nedynesse of moystures of þe whiche þay are made to be norisshid, oþer for schrewednesse. Ballednesse forsoþe is made for nedynesse of moysture and allopicia (i. fallynge of heres) for schrewednesse or wickednesse. And Avicen putteþ to þat þe heres fallen for lousenesse of the pores, and for ouer mykel streytenesse þai come noght, þat is made of ouer mykel coldenesse or of þe erres of bocches þat ben passede.

Alopicia forsothe, after Galien, is saide a vulpibus (i. of foxes), to þe whiche þis passioun was wonte to come, as tyria is cleped like to an adder by the erthe of his goynge forth by þe skyn.

The tokenes forsoþe of allopicia ben open, but þe roten humores þat trespasen or ben in þe cause ar bytokenede by hete or by þe disposicioun of þe body and by þe rewle þat is passede.

It is schewede þat a kyndely vnherynge, as ballednesse and vnberdynge of geldede folk and of wommen, or it is accidentale, i. of anoþer or of a cause þat makeþ þikke and sowdeth þe skyn, and þat þat is in wastede men and in men þat haue þe ethyke (ouer þe secounde spice) is noght helede. In soche men forsoþe the euel complexioun is made even.

It is schewed by Ypocras in 6 Amphorismorum þat who so euer be ballede grete veynes growe noght in ham, and to what so euer ballede men grete veynes be sprongen, eftsones þai be herede. And Galiens amphorisme verifieth in ballednesse, in þat þat proprely allopicia, þe whiche is made of roten humores, by transposynge of þe mater to the lowe parties, noght forsoþe in the propre ballednesse, þe whiche is made for nedynesse of þe mater. Who forsoþe,

5-6 *See Commentary*   12 and, *see Commentary*   27-8 *See Commentary*   35-6 in ... allopicia, *see Commentary*

he saiþ, knoweþ noght þe passioun ballednesse [f. 126ᵛᵇ] to be incurable?—as þogh he wolde say none.

Moreouer geldede men ben noght made ballede ne softe-herede for multitude of þe moysture of here brayn, as Avicen saith. Eft-
5 sones it is schewede by Galien in Meamure þat, if the vnherede place waxe noght rede by rubbynge, þere is none hope of helynge. If it waxe rede forsothe, þe tytter or sonner it is helede, þat Avicen saith also.

Curacioun In þe curacioun (i. helynge) of allopicia þe rewle is
10 double, commune and particulere. The commune rewle is in diete and in voydinge after þe kynde of þe humour þat trespasseth, of þe whiche it was sufficiantly admitted in þe cure of scalles. In þe special rewle forsoþe Galien commaundede in primo Meamure þat after the purgacioun of alle the body to purge the hede fro
15 flewme wiþ medecynes þat purgeþ the hede and wiþ gargarismes made with medecynes þat done away flewme, as ben pillule diacastoree dissoluede with water of maioran.

The particuler rewle forsothe haþ two entenciouns: one to amende þe euel humour of þe skyn of the hede, another to drawe
20 good blood to þe place and to turne it into heres. Þe firste is fulfilled after two dyuersitees of ham. In a newe, þe whiche is ȝitte in þe bygynnynge (after Galien in xi° Terapeucie), in lettynge þe matere þat it be noght receyuede in þe place and in alterynge þe place þat it resceyue not þat mater with homely medecynes reper-
25 cussyves soche as acorden in a symple fallynge of heres. After the lore of Hebenmesue, þat when the hede or the place is made playne with water of þe sethynge of roses, of myrre and of mayden here, schaue it. Aftirward plastre it herewith: Take of þe iuse of tendrowns of myrtilles, of þe iuse of wylde olyue trees ana ℥ ii, of drye roses
30 ℥ sem., of wormode ℥ ii. Boyle alle þise in half a pownde of vynegre vnto þe wastynge of þe haluendel. After[f. 127ʳᵃ]ward streyne it, and put þeryn of lapdanum ℥ sem., and late it stonde by two dayes. Afterwarde poure þeron oyle of myrtilles and soure wyne til it be turnede into the substaunce of hony. Afterward
35 make it to smelle swete in medlynge þere alypte muscate, gallie

3 softe-herede, see Commentary   7 ?Om. after forsothe; L Si autem rubet ⌜quanto velocius rubescit⌝ tanto velocius curatur   13 in primo Meamure underl. red   14 þat, see Commentary   body underd. before hede
22 in xi° Terapeucie underl. red   xi° error; L 14   26 made playne, see Commentary   28 of þe iuse repeated   29 ℥ ? error; L ℥   32 sem. ? error; L ℥ ii

muscate ana ℥ i. Medle ham, and make þerof an oynement, with þe whiche enoynte hym by þre dayes. Afterward wasshe it, and drye it wiþ a scharpe cloþe. Afterwarde enoynte it til þat helthe appere.

And Galien in primo Meamur approveþ this processe to þis 5 fallynge of heres and to the vice of ballednesse when he saith: It is openly knowen forsoþe þat it byhoueþ to procede þe removynge of alle þe heres and rubbynge, and afterwarde to enoynte it with soche a þing þat it may lette þe drawynge vertue and vnmesurably gadrynge togidre. Wherfore I haue neyþer taken ne þoghte bettre 10 medecyne to be in fallynge of heres þan þat þat is medlede of labdanum and of birche. And if þere were scarsenesse, it were noght vncouenable to medle oyle of myrtilles for oyle of birche. He medlede sometyme lapdanum with oyle of myrtilles in a colde age and in wynter tyme. But Galien witnessith þat helede ofte tymes 15 fallynges of heres bygynnynge, with purgacioun wiþoute eny medecyne laide to þe place, and þerto he alleggeþ þe cure þe whiche he made in þat ȝonge man of Arrabye.

Rasis forsoþe saith to þis entencioun: Take of mayden heere, of the leues of myrtilles, of þe rynde of a pynot tree, of wormode 20 idryede atte fire þat þay may be brayede ana partem i, of lapdanum partes ii, of myrre partem sem., of frank encense the þridde parte þerof. When þise thinges be powdrede, medle ham with oyle of radisshe and with olde wyne, and make þerof an oynement, with þe whiche plastre hym in þe nyght, and on þe morne wasshe þe 25 hede. þis forsoþe heleþ ballednesse, as he saiþ.

Archigenes saith to þe same, as Galien telleth in Meamur: Take of þe sedes [f. 127ʳᵇ] of iunypre, of lapdanum, of wormode, of maydenes heere ana. Medle ham alle with wyne and wiþ oyle of myrtilles, and late it stande fyue dayes. Aftirward sethe ham vnto 30 þe wastynge of þe wyne, and streyne it, and enoynte þe heede, and wasshe it.

In an olde fallynge of heres and þat is passede þe bygynnynge, it byhoueþ to evapore and to resolue the olde euel humour tofore þou lede þe skyn to good tempre, as Galien saith in 14° Tera- 35 peutice and in primo Meamur, noght wiþ eueriche hote medecyne, but wiþ medecynes þat ben mesurably hote. Ne drye nouȝt þe

5 in primo Meamur *underl. red* þis *?read* þe 7–10 *See Commentary*
12–14 *See Commentary* 15 he *?om. before* helede 36 in primo Meamur *underl. red*

skyn, ne brenne it noght. And þerwith it schulde be sotel in partye, þat schal be drenchede in vnto the botume, in þe whiche þe bygynnnynge is of þe heeres. And to þis entencioun, when that þe place is schauen and wasshede tofore with þe water of the sethynge
5 of camomylle, of honysokel, of anete and of sticados, he (in Meamur) haþ chosen moloyne, noght olde but newe, þe whiche it semeth Avicen to clepe gumme of wylde rewe. As he saith, in folwynge Galien, þat is þe rote in þis capitle, so þat the hete þerof be broken wiþ temporate oyles (as Avicen saith), þat is oyle of
10 saveyne and oyle of sisan or oleum omfacinum þat is olde.

Afterwarde forsothe Galien cheseth tapsyam, mustarde and cressen and sulphure and pomysshe and glasse þat is made softe and brynte and boþe the elebores and þe seed of white piper and oyle de baye and þe roote of a rede and þe rynde, of eyþer ibrent,
15 and tarre and cedream and þe donge of myse and þe grece of a bere.

And Rasis wille, if þat the heres falle of the hede or of the berde, þat þe place be rubbede with a rowhe cloþe til þat it waxe rede. And afterward rubbe it stronglier with oynouns vnto þe settynge afyre and brennynge of the place. And þat day and þat nyght late
20 it be so stille, and on the morne rewle it on the same wyse. And if þe place blistre, enoynte it with dokes grece or of an henne, and rubbe it noght a fewe dayes. [f. 127va] And if the heeres bygynne þanne to growe, schaue it ofte, and rubbe it wiþ a rowe clothe euery day, and enoynte it wiþ this oyle: Take of þe water of the
25 sethynge of mayden here and of camomylle li. i, olei de ben (i. oleum muscellinum) li. i. Sethe ham vnto þe wastynge of þe water, and kepe þe oyle to þe vse.

And he maketh a mervaylouse plastre to þe same entencioun to þe fallynge of heres: Take of pomysshe ʒ x, of sawndever, of
30 sulphure þat haþ not touched þe fyre, of the gumme of wylde rewe, of euforbe, of staphisagre, of þe flyes cantarides ana ʒ i. Medle ham with þe drastes of olde oyle, and enoynte þerwith after þe rubbynge. And if þe place wexe blistrede, do as þow dedest aboue.

35 And if þe cause were hote, Godoun wille þat it be proceded with þe ryndes of chesteynes, of almandes, of walnotes, of notes,

---

3 bygynnnynge] bygȳnnynge   8 *first* þat] t *underd. by mistake*   9 Avicen error; L *Galienus*   10 omfacinum] onífacínum; L(O) *omfacinum*
31 euforbe] euforb *horizontal stroke through* -b   ?Om. after euforbe; L *euforbii* ⌜ana ʒ ii⌝   31–2 dubio *in left margin*   35 Godoun; L *Gordonius*

of gotes donge dryede and powdrede and made wiþ hony and with vynegre in þe forme of an oynement, schavynge goynge tofore and rubbynge. And if þe forsaide thinges suffice noght to hele þe skyn, Avycen commaundeth þat if þe place wexe noght rede after þe rubbynges with a scharpe cloþe, laye þerto water leches and ven- 5 toses, and garse þe place with many nedeles. And do þe helpes so ofte aȝeyne til þat þou see þe helthe of þe place by resolucioun and by gladenesse or fairenesse of þe skyn. And þan it is to be cessede and to passe to þe secounde entencioun.

The secounde entente forsoþe is fulfilled with Fylages medecyne, 10 as Hebenmesue saiþ, þat is: Take of þe flesche of snayles and of water leches and of bees and of waspes and of brynt salte ana even parties. Put ham in a glasen vessel havynge many holes in þe botume þerof as a syve haþ, and put þervnder another glasen vessel wiþoute hooles. And after oon daye þere schall falle oute 15 a moysture þe whiche schal be keped in a vessel, and enoynte þe place þerwith after þe rubbynge. [f. 127ᵛᵇ] It maketh þe heres forsothe to growe, and it heleþ the ballednesse.

Rasis to the same entencioun: Take of þe asshen of sotherne wode ℨ x, of þe wombes of the flyes canterides ℨ ii, of lapdanum 20 ℨ iii, of walnotes ybrente ℨ ii, of galle muscata ℨ i. Stampe ham with olde oyle, and enoynte þe place after þe rubbynge.

To þe same thing Eraclytus Terrantynus, after þat Galien telleth in primo Meamur, to longe lastynge fallyng of heres, after þe fomentacioun and shauynge and rubbynge with þe tendrounes of 25 þe fyge tree and with glasse eueryche day, he enoyntede it with þis oynement: Take of   wiþ here schelles, of galles, of bitter almandes, of þe heeres of a beere, of saxifrage, of þe roote of reede, of a fige tre, of eueriche ibrente ana ℨ ii, of myse donge ℨ i. Medle ham with vynegre and wiþ cedre and with þe grece of 30 a bere, and make þerof an oyment. And in þise lettres þat folwen, he prayseþ brente myse and þe ryndes of the vyne tree ybrente and medlede with. And þerwith he saith þat the ryndes of walnotes ybrente, enoyntede with hony, maketh þe fallynge of heres to stynte in ten dayes. 35

To þe same entencioun þis was prouede in Cartolario: Take of

24 in primo Meamur *underl. red*   27 *Blank space for 18–20 letters after* Take of; *L Recipe* ⌜*ernicorum marinorum*⌝ *cum testis suis;* ernicorum mari[norum] dubio *in right margin;* [norum] *at end of line, concealed by tight binding*   29 ? *Om. after* reede; *L radicis arundinis,* ⌜*frondium*⌝ *fici*   31 oyment ? *read* oynement; *L linimentum*   33 *Om. after* with; *L cum* ⌜*melle*⌝

þe iuse of ℥ i, of the powdre of water leches ybrente, of a grene lusarde ybrent, of vertegrece ana ℥ sem., of þe powdre of a brent molle, of þe powdre of brent lether, of þe bristles of swyne ibrent ana ℥ i, of hony þat sufficeþ to hele it within þe fourme of
5 an oynement. Enoynte þe place euery ny3t, and euery day by þe morne wasshe it wiþ whyte wyne and with hony.

Of horenesse and of chaungynge of the heres and of here colourynge Horenesse is whytenesse of þe heres. Neuerþelatter it is to be vnderstonden þat thogh horenesse be dowble, kyndely
10 and vnkyndely, neuerþelatter it is noght saide here, but if þe kynde the whiche occupieth þe age.

The immedyate cause of þe whiche, after [f. 128ra] Avicen, is habundaunce of a watery flewme, and roten, gendrede of þinges þat feblen þe kynde hete, as ben longe siknesses, and dyuerse, and
15 malice of þe stomak and stronge peynes and ouer mykel wasshynge of þe hede and ouer mykel couerynge.

Tokenes of ballednesse ben knowen wel ynowhe.

It is schewede þat ballednesse is euel and suspecte, for it semeth þat deth haþ applyed his baner to þe hede, as Gordoun saith. It is
20 schewede also by Galien in primo Meamur þat he haþ seyn many wommen come noght only in perile for vnwise makynges blake of the heres makynge wiþ comune medecynes (þe whiche ben ofte tymes colde and streynynge), but also to dye. For her hedes ben propurly colede, sometyme forsoþe þai ben occupiede in appoplexie
25 (i. derkenesse of sight) and in the fallynge euel, and sometyme in þe moste rewmes, so þat the longe is made sike, and þerof foloweþ þe ptisik.

Curacioun In the curacioun of horenesse the rewle is double, commune and particulere. The comune rewle is in þe dyete and in
30 the purgacioun voydinge clene fleume and kepynge þat it be noght gendrede, of þe whiche it was saide inow aboue in þe chapitle of flewmatyk apostemes. Trifera sarracenica forsothe and þe myrabolanes hauen the pryse in tarienge þe horenesse and age, as Haly Abbas saiþ in fine Tegni. 3e, but Avicen counseilleþ þat thay be
35 taken by an hole 3ere, and late hym tarie þe mete after the takynge vnto mydday.

1 *Blank space for 18–20 letters after* iuse of; *L Recipe succi* ⌈*calcidarum*⌉ ℥ i; calcidarum dub[io] *in right margin;* [io] *concealed by tight binding* 10–11 but if... age, *see Commentary* 17 ballednesse *error; L caniciei* 18 It *repeated as it* ballednesse *error; L canicies* 22 makynge, *see Commentary* 24 propurly, *see Commentary* 33–4 Haly Abbas; *L Haly, see Commentary*

The particuler rewle stondeth in two þinges: þat the heres ben arrayede to take coloure, þe secounde þat coloure ben ʒouen to hem. The firste is fulfilled, after Gordoun, þat the heres be wasshed many dayes with þe lye of þe stokkes of wortes in þe whiche alume be dissoluede. þis wasshinge by resoun of the alume arrayeth þe heres to resceyue all coloure. Avicen saith to þis entencioun þat the rote of alknatte and of   ben þe rootes vpon þe whiche men be gadrede togidre in colourynge oþer to blak [f. 128rb] or to ʒelowe. The secounde is fulfilled with some medecynes aproprede to coloures.

Medecynes þat maken þe here blakke ben, after Galien in primo Meamur, gumme of cedre wiþ oyle, and wiþoute oyle in men þat ben colde and moyste. But he saith þat rude wommen of þe mounteynes in his contrees of Asie putten to tarre, and þai enoynte þe rootes of þe heeres. þise medecynes forsothe maken so blak þat þay noye noght. Thay hauen also wiþ a streynyngnesse some sotelte (i. smallenesse or þennesse), by the whiche þei ben made depe to þe rootes of here heres. And þerwith he saith þat, after þe wordes of Archigenis, he haþ made heres blakke with þe roote of capparis temprede with womanis mylk or with þe mylk of an asse til þat the þridde parte be wastede by sethynge and plastrede on the nyght (and this is the beste þat Auicen ʒeueþ). Or houndes pisse ykepte in fyue or sexe dayes, or þe ryndes of a plomme tree soden to þe thikkenesse of hony, or þat redenesse þat is in þe myddel of rede popye medlede wiþ oyle of myrtelles, with þe whiche enoynte hym and plastre hym. He putteþ to, in þe Book of Medecynes þat arne Light to be Geten, þat oyle istampede with lede in a leden vessel and kepte in lede, enoynte hym þerwith, it is good.

Rasis forsoþe saith þerto þat galles to þe quantite of a pownde be fryede with oyle. And make an oynement with all þe oyle and wiþ alknat and wiþ dragantum and es vste and wiþ sal gemme, with þe whiche enoynte þe hede and þe berde, firste iwasshed with hote water and dryede wiþ handes. And couere it þat it be noght dryede with þe leues of betes or of sambuke (i. of elder), and leue it by sexe houres, as Haly Abbas saith, and afterward wasshe it. It is beste forsoþe to make horenesse blak.

1 ? Om. before þat; L ⌈Primo⌉ quod preparentur   7 Blank space for 8–10 letters after second of; L(Ca) radix alcanne et ⌈indicum⌉ sunt radices; indicum dubium in left margin   8 blak] l interl. w. caret   24 redenesse error; L illud nigrum   32 þe hede and repeated

Avycen forsothe makeþ oyles to make the heres blak and to kepe ham of blak mirabolanes and of anoþer kynde of myrabolanes þat ben cleped emblici [f. 128ᵛᵃ] and of galles ten partes, of lapdanum twenty partes, of þe leues and graynes of myrtilles thritty parties.
5 Putte ham by þre dayes in thre pounde of oyle. Afterwarde sethe ham til þat þay be woxen þikke, and rubbe the heres þerwith. Folwyngly he saith þat when þere is putte ʒ i of clowes in the tynture (i. in the colour), it maketh full blak, and it letteþ the malice þerof fro the brayne.

10 **Medecynes þat maken heres** Galyen, vbi supra, telleth folwyngly, after Archigenum, þat rawe lupynes enoyntede and medlede with water and with glasse maken heres ʒelowe, but the wasshinge with sawndeuer and with myrre and with þe rote of ramsen soden with wyne makeþ ham ʒelowe and crollynge. Rasys
15 forsoþe saith, and Avicen þerwith, þat þere be made a lye of the asshen of þe kyttinges of þe vynes, and tempre þere-ynne al a nyʒt of lupynes ybrayede ʒ x, of myrre ʒ v, of rostede or dryede alknatte ʒ iii. Afterward streyne it, and wasshe þe hede in þat water on þe nyght. And on þe morne wasshe it wiþ wyne, and it is
20 to be done so ofte til þat þay be rudy or golden.

Wommen of Mountpilerz putten þe floures of sticados and of brome in here lye, þe wommen of Boleyne put þerynne the schauynge of boxe and þe ryndes of citrines, and þe wommen of Paryse put þerynne the rote of genciane and þe roote of berberyes
25 and þe floure of cardamome.

Medecynes þat clensen þe hede ben lye, proprely of þe asshen of þe kyttynge of vynes and of wode asshes and with þe whites of ayren and wiþ sope.

Sope forsothe is double: sope of Sarracenes, þe whiche is softe,
30 and þe Frensche sope, þat is harde. The Sarracenes sope is made of two parties of lye and the þridde parte of oyle dolyf. Þe Frensche sope is made of þe two partyes of lye and of oon parte of schepes talowh. The lye forsoþe is made of two parties of þe asshen of þe stalkes of benes and of the þridde parte of quyk lyme. And [f. 128ᵛᵇ]
35 putte it in water to þe manere of lye, and streyne it, and þat þat schal droppe oute is lye.

Medecyne þat done away heres Galien, vbi supra, telleþ,

10 *Om. after* heres; *L Faciencia capillos* ⌈*flauos*⌉   26 the heade *in left margin, in later hand and different ink*   30 sope] sopope, po *underd.*
33 lye; *L Capitellum*   35 lye; *L lexiuie*   36 lye; *L capitellum*
37 **Medecyne** *read* **Medecynes**; *L Auferencia capillos*

after Cretonem: of arsenek of the colour of golde, þat ȝelow orpyment, of quyk lyme ana ℥ i, of litarge of siluer ℥ sem. Bray ham, and medle ham with water, and boyle ham. A tokene forsoþe of perfite sethinge is, and þou put yn a feþere, and it be strypede of.

Rasis forsothe medleth þe sexte parte of ȝelow arsenek in water where þat quyk lyme were infusede, in renovynge it by sexe dayes, fro the þridde day to the þridde day. And leue it so longe in þe sonne til þat the penne þat is put þerynne be strypede when it is drawen owte. And he biddeþ to rubbe þe places þat schal be vnhered þerwith.

Avicenne taketh two partes of quyk lyme and al so mykel of arsenek and a litel of aloes. Medle ham with hote water. It schaueþ away forsoþe anone. And þat the psilotre may haue bittre smelle, putte þerwith a litell of gallia muscata.

The commune vse doþ awaye heres by one of þese fyue maneres, as Henry saith: first, in kyttinge with scheres; þe secounde, in schauynge with nouacles; the þridde, in drawynge vp by the rootes wiþ twycches or with the fyngres; þe fourþe, with picche layde on the fyngres or on a clooþ; the fifte, with þe forsaide psilotres.

And the manere of psilotres is þai be in a stewe, and that þe psilotre be layde on þe place when it is hote and þikke as an oynement, after longe fomentacioun wiþ hote water. And late it stande by þe space of sayenge of Miserere. And if it be ynowhe (þat þou schalt knowe, for in drawynge the heres it schall lightly be vnherede), remove þe heres in rubbynge and in wasshynge wiþ hote water, and enoynte þe place with oyle of rose or wiþ colde water. And if the place were vnskynnede, hele it wiþ vnguentum album.

[f. 129^(ra)] **Medecynes þat letten the heres to growe aȝeyne þat are pulled vp by the rootes** The forsaide medecynes forsothe ben made after resoun, as Galien saith, vbi supra, by the see hare and by frogges þat ben fedde in grene pondes and wiþ the blode of a tortouse of the see and with þe blode of a bakke and þe ayren of amptes and þe gumme of þe white vyne and of the wilde nepe and of the netle.

Avicen forsothe and Rasys writen to þis henbane and opium and psillium soden wiþ vynegre and þe clay vnder þe gryndyng

---

1 is *om. after* þat; *L quod est auripigmentum citrinum*   6 ? *read* infusede by sexe dayes, in renovynge it; *L(O) in aqua vbi calx per 6 dies de tercio in tercium renouando calcem infusa fuerit*   13 bittre *read* bettre; *L meliorem*
27 *In f. 128^(vb), lower margin:* Medicynes þat catchw. *in red, underl. red*

stone and ceruse of lede alike moche, of alume þe half parte brayed with þe water of whyte henbane. Somme forsothe praysen þe lymayle of yren soden strongely with vynegre.

The secounde capitle, of þe disposiciouns of þe face and of his parties, conteynynge foure parties, the firste of þe comune face.

The disposiciouns þe whiche appere in the face, some ben kyndely and some vnkyndely. The kyndely disposiciouns neden kepynge if þai be fayre and fresshe, if þai ben foule, as it were to kepe the whytenesse and to make whyter and redder, if it be leuefull. Tho disposiciouns forsoþe þat ben vnkyndely neden amendynge, as is blaynes and spottes and ouergrowynge of heere.

And þat purposed Galien to saie in primo Meamur when þat he putte difference bytwene þe partie of medecyne longyng to þe heres and þe partye of medecyne makynge faire. Noght alle þinges in alle men but certeyne þinges in certeyn men, as Maister Reymunde de Molerijs saide in Mountpilerz, for þogh the medecyne þat makeþ faire and heleþ be leuefull, þe medecyne forsothe for heres is noght leueful but by way of honeste. Wherof Galien saith, vbi supra: Whiche wommen so euer, beynge in delices, þat maken hamself faire, some of ham prayenge me to ȝeue ham suche a medecyne and I ȝave it ham. Whiche [f. 129rb] wommen so euer be most honeste, and þay fledde tokenes of elde and of foulenesse, desirynge to be delyuerede fro þe heuynesses of here housebondes, I counseilede ham to vse some medecynes.

To make faire and to make good colour The colour forsothe of the body, after Galien in primo Amphorismorum (in þe translacioun of Arabi) by þe auctorite of Ypocras, scheweþ the ladyschippe of humores if þay lye noght in þe depenesse. For þe whiche it is to be vnderstonden þat good colour and fresshe ben of gode humours of blood drawen to þe skynne. An evel colour forsoþe is of euel humours, as blak of melancolyk humours and white of flewmatyk humours, ȝelow forsoþe of colryk humours.

The outward causes also helpen to þe chaungynge of þe coloures, as (after Galien) brent coloure and levynge of batthe and vsynge of vynegre and of euel wateres helpen to blakkenesse. And colde

---

5 **foure,** *see Commentary*   9 kepynge ... foule, *see Commentary*   14–15 þe partie ... heres, *see Commentary*   20–2 *See Commentary*   35 Galien error; L secundum Auicenam   coloure, *see Commentary*

and leccherie and heuynesse and longe sekenesses helpen to whytenesse. And etynge of ȝelow thynges (as of comyne, of ameos) and of salte þinges helpen to ȝelownesse. And perfore Johan de Sancto Amando noteþ, after þe lore of Auycen, þat some þinges maken good colour taken wiþynforth and some thinges laide to wiþouteforth. Some thinges forsoþe doth þat withyn for þai gendre good blood and sotil, as softe ayren and broþþes of gode flesches and swete wyne and metes of gode substaunce, and some forsothe for þat þay disparplle and sprede abrood þe blood to þe vttre membres, as figes, piper, clowes and mesurable vse of saffran, and some medecynes for þat þai clense the blood, as trifera minor and myrabolanes and soche oþer þinges.

Tho þinges forsothe þat ben layde to wiþouteforth and maken good colour, þat wiþ drawynge and with clensynge, as ben oynementes and wasshinge taken of þe mele of schalede benes, of ficches, of tares, of barly, of whete, of amydoun, of ryze and of soche oþere. Of þe whiche þinges Rasis, Haly Abbas and [f. 129va] Avycen were wonte to make soche gummes: Take of þe mele of facches, of benes, of barly, of purede almandes, of dragagant, of the sede of radisshe ana. Tempre ham wiþ mylk, and enoynt the face þerwith by nyghte, and wasshe it on þe morne with hote water of þe sethynge of drye vyolettes or of bran. And þere were put to with ham þe drye rootes of lilye, of   of yreos, of aaron (i. calues foote), and þere were made pylottes þe whiche were temprede with mylk, in nede it were ful profitable.

To the same þyng Avycen saith: Take of sope li. i, of armonyak li. sem.; resolue ham in þre galouns of water. Þan þrowe þeron of frank ensence, of mastyk, of glasse ana ℥ sem., of hony ℥ viii. Breke hem alle strongely in a glased vessel, and laye it þerto on þe nyght.

To þe same thyng Thederik makeþ a faire dealbacioun (i. a medecyne makynge whyte). Arraye ceruse þus: Tempre it wiþ clere water by a monyth in þe hote sonne, streynynge it euery day, and renoue þe water, and in þe ende late it drye. And soche is clepede þe whited ceruse and arrayede. Of þe whiche take fyue partes, of margery perles, of cristalle, of glasse, of boreys ana partem

---

15 ? Om. before þat; L Que . . . faciunt bonum colorem ⌈faciunt⌉ hoc cum attraccione   24 Blank space for 12–14 letters after second of; L(O) radices sicce lilii ⌈narcissi⌉ et yreos; narcissi dubio in left margin

i, of campher, of sarcocolle, of clere myrre, of quyk siluer sublymede ana þe half parte of one. Braye ham moste smalle, and grynde ham on a marbil stone, and medle ham with water of rose, and make a powdre or pylotes, and kepe ham. And when it schal be nede, tempre ham wiþ oyle of tartir, and afterwarde enoynte it.

Vnguentum citrinum is made to þe same entente, and many oynementz þe whiche ben made with þe webbe of and wiþ the fatnesse of dowfes, but þai be lefte for þat þai brynge yn euel sauour.

þe manere forsothe of makynge fayre is þat þe face be firste stewede. Afterward wasshe it wiþ sope dissoluede in warme [f. 129vb] water. And if þat water were of þe floures of benes, of lilie or of water lilye or of eldre or of þe wylde vyne or of water distillede of mylke. Afterward drye it wiþ some of þe forsaide medecynes. And leue it all a ny3t, and on the morne wasshe it wiþ water of bran or of violettes, and late þe face stonde a litel couerede with a cloþe. And afterward if þou wilt colour the apples of þe chekes, enoynte ham wiþ water of alume in þe whiche a litel of the schavynge of brasyl te temperede.

How forsoþe þat heres be removede and lette þat þai growe no more a3eyn, and how þat morphewes and serpigines (i. teteres) and scharpenesses be removede, it is saide aboue.

To remove spottes, frakenes and þe clowte Enoynte þe face wiþ oyle of tartir or of whete or with þe water of Fraunce, þe whiche Henry putteth: Take of tartir alcinede li. i, of mastyk li. sem., of campher ℥ sem. Knede ham wiþ the whites of ayren, and put ham in a stillatorie of glasse, and stille it as water of rose.

To þe same þing, Auycennes diaquilon: Sethe of litarge ℥ i in two vnces of olde oyle til þat þai be dissoluede. Afterward take of the muscilage of femygreke, of þe muscilage of mustarde ana ℥ ii, of bdellium and of myrre ana ʒ v. þrowe ham vpon þe soden lede and oyle, and stere it strongely, and be it made as diaquilon.

Lak virgineum (i. maydens mylk), þat is made of lytarge and of white vynegre distilled by filtre and medlede wiþ salte water, is beste in þis cas.

Rasis forsoþe and Avicen sayne þat if þer be taken of quyk

---

7 *Om. after* of, *see Commentary* 14 *Om. after* mylke, *see Commentary*
? *Om. after* it, *see Commentary* 19 te *read* be; L sit temperata 25 alcinede *read* calcinede; L calcinati 26 li. sem. *error;* L (O, P, Ca) ℥ i, (Br) ʒ i
29–30 of the muscilage of femygreke *repeated as* of þe muscilage of femygreke

siluer ℥ i, of almandes ℥ iii, and grynde ham in þe vttremeste gryndynge til þat no þing appere of quyk siluere, þan þrowe þeron als mykel of þe sede of melones wel ystampade. Afterward enoynte þe face þerwith euery nyght by seuen dayes, and on þe morne wasshe it with [f. 130ʳᵃ] hote water. þere is no pere þerto in clensynge þe forsaide þinges.

If þai be noght helede forsoþe with þise þinges, þay ben to be sende aȝeyne to þe capitle of þe morphewe.

To þe dede apple or mormal and to þe blonesse in þe face and in oþer places Galien in 5ᵗᵒ Meamur prayseth piriacioun wiþ a sponge dippede in vynegre medlede hote, þat I prayse in þe bygynnynge. Afterward he praysethe þe sethynge of ameos and of ysop wiþ mylke and wiþ wyne.

Henry forsothe saith þat if þer be medlede a litel of aloes epaticum with þe iuse of wilde   and enoynte þe place þries or foure tymes in þe daye, it is curede (i. helede) withyn two dayes.

Rasis: When no wounde ne akþe ne hete abyde after smytinge in þe place, laie þeron þe leues of wortes, of radisshe, of water mynte, þat is bettre. And if þe place be noght curede, emplastre ofte tymes it with ȝelow arsenek, wiþ lapis lazuli and with frank ensence and with armonyak temprede with þe iuse of coriaundre or of smallache. And wormode wiþ hony is beste, after Avicen. Or after Dynus: Take of þe iuse of ȝelow maioran, of ȝelow arsnekke, of oyle of camomyle, ana even parties; make þerof an oynement. And diaquilon is also ypraysede.

Neuerþelatter þe place is comunely fomentede with þe water of þe sethinge of roses, of femygreke. And plastre it with brede infusede (i. stepede) in wyne or with bene mele soden wiþ oximel. And to be spedde þe tytter, þere is laide ceruse with water of rose or vnguentum album.

To þe pokkes and pokkers To þe pokkes and to pokkers þere is founden double rewle: þe vniuersale (i. þe commune) rewle of þe diete and of þe voydinge, þat perteyneþ to phisiciens, and þe particuler rewle, þat is fourefolde: the firste, how þat þay be drawen owteward þat þe euel mater bileue noght wiþynforth; þe

15 ? *Om. after* iuse; L *cum succo* ʳradicisʳ   *Blank space for* 12–14 *letters after* wilde; L(O, Ca) *nappe agrestis,* (Br) *mappe agrestis;* happe agrestis dubio *in left margin*   23–4 *Hole between* Avicen *and* Or   24 *first* ȝelow ? *redundant;* L *succi maiorane, arsenici citrini*   25 ? *Om. after* camomyle; L *olei camomille* ʳcereʳ

secounde, [f. 130ʳᵇ] how þat some of þe vttre membres ben kepte þe whiche ben in perill by cause of ham; the þridde, how þat þe pustles ben broken after þat þay be ripe; þe fourþe, how þat þai ben helede þat þere byleue none euel erres.

5 The firste þing is fulfilled wiþ some manere drinkes, þe whiche ben made wiþ ote mele and wiþ figes and wiþ saffran and wiþ rollynge of a rede cloth and wiþ a cautele (i. slei3te) fro colde and fro the wynde.

The secounde þing is fulfilled as to þe ey3en wiþ a collerie of
10 water of rose and of saffran, and as to þe nose þirles wiþ verte-iuse and with water of rose, and as to the þrote wiþ diamoron, and as to þe longes wiþ diadragantum, and as to þe guttes wiþ pilotes of spodium and soche oþer þinges.

The þridde is fulfilled þat þe pustles (i. bleynes) be broken with
15 scheres, in removynge a litel of þe skyn, þat þai be noght schette a3eyne.

Þe fourþe, þat thay clawe not hemself. And enoynte ham or sawce ham wiþ ote mele, of benes, of lupynes, of tares, of litarge, of ceruse and of aloes.

20 And after þe dreyenge, enoynte hym wiþ the oynement of litarge and of ceruse and of marcasite made wiþ oyle of lilye and with þe grece of an asse or of an hen. And with this Rasis takiþ of norisshede litarge, of þe rootes of redes, of olde bones, of þe mele of chiches, of ryse, of þe seede of melones yclensede, of   of
25 coste ana. Medle alle þise with þe muscilage of femigreke and of lyne sede, and plastre þe face wiþ thise.

Of þe erres of woundes it is saide aboue in þe place of fleschy woundes.

Of gutta rosacea and of blaynes in þe face It is to be
30 vnderstonden þat gutta rosacea is cleped albedsanem after Avicen. And it is a withouteforth like to redenesse with þe whiche the lepre bygynneþ. And ofte tymes it appereth in þe face, and proprely in þe nose and in the apples of þe chekes. Þe whiche is sometyme with bolnynge, and sometyme it is wiþoute bolnynge, and
35 [f. 130ᵛᵃ] sometyme wiþ bleynes, and sometyme wiþ crustes, and þat it is of þe kynde of assafathi. Whos generaciouns is of a salt

21 aloes *underd. before* marcasite   24 *Blank space for 10–12 letters after fifth of; L* seminis mellonum mundatorum ⌈been⌉ costi; been dubio *in right margin*
31 redenesse ?*om. after* a; *L* est rubedo extranea   þe ?*om. before* redenesse
36 þat ?*read* þan; *L* tunc   assafathi] assafachi   generaciouns ?*read* generacioun; *L* generacio

flewme and of oþer brent humores. And the smeke of ham is happely euel and venymouse, wherfore it swelleþ and byleþ þe parties þat ben nyhe þerto, as William saith.

The tokenes of þe mater of þe whiche þai ben made ben hadde by þe coloure and by the shappe and by the attre þe whiche it sendeþ oute and by þe kyndely þinges and by þe vnkyndely thinges and by tho þinges þat ben aȝeyne kynde, as it is saide aboue.

It is schewede þat it is a contagiouse (i. a smytynge) maladye and þe first tokene to þe lepre. With þat also it is schewede by Rasis þat it is multeplied in wynter and in colde. And the cause is, as Avicen saith, for colde constreyneth ofte tymes þe vapour. It is schewed also þat it is ful harde to doo away for redynesse þat þe face hath to resceyue materes by cause of his þennesse and feblenesse, as it was saide aboue of vlceres. But þat þat is olde is nouȝt hadde clene away.

Aboute þe cure þere ben two reweles, þe commune and þe particulere. The commune rewle is of þe dyete and voydinge, þe whiche is made after þe dyuersite of the mater and in wiþdrawynge þe mater with robbynges and wiþ ventoses, with cantarides and wiþ ruptories (i. brekynge medecynes) byhynde þe schuldres and þe nekke and vnder þe chynne. And blode last of þe veynes of þe forhede and of þe nose and layen to of water leches in þe place ben commendede. And þe purgacioun with electuarium de succo rosarum haþ a prerogatyf in þat, and a smale diete and þenne, and namely in wyne, þat he abstene hym þerfro, and namely fro strong wyne and clere. And he schal eschewe fro alle spices and fro scharpe thinges, as from garlik, from oynouns, fro pyper, fro mustarde, fro rewe, from þe smelle of elder. And eschewe he from all salt thyng, fryede and rostede, [f. 130vb] brente and melancolik a smekisshe, and fro leccherie and fro alle excessyf hete. He schal holde his wombe laxe, he schal slepe with þe hede arerede vp. And schortely ȝeue hym þe rewle of oþer infecciouns and of colryk and brente pustles and of þe bygynnynge of the lepre, as Avicen saith.

The particuler rewle in men þat haue þis sikenes newely is þat the place be colede and dryede wiþ repercussyues. In ham þat it is olde, þat the euel humour be amendede wiþ resolutyues.

19 diete *underd. before* dyuersite   23 layen; L *applicacio*   31 a *read* and; L *atque*

To þe firste, water of alume conforteth, þe whiche is made with þe iuse of vertiuse and of purseleyne and of planteyne and of þe whites of ayren wiþ alume distillede in þe maner of water of rose. Dippe þerynne clowtes, and laye ham þerto, and renoue ham ofte.

In the olde, make a stewe with camomyle, with honysokel, wiþ roses, wiþ vyolettes, and of the floures of water lilye. And after a litel clensynge, enoynt hym with vnguentum album and citrinum, in þe whiche a litel of quyk siluer and of sulphre and of alume be medlede wiþ oyle of tartir.

To þe same þing William: Take of þe iuse of citrynes ℥ iii, of ceruse þat sufficeth to make þe forsaide iuse þikke, of quyk siluer slayn with spotel ℥ sem. Medle it, and make þerof an oynement.

Thederyk: Take of boreys ʒ ii, of þe mele of chyches, of benes ana ʒ i and sem., of campher ʒ i. Make þerof pylotes with hony and with þe iuse of an oynoun. And when it is nede, tempre and enoynte it þerwith.

Lac virgineum (i. maydenes mylk) helpeth to þe same, water of rose ysulphurede, oyle of tartyr and of whete and many oþer helpes or medecynes þat were saide aboue in þe tetyr and makynge fayre þe face. And if it goo noght away with þise thinges, bleddre þe face with layeng of canterides medled wiþ talowe. And afterwarde clense the place with þe leues of betes, and afterward drye it and helpe it with þe forsaide thinges.

[f. 131ra] **The secounde partye, of sekenesses of þe ey3en þe whiche ben not treted aboue.**

The sekenesses of ey3en þe whiche (after Galien in 3° De Egritudine et Sinthomate) noyen to þe dede of þe sighte, after maystres of the eyghen: some ben comune to alle þe eyghe, as apostemes and bolnynges and euel movynge, and some ben particuler (i. bylongynge to one partie), as the sekenesses of þe ey3e liddes, of þe pannycles, of þe moystures and of þe spirites þerof. And þat is it þat Galien saide in 4to De Egritudine et Sinthomate: In the actes forsothe sensytyves (i. of felynge) of þe ey3en þere is þrefolde difference of sinthomates (i. of accidentes). One forsoþe is in þe firste membre, as in the cristallyne when it is seke. Another, in þe felynge vertue goynge doun by þe synowe þat is cleped neruus opticus fro the brayne. The þridde sikenesse forsoþe is in

---

2 *fourth* of *superfl.*; L(O) *cum succo . . . et albuminibus ouorum cum allumine*
10 *Hole between* ci *and* trynes *of* citrynes

CYRURGIE OF GUY DE CHAULIAC 437

the helpynge membres, as ben alle tho oþer parties. And he putteth comunely þat thise sekenesses: some ben complexional, as tho þat ben in the parties of one office, and some ben complexional, as tho þat ben in þe holowe parties, and some forsoþe ben commune, þe whiche ben made in eyþer. 5

And þogh þise sekenesses may be in alle membres, neuerþelatter for the kynde of þe ey3e, when þat it happeth in ham, þay taken a maner of proprete, þe whiche makeþ grete dyuersite in helynge. And þerfore saide Iesus þat some were sekenesse of þe ey3en þe whiche sekenesses were ful mykel accordynge to oþer 10 membres, as euel complexiouns, lousynges and apostemes. Some forsothe ben propre sekenesses, as teres, webbes, catheractes and soche oþere. And þerof it is þat many men haue nombrede þe sekenesse of ey3en in many wise, þat Iesus nombrede 92 sekenesses. Acanamosalus of Baldac saith þat he hath helede 65, and he 15 witnessith þat Galien haþ put 105 and Almansor 95. Beneuentere and Hispane treten but of fewe.

How many forsothe þat þay be, [f. 131ʳᵇ] here it schall noght be saide but of the moste open of þe whiche it was not saide aboue in apostemes, in woundes and in vlcers for þe whiche recours is 20 comunely hadde to cyrurgiens. Of þo þat ben open forsothe, þe whiche ben priue to þe felynge, fewe thinges schal be touchede here, for-why here trepynge perteyneþ to anoþer lore.

Of causes The causes forsothe of sykenesses and of þe sinthomates of the ey3en, after þe more and þe lesse, ben þe firste 25 causes, the causes goynge tofore and þe ioynede causes, as of oþer membres. þe whiche Galien clepede, in toto Libro Interiorum, sympacias and ydropacyas, þat is to saye, suffrynge and propre. þay ben clepede suffrynge when þay come of anoþer membre, and þai ben cleped propre cause when þay ben for a propre cause 30 in þe same. The whiche causes forsoþe ben gendrede of humours þat ben gendrede of euel rewle in the body and of feblenesse of þilke ey3en, as it is ofte saide. Of þe whiche it semeþ þat the doare and þat þat is done may be in the sekenesses of the ey3en.

Of tokenes The tokenes of sekenesses of þe ey3en þat apperen 35

3 complexional *error;* L(Br, Ca) *composicionales,* (O) *complexionales* 13–14 nombrede þe sekenesse of ey3en in many wise, þat Iesus *repeated* 14 *?Om. after* sekenesses; L *Nam ipse Iesus numerauit 92* ⌜*Auicena vero 48 Alcoatim 50 Azaram 60*⌝ 16 Beneuentere] Beneuenter, -r *with curl;* L *Beneuenutus* 21 open *error;* L(Br, Ca) *inmanifestis,* (O) *manifestis* 23 trepynge *read* tretynge; L *speculacio* 28 ydropacyas, *see Commentary* 30 *first* cause *? superfl.*

ben open ynowhe, as of oþer membres. Tho forsothe þat ben priue neden moste serchynge, as it is saide, primo Interiorum. Þo tokenes þat ben particuler schal be saide withynforth.

It is schewed neuerþelatter þat þay ben harde to be curede, for þat þe ey3e is of a folden composicioun (i. makynge), as it was saide in þe Anothomye. And þerwith it is þe moste felynge membre, as it is sayde, 13° Terapeutice, and the medecynes þat accorden to ham ben of grete crafte, as Galien techeþ in 4to Meamure, and Acanamosalus saith þe same. And þerwiþ many disposiciouns ben ful ofte tymes folden into one, as in the scabbe and in sebel. Þe foldynges yn forsothe of disposiciouns maken an harde cure, as Galien saith, 7° Terapeutice.

Curacioun The curacioun (i. helynge) of the sekenesses of þe ey3en haue fyue entenciouns [f. 131va] in kynde. Þe firste is in ey3te lores þat ben profitable to þe cure, if þai be seruede. Þe secounde, in þe mater goyng tofore ygendrede, þat it be voydede. The þridde is in þe lyf (i. diete), þat the mater þat trespasseþ be no more igendrede. The fourþe is in þe ioynede mater, þat it be drawen vp by þe rote. But þe fifte, in þe accidentes, þat þay be lissede.

The firste lore of þe firste entencioun is þat when hede akþe is ioynede to with þe sekenesses of þe ey3en. This saiþ Avicen and Iesus, and it was saide in þe vlcers and in obtalmya.

Þe secounde lore is Galiens, 13° Terapeutice, þat no particuler werk be done in þe ey3en til þat the body and þe hede were purgede and amendede.

The þridde is þat euery particuler werke in þe ey3e be done þe moste delicately and als vnpeyneful as schal be possible. And þerfore Iesus comaundeth þat, while þat þe ey3e is openede, arere vp the ey3e lidde softely and litel and litel, and late it not be schet sodeynly. And Albucasis saith þat þow assaye nou3t to wirche in the ey3e in þe whiche is akþe or some terednesse til þat þai be cessede. And afterward goo to þe wirchinge if it be nede.

The fourþe lore þat the wirchinges be made in a clere place and noght in a wyndy place and þat stonde stably, and namely aboute þe hede. And þerfore Albucasis commaundeth in alle wirchinges

---

7 the *repeated as* þe   22 ?*Om. after* ey3en; *L quando cum egritudinibus oculorum coniunguntur soda* ⌈*et dolor aut fluxus quod illa sint prius sedanda antequam ad curam egritudinum occulorum accedatur*⌉   35 *Om. after* þat; *L quod* ⌈*paciens*⌉ ... *stet firme*

þe seke man to be sette in þe lappe or bytwene þe knees of þe leche, or (after Haly Abbas) to be laide vpright on a benche. And after þe wirchynge he schal be putte in a schadewe place, and þe ey3e schal be couered with blak sendel.

The fifte lore is þat in þe layeng to of medecynes it is bettre for to multeplie þe tymes þan the quantite. Ouer mykel quantite forsoþe fordoþe þe godenesse of medecynes, as Azaram saith.

The sexte lore is þat þai be warre þat the medecynes of þe ey3en ben clensede, [f. 131vb] arrayede and grounden to þe vttermeste and sarcede, for elles þei schulde greue more þan þai schulde profite, as Acanamosalus saith.

The seuenþe lore is þat afore þe layenge to of medecynes þe ey3e be wel wasshede with hote water and þat it be wel clensede with cotoun and with a poyntel rollede þere-ynne.

The ey3te lore þat no man goo to þe wirchynge or to þe wirchynges but 3if he be sotil and witty, wel-seyng and hym moste haue stable handes, and þat he haue seyne it wroght by anoþer, and hym moste haue hokes and nedeles and poyntelles and scheres and spatules and launcetes and smale rasoures and wel-polisshede, twofolde or threfolde, and alway redy cotoun and þe glaire of an ay and water of rose and cloþe for rolles and for byndinges. The wirchinge forsoþe of þe ey3en is perilouse and noght comune, as William de Saliceto saith.

Of þe secounde and of the þridde and of þe fifte entenciouns it is saide ynoghe in apostemes, in vlceres and in obtalmia. Of þe fourþe entencioun forsoþe it schal be saide here after alle sekenesses.

And firste, of the sekenesses of all þe ey3e, þe whiche ben nombrede foure.

Of teres and fluxe Thoghe þat teres come by þe lacrimales proprely by a smalle hole and as it were vnable to be felede in þe ende of þe heres (after þat Beneuenutus witnessith), neuerþelatter it is made seke and disesede by ham. And þerfore saith Avicen þat it is a sekenesse in þe whiche þe ey3en ben alwaie moyste and infecte with a watry moysture comynge doun fro þe hede, the whiche forsoþe descendeth sometyme by þe vttremore veynes and sometyme by þe ynner veynes, as Iesus saith.

And þe causes ben replecioun of þe hede and of all þe body, or kyndely feblenesse of þe ey3en, or vnkyndely feblenesse, as

22 perilouse *error;* L *particularis*   33 it; L(O) *totus . . . oculus*

kyttynge and lessynge of þe flesshe in þe lacrimale, or colde, or stronge hete and passions of þe soule.

The tokenes of ham ben open ynowhe. The mater [f. 132ra] forsoþe of ham is knowen by þe touchinge, for if þay be felede colde, it is bytokened þat þe mater is colde. And þai be feled hote forsothe and bitynge and þat þay brenne þe parties þat ben nyghe to ham, it is bytokened þat it is an hote mater. The regioun or partie fro when þai comen is knowen by þe manere þat is saide in obtalmya. Kyttinge of and lessynge of þe flesche of þe lacrimales is openly knowen, and it is hadde by þe schewynge of þe seke man.

It is schewed by Avicen that þe kyndely teres and fluxe and þo þat ben for kyttynge of þe flesshe of þe lacrimales (i. þe corners of þe ey3en) ben noght helede. And þo þat comen fro þe ynner partie ben ful harde to be helede, as Alcoatim witnessith. And þerfore a drye couerynge spedeth in soche men, with þe powdres þat ben writen withinforthe.

In þe curacioun of þe teres, þe rewle is dowble: commune and particulere. The commune is of þe diete and þe purgaciouns. It is saide aboue in vlcers and in obtalmya and in rewmatyk fluxes. But ouer þat, Beneuenutus and Acanamosalus commenden dyaolibanum in þat case. Neuerþelatter sparplyng of þe mater haþ a prerogatyf in this cause. And þerfore alle leches praysen cauteries made in þe coppe of þe hede, þe maner of þe whiche schal be saide withynforth.

Galyen forsothe, 13° Terapeutice, in þe ynner teres graunteþ kyttinge of þe arteries of þe temples, and in þe vttre teres he graunteþ þe kyttinge of þe veynes of þe temples. And Albucasis and Haly Abbas 3euen the manere. Neuerþelatter for þat the werk is harde and þe tellyng is longe and for þat I saide somewhat in obtalmya, I leue it of in þis presente.

The poyntede cauteries forsoþe in þe pyttes of þe armes and cetones byhynde þe nekke ben beste bylouede to me in þis cause. Confortynge and dryenge of þe brayne (after Galien) haþ most place here, in a colde cause with ambre and wiþ storax, in an hote cause wiþ [f. 132rb] roses and campher. And gloriouse Auenzoar in staunchynge þe rewme (by his assayeng and by his fadres) prayseþ þe layenge to with a bagge or enoyntinge vpon þe former partie of þe hede of comyn, of mastyk, of þe rynde of citrines, syngely or

24–6 *Hole in right margin, after* whi *of* whiche *and* Ga *of* Galyen

ioynede togidre with þe water of water mynte or of roses, after þe tyme and þe disposicioun of þe seke man. Raby Moyses also takeþ þat in his Amphorismes. The wiþstondynge of þe mater with streynynge medecynes schal nouȝt be forȝeten in þis case, as it was saide in obtalmya.

þe particuler rewle is fulfilled in an hote cause with þis profitable smalle powdre to þe tere and to þe hete, and it is put of Iesus: Take of þe sedenge ywasshen, þat is þe stone þat is clepede ematites or sanguynarius, of marcasite ywasshen, of tuthye ypreparate ana ʒ i, of margery perles ʒ sem., of the dryede iuse of wilde celidoyne, of aloes ana ℈ i. Braye ham, and sarse ham, and final of ham a smal poudre. And if þere were put þerwith of þe stones of myrabolanes ybrente in a paste ℈ i, of coralle ℈ sem., it were þe bettre. And many putten a litel quantite of piper in þis medecyne.

To þe same entencioun Auicen and Hebenmesue han approvede soche a collerie, assayed to þe teres and to þe derknesse of eyȝen: Take of iuse of soure pome garnettes soden vnto þe wastynge of þe haluendel li. sem., of aloes, of dryede iuse of wylde celidoyne, of licium, of saffran ana ʒ iii, of muske xvi graynes. Medle ham, and putte ham in a glasen vessayle to þe sonne by xl dayes. And Maistre Arnaldes powdre availeþ to þe same entencioun, þe whiche schal be saide in þe Antitodarie, and þe whiche collerie with marcasite and soche oþere.

In a colde cause forsoþe Azaram Galaf putteþ, yn þe xxi parte of þe Grete Antitodarye, a smalle poudre comfortynge to þe teres and to þe moystures and to þe lousynges and to þe grevaunces of the eyghe liddes. Whose [f. 132va] fourme is: Take of þe hedes of þe edder þat hiȝte vipera brent wiþoute salte, of antymonye, of white tuthie and of grene ana ʒ ii, of campher þe þridde partie of þridde parte þerof; braye ham. And basilicoun helpeth to þis entencioun and collerium de domo and soche oþre. And burud þat purgen þe eyȝen by ledynge out of teres and namely tho þat ben made of þe water of wode soure and of sumac and of myrabolanes ben profitable. And sal armonyak or commune salt and smellynge of oynouns and etynge of mustarde leden oute teres and pourge þe eyȝen, as experiment (i. assayeng or provynge) techeþ. The brayne forsoþe is purgede by teeres, as Iesus and Avicen saith.

11 final] -in-, *three minims, light stroke above, prob. dotting first minim*
22 whiche ?*read* white; L *alba*

Of strottynge or of waxynge greet of all þe eyȝe and of þe contrarie, lenenesse and of þe smalnes þerof Waxynge grete and struttynge oute of þe eyȝen is made þrefolde after Avicen: oþer for grete bolnynge and for replecioun of some mater; or for strong streynynge outwarde (þe whiche Iesus clepeth suffocacioun, i. strangelynge), as it is made when þat þe hede ake is strong and atte brakynge, at thenasmoun (i. aposteme in þe foundement) and at the trauayle and crienge of chylde berþe; or for strong softenynge of þe brawnes þerof.

And the lessynge þerof is made of þe contrarie causes euacuatyfes (i. voydynge) and wastynge, as in þe etyk and wakynge feueres, or of causes of heuynesses or of þe crampe.

The gretenesse of þe eyȝe forsoþe is curede (after þe commune rewle of þe diete and of purgacioun þat was saide in obtalmya and of ofte ventosynge byhynde þe nekke), in byndynge þe eyȝen wiþ a rolle and þirstynges dippede in stiptik iuses, as is þe iuse of sloon and þe leues of olyue, or in an oynement made of acassia, of aloes, and of frank ensence and of sarcocolle, as Albucasis saith. And a plate of lede and tho þinges þat were saide in þe arerynge of þe humour vuea (i. grapisshe) in the vlceres of þe eyȝen ben ful goode. [f. 132vb] And to wasshe þe face with colde salte water profiteþ moche, as Iesus saith. Avicen saith þat of þe confortynge medecynes in þe goynge out and in þe struttynge of þe eyȝe is þat þere be made a plastre wiþ bene mele, of roses, wiþ frank ensence and with þe white of an aye. And also he saith that þe kirnelles of dates ibrente wiþ spiconarde ben gode.

In lenesse forsothe and in þe depenes of eyȝen (i. in þe holow eyȝen), if it schal be curede, þe rewle of ethik men profiteth, and to bathe þe eyȝe with warme mylk and wiþ swete warme and to enoynte þe hede with oyle of violettes. And to rubbe it and to plastre it wiþ ofte removynge with amydoun, wiþ saffran and with þe floures of violettes, with mylk and with the mary of an oxe, it profiteþ ful moche.

Of gleyeng of the eyȝen Gleyenge or gogel-eyȝede is a croked or aside lokynge of þe sighte. The cristallyn humour is turnede and sette asyde, and by consequent alle þe eyȝe, or to þe sides or to þe ouermeste or to þe neþermeste partyes. Or after Galien in 4to De Egritudine et Sinthomate: If it be at þe sides, it noyeþ

13 cause *underd. before* curede   26 ibrente *repeated as* ybrente   29 water ? *om. after second* warme; *L aqua dulci tepida*

noght worþily by resoun. And if it be aboue or bynethe, þai maken alle þynges to seme double. And þe cause here-of is cancellacioun of ydoles in the onynge or of verray bytokenynge, if it schal be saide so, of the synowes obtikes. And to þat maken smallenesse and movynge of þe spirites, as Avicen saith in 6to Naturalium, tractatu primo.

The causes of þe wryenge aside ben sometyme withouteforth, as besy lokynge to þat partie to þe whiche wryenge aside is ymade, and makeþ þirstynge and smytynge togidre vnder þe ey3en made wiþ fyngres and þe wirchinge of a wyndowe or of li3te or of peyntinge to one partie, and noste in childehode. For þe whiche þing þe norisshes schal be warnede. And sometyme it is made withynforth for crampe or for pallesye, or it cometh in a strong hede ake and in þe fallynge euel and in wryþinge.

It is schewede þat it is [f. 133ra] noght helede in men þat ben of woxen age, and moste when it is fro childehode, and þat þat cometh of dryenesse.

That forsoþe þat cometh to children may be amendede by þe contrarye lokynge, þat is to saye, by a wile þat somme schynynge thing or colourede þing be putte to þe contrarie partie þat he byholdeþ. And for to amende soche a lokynge aside, Iesus prayseth þe water of þe longe layde in the ey3e, and Avicen prayseth þe blode of a turtel. In men forsothe þat ben forbrente withyn, if it come for þe crampe or for the pallesie or for some sekenesse, hele it by þe curacioun of ham.

Folwyngly it is to be saide of þe sekenesses of þe parties of þe ey3e, bygynnynge at the scabbe and at the sekenesses of þe ey3e liddes, the whiche ben nombrede 24. Thoghe þat the sekenesses of þe ey3en ben nombrede manye, neuerþelatter þai falle togidre into one, as we schall saie of yche, of brennynge, of redenesse, of heuynesse, of bolnynge, of verdigenet, of sulac, of exere, of þe formyk, of vlceracioun and of soche oþere. Alle þise forsothe ben ofte tymes with scabbe. And ouer þat þere is in scabbe scharpenesse and greynyhede yn þe ynner partye of þe ey3e lidde with multitude of teres and with a maner of obtalmycacioun (i. swellynge), as Galaf Azaram saith. And þerfore þere ben

2 cancellacioun] cantellacioun   3 *Hole in left margin, before* onynge *and* schal   *of verray bytokenynge, see Commentary*   9 and makeeþ, *see Commentary*   11 noste *read* moste; *L maxime*   23 forbrente, *see Commentary*
29 ey3en *error; L palpebrarum*   *? Om. after* neuerþelatter; *L nichilominus* ⌜*aliquociens*⌝ *coincidunt*

put to ham foure kyndes, þe whiche ben noght but degrees of þe morehede and of þe lessehede, as it was saide of obtalmya.

The cause of þe scabbe is a salte glasen mater, makynge ycche for to come tofore, and afterwarde þe scabbe, as Avicen saith. And it come ofte tymes after obtalmya and after byles of þe ey3en as Alcoatim saith. Thay haue forsoþe grete sekenesses, and þerfore it is to turne a3eyne to þe cures of ham for þe cure (i. helynge) of þe scabbe.

Þe tokenes þerof ben hadde by tho þinges þat ben saide in þe forsaide descripcioun, the whiche ben openly ischewed by turnynge [f. 133rb] yn of the ey3e liddes. The ey3e lidde forsothe is turnede yn in takynge þe ey3e lidde wiþ a longe probe (i. serchoure) or with a rounde peny, and in drawynge with þe heeres softely turne vp þe ey3e lidde. It is schewede þat many dispociciouns ben fastnede with þe scabbe, and þerfore it is harde to be helede, as Rasis witnessith, as it schal be saide wiþynforth of sebel.

The cure þerof hath dowble rewle, vnyuersal and particuler. The vnyuersal (i. þe commune) rewle is of þe diete and of þe purgacioun and of sparplynge and of comfortynge of the brayne and of dryenge and withstondynge of þe mater þat falleth is made as it is aforsaide in apostemes, in obtalmya and in þe vlceres of þe ey3en.

The particuler rewle commaundeth baþþe and fomentacioun wiþ water of rose of þe quenchinge of yren, or wiþ water of the sethinge of roses or of ote mele and puttynge to of þe whites of ayren wiþ oyle of rose and with þe iuse of purseleyne, of prestes crowne. Þise thinges forsoþe removen þe ycchinge, as Alcoatim saith. Brune forsothe saith þat water of rose medlede with white wyne is gode in þe whiche þer be a litel of aloes epatyk. And þe water of rose in þe whiche be a litel of coprose or of vertegrece or (after Alcoatim) of þe white of an eye and of saffran is profitable and faire.

And þe collerie of Beneuenuti, þat is: Take of tuthye of Alisaundre, of sugre ana ℥ ii, of drye rede ypowdrede ℥ i. Sethe ham at a softe fire with two pounde of good wyne vnto þe wastynge of þe haluendel. Streyne it, and kepe it to the vse. And if þere were putte þerto a litel of antimonye and of es vste, it were þe bettre.

5 come ?*read* comeþ; *L accidit*   6 sekenesses *error; L(Br) affinitatem, (Ca, O) confinitatem*   18 is ?*superfl.; L Vniuersale de dieta . . . fit ut dictum est*   23 yren] eyren *first* e *underd.*   24 or ?*read* and; *L et*   25 or ?*om. before third* of; *L(Ca) portulace aut rostri porcini*   33 ii ?*error; L ℥ xii*   *Om. after* rede; *L* ⌜*rosarum*⌝ *rubearum siccarum*

And for swellynge Avicen commaundeth, after þe evaporacioun made with a spounge dippede in hote water and a litel vynegre, to enoynte the eyȝe lidde with aloen, with licium, wiþ wylde celidoyne and wiþ saffran temprede with water of morel. And William de Saliceto layeth þeron a plastre [f. 133ᵛᵃ] made with þe mele of femygreke li. sem., of powdrede rose ℈ i, of powdrede camomyle ℈ sem. Sethe ham wiþ wyne, and þikke the colature with þe ȝolkes of ayren.

Avicen forsothe in this prayseth þe plastre of malues. And clense the quyttre with sugre. And if þere were put þerwith a litel of preparate tuthye, it schulde plese to Beneuenut. And þere were put þerto of þe stone ibrent þat hiȝte ematites, it schulde conforte þe hye, and þat is praysed of Iesus, and a litel of saffyre. And the greynes of colombyne to þis entent is putte in þe eyȝe of þe commune peple.

To drye þe scabbednesse Rasis commaundeth þe rede colerie, gode and profitable to lighte scabbe, to sulac and to obtalmya, proprely aboute þe ende þerof. Whose fourme, after Iesus: Take of þe stone ematites ywasshede ℈ x, of es vste ℈ viii, of coralle, of margery perles, of þe leues of Ynde ana ℈ iiii, of gumme of Arabye, of dragagant, of clere myrre ana ℈ ii, of sankdragoun, of saffran, ana ℈ i. Braye ham, and grynde ham, and medle ham with olde wyne, and make a collerye.

In grete and strong scabbes Avicen commaundeth, after þe turnynge vp of þe eyȝe liddes, rubbynge with thise þinges, þe whiche ben pomysshe and leues of þe figee tree, or wiþ sugre (as Alcoatym saith) or with þe rede colerie (as Iesus saith) or wiþ the grene collerie (as Rasis saiþ), þat is profitable to þe scabbe and to sebel or to hove of þe whiȝte of þe eyȝe and to þe derkenesse. Whos fourme is þis: Take of þe flour of brasse ℈ iii, of brent vitriol ℈ ii, of rede arsenek ℈ i, of saundeuere, of pomysshe ana ℈ sem., of armonyak dissoluede with þe iuse of rewe ℈ i and sem.; make of ham a collerie.

And if þai be noght helede þus, schave þe greynes with a rasoure or wiþ a rounde spature, as Rasis saith. And afterward droppe in þe eyȝe water wiþ a litel vynegre and water of comyn [f. 133ᵛᵇ] temprede wiþ mastyk þat þe eyȝe be noght iflesshede. Afterwarde hele it with þe ȝelow powdre þat was saide in obtalmya, and plastre

26 as ? *om. after* ben; L *que sunt sicut*   figee; L *folia fici*   39 wyter *read* wynter

it aboue in wyter with bittre almandes, in somer with the white of an eye and wiþ oyle of vyolettes. And if þere were chaufynge, Iesus wille þat it be lissede with þe stone ematites and nouȝt wiþ amydoun ne with þe white colleries, of þe whiche I wondre moche.

Of fallynge and of loosyng of the eyghe lyddes Lousynge of the eyȝe liddes, as Iesus saith, is makyng long of þe ouer eyȝe liddes til þat þay may noght be arerede vp. And happely the eyȝe lidde is so mykel encressede þat it is made dowble, and þe heres entren into the eyȝe and hurte it. Whos cause is, he saith, habundaunce (i. plente) of moystures. And it cometh ofte tymes of hurtynge of þe brawnes þat moven þe eyȝe liddes, as Alcoatym saith.

In þe helynge þerof þere is double rewle, commune and particuler. The commune, of diete and of laxynge, it is saide aboue in þe tretyse of apostemes.

The particuler rewle: in a newe lousynge of þe eyȝe lidde comforteth (as Iesus saith) to enoynte þe eyȝe liddes with þat þat dryeþ and constreyneth, as wylde celidoyne, aloes, saffran, acassia, myrre and his water.

In an olde lousynge forsoþe (or in a newe, if þat profite noght), it is to be wroghte (after Alcoatym) by one of þe foure maneres. The firste manere is wiþ kyttynge of þe skyn to þe schap of a leef of myrtilles in soche a quantite þat it be suffrede arerede and þat it be arerede wiþ fyngres. And take þe skyn, and schoue þerynne þre þredes, with nedeles, of þe lengþe of an hande brede, or wiþ a hoke folden togedre. With þe whiche þredes arere vp þe skyn hye inowh, and þan kitte it wiþ scheres, and sewe it anone. Afterward kepe it with þe rede powdre and with þe white of an eye and with [f. 134ra] byndinge and wiþ sewynge, and hele it wiþ diapalma as oþer woundes.

In þe secounde manere, take þat skyn with two smale ȝerdes of yren or of tree, and bynde it streytely at þe endes wiþ a gode threde, and leue it so ibounden til þat þe skyn be mortifiede.

In the þridde manere, þat it be brente wiþ a croked actuel cauterie after þe schappe and þe forsaide quantite of þe ey lidde. And after hele it, for it is made schorte in þe cauterisynge (i. brennynge).

In þe fourþe, þat þe same þing be made wiþ potencial cauterie, putte yn a pece of cotoun to þe schappe of a leef of myrtilles vpon

---

8 as ?om. before he; L ut dicit   15 it ?om. before comforteth
22 suffrede, see Commentary

þe ey3 liddes. And holde it so longe tyme with þi fyngres til þat the seke man fele hete and fretyng or bitynge of þe corrosyf. Afterward arere it vp, and lisse þe brennynge with botter, and remove it. And afterward hele it as oþer woundes.

Of schortynge and of turnynge vp of þe ey3e liddes Turnynge of þe ey3e liddes is departynge of ham so þat thay may not couere þe ey3e, and it is like to þe ey3en of an hare, as Haly Abbas saith. And gesse is concluded þerynne, þe whiche (after Avicen) is difficulte of þe gropynge. And it is kyndely, made of defaute of þe mater, or vnkyndely, of euel sewynge and of euel helynge of þe ey3e liddes or of þe crampe of þe brawnes or of þe fleschyhede gendrede wiþynne ham.

In the curacioun þere is double rewle: þe commune, of þe diete and of þe dyuerse purgacioun after þe causes of þe whiche it is made.

The particuler rewle: if it were of dryenesse, it byhoueþ to moyste þe ey3e liddes (as Iesus saith) with oyle and with baþþe and wiþ þe muscilage of femygreke made with mylke. And þe grece of an henne is assaied in þis case, as Avicen saith. If þat helpe noght, it byhoueþ to kytte þe ey3e lidde, as Alcoatym saith, and to stracche it oute and to laye in þe clifte soche lychynies haldynge þe wounde open so þat the flesche and skyn may be gendrede a3eyne alse [f. 134rb] mykel as schulde suffice.

If it come forsoþe of ouer mykel flesshe, Iesus commaundeth to waste it with powdre corrosyues, as is the grene collerie and soche oþere. Many men forsothe wasten þat flesshe wiþ a smalle hote brennynge cauterie, þat I prayse right wel, so þat the ey3e be noght hurte of þe cauterye. And if þat helpe noght, it byhoueth (as he saith) to hynge it with þre or with foure hokes or wiþ a þrede putte yn wiþ a nedel and to arere it vp and to kytte it wiþ a spatule or wiþ scheres til þat it suffice. Clense þe blood wiþ cotoun and with cloþe. And after þe kyttynge þat the place be noght flesshede, laye þerto water of comyn temperede wiþ mastyk, as Haly Abbas saith. And lay vpon þe ey3e þe whyte of an eye. And at þe laste hele it with þe rede collerie þat was saide in þe scabbe or with þe 3elow powdre þat was saide in obtalmya. Neuerþelatter be war of þe cartilage in þe vnhellynge and in þe kyttinge, for it is ful euel to hele.

Of cleuynge togidre of þe ey3e liddes Clevynge togeder of

8–9 *See Commentary* 25 powdre *?read* powdres; *L(O)* **pulueribus**

þe ey3e liddes is double: some is made with þe tunycles of þe ey3en, and of another of þe ey3e liddes bytwene hamself. þe whiche clevynge to forsoþe cometh of þe kyttynge of þe clawe or of sebel, of dede flesche, or of rubbynge and of brennynge of
5 scabbe and of kyttinge of þe heres, when þat the ey3e is bounden and moven not or when þat þer is not putte after þe worchinge some scharpe þinges, as salte, comyn and soche oþere.

Whose cure is (after Iesus) þat, when some partie is open, putte in a poyntel vnder þe ey3e lidde and arere it vp and vnhelle it
10 altogidre wiþ the poyntel or wiþ a penne. Neuerþelatter eschewe þe pannycle cornea, for of þe brekynge þerof þere schulde be causede passyng oute and arerynge of þe pannycle vuea. And droppe in þe ey3e water of comyne and of salte. Or elles laye a cloth bytwene, as Alcoatym doþe, [f. 134va] and laye cotoun þere-
15 aboue, moystede in þe whyte of an eye and in oyle of rose. And after þe þridde daye, hele it wiþ þe grene collerie and afterward wiþ the rede and wiþ þe 3elow powdre.

Of heeres eched to and turned wiþyn þe ey3e Superflue (i. to many) heeres growen in þe inner coste of þe ey3e liddes,
20 pryckynge and hurtynge þe ey3e, of multitude of roten moysture.

Of þe whiche þe cure haþ double rewle: þe commune, of diete and of rewle and of purgacioun (as it is ofte saide), and þe particuler rewle, þat is fulfilled by one of þise sexe maneres. The firste is þat þai be done awaye with þi fyngres or with twicches. And after-
25 ward enoynte ham wiþ the blode of frogges or wiþ lymayle of yren soden with vynegre.

The secounde manere is þat, when þay be þrowen oute, in rub-bynge þe place, drye þe mater with þe collerye of vitriol, þat is saide of Iesus to be profitable to echede heeres, to sulac, to þe
30 scabbe, to þe pynne, to sebel and to brynnynge, þat is: Take of gumme of Arabye, of dragagant, of aloes cicotrine, of vertegrece, of rede arsenek, of vitriol, of brente brasse, of þe þre piperes, of þe stone ematites, of amydoun, of croppe mader, of þe flawes of bras ybrente ana ʒ ii, of sankdragoun, of acassia ana ʒ i, of siluer
35 vre, of ceruse, of myrre ana ʒ i, of sarcocolle, of armonyak ana ʒ iii. Dissolue þe armonyak with water of rewe and with þe iuse

---

2 *first* of. *?superfl.*; *L alia palpebrarum inter se*   6 *moven ?read* moveþ; *L non mouetur*   21–2 þe commune . . . purgacioun *?read* þe commune rewle of diete and of purgacioun; *L duplex habet regimen, vniuersale de dieta et purgacione*

of cytryn. And when þo oþer þinges ben wel ipowdrede, medle ham togidre, and make of ham a collerie.

The þridde manere is þat, when þay ben done away and þe ey3e lidde is turnede vpward, brenne þe place of the heres wiþ a smalle cauterie whos ende be crokede. And afterward laye on þe ey3e þe white of an eye medlede wiþ oyle of rose with a dagoun of cotoun.

The fourþe manere is þat þai be turnede outeward by þis manere: Putte yn a smalle nedel by þe roote of þe here fro þe ynnermeste to þe vttermeste, [f. 134vb] and putte þe here in þe hole of þe nedle, and drawen it out wiþ þe nedel. Or take þe two endes of a womannes here or of a smalle siken threde, and putte ham in þe ey3e of þe nedel, and drawe ham out til þat þai make a maner of pytte, and putte þe heres in þat pytte, and drawe oute þe holes and þe heeres þerwith. And so ofte it is to be done a3eyne till þat alle the heres be redressede, but nou3t by þat same hole, for it were to large and it schulde nou3t mowe wiþholde þe here. And after, it is gode and cleue ham togeder wiþ glewe þat þai schal not mowe goo a3eyne.

The fifte manere is þat þe vnkyndely heeres and þat ben crokede inwarde be ladde to þe kyndely heres. And be þay medlede and onede with ham wiþ glewe of mastyk, of frank ensence, of aloe and of sarcocolle and of dragagant dissoluede with þe white of an eye.

The sexte maner is þat þe ey3e lidde be made schorte after þe lore þat is 3euen in þe chapitle of þe lousynge of þe ey3e lidde.

Of fallyng of þe heres, of whitenesse and of lyse Fallynge of þe heres is double. And some is symple, as is of þe kynde of allopicia. Anoþer is wiþ swellynge and with a maner of bilynge, and it is of þe kynde of þe scabbe. And of þe firste it is saide sufficiently in allopicia. Of þe secounde it is saide vnder þe scabbe. But Iesus and Alcoatym accorden þat a medecyne made of þre parties of bones (i. stones) of dates ibrent and of two parties of spiconarde ybrayede and grownden, putte yn with a poyntel, is ful wel accordynge. Also laye þerto of tho medecynes þat ben experte wiþouteforth, after Avicen. And it is þat þe blak þorne be brayede and antymonye, and laye it þerto with schauynge.

12 siken; L serici   14 pytte, see Commentary   15 holes, see Commentary   18 second and error; L est bonum eos ... inuiscare   25 second of repeated   27–9 þe kynde ... is of repeated as the kynde of allopicia. Anoþer is wiþ swellynge and wiþ a maner of bilynge, and it is of   31 medecyne] medecynes, s underd.

The heres ben made blakke, after Iesus, as it was saide of horenesse of þe hede. Neuerþelatter þe [f. 135ʳᵃ] enoyntynge wiþ oyle or with gose grece þat be rubbede strongely in lede is aproprede by hym.

The lyse also ben curede as it is saide aboue. Neuerþelatter þai
5 apropre to ham þe wasshynge with see water and wiþ salte watres and wiþ watir of sulphure, and þe enoyntinge with a medecyne made of alume and of staphisagre and of aloes medlede togeder wiþ oyle and wiþ the oyle of þe sethynge of squilles.

Of hardenesse, lupia, ordeolo, of greuaunce, of sulac and
10 **of exernac** Alle þise forsothe ben of þe kynde of kyrnelles and of fleumatyk swellynges þat are made harde. And þai haue causes, tokenes, and in manere þai haue cure as it is saide in þe capitle of kirnelles.

Thai schal be assaied forsoþe if þay may be mollified and
15 resoluede (i. softnede and lousede) wiþ fomentacioun of hote water and with þe plastrynge wiþ diaquilon or wiþ opoponak, with serapyn, with armonyak dissoluede wiþ vynegre, as Iesus saith. And if þay may noght be resoluede, loke to what partie þay bowe most, inward or outeward, and make ham to goo als fer fro þe
20 coste of the heres as it schal be possible, for þat is euel to hele. And kytte it after þe wrynkeles and after þe brede of the eyȝe fro þat one corner of þe eyȝe to þat oþer als mykel as it schal be nedeful to drawe oute. And vnskynne ham, and drawe ham oute al hole if it be possible, and sewe it if sewynge be nedeful and profitable.
25 And if þere byleue oght, waste it, and clense it wiþ vnguentum apostolorum or wiþ the powdre of affodilles. And laye þere-aboue þe white of an eye and þe rede poudre, if it be nedeful. And afterward hele it with diapalma or wiþ soche anoþer.

Of þe more and of þe warte of þe eyȝe liddes Thise þinges
30 forsoþe ben growynges oute hyngynge wiþoute þe skyn, moste in þe corner of þe eyȝe, as Benevenutus saith. And when þat þai ben harde, þai ben clepede [f. 135ʳᵇ] of þe kynde of wartes, and when forsoþe þat þay ben softe and ful of blode, þay ben of þe kynde of fyges and of emoroydes þat are lykenede to beries. The cure
35 forsoþe of þise thinges is as of tho oþere, with byndinge and with kyttynge and with cauterisynge, in kepynge alwaye þe eyȝe fro þe scharpenesse of medecynes.

---

18 ?*Om. after* resoluede; *L Et si non possunt resolui* ⸢*in paruis post fricacionem cum spatumine permittatur aliquantulum sanguinare post desicca et cura. Et si non possunt resolui*⸣ *videatur* [*etc.*].

Of apostemes, of fistles and vlceres of þe lacrimales and of fleschyhede passyng and made litel, by þe whiche contynue fluxe is made of þe lacrimales, it is saide inow aboue.

Of sekenesses of þe coniunctyf, the whiche ben nombrede þrittene, and first of vnġula For it is saide aboue of many sekenesses of þe coniunctyf, as of obtalmya and of woundes, of þe tarfe, in þe tretys of apostemes and of some oþere in þe sekenesses of þe ey3e liddes, it schal noght be saide here but of vngula and of sebel, þe whiche ben þe moste propre passiouns of þe coniunctyf.

Vngula, after the entent of Avicen, is a manere of growynge owte of þe pannycles comynge forth fro þe lacrimale vpon þe coniunctyf, and sometyme vnto þe sterne of þe ey3e. Neuerþelatter it groweth ofte tymes fro þe homely or ynner lacrimal on þe side of the nose, and sometyme fro þe vtter lacrimal, and sometime, but selden when, fro þe over or for þe lower partie. And after þat, ther ben foure spices of ham, as Acanamosalus de Baldac putteþ. Alcoatym forsoþe putteþ two kyndes or spices, þe flesshy and þe synowy. Neuerþelatter Albucasis nombreth þe synowy gresye, þe whiche is liche to a smalle ryme, þe whiche is properly of þe kynde of spottes, þe whiche forsoþe is like to white moysture as to snowe, as it shall be saide wiþynforth. In þe whiche an hoke is noght taken, but it is kytte away while þat it is assayed to be arered vp.

And þerfore Avicen saith þat vngule were of dyuerse colours, somme of 3elow colour, some of rede colour and of derke colour bowynge to whitenesse aboue. And þerwiþ [f. 135va] he saith þat some were newe and light, þe whiche ben li3tly made nakede and þay ben arerede vp of euery hyngynge, and somme ben olde and harde, þe whiche wil not lightly departe.

The causes of vngles, after Beneuenutus, ben fleumatyk humours, grete and clammynge togedre, gendrede of euel rewle.

þe tokenes of ham ben open inowh by þo þynges þat ben saide. 3e, but þere is difference (after Iesus) bytwene a pannycle and þe coniunctyf, for a pannycle is honged with an hook. The coniunctyf forsothe is noght departed ne an hook is þirste þerynne. And þere

---

6 and ?*om. after* woundes; L *de . . . vulneribus et tarfe*   16 for *read* fro
19–22 See Commentary   25 saith ?*read* said; L *dicebat*   26 rede] rerede *first* re *underd.*

is difference bytwene þe flesshe and þe lacrimal and vngula, for vngula boweþ or enclyneþ to whitenesse and þe flesche declyneþ to redenesse, as Iesus saith also.

It is schewede also by hym þat in þe arerynge vp of vngula, but
5 ȝif it be slyely done, it is peryle of brekynge þe smalle skyn, and namely þe   and in kyttinge to make þe flesshe of þe lacrimal so litel þat euerlastynge teres be made and þat a veyne be openede and fluxe of teres made, þe whiche is ful harde to be helede, as Acanamosalus saith. þerfore, as Iesus counsailleþ, it byhoueþ þat
10 it be arerede vp sliely, als holsomly as it may be arerede. And waste þe remenant with þi fyngres litel and litel, for but ȝif al togeder be arered vp wiþ one thing or with another, it schal come aȝeyne.

In the secounde, as Iesus saith, two þinges be requyrede in þe helynge of vngules: þe commune rewle and þe particulere. The
15 commune of diete and of purgacioun, be it done as it is aforesaide in colde apostemes and it schal be saide in þe catharacte.

The particuler rewle is fulfilled in newe and in liȝte in softenynge and in resoluynge and in clensynge. Be softenynge þerfore imade wiþ smeke or with batthe of hote water, as Avycen saith, and þe
20 clensynge wiþ an ex[f. 135vb]perte collerie þat is made of es vste and of vitriol calcadis and of gotes blood even partyes. Medle ham, and make þerof a collerie. And if þere were medlede þerwith a litel of hony, it were þe bettre.

To þe same entencioun Iesus putteth Russeymz collerye, pro-
25 fitable to vngula, to sebel and to þe scabbe, to erres, to teres and to þe derkenesse. Whose fourme is: Take of þe stone ematites ywasshede, of es vste, of siluer vre, of salte of Ynde, of sawndever, of longe piper ana ʒ iiii, of white piper and of blak, of pomysshe ana ʒ viii, of aloes cicotryne, of spiconarde, of clowes ana ʒ iiii
30 and sem., of gynger, of belliricus ana ʒ ii. Þe nombre of þe medecynes, 17. Braye ham, and sarse ham, and grynde ham togidre on a stone, and make þerof a collerye wiþ wyne and with water of fenel. And to þe same entencioun Alcoatym prayseþ þe grene collerye þat was saide in þe scabbe and þe collerye of vitriol in of
35 echede heres.

1 *first* and *read* of; L *inter carnem lacrimalis et vngulam*   6 *Blank space for 18–20 letters after* þe; L *periculum de rumpendo membranam maxime* ⌜*corneam*⌝ *et incidendo tantum diminuere carnem lacrimalem;* carneam *dubio in left margin*   8 of teres, *see Commentary*   10 als holsomly, *see Commentary*   11 fyngres, *see Commentary*   13 In the secounde, *see Commentary*   27 *?Om. after* sawndever; L(O) baurac ⌜*eris viridis*⌝ *piperis longi*   31 17, *see Commentary*

In harde forsothe and in olde, after Avicen, þe beste cure is makyng nakede or arerynge vp or departynge, and proprely when it is esy to departe and to arere, for þat þat is oþer ledeþ to noyeng, as he saith. And þe maner is of two maneres or of three, who þat wille nombre þe gresye spotte bytwene þe vngules, as Albucasis dede.

The firste manere is wiþ an yren. And it is (after Iesus) þat when þe eyȝe lidde is openede, hynge vngula by þe myddes wiþ an hoke slyelye, þat it be nouȝt turnede vp, and stracche it vpward. And if it be nedeful to putte to þe secounde hoke and the þridde hoke, doo it. And when þai be hongede, put a launcete vnder ham, or a smalle fether and playne, þat is sikerer. And if it be nedeful, make an hole in vngula on þat side by þe whiche þe fether goþ ynne. And vnhelle it þerwith þat it may lightly be departede and wisely. And afterward kytte it with scheres [f. 136rª] eschewynge þe membrane, and proprely þe   and þe flesshe of þe lacrimale (i. of þe corner of þe eyȝe), as it is saide afore. Afterward droppe in þe eyȝe salt and comyn moystede, þat it be noght flesshede. And laye on the eyȝe þe white of an eye wiþ a litel oyle, þat the eyȝe be not apostemede and þat the pacient may move his eyȝe and þat it be not made cleuenge togidre. And so by þre dayes remove twyes on the day or more. Afterward forsothe cure þat þat bileueþ with þe collirie aforsaide and with þe clerynge medecynes þe whiche schal be saide in teres.

The secounde manere is with an heere of an hors tayle or with a silken þrede. And it is after Albucasis and after Avicen, þe whiche putten also the forsaide manere. þe whiche manere of þe heere Haly Abbas takeþ, and Alcoatym and Brune. And it is þat, when þe eyȝe lidde is open and vngula is arered vp with an hoke of litel foldynge, or wiþ a þrede putte in þe myddes þerof with a nedel and bounden (and put it nouȝt yn by the same hole, but by anoþer hole a litel wyght vnderneþe the poynte of þe bounden þrede bytwene þe vngle and þe membrane, for elles vngula schulde slyde away), putte yn the here forsothe or þe silken þrede wiþ a smalle þrede a litel crokede. And afterward in takyng þe heer or silken þrede by þe two endes, vnhelle sliely þe vngle, first toward

---

16 *Blank space for 10–12 letters after second* þe; *L cauendo membranum et proprie* ⌜*corneam*⌝ *ut dictum est et carnem lacrimalis;* [d]ubio carneam *in left margin,* [d]ubio *in red,* [d] *concealed by tight binding*   20–1 and ... togidre, *see Commentary*   24 teres *? error; L maculis*   35 þrede *? read* nedel; *L cum acu subtili*

þe pupill, afterwarde toward þe lacrimal. And afterward kytte it wiþ scheres, as it is aforesaide; procede in þe firste manere.

The þridde manere is wiþ rasoures, and þis is Albucasis manere, proprely in þe gresy vngula. And it is taken in many oþer þinges by þe resoun of spottes, as it schal be saide in ham withynforth.

How forsoþe the flesshe in þe lacrimale and þat þat is gendrede vpon þe coniunctyf is removede, it is saide now in þe ey3e liddes aboue.

Of sebel Sebel, after Avicen, is a pannycle comynge in the [f. 136rb] ey3e of swellynge of veynes þerof apperynge in þe vttremeste of þe coniunctyf and of cornea, and bytwene þe weuynge of ham is schewynge as a smeky myste. And it is with ycchinge, with teres and wiþ byles and wiþ gretenesse of þe ey3e liddes and wiþ scabbednesse and also with hurtynge of þe li3te. And it is of two maneres, as Avicen saith: somme þat cometh by þe ynner veynes and somme by þe innere vttre veynes.

Whose cause is replecioun (i. fulnesse) of þe hede and feblenesse of þe ey3e, as he saith also.

Sebel is bytokenede by þe forsaide descripcioun þat was 3euen tofore, but þe mater þerof is bytokened, and þe maner, by tho þinges þat ben saide in obtalmya. When forsothe, saith Iesus, þat þere appere in þe ey3e and al aboute þe ey3e grete veynes and rede and stronge akþe in þe browes and it semeth in a maner a clothe medlede with þe ey3e liddes, þan it is bytokened þat it cometh of þe vttre veynes. When forsothe þat the veynes and þe compas aboute ben noght so rede and þere come to hym contynue fnesynge, and namely when þat he seeþ the sonne or þe mone, and he feleth akþe in the botome with clappynge or betynge, þan it is bytokenede þat it cometh of þe ynner veynes.

It is schewed by Rasis, as it is aforesaide in þe scabbe, ben abydinge sekenesses and vnneþes curable. And it is saide by Avycen þat sebel is of þekenesses þat ben hadde of heritage, and þai ben chaungede from one to anoþer. It is schewede also by hym þat it falleth ofte tymes in sebel þat the pupilles ben made lesse and þe sighte is feblede and þat alle þing þat is laide þerto makeþ þerynne brennynge and noyenge.

2 ?Om. before procede; L et post ut dictum est cum forpicibus incidatur ⌜et ut dictum est⌝ in primo modo procedatur   4–5 See Commentary   16 innere superfl.; L quidam per exteriores   30 Om. after scabbe; L ut dictum est in scabie ⌜quod sebel et scabies⌝ ... passiones sunt   31 ?Om. before abydinge; L ⌜graues et⌝ mansibiles passiones   32 þekenesses ?read þe sekenesses

In þe helynge of sebel þe rewle is double, commune and particulere. Þe commune, of þe diete and of þe purgacioun and of withdrawynge of þe mater, it is saide in obtalmya and in byles of þe ey3en, in þe scabbe and in þe teres, to þe whiche [f. 136ᵛᵃ] chapitles it byhoueþ to turne a3eyne for þe remenant of þis cure.

The particuler rewle is fulfillede as it is aforesaide of vngula, outetake as to þe medecynes of Avicen and of Alcoatym and Azaram praysen, as it were experte, a collirie made of þe newe schelles of hennes ayren, temperede x dayes in vynegre and afterward dryede in þe schadowe and brayede and sarsede. And make þerof a smalle poudre.

To þe same entencioun þai alle praysen þe rede collirie and þe grene collirie of vitriol, þat was saide aboue, and þe powdre of þe seede of water mynte, þat is profitable to sebel and to þe vngule and to þe scabbe and to teeres. Whos confeccioun and fourme, after Iesus, is: Take of pyper, of gynger, mirabolanorum citrinorum, indorum, þe stones done awaye ana ℨ v, of aloes cicotryne ℨ i and sem., of pomysshe ℨ vi, of minyum ℨ v, cassie lignee, of clowes ana ℨ iiii, of sal armonyak ℨ i. Braye the medecynes, and sarse ham, and vse þe powdre.

Of sekenesses of cornea, þe whiche ben nombrede x, and ferst it shal be seide of teres.

Sekenesses of cornea ben also manye, but of somme it is saide aboue, as of quytter byhinde cornea, of bothores, of broken byles. Hire forsothe it schal be saide of spottes and of catheractes. Neuerþelatter it is to be vnderstonden þat þe spotte (þat Iesus calleth lether) is a manere of kynde to þe erre, to a poynte of cicatrizacioun, to þe whiche clowde, to þe gresye webbe or pece (þe whiche Albucasis clepeþ vngula adyposa, ad Benevenutus clepeþ it flosculum, i. a flokke or flage, of synowe), or scamam or lenticulam or þe perle, litel dyuersinge but after þe more or þe lesse. Thay ben made alle forsothe a maner of whitenesse wiþoute notable holowynge or arerynge vp gendrede in cornea. The whiche spottes forsoþe ben sommetyme aboue þe bakke of þe [f. 136ᵛᵇ] ey3e, and than þay noye þe sighte, and sometyme in þe compasse of þe white

---

7–8 See *Commentary*   22 teres? *error; L maculis*   23 *MS.* þe whiche ben nombrede *after* cornea; *redundant, see l. 21*   27–8 *first* to ... cicatrizacioun, see *Commentary*   28 *first* whiche? *read* white; *L albulam nebulam*   29 ad *read* and; *L et*   30 synowe *read* snowe; *L niuis*   34 bakke *read* blakke; *L pupillam*

of þe ey3e, and þan þay noye noght mykel. And some of ham ben smalle, þe whiche passeth noght þe bordoure of þe white, and somme forsothe ben grete, þe whiche passen þe firste or þe secounde rynde. And some ben playne, and some ben litell white
5 arerede and schapen like clustres, as þogh þere were some hardened mater withyn ham wrappede togidre.

The causes ben primytyfz, as aposteme, wounde and smytinge, colde and hete in excesse. The causes goynge tofore ben gretehumores fallynge into þe ey3en. The cause forsothe þat is ioynede to of
10 ham is mater þat cleueþ to and is hardenede in þe place or an erre þe whiche bileveþ in the place after the sowdynge of þe vlcere. Of þe whiche þinges it semeth þat þere ben two kyndes of þise spottes: one þat is pecely or like a webbe and anoþer þat is like an erre.

15 **Tokenes** of spottes ben open of þe presence of eueriche þing, for spottes ben wiþoute, to þe difference of catheractes and of quytter and of þe cristallyne whitenesse, þe whiche ben aboute þe white of þe ey3e; white wiþoute holownesse, to þe difference of vlceres, þe whiche ben white wiþ holownesse, for (as it is saide
20 aboue of vlcers of þe ey3en) the vlceres of þe white of þe ey3e ben white and þe vlceres of þe coniunctif ben rede. And also þay ben wiþoute a notable arerynge vp, to þe difference of white bothores, þe whiche ben arerede vp and notably bleynede. A tokene þat þe mater comeþ doun fro þe brayne is openynge of some smale veynes
25 þe whiche gone downe þerto by þe coniunctyf. A tokene forsoþe þat it is an erre is hadde by þe euelong shappe and by an vlcer and by þo þinges þat wente afore.

It is schewede þat errely spottes, as it is saide in þe chapitle of woundes and of vlceres, may noght be done awaye, bot þe more
30 þat þay be gnawen þai ben þe more encressede afterward. Moreouer [f. 137ra] olde spottes, as in olde men (as Alcoatym putteþ), and tho þat haue þe substaunce of þe white ben not curede. It is forsothe a spermatyk membre, and when it is roten, þere is no þing gendrede by þe waie of his owne kynde or helpe but by oþer help
35 or substaunce, as it was saide also. Thay made be faire and peyntede, as it schall be saide.

4 litell white; *L aliquantulum*   17 aboute ? *error; L retro*   19 *MS.* to þe difference *after* holownesse; *redundant, see l. 18*   24 openynge, *see Commentary*
31 *In f.* 136vb, *lower margin:* olde spottes *catchw. underl.*   first as; *L(O) vt,* (*Br, Ca*) *et*   32 ? *Om. after* haue; *L et que* ⌜*corrumperunt* [*ed. Porton.:* corruperunt]⌝ *substanciam cornee*   35 made be ? *read* may be made; *L Decorari vero et tingi possunt*

In þe curacioun of spottes þere ben two rewles, þe commune and þe particuler. The commune is of diete and of purgacioun. It schall be made after þat it is saide afore in colde apostemes and as it schal be saide anone of þe catheractes. Nouȝtwiþstondynge þat Iesus saith þat purgacioun in a spotte haþ no nede, but ȝif it shulde clere þe eyȝe, þat happeth liȝtliche in spottes þat ben venymede, þe mater of þe whiche cometh downe fro þe brayne.

The particuler rewle in þat þat is nowe and smalle is fulfillede in likkynge and in clensynge wiþ a tonge as wommen done, or (after Avicen and Alcoatym) þat the eyȝe be subfumygat (i. vnder-smekede) with hote water. And he schal vse baþþe and collirize þe eyȝe with þe water of rede popye and of fetherfoye medlede togidre wiþ hony. And þe iuse of bursa pastoris doþ mervayles in þis case, as Godoun witnessith.

And Nabatynes powdre, þe whiche Beneuenutus maketh of sugre candyve or of sugre caffatyn, is preciouse in þat, for it mollifieth (i. softeneth) and clenseth wiþoute peyne, and þerfore it is cleped þe clarefienge powdre. And when þat it is medlede with þe smeke of lignum aloes, it is mykel confortynge. And if þere be pomysshe medlede þerwith, sarcocol and mouse dong (as Rasis doth), it is of þe more clensynge. And Iesus putteþ þerwith þe schelles of eyren preparate, as it semeth.

And þat Rose of Engelonde: Take of wasshen ceruse two parties, of þe duste of bras one parte. Braye ham to þe vttremest, and putte ham in a clene brasen vessel with white wyne and with þe iuse of rewe and of celidoyne, and late [f. 137rb] it stonde by a day and a nyght. Afterward streyne it with a cloth in droppynge, and make a water, and putte it in þe eyȝen. And tuthye of Alysaundre powdrede and medlede with a litel of gynger and of pyper is praysede of Acanamosis.

In a grete and olde spotte or webbe, if it be venymouse, it is conseillede by þe forsaide commune þinges þat tho veynes be bounden togedre and þat þay be kytte vpon þe coniunctyf. And do tho oþer þinges þe whiche ben saide vpon in þe arerynge vp of the   . And also afterwarde þe oþer grete veynes in þe whiche ben no veynes neden stronger medecynes. Wherfore it

2 is *interl.*   6 clere, *see Commentary*   7 venymede, *see Commentary*
14 Godoun; L *Gordonius*   19 it *interl. w. caret*   23 Nota *in left margin*
31 venymouse *error;* L *venosa*   32 by ... þinges, *see Commentary*   35 *Blank space for 10–12 letters after* of the; L *in eleuacione* ⸢*vngule*⸣ *et post et* [*etc.*]; vngule *dubio in right margin*   veynes, *see Commentary*

byhoueþ þat þai be firste mollifiede wiþ þe vapourynge of þe sethynge of barly chaffe, of violettes, of camomyle, of honysokel, of malues, and of femygreke. And fomente þe ey3e with þe water of þe forsaide decoccioun. Afterwarde clense it with þis powdre: Take of cotil bone ʒ i, of white gynger ʒ sem., of piper Ə i. Make þerof a ful smalle powdre, and laye a litel vpon þe webbe or spotte with a brode sklyse, and schette with þe brawne of thy fyngre, and robbe it a litel aboue þe ey3e lidde.

And alle medecynes þat fordone þe pynne, sebel and þe scabbe ben accordynge to webbes or spottes. And þerfore Iesus saith þat thyn entente be, when þow schalt wille to fordo þe   þat after goynge oute of þe baþþe, vse þe grene collirie þat was saide in þe scabbe and after þat the confeccioun of muske. Þe fourme of þe lesse: Take of lusardes donge ʒ iii, of glasse ʒ v, of þe schelles of an estrisshe eye ana ʒ iii, of vnpersede perles, of tuthye, of coralle ana ʒ ii and sem., two greynes of muske. Þe summe of the medecynes is x. Braye ham, and vse ham.

To þe same entencioun accorden Rasis and Avicen and Azaram in þe confeccioun cunya, and Lamfrank takeþ it for precious aboue oþere. Whos fourme after Hebenmesue: Tak of massacunye (and it is glasse þat is euel soden, after Dyne, in þe stede of þe whiche þe grene cancre of vesselles [f. 137va] of by3onde þe see is taken), of lusardes donge, of pomysshe, of sawndeuer, of sugre ana even parties. Bray hem ful smalle, and putte ham in a pownde of þe water of þe sethynge of fenel, of celidoyne, of gladen ana ʒ i, so moche soden til þat it come to iii vnces. Braye ham togedre, and brayenge drye ham, and make þerof a ful smalle powdre, and vse it.

And if þer be swellynge in þe spotte or in þe bleyne and some mater schette yn, þan medecynes conforten þerynne þe whiche resoluen bothores and quytter byhynd þe appel of þe ey3e, of þe whiche medecynes it was saide afore, and þe medecynes þe whiche ben to þe cateractes. And bawme haþ in þat a prerogatyf. And if þe powdre of grounden golde be put þerwith, he doth þe counseil of Alcoatym in his Antitodarie. And swalowe donge confecte (i. medlede) wiþ hony is certeyne in þat case, as Azaram saith, and Iesus graunteþ the same.

11 *Blank space for 13–15 letters after* þe*; L(O)* ⌜*erradicare* ⌜*albulam et lether*⌝ *quod post egressum balnei*; *albulam et* leþer *dubio in right margin*   14 *? Om. after* ʒ v; *L* ʒ v ⌜*spume elgagnel* [*L(Ca, O) elgagner*]⌝ *corticis oui strucii*   16 *? Om. before* two; *L* ⌜*viride eris* ʒ *i vsnee* ʒ *sem.*⌝ *musci grana ii*   19 cunya; *L(O)* massacunia   20 Tak] Take, e *underd. ? by mistake*   28 if *interl. w. caret*

And if þe spotte be gresye and like snowe, it comforteþ to schaue it wiþ a rasoure tyme after tyme, as Albucasis techiþ in þe capitle of vngles. And it is þat, when þe ey3e lidde is openede, take a smalle spatule and schaue þe vngle (i. pynne) þerwiþ, or þat spotte, with sotelte. Afterward laie þerto þe forsaide colliries 5 þat clensen and lissen. And do the werke so ofte a3eyne þerevppon til þat it be altogidre remouede, but if þe contrarye be to þe in þe ey3e, as akþe or aposteme, and þan hele ham firste, and afterwarde do þe werke a3eyne til þat it be helede.

In þe case forsoþe in the whiche þe forsaide þinges conforten 10 noght, makynge faire is counseillede, and colourynge, by þe maistres. To þe whiche Iesus commendeth (i. prayseth) asse mylke and þis smalle powdre: Take of galles, of acassia ana partem i, of vitriol half partie; make þerof a smalle powdre. And to þe same þyng breke þe floures of powme garnates, of vitriol, of [f. 137vb] 15 acassia, of gumme of Araby ana ʒ i, of galles ʒ ii, of antymonye ʒ iii. Breke ham, and make þerof a collirye with þe iuse of the leues of popy.

Of catharactes and of clere droppe The cataracte is a manere spotte of the pannycles wiþynne the ey3e afore þe pupille (i. þe 20 balle) of þe ey3e, by þe whiche þe sight is letted, of straunge moysture fallynge downe in þe ey3e, þe coldenesse of þe ey3e ycongelede by longe tyme. The whiche moysture forsoþe, for þat it comeþ downe sommetyme fro the humores of þat ey3e, and moste fro þe humour albugineus (as in schewede in 4to De Egritu- 25 dine et Sinthomate), it is saide to be made of a priuate cause. Sometyme forsoþe it descendeth fro þe stomak and fro þe brayne in þe fourme of a smeke or of a vapoure, and afterward it is turnede to water wiþynne þe ey3e. In 4to Interiorum, it is saide to be made of communede cause. Wheþer forsoþe þat this moysture be 30 gadrede togidre bytwene vuea and cornea (as Iesus proveþ), or bytwene albugineum and þe cristallyn (as Galien schewede x^o Vtilitatum), I charge noght to determyne at þis tyme.

Neuerþelatter it is to be vnderstonden þat the cataracta haþ names after his þre tymes. As to his bygynnynge, it is cleped 35 ymaginacio or fantasia (i. ymaginacioun or fantasie), and for þat it maketh it dyuerse þinges to seme in þe aire, þe whiche þinges ben noght. As to his meddel, it is cleped suffocacioun (i. strangelynge)

22–3 *See Commentary* 25 *first* in ?*read* is 37 *it superfl.*
38 meddel *mark above first* d suffocacioun *error;* L *suffusio*

and a water fallyng downe and somewhat a droppe, for þat is sene wiþynne þe appel of the eyȝe. And as to his ende, it is clepede catharacta, for it letteþ the sighte as þe duste of a mylne and þe clowde of þe ayre letteþ the sonne.

5 Þat catharacte forsoþe (after Galien, vbi supra, as Avicen saith also) is sometyme dyuersede in quantite and sometyme in substaunce and sometyme forsoþe in qualite. After þe quantite forsoþe, [f. 138ra] for-whie it is sometyme so mykel þat it occupieth al þe apple of þe eyȝe and letteþ al þe sighte. Sometyme forsoþe
10 it occupieth nouȝt but a partie, and þan thinges seme of dyuerse shappes, like to mones and evelong wyndowes and soche oþer þinges.

In þe substaunce forsothe it takeþ dyuersite, for it is sometyme smalle and softe, and þan þinges semen schadowede, as þogh a
15 clothe were vppon þe eyȝe. And thinges semen sometyme like to cordes or ropes, to heeres, to myse and to sonne bemes, goynge doun and goynge vp and goynge aside, after þat the mater is movede. Sometyme forsoþe it is so grete þat þe fourmes (i. schappes) of þinges ben not taken.

20 Thay dyuersen also in qualite, for sometyme it is like asshen and sometyme blak and clere. Avicen forsoþe putteþ seuen variaunces of colours of the catheractes, for he devideth þe white catharacte into a colour like perles and into a colour like gipsus. And Beneuenutus dyvydeth it into vi, for he putteth to þe grenysshe catharacte.
25 And Alcoatym putteth ten, for he putteþ to þe redisshe, þe siluerisshe and þe glasenesshe catharacte. Iesus putteþ xii, for he putteth to lyke quykke siluer and to the bloo catharacte. And Accanamosalus putteþ not but þe foure humores.

The causes of þise catharactes, some ben þe firste causes, as
30 fallynge and smytinge, feuer and hede akþe, ouer mykel and feblenesse of þe eyȝe. And some causes ben goynge tofore, as euel vaporouse smekes arered vp of euel humores and of grete metes and euel defiede. And some causes forsoþe ben ioynede to, and þise ben materes beynge in þe eyȝe.

35 Tokenes of confermynge catharactes ben open ynow of þe descripcioun þat is ȝeuen. Neuerþelatter catheracta is knowen fro

---

3–4 *See Commentary*   21 seuen *error; L* sex   24 vi *error; L* septem
27 *second* to *superfl.; L* quia addit similem argento viuo et liuidam   30 *Om.*
after ouer mykel; *L* ⸢frigiditas⸣ nimia   35 confermynge ?*read* confermede;
L(O, Ca) confirmatarum

þe clere droppe. In þe clere droppe þere is no thing taken wiþynne þe apple, and þerfore it is cleped clere. Or þe spirit [f. 138ʳᵇ] forsoþe of siȝte cometh not forsoþe for epilacioun (i. for stoppynge) of þe synowe þat is cleped neruus opticus, as it is saide in 4ᵗᵒ Interiorum, or if catheracte come and be blakke and is noght taken, as Benevenutus witnessith.

The tokenes forsoþe of catheractes þat ben noght confermede (i. rotede) ben troublynge of þe appel of þe eyȝe and lessynge of þe sighte and takynge of figures or of shappes and of the forsaide fantasies in þe aire.

The twynnynge causes forsoþe for a cause þat is priuate ben hadde in 4ᵗᵒ Interiorum. And þai ben þre in somme (i. in nombre). The firste tokene forsoþe for þat the shappes þe whiche ben made in euel humoures of þe wombe happen evenly to þe eyȝen, and tho forsoþe þat comen for þe cause of þe eyȝe ben only in þat one eyȝe. The secounde forsoþe, after þe tyme. If it haue stonde forsothe of thre or foure monythes or of more and þere appereþ no thing mysty, it come of the eyȝen. The þridde forsothe, after þe certeyne terme. If fantasye forsothe be noght contynuede, but is sometyme styntede, and most after good digestioun and after þe takynge of yeres, and if þai fele in þe houre of þe comynge to gnawynge in þe stomak, it comeþ fro þe wombe. If it stynte not forsoþe bytwene, noþer by good rewle ne by voydinges, noght after the þolynge or suffrynge but after þe propre disposicioun, it byhoueth to wete þat þise comen of þe eyȝen. And to þat he takeþ witnesse of somme men þe whiche he heled by his lettres in oþer contrees. The tokenes forsoþe when þat it cometh for an infecte and troublede brayne ben frenetyk feueres, scotomye, stronge akþes in þe hede and hurtynges of þe wirchynges, ȝe, of þe knee, as Galien saith þere. And in 3ᵒ De Egritudine et Sinthomate he declareþ it by ensamples.

It is schewede þat the clere droppe is nouȝt curede, for it is þe stoppynge of a synowe or euel mater and vncouenable to be [f. 138ᵛᵃ] wroght.

1 MS. þere is no þing taken wiþynne þe apple of þe eyȝe *after first* droppe; redundant, see ll. *1-2, instead of om.*; L *distinguitur tamen catharacta a gutta serena ⌈quia in catharacta videtur macula infra pupillam⌉ in gutta serena nichil infra pupillam apprehenditur*   3 epilacioun *read* opilacioun; L *opilacionem*   11 causes *error;* L *signa*   12 in 4ᵗᵒ Interiorum *underl. red*   18 ? *Om. after* mysty; L *Si . . . nichil appareat nebulosum ⌈in occulo a ventre procedit. Si vero apparuerit aliquid nebulosum⌉ ab occulis venit*   come, *see Commentary*   23-5 *See Commentary*   26 MS. yn oþer *after* heled; *redundant*   29 ȝe, of þe knee *error, see Commentary*

It is schewed þat a catheracte þat is noght spredde abrode, when þat oþer eyȝe is schette, and he se noght, by any frotynge and by þirstinge ne by any blowynge, it is ouer harde and eldede. Wherfore it is noght able to go vnder a nedel, ne it may not wel be put
5 away. And if it be putte awaie, it turneþ anone aȝeyne, and it goþ vp aȝeyne.
It is schewede þat the catheracte þat, when it is spredde abrode by frotynge or rubbynge, it is noght constreynede but it byleueþ spredde abrode, and he seeþ ȝit schappes of thynges, and it haue
10 not passed þre or foure or fyue ȝeres (as Achanamosalus saith), it is ful tendre, and it is noght confermede. And þerfore it is not able to goo vnder þe nedle ne for to be wroght, for it myght noght be ladde wiþ an instrument, but þe instrument schulde passe by it as by water þat is noȝt wel frosen.
15 It is schewed þat þe catheracte þat is of good coloure, like þe ayre or like þe firmament with a manere of whitenesse, and it is reducede to his shappe when þat it is spredde abrode, and he see eny clerenesse or schynynge, it is mene and rotede ynowh, wherfore it is obedient and able to be wroghte.
20 It is schewede by Benevenutus þat the blake catheracte made clere and whos apple is all spredde abrode by frotyng ne by blowynge ne by schettynge of þat oþer eyȝe is noght acceptable, for it is wiþ stoppynge of þe synowe þat is cleped neruus opticus. And I put cas þat it were done awaie, he schulde see no thing.
25 It is schewed by Benevenutus þat þe blake catheracte made clere and whos apple is spredde abrode, it is noght to prayse.
It is schewed by Alcoatym þat a catheracte þe whiche were in a man hauynge euel eyȝen or hauynge akþe in þe hede or in þe eyȝen or þe coghe or fnesynge or rewme or brakelynge or any
30 grevouse sikenes, it is noght to be wroghte, for it is [f. 138vb] a perile of movynge of þe accident and of comynge aȝeyne of þe catheracte. It is schewede also by Iesus and by Alcoatym þat a catheracte þat were of fallynge and of smytinge is noght to be praysede, for þe humores of þe eyȝen ben schedde forth and
35 resoluede, and þerfore after þe doynge awaie þai seen litel or noght.

2 and he se noght, *see Commentary*   20–1 *by Benevenutus . . . is all redundant, see by . . . apple is ll. 25–6, instead of om.;* L(O) *Iudicatur* ⌈*eciam quod catharacta cuius pupilla*⌉ *per fricacionem neque per sufflacionem neque per alterius oculi clausionem* ⌈*non*⌉ *dilatatur non est acceptabilis*   26 *all? om. before spredde;* L(O) *tota dilatata; cf. redundant passage l. 21*

Make the noght siker in þe wirchinge of catheractes, for medecynes profiten but litel in hem and wirchynge wiþ a nedle is ful gileful, and namely when þat it is noght wel schewed. For þe firste, Galien in Meamur saith þat the byhotynge of alle þilke medecynes ben grete and þe wirchynge of ham forsothe is sometyme noght and sometyme ful litell. For þe secounde, alle men willynge þe operacioun (i. wyrchinge) wiþ an yren, þai haue bylefte it to renners or somnonoures. Neuerþelatter it is schewede by Avicen þat, when the water is socoured in his bygynnynge, rewle or gouernaunce comforteþ þerynne. And þat he proveþ by þat þat he haþ seyn in a man of tho þinges þat hauen mynde and vnderstondynge þat helede hymself wiþ evacuaciouns and wiþ abstinence and wiþ layeng to of sotilynge colliries and resoluynge. When forsoþe þat it is confermede, þere is no thing accordynge, as he saith, but þe cure wiþ an instrument.

The dewe tyme to do away catheractes schal be clere and bry3te and quyete, norþerne and not sotherne, as Iesus saith, þe þridde houre, in þe monythe of Maye or of Septembre, as Acanamosalus saith, for þat þat tyme ben no clowdes made, ne thondres, ne grete hetes, ne coldes þe whiche hurten þe seke men.

The instrument with þe whiche it is done awaye is cleped in þe langage of Araby elmadat and in Latyn acus, a nedel in Englisshe. And þai schulde be menely smale and longe, wiþoute þe hefte to þe lenge of þe nayle of the þomme, and þe hefte schal be light, couenable to be holden. And þogh Benevenutus [f. 139ra] chese ham of siluer, and Acanamosalus of golde, þay plese me more of gode yren þat wil bowe and not breke.

Curacioun In the curacioun of catheractes þere ben two rewles or gouernaunces, þat is to saye, þe commune and þe particuler. The commune rewle haþ dyete and evacuacioun (i. voydinge). The dyete forsothe of ham is twofolde: one afore þe confirmacioun. Who þat wille hele it wiþ medecynes, it byhoueþ þat he holde a gode dyete and a good gouernance or rewle in þe sexe vnkyndely þinges and in þe þre vnkyndely þinges þe whiche ben longynge

---

4 ?*Om. before* Meamur; *L in* ⌈4⌉ *Meamur*   byhotynge ?*read* byhotynges;
L promissiones   8 somnonoures] sōnonoures   9 socoured] d *badly made*
11 þinges, *see Commentary*   22 elmadat; *L(O)* elmadat, *(Br, Ca)* almadac
31 *Om. after* confirmacioun; *L vna ante confirmacionem;* ⌈*alia post confirmacionem et operacionem cum ferro. Ante autem confirmacionem*⌉ *si quis vult eam curare* [*etc.*]   34 vnkyndely; *L(O) non naturalibus, (Br, Ca) non necessariis*

to ham by here generalite, bowynge to hete and to dryenesse with sotilynge, as is ayre, mete, drynke, inavisioun (i. voydenesse) and replecioun (i. fullenesse), slepe and wakynge, movynge and reste, and accidentes of þe soule, agaynemetynge of þinges wiþoute-
5 forth, bathynge and standinge in þe sonne and in þe mone. Thise forsothe ben þe thinges fro þe whiche it is impossible a man to goo oute in all þe tyme of his lyf. For of the ordynaunce of þise þinges as to þis case, namely as to metes, Galien made a book in special þat was cleped De Subtilianti Dieta, and Maistre Arnalde also
10 made a tretys þerof for þe noble Iohn, Kyng of Boem. And with þat the lordes phisiciens ben to be clepede. And it is saide ynogh of þat in þe colde apostemes; of the fulle ordynaunce I leue of as in þis presente.

Neuerþelatter Y saie in grete þat it is to be eschued fro metes
15 þe whiche gadre togidre þise propretes wiþynne ham. Of the whiche þe firste proprete is gendrynge moystenesse and rawenesse, þat the blode þat is gendrede of ham be noght fleumatyk. Þe secounde is gendrynge gretenesse and vaporosite, þat it greue not þe stomac ne þe hede. The þridde is gendrynge streytenesse, but
20 laxe þay þe wombe and contynue þai the mater tyme after tyme. And þerfore of þe communete of leches þise þinges ben forbeden ham: ayre þat is colde and moyste, and rawe þerfe brede, and [f. 139rb] growelles, wortes, chese, fruyte, grete flesshe and viscouse (i. gleymye), and fattenesse, moreouer fisshes and drynkynge of
25 troubly water, glotonye and indigestioun (i. vndefienge).

Neuerþelatter Rasis saith in speciall þat scharpe þinges forsoþe, as oynouns and garlik, mustarde and eruca (i. white piper) and lekes leden noyenge to þe hede, and þay make þe ey3en derke for a smeky hete þat þai haue, as Avenzoar saith. Abstynence forsothe
30 helpeþ soche men, and namely at ny3te, and sobrenesse in drynke and vse of fenel. Of þe whiche Democritus saith (as Avicen witnessiþ) þat the venymouse crepynge wormes þat ben blynde in þe erthe in wynter tyme, in springynge tyme when þai go oute of her dennes, þay eten and rubben her ey3en þerwith, and þai recouere
35 here sighte.

And þe etynge of þe herbe þat hi3te adil, þe whiche I trowe

---

2 inavisioun *read* inanisioun; *L inanicio*   7 *MS*. fro the whiche it is impossible *after* þinges; *redundant, see l.* 6   10 *?Om. before* for; *L* ⌈Et ego⌉ *pro illustri Iohanne*   15 þre *?om. before* propretes; *L istas tres . . . proprietates*
20 *See Commentary*

eufrace, ȝeueþ a mervaillous helpynge in þat, as Hebenmesue saith. And þe brothþe of rapes or nepes in the whiche doves þat the hedes be kytte of be soden ben praysede of Auenzoar experte. And a gotes lyuere rostede and eten and þe licoure collirisede helpeþ in þe noctilupa, þat cometh of moysture þat is nyhe to þis case, as Galien saide in Meamur and xi° Medecinarum. And if it be medlede with longe piper and wiþ sal vitre, þe effecte þerof schal be bettrede, after Avicen.

And to besye þe eyȝen in redynge lettres þat ben noght smale and in byholdynge sommewhat of peyntinges profiteth and strengþeth þe sight, as Rasis saith. And to vnderdrenche þe open eyȝen in þe water of the sethynge of saffran conforteth, as Avenzoar saith, and is it proved in a meruayllous manere. And as Avicen saith and commaundeth to be vnderdrenchede wiþ open eyȝen vnder clere grene water and to stonde so by an hour (he prayseþ it in confortynge of þe sight, proprely in youthe and in somer tyme), so do I in desgregacioun of þe water, so þat the water be noght colde and be in a grene vessel or in a citrine (i. ȝelowe). [f. 139ᵛᵃ] And to byholde strongely in þe eyȝen of a wylde asse makeþ desgregacioun of þe water, as Auenzoar saith. And þe perspectifes praysen þerto a glasse of stele.

And Maistre Arnalde saith þat þe grenesse of herbes and þe clerenesse of wateres and þe preciouste of precious stones and þe hyenesse of sterres, þai norisshe aȝeyne hym þat byholdeþ ham, and by consequent (i. resoun sewynge) þai defien and melten þe water. And rubbynge of þe feet and wasshynge of þe hede and kembynge voyden materes fro þe eyȝen and fro þe hede, as þe same Arnalde saith. And þe ofte brethynge in þe eyȝe of a childe þat haþ eten fenel sede or some scharpe thing defieth and wasteth þe water, as open experience techeþ.

Vse forsoþe of seedes þat sotellen wasteþ and sperpleþ þe water. And þerfore a drage was conseilled by Taddeus of fenel seede, of anyse, of ameos, of siler monteyne, of gynger, of quybibes, of clowes, of longe piper, of notomoge, of þe rote of celidoyne, of eufrace, of rewe, of beteyne, of woderove, and of soche oþer. And powdre may be made of þise or a letuary, and vse a litel erly and late withoute drynke.

13 is it *read* it is   13–17 *See Commentary*   31 *MS.* as open experience techeþ *after* water; *redundant, see l.* 30   34 notomoge ?*read* notemoge
36 be *repeated*

Be þe voydinge forsoþe made, when þe mater is voydede, wiþ somethyng þat accordeth þerto and yera pigra or pillule cochie or pillule auree yput þerto. Afterward purge þe hede wiþ pillule diacastoree, one dissoluede with þe iuse of maioran. And þat is þat Avicen saide: In men forsoþe þat schewen water, it byhoueþ þat þou bygynne proprely and onely clense þe body. Afterward þou schalt come to clense þe hede wiþ gargarismes and with medecynes þat purge þe hede and with chewynges. And it byhoueþ þat þat be done ful ofte, after þat he saith, for-why it is writen: It is gode for hym þat haþ sekenesse in þe eyȝe to be taken diarye (i. symple fluxe) of þe wombe.

Þe gouernance forsoþe þat accordeþ [f. 139vb] in þe catheracte þat is confermede is þat, in þe case in þe whiche þer schal be suspecioun þat it be noght wel strong, vse he fisshes and oynouns and oþer þinges þat ben forbeden aboue þat þere may be echede more þerynne and þat it may be made þe strongere. And þat is also as Avicen saith. And when þe wille comeþ to þat the cure be made wiþ instrument, it is byhoted to hym þat hath þe water þat he be norisshede wiþ fresshe fisshe and wiþ moystinge metes. Afterward be þe cure made.

But þe gouernance þat acordeth after þe doynge awaye of the catheracte is reste, scilence and derkenesse. And lye he in a bedde, þe hede arered vp, and ete he litel. Be þai softe þinges the whiche nede no chewynge, as potage, softe eyren, and his drynk water, as Iesus saiþ, or soure wyne, as Achanamosalus saith.

The particuler gouernance or rewle in þe bygynnynge, or þat the water be congelede, be it done wiþ sotilynge medecynes, wiþ kyttinge and wiþ wastynge medecynes. And bygynne it first (after Avicen) with softenynge medecynes, as fenel with hony and with oyle. And if þe oyle were bawme, þere were hope þerynne. And Galien in Meamur and 14° Terapeucie appropreth þe collirie wiþ water of fenel and of rewe. To þe same entencioun Iesus saith a collirie, þat is: Take of þe galle of a kowe one in nombre, of azafetida ʒ i, of bawme ʒ sem. Dissolue ham in a glasen vessel, and late ham drye, and make þerof a collirie with þe iuse of rewe and of fenelle and þe sede of horse mynte and Maistre Peres water of Spayne and alle soche þat scharpen and conforten þe sight.

1 voydede, see Commentary   4 it underd. before is   10 Om. before diarye; L(O) ⌜a⌝ dyarria accipi   31 Long om. after collirie, see Commentary 35 ? Om. after collirie; L fiat sief. ⌜Et ad eandem intencionem valet sief burud⌝ de succo ruthe [etc.]

The particuler rewle forsoþe after þat the catheracte is confermede and gode, able to werke: It is schewed þat, when the pacient is clisteried and late blode and þe temples and þe fronte constreynede (if it be seyne to spede) with some constreynynge plastre or wiþ some þing þat þe humores be noght movede ne þat 5 [f. 140ʳᵃ] þai goo noght downe to þe eyȝen and he, beynge fastyng and comfortede and hole fro alle oþer passiouns, on a fayre daye, þe mone wanynge, noght goynge in Ariete, and þat oþer ibounden, sette hym in a place þat is ful clere, on þe liȝte side, in sittynge vppon a stedfast stole. And be þere a good seruant byhynde hym 10 þat schal holde his hede wel stille. And þan the wircher, after þat he haue chewede fenel sede or garlik or some sharpe þing, he schal sitte afore þe pacient somewhat hyere þan the pacient vpon þe same stole, in holdynge þe pacientes hondes vnder þe knees of þe same paciente, and þe wirchere schal byclippe þe pacientes knees 15 wiþ his fete. And þan open þe eyȝe of þe pacient wiþ þat oþer honde. Wirche þe right eyȝe forsoþe with þe lefte hand and þe lefte eyȝe with þe right hand. And when þe eyȝe is open, he schal blowe þerynne þries or foure tymes þat þe catheracte may resceyue movynge wiþ hete. Afterward he schal commaunde þe paciente 20 þat he turne his eyȝe toward þe nose and þat he holde it stille. And þan, in þe name of God, he schal put yn a nedel in turnynge, crokynge aȝeyne by þe myddel of the coniunctyf, goynge aside fro þe vueales þerof, in þirstynge and persynge withyn til þat he perceyue þe nedel to be in þe voyde place. And afterward he schal 25 turne þe nedel towarde cornea, and þriste he it inne til it come to þe myddes of the appel and a litel more. And þan, somewhat in foldynge and in takynge the catheracte, putte he it hider and þider downward, and halde he it here wiþ a nedle so longe tyme as þou schulde seie þre Pater Noster or one Miserere. And if þe catheracte 30 rise, take he it als ofte with the nedel þat it byleue bynethe, in eschewynge neuerþelatter of spredynge abrode of vuea and fro touchinge of þe cristallyne. And after þat it is well stablede and þat it rise not vp, drawe oute þe nedel in foldynge as þou puttest it yn. 35

And þan to enhaunce or magni[f. 140ʳᵇ]fye þi crafte, schadowe þe eyȝe wiþ his hoode, and schewe hym only a tokene ones, and aske hym what it is. And þan, God ythonkede, lay vpon þe eyȝe

8 *?Om. after* oþer; *L altero* ⌜*occulo*⌝ *ligato*   16 fete *error; L cum tibiis suis*
24 vueales *error; L venulas*   25 afterward] afterteward *second* te *underd.*

þe white of an eye wiþ cotoun, and bynde bothe þe ey3en þat one move not anoþer, and late it reste, and lede hym warly to a bed nyghe hym. And rewle hym as it is aforesaide, in etynge no þing on þe firste daye. And remove hym noght vnto þe morne or þe thridde day, as Iesus saith. And so remove hym twyes on þe day as þou dedest firste, and remove hym so to ix dayes, so þat þe ey3e be noght openede. And þan wasshe þe ey3e softely with colde water, and goo it a3eyne litel and litel to his wirchinges. And if þe catheracte rose vp after þe firste removynge and the lissynge of þe laboure, do it of eftesones, if it be possible, by þe same hole.

Iesus forsothe and Avicen commaunden to transpose it bytwene cornea and vuea, þat is harde to me, to Alcoatym and to Beneuenute. And somme of þe olde leches of Grece, as Albucasis and Avicen reherseth, drewe it oute in makynge an hole vnder cornea and in soukynge. Þat I prayse noght, for happely albugineus schulde goo out with þe water and þe newe errour were werse þan the firste.

Of sekenesses of oþer membres of þe ey3e wiþynforth, of þe whiche cometh noyeng and feblenesse in þe sight.

Feblenesse and noyenge in the si3t cometh of þe membres wiþynforth by one manere, of euel dispocicioun of þe pupille (i. of þe apple), for it is ouer large, and it is cleped of Avicen alinthisar, þe whiche is alwaie noyous, as it is saide in 4to De Egritudine et Sinthomate. Or when þat it is ouer strey3te, and it is cleped constreynynge, þe whiche is praysede fro þe natyuyte (i. fro þe birþe), and afterward forsoþe it is blamede, as it is saide þere.

The secounde cometh by cause of þe white humour, for þat it is or grete or to smalle in [f. 140va] þe substaunce or turnede in colour. And þat is þe cause of many fantasies þat ben like to strangelynges. The þridde cause is of þe cristallyn humour, for the same disposiciouns or for turnynge þerof.

The fifte cause is of þe espirites, for þat it is mykel or litel, and þan he seith and descryueth smale thinges aferre, as þise ben redde in 4to De Egritudine et Sinthomate. Of gretenesses of the humores

23 alinthisar] alinchisar, *see Commentary*   29 *first* or *?* read to*; L nimis grossus est aut subtilis*   31 strangelynges *error; L suffusionibus*   32 *Fourth cause om., see Commentary*   33-4 *See Commentary*   35 in 4to De Egritudine et Sinthomate *underl. red*

CYRURGIE OF GUY DE CHAULIAC

and of the spirites comeþ noctilupa, þe whiche is to see euel seynge after the sonne settynge, as Rasis saith. Aliahar, forsothe, þat is to see on the nyghte and noght on þe day, as Avicen saith, cometh for smallenesse and for litelnesse.

In þe sexte manere noyeng cometh for þe synowe optike, for þat it is distemperede or opilate (i. stoppede).

And þe cause of þise dispociciouns is sometyme done awaye, gadrede togidre in þe substaunce of membres, and sometyme communede in þe hede or in þe stomak or of all the body. And þai ben ofte tymes replecions þe whiche comen of glotonye, of indigestioun and of grete metes and wyndy and of ouer moche slepynge (and moste after etynge anon forthwith) and of slepynge with þe hede bowynge and hosede and shodde, and of longe dwellynge in derkenesses and of colde wynde, of smeke, of powdre and of soche oþere. And sommetyme þai be inavisiouns, as of ouer mykel voydinge, of ventosynge byhynde the bak, of leccherye, of laboure and of wepynge and of longe sikenesse, of fyre and of ouer mykel byholdynge of clerenesse and of þe sonne and of the mone and of vsynge of salte and of pyper and of strong spices and soche oþer.

Tokenes of feblenes ben knowen to þe paciente, but wherof þat it cometh, þat is of anoþer science.

Þe special and ful cure bylongeþ to þe lordes phisiciens, forwhy hand werk falleth noght in soche þinges. Neuerþelatter in kynde if þe dwynynge or wastynge come, conforte þe ey3e wiþ reste and wiþ ydelnesse and with moystinge metes and with baþþe [f. 140ᵛᵇ] and with fomentaciouns made aboute þe ey3e with warme water and with mylk. And if it were for fillynge þinges, be he ledde to smal dyete and to þe forsaide purgaciouns in the catheracte and to clere the ey3en with þe collirie made of galles of tho briddes þat lyuen by raveyne and of bawme.

Neuerþelatter by cause of lernynge, I schall putte here þre helpes to fulfille þe þre forsaide entenciouns þe whiche I haue mykel vsede. Of þe whiche þe firste is, after Hebenmesue, electuarium alarfit (i. of gode taste), ledynge oute þe superfluytees (i. filthes) from alle þe body, moste fro þe hede, confortynge þe sighte and alle þe wittes, tarienge horenesse and kepynge youthe:

7–9 *See Commentary*   8 *MS.* done awaye gadrede togidre *after* sometyme; *redundant, see ll. 7–8*   15 inavisiouns *read* inanisiouns; *L* inhaniciones
25 ?*Om. after* come; *L(Ca)* si debilitas prouenit ⌜propter res inanientes⌝

Take of þe rynde of myrabolanorum citrinorum, kebulorum, emblycorum ypowdrede and frotede with oyle of almandes and afterward ydryede and afterward so moche iwasshede wiþ sugrede water til þat þai haue putte awaye here bittrenesse ana ℥ i, of
5 white turbith yclensede ℥ sem., of mastyk, of licorice, of gynger, of galangale, of canel, of lignum aloes, of clowes, of piper, of quybubes, of maces, of the heres of spiconarde, of fenel seede ana ʒ sem., of sugre candyf quart. sem., of pynes yclensede ℥ sem., of stony hony iclensede þat sufficeþ. Make herof a letuarye, of þe
10 whiche ʒeue hym ℥ sem. after mydnyght twyes or thries in þe weke.

The secounde help is a confeccioun of þe same Hebenmesue, echynge into þe sighte and helpynge aʒeyne þe derkenesse þerof: Take of eufrace, of rewe sede ana ʒ vii and sem., of   of calamynte, of puliol, of gynger, of quybebes, of notemoge ana ʒ v,
15 of cristalle, of margery perles ana ʒ ii, of   of mastyk, of a brynte serpente ana ʒ i and sem., of saffran ʒ i, of bawme fyue greynes, of lofe sugre þat sufficeth. Make a letuarie, of þe whiche ʒeue euery day by þe morne ℥ sem.

The þridde help is collirium burud, after Iesus, Hebenmesue
20 and of all þe communete, scharpynge þe sighte: Take of þe iuse of fenel li. ii, of þe iuse of rewe li. i, of þe wyne [f. 141ra] of pome garnates li. sem., of hony quart. sem., of longe piper, of aloen cicotrine, of sal armonyak ana ʒ ii, of tuthye preparate ℥ i. Medle þise þinges ypowdrede togidre in a fiole of glas at þe sonne by þre
25 monyþes, do awaie þe drastes, and kepe it.

To þe same entencioun beþ the water of fenel, of rewe, of celidoyne, of eufrase, of verueyne and þe preciouse water of Maystre Petre and soche oþer.

And if þise medecynes avayle noght, it is to turne to þe leches
30 of eyʒen þat wirken with glasse and with byrylles.

The þridde partie, of sekenesses of the eeren.

Sekenesses of þe eren, þe whiche maken like noyenge to þe accioun of herynge as done þe sekenesses of the eyʒen to þe accioun of the sight, þat is to say, deefnesses and greuaunces (as
35 it was saide by Galien in 3° De Egritudine et Sinthomate), after

---

13 *Blank space for 12-14 letters after third* of; L ⌜sciceleos⌝ *calamenti;* sciceleos dubio *in right margin*   15 *Blank space for 13-15 letters after third of;* L ⌜scebram⌝ *masticis;* scebram dubio *in right margin*   35 in 3° De Egritudine et Sinthomate *underl. red*

CYRURGIE OF GUY DE CHAULIAC 471

þe same Galien in 4to, somme ben in þe propre membre of þilke herynge, þat is þe synowy pore, and some ben in þe membres þat helpen þerto, þe whiche ben an hole and þe croked way and þe substaunce of þe ere, and some ben in þe vertue þat goþ downe fro þe brayne. And thise sekenesses ben oþer after distemperaunces 5 (and namely colde, as Avicen saith), or after lousynge of þe onehede (and namely vlceres), or after stoppynge made withynforth of an aposteme or of eny humour and of wyndyhede or of quyttre, of blode or of filthe or worme or werte or a fleschy or pannyclouse burgenynge or swellynge ynorisshede þeron, and also wiþout- 10 forth as an arreyne, a flae or a litel stone or a kyrnelle and a corne and powdre or water entrede þerynne.

Of þe whiche þinges it semeth openly þat the causes of þe sekenesse of þe eren, some ben primetyves (i. þe firste causes), as fallynge and smytynge and malice and gouernaunce, and some ben 15 causes goynge tofore, as euel and smeky humores. The causes þat ben ioynede þerto ben þinges þat ben gadrede in þe eres. And þise, when þat [f. 141rb] þay ben of þe kynde of the membre, soche ben cleped propre or pryuate. When forsoþe þat thay come from elles where, as fro þe stomake or fro þe hede, þay ben suffrynge 20 þerwith and communede. And soche haue here makynge and here beynge made as it was saide of þe ey3en.

The **tokenes** of þe passiouns of þe eres whiche so euere þat ben made in þilke holownesse of þe eres þat be seyne nedeth no knoweleche of lewde men, as it is sayde in 4to Interiorum. Þo forsothe 25 þat appere noght ben taken by knowen herynge, for-why þo that heren noght smale voyces ne vnneþes grete voyces, þai been deef or þay be made deef litel and litel, as Galien saiþ in 3° Meamur. Who forsothe þat taketh fleumatyk sownes, reynye and whewynge or hyssynge, þay suffre sownynge in þe eeres of euel herynges or 30 chaungynge of herynge, as Avicen saith.

The **cause** of the whiche it is made is bytokenede of his synthomates, as, if it be of an aposteme, with feuer and wiþ akþe and with stracchinges oute and wiþ grevaunces þat ben saide aforehonde in þe apostemes of ey3en. If it be forsothe a colde mater, 35 grevaunce is felede with coldenesse. And if it be an hote mater,

1 in 4to *underl. red*   10–11 wiþoutforth] wiþouteforth, e *underd.*
14 sekenesse ?*read* sekenesses; L *egritudinum*   15 third *and read* of; L *regiminis*   25–6 *Hole in margin, after* say- *of* sayde, appere, *and* herynge
25 in 4to Interiorum *underl. red*   29 fleumatyk *error;* L *fantasticos*
35 ey3en *error;* L *aurium*

þere is feled brennynge and prycchinge and a fluxe of blode or a colryk feuere whos mater goþ vp to þe eres, as it is saide in 4to Amphorismorum. If it be of ventositee (i. wyndenesse), it is wiþ sowne and wiþ gynlynge. If it be of an vlcer, þere is peynefull 5 ycchynge. If it be forsothe of werte or of any þing igone þerynne, it is knowen by þe pacient and by byholdynge to þe sonne in drawynge þe ere and in makynge it large with a glasse or wiþ some instrument. If it be a worme or anoþer beste, þe movynge þerof is felede with þe eere.

10   The place is bytokenede, for (after Galien in 4to Interiorum) if a man forsoþe suffre only þe propre sownynge, we þinke it to be suffrede, wiþ some oþer parties forsoþe [f. 141va] of þe face, the brayne suffreth þerwith. And þerto helpeth helþe of þe passyng of þe hole and nyghe tyme. And lyȝtnynge after good digestiouns 15 and euacuaciouns (i. voydinges) Avicen putteth to, as it way saide of þe eyȝen.

It is schewed by Avicen þat a kyndely deefnesse of euery outake of þe vttre stoppynge wiþouteforth and þat deefnesse þat is vnkyndely, cronyk of two ȝere, and þat þat is of a cicatrisacioun 20 (i. erre) or of an aposteme yhardenede is noght curede. It is schewede also þat an vnkyndely deefnesse þat is noght olde þat is sometyme styntede and haþ allegeaunce or liȝtnynge may be curede. Forþermore Ypocras saiþ in 4to Amphorismorum þat to whom so euer be deefnesse, colrike egestiouns comynge to hym, 25 it resteth. Galien forsothe vnderstood þat of þe accidental (i. vnkyndely) deefnesse þe whiche is made in a feuere of the steynge vp of colre.

Curacioun In þe cure of deefnesse and of þe noyenge of þe herynge þere is signede dowble rewle, the commune and þe parti-30 culer. The commune rewle is of dyete and of purgacioun and of lissynge of akþe is fulfilled after þat it was saide aboue in þe apostemes of þe heres.

The particuler rewle byholdeþ two þinges. Þe firste haþ viii lores ful nedeful to fulfille þis operacioun (i. wirchinge). The firste 35 lore is þat þer be no particulere þing made in þe ere, and specially scharpe þyng and akþeful, til þat the body be voydede. The

1 ? *Om. after second* and; *L et* ⸢*plurimum antecessit*⸣ *fluxus sanguinis*   2–3 in 4to Amphorismorum *underl. red*   9 with ? *read* within; *L infra*   10 in 4to Interiorum *underl. red*   10–13 *See Commentary*   15 way *read* was   17 cause ? *om. after* euery; *L a quacumque causa*   19–21 Hole *in margin, before* a, yhardenede, and schewede   23 in 4to Amphorismorum *underl. red*   30 is ? *superfl.*

secounde lore is þat all þe wirchynges of þe eeres, and namely þo þat comen to withinforth. The þridde rewle is þat alle þynges þe whiche schal be putte in þe eres, be þai leuke warme, noght hote ne colde, þat þay may þe bettre entre and be voydede. The fifte rewle is þat tho þinges þat ben casten in, þat þay stonde noght in þe ere at ouer thre houres. The sexte þat, after þat the medecynes is taken yn, he schal lye vppon þe hole partie and couer þe hole of þe ere with wolle [f. 141vb] or wiþ cotoun. The seuenþe lore is þat no þing be putte yn til þat þat is put yn be drawen oute, in turnynge hymself vppon þe seke partie and in clensynge with a probe rolled in a clowte or in cotoun and in helpynge with kow-ȝhynge and with fnesynge and wiþ enoyntinge and with strong brakelynge. The viii lore is þat the heler or lecher of heres haue couenable instrumentis to his wirchynge.

The secounde, þat he byholde þe particuler rewle, þat is þe local cure. Be it ordeynede after the dyuersite of causes of þe deefnesses and of þe noyenge of the herynge.

Of aposteme and vlcer If þe cause of deefnesse and of noyenge of the sighte were of an aposteme and of an vlcer, hele it as it was saide aboue in here capitles.

Of deefnesse and of sownynge in þe eres for colde and wyndy humours If colde humores or ventosite ben in the cause, the eere is first to be smekede with a traiectorie or with a pype to smeke with and a potte wiþ a strayte mouthe, in þe whiche Galien (by þe counseil of Appolyn) commaundeth to putte þe vryn of an oxe with þe þridde partie þerof of vynegre and a litel wight of myrre ybrayed and grounden. And rolle þe pype of the stewe al aboute wiþ wolle or with cloþe þat it hurte noght þe ere ne þo þinges þere-aboute. Neuerþelatter þe commune vse makeþ a subfumygacioun (i. vndersmekynge) with white wyne of the sethynge of rewe, of calamynte, of ysope, of maioran, of centorie, of betoyne, of þe leues and of þe greynes of lorere, of sticados, of anyse, of fenel, of spyconard and soche oþere.

After þe stewe, þilke Appollo cheseþ to put yn gander grece, boles galle and oyle de baye, medle togidre in even proporciouns. The commune vse forsoþe ȝeteþ yn warme oyles, as oyle of

2 Om. after withinforth; L(O) que veniunt ad intrinceca ⌜fiant suauiter et indolorose propter neruum interius complantatum⌝   4 Om. after colde; L(O) tepida non calida neque frigida ⌜in excessu. Quartum quod sint liquida⌝ vt melius intrent   6 medecynes ?read medecyne   19 sighte error; L auditus   35 medle ?read medled; L mixtis   36 forsoþe ȝeteþ yn on erasure   water underd. before oyles

camomylle, oyle of anete, oyle of soure almandes, oyle of coste, oyle of spiconarde, oyle of [f. 142ra] radisshe, oyle of asshe and þe water of the droppynge þerof. Moreouer þe water of sengrene is praysede of some man in euery case. And he putteþ stronger,
5 gashaukes galle, bawme and þe iuse of radisshe yclensede.

Rasis putteþ to and Hebenmesue commendeth þis medecyne: Take of þe pithþe of coloquintida ʒ ii, of þe iuse of wormode, of aristologie ana ʒ i, of coste, of saundever ana ʒ sem., of castor Ə i. Make of thise a medecyne scief wiþ knowes galle, and dissolue
10 it, when it is nede, with oyle of soure almandes. Avicen saith þat þis medecyne is experte: Take of castor ʒ iii, of glasse ʒ i and sem., of elebor ʒ i; make þerof pylotes wiþ þe iuse of radisshe.

And it conforteth ham to walke in sondry places, as Alisaundre saith. And to crye and to excite ham wiþ a crieng voyce is profitable,
15 as Avicen saith. Wherof Galien in 3° Meamur vnderstode þat tho eeres þe whiche suffren akþe neden reste; by strong movynge and by chaungynge into þe contrarie disposicioun, þat tholen or suffren deefnesse.

Of deefnes for filþe Softenesse it with hote honyed water,
20 and hele it wiþ a stille of curynge, or putte lychynies þerynne enoyntede wiþ hony or wiþ oyle of camomyle and with picche or wiþ toun cresse and wiþ sawndeuer.

Of water gone into þe ere Of þo þinges forsothe þat conforten þerto (after Avicen) is þat it be soukede so moche with an horne
25 or wiþ a soukynge pipe of childerne þat it be drawen oute. And after enoynte in pourynge yn with oyle of swete almandes. Or in þe hede withouteforth brenne cotoun or some oþer þing, and drawe oute þe fyre by vertue of þe hete. Or putte a gobette of sponge bounden with a strong þrede, and after þat it haue dronken some-
30 what of þe water, drawe it oute.

Of a litel stone or of a kyrnelle or of a litel beste or of eny þing that entreth in the eere Avicen consailleþ and Albucasis þat, if it be a fycchede or fastnede þing, putte [f. 142rb] þerynne a litel of oyle of violet. And after, prouoke fnesynge or kowʒhynge
35 or stronge brethinge oute or skippynge vpon þe fote of þe eere;

4 man ? *read* men; *L ab aliquibus*   9 scief] stief   knowes *read* kowes; *L vaccino*   13 sondry ? *read* sondy; *L arenosa*   15 in 3° Meamur *underl. red*   16–18 *See Commentary*   19 Softenesse *error; L Mollificetur*   28 þe fyre, *see Commentary*   35 ? *Om. after* fote; *L super pedem* ⌜*a parte*⌝ *auris*

large and to drawe it with alle thy witte or sley3te. And if þis helpe not, enoynte a poyntel or a serchoure wiþ some thing, and putte it yn and drawe it oute wiþ twycches or wiþ a brode hoke of a litel foldynge. And if it may not, souke it wiþ a pype closede wel al aboute with oyle and wiþ wexe.

If it goo not oute forsoþe with þise slightes, þan haste to kytte it or þat þere come an aposteme or crampe. And be þe kyttinge þerof after the schappe of a mone in þe rote of þe eere vnto þe stone. And when it is drawen oute, sewe it, and hele it in þe maner of oþer woundes.

If it be a greyne forsoþe or a þyng þat afterward is made grete, Albucasis wil also þat, if it may not be drawen oute with þe sleightes, þat it be kytte by gobatmele with some small spature. After drawe it oute with twycches and wiþ sley3tis.

And if it be a beste and it may not be drawen oute alyue with twycches and with þe forsaide sleightes, þe same Albucasis wille (in his Dyvisiouns) þat water be droppede into þe ere, in þe whiche aloes be dissoluede or þe iuse of wormode or of calamynte or stronge vynegre. And when þat it is dede, drawe it oute with þe sleightes þat were saide nowe, or wiþ fillynge of water, or with puttynge yn of heres, as Brunus saith, or of spotil, as Avicen saith.

Of a pannycle, of a werte or of flesche stoppyng the eere
Kytte þe pannycle withouteforth with a spature. Remove þe warte and þe superfluäl fleisshe wiþ byndynge a þorny spature, in takynge it wiþ a twicche or wiþ actual or potencial cauterie. And after putte yn a tente enoyntede with vnguentum viride or with some light corrosyue. In þe ynner stoppynge forsothe, þe sleighte or witte is ful harde, but Albucasis commaundeth to open it with a radical cauterye. And be warre þat [f. 142ᵛᵃ] þou wounde not þe synowes.

þe fourþe partie, of sekenesse of þe nose þirles and of his parties.

Many sekenesses comen in þe nose þirles the whiche destroyen, feblen and chaungen þe accioun of smellynge and of brethynge oute. Of þe whiche some bene in þe propre membre,

1 *Om. before* large; L ⌜aut cum palma contusio. Et ista valent ad omne quod aurem ingreditur. Et ad hoc iuuat⌝ elargare et trahere aurem   3 ? *Om. after* oute; L extrahatur. ⌜Et si hoc non valet extrahatur⌝ cum picecarolis   24 *Om. after* byndynge; L cum ligamine ⌜aut cum⌝ spatumine spinoso   29 radical *error;* L radiali   34 and] nd *damaged*

and some in þe membres þat helpen þerto, and some forsothe in þe vertue, as ben distemperaunces, vlceres, stynkes, brussynges, apostemes, stoppynges of humoures, of flesshe, of polipes, of þe sneke, fnesynges and fluxes also of bloode. þe whiche is causede
5 also in þe membres, and sometyme þai come from elles where. But for that þe more partye of þise passiouns perteyneth to þe lore of phisik, and also it is saide aboue of many þinges of ham, here schal not be tretede but of þe vttre stoppynge and of stynche.

Of cathesial opilacioun The cathesial opilacioun (i. stop-
10 pynge), after Avicen, is a stoppynge of humoures or of flesshe or of cruste gendrede bytwene þe waie of the nose and of the þrote. Whos bytokenynge is for the man wil alway spitte. And when þat he schetteth his mouthe, he may not brethe by þe nose þirles, and he makeþ a maner of sownynge, and it makeþ
15 a wille of wamelynge.

Whos particuler curacioun is to vndersmeke and to souke ofte þe watir of þe sethynge of camomyle, of honysokel, of ysope, of maioran. Or þe confeccioun of Rasys is experte to þat entencioun and enhauncede with Hebenmesue: Take cokel temprede þre dayes in
20 vynegre and dryede and wonder smalle powdrede, and confecte it with olde oyle, and droppe yn some droppes by þe nose þirles, a smekynge imade and þe mouth fillede with water and þe hede turnede bakkewarde. And souke ham strongely til þat mykel moysture goo oute, þat acordeþ to be done þries vppon thre dayes.
25 And after euery tyme þe mouthe is to be wasshede with hote water. And if akþe and brennynge folowe of þise þinges, put yn oyle of gourde seede, and poure hote water [f. 142ᵛᵇ] vpon þe hede. And it is made stronger after hym if þer be putte þerto coloquintida and eleborus and erþe note and sal armonyak, and
30 medle ham with þe mary of a crane and with þe vryn of a camoyle or of a beste þat is like þerto.

And þe disposicioun nedeth ofte tymes wirchinge wiþ a rasoure or with a knotty threde ledde yn, as Avicen saith, after þe lore þat is 3even in þe vlcers of þe nose þirles, and to schaue so mykel til
35 þat it be clensede. And sometyme moche þing gooth oute with þe schavynge, of whos multitude a man schal mervayle. And if þer may none oþer thyng be done, make it large wiþ puttynge yn of

---

4–5 is . . . membres, *see Commentary* 17 *?Om. after* maioran; L(O) sansuci ⌜*et similia. Et inhicere infra nares cum emboto nasali pillulas dyacastoreas dissolutas cum succo sansuci*⌝

smalle tentes of genciane or of the rote of gladen, as Maistre Petre de Bonanto doth.

Of stinkynge of brethe Stynkynge of breþe is corrupcioun or rotynge of the ayre goynge oute at þe nose þirles or at þe mouthe. And þat is sometyme made for a wiþdrawen cause in þe place, as ben corrupciouns and rotynges of vlceres of þe nose þirles and of the gomes of þe tieth and of þe nyghe membres. And sometyme it is made for a communede cause and sente fro the brayne, fro þe stomac and fro the breste, as it is saide in 4to De Egritudine.

It is bytokenede forsoþe þat it comeþ fro þe breste when þat the spotil is quyttry, and þat it cometh forsoþe fro the stomak when þat it is noght contynued but it appereth more afore mete þan after, and þat it cometh fro þe brayne for when þe mouth is fillede ful of water þe stinkynge is perceyuede and þerwith it is contynue and it is preseruede to the pacient. The mater þerof is bytokenede to be hote by brennynge and by prikkynge and to be colde by beynge awaie of the tokenes.

It is schewede þat stynkynge of þe brethe is schameful and harmeful, and namely to a leche. It is schewede þat stynkynge of þe brethe for streytenesse of the holes of þe colatorye is incurable, and þerfore [f. 143ra] apes han ofte tyme stynkynge nose. It is schewed also þat stynkynge of brethe and þe takynge þerof in þe likkenesse of smellynges of fisshes is an euel token in acutes (i. in scharpe feueres).

Curacioun In the curacioun of stinkynge of þe brethe þere ben two rewles, þe commune and þe particulere. The commune is of the dyete and of the purgacioun. Be it made after þe kynde of þe humour fro þe whiche þe stynk or filþe cometh. Neuerþelatter þai schal communely eschewe from all roten þyng, as is euel brede and euel flesshe and viscouse and of mareys and euel grete swete wyne and fisshes and whyte metes and fruyte and softe wortes, as gourdes and coles and moste myldes. And þe substaunces of growelles and alle broþþes and soppes and garlik and oynouns maken euel brethe.

Alle soure þinges and drye þinges ben gode for ham, as pome garnates and orenges and vynegre, and alle drye þinges, as pertriches and smale briddes, and tho þinges þat representen vapoures

---

15 preseruede, *see Commentary*   18 *MS.* for streytenesse of þe holes *after* brethe; *redundant, see l.* 20   35 drye, *see Commentary*   37 representen ? *read* repressen; *L reprimunt*

after mete, as quynces, peres and coriaundre preparate, as Arnald saith. Moreouer vse þay smalle-ache for (after Rasis) ofte etynge þerof is bettre þan alle oþer þinges. And þe braunchis of myrtilles with raysinges yclensede ben preciouse þerto, as Avicen saith.
5 And salge and maiorane han þe price amonges herbes. And goode confecciouns, as þe wel-smellynge medecyne of Hebenmesue (þat is as it were rosata novella) and goode dragees in þe whiche þe seedes ben arrayede wiþ vynegre, made of clowes, of canel, alipta muscato, calamo aromatico, of schere gresse, of yreos, of spyco-
10 narde leues, of citrines, of lorer leves and of myrtilles, exiloaloes, of sawndres, of roses and zuccara rosarum in tabulis, ben preciouse.

Þrowynge out of filþes and sobrenesse of lyf and litel slepe, besynesse and ofte wasshynge of þe feete is nedeful in þis case. The propre purgaciouns is wiþ yeres and with myrabolanes; blode
15 last if it be nedeful and [f. 143rb] dyuersioun and evaporacioun with cauteries vpon þe crowne.

The particuler rewle byholdeþ the occasiouns wherof it haþ bygynnynge. If stenche come fro eny membre, cure it. If it come of eny sekenesse, cure it also, as, if þai be vlceres or pustles
20 growynge oute or opilacioun (i. stoppinge), cure it as it is saide in her owne chapitles.

Neuerþelatter it is commune in alle stenches to clense and scoure and also to make þe nose þirles and þe mouthe and þe wayes of þe brethe swete smellynge with some medecynes approprede þerto.
25 And Hebenmesue prayseth þerto after collucioun and soukynge wiþ swete wyne of þe sethynge of myrre, of schere gres, of calami aromatici, of exiloaloes, of roses, of sal gemme. And Rasis putteþ galliam, spiconarde and clowes. And þe vryn of assis is an hye medecyne in þis, as Hebenmesue putteth, and puttynge yn of
30 tentes ymade with þe powdre of yera pigra ℈ iiii, of calami aromatici, of myrre, of clowes, of spiconarde, folii squinanti, darcini ana ℈ ii; confecte ham wiþ good wyne. It is þe beste, as he saith.

And if þere may none oþer þing be done, couere or hide it wiþ Avicens powdre of clowes. Whos fourme is: Take of clowes, of
35 galangale, of boþe ℥ sem., of pilettre ℈ iii, of aloes ℈ ii, of mustarde ℈ i, of muske, of campher ana sem. Make pillules with wyne, of þe whiche he schal swolowe two and holde oþer two in

14 purgaciouns *read* purgacioun; *L Purgacio*   16 ?*Om. after* crowne; *L supra coronale* ⌜*laudatur*⌝   25 *Om. before* after; *L(O)* ⌜*collusionem*⌝ *post collusionem*

his mowthe euery day by þe morne. Gordonius echeþ in ham maioran, basilicon (i. þe sede of water mynte), notemoge, canelle, lignum aloes, and sometyme aloes, and storax, calamyta and ambre, and he confecteþ ham wiþ water of rose.

Chewynge of schere gresse hideþ the sauour of wyne, and rewe of oynouns and of garlik, as Rasis witnessiþ.

Of þe polipe and of fluxe of blode, it is saide in þe book of vlcers.

The fourþe party, of sekenesses of þe mouþe and of his parties

As (Galien saith in 4to De Egritudine [f. 143va] et Sinthomate) þe particuler constreynynge in þe forsaide þinges scheweþ þe cause of þe sinthomatez (i. of þe accident or gruggynges), so knowyne to vs þat in þe mouth ben two principal membres fulfillynge two actes, to þe whiche þe tonge is ordeyned, þat is to saye, to þe tastynge and þe tieþ to the chewynge. The oþer forsothe ben helpinge hereto. And þerwith þe vertue þerof cometh þerto, isente fro þe brayne. The whiche sinthomates forsoþe ben departede by þrefolde difference: in þe accioun (i. dede) ifeblede and done awaye and also ychaungede or corupte, of special sekenesses to þe membres and of commune sekenesses to eyther, þe whiche ben vnlousynge of þe vnevenhede after þe more and þe lesse, namely of variaunce of feblenesse and of doynge away, noght of chaungynge forsoþe, as Galien, Avicen and þe Sotil Doctoure declaren in many places.

The causes forsothe of the whiche þinges ben sometyme done awaie and sometyme communede, as it is saide of other þinges and it schal be saide.

Of sekenesses of the tunge The sekenesses of þe tonge lettynge his acte (i. dede) ben distemperures, vlceres, alcole, apostemes, swellynge or more blistrynge, ranula and vndergrowynge of flesche, crampe or crokyng, pallesie or softeninge and stottynge or wlaffynge. And þogh ful many of þise sekenesses perteynen to þe lore of phisik, neuerþelatter for þat recourse is sometyme had to cirurgiens for ham, þerfore a litel what schal be saide of some of ham, noght of apostemes and of vlceres and of alcolis, for it is saide of ham aboue.

8 fourþe *error; L Quinta pars*   10–15 *See Commentary*   17–23 *See Commentary*   24 Doctoure] doctoures, s *underd.*   25–6 done awaie, *see Commentary*

Of swelynge and gretenesse of the tonge The whiche forsoþe, if it were of hote humores, good diete and purgacioun yputte þerto, Galien in 14° Terapeutice counseilleþ to gargarise with pillule cochie. And he haþ helede it, as he saith, only wiþ the iuse of letuse, and ouer þat a man nedeþ none oþer [f. 143vb] medecyne. Neuerþelatter dyuysioun (i. twynnynge) of þe mater wiþ ventoses byhynde þe nekke and blode laste of veynes of þe tonge bene vsede to me in þis case.

If it come forsoþe of colde humours and of a grete ventosite, Rasis and Auicen wille þat þe mater be ladde oute by þe mouthe in spyttynge, wiþ a frotyng of sal armonyak and of oynouns. And wasshe þe mouthe wiþ vynegre and, if þere were gynger and pyper ioynede þerwith to dissolue, it were þe bettre. And in þis case it is ful profitable to drye þe hede wiþ tho þinges þat dryen rewme.

Of ranula and of vndergrowyng of flesche Ranula, after Avicen, is a maner of flesshynesse euelong vnder þe tonge, lettynge his werke, gendrede to þe schappe of a frogge or of anoþer tonge. And it byhoueþ in curynge þat þay be assayede, after Avicen, if it may be wastede wiþ menely stiptykes and resolutyf medecynes, as ben þe ryndes of garnates wiþ origanum and wiþ salte. Dragantum ybrente and hermodactily with þe white of an eye, holden vnder þe tonge, is experte for children, as he saith. And after þise þinges it is to passe to stronger medecynes, as is rubbynge or frotynge with sal armonyak or wiþ þe floure of bras and wiþ dragante or wiþ þe pilotes of aldaron or of calidicoun. And be ware þat no thing of þise go downe to the ynwardes.

And if it may not be curede with ham, þere schal be none excusacioun fro hand wirchynge, as he saiþ also. þe whiche operacioun Albucasis putteþ þus: It byhoueþ þat þe seke manis mouth be openede afore þe sonne, and þe leche schal considre þe ranule. And if it be blakke or flawy or harde and wiþoute felynge, touche it noght for it is a cancre. If it be noght soche forsoþe but white and wel tretable, þen take it wiþ an hoke, and kytte it wiþ a smal spature, and delyuere it fro euery partie, and drawe it oute. And if þer come blode, clense it awaie wiþ a spounge, and if it [f. 144ra] be nede, laye þerto vitriol, and leue þe wirchynge til þat it be restreynede. And þan if þe wirchinge be noght complete (i. fulfilled), go þerto aȝeyne to þe complement (i. fulfillynge) þerof.

2–5 *See Commentary*   4 cochie] cothie   18 be assayede, *see Commentary*

Afterward wasshe it with vynegre by one or by two daies. And after (William de Saliceto saith), wasshe it with wyne of the sethynge of myrre til þat it be hole.

Of þe crampe and of the þrede drawyng þe tonge The crampe is wiþdrawynge and crokynge of þe tonge to his firste bygynnynge, by þe whiche his acte is letted. Whos cause is moysture fulfillynge or dryenesse dwynynge awaye or withdrawynge þe ligament.

The cure forsoþe of moysture fulfillynge is vniuersal euacuacioun (i. voydinge) and particuler. The vnyuersal (i. þe commune) voydinge is done with pillulis cochiis. And þe particuler voydinge is done wiþ capapurgiis (i. with medecynes þat purgen þe hede) and with chewynges and wiþ wasshynges with calamynte, wiþ origanum, wiþ mustarde, with femygreke, wiþ pyper, wiþ pilettre and with oþer þe whiche schal be saide anone in þe pallesye. To þe whiche also accorden vaporaciouns (i. smekynges oute) of the roote of þe nekke with þo þat ben as camomyle, honysokel, sticados and anetum.

The cure forsoþe of dryenesse and of dwynynge awaye is good moystinge and confortynge with good mete and wiþ temperate wasshynges and enoyntinges of þe nekke and of þe hede wiþ oyle of water lilye and of violettes and with powrynge on of hote water and of mylk and of soche oþere.

But þe cure of þe þrede or of þe ligament drawynge þe tonge is kyttynge by þe brede til þat þe tonge be lousede fro his wiþhaldynge, as Albucasis saith. And lay þerto a lychynie by some dayes with vitriol þat it be not sowdede. And if it be dowtede for veynes, Avicen counsailleþ þat þere be putte yn a þrede wiþ a nedle, and bynde it til it be broken by itself. Or (after þe counsail of Lamfrank), in kyttinge, cau[f. 144rb]terize it wiþ a rasoure of siluer ihette.

Of pallesye and of wlaffyng þogh wlaffynge may come of þe crampe, of vlceres and ofte tyme of oþer passiouns of þe tonge, neuerþelatter it cometh of þe pallesye and of moystures dronken in in þe synowes and in þe brawnes and vnder þe tonge.

Whose cause and tokenes forsoþe ben as of þe commune pallesye, and þerwith comeþ fluxe of spotil withoute wille, ne þay may not speke forth right ne schewe, as Galien declareth in þat Amphorisme: Wlaffynge or rattelynge men ben most taken wiþ a longe dyarie (i. fluxe).

7 ligament, *see Commentary*   31 it *underd. after* þogh

It is schewede communely þat vnkyndely wlaffynge scheweþ the pallesye tofore. It is schewed also þat as a feuer heleþ the crampe, and so doþ wlaffynge of moysture. It is schewed also þat kyndely wlaffynge ne pallesie þat is longe lastynge ben neuer perfitly
5 helede. Neuerþelatter, in childerne when þat þay come to adolescence (i. to 30ng manis age), ben ful ofte tymes amendede, as Avicen saith.

The cure forsoþe þerof, þoghe it be þo thinges in kynde þat helen þe commune pallesye, neuerþelatter þere ben in it þre
10 special and most my3tful tokenes, withoute þe dyete and þe purgacioun, as Hebenmesue putteth. The firste is fulfillede wiþ scharpe clisteries and wiþ frotynges and wiþ ventosynges behynde þe nekke.

The secounde is fulfilled wiþ drienge plastres vppon alle þe
15 hede with þo þinges þat ben as mustarde and doufes donge, mylium and salte ybroylede, bayes of lorer, anyse, fenell, piperes, clowes and other thinges þat dry3en rewme in confortynge þe hede. And cauteries vppon the hede and in þe sydes and byhynde þe spondiles of þe nekke ben praysede. And Haly Abbas commaundeþ þis
20 plastre vppon þe nekke to conforte þe synowes: Take of camomylle, of honysokell, of maioran, of gynger, of eueriche ℥ v, of mustarde, of pylettre, of þe leues of lorere ana ℥ iii, [f. 144va] of opoponak, of castor ana ℥ ii. Breke ham alle, and medle ham wiþ wexe and wiþ oyle of sambuke, and make þerof a plastre.

25 And to þe same entencioun, an oynement helpeþ þat is made wiþ oyle of coste, of spiconarde, of rewe, of castor. And oleum benedictum is hyeste in þis, and oyle of terebentyn. And þe noble or siker medecyne of Hebenmesue, þat was saide aboue in the pallesie, is preciouse in þis.

30 Gargarismus fulfille þe þridde þing, and wasshynges of þe mouthe or frotynges of þe tonge wiþ tho þinges þat schal be saide, in greyinge þe þinges, goynge fro þe feblere to þe stronger. And be it bygonne at oximel squilletyk, for-whye it is ful hye þing in gargarisynge. And it is sometyme confortede with þo thinges þat
35 ben as sticados or ysop of a gardyne and þe ryndes of capparis, pilettre, gynger and þe thre piperes. And it byhoueþ þat ledynge

---

3 and so doþ, see *Commentary*   6 ben, see *Commentary*   10 tokenes *? error;* L intenciones   11 *?Om.* before The firste; L ⌈*Prima est in diuersione materie. Secunda in desiccacione cerebri. Tercia est in consumpcione humiditatis coniuncte*⌉. *Prima completur* [etc.]

oute of fleumatyk superfluytes goo tofore þis gargarisynge, in frotynge þe tonge wiþ þat þat is sal armonyak and gynger and oynouns, and afterward þe openinge of wasshynge schal be bettre.

To þe same entencioun Hebenmesue haþ assaied a gargarisme þat dissolueþ flewme hepede togedre in þe roote of þe tonge. Whos fourme is: Take of oryganum, of maioran, of ysope, of pilettre, of gynger, of the þree piperes, of canel, of coste, of mustarde, of cokel. Confecte ham wiþ oximel squylletik and wiþ swete wyn, and be he gargarized day by day.

Lamfrank telleþ þat he restorede þe speche to a lady wiþ clensede figes and with hony and wiþ sexe greynes of clere and schynynge or brighte euforbe medlede togidre and confecte, of þe whiche he putte þe quantite of a litel bene vnder þe tonge.

The confeccioun of Rasis medecyne to þe pallesye and to þe grevaunce of þe tonge: Take of sal armonyak, of piletre, of staphisagre, of mustarde, of gladen by even [f. 144vb] mesure. Braye ham, and frote hym wiþ ham vnder þe tonge and aboue ofte tymes in þe daye. Haly Abbas forsoþe commaundeth to frote þe tonge wiþ yera pigra, with mustarde and wiþ piletre ibrayed.

And gladen, after þe witnesse of Dyascorides, after alle manere of layenge to, is þe propre softenynge medecyne of the tonge and of þe pallesie. Rosemarie, þe sede of water mynte and of þe wylde cole han a grete proprete in þis. And holdynge vnder þe tonge of pillules made with castor and wiþ asa fetida and with terbentyne is an hye medecyne þerto, as Avicen saith. And pillule diacastorie ben approprede þerto, and triacle and þe confeccioun of anacardus ben commendede by alle men. And besynesse of speche and frotyng of þe tonge with sal gemme hasteth þe speche of childerne, as Maister Arnald saith.

Of passiouns of þe tieth The passiouns of þe tieth ben nombrede of Haly Abbas in þe xx sermone of the firste partie of þe Real Disposicioun fyue or sexe, as akþe, gnawynge, cruddynge, slepyng, filþynesse, fallynge or movynge. þai fele not propurly an aposteme, but a þing þat is like to an aposteme, as Avicen saith. And by þat thing gnawynge is vnderstonde, or rotyngnesse, as oure commune scole haldeth. Wheþer forsoþe þat þai haue felynge

---

2 as ?om. after is; L quod est sicut 3 openinge, see Commentary
16 ?Om. after mustarde; L synapis ⌜piperis⌝ 22 ?Om. after pallesie; L(O) atque paralizi. ⌜Et saluia rutha calamentum herba paralisis⌝ ros marinus [etc.]
31 xx; L(O) 20°, (Br) ix, (Ca) 9°

and perceyuen the akþe, Galien in v^{to} Meamur and Avicen in 3° Canonum semen to holde þat it is so. Haly Abbas forsoþe saith expressely þat þai haue no felynge by hamself but by resoun of a synowe þe whiche is sent to ham fro þe þridde payre of synowes of þe brayne, and so Galien declareþ hym in 16 De Vtilitate Particularum. Of þe whiche þinges it semeþ þat þai ben noght propurly apostomede ne aken noght but by resoun of þe gomes and of þe synowe þat cleueþ to ham.

The cause forsoþe of þe passiouns and of noyenges of þe tieþ is euel complexioun and lousynge of þe contynu[f. 145ra]hede and apostemes, þe whiche ben sometyme made for a priuate cause beynge in the toeth or in membres þat cleuen to hem, and sometyme for a comunihede cause fro the brayne or fro þe stomak or comynge fro oþer place. And so in suche disposiciouns it is founden to make and to be made. And þe cause of þise thinges is þrefold: þe firste cause is fallynge and smytyng and malice of gouernance; goynge tofore, as superflue humours; þe cause i-ioyned þerto is þat dispiticioun made in the tothe.

Tokenes of passiouns of the tieth ben openly inow yknowen. It semeþ forsothe euydently to alle man when þat þei ben persede and when þat þei ben gnawen þat þei be made blakke and þai ben broken, or whan þai thole neyþer colde þinges neyþer hote þinges, or when þat akþe cometh of some of ham, as Galien saith in 5to Meamur. And þerto helpen noyenge þinges and confortynge þynges, tyme and rewle þat is passed and the schewynge or tellynge of þe pacient, as it is saide tofore of þe gowte. It is schewed þat among þe passiouns of all þe body of þe whiche a man is ful litel ioyed, þe toþe akþe is most grevous. It is schewed also þat swellynge of þe gome is a gode token in tothe ake, for þat it is bytokened þat the mater leueþ the synow and þe lygament and turneþ to fleschy places, as it was saide also aboue of þe gowte.

Curacioun In the curacioun of þe passiouns of the tieth þere is ȝeuen double rewle, þat is to say, the comune and þe particuler. The commune rewle forsoþe haþ two entenciouns in kynde: one in þe lyf (i. diete), þat oþer in euacuacioun (i. voydynge).

Þe diete is specified þerwith in eyȝte þinges, after Avicen: firste forsothe þat þai vse rotynge metes, as ben fisches and white

1–2 in 3° Canonum *underl. red*   5–6 in 16 De Vtilitate Particularum *underl. red*   10 In *f. 144vb, lower margin*: hede and apostemes *catchw. in red scroll*   17 goynge ... as, *see Commentary*   18 dispiticioun; L *disposicio*   23–4 in 5to Meamur *underl. red*   37 ?Om. *after* vse; L ⌜non⌝ vtantur putrefactibilibus

metes; þe secounde þat þei eschue þyn[f. 145ʳᵇ]ges þat ben hote in excesse and also colde, namely in mene one after anoþer; the þridde þat þai chewe none harde þynges, as bones, and gleymy, as figes and confecciouns of hony; the fourthe þat þai vse no metes þat noyen the tieþ of proprete, as lekes; the fifte þat þe tieþ be noght fully curede ne bitterly; the sexte þat þai be frotede with hony and wiþ salt ibrent. And if vynegre were put þerwith it were a fulfillynge, as Haly Abbas declareþ in the fifte sermone of þe secounde partie of þe Real Disposicioun.

In the purgacioun yera is approprede, and blode laste of þe veyne cephalica and of the veynes of the lippes and of the tonge, and to turne it with frotynges and wiþ ventosis and wiþ medecynes þat purgen the hede and with dryeng of rewme and wiþ confortyng of þe hede (as it is ofte tyme saide), and to lede out flewmatik moystures with pilettre, with mastik and wiþ suche oþere þat ben ofte tyme isaide.

The particuler rewle byholdeþ two þinges: first, þre lores nedeful to þe worchinge of the tieth; the secounde, þat wirchyng after þe dyuersite of þe passiouns.

The firste lore is þat þise operaciouns or wirchynges ben particuler and moste approprede to barboures and to tothe drawers, and þerfore leches haue lefte þe forsaide werk to ham. It is siker forsoþe þat suche wirchers be dressede or gouernede by leches.

The secounde lore is þat it byhoueþ a leche counseilynge in suche þinges þat he knowe þe helpes of tieth. They ben made manyfolde, afte Avicen, þat is to say, by wasshynges and by gargarismes, by chewynges, by fillynges, by enoyntynges, by vaporaciouns, by frotynges, by subfunygaciouns, by cauterizacions, by medecynes þat purgen the hede, by droppynges in þe eres and by honde wirchynges, as it [f. 145ᵛᵃ] schal be seide in here places.

The þridde lore is after Albucasis. It byhoueþ an instrument for tieth to be litel of þe couenable instrumentz, þat is to saye, of rasoures, of schauers, and of riȝt and of crokede spatures, of symple leuours, and wiþ two braunches, wiþ toþede or wiþ scocched pynsounes and with dyuers serchours, wiþ pypes, with schauynge knyfes and wiþ oþer necessaries in þat werke.

Of tothe ake If akþe forsoþe be wiþ communynge of anoþer membre, than cure þat membre first. If it be forsoþe of aposteme

26 afte *read* after   28 subfunygaciouns *read* subfumygaciouns   31–2 instrument . . . litel; *L dentistam esse munitum; see Commentary*

of þe gomes, when þe mater is purged and dyuersed, firste repercusse þe hote mater wiþ colde and stiptyk medecynes, as is (after Hebenmesue) wiþ holdynge in þe mouthe of hote water wiþ vynegre or of water of rose or of planteyne. And if þere were put
5 a litel of campher wiþ ham, it were þe bettre. And oyle of rose forsoþe is of þe same entencioun, or oleum mirtinum, or omfacinum holden in the mouth. When forsoþe þat þis haþ passed þe bygynnynge, put some resolutyfes with þe forsaide þinges, as is mastyk and raysynges. And if þere were made strong akþe,
10 putte a litell opium to ham if it be nede.

In a colde cause forsoþe lay þerto in þe bygynnynge oyle of rose with mastyk. Afterward lay þerto alumed wyne of þe sethynge of ysope and of calamynte. If þe mater forsoþe goo to maturacioun, helpe it with þe sethynge of raysynes, of fyges, of lyne sede and of
15 femygreke. Afterward open it and clense it with mel rosate and with wyne, after þat it is saide in vlceres of þe mouþe.

If þe cause forsoþe were in þe roote of þe toth, in his synowe or in his ligament and it be wiþ mater, purge the mater [f. 145vb] and resolue it with þo þinges þat ben saide and schal be saide, and
20 propurly in an hote mater with oyle of rose and of camomyl, and in a colde wiþ oleum de been and with oyle of spyconarde. And if it bey wyndy, hele it with þe decoccioun of comyn and of bayes of lorer and þe sede of doder, of galbanum and of serapyn.

If þat akþe forsoþe were withoute mater, alter þe hote mater
25 with colde medecynes and þe colde mater wiþ hote medecynes þat were saide in þe bygynnynge and also þat schal be seide. And drye þe moyste mater with salt and with alume and wiþ galles irosted, and moyste þe drye matere with butter and with schepes talowh.

30 If þer be no remedye forsothe with þe forsaide thinges, cauterize it with hote oyle, dippynge in a serchoure folden aboute with cotoun, or dippe a cloute þerynne and laye it ofte to þe tothe. Or brenne it with an hote yren, or drawe it out with instrumentz.

And for þat many medecynes of tieth ben putte of many men,
35 I schal telle wiþ distinccioun þo that were most prouede to me to lisse þe akþe by way of alteracioun and of resolucioun and oþerwise by waye of stupefaccioun.

Medecynes forsoþe of tieth (after Galien in 5to Meamur), wheþer

---

7 When forsoþe *repeated*   22 bey ?*read* be   24 second mater, *see Commentary*   36 by *repeated*   38 in 5to Meamur *underl. red*

þat a man wille make repercussioun or to come out, þai schal be moste stronge, and þerfore many of hem ben made with moste strong vynegre. Ne it availeþ noght þat is saide þat vynegre noyeth þe tieth, for when þat it is medled with some hote thynges, it leseþ þat noyenge. And þerfore Avicen, in 3º de curacionibus capitis, saiþ þat vynegre is commune to alle materes. It is possible þat þe coldenesse þerof be broken with a liȝte cause and þat his depe persyng and kyttyng [f. 146ʳᵃ] be lefte. Þat is forsoþe when þat it is laide to in colde materes. In hote materes forsoþe, be it noght chosen þere-vpon, þe whiche is also prouede in þe bygynnynge of Simple Medecynes and grauntede in primo Meamur. As Galien telleþ in 5ᵗᵒ Meamur, Archygenes putteþ the firste medecyne to þe tothe ake, hote vynegre with galle, vnderstonde þou in hote matere.

In a colde mater, of what cause þat euer it come: Take of mercurye, of peritorye menely brent ℥ xvi, of salte ℥ xi, of brent alume ℥ v, of þe extremytees of origanum, of yreos, of piper, of pilettre ana ℥ iii, of sciceleos, of ysope, of drye mynte ana ℥ ii, of hertes horne or of gotes horne, of canel ana ℥ i. Of þe whiche frote þe rootes of þe tieth and of þe gomes, of moyste gomes and nouȝt of drye gomes, as he saiþ.

Rasis forsoþe putteþ the confeccioun of a medecyne avaylinge or helpynge to þe ake þat cometh with hete: Take of þe sede of purseleyne, of coriandre, of sumac, of holede ote mele, of ȝelowe sawndres, of roses, of pilettre, of camphere, of eueryche aliche moche euen parties. Make pilotz with þe iuse of morelle and enoynte þe akynge tothe wiþ wyne dissoluede in water of roses, as Hebenmesue saith.

In a colde mater forsoþe he laiþ to triacle in þe rote of þe toth, made of foure þinges. Whos fourme is: Take of piper, of asa fetida, of opium, of myrre, of castor even parties. Confecte ham wiþ hony.

Haly Abbas prayseth in a hote cause vynegre with water of rose, or wiþ sumac and wiþ a litel campher. In colde cause, vynegre of þe decoccioun of a serpent. And if þer were medlede þerwith, gynger, pilettre, piper and salte, it were [f. 146ʳᵇ] þe stronger.

Alisaundre ȝeueþ the maner of þe makynge of garlyk þat lisseþ sone þe tothe akthe: Take of garlyk v chyres, of olibanum ℥ i and

---

5 in 3º de curacionibus capitis *underl. red*   9–10 be . . . þere-vpon, *see Commentary*   18 *Om. after* ℥ i; L ℥ i ⌜fiat puluis⌝   26 *MS.* dissoluede *after* tothe; *redundant*

sem., of mirre ℥ i. Boyle ham in wyne to þe fourme of rennynge hony, and holde it ofte warme in þe mouthe. But Hebenmesue witnessith þat Galien saiþ þat if garlik be brayed and layde in þe roote of þe palme of þe hande þat foloweþ the akþe, it heleþ the akþe þerof, as he haþ assayed.

Avicen graunteþ forsoþe þe vynegre of þe sethynge of coloquyntida or aristologie or pilettre, asa fetida, mustarde, þe ryndes of capparis, the rynde of pynote, horse mynt, cokel, condisum and suche oþere. And þe ȝolke of an egge yrostede hote and hote brede layde vpon þe tothe and water ardant is beste hereto. And vaporacioun afore mete two houres tofore or foure houres after with salt and wiþ gromyl or wiþ hote oyle Avicen prayseth, and the plastrynge with tho þinges þat ben as malues, anete, camomylle, lyne sede and femygreke. And he prayseþ also subfumygacioun with greynes of coloquintida and with mustard sede and wiþ oynoun sede and wiþ rewe and wiþ suche þinges. And he graunteþ, wiþ Rasis, droppynge in þe ere þat foloweþ þe akþe wiþ some of þe lyssyng oyles, as is oyle of almandes, of sambuk or of elder, of castor and suche oþere.

Medecynes forsoþe þat stonyen, þe whiche ben put in grete nede ben (after þe same Avicen) as: Take of þe sede of white iusquiame (i. henbane), of opium, of store, of galbanum, of alle ana ℥ ii, of piper, of asa fetida, ana ℥ i. Confecte it with coaglede wyne, and laye [f. 146ᵛᵃ] hem vppon þe tothe þat aketh. Or take of opium and of castor even parties, and tempre ham wiþ oyle of rose, and þrowe it into þe eere þat folweth þe peyne. Or be þe wyne of þe seþinge of þe roote of mandrage or of henbane iholden in þe mouthe þat þe sekenesse may be maturede in slepynge and in restynge. Ofte holdynge also in the mouthe of colde water dulleþ þe akþe, as Avicen seith.

Of a tooth þat is movede and made feble When þat a toeth is movede for a former cause of fallynge or of smytinge and sometyme of lubrifieng, i. makynge þe synowe or ligament sliddry, and sometyme for fretynge and for lassyng of þe flesche of þe gomes.

þat forsothe þat is caused of dryenesse and of wiþdrawynge of

---

11 two *obscured by brown smear*   after *obscured by brown smear*   28 *?Om. after* mouthe; *L in ore.* ⌈*Et quandoque dantur in potu narcotica sicut filonium aut teneatur in ore*⌉   31 When þat *error; L Quandoque*   33 *?Om. before* lubrifieng; *L ex* ⌈*humiditate*⌉ *lubrificante*   33–4 *?Om. after* sometyme; *L Et quandoque* ⌈*propter siccitatem et carenciam nutrimenti quandoque*⌉ *propter corrosionem*

þe norisshynge, as in olde men and in ptisike men, ben noght helede. In oþer men forsoþe, þai ben holpen with restorynge medecynes. And þerwith he schal eschewe chewynge, and namely of harde thing, with þat toeth, and he schal lesse his speche, and he schal not touche ne moue it. And if it be for fretynge, hele þe fretynge. þat forsoþe þat cometh of fallynge and of smytinge, when þat blode last is made and when it is infecte wiþ moysture þat softeneth it and purgacioun made and ledynge out of þe moysture by spotil with mastik and wiþ pilettre, Galien telleþ (by þe counseil of Archygenes) þat alume be laide in þe roote of ham wiþ frank ensence and with canel and with cipresse.

Rasis forsoþe: Take of balaustia, of roses, of gallia, of schere gresse, of sumac ana one partie, of alume half a partie. Enoynte it vpon þe gome. And in anoþer place he putteþ þerto acassia, ypoquystidos, myrabolanes, and he biddeþ to sprencle it with vynegre [f. 146vb] and to make pilotes and to frote þe rotes. The whiche, if it helpe not, bynde ham with a softe smal cheyne of gold, as Albucasis techeþ. And if þai falle away, make hem of oþer menis teeþ or of a kowes bone, and bynde ham with a slei3te, and he may be serued with hem longe tyme.

Of filþe, of wormes and of fretynge and of persynge of the tieth

And it hath double rewle: þe commune, of diete and of þe purgacioun and of confortynge of þe brayne, as it is saide in þe akþe. The particuler rewle forsothe is þat þei be wasshed with water ardaunt or with wyne of þe seþynge of eyþer mynte, of eyþer sawge, of eyþer calamynte, of piper or of pilettre. And afterward fille it with gallia and with schere gresse, with mastik, with myrre, with sulphre and wiþ campher, with wexe, wiþ arsenyk, wiþ asa fetida and with suche oþere.

If thise avayle not forsoþe, rowme it wiþ a schauynge knyf, and make a way þerto þat mete be noght wiþholden in the hole. And if þis availe not, brenne it. And if it be nede, drawe it out, but with a slei3te þat þe hole be firste filled strongly with clooth or wiþ cotoun, for þat þe pynsones schulde elles breke it and þe rote schulde abide stille.

If wormes forsothe were in þe hole, vndersmeke þe tothe, after þe forsaide wasshyng, with þe seede of pylettre and wiþ oynoun sede and wiþ henbane sede confected with gotes grece, and make pillules eche of a dragme, and lay þerto eche tyme one.

6–9 *See Commentary*   15 ypoquystidos] d *badly made*

Of filthe and of euel colour of þe tieþ The commune rewle iput þerto, wasshe þe mouthe with wyne of the sethynge of hors mynte and of piper. And after, he schal vse þis medecyne by þe maner of a frotynge of tieth: Take of cotil bone, concularum marinarum albarum, porcellanarum, of pomysshe, of brent hornes, of glasse, of alume, of sal gemme, of brent sulphre, of þe roote of yreos, [f. 147ra] of aristologie, of þe rote of brente rede. Make a powdre of hem alle or of eueriche by itself.

To þe same entencioun Mayster Petre maketh a water: Take of sal armonyak, of sal gemme ana li. sem., of alume de plumme quart. i. Powdre ham, and putte ham in a lambike of glasse, and make a water, of þe whiche frote þe tieth wiþ a pece of scarlet.

And if þis avayle not, for þat þere were hardenede filþes, schaue hem with schauynge knyfes and wiþ spatures.

Of girlynge and congelacioun of þe tieþ Holde hote wyne or aqua vite in the mouthe, or rubbe þe tieth wiþ rotede salte. Or lay þerto nottes or walnotes rostede al hote and suche oþer hetynge þinges, or propurly soche, as purseleyne, and chewe þe sede þerof.

Of pullynge vp of tieþ by þe rootes When forsothe (saiþ Albucasis) þat þou hast done thy myghte in helynge or lechynge þe tieþ with medecynes and it profiteþ noȝt, certefie þe of the toþe þat aketh þat þou be noght begiled and þat þou take not a good toþe for an yvel. And þe pacient putte bytwene þe legges in a clere place, vnhelle þe roote of þe tothe al aboute, and move it slyly and fully þat no schrewed siknesse come to the tieth of þe eyȝe or of þe bone of þe iawe. And after, take it with pynsounez, and drawe it vp by þe rote, and drawe it out wiþ his rotes, or wiþ pynsouns like to þo pynsounz with þe whiche tonnes ben bounden. Or drawe it vp with a symple leuour, or two-forkede. And if any rote abide stille, seche it with instrumentz, and drawe it out, and afterward wasshe þe mouth with salte and with wyne. And if þou wilt putte þerto alume or vitriol for þe blode, þou may doo it. And laste, flesche þe place with wyne, with myrre and wiþ frank ensence.

If þe toþe were encresede ouer kynde, even it, and playn it sliely with a file, and move it nouȝt.

Many medecynes [f. 147rb] forsoþe ben putte of olde men, þe whiche drawe out tieth or liȝtne ham to drawynge out wiþ yren, as, þe mylke of tytymalle with pylettre and with þe roote of mul-

16 rotede *read* rostede; L asso

bery and of capparys and wiþ arsenyk and putte in þe roote of þe toþe, or þe strong water or þe grece of frogges of þe wode and of trees. Neuerþelatter þay ȝeue many byhestes and fewe werkes forsoþe.

Of passiouns of þe lippes, of þe gomes and of the roof of the mouthe In þe lippes and in þe iowes comen knottes, flesshes y-echede to, apostemes, bothores (i. clustres), cliftes and vlcers, of þe whiche it is saide aboue in here places. It is to saie of some passiouns of the rofe of þe mouthe þe whiche þat letten þe dede of drawynge of brethe and of swolowynge, and firste:

Of bollynge and of fallynge of the ovefalle After þat Galien saith in 6to Meamur, that fleschye particle (i. smalle membre) in þe hye of þe mouthe, it appereth when þat eny man openeth ofte tyme his mouthe and it þirsteþ doun the tonge. It is cleped of Grekes columpna or kynoida. It clepede forsoþe of vs vuula, takynge þat name noght of þe substaunce but of þe passione þat is like to a grape þat happeþ þeryn.

Vuula forsoþe is a passioun as a grape, waxynge grete in þe vttermest partie of þe piler and smallenesse in þe rote þerof, wiþ a maner of lousynge of the whiche þe dede of brethynge and of swolowynge is letted. That passioun forsoþe is selde made in þat kynoida; it swelleþ ofte forsothe.

And þe cause of þis passioun is hote mater or colde goyng downe fro þe brayne to þe maner of a rewme.

Whos tokenes ben open by þe forsaide descripcioun, and it is prouede by openynge of þe mouthe and by þirstynge of þe tonge. But þe hete and þe mater is knowen by redenesse and by hete; coldenesse [f. 147va] forsoþe, by beynge away of þe forseide tokenes.

It is schewed by Ypocras in 3° Pronosticorum þat the swellynge or bolnynge þerof is perilouse and namely when it apostemes and is all alike euene, for quitter folweþ to þe kyttynge þerof or grete bledynge, þe whiche þinges may be cause of stranglynge and of dethe. When forsoþe þat it wexith bloo and white and is vneven, þat þe rote be made smalle and þe vtter ende be made grete, þan it is not so moche drede in kyttynge. Neuerþelatter be eschewede, as Albucasis saith, þat if it were blakke or an harde gobat and wiþoute felynge, touche it with none yren, for it were perile of þe seke man for to make it cancrede.

1 *third* and *?superfl.*   6 iowes *?error; L gingiuis*   13–14 *See Commentary*
15 *is om. before* clepede*; L dicitur*   27 *first* and *read* of*; L caliditas materie*

Neuerþelatter it is nedeful when þat it is grete þat, if it be noght curede with medecynes, þat it be kytte, for þat þat þe sodeyn strangelynge may be eschewede. Of two evel þinges forsothe, þe lesse is to be chosen, as þe philosophres sayne. And it was allegede aboue in vlceres of þe ȝerde, in x° Terapeutice: Who þat haþ but one waie to hele, þoghe þat is faile, wille he or nylle he, it byhoueth þat he passe by it.

Neuerþelatter it is counseilled by Haly Abbas þat it be noght alle kytte, for it schulde be made grete noyenge to þe pacientes aboute þe offices of þe breste. Þe vuefalle forsoþe haþ fyue helpynges, as it is hadde in þe tretyse Of þe Voyce and in xi De Vtilitate Particularum.

Curacioun In þe curacioun of þe vuefalle, þe rewle is double: commune and particuler. The commune, of þe diete and of purgacioun and of dyuersioun, is saide in þe squynancie, þis iputte þerto, þat it is grauntede by Rogeryne and by his maistres to drye þe reumatik mater (and moste in children) þat þere be layde vpon the molde of þe hede, to þe quantyte of [f. 147vb] a peny, of scarlette, in þe whiche be a litel of picche, of frank encense and of mastik. Hebenmesue counseileþ in waxyng men þat the heres be drawen til þat þe skyn be dislocate (i. arered vp), or þat þere be made a cauterie in þe coppe of þe hede; it is graunted in rewme. Neuerþelatter wommen helpen it in þirstynge yn with here hondes vnder the þrote.

The particuler rewle is made in double manere: by one manere with medecynes, by anoþer manere instrumentz. With medecynes, if þe mater be hote, Rasis commaundeþ þat he be gargarised with water of rose with vynegre, or þat þai be laide þerynne with a spone with a maner of areryng þerof. Þe powdre is made of soses, of saundres, of balaustia with a litel of campher. If þe mater forsoþe be colde, he commaundeþ to gargarise wiþ   sirupe acetose, mustard, sal armoniak and alume. Rogeryne putteþ canelle, piper, pilettre, galles and balaustia.

Galien forsoþe in 6to Meamur telleth þe beste medecyne of Asclepiades to þe loosede vuefalles: Take of drye roses þe mesure of an handefulle, of a swalowes nest ℥ iii, of myrre ℥ sem., spice

5 x°; L(O) x°, (Br, Ca) 4°   6 is ?read it   11–12 in xi De Vtilitate Particularum underl. red   22 as ?om. before it; L ut   28–9 See Commentary   29 soses read roses; L rosis   31 Blank space for 12–14 letters after wiþ; L(O) gargarizare ⌈almuri et⌉ sirupum acetosum; almuri dubito in right margin

celtice and of þe erþe cleuynge þerto þe mesure of an handfull, of grene galles xv by nombre. Braye ham, and make a powdre þe whiche be laide þerto in blowynge yn with a pipe or with þi fyngres. The forseide medecyne forsothe haþ in it a medlede vertu, swetynge and repercussyf mesurably, as he saith þere. Many medecynes helpe to þe same entencioun þe whiche ben saide in þe squynacie.

The vuefalle forsoþe is kitte with instrumentz in þre maneres: in one maner, after Albucasis, þat the pacient sitte afore þe leche in þe sonne. And þe mouth open and þe tunge iþirste downe wiþ a palete or a sclise þat is couenable þerto, take it wiþ an hoke, and þan kitte it wiþ dulle scheres or with a spature [f. 148ʳᵃ] (i. a launcet) like to an hoke. Afterward ȝif hym water with vynegre to gargarise. And if þere were laide þerto galles, alume and vitriol for þe blode, it were þe bettre. And if it blede to moche, lay or sette ventoses behynde þe nekke, as Avicen saith. And laie þerto þe pilotes of karobe with water of planteyne, and be þe sike man lyand vpon his face þat he may spitte oute and þrowe oute þe blode. And if þer goo any blode down, cure it by his cure.

It is kytte in the secounde manere with an hote yren. And it is done, after Hebenmesue, þat þer be had a pipe in þe hede of þe whiche in þat one side be a wyndowe or hole, in þe whiche schette yn þe vuefalle, and afterward putte yn a hote yren by þe pipe, made in þe maner chesel, and in cauterizynge kytte it.

It is kytte in the þridde manere wiþ a potencial cautery. And after Albucasis, þat, after þat þe vuefalle be taken in þe hole of þe forsaide pipe, putte yn þe strong water with a probe or sclyse irolled aboute þe ende wiþ cloþe or with cotoun or þe scharpe medecyne þat is made with quyk lyme and wiþ sope or arsenek dissoluede wiþ some licoure. And holde it vpon þe vuefalle half an houre til þat it be alterede. And afterward he schal gargarise oyle of rose or water of rose, for it schal falle withyn þre dayes, as Avicen saith. Be it eschewed neuerþelatter þat none of þe scharpe medecynes go downe withynforth, ne touche oþer parties, for it schulde hurte ham. After þe kyttynge forsoþe and þe clensynge, hele ham with wyne, with frank ensence and with myrre.

Þe fourþe maner: Albucasis assigneþ anoþer with subfumygacioun of vynegre of þe sethynge of calamynt, of ysope, of rewe, of

8 is *repeated*   24 of a ? *om. before* chesel   25–6 And after Albucasis,
see Commentary   28 aboute *superfl. dot under* o

sowtherne wode and of camomylle in a couered potte and lutede (i. stoppede), in þe [f. 148ʳᵇ] couerynge of þe whiche laye or sette þe forsaide holede pipe. But for þat þis maner is not vsede to me but sometyme for resoluynge, I leue it.

5 **Of swellynge and of wexynge grete of the chekes withynforth** Gretenesse and wexynge mykel of þe chekes withinforth and of þe sides of þe mouth ben curede in þe same maner with medecynes as it is done of þe vuefalle and as þe apostemes of þe squynancie ben helede aboue. If þat þay be not cured þus forsoþe,
10 it is nedeful þat þai be kytte, for þai lette þe breeth and swelowynge, as Haly Abbas saiþ. Neuerþelatter it is þe counseile of Albucasis is þat it be done as it is seide tofore of þe vuefalle. If þat þai be of swarte or of blak colour and harde, withoute felynge, touche ham wiþ none yren. And when þat þai ben white, softe and wel tretable,
15 þat the hede of þe seke man be putte tofore þe sonne in þe leches lappe. And þe mouthe opened, take þe tunge with a sclyse couenable þerto, and be one of þe amygdales taken wiþ an hoke, and be it drawen a litel outewarde. And in eschewynge fro þe pannycles and fro þe parties lyeng þerto, kytte it with dulle scheres or wiþ
20 a focile or with an instrument þat is like to an hoke. And goo fro one to anoþer, as Haly Abbas saiþ. And when þe kittynge, be he gargarisede with water of rose and with vynegre, and do þo oþer þinges þe whiche be saide in vuefalle.

Of þe remedye or helpe þerof if þat þer be eny þing þat letteþ
25 to swelowe. If a bone forsoþe or an awen ben smyten into þe þrote, if þay be seyn to þe felyng, þirste doun þe tonge, and take it, and drawe it wiþ crokede tenacles (i. smale pynsons) þat ben aproprede þerto. If it may not be wiþdrawen oute forsoþe, schoue it yn with a leden rod or ȝerde a litel crokede. If it may not be
30 seyne forsothe, Albucasis wille þat viscouse (i. gleymy) suppynges þat it may go [f. 148ᵛᵃ] doun with ham in swolowynge. And to gargarise an oynoun or þe decoccioun (i. sethinge) of figges comforteþ, and to enoynte þe nekke with þe hote oyles of vyolettes, of almandes and of butter is praysed. And if it go nouȝt doun with
35 þat, ȝif hym drye gobates of drye brede for to swelowe, or a gobat of   and it schal go doun.

12 *first* is *superfl.*   21 *? Om. after* kittynge; *L* ⌜facta⌝ *incisione*   24–5 Of... swelowe *heading not rubr.*   30 *? Om. after* suppynges; *L quod* ⌜dentur⌝ *sorbiciones*   36 *Blank space for 5–7 letters after* of; *L aut frustum* ⌜napi⌝; napi dubium *in left margin*

And if it availe not, make hym for to bracle euery day in drinkynge an vnce of crassen grounden with hote water. He schal þrowe it out forsoþe in brakelyng þat is holden, as Avicen saith. And if þis helpe not, bynde a gobat of beef euel ysoden or of a spounge with a strong þrede, and be it half swelowed, and drawe it sodenly 5 out, and þat þat is wiþholden schal goo sodeynly out, wheþer þat it be brede or an awen or flewme clammede togidre. And if it be eny hard þing hauynge gretenesse, þan þirste strongly þe schuldres or spawdes, and smyte þe nekke behyndeforth.

And if it be a water leche, ȝif þe sike man garlik and strong vyne- 10 gre, as Haly Abbas biddeth. And if it be sene when þat þe mouth is open, take it out wiþ scisoures, as Albucasis saith, or vndersmeke hym with assa, or take it wiþ a wyndowed pype and brenne it.

The þridde chapitle, of þe sekenesses of þe nekke and of þe bowgynge of þe bakke. 15

SEkenesses of þe bak ben proprely squynacies and bocium, of þe whiche it is saide aboue. Neuerþelatter þere ben sekenesses ȝeven of þe sides of þe chekes þat were now saide. Hit is certeyn þat, for þe bakke and þe spondiles ben nombrede with þe nekke, þat it be saide of þe gibbosite, þe whiche is propurly a pas- 20 sioun of þe bakke, þogh it be made also sometyme in the breste.

Bougynge forsoþe is arerynge vp of þe spondiles wiþouteforth, of þe whiche a man is made croked and hurte in þe movynge. [f. 148vb] Whos cause is sometyme primytif, as fallynge and smytinge, and þan it is proprely cleped vnioyntynge of þe spondiles 25 (i. of þe lynkes), of one or of mo, of þe whiche it is saide aboue. And sometyme it is causede of some cause withynforth, as of a raw moysture, gleymy and sliddry, or of some ventosite smytinge, or of some aposteme þirstynge, or of þe kowȝe noyenge, or of drynesse drawynge. 30

It is bytokened þat the bougynge is of fallyng and of smytynge by þe dome of the pacient. It is bytokened þat it is of moysture makynge sliddry by the rewle and by þe moyste and softe touchinge. Aposteme is bytokened by akþe and by hete. Ventosite is bytokened by þe presence of a movynge akþe wiþ stracchinge oute wiþoute 35 feuere.

16 bak *error; L colli*   25 *MS.* or of some aposteme *after* smytinge; *redundant, see ll. 28–9*   32 ?*Om. before* It; *L* ⌜*Significatur quod est ex siccitate per corporis siccitatem et per febrium consumptiuarum precessionem*⌝. *Significatur* [*etc.*]

It is schewed by Ypocras in 6to Amphorismorum þat whiche men þat euere þat ben made bowgede, þai ben made of þe koghe and of asma tofore growynge of berde (saith Galien), and noʒt byʒonde ʒouthe. And Galien in his Coment ʒeueth þe cause why
5 (þogh þat þe Comment in þe translacioun of Greek be entriked) for-whi þay may not suffre þe disese or noye of streytenesse of þe breste þat foloweþ bowgednesse for here febilnesse. And nouʒt only tofore tyme of þe growynge of berde, but in euery tyme, if þat men þat han bowges be noyed of þe koghe or of asma, and tho
10 þat han a streit breste, þai ben perisshede, as it is noted þere.

It is schewed also þat when þat þe bowgednesse is curede (i. helede) wiþoute clensynge, it goþ sometyme to þe þighe and to þe synowes, and it maketh þe buttokkes to be bowgye and the pallesye, as Avicen saith. Moreouer it is schewede by þat Avicen
15 þat þe þighes of men þat haue bowgednesse ben made smalle for þat þat þe bowgednesse [f. 149ra] makeþ of stoppynge of some waies in þe whiche þe mete perseth. It is schewede by Rasis þat a bowgednesse þat is fulfilled and roted is noght helede. Other domes in dislocaciouns (i. in vnioyntynges) ben saide.

20 **Curacioun** In þe curacioun of þe drye bowgednesse, moystynge is purposed with norisshing metes and drynkes and wiþ bathes and wiþ enoyntynges and with moysting clisteries, as is oyle of violettes, of almandes, of þe rote of holy hokke and of malues, of lyne sede, broþþe of meldes, an oþer þe whiche he mynystrede in
25 þe ethyk and in the drye crampe.

If it be forsoþe of mater or of an hard aposteme, cure it with þo þinges þe whiche were seide in sclirosi or in sephiros. If it be of þe kowhe, lisse or staunche þe kowhe with softenyng medecynes.

And if þe cause be a rawe humour makynge softe, or grete
30 ventosite, þere acordeth double rewle. Þe commune, of diete and of purgacioun, as it is saide in þe pallesie and in þe moyste crampe, as Avicen saith, and as it is saide in flewmatyke apostemes and in þe gowte.

The particuler rewle purposeth to resolue or louse þe matere
35 and to conforte þe place. And þerfore it byhoueþ þat þe medecyne be with hete, hauynge a sowrenesse mesurablye, as ben notes of cipresse and þe leves þerof and þe leues of lorere, of savyn, calamus aromaticus, elena campana, achorus (i. gladen) and soche oþere.

1–4 *See Commentary* 16 *MS.* ben made smalle *after* bowgednesse;
redundant, see l. 15 24 an; *L et* he *?read* be; *L administrantur*

Of þe whiche, embrocaciouns, oynementz and plastres may be made, as Avicen makeþ this medecyne: Take savyne, wormode, enula campana, pilettre, cassia lignea, notes of cipresse, maioran, cordumeni, squinantum. Sethe ham in water and in oyle vnto the wastynge of þe water, and streyne ham, and putte yn oþer herbes aȝeyne with þat oyle and also mykel of water. [f. 149ʳᵇ] And after þe wastynge, streyne it, and put castor, euforbe and armonyak vpon þe colature, and make an oynement. And if þere were putte þerto rewe, horse mynte, spiconard and gladen, storax, bdellium, it were þe stronger. And if þere were putte wyne in stede of þe water, ȝitte it were stronger. And of þis oynement may be made a plastre with wexe, with picche and wiþ terebentyne.

But it is of þe counseil of Albucasis þat after þe bathynges and þe embrocacioun, trete and reduce þat knoppe or bouge in enoyntynge with þe forsaide oynement. And afterward plastre it with þe plastre, and laye þeron lede or splyntes arraied þerfore as wel as it may be possible, and bynde it with a reducynge byndinge. Atte laste if þe forsaide þinges suffice not, cauterize it with a rounde cauterie, as Albucasis saith.

The fourþe chapitle is of þe sekenesses of þe schulder blades and of the armes.

SEkenesses ben noght proprely in þe schulder blades, but as to þe armes and to þe fyngres, for-whie sometyme a fyngre to moche is founden, of þe whiche how þat it schulde be removede it is saide aboue in the chapitle of superflue membres to be kitte of. Sometyme forsoþe cleuynge togidre of þe fyngres is made, whos curacioun is kittynge and departynge with a rasour. And afterward make þe sowdynge or helynge of þe departede fyngres wiþ dagouns of lynnen cloþ laide bytwene and with dryenge oynementz.

Of the nayles Defoulyng and brusynge happeth ofte tymes to þe nayles. And dede blode is sometyme made vnder þe nayle of defoulynge or brusynge of quittres. And sometyme bowgednesse and crokednesse cometh in ham, and sometyme cliftes, and sometyme foule and spotty colourynge.

The defoulynge or bro[f. 149ᵛᵃ]synge is curede, after Avicen, for-whi it is done with þe leues of mirtilles and of garnates. Afterward enoynte it with basilicoun or with lighte plastres made of comune talowes.

32 of quittres, *see Commentary*

Dede blode forsoþe or quittre, if it be vnder þe nayles, louse it wiþ gotes talowe and wiþ bremstone, as Haly Abbas saith. And if it may not be resolued, kytte þe nayle ly3tely with a clifte goyng aside, as Avicen counseileth, and lede out þat is vnder þe nayle.

5 The bowgednesse and þe knokedenesse of ham is amended, þe rewle and þe purgacioun melancoly ydone þerto, þat þai be firste mollified with schepes talowe or wiþ diaquiloun. Afterward arere ham vp, and schaue ham til þat þei be made even, as Rasis saith. And if it be nede, kytte ham, for þat þai prikke, and lay þeron
10 a plate of lede þat it may take þe flesche and þat it may holde the nayle arered vp.

If it be a clifte and fretynge, plastre it wiþ diaquilon and with oyle of almandes, with mastik and wiþ oyle of been and with rasynes clensede from here greynes, by þe counseil of Haly Abbas.
15 And mouse oynoun yrosted with oyle of onyfanyn is praysede of Avicen.

Rasis forsoþe amendeþ foule and spotty nayles with vynegre, and Avicen prayseþ fisshe glewe and lyne sede with crassen, and propurly with rede arsenyk.

20 If þei may not be amended with medecynes and noyeth notably, do away the nayle. And oyle and opoponak and serapinum is of þe strong medecynes to haue it vp by þe rotes, as Avicen saith. Or after Haly Abbas: Take of glewe or gumme of an oke one partie, of þe flyes þat hi3te canterides foure parties, of moloyne
25 half a partie; make and laye it þerto. And if arsenek and vynegre were put wiþ ham, it were þe bettre. Or vnflesche it with a spature.

And after þat it is fal[f. 149vb]len of, it byhoueþ (after þat Avicen saiþ) þat it slily be handeled til þat it be encresede. And be it not touchede, but be it keped wiþ a fyngre stele of bras or
30 of siluer ypersede þat it may haue breþyng oute. A gode nayle forsoþe schal be growyn withyn a monyth.

The fifte chapitle, of sekenesses of þe brest and of þe tetes.

The breste haþ no propre sekenesse withouteforth but þe sekenesses of þe pappes. The pappes forsoþe þolen sommetyme
35 apostemes and sometyme congelacioun (i. cruddynge) of þe mylke, of þe whiche þinges it is saide aboue in þe boke of apostemes. And sometyme þei haue no mylk, and sometyme þei haue litel,

---

6 of *om. before* melancoly; *L purgacione melancolie*   15 onyfanyn; *L* (*Ca*) *onfancino*, (*Br, O*) *onfacino*   21 of *underd. after* oyle

of þe whiche þinges phisicians treten. Neuerþelatter by cause of lore, Galien in De Facile Acquisibilibus techeþ to drawe out melk in ȝevynge swete wyn in drenke of þe sethynge of radisshe, of fenelle rote with bran. And he techeþ to quenche it in fomentynge or bathyng þe pappes with water of þe see and with oþer ⌐þing þe 5 whiche may dreye and streyne.

And sometyme þai þolen ouer mykel depenesse of þe tete, of þe whiche recourse is most liȝtly had to a syrurgene. And þat the pappes waxe not ouer mykel in ȝonge maydenes, be þai not touchede ne froted, but be þai holden wel streite, and be þai 10 enoyntede with colde water and with vynegre. And if þere were claye dissoluede þeryn or þe erthe of þe gryndyng stone, it were gode. And if þere were put alume þerto and galles and psidia, it were þe stronger. And after Galien, vbi supra (þat Rasis takeþ), if powdred comyn be taken and medlede with water and with 15 vynegre, and bynde it þeron by þre dayes, and plastre it by oþer þre wiþ the rote of lilye, with hony and with vynegre, in byndynge and in doynge þat thries [f. 150ra] in a monthe, it helpeþ hiely.

Neuerþelatter if þat happe in men, it byhoueþ to kitte þe tetes, after þe counseile of Albucasis, aboue and vnder with a rounde 20 kyttinge, with one kyttynge or with two kittynges, if it be nede. And afterward kytte it in vnhellynge þe skyn, and drawe out þat fatnesse, and sewe it, and cure it as oþer woundes.

When þat þe tete forsoþe is made so depe þat þe childe may not take it, put þerto a litel ventose or slowȝhes or huskes of akornes 25 imade hote, or drawe it outeward in sowkynge wiþ a pype.

The sexte capitle, of sekenesses of þe heiȝte of þe wombe.

The heiȝte of þe wombe þoleth no propre siknesse but encresynge and struttynge of þe nauel, for it is saide aboue of þe ydroposie. 30

Strutting of þe navil, or hernya ventralis, folweþ as it were þe dome of hernyes (i. of swellynges) of þe priue stones, as it was seide of ham in partie and as it schal be in þo þinges þat folowen: þat some is of zirbus and some of intestines (i. of þe guttes), and some is watery and some is wyndy. And þat is forsoþe aneurismal of 35 blode for birstynge of some arterie or of some veyne sendyng blood þider.

---

7 ?*Om. after* ouer mykel; L *nimiam* ⌐*augmentacionem, quandoque nimiam*⌐ *papilli profundacionem*   36–7 See Commentary

Þe cause and the tokenes of soche struttynges oute ben þoo þat ben of hernyes and of aneurismus.

Neuerþelatter it is schewede þat it be not touchede in þe aveurismal with an iren. Grete drede schulde be enducede vpon the seke man, and Albucasis saith. And noght only in þis but in euery hernya of þe wombe and of the nauel, it is perile of wirchinge wiþ an iren. It semeth to me bettre forsoþe þat preseruede (i. kepte) with plastres and with byndynge þan to putte ham in perille of kittynge, for-whie þo places ben euel ioynede togidre for nature of the brawnes, but it is most couenable to þe comynge oute of þe intestynes þe whiche ben harde to be redressede, as it was saide [f. 150rb] in 6to Terapeutici.

Curacioun neuerþelatter is double: one with medecynes and anoþer with iren. It is curede and kepte forsothe with medecynes, as Rasis saith, þat frank ensence be taken and medlede with þe white of an aye and rolled in cotoun or in towe, and bynde it vpon þe wombe. And if þere were putte þerto galles, psidia (i. þe flour þat falleþ from powme garnettes), acassia, alume, antymonye, carabe an ceruse and oþer þe whiche schal be saide in þe brekynge of þe schare, it were þe bettre cure. And canelle and bayes of þe lorer resoluen þe wyndy struttynge oute, and bremstone and oþere þe whiche ben saide in þe ydroposye and in hernies curen þe watri struttynge oute and þe fleschie.

The struttynge out of zirbus and of þe guttes is curede with an iren hafter Albucasis and after Haly Abbas and after Avicen. An it is þat the pacient be arerede vp afore þe leche, and halde he his breth þat it go oute als mykel as it may, and þay be merkede or tokenede in þe compasse of þe struttynge with ynke. And afterward lay þe pacient vpriȝt on his bak, and put yn aȝen þe intestynes or guttes and zirbus, and kitte it in þe compas þat is merkede after þe firste partie. Afterward arere vp al myrac with a strong hoke schoued in þe myddel of þe cercle þat is merkede and kytte, and bynde it with a strong þrede, or sewe it wel and strongely as it was saide in þe sewynge of þe wombe, in eschewynge þat þere be no þing taken of þe gutte.

And if þere be put yn two nedles in a crosse for þe more sikernesse and þe byndynge be made vnder þe nedeles in foure parties,

3-4 aveurismal *read* aneurismal   5 *first* and *read* as; *L* ut ? *om. before* preseruede; *L quod preseruentur*   7 þai be
8 to *interl.*   19 an; *L* et   27-8 *See Commentary*   30 þat *repeated*

þe forsaide byndynge schal holde hym þe faster. And so leue it with medecynes þat lissen þe akþe til þat it falle by hitself, and afterward hele it as oþer woundes. Neuerþelatter þay [f. 150ᵛᵃ] bidden for peryle of the guttes þat þe myddel of þe struttynge be openede after þe firste byndynge, and be it soghte or serchede with a fynger of þe gutte if it be reduced (i. lad yn).

The werk forsoþe is noysome, and I dede it neuer, wherfore I beleue it to ham þat sotillen in þat werke.

The seuenþe capitle, of sekenesses of þe haunches and of þe parties þat passen forth fro ham.

The sekenesses of þe parties of þe haunches þe whiche perteynen proprely to cirurgenes ben brestynge in þe dyndyme (i. vlecche or þe place aboue þe ȝerde), the stone in þe bledder, passiouns of þe ȝerde, as þe priapasme and schettynge of þe ȝerdes ende, circumscicioun, geldynge, hernyofrosis, passiouns or sekenesses of matrice, as þe schettynge and makynge large þerof, þe tentige (i. þe hayward of corpes dale) or þe kekir and drawyng out of a child and goynge out also of þe matrice.

Of brestynge of þe dyndyme Rupture or brestynge, after þe entente of Galien in primo et 3° De Egritudine et Sinthomate, is an hernyal swellynge in þe whiche þe gutte or zirbus is had out of his place, and it is gone oute from þe inwardes to þe flesche of myrac, propurly in the dyndyme or in þe codde or in þe purse of þe priue stones. And þe gutte þat is cleped monoculus (i. one-eyȝede) falleþ ofte tymes doun into it, for it is lousede and noght bounden, as Avicen saiþ.

Of þe whiche þere ben thre kyndes, as þe self Galien witnessith in De Tumoribus preter Naturam: one is cleped epiploalis (i. of zirbus) and anoþer þat is cleped intestinalis and with þise one þat is made of ham boþe. And eueriche is sometyme litel, þe whiche passeþ not into þe schare, and suche oon is comounly clepede lousynge. And it is sometyme gret, þe whiche goþ doun to þe codde or to þe burse of þe priue stones, and soche is cleped brekynge of Haly Abbas, sermone ix° partis prime.

Causes þe [f. 150ᵛᵇ] immediate cause forsoþe of burstynges

---

15 hernyofrosis; *L hermofrosis*   18 *?Om. after* child; *L extraccio fetus ⸢et secundine et mole. Egritudines ani ut eciam clausio eius et exitus⸣ et eciam matricis exitus*   20 in primo et 3° De Egritudine et Sinthomate *underl. red* 3° *error; L secundo*   35 cause *?read* causes; *L Cause*

ben a chynne or stracchynge abrode, as Avicen saith, þe whiche happeth ofte tymes, as Galien bereth witnesse in 2 De Egritudine. A chene or a clyfte forsothe is proprely made of fallynge and of smytinge or of movynge or of strong forsynge or of vnmesurable hauntynge of wommen. And stracchynge abrode is oþer made for moysture þat makeþ sliddry and softe, as Haly Abbas saith, or for þe feblenesse of ham, as Avicen saith. And þise þinges may be movede in þe body of þe firste causes þat were now saide, as Albucasis wille, helpynge replecioun and vse of grete metes and of moyste and of wyndy metes, as Thederik saiþ.

Tokenes and domes A commune tokne forsothe of birstynges, after Avicen, is an echynge þat may be felede and apperynge of þe fallynge downe of some þing in þe codde, and proprely at þe movynge and at the þirstynge of þe breth and cowȝhe, and turnynge yn aȝen when þat he is leyde vpright or when þat he þirsteþ the place with his fyngres, as Rasis saith.

A propre tokene of þat forsoþe þe whiche is for spredynge abrood of þe waies is þat it appereþ litel and litel in the schare, and afterward it goth doun in þe codde withoute trauaylous movynge. A tokene forsoþe þat it is for a clifte or a chene is þat it cometh sodeynly and it cometh with peyne, and ofte tymes it goþ by anoþer place þan by þe dyndyme, bytwene þe flesche of myrac or to þe purs of þe priue stones or to the thye and by the pryve chose and to the vppermore parties of þe wombe, as it is saide in þe nauel of þe burstynge of þe wombe.

It is bytokened forsoþe þat þat þing þat goth doun is a gutte for-whi it is liȝtly lad yn aȝen and with a maner of gusshelynge. It is bytokened þat it is zirbus for-whie [f. 151ra] it nought so liȝtly lad yn aȝeyne ne with any gusshelynge.

It is schewed þat who þat haþ burstynge leveþ nouȝt withoute perille, for-whie if it happede þat þe guttes schulde falle into þe codde wiþ harde drestes or þostes, þai schulde neuer goo yn aȝeyn, and so schulde þe pacient dye, as I haue sene and Albucasis witnessith. And þerfore it is counseil þat he make hym to be curede or leue he neuere rewle ne a breche made þerfore.

It is schewed by Avicen þat a burstynge þat comeþ for clifte or chene is nouȝt helede by drienge medecynes ne in no manere, as

---

4 or of strong forsynge *repeated, instead of om.; L(O) aut conamine laborioso* ⌜ *aut clamore valido*⌝; *see Commentary*   24–5 as . . . wombe *repeated, with* navel *for* nauel   28 is *om. after third* it

Haly Abbas saith in ix° sermone partis 2ᵉ. The burstynge þat cometh þorgh stracchynge is sometyme helede by drieng medecynes. Þay ben deceyuoures, as Thederik ne I sawe it neuere, and a grete burstyng and complete (i. fulfilled). And þerfore I wondre of Lamfranke þat seith þat he helede a man of sexty 3ere olde and anoþer of fourty 3ere olde of a grete and fulle burstynge with medecynes.

Moreouer it is schewed þat the curynge of burstynges with kyttinge, þogh it be possible, neuerþelatter it is dredful and perilouse (as Albucasis saith) akþe, of gret bledynge for þe kyttynge, of hurtyng of þe gutte for fretynge, of lesynge of þe gendrynge for þe priue stone. And þerfore Lanfrank saith þat many wise men, þogh þat þei couthe þe cure, þar refusede to entremete ham þerwith. Neuerþelatter it is to be eschewede þat þe cure be not assayed by kyttynge in a feble man and in an olde man and in an euel-complexioned man and in a man þat hath þe kow3he. It is ynow forsoþe to kepe soche men with medecynes and to late hem leue with an hole haltyng.

Also it is to be eschewed (as Brune saith and William de Saliceto) þat the cure be not assaiede by kittynge but by a man þat haþ [f. 151ʳᵇ] seen it done by a gode maistre and with þat þat he haue þe instrumentes by hym þat ben couenable þerto, as ben rasoures and spatures, gret hokes and smale, dyuerse cauteries, nedeles, towe, cotoun, lynen cloþe, ayren, þe rede powdre and alle þynges that ben nedeful in þat case. Somer and heruest is þe couenable tyme to þis werk. It is counseil also of Galien þat, or þat þis werk be assayed, þe body be wel clensede with clisteries and wiþ medecynes.

Þe curacioun of ruptures (i. birstynges) is made in double manere: in one maner with medecynes and in an oþer manere with cirurgie and wiþ hand wirchinge.

The curacioun forsoþe wiþ medecynes The curynge forsothe, and namely þe kepynge with medecynes, purposeth or etleth to geder þe clift and þe stracchyng abrode togeder with þre þinges: firste, if þe pacient be replete, þat he be voyded; the

---

2-3 ? *Om. after* medecynes; *L per desiccancia,* ⌈*proprie quando est tenera et recens et in pueris, non autem quando est dura et antiqua et in senibus. Qui autem dicunt eam sanare in qualibet etate cum medicinis*⌉ *deceptores sunt*   3 as . . . and, *see Commentary*   10 *Om. before* akþe; *L periculosa* . . . ⌈*de spasmo propter*⌉ *dolorem*   13 þar *read* þai   15 *first* and *repeated superfl., and canc.*   34 to geder . . . togeder, *see Commentary*

secounde, þat þe replecioun and þe mater þat filleþ be forboden to be gendrede; the þridde, þat þe clyfte or stracchinge out be streynede togidre.

The firste is fulfilled by blode laste, if it be nedefulle, and by
5 medecynes þe whiche constreynen in laxynge and in purgyng, as ben þe myrabolanes and þe balles of ham.

The secounde þing is fulfilled by dewe layenge to of þe sexe vnnatural þynges and of the þre þynges þe whiche ben longynge to ham by here generalite (as ben ayre, mete and drynke, in-
10 anycioun and replecioun, slepe and wakynge, movynge and reste, accidentes of the soule and ageynemetynge of þynges þat comen wiþouteforth, baþing and stondyng withoute house in þe aire), bowynge to temperate hete with a maner of sotillynge and sperblyng of ventositees (i. of wyndes) and with a proprete sowdynge
15 and of gadrynge togidre þo þinges þat ben stracchede abrode and vnioynede. And for þat [f. 151va] it is saide inow of þise þinges in þe chapitles of flewmatik apostemes, and of watry and of wyndy, and it was nombrede wel ynow in a tretise þe whiche I made of brestynge, for so moche I leue of at þis tyme of þe ordenaunce of
20 þe forsaid þinges.

Neuerþelatter in grete, Avicen wille þat broken men leue replecioun (i. fullenesse) and swellynge metes and benes, pisen, ote mele and wortes or cole, as Rasis makeþ ensample. Leue þei also newe fruyte, rapes, rawe and þarf brede, swynes flesche and
25 fisshes, chese and mylk. þei schal drynke no clene water ne newe wyne. Water þat yren is quenched ynne and grete wyne soure accordeþ to ham. Bathynge of swete wateres noyen ham, and þe soþerne rayne greveþ ham. þai schal not skippe ne crye, þai schal not comune with wommen, ne þei schal not leue þe brigerdil. þai
30 schal holde a gode wombe wiþ subpositories, with clisteries, with cassia fistula, wiþ tamaryndes or wiþ dyacatholicon. Thai schal leue sobrely and in reste, most in broþþes, in soppes and in drinke. þai schal putte sawge in alle here metes. After her etynge þai schal vse a dragge of sedes in whiche ben water cressen and coriandre
35 and soche oþere.

þe þridde thing is fulfilled by ledyng yn aȝen of þe gutte with þi hand and with a clisterie and with a bath, with ventoses and

13 sotillynge *superfl. superior* i *after* s; t *altered from* l   15 of *?superfl.;*
L cum . . . *proprietate consolidandi et agregandi*   22 *second* and *?read* as;,
L ut   29 *first* not] t *interl. w. caret*

wiþ plastrynge with lenytyves and wiþ euaporacioun with hote cloþes and with honginge and with areryng by þe legges and by þe haunches if it be nede.

And when þat þai be reducede, fomente þe place wiþ water, wiþ wyn and wiþ vynegre of þe seþynge of galles, of notes of cipresse and of allume. And lay [f. 151vb] þerof vpon þe plastre in þe place in þe whiche þe struttynge oute apperede, stracchede on a lether to þe schap of a schelde, and remoue it fro ix dayes to nyne dayes. And halde thi fyngres, in þe arerynge vp of þe plastre, aboue þe place, þat myrac be not arered vp for þe clevynge to of þe plastre, with the brigirdel craftely after þe quantite of þe schare. And he schal haue a rolle bounden behyndeforþ and fastnynge byfore, or aʒeynward; bynt it streitly. And if þe brigirdel haue had of þe skyn, be it defended with cloutes and with cotoun and with vnguentum album. And when þat he wille goo to þe sege, be he borne, and he schal holde hym þeron, and he schal not streyne hym but also litel as he may.

Euery day by þe morne ʒeue hym his sowdynge or helynge drynk wiþ grete wyne, and so he schal reste by 15 dayes. And afterwarde he schal begynne to go litel and litel. And he schal not leue his brigirdel of oþer xv dayes.

A constreynynge plastre of burstinge in þe whiche alle leches accorden is of a schepes skyn, whos fourme: Take of picche ℥ v, of colofoyne ℥ iii, of litarge, of armonyac, of oppoponac, of galbanum, of bdellium, of mastik, of terbentyne ana ℥ i, of bole armonyak, of sankdragon, of gipsus, of frank ensence, of sarcocolle, of aloes cicotryn, of mummye, of aristologie, of centorie, of eyþer consowde, of sumac, of berberies, of þe note of cipresse tre, of galles, of psidia, of wormes of þe erþe ana ʒ ii, of manis blood ℥ i, of fisshe glewe, of þe lyme of an oke ana ℥ i, of schepes skyn isoden wiþ reynwater and wiþ vynegre vnto þe dissoluynge of half a pounde. Dissolue [f. 152ra] þe gummes with vynegre, and confecte (i. medle) ham alle with þe glewes imolten, þat it may be made a plastre.

Anoþer plastre of Rasis and of Avicen (and Brune and Thederyk

---

6 þerof vpon, *see Commentary* 11 *? Om. before* with*; L* ⌜*Et fiat remutacio de mane antequam surgat de lecto. Et post emplastrum ligetur*⌝ *cum brachali ? Om. after* craftely*; L artificialiter* ⌜*facto de panno triplicato cum scuto paruo*⌝ *secundum inguinis quantitatem* 13 bynt *? read* bynd 19 15 *error; L* 50 21 xv *error; L* 50 26 sankdragon *line over final* -n *canc. by cross strokes* 30 ℥ i*; L*(O) ℥ i, (Br, Ca) ℥ i et sem.

taken it), and it is of powdres: Take of þe note of cipresse, of acassia, of galles, of balaustia ana ʒ v, of dragagante, of myrre, of sarcocolle, of frank ensence, of gumme of Araby ana ʒ iii, of sankdragoun, of bole armonyak, of alume, of aloes, of mummia ana ʒ ii.
5 Powdre ham most smalle, and medle ham wiþ vynegre, and make an emplastre, and lay it þerto with cloþ or wiþ towe.

The drink of broken men is made of þe thre consowdes, of Seynt Marye flour, of eyþer mattefeloun, of eyþer planteyne, of valerian, of pympynelle ana ℈ i, of þe note of cipresse, of notemoge,
10 of canel, of reubarbe yrostede, of þe fruyte of thamariscus, of the seede of crassen, of comyne preparate with vynegre, of coriandre ana ʒ ii, of sankdragoun, of frank encence, of mastik, of mummye, of Spaynysche erþe, of bole armonyac, of pycche, of sarcocol, of dragagant ana ʒ i with half a quartroun of grete wyne.

15 Þer is also anoþer manere of curynge of ruptures þat was schewed to me by a grete man in grete counseil. And it is þat, good rewle or gouernance done to hym as it is aforseide, the pacient lyeng and restynge stille by 30 dayes and þe guttes put yn aʒen, he schal take euery day by the morne and at even Ә i (þe whiche
20 is þe þridde part of a grote) of þe lymayle (i. fylinge) of stele with wyne of þe sethynge epatica (i. lyuer wort) terrestris. And he schal laie be xv dayes vpon þe place of þe burstinge (in removynge fro þre dayes to þre dayes) a plastre made of adamaunde ipowdred in a grete manere and in [f. 152rb] stampynge medle with apostolicon.
25 And afterward he schal continue by oþer 15 dayes þe forsaide place of rupture (i. brekynge or burstynge), and bynde it with þe forseid brygirdel, and he schal be heled by Goddes grace. Þe fundement or grounde of þis cure is altogidre hope, for in þe firste 15 dayes þe adamaunde draweth þe lymayle in þe place of þe
30 brekynge, and þe plastre in oþere 15 daies. And þerfore þere is a knotty fleschynes ifounden, þe whiche is a tokene of perfite helynge.

Of þe cure by cirurgie (i. by kyttynge and brennynge) þe maner of wirchinge forsoþe with hond werke purposeth or etleþ to kytte þe flesche altogidre, and þe dyndyme, or after þe more
35 partie, and afterward to sowde it and to gendre hard and knotty flesche in þe passage þat no þing may go doun. And þis entent is fulfilled dyuersly by dyuerse men.

14 Om. after ʒ i; L(O) ʒ i ⌜fiat puluis de quo vtatur de mane ʒ i⌝ 21 of om. before epatica; L decoccionis epatice terrestris 24 medle ?read medled; L incorporato 26 place error; L emplastrum

The firste manere is with þe kyttinges of a rasoure. And it is put of Albucasis, of Haly Abbas, of Rogeryne and of his maistres and of his sutoure Iamerie and of Brune and of Thederik, and William takeþ it. And it is made þat, when þe pacient is turned vpright and wel bounden vpon a borde or vpon a fourme and þe guttes put yn aȝen, kytte þe dyndyme after þe lengþe. And when þe dyndyme is vnflesched and þe priue stone arered vp, sewe it toward the wombe, and bynde the dyndyme strongely als hye as it schal be possible. Afterward kytte of the priue stone, and þrowe it away, and for þe more sikernesse þe partie of þe dyndyme þat is bounden, and putte it wiþynforth, and late þe endes of þe thredes abide withouteforth. And arraye it with þe white of an aye in þe firste dayes, and afterward cure it wiþ the cure of other [f. 152ᵛᵃ] woundes.

The secounde maner is with an actual cauterie. And it is putte also of Albucasis and of Avicen and of Rogeryne and of his sutoures and of Brune and of Thederik. And it is made þat, when þat the pacient is layde in þe forsaide manere and þe priue stone ilayde vnto it come aboue þe bone of the schare, by the place ymerked wiþ ynke after þe quantite of þe priue stone. And when þe priue stone is reduced, cauterize it by the myddel of the merkynge ouerþwarte so ofte with a cautery þat is crokede ageyne til þat it be comen to þe bone of the schare. And afterward cure it with þe white of an aye and with þe cure of other woundes.

The þridde maner is with a potencial cauterie, and it is putte of Thederik and wroghte by Maistre Iohan de Crepatis of Boloyne and by Maister Andrewe in Mountepilerz and by Maistre Piers de Orlhiaco in Avinoun and by me, after it schal be saide in tho þinges þat foloweþ.

The fourþe maner is with a byndynge and of Rogeryn. And it is made þat a strong þrede be putte yn with a nedel vnder þe dyndyme ouerþwart by þe myddel of þe place þat is merkede. And a litel wode laide þeron, þai bynde al þe dyndyme with þe wode, and euery day in straynynge þai cesse not til þat þe þrede frely go oute and til þat the dyndyme with þe flesche be kytte asondre.

The fifte maner is by areryng vp of þe dyndyme and by cauterisynge of þe schare bone. And it is put of Lamfrank, and it is

1 kyttinges] -g *with loop ending in downstroke;* ?*read* kytting; *L cum incisione rasorii*   3 his d.....sic *in right margin, in different hand and ink*   10 *Om. after* sikernesse; *L ad maiorem securitatem* ⌜*cauterizetur*⌝ *pars dindimi ligata*   17 is *repeated*   26 Piers] er *barely legible*   29 ?*Om. before* of; *L et* ⌜*ponitur*⌝ *a Rogerio*

pursewed by Maister Pers of Dya. And it is made þat, when þat þe flesche of myrac is kytte, taken with brode pynsons, þai arere vp þe dyndyme, and þai sette it aside with a byndinge, and þai cauterize þe schare bone strongely vnder þe dyndyme. And afterward þai hele it as oþer woundes.

[f. 152vb] The sexte manere is with a golden þrede, and Maistre Berande Metes doþ it. And it is made þat, when þe flesche of myrac is kytte, þai bynde þe dyndyme somewhat streyte with a golden threde, and þai sewe þe wounde, and þai leue þe threde perynne. And so by lengthe of þe streynynge togidre, þe dyndyme is þirstede and constreynede.

Of þise maners it semeth to me þat þe firste foure ben complete (i. fulfilled) withoute desceyte. Tho oþere forsothe ben noght wiþ trust of sikernesse. Þat is proued þus: for tho maners ben perfite and wiþoute desceyte in þe whiche þe sekenesse may nouȝt turne aȝeyne, and how moche be þai in þe whiche þai may turne aȝeyne, as it is saide aboue in þe prohemyal capitle. But by þe foure firste maneres it may be torned aȝeyne in no manere, for by þe firste maners al þe way is destroyed, and in þe place or stede þerof þere is made a mene of anoþer kynde in the whiche þere is non hole, as it semeth by þe operacioun of þe evidence of the dede. In thise oþer two þere leueþ a way with holes, þogh it be streighte, and noght vnable to be stracchede abrode, but able to be stracched abrode, whan it is more fleschy þan bony. Þe conclusioun þerfore folweþ þat þe foure firste maners ben perfite and þat oþer two ben vnperfite.

Neuerþelatter I bileue wel þat it schulde availe or helpe in a litel burstynge and happely in a grete to a tyme, but not to laste alwaie. As þe cauterie also wolde helpe of þe dyndyme with þre-fold poyntede cauteries, as Albucasis techeþ, and after þe escare þere is leued so grete and so harde a cicatrizacioun þat it standeth in stede of a scheldely streynynge.

And þis was þe entente of Thederik and of all þe olde men þat wirchynge helpeþ nouȝt but ȝif it come to þe schare [f. 153ra] bone, so þat al þe waye be fordone. And if þai wirche deceyuously for sauyng of þe priue stone, þai haue none excusacioun. I haue seyne forsothe many men gendre with one priue stone. And þer-with of two euel þinges, þe lesse euel is to be chosen. And I trowe

16 See Commentary   22–4 See Commentary   29–30 See Commentary   34 In f. 152vb, lower margin: bone so þat catchw. boxed

wel þat some susteynynge vertue byleueþ in þe priue stone, and
namely spiritual and influxyf, after þe ȝeuynge of þe partes þat
ben nyghe þerto, as it was saide of þinges þat cleuen togidre in
5to Terapeutice. It byleueþ forsoþe ofte tymes with a maner of
dryenesse, as experience techeþ. 5
Of þo foure maners forsoþe, I trowe þat the forseid maistres
helden þat þe sikerer with þe actuel cauterie. That oþer forsoþe
of the rasoure, þai do it not but in a gret burstynge. And þerfore
it was þat Avicen made no mencioun þerof, but (þat þat is stronger)
he saith þat þis schal be touched in no manere with yren. 10
But for þat fire is ferefulle, and many folk be made wode in þe
wirchynge for drede of þe fyre, I haue chosen to me þat of þe
potencial cauterie. In the whiche it is hily to be eschewed þat a
man be lord of his corrosyf. It helpeþ more forsoþe encrese þe
tymes þan þe quantite. And arsenek in þis haþ the prys. The 15
wirchinge forsoþe þerof is, as it was seide of scrophules, is strong
and myȝti. And if it be laide to vnwisely, it moveþ feueres and
euel accidentes. In a litel quantite forsoþe, it maketh a grete
wirchinge, and moste neyghe þe principal membres. And þerfore
it byhoueþ þat it be wel defended with vynegre and with morelle 20
and wiþ oþer colyng medecynes and with a gode diete as þogh he
had a feuer. The wirchynge forsoþe þerof lasteþ by þre dayes,
and þerfore it sufficeþ þat it be removed fro þre dayes to þre
dayes. And if it were amended oþer with opium or with þe iuse
of [f. 153rb] morelle or of wortes, as it schal be saide, it were þe 25
more siker.
And my maner of wirchynge with þis is soche: When gode diete
and purgacioun is done to hym, laye þe pacient vpriȝt, and putte
þe gutte yn aȝeyne, and schaue al þe schare and þat partye. Þan
lede vp þe priue stone as hye as it may be possible aboue þe schare 30
bone, and merke it with ynke or with a cole al aboute the priue
stone. And when þe testicle or priue stone is reduced (i. put aȝen)
in his purse or codde, put þerto a rupturie to þe quantite of a litel
chesteyne, þat is made of quyk lyme and of softe sope with a litel
of spotil, vpon þe merked place in þe myddel of the schare bone 35
nyghe þe ȝerde by a fyngre, and cercle it al aboute with some sercle
of cered cloþe or of some glewy þyng made so þat it passe noght

4 byleueþ] le *on erasure*   14 for to *?om. before* encrese   16 *second* is
?superfl.   18 accidentes] accidentes *followed by* . s [*end of line*]   quantite
underd. after grete   35 sope *underd. before* spotil

ouer þat place þat is merkede. And bynde strongely with a good rolle, rollynge þe haunches and þe bakke in þe manere of a brigerdil þat it may not be movede fro þe place where þat it is putte, and leue it þere by al a daye and a nyghte.

On þe morne louse þe byndynge, and remove þe corrosyf, and þere schal be founden a blak escare or scurfe. And þan kytte it in þe myddel ouerþwarte to the quantite of a barly corne or a rye corne. And make a denne or a pytte in þe whiche be þere putte þe quantite of half a whete corne of powdred arsenyk, þe malice abated or alaied with iuses or with opium als mykel as of the arsenek, by itself or rolled yn with a litel of cotoun imoysted with spatle. Afterward couere it with cotoun or with carpyne. Afterward enoynte it all aboute with populeoun, and laye aboue alle togidre clowtes dipped and þirste oute with water and vynegre or with þe white of airen. And bynde it with a rolle like a schelde, sewed in symple brigirdel made of two webbes and afterward [f. 153va] faste behynde in þe brigirdel. And he schal lye on his bak in a bedde made with a matrace.

And þogh þe cloþes myght be movede euery day or be renouede and algates be proued þat þe intestyne or gutte be reduced, neuerþelatter be noght þe corrosyf imovede of þre or of foure dayes vto þat þe akþe be lissed or stille. And þan remove þe corrosyf eftesones, in encresynge þe pytte or hole, more in terynge þan in kyttynge for bledyng. And lay þerto of þe powdre as þow dedest firste, and remove of escare (i. scurfe) al aboute als mykel as it schal be possible, þat it may be sene frely and wroghte in þe botume. And be it done so contynuly til þat al þe flesche of myrac be roten vnto þe dyndyme, þat is knowen by bolnynge of þe purse and of þe codde of þe priue stones and by akþe of þe hynder partyes and þat a white substaunce schal be seyne in þe clifte. And þe dyndyme schal be so straite þat þe fyngre schal not mowe go yn by þe codde to þe dyndyme as it was wonte, ne þe guttes fro þat tyme forþe may not go downe if it wolde falle. And þis is comunely done in two wokes.

Afterward if it plese, procure the fallynge of the escare of þe flesche with swynes grece or with botir or wiþ some fattenes by a wooke. And when þat þe escare falleþ, þe white dyndyme schal be seyn in þe maner of a pype. And þan, profe imade of þe guttes

16 a ? *om. before* symple   21 vto *read* vnto

and of þe smalle circumstaunces of flesche þat þai be not touchede of þe corrosyf, laye þerto þe powdre of arsenyk, more repressed or alayed and in a lesse quantite, with cotoun vpon þe dyndyme. And be it defended and also ilyssed and swaged with stronger medecynes, as is oyle of popy, of iusquiame (i. henbane) and of mandrag, for by cause þat þe dyndyme is more [f. 153vb] sensible (i. felyng) þan þe flesche and nedeth more mytigacioun and more slye wirchynge for veynes and for synowes þe whiche ben þeryn. And when þat it is so arrayed, late it stonde vnto þe secounde removynge. And þan kytte it after þe lengthe, and put yn of þe powdre with cotoun, and continue þat so til þat al þe dyndyme or þe more party þerof be roten, þat schal be comunely in two wokes. And it schal be knowen by more swellynge of þe priue stones and by more akþe of þe bakke and of þe hynder parties. And if it be nedefulle to make two or þre cliftes for gretenesse of þe dyndyme, þat it may þe better be freten, make ham after þe lengþe, in þe whiche be þere putte of þe corrosyf alway with cotoun.

And if it were þan considered þat wateres schulde go downe into þe codde, put yn a serchoure by þe myddel of þe dyndyme toward þe purse, þat þe wateres may be drawen oute þerfro when it is arered with þi hand, and after procure þe fallynge of þe escare as it is saide tofore. And when þat the place schal be wel clensede and þere schal appere rede flesche, flesche þe place, and hele it by þe cure of oþer woundes.

And after þat þe wounde is flesched, bygynne he to goo litel and litel, and bere he a brigirdel and byndynge by 30 dayes. Maistre Petre forsoþe, þat helede 30^{ti} in my presence, made non to reste, but to go continuely by þe toun þat thai schulde forȝete þe noye of þe corryf, þe whiche þing I prayse not, but if þat þe gutte were vtterly withholden. And in wirchinge, þogh þat he wolde kytte þe escare al aboute als mykel as was possible to hym, he procurede þe fallynge þerof in no manere vnto þe ende þat it felle by itself, in puttinge no þing in þe hole fro þe bygynnynge vnto þe ende but cloþe and byndynge. [f. 154ra] His entente forsothe was þat the escare defendede þe flesche fro the corrosyf, þat I holde not siker, for while þat the escare stondeth, it is ful

6 for by cause þat; *L eo quia read* corrosyf   11 litel *underd. after* so   30 corryf

harde to knowe when þat real operacioun schal be done in þe dyndyme. When forsothe þat þe escare is removede, þe touchinge and þe ey3e witnessen þe trowþe.

The tyme forsothe of al his wirchynge was of ey3te weekes. I forsothe abbregede the operacioun to hym of þree weekes, outake in somme men, if þat þe escare of þe flesche abide alwaie. But he afterward heryng þat I, to þe more certeyn (in þe cure of Sire Ludouyk of Vrisiak, Lord or Keper of Viennya), after þe firste wirchynge and openynge of þe dyndyme, wolde putte a cauterie of croked cultellare, he vsed þe cauterie fro þe bygynnynge of al þe werk in euery removynge or euery þridde removynge. And he seide þat he helpede to þre þinges: to þe bledyng and to make more depe withoute kyttinge of the escare (for þe cauterie wasted it), and þerwith he saide þat he lissed þe akþe of the corrosyf. þat I gaynesaie noght mykel, but as to þat þat it is noght craftely ne worschipful to medle togidre perfite worchynges, as is saide in Commento primi Amphorismorum. Neuerþelatter þere is so moche perile in þe werk þat a man schal helpe hym of alle þynges of tho þinges þat may helpe and nou3t noye, namely for the escare defendeth þat þe cauterie is noght felede, so þat it be slily done þat þe seke man see it noght.

If þere come forsoþe euel accidentes in þe cure, þus þai ben to be amended: Firste if þer be to moche of þe corrosyf laide to or if it noye, wasshe and foment þe place with oyle of rose. If þe codde be swollen and ful of peyne, lisse it wiþ a plastre of malues and wiþ branne, or ma[f. 154rb]ture (i. ripe) it with þe rote of mersche malue, with lyne sede and with swynes grece, hennes grece, dokes grece and suche oþere. And if it schulde make quittre, open in þe lowest place, and be it clensede and helede as oþer woundes. And if þere schulde hapne fluxe of blode, streyne it with þe rede powdre and with þe whites of ayren and with þe powdre of þilke same arsenek and with leuynge of þe werk til þat it be restreyned. And þere come on hym feueres, gouerne hym with sirup of rose and of water lilye, and be þe phicicien icleped. If to hym come þe coghe, 3if hym diadragagantum or penydie, and enoynte þe breste with botir and with oyle of violettes. If he be constipate, 3if hym cassia fistula or clistories and suppositories. And if þere come on hym a fluxe of the wombe, 3if hym þe constreynynge pilotes and soche oþere.

16–17 in Commento primi Amphorismorum *underl. red*

Thoghe þe reynes and the bleddere (after Avicen in 3º) communen in kynde by resoun of þe stone, and many other membres, as þe ioyntz (Galien berynge witnesse, 14º Terapeutice and primo Alimentorum) and sometyme þe guttes (primo and 6to Interiorum) and sometyme þe lunge (Interiorum quarto and Colliget 3º) and no þing lasse and þe lyuer (as Galien and Haly Abbas in þe nynthe sermone of þe firste partye made mynde of it and of oþere), neuerþelatter a cirurgen haþ noght to considre euen of þe stone of the reynes, ne of oþer membres withynforth, when þat it schal not happe hym to cure ham by benefice of cirurgie, as Brune and Thederik and experience techeþ. Neuerþelatter by cause of comunehede and of nede, somwhat schal be properly saide of eyther.

Stones forsothe in manis body ben gendrede (after Haly Abbas, vbi supra) in here manere, as tiles ben made withoute in an hoven and in þe caldrouns of bathes, of grete [f. 154va] mater and gleymy material, fastned togidre and kepynge þe streytnesse of waies like to an instrument and effectually of the hete of þe place, þat Galien declareth pleynly in primo Alimentorum. A raw humour (he saith) takynge þat is gleymy, when þat it is gone in þese men þe whiche forsothe þat ben streyter after þe reynes, makynge þere dwellynge, þat þat is grete and gleymy is redy to gendre a pore soche as ȝeuen by crafte to vesseiles in þe whiche we hete water and suche forsothe as is gendrede after many þinges by hamself of hote wateres. And þe complexioun of the reynes doþ moste to þat when þat it is as it were firy and prykkynge, þat it were hote after ham. When forsothe þat the moyster partye is smekede oute of soche hete, þe remenant is clodded togidre of a grete and gleymy matere (14º Terapeutice).

Avicen in 3º Canonis and Alisaundre, 2º sue Practice, and Auerois, 3º Colligit, witnessen to þeise two grete men, noghtwiþstondynge Serapioun, 4to Breuiarii sui, sayenge þat mesured hete with a grete mater is a sufficient cause of þe gendrynge of pores. Þe whiche mesurynge I vnderstonde noght in kynde but yn goynge oute fro kynde. A gre forsoþe haþ many goynges oute of þe kyndelynesse, as it is saide De Differentiis Febrium primo.

And þerfore if vnkyndely hete be mykel in excesse, of þe reynes

---

1 *Blank space for 23–4 letters before* Thoghe; ? *rubr. heading om.;* L De lapide in vesica   15–21 *See Commentary*   22 is ? *om. before* ȝeuen   29 in 3º Canonis *underl. red*   2º sue Practice *underl. red*   30 3º Colligit *underl. red*   34–5 *See Commentary*

in ȝong men, it is the cause of þe sodeyn gendrynge of the stone. And so vnkynde hete noght mykel excessyf (i. passynge) in olde men and in þe bledder in durynge of longe tyme haþ to gendre þe stone, as it is saide in illo canone: Senioribus autem disnie, 3º Amphorismorum. And certenly Galien vnderstode þus, 6to Epidimiarum. A feble wirchynge þing [f. 154vb] forsothe doth als mykel in mykel tyme as a strong þing in a litel tyme, as it is saide in De Simplicium Farmacorum and De Egritudine et Sinthomate 4to. A firy hete þerfore after his degrees is þe effectual cause of gendrynge of stones. Neuerþelatter gretenesse of the mater is þe more cause, as þe worthi Serapioun saide, vbi supra. And þus þere is no contradiccioun or agaynsaienge among þe auctoures as it semeth.

Causes The mater forsothe þerof is causede (after Avicen) of glotonye and of indigestioun and of a grete diete, as it schal be saide withynforth of þe diete. Þe cause forsothe of wiþholdynge of þe mater is feblenesse of þe þrowynge oute and stoppynge of the waies. The cause forsothe of þe excessyf hete is trauaile of þe reynes and of þe bledder and vse of chaufinge þinges.

Tokenes and domes Tokenes and domes of þe stones of the reynes (after Haly Abbas) ben goynge oute litel and litel of troubly vryn and sondy, with rede sonde or grauel and an hete and durynge akþe of the reynes and of þe yleons (i. of smale roppes or guttes), the whiche comeþ ofte tymes to the priue stones, to þe thyes and to þe fete wiþ a maner slepynge on þe side of þe lende þat is sike. If some stony þing wiþholden be pissede by kynde or by propre medecynes, þe whiche is not lefte ouer, digestioun is hadde and þe bygynnynge and þe cure, as it is saide 6to Interiorum.

Tokenes forsoþe of þe stone of þe bledder ben akþes of the bledder, icchynge of þe ȝerde, and moste aboute þe hede þerof, and ful ofte þe stondynge þerof and bowynge downe, rawenesse, whitenesse and þennesse of þe vryn, whitenesse of þe sonde, and difficulte of vryn makynge. And þerwith if it be dowtede, laye þe paciente and, þe þyghes [f. 155ra] arered vp, smyte hym, and he schal pisse. Or putte in þe ȝerde an immyssorie, and be þe stone touchede, and it schal falle bakwarde, and he schal pysse. Alle þise thinges forsothe ȝeven knowynge of þe stone, and þai schewe the

---

3 gendre] ndr *on erasure*   4–5 Senioribus autem disnie 3º Amphorismorum *underl. red*   5–6 6to Epidimiarum *underl. red*   7–8 in De Simplicium Farmacorum *underl. red*   26 *See Commentary*   27 and *read* of; *L cure principium*   6to Interiorum *underl. red*   33 vpriȝt ? *om. after* paciente; *L resupinetur paciens*

way of þe helynge as it is ȝeuen into ensample, primo Interiorum. Ȝit þe pacient wel ycrokede and þe schare wel iþirste downe with þat one hande, if a fyngre be putte in þe fundement, þe stone schal be felede, harde and not softe, and it schal falle froward, and he schal pisse.

And þerwith, as Avicen saith, þe stone in þe bleddre ledeþ sometyme to þe sekenesses þat is cleped tenasmon and to goynge oute of þe ers roppe. And as ofte as he pisseth þat haþ þe stone, he desireth sone for to pisse.

The akþe in þe reynes in þe bygynnynge is mykel likenede to a colerik akþe, for þe whiche þe doctoures among hamself made mykel destinccioun. Neuerþelatter for þat þer is not grete difference of medecynes after þat tyme, as of þe lissynge medecyne, þogh in þat þat þai nede after dyuersynge þinges, it is noght mykel to stonde yn, as it is saide in 6to Interiorum.

The stones forsothe of the reynes and of the bledder dyuersen (as Avicen also saith), for-whye þe stone forsothe of þe reynes is liȝter and lesse, bowyng to rednesse; þe stone forsothe of þe bleddere is harder and mykel grettere, bowynge to whitenesse.

It is schewed by Ypocras in 6to Ypidimiarum: I haue nouȝt sene men þat haue þe stone in þe reynes heled aboue 50^{ti} wynter. And it is saide in 6to Amphorismorum: Men þat haue þe stone in þe reynes and þo þat aken aboute þe bledder ben laborously helede in olde men. Þai ben forsothe feble men, and þerfore þai dye with þise sekenesses, as Galien saith in his Commente.

It is schewede by Gordoun þat þai haue þikke vryn and sondy haue selden þe stone. But if it be sodeynly made þenne, it bytokeneth [f. 155rb] þe stone igendrede (with oþer tokenes).

Moreouer Avicen saith þat þe stone of the reynes and of þe bleddre is of tho þinges þe whiche ben hadde by heritage. Forþermore he saith þat þe stone of þe reynes cometh more to olde men þan of þe bledder. And to children and to ham þat folowen ham cometh þe contrarie, as it cometh moste ofte bytwene childhode and springing of berde. Moreouer he saith þat þe stone in þe bledder comeþ selden to wommen. And þe stone also of þe reynes is of þe sekenesses to ham þat haue feuer, and here space is fro a monthe to a ȝere. Moreouer he saith þat a litel stone in þe

---

37 primo Interiorum *underl. red*   10 e *underd. after first* þe   12–15 *See Commentary*   15 in 6to Interiorum *underl. red*   20 in 6to Ypidimiarum *underl. red*   26 þat ? *om. after* þai; *L quod qui habent*   36 space] c *badly made*

bledder is most redy to withholde þe vryn, for it is raþer ficchede in þe way þan a grete stone, þe whiche is liȝtly removede fro þe waie.

Who þat haþ the stone in the reynes or in þe bledder leueþ
5 noght withoute perile, for-whie if it be wiþholden and schet þe waies, it ledeþ to þe dropesie and to þe deth. And it schal not be kytte in þe reynes. And þe kittynge in þe bledder is perilouse of þe crampe and of flowynge of blode and of festrynge, and þerfore wise men lefte þis wirchinge to lande lepers.

10 Moreouer Albucasis saith þat a grete stone may not be kutte for perile of þe bledder. A litel stone forsothe may not be kutte for perile to take hym. If any stone þerfore schal be kytte, a mene stone is to be kytte.

Euery man eschewe þat he entremete hym noght of kyttynge of
15 þe stone but if he be experte and þat he haue sene it of a god maistre, as Brune and Thederik saiþ, and William. And he schal haue instrumentz couenable þerto and a grete holow hoke and longe pynsons, þrede, nedle, cotoun and clowtes, ayren, þe rede powdre and alle nedeful þinges in haste. Eschewe þai also þat þai
20 kytte no olde man and feble and man þat is euel desposed in his humours, fereful and sorowful. The beste age to be kytte is of 14 ȝere olde, as Lamfrank [f. 155va] saith. The dewe tyme is springynge tyme and haruest.

The curacioun (i. helynge) of þe stone is twofolde after þat þe
25 stone is: some þe whiche may nouȝt be broken, but it semeth þat it schulde be kytte (and namely in þe bledder) or þat it schulde be putte aside, as it is saide in 3° Tegni (neuerþelatter it is Rasis counseil þat it be assaiede longe tyme with medecynes or þat men goo to the kyttynge); soche as may be broken with medecynes.

30 The curacioun with medecynes forsoþe is double: some is preseruatyf and some is proprely curatyf, after Rasis in Libro Experimentorum. The preseruatyf intencioun stondeth forsothe in lettinge of þe causes, as of grete humoures, of the hete of þe place and of the streynenge of waies, þogh it seme Galien in 6to
35 Epidimiarum to wirche withoute lettynge of þe hete where þat it passeþ noght mykel, as he saieth forsothe. It is beste forsothe þe

6 ledeþ *first* e *interl. w. caret*   12 ? *Om. before* to take; L ⌈non⌉ comprehendendi   17 ? *Om. before first* and; L ⌈rasorium⌉ et vncinum grossum cauatum   25 *See Commentary*   27 in 3° Tegni *underl. red*   29 *See Commentary*   31-2 in Libro Experimentorum *underl. red*   34-5 Galien in 6to Epidimiarum *underl. red*

humours to be smalle and þe bodyes of þe reynes to be smalle and þe goynge oute. And if he kepe eyþer of þise, þe stone schal neuer be gendrede.

Now forsothe þise two entenciouns ben fulfilled by one kynde of medecyne or of diete, as of medecynes þat maken þenne, as it is saide in 6to Sanatiuorum. I forsoþe, he saith, Of Smalle Diete, to appere oþer mesurynges. And he scheweth þe cause þerof in Libro de Euchima. þe dede of sotilyng medecynes to vnstoppe streite weyes and to kytte and to sotille and to purge oute þat þyng þat is grete and gleymy of þe humores. But it is to be seyne tofore in the settynge togidre of ham, for when þai be duely sette togidre, þai helen ofte þe stone, and vndewely forsoþe, þei make the stone. And þerto Problematum prima and 4^a De Generacione Animalium: If it do so moche, it doth no more, or more þan it schulde. And qualite and quantite [f. 155vb] rewlen þis, noght in leuynge of the tyme of þe helpynge þinges, in primo Ad Glauconem and 3º Tegni.

þat oþer partie forsothe of þis dede of kepynge the whiche stondeth by diete in dewe mynistrynge of þe sexe vnkyndely thinges and of the þre þinges þe whiche ben longynge to ham by here comunehede (as ben ayre, mete, drynke, inanycioun i. dwynynge and replecioun i. fulnesse, movynge and reste, slepe and wakynge, accidentes of þe soule, metyng of thinges withoute, bath and stondynge in þe open ayre), of þinges þat bowen to hete and to dryenesse with sotilynge. But for þat Galien passede by it as to þe metes in Libro de Subtiliante Dieta, I leue of þe fulle tretynge at þis tyme.

Neuerþelatter I saie in summe þat alle þynges be lefte þe whiche may gendre þe stone, as (Rasis and Avicen saith) ben grete metes, soche as is therf brede and rawe, cowes flesche and of briddes þat breden in marices, and fisshes and grete soure fruyte and grene, and chese (and propurly moiste chese) and euery þing þat is made of mylke and troubly water and grete wyne and troubly, and generally alle grete þinges and gleymy and of harde digestioun, and all replecioun and glotenysshe lyf. þe kepynge (he saith) fro

1 *second* smalle and *? redundant, instead of om.;* L *humores quidem subtiles esse et corpora renum* ⌜*mollia apud*⌝ *exitum*   6 in 6to Sanatiuorum *underl. red* 6–7 *See Commentary*   8 *is om. after* medecynes; L *est*   13 Problematum prima and 4^a De Generacione Animalium *underl. red*   14 *See Commentary*   17–18 *See Commentary*   34 *? Om. after* lyf; L *et vita crapulosa.* ⌜*Et ita assummabat Rasis in libro divisionum quod Haly Abbas in primo 2º partis concedebat*⌝

þe stone is for þe leuynge of gleymy metes and contynue vsynge of sedes þat clensen the reynes and fro abstenence of slepynge vprightes vpon þe nekke and fro longe streynynge of þe girdel and fro mykel ridynge and fro trauaile of þe bak, and þat he vse vomyte (i. brakyng) when þat þer is fullenesse.

And Hermes said, as Arnald is counseillede; þai witnessen forsothe þat þe ymage of a lyoun grauen in fyn golde, þe Sonne beynge in Leone (i. in þat signe of þe firmament þat is called Leo i. þe Lyoun), þe Mone noght byholdynge [f. 156ra] Saturne ne noght goynge fro hym, in a brigirdel or in a girdel of a seles skyn or of a lyoun iborne, kepeþ fro þe stone. And a sele made of olibanum or gotes blode arraied with þe same figure and in þe forseide houre ipowdred and ʒeuen with wyne, brekeþ the stone anon, and makeþ to pisse.

That kepynge forsothe þat stondeth by medecynes stondeþ in right vse of laxatyf medecynes and of medecynes þat weschen þe pores. Be þai voyded forsothe, if þai be fulle men, with the blode laste of the veyne basilica and of þe sophenes, if it be nede. If þer be euel humour forsothe, good purgacioun is nedeful, þat is to say, by brakyng and by laxatyf. Brakynge forsothe sperpleþ nouʒt only but it voydeth þe mater goyng tofore flewmatyk þat is gendrede in þe stomak, þe whiche in longe passynge to þe reynes was redy to cause the stone. Ypocras decreede þis vomyt ones in a monthe. In 5to Vtilitatum, Galien and Avicen wittenessen in many places.

The voydinge forsothe is done by laxatyf in spryngynge tyme and in haruest or when þat it is nede, in digestioun þe mater tofore with oximel simplex, as it is saide in 3° Regimenti, or with oxymel squylliticum or diureticum, as Hebenmesue saith. Or stronger, if he wille, with þe sirup of þe 5 rotes and of þe herbes capillares and of saxifrage, of pympynel, of philipendula (i. stone wort), of strebery, of the see brere and of þe feld brere, of boles tonge, of ysope, of calamynt, of þe greynes of iunypre (i. of firsen), of baies of yue, of fenel sede, of smalache, of persil, of ameos (i. þe sede of wode þistel), of pastnepe sede with þe more colde sedes, with spiconarde, with squynantum or with þe floures of camomille, of brome, with vynegre squylletyk or passulate and of hony or of sugre at þe wille. Be þe sirup ymade, the [f. 156rb] whiche schal

---

2 fro, see Commentary   6 See Commentary   19 good; L bina   24 In 5to Vtilitatum underl. red   27 digestioun ? read digestinge; L predigerendo

be ȝeuen with water of chyches. When þe mater is digeste, it may be voyded with pillule de agarico or with benedicta. But after þe voydinge forsoþe it is siker to do þe same with diachatholicon to wasche and to open þe waies.

Medecynes forsothe þe whiche ben covenable þerto ben double in kynde. Some forsoþe ben of a mesurable, as figes, almaundes, fistici, þe fruyte of capparis, raysynges, and soche oþere, þe whiche may sikerly be ȝeven in mykel vse in þe bygynnynge of þe mete (after Galien, 14º Terapeutici and Alimentorum 2º), for þat it haþ no vertue þat arrayeth vnsobrely þe mete to þe lyuer and to þe membres of þe vryn. And cresses may be ȝeuen in þe same manere, for-whi þey haue a persyng vertue to vryn makynge and to brekynge of þe stone in þe raynes, as it is saide in octauo Farmacorum. And the Gederer prayseþ netles, and Auenzoar confermeth þat.

Oþer þinges forsothe ben of more violent (i. ferse) vertue, as ben puleal, fenel, þe iuse of chiches and of suche oþere, þe whiche schal be taken in selden vse and amendede and longe fro þe mete, leste þai hurte þe reynes in brennynge þe blode and in hetyng þe reynes, and leste þai lede þe mete vndefiede to þe lyuer and to þe places of þe vryn, as Galien saith in 4to et 6to.

Maister Arnaldes perry of chiches is of þis entencioun, þe whiche, softenede or stepede by a nyghte in swete water, and on þe morne boyle it two playenges with þe same water with a litel persil and a litel of þe powdre of spyconarde and of saffran and of white wyne. Be it ȝeuen streynede. Many men forsoþe putten þerto of quykens yclensede. Oþer men putte þerto of comyne in wynter. And many men putte þerto in somer þe iuse of lymons or of orenges and of þe sede of melons. Soche a perre forsoþe clenseth þe capiller veynes of þe lyuer and þe [f. 156va] waies of þe reynes, and so it kepeth fro þe stone, as he affermeth.

Dyuretyk wynes also ben made to þis entent, in 5to Sanatiuorum, with beteyne and with saxifrage. And some men putte yn spykonard ful besily, and oþer men put yn oþer thyng þat secheþ to move vryn makynge.

Compowned medecynes forsothe to þis entencioun ben diacalamentum and diaspoleticum in 4to Sanatiuorum, þat Avicen in 5to and Serapioun in octauo Breuiarii clepen diaciminum.

6 vertue ? *om. after* mesurable; L *moderate virtutis*   9 14º Terapeutici *underl. red*   20 in 4to et 6to *underl. red*; L(O) *4º et 6º, (Br, Ca) 4º et 6º Sanatiuorum*   31 in 5to Sanatiuorum *underl. red*   37 octauo *error;* L 7º

The hete forsothe of places may be amended in so mykel wiþ oyle of rose, of violettes and of scorpiouns and of þe plastrynge of sawndres and of colde watres and fro ouer mykel excesse in chewynge.

5 It is now tyme forsothe of gaderynge togidre þe curatyf descripcioun with medecynes. This curatyf entencioun forsothe is fulfilled by þe same medecynes as is þe preseruatyf cure, witnessynge Galien, Introductorio. Who so euere (he saith) helen passiouns þat ben newe made, tho þinges letten to be or it be made. And it is
10 saide in quarto Sanatiuorum: þe kepynge of sekenesses þat ben to come and þe amendynge of ham þat ben now gendrede is all one, þogh þat þe graduacioun schal be dyuersede. Neuerþelatter þe stone of þe bledder nedeth stronger medecynes þan the stone of the reynes, as Avicen saith.

15 In þe curatyf acte forsothe it is to be bygonne at a softenynge clistere. After þat, akþe no þing noyenge, be a bath arrayed confortynge gode humours, in þe whiche softenynge þinges be soden, þat maken temperatly þenne and lissynge þe akþe. As, after Arnalde, ben of houndes tonge M. iiii, of bilerne M. ii, of faw
20 þistel M. i, of smalache M. sem. Boyle ham ly3tely ibrused with a boylynge in commune water. Afterward þrowe it altogidre in a kemelyn, and putte þerto a pynte of white wyne. And when it is aboute luke warme, be he sette here þat þe water may almost touche þe nauel. Þis þing forsothe [f. 156vb] wircheþ notably in
25 lyssinge þe akþe and in stracchynge abrode þe wayes and þe goynges and in ledynge out þe stone, so neuerþelatter þat it be done mesurably.

After þis forsothe he schal mowe vse þe more sikerly dewe medecynes and moste strong medecynes, I prayse softenynge
30 medecyne, and voydinge of þe mater goynge tofore, as is cassia fistula or diacatholicon, in beynge stille for þan of drawynge medecynes, as Avicen counseilleþ.

The wombe voyded and enoynted, medecynes þat littelen þe stone ben to ben mynistred, and þe beste houre of takynge of ham
35 is in goynge oute of þe batthe. Vnder kynde of þe whiche þynges is þe decoccioun of quykens, as it is saide in vi^{to} Simplicium. And

---

1 places] plates; *L locorum*   4 chewynge, *see Commentary*   8 Introductorio *underl. red*   8–9 *See Commentary*   12–13 þe stone *repeated*   13 *second* stone] stones *second* s *underd.*   15 *Two words,* c...... men, *scribbled in left margin in different hand and ink*   16 akþe no þing noyenge; *L dolore infestante*   28 þat ? *om. before* he; *L ut ... vti possit*

soche as ben not mykel hote with þat þat may kytte, þai ben þe bettre, as it is made insample in 5to earundem, þe rotes of tode stoles and of eglentyne and betoyne, hille worte and mader and brynt glas, þat Maistre Berthuce of Boloyne commendeth highely. Avicen forsothe nombreþ þerto the rote of coste, þe rote of eglentyne, of þe sede of Seynt Mary malue, þe roote of the brere, smalache, herbe benet, of hertes tonge, bursa pastoris (i. hrdemannes purse), quyntfoyle, litel burnet, þe rote of radische and gladen and of schere gresse, cornes of piper and þe stone of Ynde, þe asshen of scorpiouns, þe asshen of heres and þe blode of a gote bukke and þe dunge of a cokke and doufe donge and scarbodes idried and cantarides (i. grene flies). And many men praysen grylles and gershoppes. Neuerþelatter be it eschewed in þise thinges þat þai be wel amended and þat þe quantite be litel for þai wolde vlcer þe bleddre.

And compowned may be made of þise þinges, so þat fyue vertues be gadrede togider (as Avicen saith), þat is to say: mollificatyf (i. softenynge) and persynge, entryng, confortatyf and movynge, [f. 157ra] as he ordeyneth a sirup þat is helpynge þerto: Take of gromyl igrounden ℨ v, of mayden here ℨ vii, of persil ℨ iiii, of white figes 7 in nombre. Sethe ham with foure pounde of water til þat þere leue a pounde, and by half a pownde dronken after goynge oute fro þe bathe.

And noble Serapioun saide an experte and a noble medecyne to breke þe stone. Whos fourme is: Take of þe sede of melones iclensede, of gromel, of pastenepe, of brynt glas ana partes equales. Braye ham, and sarse ham, and ȝeue þerof ℨ iii with water of þe sethinge of blak chyches.

Sire Napolio þe Cardinal vsede soche a water for þis disposicioun: Take of philipendre li. vi, of þe rote of gladen li. iii, of saxifrage with þe rotes als mykel as of all þe oþer. Bruse ham, and putte ham in a lembik, and be þerof a water imade, and ȝeue þerof ℨ i.

Auenzoar, a man of grete experience, makeþ this letuarie: Take of þe stone of Ynde, of gumme of cheries, of þe stone þat hiȝte spongia, þe rynde of melones, of licorice ana ℨ iiii, of walnotes ℨ i, of pastenepe, of glasse of byȝonde þe see ibrynte with

---

2 in 5to earundem *underl. red* 7–8 hrdemannes *read* hirdemannes
19–p. 522 l. 13 *Vertical crease down all of f.* 157ra 37 *Blank space for*
12–14 *letters after* with; L(O, Ca) *cum* ⌜alkitran⌝; akkitran dubito *in left margin*

or with alhaste ana ℥ x, of pynes iclensed, of blaunched almandes ana ℥ vi, of sirup of licorice þat sufficeþ; make þerof a letuarie. And in euery pound, be þere putte ℥ ii of the beste bawme, þe whiche (as he saith) is of þe beste medecynes in þat. Be it keped in
5 a glasen vessel. Þe dose is euery day by þe morne ℥ vi with sirup of violett and with þe fourefold of hote water.

Maistre Arnald in þis case gaf þis medecyne to þe Lorde of Belliote: Take of gromyle, of ameos (i. the sede of wylde þistel), of anise, of fenel, of careway, of þe sede of pastenepe, of persile,
10 of smalache, of comyn, of anete (i. dille), of louache, of cardamome, of long piper, of sour mounteyne, of þe sede of popy, of þe sede of melones, of þe sede of malues, of þe cornes of iunypre, of þe bayes of yve, of þe sede of culrage and of cheries, [f. 157rb] of bittre almaundes ana partem i, of þe roote of pappe worte, of
15 gynger, of galangale, of canel, of spiconard, of calamus aromaticus, of schauen licorice, of schere gresse, of gladen, of rede saundres and of white, of þe stone of Ynde, of þe stone of a sponge, of þe schauinge of yuory, of þe iowes of a luce ana þe half partie, of girsehoppes arrayed a quarter of one partie, of þe blode of goote
20 bukke arrayed after þe lore of Alisaundre two parties. Make þerof a powdre, of þe whiche be þere ȝeuen by þe morne ℥ i with hote wyne.

Rasis forsoþe ȝeveþ suche a confeccioun þerto, and it is strong: Take of þe seede of melones, of þe fruyte of bawme, of þe sede of
25 radisshe, of pastenepe, of persil ana one parte, of þe rynde of þe rote of capparis, of þe rynde of þe rote of opoponak, of soure almandes, of bayes of lorere, of squynantum, of schere gresse, of spiconarde, of cassia lignea, of hertes tonge, of hermel, of genciane, of aristologia (i. Englisshe galengale), of azarabakkera, cordumeni,
30 bdellii, armoniaci, of serapine, of myrre, of piper, of gladen ana an half partie. When þe gummes be dissoluede in clere wyne, be pilotes made. Þe dose is ℥ sem. with water of chyches. And þis medecyne is sometyme conforted with bawme. Bawme forsothe brekeþ the stone, as Galien berith witnesse, vi^{to} Simplicium.
35 And Auicen ȝeueth þe strengest medecyne, þat is experte, as he saith: Take of þe asshen of glas, of þe asshen of scorpioun, of þe asshen of þe rote of commune cole, of þe asshen of an hare, of þe stone of a spounge, of þe blode of a gote bukke, of þe asshen of

8 Belliote; L(O) Bellioto, (Br, Ca) Bellioco red   35 medecyne] medecynes, s underd.   34 vi^{to} Simplicium underl.   37 cloi canc. before cole

ey schelles, of þe stone of Ynde, of þe gumme of note tre, of gladen even parties, of persile, of pastnepe, of broþer wort, of gumme of Araby, of þe sede of Marye malue, of piper ana one parte and a half. Confecte ham with hony, and be it keped. Be þe dose to þre dragmes with water of þe sethynge of breres and of blakke 5 chiches.

And diuretik herbes and rotes with a litel quantite of cantarides ymade in sirup ben [f. 157ᵛᵃ] praysed of William de Saliceto. And þe water of hem distillede was wonte to Maistre Odyn in Luschebone. Neuerþelatter þe commune vse forsothe ȝeueþ   with 10 hote wyne.

After the ȝeuynge forsoþe of a medecyne þat brekeþ the stone and ledeth it oute, enoyntinge is praysed with oyle of scorpiouns, for-whi (as Auicen saith in 5ᵗᵒ Canonum) scorpiouns in here kyndes ben acordynge for þe stones þat ben gendrede in þe reynes and in 15 þe bledder as þe flesche of þe serpent vipera is to þe venymes of venymouse crepynge bestes.

And be þere made plastres to laye þeron, as Tadde commaundeth, with water cressen, with peritorie, with þe leues of þe wylde gourde, with þe leues of malues, of wortes, of lekes, of 20 chiken mete and soche oþer. Or with a plastre þat lisseþ þe akthe, as Thederik putteþ: Take of oyle of camomylle ℥ ii, of oyle of rose ℥ i, of þe ȝolkes of rawe eyren ℥ iii. Medle ham, and lay ham to wiþ a cloth.

And movynges by ridynges and by styenges vp and by ventosa- 25 ciouns fro þe ylioun vnto þe bledder and euaporaciouns with hote oyles of rewe, of castor ben praysed of Avicen.

Of þe crafte of pyssing wiþ medecynes Vryn þat is denyed is prouoked with þe forsaide provokynge medecynes (moste in þe whiche medecynes cantarides be put, after þe lore of Galien 3° 30 Farmacorum and Complexionum and Rasis in ix° Almansoris), ȝeuen in a batthe, and with embrocaciouns, with plastres, with enoyntinges, and with þrowynges yn ilaide aboue þe schare, þe ȝerde and bytwene þe ȝerde and þe foundement and into þe ȝerde and þe bledder, put yn proprely when þat þer is cause of denyeng 35 in þe bledder.

5 *MS.* chyches *before* blakke; *redundant*   9 to *obscured by dark stain*
10 *Blank space for 10–12 letters before* with; L(O) *cum vino calido* ⌈leucontripon⌉ *administrat;* licontripon dubito *in left margin*   35–6 put yn proprely when þat þer is cause of denyeng in þe bledder *repeated as* putte yn propurly when þat þer is cause of denyenge in þe bledder

And Maistre Jordan made iniecciouns (i. þrowynges yn) and siryngaciouns within þe bledder with [f. 157ᵛᵇ] bawme and Thederik with oleum benedictum and Avicen with oyle of scorpiouns and many men with doufe donge dissoluede in lye or streynede.

Oþer men forsothe prouoke þe vryn þat is denyede in enoyntinge þe schare and þe reynes with þe grece of a conye or with galbani ilaide aboue þe ende of þe ȝerde or of garlik or of an oynoun. Or be þere made a suppositorie of sal gemme. Or in puttynge yn a louse or a   in þe hole of þe ȝerde. Also þe rote of radisshe, of persely, of nettel soden with wyne and fryed with oyle and laide vpon þe schare ben praysede in þe prouocacioun of vryn.

And if he may not pisse with medecynes, it is to be ronne to instrumentz, as it schal be saide anone. I wil make þe tale no lenger in medecynes but passe to þe curatyf acte wiþ hand wirchyng.

Of þe cure with hande wirchynge þe cure forsoþe by hand werk is double: Some is couerynge (i. cloutynge forth), and some forsoþe is proprely curatyf.

The couerynge cure haþ proprely place when þat þe stone is ouer grete, þat it may not be laide to þe nekke of þe bledder, in þe whiche þe kittynge may most holsomly be made, while þat it be fleschye. The bledder forsothe is synowye, and þe place of þe vryn, and it schulde not be sowded, but þe kittynge þerof is dedely (witnessynge Ypocras in 6ᵗᵒ Amphorismorum), or if þat it be in an olde man or in a body noght movynge ne willynge to þole kyttinge.

And it is fulfilled þat the seke man be putte in a softenyng bath. Afterward be it þirste yn fro þe nekke of þe bledder vnto þe botume þerof with intromissorie or with a serchoure or with a ciringe enoyntede with botir or with some softe oyle put yn by þe ȝerde. Or with thy fyngres arrayed and enoynted and put yn by þe fundement, doþ the same. It may abide in þe botume [f. 158ʳᵃ] forsothe by 40 ȝere, as Thederik saith, or by longe tyme, as oþer men seyn.

þe intromissorie is a long instrument and smal as a probe (i. serchoure), in þe ende of þe whiche þere may be an hede þat it

---

2–32 *Vertical crease down all of f.* 157ᵛᵇ   8 *first* of . . . *oynoun, see Commentary*   10 *Blank space for 10–11 letters after* or a; L *pediculum seu* ⌈*cyndriam*⌉ *in foramine virge;* cindriam dubito *in right margin*   20 laide; L *duci*   24 in 6ᵗᵒ Amphorismorum *underl. red*   25 movynge ? *read* mowynge; L *potente*   35 of *underd. before* and

may not hurte withynforth. Argalia or cirynga is a smal pype on þe same lengþe ipersed in þe poynt and in þe sides. At þe coppe þerof it is brode in þe maner of an embote, in þe whiche a purse of lether or a swynes or a schepes bledder may be bounden. And some is with a knotte and some with a knotte in þe maner of 5 clisteres.

Of þe crafte of pissynge with instrumentis The maner of pyssinge forsothe with instrumentz is (after Haly Abbas in ix⁰ sermone partis 2ᵉ and after Avicen and Albucasis) þat, when þe pacient is putte vpon his sete and when þat he is bathede and 10 fomented with wateres and with oyles, putte þe forsaide instrument by þe ȝerde stracchede toward þe wombe, softely til þat it be nygh þe fundement. Afterward be þe ȝerde bowed downe with all þe instrument dounward, and be þe instrument idressed toward þe bledder, þe whiche maketh doublynge ageyn here, til þat men fele 15 hym falle into þe voyde place. And þan be it vnderstonden to be in þe bledder.

And if þere were a litel rodde or a wollen þrede, þe vryn and þat humour may be drawe and schal goo oute, if eny þing lettede þe vryn. And if þe waie be hurte for frotyng and blode comeþ 20 oute, be þe white colere put yn with wommannes melk.

Of kyttynge of þe stone þe propre curacioun forsoþe of þe stone by kyttynge is made (after þe forsaide maistres and þat þat I haue sene) þat þe guttes be firste voyded with a clistere. And make þe pacient on þe morne fastynge to make a skippe or two 25 þat þe stone may goo downe. And þan, þe pacient turnede vp-so-down vpon a disshe [f. 158ʳᵇ] or vpon þe knees of some stronge seruant, be þe þighes icroked, and be þai bounden strongely with þe nekke. And be þai holden þat þai may not move ham in þe houre of wirchinge. And þan, the wombe iþirstede aboue þe bledder 30 with þi fiste and þe fyngres put by þe fundement (as it is saide), be þe stone ledde als mykel as it may to þe nekke of þe bledder bytwene þe foundement and þe priue stones. And þan be it kytte vnto þe stone with a rasoure after þe goynge of þe wryncele in a place somwhat ferre on þe lefte side fro þe commissure i. semei 35 (for þere is a place þeryn þat is dedly, as Auicen saith) so þat þe

---

1 smal *interl. w. caret*   *MS.* ipersed *after* pype; *redundant, see l.* 2
5 second *with* read *without;* L sine   8–9 in ix⁰ sermone partis 2ᵉ *underl.*
red   18–20 *See Commentary*   27 stronge] -g *with upcurl;* L fortis
29 holden] ho *over stain*   34 wryncele ? *read* wrynceles; L rugarum

stone may be drawen out liȝtly with a holowe hoke. And when it is drawen oute and þe place is clensede, be þe wounde sewede, and laye þeron the rede powdre and þe white of an eye, and bynde it faste, and be he in a bedde, and be it not lousede vnto þe þridde
5 day, as Rogeryn commaundeth. And be it curede with diapalma as oþere woundes. Þus it is curede forsoþe in men.

The stone in þe bledder forsoþe is selden made in wommen. And when it is made, it is curede by puttynge of þe fyngre in þe matrice, as it is aforsaide.

10 Many men forsoþe, as Rogeryne, after þe kittynge layen þerto þe ȝolke of an ey in wynter. And þe Foure Maistres laye þerto mele with towe. Drynke þay litel forsothe in þe tyme of þe cure, and no white wyne but soure rede wyne medled with water þat iren is quenched ynne. And ete þai sobrely and chosen metes of
15 fewe superfluytees.

If it happe forsothe þat þe stone come to þe ȝerde for his litelnesse, bynde it toward þe bladdre þat it may not falle yn agayn. And afterward be it drawen oute in sowkynge, or putte in longe and smalle pynsones, and take it, and drawe it oute. Or putte
20 þeryn a smal wymble, as Al[f. 158ᵛᵃ]bucasis saith, and breke it þerwith, and drawe it oute gobatemele. Or kytte it in þe lower partie of þe ȝerde where þat þe stone strutteþ moste, after þe lengþe, and be it drawen oute, and sewe it, and afterward remove þe byndynge, and cure it as it is saide aboue.

25 Neuerþelatter in all þinges be þe aposteme iletted. And if akþe schulde noye, Avicen counseilleþ þat he be putte in a batthe þat gendre or conforteþ the gode humours, and þat þai be enoyntede with softenynge oyles, soche as is oyle of camomylle and of anete, and lay butter leuke warme vpon þe wounde. And if þere be sene
30 euel accidentes to come, þan God be his helper.

Of passiouns of the ȝerde and firste of coldynge and of mysdede Thise forsothe ben þe trespaces or maladyes þe whiche happeþ in the membres of generacioun, and moste in men, for-why as þe bareynesse happeþ most on the womanis side (as Serapion
35 holdeþ in 4ᵗᵒ Breuiarii), so coldenesse and mysdede (þe whiche is fordoynge of þe dede of leccherie) on þe mannes side, for þe dede

---

4 ?*Om. after* he; L ⌜*collocetur*⌝ *in lecto*   11 ?*Om. after* wynter; L *in hyeme* ⌜*et albumen in estate*⌝   27 gendre ?*read* gendreþ   31–2 ȝerde **and firste of coldynge and of mysdede** *on erasure*   35 in 4ᵗᵒ Breuiarii *underl. red*

of leccherie or of dightinge is noght fordon in wommen but for stoppynge of þe priue chose. It is forsoþe fordone in men for euel colde complexioun þe whiche takeþ away þe stondynge or stacchynge and for euel complexioun þat cometh of rewme fordoynge þe ȝerde and þe priue stones. For euel dede forsothe, it happeth in eiþer.

Coldenesse forsothe dyuerseth from euel dede for coldenesse byholdeþ þe complexioun really and euel dede byholdeþ the soule and þe compocicioun, þogh it be communely saide þat coldenesse is made for þe kynde of þe body, þe euel dede forsothe for an heuenly þing, as when any synnes or trespasses ben done or þat þere were euel þinkynge bytwene þe man and þe womman.

Tokenes of coldenesse and of euel doynge for synnes of þe [f. 158ᵛᵇ] bodyes ben openly knowen when þat he is gelded, when þat þe ȝerde is schort and wryede and euel-made, when þat it is colde and hath þe pallesye, withoute heres, rede, grete, wryncly and euel-coloured, þat þogh he ete alle þe spices of all þe world and pymentz and þogh he were froted and made hote wiþ alle þynges þat maken hote and exciten þat may be done, and it be noght made to stonde vp ne þat it go not out into þe dede of leccherie or of dightynge.

Tokenes forsothe when þat it is for an heuenly þing or for an euel soule ben when þat alle þinges stonde wel and it may not neuerþelatter go oute into þe dewe acte of diȝtinge, namely with his wyf, þogh þat he may with oþer, and þat it be turned aȝeyne to þe dede by prayers and by removynges of euel dedes and of euel þoghtes.

It is schewed by Galien, by þe auctorite of Plato (in þat Comment, A woman þat may not conceyve), and a man þat may not dighte and gendre, ioyne he hym nouȝt with a womman. Kynde forsothe schulde be deceyued, and kynde schulde be lost.

It is schewed also þat if suche folk were ioyned togidre by fortune þat a departynge be made by riȝtwisnesse (i. by lawe), but for þat þe lawe is wonte to bytake þe examynynge to leches, for so moche þe maner of examynynge is put here. And it is þat a leche, when þat he haþ leue of þe lawe, þat he examyne firste þe compleccioun and þe composicioun of þe membres generatifes. Afterward haue he a damysel þat is wont to suche þinges, and bydde he

---
3 MS. þat cometh of rewme fordoynge þe ȝerde *after* complexioun*; redundant,
see ll. 4–5* 3–4 stacchynge ? *read* stracchynge*; L ereccionem*

þat þai lye togidre by some dayes. And 3if he ham spices and pymentz, and make he ham hote, and enoynte ham with hote oyles, and frote he by a fire of chippes, and bydde he ham iangle togidre and to lye in armes. And afterward sche schal seie to the leche what sche seeþ. And when þat þe leche is wel enformed, he may schewe [f. 159ra] it of trewþe afore þe lawe. Be he ware neuerþelatter þat he be not deceyued, for many desceytes were wonte for to be done in soche þinges, and it is the moste perile to departe þat þat God ioynede but yn a lawful cause.

Of þe priapasme The priapasme is vnwilfull stondynge of þe 3erde, and it dyuerseth fro satiriasis in þat þat þerynne is wille and desire of þat dede.

The cause þerof forsoþe (after Galien, 14° Terapeutice) is a smeky ventosite ledde withynne þe holwe synowe of wyndy metes and of colde makynge þikke þe skyn lettynge to passe out; ful ofte tymes (after his mynde 6to Interiorum) of stracchynge abrode of þe arteries of the 3erde. And þe tokenes to knowe it with ben putte þere, but it is not mykel to charge in þis.

But þe cure þerof is made, when þat good commune rewle is put þerto, þat þe place be fomented in the wodnesse with rewe and with agnus castus. And in þe openynge colde it with colde iuses and with camphora and with cerotum Galieni and wiþ laieng to of leden plate.

Of hetyng and of filthynesse in þe 3erde for lyeng with an vnclene woman Firste wasshe it with oxicratum, and afterward plastre it with vnguentum album camphorate þat þe vlcerede bleynes may be helede.

Of schettynge of þe typpe of þe 3erde It is curede, after Haly Abbas and after Albucasis, in openynge with þi nayle or with a sclyse, and afterward in puttynge an holowed pype of wode or of lede þat he may make water, enoynted with botir or with oyle of almandes.

Circumcicioun is made after þe lawe to Iewes and to Sarasenes, and to many oþere it were profitable, for þat filþes schulde be gadrede togidre in þe rote of þe knoppe of þe 3erde and schulde chaufe it. And þan be it drawen with þi nayles as mykel as it is possible, and in eschewynge of þe knoppe, kytte it. And afterwarde

---

1 *?Om. after* dayes*; L per aliquos dies ⌜ipsa matrona presente cum eis⌝*   3 ham *?om. after first* he   6–p. 529 l. 1 *Vertical creases, one down from top, one up from bottom of f. 159 ^{ra}*.   13–17 *See Commentary*   34–6 *See Commentary*

be þe blode restreyned [f. 159rb] with þe rede powdre or with a cauterie, and hele it in þe maner of oþer woundes.

Geldyng is made after Albucasis after two maneres: or by drawynge or by kittinge. In þat geldyng forsothe þat is made by drawynge, his priue stones ben softenede, and afterward þai ben 5 þirstede with hondes and ben froted til þat þai ben resoluede. By kittynge forsothe it is made in kyttinge of þe skyn, and by þe priue stones taken and bounden, and be þai kytte and drawen oute. After, þe skyn is sewed, and it is cured as oþer woundes.

Softenynge of þe codde and lengþe þerof Kytte of al þat is 10 more þan serueþ the priue stones, and sewe it, and hele it as oþer woundes.

Of hermofrodicia Hermofrodicia is þe nature of double kynde. And it is in men (after Albucasis) after two maneres, for sometyme it is in þe place þat is apperynge vnder þe stones. In a womman 15 forsothe þere is anoþer in þe whiche a ȝerde and priue stones apperen aboue þe priue chose. And þai ben ofte tymes cured by kyttynge, as Avicen saith, but noght þat forsoþe þat maketh water, as Albucasis saith.

Of passiouns of þe matrice ; schettynge þe matrice is schette 20 in many maners, as Albucasis scheweth. One curacioun is with kyttinge, if it be flesche eched þerto, with a rasoure or with byndinge with a þrede. If it be skyn forsothe, open it with þi nayles or wiþ a rasoure and with an holowe pype of wode or of lede enoynted with botir or with oyle þat he may pisse. Or putte 25 þerynne a þikke one of cloth in þe manere of a litel ȝerde. And remove he it ofte, or vse sche dyȝtinge, þat it be not schette aȝeyne.

Largenesse The matrice is constreyned (after Avicen) with þe powdre of þe rote of a pynote, with þre parties of alume, with two 30 parties of schere gresse. Sethe ham with soure wyn, and wete a lynnen clowte þeryn, and laie it þerto.

T kekir [f. 159va] When þat echyng of flesche þat is cleped þe kikir groweþ somtyme to suche a quantite in þe priue chose þat it maketh displesynge and noye, þe cure þerof forsothe (after Albu- 35 casis) is þat it be kytte with a byndinge or wiþ a rasoure and

---

4 drawynge, see Commentary   14 *?Om.* after sometyme; *L quandoque* ⌈*est vulua pilosa inter duos testiculos, quandoque*⌉ *in spacio* [*etc.*]   16 anoþer; *L vna species*   18 but noght *repeated*   21 One curacioun is, see Commentary   29–31 See Commentary   33 T] Te, e *underd. red;* *?false start; L Tentigo*

noght vnto þe botume for drede of bledynge. Afterward hele it by þe cure of oþer woundes.

Drawynge out of a child A newe borne childe goþ out proprely vpon his hede, þe face turned toward þe erthe. All oþer goynge oute forsothe is vnkyndely and harde. And þere is made also hard childynge for many children, for-whye þere ben sometyme two, and after Avicen fyue or mo, and after Albucasis mo þan vii, for x, as he saith. And for þis nedeþ to be haunted by wommen, it byhoueþ not to dwelle moche þerynne.

Neuerþelatter medewyfz ben to be warned þat if þe schappe of þe goynge oute be kyndely and hard, softe þo parties with softenyng fomentyng and with enoyntynges, and þat the womman helpe herself þirstynge and wiþ holdynge of þe brethe and with prouokynge of fnesynge with powdre of piper or of euforbe and with suche oþere. And bothormarien and egrimoyne bounde on her þyghe hasten the burþe, as wise men sayne.

If þe schappe forsothe of þe goyng out be not dewe and kyndely, þat it be ledde aȝeyne to kyndelynesse with all þe power, in areryng vp the wommans þyhes.

And if þe childe be dede of chaunce (þat is knowen by lessynge of þe tetes and by vnmovynge of the childe þe whiche was moved, by coldenesse of þe wombe, by stynkynge of þe brethe, by depenesse of þe eyȝen and by dedenesse of þe lippes and of all þe face, by bolnynge of þe wombe and by goynge tofore of some scharp sik[f. 159vb]nesse or by hurtynges), þan þe medewyf schal assaye, with here hondes enoyntede and þo places with softenynge medecynes, with fomentyngz and with pessaries and with prouokyng of fnesynge and with medecynes þat prouoken þrowynge out of children (as is castor and mirre, with rewe and suche oþere), if sche may drawe it out. And if sche may nouȝt, putte yn þe instrument þat is cleped speculum, made with a wrethe of a pressoure, and open þe matrice þerwith als mykel as it schal be possible, and afterward drawe it oute hole or gobatmele with þi handes and with hokes. And late it noght abide stille, þogh Albucasis say þat he haue seyne a womman þat was with childe with a dede childe, and it was lefte stille, and þe bones went out by aposteme of þe navel longe tyme after, and so sche leuede longe tyme. Neuerþelatter þere is a wile þat if þer be water in þe dede childes hede or

13 *?Om. before* þirstynge; L ⌜cum⌝ *expressione*   25–p. 531 l. 13
Vertical creases as in f. 159ra   25–30 *See Commentary*

in þe breste or in þe wombe or in þe secounde birþe lettynge þe goynge out by swellynge, þat it be kitte with a spature or with þi nayles, and drawe out þe water, and so it schal goo oute moste liȝtly.

If it happe forsothe þe self womman to be dede (þat is knowen by þe tokenes þat were saide aboue of dede men) and þow suppose þat þe childe be alyue (for þe kynges lawe defendeth a womman with childe to be buried til þat þe childe goo oute), in holdynge þe wommans mouth and þe matrice open (as wommen wille), open þe womman after þe lengþe with a rasoure on þe lifte side (for þat party is more fre þan þe right for þe lyuer), and putte yn þi fyngres, and drawe out þe childe. Julius Cesar forsoþe was so drawen oute, as it is red [f. 160ʳᵃ] in þe Gestes of Romayns.

Drawynge out of þe secounde birthe When þat þe secounde birþe is wiþholden, þan it byhoueth (after Albucasis) þat þow bidde þe seke womman þat sche helpe herself with fnesynge and with holdynge of þe breth vpon þe mouth and þe nose þirles. And if it go not oute, vndersmeke þe matrice with an instrument þat is cleped embotum of þe seþyng of calamynte, of rewe, of centorie, of camomylle, of dille, of cassia lignea and soche oþere. And prouoke fnesynge, and ȝeue her suche þinges as prouoken castynge oute of children. And if it go not oute, bydde þe mydwyf þat sche wete her hande in oyle of sisamie or in þe muscilage of altea, and put sche it into þe modir, and take sche it softely. And if þere be oþer þyng fastnede þerwith, drawe it oute als mykel as may be possible, and drawe out þat oþer dele wiþ resolutifz, as is þrowynge yn of þe oynement basilicon, þat roteth it forsothe after daies, and it schal go oute.

The mole is a gobat of flesche gendred in þe moder. And it is gadred togidre in two maneres, as Avicen saiþ: in one manere, of þe multitude of materes þat ben sched with stronge hete, and in þe secounde, in þe whiche þe moder taketh þe water of wommen, and it stracheþ it with, and for defaute of þe vertu of man sche conceyueth noght, but gendreth þat flesche.

Whose tokene is for it haþ no movynge of by itself as a child hath, and here extremytees ben softe, and þe tyme of þe child berþe is passed. And it is heled with softenynge medecynes, with

---

24–7 See Commentary   32 ?Om. after secounde; L(O) secundo ⌜in coitu⌝   33 Om. after with; L(O) cum ⌜nutrimento⌝   35 of ?superfl.; L per se

fnesynges and with þinges þat prouoken þrowynge oute of childerne and with pessaries and with oþer instrumentz and with wirchynges with þe whiche þe secundyne [f. 160ʳᵇ] is drawen oute.

Of goynge out of þe moder and of longaoun Be it fomented with soure wyne, and afterward be it dighte with þe powdre of þe rote of gumfery and with more of mastik, of sank dragoun, of bole armoniak, of mummy, of myrre, of þe note cipresse, of balaustia (i. the floure of pome garnate) and of alume and of ceruse. And make a plastre of þe same powdre with þe whites of ayren, and bynde it þerto with a pece of cotoun. And reste he, þe þyghes arered vp, and ete he delicious metes þat þai be not streyned to þirste oute.

It is seide sufficiently aboue of the fykes, of attrices, of cliftes and of vlcers of þe foundement and of þe matrice, and with þat be þis seuenþe chapitled ended.

þe ey3te capitle, of the propre sekenesses of þe þighes and of the feete.

MAny sekenesses comen yn the legges or in þe grete fete (withoute þe comune sekenesses) proprely, of þe whiche it was saide aboue, as elephancia, varices, claui, sekenesses of þe nayles and soche oþere.

A man myght saye many þinges of þe mormale or dede appel, but it is generally cured as þe scabbe, of þe whiche it is saide tofore, when þat it is noght elles but a stynkynge and drye scabbe. And if it haue eny þing of fretynge, for þe whiche it may be saide cancrena or stynkyng vlcers, it is saide also aboue.

Neuerþelatter by cause of colacioun, in þe dede apple or salt flewme þe commune vse is praysed, þe wasshynge of smythes water and with vynegre of þe sethynge of fumyter, of þe rede dokke and of celidoyne. And afterward enoynte it with an oynement made of þe iuse of erþe note, of bryonie, of þe decoccioun with oyle of rose, with vynegre and with blak sope. Afterward enoynte it with an oynement made of olde swynes grece dissoluede with vynegre [f. 160ᵛᵃ] by ix dayes, in renovynge þe vynegre euery þridde day, and of vnguentum album and of sulphure, of þe white of ayren, of bole armonyak and of quyk siluer istamped in a leden morter.

---

7 of ?om. *before* cipresse; L(O) *nuce cypressi*   15 chapitled *read* chapitle
31 bryonie] bryoñ

The akþe and þe mowles in the hele Thise þinges forsothe come sometyme of metynge or of constreynynge of hose or of scho and sometyme of colde. And þan embrocacioun heleth it, as Avicen saith, wiþ colde water and softe plastres of wylde celidoyne and of bole armonyac resolued by þe lore þat is ʒeuen by hym in 4to to 5 þe vnflawynge of þe schoynge, and it was saide superficially in þe capitle of bresynge of þe flesche. Haly Abbas forsothe comaundeth to lay þerto þe lether of an olde scho ipowdred or þe longe of a schepe or of a swyne ibrente and powdred, as Galien saith ix° Farmacorum. And when þe akþe is do, lay þerto galles and acassia 10 temperede with vynegre. Þe commune vse laiþe þerto þe sede of water mynte; to drye forsothe þai laye þerto vnguentum album.

Now is tyme comen to ʒeuen to reste to þis sexte book. And He þat gaf the movynge to bodies, ʒeue He verray reste to þe soules. A M E N 15

Here endeth þe sexte boke.

HEre bygynneth þe 7 boke, the whiche is cleped þe Antitodarie, conteynynge two doctrines or lores. Þe firste doctryne is of medecynes or helpes. The secounde schal be of particuler helpes. The firste lore haþ 8 chapitles. 20

The firste chapitle is of blode last, of ventoses and of water leches.

I wolde conne drawe alonge by ful tretynge þe speche, þat is to say, of medecynes with þe whiche þe purposed ende in cirurgie is ladde to þe places of the subiecte, moste when in tretynge by all 25 þe boke þe maner of ledynge [f. 160vb] þe ende by þe curatyf entenciouns, in makynge many þynges insample, and þe moste propre þinges ben in þe sexte part. And who þat wille haue mo þinges, he schal seche ham and take ham in all þe Contynent and þe Grete Antitodarie of Azaram, in þe whiche he schal fynde a 30 mylioun of medecynes heped togedre. I haue taken litel of emperykes and of charmes, of the whiche þinges plente is founden

5 in 4to *underl. red*   9 ix° *error;* L xi°   12 *?Om. after* water mynte; L ⌜*ad sedandum*⌝ *basilicon ponit*   13 *second to ? superfl.;* L *dare quietem* 15 *Flourishes in red before and after each letter of* AMEN   17–20 Here bygynneth þe 7 boke, the whiche is cleped þe Antitodarie, conteynynge two doctrines or lores. Þe firste doctryne is of medecynes or helpes. The secounde schal be of particuler helpes. The firste lore haþ 8 chapitles. *underl. red*   19 *?Om. before* medecynes; L(O) de ⌜*vniuersalibus*⌝ *antitodis seu auxiliis*   23–8 *See* Commentary

in Gilbertyn and in Thesauro Pauperum. Neuerþelatter I schal remembre many þinges als schortly as I may, and some þinges þat ben moste commune and vsed to me, þat I be not seyne to passe þe pathþe of oþer men. And displese not þe saieng or rehersynge
5 aȝeyn, for profitable þinges recorded or rehersed aȝeyn profiten many tymes and þerwith þinges þat ben dowblede may amende hamself. But for þat blode last is most commune among all þynges and moste gentil helpe, for-why all oþere þat is made withoute þat is vnspedy in sekenesses of blode (as it is saide in ix° Tera-
10 peutice), þerfore it is to be bygonne at þat.

Blode laste is kyttynge of a veyne voydinge out blode and þe humoures with þe blode rennynge in ham. Þus descryueth Arnalde ham in þe Boke of Particuler Werk, in þe whiche he ledeþ into ensample þe werk of blode last. And þerfore Avicen saide in 4ta
15 primi þat it was þe commune voydinge þe multitude, as it is saide in prima tercii þat it was þe commune voydinge of humours. As Galien saith in 6to Amphorismorum, Quibuscumque flebotomia, etc.: Blode laste forsoþe is þe commune help of ful sekenesses. And after Rasis in 4to Almansoris, it is mykel acordynge to kepe
20 hele and to cure sekenesses, if it be done as it schulde. If it be done oþerwise forsoþe, it is cause of þe feblenesse of þe vertue and of gendrynge of þe ydroposie and of oþer wicked siknesses and of takynge of aage to[f. 161ra]fore tyme.

Blode laste forsothe doth gret þynges, as Galien proueþ in
25 Libello de Flebotomia in þat Romayn þat was seke in his eyȝen. And Erasistratus, þat forbede þe blode laste, was cleped þerfore þe fereful leche. It is þe more siker helpe forsothe þan a laxatyf, for þis most goodnesse is in blode laste (as it is saide þere), for when þat we wil staunche it, we staunche it, and þat þat is ones swelowed
30 to þe wombe, it is wroght, ne we may not staunche it as we wolde.

Galien in þe forsaide Boke of Blode Laste asketh fyue questiouns aboute þis gentil help. Firste, whiche ben þai þat neden voydynge? The secounde, whiche with blode laste? The þridde, whiche ben þai þat may thole it? The fourthe, by whiche veynes
35 it is to be made. Þe fifte, of þe mesure of blode laste. After, he determyneth of þe tyme, and some doctoures putte to of þe gouernaunce þerof.

1–4 *See Commentary*   14–15 in 4ta primi *underl. red*   15 commune... multitude; L(O) *euacuacio vniuersalis multitudinem euacuans*   17–18 in 6to Amphorismorum, Quibuscumque flebotomia, etc. *underl. red*   23 *In f.* 160vb, *lower margin:* fore tyme *catchw. boxed*   34 wh *canc. after second* whiche

Firste forsothe it is enquered by þe presence of eyþer replecioun, þat is to say, after þe vesselles and after þe vertue, as it is discussede in þe Boke of Multitude and in 4to Sanatiuorum. Whiche þinges so euer þat be fulle, it byhoueþ to voyde ham, as Ypocras declareth in his Amphorismes the lore, wheþer þat it be of þe helynge partye or of kepyng partye, þat the speche be noght totorne in vs wiþoute cause, as Galien saith in þe Commente.

The secounde questioun is schewed by fulnesse of þe veynes (in Commento, Dolores oculorum and 4to Sanatiuorum and euery where), if it be of alle þe humours evenly or of blode habundynge, þat þe voydinge is for to be made by blode last, for þat þe veynes ben þe places of blode and of oþer humours, and moste of þe kyndely humours, as it was saide in þe Anothomye.

Ther ben vi entenciouns forsothe for þe whiche blode last is made profitable: þe firste entencioun is to be voyded, þe secounde to sondren, þe þridde to drawe, þe fourþe to alter, [f. 161rb] þe fifte to kepe, þe sexte to liȝten.

The metours and many oþer men saide of þe firste (as he saith in quarto Terapeutice) þat voydinge byheld þe ful course. Of þe whiche Galien reproueþ ham þere, as it is saide in þe Boke of Blode Laste, þat blode last is noght onely made for a multitude but for þe strengþe of the passioun withoute multitude, bygynnynge a bocche or abydinge it, for smytinge or for akþe and for þe habundaunce of humores or for feblenesse of þe membres. Thise þinges ben wroght forsothe in a bocche withoute þo þinges þat comen after þe multitude of þe body. He clepeth þe strengþe forsothe of þe passioun prefolde: oþer for principalite of the fode of þe membre, or for gretenesse of þe disposicioun, and þe þridde for þe euel þewynge þerof.

Of þe secounde it was saide in þe forsaide boke þat blode last is some taken as avoydinge medecyne and sometyme as dyuerse help, as he declareth þere in fluxibus and in 5to Terapeutice: The right nose þirle bledynge, in þe right hond; þat oþer forsoþe, in þe lifte hand. And þat is þat Ipocras seith in 5to Amphorismorum: þe hender parties of þe hede akynge, the whiche þe forþriȝt vayne in þe forhede noght only helpeþ. As Galien commenteth, Ypocras

3 in 4to Sanatiuorum *underl. red*   4–5 as . . . lore, *see Commentary*
9 in Commento, Dolores oculorum *underl. red*   19 course, o *interl.*
w. caret   See Commentary   24–6 *See Commentary*   31 some ?*read*
some tyme; *L aliquando*   32 in 5to Terapeutice *underl. red*   36 noght
only, *see Commentary*

assayeth wisely to voyde where þat it byhoueþ to voyde, but with blode last on þe contrarye side.

Of þe þridde þyng it is saide in þe same boke: If we wille prouoke mater, we open the lower veynes, or we garse þe wristes in þe tyme of þe movynge þat was wont.

Of þe fourþe Galien seide (in ix° Terapeutice and in Commento 23 primi Amphorismorum, Tho þinges þat gone oute schal not be coniected in þe mykelnesse): For blode last vnto swownynge wircheþ and refresshynge anone of alle þe body, and it quencheþ a feuer as þogh he wolde slee it.

Of þe fifte he scheweþ (in þe same [f. 161va] boke an in Commento illius 6^{ti} Amphorismorum, To whom so euer þat blode last accordeþ) þat blode last kepeth many men þat ben redy to falle into sekenesses, þat he declareth in ham þat ben redy to spytte blode, to aposteme of þe longes, to þe squynacye, to þe fallyng euel, to gedynesse: In makynge blode last in springynge tyme, þei were kepte fro þe same sekenesses. Also blode laste is sent tofore in fallynges and in smytynges and in woundes, þat þe comynge of aposteme may be letted, as it is aforesaide. Bettre it is to take blode last tofore þan for to abyde þe euel accidentes of multitude.

Galien spekeþ in þe sexte in xi° Terapeutice, capitulo 15° versus medium: It is beste forsothe to kytte þe veyne noght only in þe feueres synochis but in alle oþere whiche ben of þe rotynge of humores when þat þe laste of age or of vertue lette it noght. þe kynde forsothe þat dispendith oure bodyes, when it is lissed and puttyng oute þat þat greueth it as any birdyn, schal be maistrede liȝtly by þe remanaunt. So it schulde defie þat þat may be defied, and it helpeth þat þat may be helpede, gaderyng togidre aȝen his owne dedes.

The þridde is: whiche ben þai þat may thole it? It is concluded in eodem libello þat þai ben tho men þat haue stronge vertues, grete veynes and large, and þe disposicioun or hibitude þat is noght white colour and no softe flesche. Tho men forsoþe þat ben oþerwise disposed may not suffre bledynge; thai haue litel blood

---

6–7 *in ix° Terapeutice and in Commento 23 primi Amphorismorum* underl. red   8 accordeth underd. after blode last   8–9 See Commentary   22 *first* in ? *read* of; L de   22–3 *in xi° Terapeutice, capitulo 15° versus medium* underl. red   27–8 See Commentary   32 stronge] -g *with upcurl*; L robustas   33 hibitude *read* habitude   34 ?Om. *before* noght; L(O) habitudinem ⌈non multum macillentam et⌉ colorem non album

forsoþe and flesche þat wille liʒtly falle away. And after þis resoun, children ben not to be late blood afore þe age of 14 ʒere, ne olde men oue 70 ʒere, but ʒif þer be grete nede in presente, and þan with previcioun and with sleighte. And after þe same Galien (as it is taken by Raby) in primo ad Glauconem, þat men þat ben noght [f. 161vb] wonte to be late blood þolen not blode laste, ne men þat haue a feble stomak, ne bodyes þat ben occupied with fluxes, ne men þat þolen glotenye and indigestioun, as he saide also in xi° Terapeutice. And Ypocras outetaketh onely wommen with children as to þe laste monythes.

Neuerþelatter what þat euer it be, the signyficacioun þat is taken of þe vertue in forbedynge blode laste is aboue alle þe oþere signyficaciouns, as it is saide in 9° Terapeutice. Many men forsothe perisshen in blode lastes for feblenesse of þe vertu. It is commune forsoþe in eyþer werk to kepe þe vertue. And þat is þat alle tho thynges þe whiche feblen þe vertue letten blode last, as fluxe of þe wombe and childe birþe and other þinges, ouer mykel swete, þe colik, þe crampe, quakynge, longe sekenes, ouer mykel dede of leccherie, ouer mykel bathynge, angres, besynesses, wakynges, trauailes and suche oþere.

Rasis forsothe in 4to Almansoris putteþ þerto þat þai þat were wont to vse mykel flesche and ouer mykel swete þynges, þey may best be late blode. þai forsothe þat haue tholed abstynence and hauen feble ynwardes, and þai þat be flewmatyk and were wont to haue colde siknesses, and þai þat dwelle in contrees and air þat is moste hote or colde schal not be late blood, þat he be noght made to lese his appetite til þat þise thinges ben algates removed fro hym, but if þat grete drede schulde come of þe slownesse of blode laste, as it is saide in 7mo Almansoris.

Maistre Arnald forsothe treteth best of blode last, particulerly and fully all þe signyficaciouns grauntynge and denyenge blode laste (in his litel book þat was allegged aboue) by þe consideracioun of þe vnkyndely þinges and of tho þinges þat ben aʒeyne kynde, in techynge to mesure ham and to weye ham. And I purpose to make a chapitle of ham and to [f. 162ra] ʒeue þe moste nedeful þinges after possibilite, noght in forʒetynge oþer entenciouns, but

3 oue *read* ouer; L vltra   9 in xi° Terapeutice *underl. red*   13 in 9° Terapeutice *underl. red*   21 in 4to Almansoris *underl. red*   26–7 þat . . . appetite, *see Commentary*   29 in 7mo Almansoris *underl. red*   33 ? *Om. after* consideracioun; L(O) *per consideracionem* ⌜*rerum naturalium et*⌝ *non naturalium et contra naturam*

in lissynge ham or yn amendynge ham anoþer tyme by þe quantite of þe blode laste, after þat it schal be saide of laxatyfz wiþynforth. But neuerþelatter for þat þis is more phisik þan cirurgie, I beleue it as at þis tyme to the lordes phisiciens.

5 þe fourþe thyng is by whiche veynes þat blode last is to be made, is notefied by all þe tretyng. Neuerþelatter Haly Abbas putteþ in some in þe ix sermone of þe secounde partie of the Real Boke þat the veynes þe whiche ben late blode in men ben 33. Of the whiche veynes þere ben 12 in the armes, þat is to say, two medynes 10 and two þat ben cleped cephalice and þe two base veynes, two vnder þe arme holes and two vnder þe elbowes and þe two seynales. In the hede ben xiii: two behynde þe eres, two in þe corners of the ey3en, two holwe veynes, and two of þe hattrelle, þe veyne of þe forhede, þe veyne of þe li3te, þe veyne of the nose, þe two 15 veynes vnder þe tonge. In þe feete ben 8 veynes: two in þe knees, þe two veynes in þe anclees and þe two splenes and þe two veynes of the wriste of þe foote.

Albucasis forsoþe putteth noght but xxvi veynes, of þe whiche þere ben xv in þe hede and fyue in þe armes and sexe in þe legges 20 and in the fete.

Galien forsothe saiþ in þe book þat is ofte allegged þat þe veynes þat ben late blode after þe elbowe ben þre: some þat ben withynne and some wiþoute. Þo forsoþe þat is wiþynne helpeth þe parties fro þe nekke dounward. Þat forsoþe þat is wiþoute helpeth in þe 25 places aboue. Þe myddel veyne forsothe helpeþ eyther. The veynes forsothe þat ben bynethe ben tweyne, þat is to saye, þat þat is after þe bowynge of þe knee, anoþer after þe wristes and after þe ancles, þe whiche ben late blode for þe siknesses of þe reynes, [f. 162rb] of þe matrice, of þe bladdere. Thus also þei schewen to late blode and so 30 mykel after þe passiouns of þe ey3en. And þo þat ben after þe tonge accorden to apostemes of the chekes and of oþere commune membres, blode laste goynge tofore þe particuler, as all þis lore cryeth.

Many men haue doute to kytte arteries for perile of blood and of cancre. Neuerþelatter Galien, movede by resoun, commaundeth 35 to kytte in fomy passiouns þo arteries þat ben after þe temples and þo þat ben behynde þe heres, and he hadde ham by dremynge, and he doubtede lesse al the blode laste of ham of þe extremytees þan after þe partie by blode laste.

22–3 See Commentary 25–7 See Commentary 29–30 See Commentary 33 crieth canc. after men 36–8 See Commentary

A commune sermone forsothe in alle þise thinges is for-whye, apostemes bygynnynge, it accordeth to voyde by þe contrarie side. It accordeth forsothe to voyde by tho membres perfite maladyes and longe lestynge. If it be noght possible forsothe, do it by þe nexte, as it is saide in 5to Terapeutice. And þise were þe two commune entenciouns of Ypocras: Euery blode last of mesurable voydinge is sente and voyded to nyghe places, and a longe blode last is made in þe contrarie sides, as þe chapitle saith of þe Litel Boke of Blode Last, in kepyng þat euery blode last idone by þe contrarie side be made after for the riȝtnesse, nouȝt in passynge two dyametres (as it is declared in þe bledynge of þe nose þirles, of þe emoraydes and of þe menstrues), fro aboue to bynethe and fro þe riȝt side to þe lefte side, from byfore to behynde.

Voydynge forsothe and withdrawynge to þe nexte parties, as fro þe lyuer to þe riȝt hande, fro þe splene to þe lifte hond, in vnderstondynge holely fro the splene as to a grete mater þat is made redy to noye þat standeth moste and is voyded by þe lefte partie, noght forsothe as to þe goynge of þe [f. 162va] veynes, when þat þer springeth none þerfro þe whiche is sente to þe hand, as it is schewed clerely in the Anothomye. And it is vnderstonden with voydinge þat is diryued and taken of þe contrarie side, þe whiche is accordynge durynge and dredynge þe flowynge, it is done alway by þe contrarie side. And so is þe sayenge of Avenzoar vnderstonden, in suo Teyssire libro primo, tractatu xvi°, of pleuresis, þat blode laste be made in þe base veyne of þe contrarie veyne: Thogh it seme a newe leche of oure tyme þat blode last is to be made in þe same partie of þe sekenesse, in ledynge yn þere-vpon wordes of logik and of sophemes, þat semeth to me in no wise to be resonable ne trewe, but I trowe certeynly þat to doo it is algates the deth of þe seke man. Neuerþelatter drede made siker of þe fluxe, be it made on the same partie, as Ypocras biddeth in 2° Regimenti, When þat akþe goth vp to þe schuldres, and 4to Terapeutice and 13° et vbique.

And þis was þe entente of Avicen when þat he seide: By blode laste vttrely lefte in þe bygynnynge of fulle sekenesse, þat is to say, voydinge and withdrawynge or takynge by þe same partie, þe

---

3–5 *See Commentary* 5 in 5to Terapeutice *underl. red* 6–9 *See Commentary* 10 after, *see Commentary* 20–3 *See Commentary*
25 veyne *error; L brachii oppositi* 26 Thogh . . . þat, *see Commentary*
31–2 in 2° Regimenti *underl. red*

whiche may not be done but after þe stondynge, when þat maturacioun appereþ. For-whye blode laste by þe contrarie may be done and schal be done by þe contrarie partie and ferre þens he denyeth noght, but he graunteth in þe bygynnynge of þe appoplexie, of þe squynancie and in grete apostemes, venymouse, stronge and ful of akthe, and (if it be nede) neyhand vnto swownynge, as oure comune scole holdeth. Neuerþelatter we schal noght doo þat but if we wete of trowþe. To come to the purpos, þogh Avicen specefied more to whiche singuler sekenesses avayleth þe blode last of veynes, neuerþelatter it sufficeþ to a cirurgene in kynde þat is aforseide by Galien.

Albucasis forsothe saiþ [f. 162vb] þat þe manere of kyttynge is partede in þre: in þe manere of kyttynge of þe commune veynes by lengþe, particulere veynes ouerþwart, arteries be hyndeng and by cautery, as it is saide tofore in þe tretys. And he ȝeueth þre fourmes of blode yerns: with a cultellare, þe whiche is a comune a launcet; with a myrtyne, þe whiche is a brode launcet; with a frixorie, þat is an instrument of horses. And suffice þis of þe fourþe probleme.

þe fourþe probleme: it is saide of mesure of blode laste þat a certeyn rewle may not be ȝeuen, when þat alle þinges þat by longyng to medecyne ben of coniectynge, as it is saide in þe Litel Book and Terapeutice 3º. Neuerþelatter þe mesure is rewlede, after Arnalde, in folowynge þe lore of Ypocras, þat þo thynges þat gone oute, it byhoueþ to coniecte noght only þe quantite but and þo tholinge, in puttinge to þe contemplacioun of þe tyme, of þe contreye, of þe aage and of þe sekenesses in the whiche it byhoueth to ȝeue cure.

The quantite of þe sekenesse and þe vertue ben raþeste among thise to mesure þe quantite of blode last, for-whi if þe sekenes be grete and kynde be strong, by þe blode last made mykel at one tyme and to þe forseid swownynge. If kynde forsoþe be feble, be noght so mykel made togidre, but be it departed by staunchynges and by tymes. It byhoueþ forsothe knowe þe feblenesse by the pouse, as Galien yn blode laste alwaye to touche it. And when þat

2 For-whye, *see Commentary*   8 trowþe, *see Commentary*   14 hyndeng *read* byndeng; *L per ligaturam*   15–22 *Writing irregular*   17 *first a superfl.*   myrtyne] -e *badly made, possibly* -o   19 probleme] 1 *interl. w. caret*   20 fourþe *error; L* 5^m 26 þo *? read* þe   35 *? Om. after* Galien; *L(Ca) quemadmodum Galienus* ⌜*assueuit*⌝ *in flebotomiis semper tangere ipsum*

it bygonne vneuennesse and lassynge, he commaundede anone to constreyne þe blode laste.

The blode forsothe, when þat it goth out, is to be abiden, for-whye if it chaunge into better disposicioun, it is to be constreynede anone, as he saide in 2º Regimenti. Grete blode last is confermede to be of vi li. and þe leste of half a pound and þe commune of a pounde. It is counseilled [f. 163ʳᵃ] after Damascene to euery to whom custume hath be in ʒowþe ones to be late blode in þe ʒere, when þat þay be of 40 ʒere olde, schal be þries late blode in þe ʒere. And it is to be done ones in þe 50 or in þe 60 ʒere, and ouer þat forsothe it is vtterly to be lefte.

The sexte þyng is of þe tyme of þe blode laste, where þat it is to wete, after the lore of Avicen, that blode last haþ two houres, þat is to say, of nede and of techynge. Þe houre of nede is in þe whiche it byhoueþ to be made and þe whiche may not be taried and in the whiche a forboden thynge is noght abyden vttrely and algates, þogh it schulde be somewhat abiden (as Arnalde saith, and he saiþ wel) if þyng þat is forbeden schulde ʒeue more noyenge þan helpynge. And þan þat noyeng schulde be amended or abide to anoþer voydyng, in chaungyng one for anoþer, as in a childe þat haþ the pleuresye, garsynge schulde be made in stede of blode last. Noghtwiþstonding þat Auenzoar lete his sone blood of þre ʒere olde, and he scaped þerby fro deth, as Aueroys bereth witnesse in 7ᵐᵒ Colliget. Neuerþelatter he prayseth noght þat. And if he dede þat, happely it was a gret feuer of blode as he knewe by the vertue, and if he were helede, þat was of þe selden-happyng þinges. Euery houre forsothe of þe day and of the nyght when þat þere is strong siknesse and strengþe of þe vertue, outake in children, blode last may be made, as William saith in the forseide alleged book.

The houre forsothe of chesynge is abiden avense the neiþer rote and þe ouer rote þe whiche done in þe body, as it is saide in 3º De Creticis by Galien and by Avicen.

The nether rote forsothe is abiden, after Galien and Avicen, þat mete in the wombe be defied and þat þe filþe be þrowen out fro secounde houre of þe day vnto þe thridde houre. And be it a stille

23 deth] d ?altered from t   25–6 as . . . vertue, see Commentary
29 William; L(O) Willelmus; L(Br, Ca) Galienus   31 avense read anense
32–3 in 3º De Creticis underl. red   33 by Galien and by Avicen; L(O) per Galienum et Auicennam; L(Br, Ca) per Galienum   36 þe ?om. before secounde

day and clere, noght troubly ne [f. 163rb] reyny, as þe Felawe saide of þe Concordaunces. Þe tyme is springynge tyme or haruest tyme, and if it bowe toward wynter, þere schulde be an hote day and clere chosen and suche oþere.

The ouer rote is abyden þat þe mone haue good light, in þe seuenþe, in þe nynthe and in þe xi day in þe wexynge of þe mone, in þe xvii, in þe xviii and in þe 21 in þe wansynge of þe mone, in eschewynge þe chaunge and þe fulle of þe mone. And be it in a good place and in a good signe free fro euel planetes, as I haue declared in þe Tretis of Astronomye.

In þe case neuerþelatter in þe whiche bothe þe rotes wille not accorde into one and into þe same (after þat schall somwhat wirche by astronomye), noghtwiþstondynge þat þe firste cause haþ more influence þan þe secounde cause, for þat þat the lower rote is þe effecte of þe ouer and þe knowleche of þe effectes is more certeyne to vs leches þan the knowleches of þe causes (and þerwith þe same dome is of þe secounde sterres and of þe firste sterres, wheþer þat þai be cometes or any inpressiouns of þe aire, by the whiche Ypocras vnderstode a tokene of heuene), for so moche it is bettre þat þe certeyn be holden and þat þe vncerteyne be lefte.

The science of domes is ful of angre and dowtous, and þerfore þe solempne phisiciens, as Avicen and Aueroys, chargeth noght myche þerof in medecyne.

Of þe Egipcies or dysmalz dayes, þogh it be noght mykel to charge, be þis litel vers keped of ham for þe ymaginacioun and speche of þe peple: Luna vetus veteres, iuuenes noua luna requirit. In Englisshe: The olde mone asketh olde men, and þe newe mone ʒonge men. Neuerþelatter Maistre Arnalde in his Amphorismes saiþ þat blode laste is alþerbest aboute the myddel of þe þridde quarter, for þat moystures ben nought þan ouer mykel þikked togidre ne rennynge. [f. 163va] Ne þe forsaide Maister chargeþ nouʒt of þe houres of þe movynge of the humours, þe whiche many leches of Salerne folwede. Neuerþelatter he wolde wele þat þe smale veynes, for þat þai appere bettre after none þan afore none, þat þai be late blode in þat houre. Also he wole þat the veynes on þe lefte side be late blode in wynter and þe veynes

---

7 xviii *error; L 19*   9 fro euel *repeated as* from euel   10 MS. not *after* Astronomye *redundant; see l. 13* astronomye), noght [*end of line in MS.*] wiþstondynge   12 ?Om. after after; L secundum ⌈te⌉, qui debes aliquantulum astrologari   16 knowleches ?*read* knowleche   24-6 See Commentary   26-7 Luna vetus veteres, iuuenes noua luna requirit *rubr.*

on þe right side in somer, for þat the humours þat we seche to voyde in þilke tyme be most redily sitede in þo membres.

Of þe rewle of blode laste, þat was the 7 þyng, þere ben thre þinges considered: first, of the rewle of þe blode latere; þe secounde, of þe rewle of hym þat is late blode; þe þridde, of þe rewle and dome of þe blode þat is drawen oute.

Of þe firste, resoun scheweþ (and Haly Abbas affermeþ it in 9º) þat þe blode latere schal be a ȝong man, couenable and wel-seynge and vsede to late blode and þat he be arrayed of good launcetes of dyuerse egges or poyntes. And when þat the place is frotede and bounden þere-aboue and þe veyne wel avisede and founden with þe brawne of þi thombe, in holdynge þe launcet with þre or with foure fyngres, open þe veyne softely, nouȝt altogidre in persynge, but somewhat in arerynge vp, þat þe arterye be noght hurt, ne þe synowe. And when þat þere is made suffisaunt voydinge and when þe membre is vnbounden, schette þe wounde besily wiþ cotoun and with byndynge. Neuerþelatter be þe blode later algates arrayed of cotoun and of lystes and of þe rede powdre for grete bledynge, if it schulde happe, as Avicen saith.

The rewle or gouernance is partede in thre yn hym þat schal be late blode: in þe rewle afore þe blode laste and in þe dede and after the dede. He þat is to be late blode is to be gouerned, or þat þe blode last be made, if þat þe blode be supposed to be grete or if þe tyme be colde, þat he schal wal[f. 163ᵛᵇ]ke a litel aboute or in þe same daye goo into a bathþe, and namely in the blode laste of þe smale veynes of the hande and of the fote. And if þat þe veynes appere wel, þe Boke of Alhangi counseilleth to plastre the place of þe veynes with soure doghe by a day and þe houre goynge tofore. And if we doute of the vertue, we ȝif hym a soppe in wyne. And if he be strong, he schal sitte. If he be feble, he schall lye somewhat arered vp.

In þe dede forsothe of þe blode laste, he schal remove his girdel and stones, if he bere ham in his purse or in rynges, þe whiche haue vertue to witholde blode. And when þat openynge is made, he schall holde a staf. And stere he his fyngres, and kowghe he, and be he smyten a litell with þyn hond by þe schuldres. And if þe tyme be colde or if þat þe blood be supposed to be grete, be þere made a large wounde, and a streiȝte in þe contrarie, but if it

---

7 in 9º *underl. red* 8 seynge] -g *with upcurl* 27 appere wel;
L *non bene apparent*

be by nother þing, it asketh also a large openynge. Wiþdrawynge of blode last by þe contrarie and feblenesse of þe vertue asketh a streite openynge and with apoforosi. Neuerþelatter it is noght to be mervaylede if a streyte wounde with narow passinge out make
5 þe blode to seme faire, for suche a wounde maketh þe blode sometyme clere and þenne and withholdeþ þe þikke, as Avicen saith. Also colde water schal be redy, and be it cleped, and be þe oþere þynges done þe whiche ben saide in swownynge.
    After blode laste forsoþe, if he be hote, ȝif hym a pome garnate
10 with colde water, as Galien saith. If he be not hote, ȝif hym sawge leues dippede in wyne, as Arnald saith. And sette hym in a place in lieng yturnede to þat partie þat was noght late blode, yn bowynge downe a litel. And be þe dores schette to þat grete light hurte not his sighte. And Arnold counseilleþ the same. After one
15 houre forsoþe he schal ete mesurably, and he schal not fille hymself, þat he procure noght [f. 164ra] newe blode laste as þe Frensche men done, as þe same Arnalde saith. And be þe mete of good substaunce and of gode qualite þat it may gendre gode blode and þat it may amende þe euel blood if þere leue eny. Be þe drynk forsothe
20 encresed in respecte of þat þat he was wont, as Johan de Sancto Amando saith. And if he be wont to slepe, he schal slepe a litel after two or þre houres, by þe auctorite of Galien ix° Terapeutice. Neuerþelatter be he wilye or slye in kepynge þe veyne. In mene after þe blode laste, Avicen forbedeth to slepe þat þere be noght
25 made affrayenge of þe humours in þe membres withouteforth for blode last and withynforth for the slepe. And he þat is late blode schal holde suche rewle at þe leste by þre dayes.
    Many men haue treted of þe dome and of inspeccioun of blode, and moste Gordoun and Henry, þe whiche foloweþ hym in þat.
30 And þai saye many termes þe whiche ben not in vse, þe whiche I leue to þe lordes phisiciens as at þis tyme. It sufficeþ forsothe to a cirurgene to glade or chere hym þat is late blood in sayeng þat þe blode last was good, for-whi if þere be good blode drawen, it is a token þat þat þat byleft stille is bettre. If it be euel, it is good
35 þat it wente oute.
    Gode blode is þat þat is noght to grete in substaunce ne þenne, but it is able to breke and wel temperate, in colour rede and

1 by nother þing, see *Commentary* 1–2 Wiþdrawynge ... contrarie; L *substraccio et antispasis* 7 it ?*read* he 20 ?*Om. after* of; L *respectu* ⌜*cibi non respectu*⌝ *consuetudinis* 28 ?*Om. after* blode; L *sanguinis* ⌜*post flebotomiam*⌝

bright, and louesom in smelle and in sauour. Euel blood is þat þat goth oute of waye fro þis: as þat þat boweth to þennesse and to ȝelownesse and to bittrenesse and hath scharpe smelle, it is cleped colerik blood. Þat forsothe þat boweth to gretnesse and to blakkenesse or to ȝelownesse and to sourenesse and to soure sauoure is melancolik blood. Þat forsothe þat boweþ to gleymynesse and to whitenesse and hath swete smel and swete sauour and is also watery is fleumatyk blood. That blode þat haþ moche [f. 164rb] of watrinesse and of vryne bytokeneth mykel drynke or feblenesse of þe reynes. That forsothe þat is fulle of greynes and of asshen bytokeneth þe lepre, and þe maner of wasshynge was saide in þe capitle of þe lepre.

Blak colour and grene, asky and of dyuers coloures is euel, and it bytokeneth rotynge of þe humoures and redynesse to feuere and to apostemes and to euel pustles. And þikkenesse and strengþe of þe ouer skyn and þat blode þat is harde to breke with a stikke, with þe whiche it schal algates be prouede, it bytokeneth sometyme colde and sometyme brennynge, as þai sayne. Neuerþelatter þere is had distinccioun by þe state of þe body. And þe humour þat may not be crudded or cluddred togidre bytokeneth vnkyndelynesse. And þat þat may be congeled in dewe tyme, namely in half an houre, when þat it is colede, is kyndely by þe auctorie of Galien in De Colera Nigra.

In alle þise þinges forsothe it is to be counseilled þat þe lordes phisiciens be cleped, þe whiche schulde ordeyne to ham a good rule and purgacioun þat is couenable, for elles her state is perilous.

Of ventoses Ventosynge or boxynge is settynge to of ventoses, by þe whiche þe mater þat is bytwene þe felle and þe flesche is voydede. A ventose forsoþe is an ynstrument lyke a boxe with a streyte mouthe and with a wyde wombe. And þai ben made, after Albucasis, of hornes and of bras and of glasse. And sometyme þai ben made with garsynge, and sometyme withoute garsynge. And þo þat ben done with garsynges drawen oute materes sensiblye. And þat forsoþe þat is done withoute garsynge draweth oute insensible. And Avicen saith þat ventoses drawen moste þe þenne blode þan þe grete, and þe ouermeste and more þan the

10 reynes] reynnes *first* n [*end of line*] *underd. and canc.*   16 and þat blode, *see Commentary*   17 ?*Om. before* bytokeneth; L ⌜*significat promptitudinem ad opilaciones. Color autem ceposus*⌝ *aliquando significat frigiditatem*   22 auctorie] auctoriet, *second* t *underd.;* ?*read* auctorite   35 *Hole between* drawen *and* moste   35–p. 546 l. 1 *See Commentary*

depe. Wherof Haly Abbas in þe ixᵉ sermone of þe secounde partie, makynge comparisoun bytwene blode laste and [f. 164ᵛᵃ] ventoses and water leches (the whiche he clepeth swalowes), he saith þat blode laste and ventoses voydeth more fro þe botume. Þe drye water leches þe whiche ben clevyng to þe skyn ben bytwene þe depenesse of þe body and þe skyn. And þerfore þe voyding of blode laste is stronger þan of water leches, and so is of water leches more þan of ventoses.

And for þat þai helpe in many thinges in kepynge of þe hele and in helynge of sekenesses (so þat þai be made where and when þat it nedeth and after þe commune voyding), two þynges ben asked in ham: firste, for what þyng þat þai be done; þe secounde, how þat þai be made.

Of þe firste it is saide þat þe principal entente of ventoses or of boxes with garsynge is to voyde sensibly and to holde þe place of blode laste when þat blode laste may not be made for some þyng þat letteþ it, as in childerne afore xiiii 3ere and in olde men ouer lxx, and so of othere. And þat was Galiens counseile in Commento Regiminis Acutorum. And þerfore it is þat Ypocras clepeth ham þe vicaries of veynes.

To þe whiche profite to be fulfilled, þogh þat þai be wonte to be putte in many places of wirchers, neuerþelatter þere ben 5 or 6 places moste in vse.

Firste, to voyde matere fro the hede and fro þe parties þerof, he comaundeth to sette ham in þe pitte of þe nekke, and þere þei holde þe place of þe veyne cephalica. And þerfore þai helpe to sekenesses of the ey3en and to infecciouns of the face and to stynkynge of þe mouth.

In þe secounde, þai ben putte in the myddel of þe schuldres to voyde þe mater þat is conteyned in þe spiritual membres, and þai halde þe place of mediane, and þerfore þay helpe to thise siknesses: to þe coghe, to þe pleuresi and to spittynge of blode.

In þe þridde, þai ben putte vpon þe reynes and þe haunches to voyde þe materes in norisshinge [f. 164ᵛᵇ] membres, and þai holde þe place of þe base veyne. And þerfore þei helpe to stoppynges and to apostemes and to þe akthe of þe lyuer, of þe reynes and to all þe scabbe of þe body.

2–6 *See Commentary*   10 *MS.* Of þe firste it is saide þat þe principal *after made; redundant, see l. 14*   18–19 in Commento Regiminis Acutorum *underl. red*   19 Ypocras; *L Auicena*   31 *Hole between* þerfore *and* þay

In þe fourþe, þai ben putte in þe myddel of þe armes for þe gowte and for þe akþe of þe parties of ham.

In the fifte, þai ben putte in þe myddel of þe þyghes and of þe legges and by the anclees, and þai holde the place of þe sophenes. And þerfore thai prouoken þe floures, and þai hele the strangurie and þe akþe of þe matrice and of þe bledder, and þai helpe to the potagre and to euel vlcers.

But þe principal entencioun of drye ventoses withoute garsynge is to drawe. For his ful profite, þai ben put in xi places.

Thai ben putte vpon þe ypocondres to turne aȝeyn and to withdrawe þe blode and to turne it aȝen fro þe nose þirles, as it is saide in 5to Terapeutice. It byhoueþ forsothe when it floweth fro þe riȝt nose þirle to sette it on þe lyuer, and when forsothe þat it floweþ fro þe lift nose þirle sette it on þe splene.

In þe secounde, þai ben putte vnder þe tetes to stracche and to wiþdrawe þe fluxe of þe moneth euel, wherof it is saide in 5to Amphorismorum: When a womman haþ her floures, if þou wilt withholde ham, putte a grete ventose to þe pappes. Noght in þe self pappes, but vnder ham, in þe neþer parties, as þe Commente saith.

In þe þridde forsothe, many men putte ventoses or boxes vpon þe former partie of the hede to arere vp þe ouefalle and to staunche rewme. Þe mater forsothe is drawen fro þe botume to withouteforth. Þat is þe counseile of Galien, 13° Terapeutice. And for þis entente þai ben ful ofte sette on þe apostemes of þe emynctories (i. of þe purgynge places), in þe whiche Auicen commaundeth to drawe oute þe mater with all þi power, and if þou may do it with none other, do it namely with ventoses. Þai ben [f. 165ra] sette also, after Galien, vbi supra, on þyes to prouoke þe floures and neyhe the apostemes of þe ioyntes þat þai may be removede and þat it be drawen aferre fro þe ioynte.

In þe fourþe, ventoses ben sette in the pallesye vpon þe springyng of þe synowes to hete ham, as it is saide in 3° Canonum, capitulo de paralisi and in 3° Interiorum, wherfore Galien proueth aȝeyn Archigenes þat the brayne is þe principal membre of the bestely vertue.

In the fifte, þai ben putte vppon þe wombe in þe colik þat þe akþe may be lissed in smekynge oute þe ventosite, as it is saide

---

16–17 in 5to Amphorismorum *underl. red*   23 13° Terapeutice *underl. red*
32–3 in 3° Canonum, capitulo de paralisi *underl. red*   33 in 3° Interiorum *underl. red*

xi° Terapeutice. The akþe forsothe þat is made of a wyndy spirit hath þe principal helyng by a ventose or boxe with a grete flamme, wheþer þat it be after þe guttes or after another membre.

In the sexte, þai ben putte vpon þe matrice and on þe guttes to putte ham in her places, after þe counseille of Avicen in 3° Canonis, in the forsaide chapitles.

In þe seuenþe, ventoses ben sette in þe foldynge of þe ribbes and of suche oþer bones to reduce and to riȝte ham.

In þe eyȝte, þai ben putte vpon the wayes and þe pores by the whiche þe vryn passeth fro þe reynes to þe bleddre to make þe stone to go downe to þe bledder, as Avicen counseileth in 3° Canonum.

In the nynthe, þay ben sette vpon þe eres and vpon the holes of depe vlceres to drawe out if þat þer be any straunge þyng among ham.

In the x, þai ben sette vpon þe nekke to make large with þe waie of the breth and of þe mete in the squinancie.

In þe xi, þai ben sette vpon bytynges and styngynges and on venymous bleynes þat þe venyme may be drawen fro ham.

Aboute þe secounde, how þat þai be made, and aboute þe rewle of ham, þere ben þre þynges to be considered, þat is to say, what is to be done afore þe settynge to, what in þe dede and what forsoþe after þe dede.

Of þe firste, Avicens [f. 165rb] entente is þat ventosynge, after þat þe olde men sayne, be it made chosenly and noght in þe wanynge. For-whye as he saith (and Galien graunteth it in 3° De Creticis and Albumasar proueth it in þe Grete Introductorie), when þat þe mone is encresed in lighte, it encresith and draweth þe humours to þe vttremeste egge of þe body, and when it waneth, it lesseth the humores and schetteþ ham to wiþynforth. And þerwith it is gode þat þe daye be clere fro þe secounde houre to þe þridde. Furþermore it is þe entente of alle wirchers þat þe place þat schal be ventosed be bathed by an houre afore the ventosynge, þat Avicen verified if þat the blode laste be grete. In þenne blode, forsothe it is no nede, for-whye it were to be dradde of ouer mykel lousynge and feblenesse. It is also to be seene tofore þat garsynge

---

4 ben *repeated* underl. red   5 in 3° Canonis *underl.* red   11-12 in 3° Canonum *underl. red*
deffectu lune   25 *?Om.* after chosenly; *L fiat electiue* ⌜*in plenilunio*⌝ *et non in*
after place   26-7 in 3° De Creticis *underl. red*   32 be bathed *underd.*

be neuere made but if þere goo tofore puttynge to of a drye ventose, for þat þat byhoueþ firste to drawe the blode, þan for to voyde it.

It is to wete aboute þe dede of ventosynge þat tho þinges þat be put þerto ben of two maneres, as it is aforeseide. Some ben of horne, þe whiche ben sliely sette þerto. In the firste manere, an horne is sette þerto with an hole, and it is soukede, and ayer is drawen with þe mouthe and arerynge of the flesche foloweth, þat kynde schulde fulfille þat þat is voyde, þat it escheweth alway, as phisiciens haue proued.

In þe secounde manere, þere is putte a litel of drye towe withyn þe ventose, and it is sette afire with a brennyng candel, and it is sette to sodeynly. And when þat þe aire is wastede, kynde draweth þe flesche (þat it may helpe þat þat is voyde) it draweþ and þe mater þat is ioyned in the flesche. Albucasis forsothe assigneþ anoþer manere of settynge to, in puttynge a litel of a candel sette afire in a litel ȝerde beynge in þe myddel of þe ventose.

After forsothe þat þis ventose haue be ones or twyes [f. 165ᵛᵃ] isette to drye, be þere made many garsynges in þe space þat was taken, ordeyned depe after þe skyn. And after drye þe place with a spownge, sette þerto aȝen þe ventose as it was byfore, and late it stonde þere by half an houre til þat it be half ful of blood. And remove it, and voyde it, and clense it, and sette it to in þe same manere, and late it stonde more. And after þat anoþer, til þat it be inow voyded, fro half a pounde to a pound after þe myght of þe vertue and after þe quantite of þe fullenesse. And after þe firste settynge to, if þai blede noght wel, frote þe garsynge place with þe mouth of þe ventose or with a smytynge of þe nayles, or garse it agayne til þat þai blede wel. Neuerþelatter it is to be eschewed þat þay be noght laide vpon þe pappes ne vpon softe membres, for so moche substaunce of flesche schulde goo yn þat þe ventose schulde not mowe be removede withoute difficulte.

Neuerþelatter þe manere of removynge is þat the place be bathed al aboute with hote water, and schake it so þe aire may somewhat

---

2 it ?*om. before* byhoueþ; L *eo quia oportet*   5–6 Some ... þerto, *see Commentary*   8 ?*Om. after* foloweth; L ⌜*attraccionem aeris*⌝ *sequitur eleuacio carnis*   14 it draweþ and ?*read* and it draweþ   22 of] *short stroke before* o, ?*false start on another letter*   32 MS. Neuerþelatter it is to be eschewed þat þay be noght laide vpon þe pappes ne vpon softe membres for so moche substaunce of flesche *after* difficulte; *redundant, see ll. 29–31*

come yn vnder and vnfastne it. It is also to be eschewed þat þai be noght ouer mykel contynued by þe mynes of þe vertues, for þo þat ben made behynde the nekke noyen þe mynde and þo behynde þe schuldres noyen þe herte and þo þat ben sette vpon
5 þe lifte ypocondre noyen þe lyuer. And þerfore water ofte is to be sprencled in here face, or a soppe or a pome garnat ben to be gifen to hem.

In þe dede of ventosynge þe blode is to be ladde fro þe sides aboute þe ventose with þyn handes softely toward þe [f. 165vb] ventose.
10 When þat þe ventosynge forsothe is made, by þe place dryed and enoynte with oyle of rose or wiþ some lyssynge grece, and be he rewlede as he þat is late blode.

Of water leches Sanguyssugacioun is drawynge out of blode with water leches. What forsothe þat water leches beþ, it is knowen
15 þat þai ben a manere of blak wormes like to a mouse taile, with citrine or ȝelowe lynes after þe backe, and þai haue a maner of rednesse aboute þe wombe. And þai ben beste þat ben founden in gode wateres. Neuerþelatter be þai eschewed þat ben of horrible colour and hauen a grete hede and þo þat were norisshed in euel
20 wateres, for þai ben venymouse.

Aboute þe whiche þyng, two þynges ben soght: firste, to what siknesse þai helpe; the secounde, how þat þai be sette to and gouerned. Of þe firste, Albucasis saith þat water leches ben noght mynistred in many places, but in tho membres in the whiche it is
25 noght possible to sette water leches, as were þe lippe, þe nose and þe gomes and drye bare flesche, as of þe synowes fyngre and of a ioynte. And Avicen wille þat þai be profitable to the tetir and to euel vlcers, noght aboue þeron but rounde al aboute. And þai ben ofte tymes sette vpon apostemes of þe purgynge places and on ham
30 þat harde to be matured, as Thederik saith. Many men forsothe setten ham to open the emoroydes. Þai drawen forsothe more fro þe depe þan ventoses, as it was alegged aboue by Haly Abbas.

Of þe secounde, it is to be saide þat suche particuler voydinge be noght made in ful bodies but gif þerto suffisant voydinge byfore.
35 After þise forsothe þe entent of Avicen is þat þai be noght sette to when þat þai be not taken to newe, but be þay keped in clene

25 water leches; *L ventosarum*   26–7 *See Commentary*   30 ben *?om. after* þat   34 *MS.* be noght made in fulle bodies *after* voydinge; *redundant, instead of omitted* be made; *see ll. 33–4; L(O) nisi sufficiens precesserit euacuacio*
36 not *?superfl.; L dum recenter sunt capte*

water by a day [f. 166ʳᵃ] til þat þai spewe out þat þat is in here wombes. And afterward by þe place froted and wasshen til þat it waxe rede, or be it enoynted with some blode, or be þe place a litel garsed, or late som blood go out þerof. And sette ham þerto with þyne handes or with a pype, and sette to two or þre or as many as schal be nedeful. And afterward when þat þai be grete, þai schall falle by hamself. Or elles poure vynegre on here hedes, or with smalle grounden salte or wiþ aloes. Or be it departed with a þrede or with an horse here or with soche anoþer. And afterward it were profitable to sowke þe place and to wasshe it with water and with vynegre. And if it blede mykel, plastre þe place with bole armonyak and with galles or with balaustia or with oþere þat streyne blood. And be he gouerned afterwarde as he þat is late blode. And if þere were ȝeven ham a litel triacle for here venyme-hede, it were gode, as Arnalde saith.

The secounde capitle, of medecynes þat purgen þe humours.

Thogh Galien (in many places and namely in 3° Tegni and in the Comment of þat fourþe partie of the Amphorismes, Qualia oportet purgare) haue nombrede many maners of voydynge, as ben by blode laste, by medecyne laxatyf and by brakelynge mede-cyne, by þe nose þirles, by the rofe of þe mouth, by koghe, by vryns, by þe matrice, by emoraydes, by the brethe and by besy-nesses and by frotynges, by swetynges and by bathes and by etynges after þe accident, neuerþelatter þere schal no mynde be made as here but of ham þat is done by laxatyf, by brakelynge and þat by clisteres, for it is saide aboue of ham þat bene done by blode laste. Thise ben two maneres forsothe of voydynge þe whiche come moste in þe craft of cirurgie. And of þise, fewe thynges schal be saide, for þai longe more to þe lordes phisiciens þan to cirurgenes, but ȝif þai [f. 166ʳᵇ] were medled togidre. Many periles forsothe semen in laxatyf medecynes, as Hebenmesue scheweþ, þat treted ful trewly of ham.

A purgynge medecyne forsothe, after þe entente of Galien in De Farmaciis et per totum, is þat þat voydeth þe euel humoure. Wherof it is saide in þe Comment of þat firste of þe Amphorismes, In perturbacionibus: Purgacioun is þe voydynge of ham þat ben heuy after þe qualite. A medecyne forsothe þat louseth þe wombe

7–8 *See Commentary*   30 tyme *underd. after* longe

to kepynge of the helþe, if it be vsed as it schulde, it ȝeueth þe moste help, in quarto Almansoris. And he saith wel, 'but þere it byhoueþ', oþer after þe qualite or þe quantite or after þe tyme, þat makeþ so moche solucioun (as Haly Abbas saith in 2º sermone
5 2ᵉ partis Libri Regalis Disposicionis) þat a man perissheþ, or it makeþ an euel siknesse. All purgyng medecyne maketh olde, as Avicen saith in fen 3ª sui primi. To þe helynge of sekenesses þere is one of þise þre þynges of lechynge, as all þe company of leches witnessiþ.
10 Medecyne laxatyf forsothe is profitable and nedefulle. Aboute þe whiche kynde helpe þere ben asked sixe questiouns: the firste, whiche ben þai þat schal be purged by laxtifz; þe þridde, with whiche medecynes it is to be made; þe fourþe, of the mesure; the fifte, of þe tyme; þe sexte, of þe gouernaunce.
15 The firste forsothe is enquered by in Libello de Farmaciis aȝeyne þe scolers of Aslipides and of Erasistrates, schewynge þat all superflue humours ben to be purgede by medecyne laxatyf, outetake blode, syngulerly and chosenly and noght al vndiscretely. Tho humours forsothe þat maken a man only heuye ben to be
20 purgede, and noght oþere, as it is saide in the forseide allegede Commente, primi Amphorismorum. And þat he declareth þere, saieng: Flewme forsothe beynge to mykel, þat is to be voyded. Colere forsothe stondynge out of proporcioun or þe [f. 166ᵛᵃ] blak humour (i. melancolie) noyenge, it is to be lefte, flewme makynge
25 heuy or colre is to be voyded. And if þere be eny filthe forsothe þat is to mykel, the voydyng þerof is to be made by blode last, as it is schewed aboue. And he seide þe same in De Vsu Farmacorum by þise wordes: It byhoueth firste to ȝeue to colrik men þat purgeþ colre, to flewmatyk þat purgeþ flewme, to men þat haue þe
30 dropesie þat purgeth water, to melancolik men þat purgeþ blak colere. If þow purge forsothe with þis and leueste tho þinges þat ben noght accordynge, þan þou trespassest to eyþer.
It is comunely forsothe to be saide þat þe forsaide kyndely humours encresynge ouer mykel aboue þe norisshynge ben to be
35 voyded by blode laste, and vnkyndely humours forsothe by mede-

---

2-4 See Commentary   4-5 in 2º sermone 2ᵉ partis Libri Regalis Disposicionis underl. red   7-8 þere ... þise, see Commentary   12 ? Om. before þe þridde; L ⌜2ᵐ qui sunt illi qui ipsam sustinere possunt?⌝ 3ᵐ [etc.]
15 Galien om. after by; L per Galienum   21 primi Amphorismorum underl. red   23-6 See Commentary   27 in De Vsu Farmacorum underl. red   31-2 See Commentary

cyne laxatyf. Thogh it be possible forsothe to fynde in the kynde
of þynges a medecyne þat wolde sone lede oute blode, as he telleth
in þe Litel Book of Farmaciis of a ȝong man þat drove oute a swyne
fro a subarbe: Settynge hym on chaunce vpon certeyn herbes,
seyng blood goynge oute fro his lyuere, he gessid þat þai voyded 5
blood, and he ȝaf it to some men to assaie it, þe whiche were loste.
And he saide to þe iauelare þat he had taght it to none oþer man,
and so he was dampned by a iustice. So forsothe, as he saiþ, þogh
suche a medecyne be yn þe kynde of thynges, neuerþelatter it is
resonable to speke noght þerof, as oþer venymouse þynges be 10
noght spoken of of men þat haue vnderstondynge.

There ben foure entenciouns forsothe by þe whiche laxatyf
medecynes be ȝeuen: the firste entente is to purge euel humoure;
þe secounde, for strengþe of þe sekenesse; þe þridde, to with-
drawe; þe fourþe, to be liȝtened. 15
Of þe firste Ypocras singeþ [f. 166ᵛᵇ] þat commune carol,
secundi Amphorismorum: Voydinge forsothe helep alle sekenesses
þat ben made of fullenesse. And fullenesse forsoþe is double: in
quantite and in qualite, as it is saide in Libro de Multitudine et
vbique. Blode last forsothe heleþ þat fulnesse þat is after þe quan- 20
tite, and purgacioun by laxatyf heleþ þat þat is after rotennes
(Where so euer þat mete entreþ vnkyndely, in 2° Amphorismorum
and in 6ᵗᵒ, To whom so euere þat blode laste and laxatyf helpe).

Þat is allegged de 2° quarti Terapeutici, that is done after þe
same manere as blode laste is, noght only for þe multitude of 25
blode but for strengþe of þe sekenesse in purgynge, as he haþ
made ensample in þe þrefolde strengþe of sekenesse: for princi-
palite of þe membre smyten in þe hede or in þe wombe; for grete-
nesse of þe dispocicioun and in woundes so grete þat þaym nedeth
sewynge; and for euel þewynge, as in toes ibrused and in euery 30
man it is perille to breke.

Of þe þridde it is saide þere þat seke men neden noght onely
purgacioun þat þai may voyde þe felþe þat makeþ ham heuy, but
þat þai schulde turne to anoþer side and voyde. He saith, forsothe,
if rewme be borne aboue, we schal purge bynethe, if it be borne 35
bynethe, we schal purge above, in doynge þe contrarie. And when

---

1 *MS.* outetake blood syngulerly and chosenly and noght alle vndiscretly. Tho humours forsothe þat maken a man *after* laxatyf; *redundant, see p. 552 ll. 18–19* 22–3 in 2° Amphorismorum and in 6ᵗᵒ *underl. red* 24–6 *See Commentary* 30–1 *See Commentary*

þe rewme is cessed and stabled, it is beste to voyde by þe same membre or by þe nexte membre. And it is a notable worde.

Of the fourþe, to be lissede or liʒtnede, a purgynge medecyne is ofte tymes ʒeven whan þat sekenesse bygynne, after Ypocras lore in 2º Amphorismorum, in lessynge happely and noght in drawynge vp by þe rote, as Avicen wille in 4to, de curacione febrium putridarum. Kynde forsothe ilightnede or esede schulde þe bettre defie mete, as it is saide in the Commente and it was allegede aboue in þe capitle of blode laste in xi Terapeutice.

To þe secounde, whiche ben þay [f. 167ra] þat may suffre couenably purgaciouns with medecynes, Ypocras answereth in 2º Amphorismorum þat þay þat haue þikkenesse aboute the navil and þe grynde. It moste be strong men, as Galien saith in þe Commente, some bynethe and some aboue, ben to be seruede with purgaciouns. And after þat resoun, men þat haue þe ouer parties strong ben noght hurte of vomyte. And þerfore it was saide in 4to Amphorismorum þat þou schalt not lede ptisike to purgaciouns aboue, but lene men þat be wel fleschede after þe membres, neuerþelatter noght after þe rotely membres and after the membres of sperme, as Alberte of Boloyne noteth þere. In suche men forsothe ofte tymes appetite of brakelynge for colre þat is gendred in ham, as it is saide in þe Commente.

Bodyes also þat trespasen by mykel etynge oute of rewle ben couenable to purgacions. And þay þat vse litel besynesse neden laxatyfes, as it is saide in prima De Custodia Sanitatis and in 3^a fen primi. And þai þat haue vsede a laxatyf suffre it beste. And þerfore Galien saide in De Vsu Farmacorum: When forsothe þat þou schalt ʒeue a medecyne to eny man, it byhoueþ to aske hym if he were wont to drynke it and how þat his wombe haþ it with ham. For-why if he haue vsed it, it byhoueþ to wete how þat he was esed at þe sege while þat he was hole. And if his wombe were buxum and wel softe in hele or when þat it was wont to resceyue medecynes, it nedeth þe liʒter and þe lesse medecynes. If it were hard forsothe and vnbuxum, it nedeth the stronger medecynes.

---

4 sekenesse ? read sekenesses; L incipientibus egritudinibus   5 in 2º Amphorismorum underl. red   9 in xi Terapeutice underl. red   13–15 See Commentary   17 men ? om. after ptisike; L ptisicos   18 See Commentary   20 is ? om. after forsothe; L est   23 MS. and þat vsen litel besynesse after rewle; redundant, see l. 24   25 in prima De Custodia Sanitatis underl. red   prima] p^a; L primo   25–6 in 3^a fen primi underl. red   30 ? Om. after first it; L(O) nam si consueuit ⌈melius tollerat; si non consueuit⌉ scire opportet qualiter [etc.].

Soche condicions forsothe may suffre medecynes. And þai forsothe þat ben contrarily disposede may suffre medecynes in no wise, and þerfore þay are noght to be laxed but with sleighte. First, tho þat haue þo þynges aboute þe navil yfyle and lene, þai ben desceyuous to the lower [f. 167rb] purgacioun, after Ypocras, vbi supra.

In þe secounde, hole bodies schal not be purged, for when þe medecyne wircheþ by liche (and namely in a proporcional fourme, as oure scole haldeth), fyndynge none euel humour þat is noyous, þan the medecyne turneth itself to þe flesche and to þe radical moystures, and it melteth and noyeþ, as the Commentour saith.

In the þridde manere also, þay ben noght to be purgede þat vsen euel mete, vnderstonde þe contrarye as into liknesse (as in þe lepre þat is roted, as Maystre Albert declareth), in þat laxatyf þat angreth and alto-louseth hym þat takeþ it; but if þe euel humours ben noght ȝitte turnede into þe liknesse of þe body, and is not vncouenable to purge, but nedefulle.

In the fourþe, rawe and vndefied humours schal purge, after Ypocras, primo Amphorismorum: It byhoueth to purge digeste þynges and to move rawe thynges, ne in drawynge out by þe rote in the bygynnynges (and what þat it be, be it made in lyȝtenynge, as it is aforesaide), but ȝif þai wexe wery and the mater be ful wode. And þogh Galien in þe Comment calle no mater wode but in movynge, neuerþelatter þe commune scole taketh þe mater wode in þe partie of þe quantite, of the place and of þe accidente. And þerfore he saide: The synok with þe colyk, wodenesse, þe squynacye and a feloun commaunden to voyde rawe materes.

Materes forsothe þat ben movede and flowyng aboute fro one membre to anoþer ben to be voyded as sone as man may, þat þai make no lettynge to þe principall membres. Tho materes forsothe þat ben noght fastened after some membre, it byhoueþ to move ham or þat þai be defied (as þe Commentour saith), but after þat þai ben defied, but if kynde be sufficiaunt to þrowe oute. Þan forsoþe we schal helpe it, and elles latte kynde wirche, for after Galien in primo Interiorum: Tho passiouns neden only helpe withouteforth, for kynde may not haue [f. 167va] þe maystrie for multitude.

6 vbi supra *underl. red*   12–17 *See Commentary*   18 schal purge; *L(O) debent purgari, (Br, Ca) non debent purgari*   20 to move rawe thynges; *L mouere non cruda*   20–3 *See Commentary*   31 byhoueþ to move; *L non oportet mouere*   35 in primo Interiorum *underl. red*   35–6 *See Commentary*

And Avicen saith in quarto, de cura febrium: A leche is þe helpere of kynde, noght lettynge it. And þerfore it was saide in 3° Tegni: Kynde is þe wirchere of all þynges, and þe leche forsoþe is þe seruant.

5 In the fifte, anyntised men ne feble men ben not to be purgede, for it byhoueth noght to wirche þere-as is nedynesse, as Ypocras saith. And Avicen saiþ þat fallynge of þe vertue is longyng to euery voydynge.

In the sexte, þo þat ben redy to þe fluxe schal not be purged, 10 and wlaffyng men, þe whiche ben sone taken of a dyarrye, as it is saide in sexto Amphorismorum.

In the seuenþe, childerne and olde folk schal not be purgede by laxatyf. Childerne schal noght, for þai ben sufficient to þrowe oute the filþes by insensible resolucioun for strengþe of kynde, as 15 Johan de Sancto Amando saiþ, and olde men ben louse by kynde, for þai ben feble. After þat Galien saiþ in 5to De Custodia Sanitatis, noþer aloes ne yrea (as somme men graunten) schal be ȝeuen to olde men in waye of kepynge þe helþe (as Maistre Poule saith), for he denyeth it noght in the waye of curacioun, but grauntep it 20 when it semeth nede, as it is saide þere. And after þat resoun, alle tho þat feblen þe vertue letten laxatyfz, as swetes, bathes, leccherie and oþer voydinge and soche oþere.

The eyȝte, purgacions schal nouȝt be ȝeuen to wirche byneþe when þat þere is aposteme and excoriacioun in þe foundemente, 25 as it is saide, 13° Terapeutice: when þe wombe and þe guttes bygynne to aposteme, it accordeth noght to vse medecyne þat ledeþ bynetheforth.

The ix, it accordeth not to trauaylynge men for humor is wastede ynowgh in ham, and þerwith þai haue complexions withoute bridel 30 and bestely and vncerteyne, as it is saide in 7° Colliget, þe whiche scapen fro strong sekenesse withoute leche [f. 167vb] and withoute medecyne.

In the tenthe, wommen with childe schal not be purged for movynge and for terynge of þe ligamentes þai schulde caste out 35 her childerne, but ȝif it spede for a venymouse mater of þe whiche it were to drede þat it schulde be ravisched to þe principal membres

---

2 in 3° Tegni *underl. red*   11 in sexto Amphorismorum *underl. red*
15 Johan de Sancto Aman- *underl. red;* -do *on next line, not underl.*   17 yrea *read* yera; L *yera*   30 in 7° Colliget *underl. red*   33 *? Om. after* purged; L *non sunt purgande* ⌜quia⌝ *propter commocionem*

and schulde slee the moder and þe childe togidre, or when þat þere is mater þat makeþ a womman to caste here childe, and þan it is most sikerly made from a quarter to 7 monyþes, and noght certenly with euery medecyne, but wiþ a softe and esye medecyne. And þerfore þe reprofe of Aueroys aȝenst Ypocras hath his vnder- 5 stondynge, as it is notede in þat Amphorisme.

Neuerþelatter Galien wil not þat soche schewynges fordo vtterly laxatyf medecyne in tyme of nede, but (as it is aforeseide of blode laste) þat, after Galien in octauo Terapeutice, it byhoueþ hym þat schal be besy aboute ham to make of ham a capitle in his mynde, 10 þat is to say, in lykkenynge alle þe schewynges togidre. And he saith in septimo, if þay be contrarie, þat it byhoueþ hym nouȝt þat coueyteþ bothe þe endes to forȝete vttrely þat one ende, but, havynge alway in mynde of ham bothe and as it is possible, to medle ham or in lessynge þe quantite or þe kynde of þe medecyne 15 or into purpose in chaungynge to anoþer kynde of voydinge.

To þe fourþe þyng, with whiche medecynes purgacioun is to be made: neuerþelatter, noght of langorynge sekenesses and soche as ben amended, as Galien saide in De Vsu Farmacorum. By þe whiche it is to be vnderstonden, after þe entente of Hebenmesue 20 and of Avicen, there ben foure maneres of laxatyf medecynes. One maner, and moste propre, is hauynge a drawynge properte, as scamonye and turbith. Anoþer manere haþ a þirstynge proprete, as myrabolani. Anoþer manere haþ a softenyng proprete, [f. 168ra] as thamaryndes and cassia fistula; þe fourþe manere hauynge a 25 sliddry proprete, as þe muscilage of psillium. Neuerþelatter for þat it were to longe to make ensample of eche by itself, I leue of at þis tyme þe fulle tretyng of to þe lordes phisiciens.

Neuerþelatter by cause of communynge of lore of Hebenmesue þat the moste vsual symple medecynes voyding colre ben scamonye 30 whos dose is fro v greynes (i. fro þe weighte of fyue barly cornes) vnto xii; reubarbe, fro ʒ ii and sem. vnto iiii; aloes, fro ʒ i and sem. vnto ii; of myrabolani citrini, fro ʒ iii vnto ʒ i; sorell, fumytere, vyolet, water of chese, iuse of rose, plommes, thamaryndes and cassia fistula, vnto ʒ i and sem. 35

The compownede medecynes ben electuarium de succo rosarum, whos dose is ʒ sem.; diaprunis and diacitonycoun laxatyf, whos

---

12–19 *See Commentary*   17 fourþe *error; L* 3^m 28 ham *? om. after of; L eorum*   29 *? Om. after* lore; *L(O) Gracia tamen familiaritatis* [*L(Br, Ca) familiaris*] *doctrine* ⌈*est sciendum iuxta doctrinam*⌉ *Hebenmesue*

dose is ℥ i; diadactilatum. Whos fourme is alway after me: Take of scheled dates quart. i. Sethe ham in þe water of the sethynge of anyse, of fenel sede, of wylde þistel sede. Afterward braye ham strongely, and streyne ham, and seþe ham wiþ a quartroun of
5 sugre til þat þay begynne to waxe þikke, þat þou schalt knowe by clevynge to with þe fyngres. Afterward sette it fro þe fyre, and medle þerwith ℥ i of scamony powdrede in a grete manere, and confecte it in steringe with a sclyse. Þe dose is vnto ℨ i.
Þe symple medecynes voydynge flewme ben turbith, whos dose
10 is ℨ ii; agaricus, ℨ and sem.; cartamus, ℥ sem.; coloquyntida, fro ϶ i vnto ℨ i; myrabolani kebuli, ℥ i.
The compownede medecynes ben yera pigra Galieni, whos dose is ℨ iii; blanca, ℥ sem.; benedicta, ℥ sem.; pillule cochie, ℨ i and sem.; dyacarthamus (whos fourme or makynge was putte
15 aboue in þe gowte), ℨ iiii or v; pillule also de agarico. Whos fourme, after Hebenmesue, is soche: Take of agarik ℨ iii, of þe rote of gladen, of horhowne ana ℨ i, of turbith ℨ v, of yera pigra ℨ iiii, of coloquintida, of [f. 168rb] sarcocolle ana ℨ ii, of myrre ℨ i; confecte it with swete wyne. Þe dose is ℨ ii.
20 Yera pigra, þe whiche I vse, a worþi medecyne aboue alle medecynes, and it is taken of Galien in 7mo Terapeutici and in 8 Meamure. And it holdeþ an hundred parties of aloes and of canelle, of xilobalsamo, of cassia lignea, of azarum, of spiconarde, of saffran and of mastyk, of eueriche ana sexe parties, þat who þat
25 wolde make ℥ ii of aloes, he schulde putte of euery spice ϶ sem.; in ℥ i, fyue greynes. Avicen forsoþe and Hebenmesue to þe wey3te of alle þe spices, þai putte þe wey3te of ham alle dowblede of aloes. And þe Commune Antitodarie putteþ one wey3te alone, and it is feblere, noghtwiþstondynge þat þay take yeram with turbith, wiþ
30 agaricus and wiþ coloquintida, for when þai ben putte in litel quantite, þay strengþe nou3t mykel þe medecyne. And þerfore was wonte to strengþe it with als mykel of scamonye as is of one of þe medecynes. And sometyme I make þerof balles with þe iuse of wormode, and sometyme I 3eue it in powdre with water of
35 barly made swete with hony. Þe dose þerof is ℨ i and sem. vnto ℨ ii.
The symple medecynes voydinge melancolye ben sene, whos dose in powdre is ℨ i, in stepynge ℥ i; epithimus, ℥ i; esula, vnto

1 dose *underd. before* fourme   21 in 7mo Terapeutici *underl. red*   32 I *om. before* was; L *ego consueui*

℥ i; doder, myrabolani Indi, polipodye (i. oke farne), vnto ℥ i; lapis lazuli, ℥ i; quynche, sorelle, withoute mesure.

Þe compownede medecynes ben dyacene, ℥ v; katarticum imperiale, ℥ v; yera ruffini, ℥ iii; yera logodion, ℥ sem.; theodoricon, ℥ vi. Myn commune powdre, þat is: Take of licorice ℥ ii, of þe powdre of stomaticon comfortatiuum ℥ sem., of epithime ℥ i, of sene to the wei3te of ham; make þerof a powdre. Þe dose is ℥ ii.

Tarter and þe iuse of yreos voydeth watery humours, whos dose is ℥ sem., þe iuse of wylde gourde and þe brede of þe mylke of titimall, þe whiche maketh Aboute þis Present wiþ barly. And þat Felowe 3af [f. 168ᵛᵃ] ℥ sem. in schauynge vpon wyne, and he dede mervayles.

My tabulate is voydyng alle þe humoures, þe whiche I toke of Maistre Steven Arnarde in Mountpilerz. Wose fourme is: Take of conserue of vyolet, of borage ana ℥ ii, of þe conserue of buglosse (i. of lanc de boef), of þe rynde of citrines confecte ana ℥ i, of whyte gynger ℥ sem., of the powdre of diadragantum frigidum ℥ ii, of diagredium ℥ iii, of turbith ℥ iiii, of sene ℥ v, of lofe sugre ℥ x; make þerof a letuarie in a tabul. Þe dose is ℥ sem.

Dyacassiafistula is to þe same entencioun, þat Maistre Thadde 3eveth, and it is as it were diachatholicon: Take of cassia fistula li. i, of newe thamaryndes quart. i, of manna, of pome garnet quart. sem., of sene, of polipody ana ℥, of esula ℥ i, of diagredium ℥ sem., of anyse, of fenel sede, of þe sede of melons ana ℥ sem., of canel ℥ ii, of sirup of violet, of sirup of rose ana þat sufficith. Make þerof a letuarie. Be þe dosis to ℥ vi. Cassia fistula is 3euen by itself communely in colatures, ℥ i dissolued largely with water of plommes, of violet and suche oþere.

Ypocras in primo Amphorismorum and in 4ᵗᵒ dresseth a leche of the mesure of voydinge, þat was þe fourþe thyng, þat when þai be voyded þat trespasen and schal be voyded, þe pacientes ben wel at ese and it conforteþ ham, and þe contrarie forsoþe diseseth ham. The quantite forsothe of þe humour þat trespasseth and þe vertue of þe seke man ben þe rewle of alle the mesure, and to þat haue mynde on þe tyme and of þe contre and of the age, as he saith. Slepe forsothe and þirste ben tokenes of perfite voydynge, as it is saide in 4ᵗᵒ Amphorismorum, and chaungynge of egestiouns,

---

10 Aboute þis Present; L *Circa Instans*   23 ii *om. after first* ℥; L ℥ ii
28 MS. of sirup of rose *after* violet; *redundant, see l.25;* L *cum aqua prunorum violarum etc.*   33 forsothe] -e *badly made*

but ȝif it be ended to euel, as it is saide in 2° eorundem and 6to Epidimiarum (it is allegged of Raby). It is more siker to be withyn þan to voyde all fully, and it is bettre to multeplie þe tymes þan þe quantite. And Avicen ȝeueth þe cause, for [f. 168vb] kynde resolueþ ofte tymes þat þat is made to litel. A litel quantite of tho þynges þat be þrowen oute is coniected of þre pownde, a grete quantite of x li., a commune fro sexe vnto eyȝte pownde.

Of þe tyme of voydinge it is to wete, as it was saide of blode laste, þat an houre is double: nedefulle and chosen. þe nedeful houre haþ no tyme, as when þat þe mater is wel digeste, or if it be wode or grete or in a perilouse place or makynge suche accidentes in þe body þat it schal not ȝeue avisementes, as it was saide also aboue.

A chosen houre is after digestioun. And þerfore voydynge accordeth nouȝt in þe bygynnynge of sekenesses. Whereof þe Commentoure saith þat no voydinge þe whiche kynde maketh is to be praysede in þe bygynnynge (how moche neuerþelatter more is crafte þat foloweþ kynd, worchyng by rewle and namely in affirmatyves, as Albert saith; kynde forsothe defieth first and after departeþ and casteth oute, as þe Commentour saith þere), but by þe manere of liȝtnynge. By þe whiche manere Ypocras byddeth, if any thyng be seyne to be movede whan sekenesse bygynne, þat it be movede. In þe stondynge forsothe of þe sekenes, it is to be stille. The tyme forsothe of passynge awaie of þe sekenes is to be chosen in good purgacioun.

And it is chosen also after þe tymes of þe ȝere by þe self Ypocras, in 6to, tempus veris (i. springynge tyme), and Galiem in þe Comment strecchep to harueste. Tho tymes of þe ȝere þat ben ouer hote and ouer colde ben to be eschewede. For afore þe Hounde and after þe Hounde, þe whiche ben 40 or 50 dayes of the spryng- inge of þe sterre þat hyȝte Canycula (is as it is saide in De Vsu Farmacorum and 2° Alimentorum, of the whiche þe Romayns taken 20^{ti} fro þe ende of Iule vnto 20^{ti} in þe bygynnynge of haruest) laxatifes ben noyouse, as it is saide [f. 169ra] in 4to Amphorismorum.

And noght in euery ȝere, but after þat he was wont to be seke, as þe Sotil Doctour saiþ in 6to Collectorii: And I say þat þo þat

5 *MS.* and Avicen ȝeueþ the cause *after* quantite; *redundant, see l.* 4   7 x; *L xii*   17 foloweþ; *L imitare debet*   26 in 6to tempus veris *underl. red*   Galiem *read* Galien   30 *first* is *?superfl.*   30–1 in De Vsu Farmacorum and 2° Alimentorum *underl. red*   33 *In f. 168vb, lower margin:* in 4to Amphorismorum *catchw.*

vse pocions or drynkes in seuen ȝere or in þe myddel of ham done more rightwisly þan þai þat haunten purgaciouns euery ȝere, for we see þat sekenesse comen noght ofte tymes to men, but in certeyn compasses or comynges aboute or abowte ham. Þerfore þere is in euery þing by itself mykel þyng to be considered.

Commune practyk forsothe as to þe hour of þe day hath to ȝeue colatures in þe mornynge, balles at euen, letuaries at mydnyght, the causes of the whiche ben knowen to þe lordes phisiciens. It byhoueþ to chese clere aire, and namely in wynter, as Avicen saith. And if it were reyny, it schulde plese to þe Felowe of the Concordaunces.

It is also to be chosen þat þe Mone haue liȝt ynow vnto þe fulle of þe Mone, as Iohan de Sancto Amando saith, for þat þe humores ben þan in þe more movynge and arrayenge tofore, as it is nedeful in laxynge. And be it in good moyste signes, as ben Cancer, Scorpio and Pisces, fre fro euel planetes and not byholden of Iupiter, as Ptolomeus saith in Centilogio. And it was treted inow of þis in my litel book of astronomye.

The laste thyng is of rewle. The rewle forsothe of purgyng is partede in þre, þat is to say, in rewle afore the mynistrynge and in þe dede of mynistryng and after þe dede. Afore þat þe medecyne forsothe be mynistred, Ypocras byddeth to make þe bodyes flowande, þat is to defie þe mater and to open and to soften þe waies, as Galien saith in þe Comment.

Colrik mater forsothe is digested with colde thinges and openyng þinges, as ben þe herbes þe fyue capillers, endyve   wylde letuse, marygolde, dandelyon, wode soure, þe more [f. 169rb] colde sedes and the lesse, þe wyne of powme garnates, water and vynegre.

Þe compownede medecynes ben oxizacratum and sirup acetose. Whos fourme, after Maister Arnalde, is: Take of maiden here, of saxifrage, of erne farne, ceterak, of hertes tonge, of endyue, of marygolde, of scarol, of letuse, of dantdelyoun ana M. i, of þe foure colde sedes, of þe more and of þe lesse, ana ℨ sem., of sawndres ℨ ii, of roses, of violettes, of þe flour of water lilye ana ℨ i, of þe iuse of pome garnattes quart. i, of lofe sugre li.

1 in seuen ȝere, *see Commentary*   3 sekenesse *read* sekenesses; L *egritudines*   3–5 *See Commentary*   5 be *interl. w. caret*   22 Ypocras *repeated*   26 þe herbes þe fyue capillers; L(O) *herbe quinque capillares Blank space for 10–12 letters after* endyve; L(O) *endiuia* ⌜*tenella*⌝ *scariola*; tenealla *dubito in left margin*   35 *Blank space for 5–6 letters after* li.; L *libram* ⌜*i*⌝; i vel sem. *dubito in right margin*

Make a sirup, and ȝeue it erly and late, ferre fro þe soper, fyue sponefulles with 7 sponefulles of hote water of þe seþing of plommes.

Flewme is digestede with þe fyue rotes, with calamynte, with pulial, with ysope, with maiorane, with satureon, with mynte, with anyse sede, with fenel sede, with carui sede, wiþ piper, with gynger, with spiconard, with hony and with vynegre squilletyk.

Compownede medecynes ben oximelles diuretik an squillitik and þe composicioun of my sirupe. Whos fourme is: Take of þe rote of fenel, of persil, of smalache, of bruke, of droppe worte, of quyche, þe leues done awaie, temprede in vynegre by a day, ana quart. i, of ysope, of calamynte or pyliol real, mydratil, of soþerne wode ana quart. sem., of anyse sede, of fenel sede, of carui, of wylde þistel sede ana ʒ sem., of gynger, of zedoarie, of spiconarde ana ʒ ii, of þe floure of rosemarye, of þe flour of sawge ana ʒ i, of þe vynegre of þe rotes of þe forsaide herbes quart. i and sem., of hony li. i. Be a sirup made þerof, and ȝeue it with water of chiches, as it is saide afore.

Borage, lank de boef, fumyterre, hertes tonge, ceterak, saxifrage, brome, tyme, epithyme, capparis, swete wyne, bathþe of fresche water digesten melancolye.

The compownede medecynes ben sirup of licorice, sirup of fumyter, sirup [f. 169va] of buglosse (i. of lanke de boef). Whos fourme is þis: Take of lanke de boef with al togedre li. sem., of fumyter wiþ rede floures, of þe croppes of soure dokke, of þe tendrouns of wethy, ana quart. i, of þe myddel rynde of asshe, of brome, of hertes tonge, of mayden here and of honysokel ana quart. sem., of melouns, of dodir, of netle sede, of anyse, of fenel sede ana ʒ sem., of schauen licorice, of calamus aromaticus, of been, boþe white and rede, ana ʒ ii, of þe rynde of citrines, of spiconarde ana ʒ i, of þe floures of wormode, of floures of brome ana ʒ i, of raysynges, of coraunce ana ʒ ii, of vynegre squillitik quart. i, of swete wyne quart. sem., of hony li. i. Make þerof a sirup as it was made aboue with water of borage.

And to þe hyest, Avicen saiþ, to softne þe kynde or þe wombe be lousede is a competente rewle in lousynge. Be þai rewlede þerfore in þe mene while þat þai drynke þe sirupe, and vse þai cole and softenynge broþþes, but ȝif þai haue a gode wombe of

---

12 or ?*read of*

kynde or be redy to fluxe. And þerwith Auicen counseilleþ þat if he be harde-wombed with hardened drestres þat a clister mollificatif be done tofore.

In þe dede forsoþe of mynistryng of a laxatyf, it is to be ware þat he holde it and þat he brekle it noght til þat it do some operacioun, and þat wiþ frotynges of þe extremytees and with chewyng of apples and wiþ smellynge of tosties dipped in vynegre. And also it is to be eschewed þat he slepe not þeron, but ȝif þe medecyne were in þicke substaunce. þan forsothe it is to be slepede til þat it bygynne to wirche. And after þat it haþ begunne to wirke, late hym nouȝt slepe, but if he wille streyne it. Avicens counseile also is þat he reste after þe takynge of a medecyne, [f. 169vb] þat þe medecyne may be taken of kynde til þat it bygynne to wirche. And purpose he litil and litil, and namely if þe medecyne be slow to worche, after þe lore of Ypocras, 4to Amphorismorum: When eny man drynkeþ elebre, be he movede. Neuerþelatter Avicen counseilleþ þat if þe medecyne þat is taken wirche noght, if it do no noyenge, þat it be latte alone. And if þere were eny drede, it is beste þat þere be made a clistere þan if þe medecyne schulde be ȝeuen aȝeyne, for (as he saith) to ȝeue medecynes þat louseth in þe same day, it is dredefulle and out of riȝte.

After þe wirchynge forsoþe of the medecyne, to wasshe þe stomak and þe guttes, Galien in 7mo Terapeutice counseilleþ to drynke a drauȝte of a ptisan. Neuerþelatter þe Parisiens ȝeuen the water, and leches of Montpilerz ȝeue þe brothþe of a chyken. And when þat þe stomak and þe guttes ben wasshen, Iohan de Sancto Amando counseilleþ to swelowe some soure iuse or þat he ete, þat the mouth of þe stomak þat is filed by þe medecyne be conforted.

The etyng forsoþe of hym þat is laxede schal be mesurable and gendrynge gode humours, of gode hennes, and lesse þan he was wont, þat it be proporcioned to þe pacient feblede by voydinge, after þe lore primi Amphorismorum and secundi Regimenti Acutorum. And after þat þe mater was þat trespased by þe qualite ordeyned, for after þe voydyng and þe kyttynge awaie of þe cause, þe distemperure is for to be altered þat lefte, as it is saide in 3° Tegni.

14 See Commentary   15 4to Amphorismorum *underl.* red   19 beste, L melius   20 *?Om. before* medecynes; L ⌈duas⌉ medicinas   25 *?Om. after* water; L aquam ⌈trumelli bouis⌉

Of vomyte Vomyte or brakynge is a purgacioun made by þe mouth wiþ a brakelyng medecyne. And it helpeth to kepyng of þe helþe, after þat þat Galien saith in 5to De [f. 170ra] Vtilitate Particulari. The olde leches forsothe dede wel þat counseiled hem
5 þat were seke of here mete to make vomyte euery monthe, þai gessynge to doo it ones, and þai þat dede it twyes dede bettre. It helpeþ also to þe helyng of sekenesses, saienge Avicen þat it helpeth to langeringe sekenesse, to þe fallynge euel, to wodenesse, to þe lepre, to þe podagre, to þe sciatik and to passiouns of þe
10 reynes and of þe bladdere. And it is a voydynge helpe and turnynge, purgyng principally þe stomak and by consequens oþer parties. Thai forsothe may suffre it þe whiche haue þe ouer parties stronge, noght feble and redy to ptisik. Many dyuers metes forsothe arrayen to vomyte, and swete and fatte and swymmynge, as ben
15 figes, lekes, oynouns, benes, swynes flesche, ptisan and mykel drynkynge of wyne.

Vomyte is prouoked þrefolde: febly, strongly and most strong. It is febly prouoked with a draw3te of hote water and of oyle and with touchynge of þe fyngres or of a penne putte wiþyn þe roof
20 of þe mouth. And it prouoked strongly wiþ the sethynge of þe sede of myldes, of radisshe sede, of white piper, of lekes or of an oynoun or wiþ þe seþinge of radisshe withyn þe whiche seþing wallewort haþ stonden by two dayes vnder þe erþe, or by etynge of þe same radisshe yrolled togidre. The strongest is made with
25 Nicholas vomyte, whos fourme is þis: Take of tapsia ℥ iii, of saffran ℥ i, of nux vomica ℥ sem., of catapuce ℈ ii. And make pilottes of with þe iuse of asarum and wiþ hony, and 3if ham tempered with hote water.

3eue it after mete at myddaye, and be þe ey3en bounden. And
30 after þat hit haþ fulfilled his werk, wesshe þe mouthe and þe face [f. 170rb] with water and with vynegre. And after an houre, ete he li3te metes and confortyng.

Of clisteryes Eneme forsoþe is a clistre. It was taken of ynea, þe bridde, takynge water of þe see with his bille for akþe of his
35 wombe and þrowynge out a3en fro hym behynde, as Galien reherseth in þe Introductorie of Leches. And it is a worþi help, as Avicen saith, to þrow oute þe superfluytees þat ben in þe guttes first, and folowyngly of all þe body. And with þat it filleþ þe tymes

20 *first* of] oof, *first* o *underd.*   *is ? om. after it*   27 *? Om. after first of;* L(O) *trocisci* ⌜℥ *vnius*⌝   35 *See Commentary*   38 tymes, *see Commentary*

of medecynes. It haþ sikernesse forsoþe, for it passeth noght by þe mowþe ne by þe noble membres, and þere is it nou3t caste oute to þe fulle. It helpeþ also to þe passiouns of þe guttes and of the reynes and of þe ouer membres.

And it is þrefolde: softenynge, clensynge and streynynge togidre. The softenynge is made: Take of þe water of þe sethynge of malues or of branne or of maces, of fyges, li. ii, of commune oyle li. i, of salte ʒ ii; make a clisterie.

A clensyng clistre is made with two pownde of þe water of þe sethynge of malues, of mercurie, of brank vrsyne, of þe leues of betes ana M. i, of fatte fyges xii in nombre, of anyse, of fenel sede ana ʒ sem.; dissolued þere-ynne of cassia fistula iclensede ʒ i, of yera pigra Galieni, of benedicta yprouede ana ʒ sem., of hony quart. i, of oyle li. sem., of salte ʒ ii; make here-of a clister.

The constreynyng clister is made þus: Take of planteyne M. ii, of roses M. i, of balaustia ʒ i. Be þe decoccioun made of a pownde and dissolued in water of þe rede powdre ʒ sem., of gotes talow quart. i, þre whites of ayren in nombre; be a clister made, and þrowe it yn a litel quantite.

It may be done forsoþe in euery houre, neuerþelatter it is bettre to be done fastande. And late þe pacient stonde whan þat he [f. 170ᵛᵃ] takeþ it, his girdel lefte vp, knelynge on his knees, and holde he his mouth open. And after þe þrowynge yn, he schal frote his wombe, and turne he hym vpon þe place þat aketh. And he schal wiþholde it by one or by two houres, 3e and als mykel as he may.

Of suppositories Be suppositories made like to candels of a fyngre lengþe, of hony soden with grounde salt, and be it enoynted with oyle. And þere were a litel of mouse donge medled with ham, þai were þe strenger. þai ben sometyme made wiþ harde sope and sometyme with hard larde, and noght with mercurie forsothe igrounden or with þe piled fruyte of þe wylde gourde. Neuer-þelatter be þai eschewed in an vlcered foundement. þay purge forsothe and drawe to hem þe drastes, as Avicen saiþ.

2–3 þere ... fulle, see Commentary   9 pownde] pownnde second n underd.   11 xii ? error; L xv   12 ? Om. before ana; L ⌜azari⌝ ana dissolued ? read dissolue; L dissoluantur   18 in water, see Commentary 32 noght error; L non numquam   34 þay] y altered from false start on another letter

þe 3 capitle, of cauteries and of þe wirchinges of ham.

Cauterizynge is an hand craft made with þe fire craftely in manis body to þe determynede profite. The fire forsothe (after þat alle the doctoures sayne) is double: þe actuel, þat appereth sodeynly, and it is in dede (as þat þat is putte with hote instrumentz of metalle or with þe rote of astrologie or of affodilles made riȝt hote or with brennynge sulphur or with water and oyle boylede togidre) and noght laide þerto vpon chaunce, but wetyngly. Anoþer is potencial, þat appereth noght sensuely (i. to the felynge) in an houre, but after the ledyng of þe power þerof to the dede, þat is made with corosif medecynes and bustyng. And some þirsten strongely and maken skurfe, as is calx vif with sope, mel anacardinum. And some done lightly and maken no scurfe, but þai make blistres, as cantarides and trowantes grasse and.

Neuerþelatter þe actuel cauteries ben more siker þan þe potenciales, for þat þe dede [f. 170ᵛᵇ] of þe actuel fire is more simple and lesse hurteth þe nexte parties and þe principal membres þan þe dede of þe ruptorie, þe whiche is mykel suspecte to þe principal membres, but ȝif it were in þe case in þe whiche þe pacient were not hardy to abyde þe fire for false herte or in þe in the whiche we wolde make cauteries to voyde and to wiþdrawe. Þan a ruptorie prouokeþ þe more bledynge, in makynge þe place feble for þe akþe and for þe grete scurfe þat it leueth.

And þogh Avicen saie þat an actuel cauterize is beste made with golde, þat haþ trewþe in tendre membres, as ben þe eyȝen, as Arnalde saith, in oþer membres forsothe it is more sikerly made with iren, as Albucasis saiþ, for þat þe firyhede may bettre be mesured with yren þan in golde ne yn siluer for here coloure, but ȝif it were done by a goldsmyth þat is wonte þerto.

Cauteries, after Albucasis, acorden in alle disposiciouns, and namely neuerþelatter in þe disposicioun of humours, and namely of colde and moyste humours. And þogh þai contrarie not by hamself, neuerþelatter þai ben made contrarie vnkyndely by resoun of þe cause. Hete and dreyenesse forsoþe in kyndes be nouȝt profitable in material þynges, but þai do mykel harme in ham, as Albucasis, William, Lamfrank, and Henry here sewtors

---

14 *Om. after* and, *see Commentary*   20 case *om. after second* þe; *L in casu*
31 disposicioun *?read* disposiciouns   32–6 *See Commentary*   35 *Black smear after* harme   36 and *?om. after* Henry; *L(O) et Henricus et eorum sectatores*

holdeþ. And þogh it be ful profitable medecyne, after Avicen, and Albucasis and Ypocras treted mykel þerof (as Haly Abbas bereth witnesse in þe ix sermone of þe secoundie partie), neuerþelatter þai haue noght so mykel vse nowe a daies as þai hadde yn olde tymes, as Henry saith, for þat þay ben communely hauntede by 5 foles and vnwise wirchers wiþoute purgacioun, for þe whiche many men ben hurte. And so in argewynge by fallace of þe accident, þis maistrie is for3eten as many oþere [f. 171ra] thynges ben, as Albumasar of astronomye haþ prouede.

The cauterie forsothe is a nedefulle helpe in kepynge þe helthe 10 and in drawynge out the sekenesse. It holdeþ the place forsothe of commune voydinges, as of blode lastes and purgaciouns, in men þat may not þole ham. And þerwith alle it amendeþ þe relikes of the forsaide sekenesses, and namely in strong sekenesse and cursed, in þe whiche onely it was customede to be made, as Raby 15 hath allegede in sexto Epidimiarum. And þerfore it was saide þe laste instrument of medecyne in olde tyme, and noght of þe laste ende but of the ordre, for þe cauterye schal be done after diete and after laxatyf and after blode laste, where þat it accordeth, for elles it schulde doo moche harme. Vnyuersale voydynge forsoþe 20 schal goo tofore þe particulere voydinge in ordre of ri3te werk.

And for þat þis helpe is so gentil, þre þinges ben enquired þereaboute: firste, why it is made, þe secounde, how it is made, but þe fourþe, rewle þerof.

For þe firste forsoþe, it is to wete þat cauteries ben made for 25 commune profites; of cauteries, and namely of actuels, þere ben sexe.

Avicen putteþ the firste, to confortynge of þe membres. And actuel cauterie forsothe drieth þe membres, þe whiche ben ofte tyme dulle of colde and of moyste. And þerfore Galien (by þe 30 auctorite of Ypocras) 4to Terapeutice: Drye þyng, þe same is nere to hole þyng.

Avicen forsothe putteþ þe secounde helpe, to lette þat rotennesse be not multeplied in the membre. And by þis manere þai ben bidden of Galien in 2° Ad Glauconem and of Avicen in 4to þat 35

---

3 in þe ix sermone of þe secoundie partie *underl. red*   secoundie *?read* secounde   14 sekenesses; *L euacuacionum*   16 in sexto Epidimiarum *underl. red*   24 fourþe *error; L Tercio*   26 *?Om. after* profites; *L propter vtilitates generales* ⌈*et speciales. Vtilitates generales*⌉ *cauteriorum* [*etc.*]   32 *?Om. after* þyng; *L Siccum sano est propinquius,* ⌈*humidum vero non sano*⌉   35 in 2° Ad Glauconem *and* in 4to *underl. red*

þai ben made in þe compasse of wylde fires and in vlcers þat spredren wilfully abrode and in roten bones.

The same Auicen putteth þe þridde, to resolue streynede materes in þe membre. And by þis manere Albucasis and Haly Ab-[f. 171rb] bas commaundeth þat þay be made in gowtes and in hede akþes and in stronge akthes.

The same Avicen maketh redy þe fourþe help, to restreyne blode, þe whiche helpe Galien approveþ in quinto Terapeutice, whom þat he saiþ: Tho þinges haue helpede þe whiche wirchen skurf cleuynge to as a manere ceptre to restreyne þe fluxe of blode. þai wirche it forsothe by þe fire or by a like firy medecyne.

Maistre Arnald appropereth þe fifte helpe, to voyde and to wiþdrawe olde fluxes of þe ey3en and of alle þe body. And in þis manere and cauteries ben made moste siker by þis manere byhynde þe nekke and in þe pyttes of the brawnes, where þat brawne is partede fro brawne, or to two or thre fynger brede of þe ioyntes, and moste by veynes þat ben dressede to tho membres.

Galien putteth þe sexte helpe for to sparple, and commaundeþ to cauterize þe veynes of þe temples by þis manere, þat þe mater flowe not to þe ey3en and in a bristynge þat þe guttes falle noght doun al aboute euel vlcers. Arnalde made an amphorisme þerof: A flowynge þe whiche may not be sende a3en to his kyndely goynge oute, or if þat is rotede, it is ladde a3eyne sufficiantly with cauteries nyghe þerto.

Vse to fordo filþes scheweþ the seuenthe. And apostemes ben opened in þis manere, and kirnelles ben kyt awaye, and quyk flesches and dede ben drawen vp and suche oþere.

Thogh þat þe particuler profites ben putte 56 of Albucasis and 20^{ti} of Haly and many of Brune and of Rogeryne and of here glosers and also of Willyam, of Lamfrank and of Henry after þat þay take to doo it yn dyuers places, neuerþelatter wirchers of now a dayes maken hem noght but after þe dyuysioun of 8 membres folowed in þis tretys.

Firste in þe coppe [f. 171va] of þe hede in þe place where þat þe myddel fyngre toucheþ, the hande stracched fro the nose, Albucasis and Haly Abbas, Brune, William, Lamfrank and Rogeryn

---

8 in quinto Terapeutice *underl. red*   9 whom ?*read* whon; *L dum*
13 *first* þe *repeated*   14 ?*Om. before* and; *L* ⌜setones⌝ *et cauteria*
19 *MS.* þat ¦ben dressede to tho membres *after* ¦veynes; *redundant, see l.* 17
21 al aboute euel vlcers; *L(O) et in vicinitate vlcerum malorum*

with his glosers counseilen rownde cauteries with an olyuare to evapre þe brayne and to sende aȝeyne the materes þe whiche renne to þe subiecte parties. And some men maken ham depe to þe bone. Many men schauen or vnskyn þe firste table of þe brayne panne, þat Albucasis approveth noght mykel. And þerfore suche cauteries helpe to wodenesse, to the fallynge euel and to hede ake, to the fluxe of þe eyȝen, to ham þat haue þe ptisik and to alle reumatik passiouns. Cauteries also ben made in þe hornes of hede and in þe hatrelle wiþ the same instrument to hete and to conforte þe hede, in þe palle, in quakynge, in þe crampe and for to hyde þe lepre.

In þe face forsothe (þe whiche is þe secounde membre) many and dyuers cauteries be made for special profites. þay ben made forsothe in þe eyȝe liddes to amende and to wryncle and to arere vp þe eyȝe liddes with oyle of myrtilles. In a place of heeres, to schette þe pore of þe heres þat be done awaye þat þer may be growen newe (and þat wiþ an accual cauterie) and in þe corners of þe eyȝen, to waste dede flesche wiþ a smalle cultellare. In so moche by þe nose, for þe festre wiþ an accuel cauterie with a pipe. In þe temples, to schette þe veynes with a cultellere for rewme of þe eyȝen. It is made in the nose for to waste þe polipe with an accuel cauterie and with a pype. In þe lippes, with a lytel cultellare for cliftes. In the tieth, for akþe and for rotynge of ham wiþ an accuel cauterize and wiþ a pype. In the ovefalle, for to kytte it wiþ a kyttyng cauterie and wiþ a pipe like to a [f. 171ᵛᵇ] spone.

Cauteries ben made in the nekke to þe setoun with smalle pynsouns and with nedel and threde with cotoun, byhynde in pytte to smyte aȝeyne þe materes of the eyȝen, as Lamfrank saiþ allone. Oþer men seide it not; neuerþelatter þe Glosours, þat seie a leche þat was most approuede, by rounde cauteries made þere and lefte open longe tyme, hele wode men and men þat were gedy. Galien also in ix° Terepeutice saith þat a ventose made after þe nodel is a noble help of rewme of þe eyȝen. How mykel more helpe is þe cauterie! And þerfore in rewme of þe eyȝen, I was wont to make a cauterie with a cetone in the forsaide place. In þe

10 palle; L *paralisi*   15 oyle, see *Commentary*   16 þer] þere, *second* e *underd.*   ?*Om. before second* be; L ⌜ne⌝ *renascantur*   17 accual, *see Commentary*   19, 22, 24 accuel, *see Commentary*   22 myddes *underd. after* þe   25 *In f. 171ᵛᵇ, upper margin:* g *with very long tail, in different ink*   28 þe ?*om. before* pytte   29 *Om., see Commentary*   32 ix° *error;* L *13*   34 rewme] rewume, u *underd.*

forþermore partie of þe nekke vnder the chynne, þe Foure Maistres counseilleþ a cauterie to þe cetoun for to voyde kynde of þe rede gowte and of oþer enfeccioun of þe face and of þe mouth and of þe schulder blade.

There is a cauterie made in the pittes of þe armes to þre fynger brede fro þe ioynte, where þat a brawne is openly departede from anoþer, wiþ a rounde clavile with a reste and with a persed plate, wiþynforth for sekenesses of þe face and of þe furþere partie of þe nekke and withouteforth for þe sekenesses of al the hede and of the hynder partie of þe nekke.

In þe membres of þe breste vnder þe furcle is made a rounde cauterie or to the cetoun for þe koghe and for þe maladyes of þrotpull, and of þe arme holes and in þe same manere for sekenesse of þe schuldres and for clensynge of þe herte and for to couere lepres. And it is made also in ham þa spitteþ attre, when þat openynge is made with an ensal cultellere bytwene þe ribbes to drawe oute þe quytter. Neuerþelatter it is perilouse of fistle or of deth for feblynge of þe herte [f. 172ra] of þe aire or of þe chaungynge þat comeþ yn vnder, as Albucasis saiþ.

Rownde cauteries ben made in þe wombe: on þe former partie vpon þe stomak, and vpon þe lyuer and vpon þe mylte for þe akeþes of þo parties, and vnder þe navil for þe watir of þe ydropisie. And Albucasis and Haly Abbas done it with doublede nayles.

Cauteries ben made in þe haunches: in þe schare for þe bledder, behynde for þe reynes and for bowgednesses with a rounde cauterie or with a casede clauale, and in þe purse of þe priue stones with a cetoun for þe watery and fleschy burstynge.

In þe ey3te place, cauteries ben made in þe pittes vnder þe knee to þree fynger brede, where a brawne is partede fro anoþer, wiþ a rownde clauale arestede with a plate, for purgynge of all þe body and for maladyes of þe legges.

Cauteries forsothe done many oþer special profites in þe forsaide places þe whiche ben vnfolden aboue in dyuers chapitles.

The profites forsoþe of potencial cauteries ben as it were þe same as actuel cauteries, outetake þat þai conforte noght, but feblen. And þerfore þai ben more aproprede to voyde and sende a3eyne þe humours and to opene apostemes and to restreyne grete

---

3-4 and of þe schulder blade, *see Commentary*   13 of; *L sub*   15 þa *read* þat   18-19 or ... chaungynge, *see Commentary*   37 not *underd. before* more

bledyng þan þe actuel cauteries. The particuler helpes of ham ben taken of places in þe whiche þai ben made. Neuerþelatter corosyues ben communely putte in fleschye places, for þai drawen more fro the botume þan actuel cauterie. Neuerþelatter þai ben more noysome to þe principal membres.

Blistrynge medecynes forsothe ben putte in places bytwene þe felle and þe flesche and vnder þe chynne, behynde þe nekke and in alle þe face and in þe anclees of þe fete and of þe hondes. Thai drawe not but þe humour þat is bytwene þe felle [f. 172rb] and þe flesche, as it is sene to þe felyng.

For þe secounde þyng, how þat cauteries ben made, it is to wete þat actuel cauteries ben made with instrumentes, and namely of iren, and potencial cauteries with corrosif medecynes.

The instrumentis forsoþe with þe whiche actuel cauteries ben made were dyuers atte þe olde men. Men now a dayes haue gadrede ham togidre agayne to a certeyn nombre, as William de Saliceto to sexe or to ey3te, Lamfrank to ten, Henry to seuen.

I forsoþe haue made commune cauteries of sexe fourmes, and I made þe special cauteries forsothe with here owne instrumentes ischapen after þe entente þe whiche I hadde to fulfille. Be þai made forsoþe of euery fourme þre instrumentz, a litel, a grete and a myddel.

Þe firste fourme is a cultellere, made to the schappe of a knyfe. And it is double, kyttinge on boþe the sides as a swerd. And herewith superfluäl flesshes ben kytte, and apostemes ben opened, and vlcers ben ri3tede. Þe schap is suche:

cultellare   **dorsale**

The secounde instrument is an olyuare, nou3t after þe schappe of an olyue lef (as William, Lamfrank and Henry hopede), but like to þe smale bones of an olyue (as Haly Abbas saiþ in þe ix sermone, Of hedes þat schal be soden), þat þe wirchynge þerof scheweþ. Also þai ben made forsothe with an olyuare in þe coppe of þe hede, as þe forsaide maistres techen, and by þe ioyntes for þe akþe of ham, vppon þe synowes þat the akþe be noght made depe in the substaunce of ham when þat þai be cauterized for rotynge,

4 cauterie ? *read* cauteries; *L actualia*   25 Om. after double; *L(O) est duplex ⌈dorsalis scindens ab vna parte, ensalis⌉ scindens velud ensis a duabus*   28 *sketch of single-edged dorsal cultellary*   31 ix sermone *underl. red* ? Om. after sermone; *L in ix sermone ⌈partis 2^e⌉*

and vpon bones for to drye ham þe more when þat þai be brente for gnawynge. Whos schappe is soche:

[f. 172ᵛᵃ] **cultellare**   **ensale**

5   The þridde ynstrument is a dactilare, made to þe likkenesse of date kirnelles. And it helpeth to alle thynges þat the olyvare helpeth to, but it leueth a bettre schappe after it (for it is euelong), and it is gretter þan an olyvare. And þerfore it is þe principall in vlcers and in corrupciouns of bones. Whos fourme is soche:

10

oliuare

The fourþe instrument is a punctale, hauynge a smal poynte and rounde, with þe whiche þe skyn is onely cauterized. And it is double, with a reste and with a plate, þat it passe noght byȝonde
15 þe skyn, with þe whiche cauteryes ben made þe whiche ben communely cleped to þe nodel in the pittes of þe armes and of the legges. Anoþer forsothe is pleyne and longe in þe manere of a beeme with a pype, þat it hurte nat þe sides, with þe whiche depe membres ben cauterizede, as þe fistle in þe corner of þe eyȝe, þe
20 polipe withyn þe nose, and þe tieþ. Þe fourme of þe firste is soche:

dactilare

The schappe of   **punctale**
þe secounde is
suche a pype: **plata**

25   The fifte instrument is a smal cauterise with þe whiche cetons ben putte with brode pynsounes and persede. This cauterie forsothe helpeþ to þe noddel as doth þe poyntede cauteries, but þai ben lighter and more durable, for þe nodel goþ oute and falleþ downe ofte tymes and it nedeþ irkesom byndyng, and nouȝt þe
30 cetoun. Whos schap is soche:

       radius   **canula**

3-4 *sketch of double-edged ensal cultellary; misplaced, see p. 571 ll. 25-7*
7 *MS.* alle þynges *after* to; *redundant, see l.* 6   10-11 *sketch of olivary; misplaced, see p. 571 l. 29-p. 572 l. 2*   21-2 *sketch of dactilary; misplaced, see ll. 5-9*
23-4 *sketch of punctal cautery and plate; misplaced, see ll. 12-17, 20*   27 to þe noddel, *see Commentary*   29 nedeþ *interl. w. caret*   31-2 *sketch of radial cautery and canule; misplaced, see ll. 17-20, 22-4*

The tenacles ben made thus:

   ceto   tenacule
            ad
            cetonem

[f. 172ᵛᵇ] The sexte ynstrument is a circulare with fyue echynges, to make cauteries to þe knotte, wiþ a plate persede wiþ fyue holes, vpon þe whirle bone in þe akþe þerof and vpon þe schuldre and vpon humorouse bowgednesse. Whos schappe is suche:

   circulare
           puncta
           eminencia
   plata
           foramina
           perforata

The manere forsothe of makyng actuel cauteries: þat the place where þay schal be sette be wel enquyrede, and be it dryed and merkede. And laye þerto a plate or a colde plate if it schal be laide þerto, or withoute it where þat it is no nede, in holdynge strongely þe pacient. And hete two or thre cauteries wel, or als many as schal be nedefulle, til þat þai wexe rede, for þan þai schal be bettre. Be þai bytaken sliely to the maistre, þat the pacient see it noght, and be þai thriste yn and holden wiþ a manere of rollynge, þat þei cleue not to þe flesche (stronger neuerþelatter in a bone, softer in a synowe) til þat þay lese her redenesse. And do ham so ofte aȝeyne til þat he haue þe purpose, and afterward gouerne ham.

The medecynes forsothe with þe whiche potencial cauteries be made ben ruptories. Of þe whiche some leue scurfe after ham, as quyk lyme and softe sope evenly of bothe ʒ i, or als mykel as schal suffice to the wirchynge, þries after resoun, or þat it be colde, as Albucasis saith, in puttynge to a litel of sote, as Henry saith, of sal alkaly, as Haly Abbas biddeþ, and þe communete putteþ þerto of spotel. And þat it be laide to anone in þe place merkede withyn a cercle made of sirede cloþ or of cloþ dippede in þe white of ayren

2-4 *sketch of seton cautery (misplaced, see p. 572 ll. 25-30) and pincers* 9-14 *sketch of circular cautery and plate* 17 *second* plate *? error; L aut canula frigida* 18 *MS.* and drye it and merke it and laye it þerto *after* þerto; *redundant (cf. ll. 16-17), prob. transl. redundant Latin; see Commentary* 30 þries after resoun; *L(Ca) mixta recenter; see Commentary*

or of some colde cleuyng þyng. And bynde it strongly fro xii houres and leue it [f. 173ʳᵃ] vnto his houres, and afterward remove and rewle it.

Medecynes forsoþe þat breken and maken no scurf but bledders ben cantarides medlede wiþ soure doghe or wiþ some talow or þe leues of sperewort or of trowantes gresse or marsilium stampede and laide vpon þe place in þe quantite of half an vnce vnto an vnce. And bynde it nouȝt streitely, and leue ham fro eyȝte houres vnto 12 houres. And afterward remove ham, and gouerne ham as it byhoueþ.

Of þe þridde, þat is of þe manere of gouernynge of cauteries, it is to wite þat gouernance of ham is double, þat is to say, afore þe dede and after þe dede. Afore the dede þerof forsothe, at alle tymes it may be putte to, as Albucasis saith, so þat þe body be clene and noght replete. Þere is a comune warnynge in 4ᵗᵒ and 13° Terapeutice and euery where þat þou schalt not be hardy to vse none of þe forsaide euaporatories afore þat þou haue vsede voydynge of alle þe body. And if it be noght algates saide, neuerþelatter be it vnderstonden. By þe pacient also wernede afore þe cauterie of þe godenesse and of þe sikernesse of þe cautery to þat ende þat he may suffre it þe bettre. And if it be nede, holde hym strongely, or bynde hym.

After þe brennynge forsoþe in þe firste thre dayes, laye vpon the place and al aboute whites of ayren beten wiþ oyle of rose. And after fallynge of þe escare, procure it with wasshing botter with a litel whete mele, or wiþ some fattenesse þat is noght saltede, or wiþ some wete maturatyf. And after þat þe escare is fallen, clense it and hele it by þe curacioun of vlcers, but if þat he wolde holde it open for to voyde þe colde and vaporous humours or for longe consuetude, for þe whiche it were not siker to schette it wiþoute a couenable voydinge. It were perile for þat þe humour þat were wonte to go oute, if þai be wiþholden, schulde renne to [f. 173ʳᵇ] some noble membre and þat þai schulde enduce more evelles, as it is saide in þe book of vlceres and it was saide afore and in þe prolog of þis boke and as it is noted also in 6ᵗᵒ Amphorismorum: To hym þat haþ olde emoraydes. Neuerþelatter in

1–2 fro xii houres and leue it *?out of order, read* and leue it fro xii houres 2 his *?read* 18; L *vsque ad 18* 8 vnces *underd. after* eyȝte 15–16 in 4ᵗᵒ and 13° Terapeutice *underl. red* 25 wasshing *?error; L* cum butiro lauato 27 wete *read* swete; L *dulci* 31 humour *?read* humours; L *humores* 35–6 in 6ᵗᵒ Amphorismorum *underl. red*

þe case in the whiche it were nede to open it after þe schettynge, in þe same place it may be do aȝeyne or in þe membre þat is felawe to hym or in anoþer membre þat is nygh to hym, after þat of Arnaldes saienge: An vnkyndely flowynge þe whiche haþ flowed longe may noght be stopped wiþoute drede of a more harme, but if þat þe custumable flowynge were sente to þe nexte membres.

Be he rewlede þat is cauterized fro þe day of cauterizacioun vnto 7 or 9 dayes, þat þe firyhede be refreynede, wiþ a coldyng rewle. And afterward conforte þe vertue vnto þe fulfillyng of þe wirchynge, and be þe rewle ordeyned to þe contrarye of his cause.

Þe commune tyme forsoþe of holdynge it open, after Rogeryne and after his Maistres, is of 40 dayes or of þre monythes, for-why þat is þe laste terme of apostemes, as it is saide in 6to Amphorismorum and in 2° Pronosticorum. Byȝonde þat tyme forsothe þe place is made feble, and euel humour is enhabit, and þerwith þe vertue of confortynge is smekede oute þerof, as Henry saith.

It is holden open forsoþe with tentes and wiþ knottes of symple wax, or stampe euforbium in water, or scamonye or coloquintida or walwort, after þe kynde of þe humour þe whiche we wille purge, or with a pese or wiþ a knotte of tree ywaxede or of genciane. And laye worte leues þeron, or of yve, vnder clothes or vpon threfolde cloþes, and some plate of lether or of brasse or of siluer bounden þeron, and after, twyes on þe day or als ofte tyme as it schal plese, to be removede.

In a potencial cauterie, while it is of more hurtynge (as I haue saide), neuerþelatter it is no nede þat þe pacient [f. 173va] be bounden, but þat þe place be soght and merkede and laide to as it is aforesaide. And gouerne it after þe dede as it is saide of oþere cauteries.

Blistrynge medecynes forsoþe asken kepynge, and moste of þe bledder, þe whiche was wont to be hurte of þe layenge to of canterides, þe whiche was wont to be amended with bathynge, as it schal be saide withynforth. When þe bledders forsothe ben arered vp, kytte ham and open ham with scheres or wiþ a nedle. And afterward laye þeron a worte leef and cloþe, and remove ham as it schal plese. And for þat þai make no scurfe, but bleddre or blistre, drye ham and hele ham in þe 7 or in þe 8 daye.

2–3 þe membre þat is felawe] þe felawe þat is membre *with transposition marks over* þe *and* membre; *L in suo consocio membro*   13–14 in 6to Amphorismorum *underl. red*   14 in 2° Pronosticorum *underl. red*

The fourþe capitle, of wirchynges and of þe craft of þe arrayenge of medecynes þe whiche accorden in þe craft of cirurgie.

IT is nedefulle and ful profitable ful ofte to leches, and moste to cirurgens, þat þai conne helpe and make and mynistre also þe helpes of seke men, for þat it happeþ ham ofte tymes to wirche in places in þe whiche apotecaries be noght founden, and if þai be founden, þai ben nou3t so gode ne connynge in euery þing. Neuerþelatter þere ben many pore men þe whiche may not by þe propre þinges and preciouse, þe whiche it byhoueþ to passe with commune þynges. And þerfore the lore and þe manere of knowynge of symple þinges is 3euen of Galien in þe firste bokes of Symple Medecynes by þe substaunce, by smelle, by þe taste and suche oþere. And þe manere of the makynge of compownede medecynes is in 17 bokes of þe Makynge of Medecynes, of þe whiche x ben cleped Al Meamur and 7 Cathagenes, as Haly bereth witnesse in fine Tegni.

So forsothe saith Galien hymself sometyme to haue made (as he saiþ in 6to Meamur), beynge sometyme in a felde, wantynge diamoron in one þat hadde [f. 173vb] sekenesse in þe þrote, and he fonde dyanucum. As it is saide in xi^o Terapeutice, he toke wormode in a pore leche þolyng an aposteme in the lyuer, þat myght noght by oleum nardinum.

I also vsed neuere to go oute of citees but þat I wolde bere with me þe purses of clisteries and some commune þinges. And I sought herbes by þe feldes with þe forsaide maneres to helpe þe seke men sone. And so I bare away þanke and plente of frendes, and in þe mene while þe propre medecynes were ordeyned and procured.

Certeynly it is profitable also to konne many medecynes, for alle þinges ben noght founden in alle places, as it was allegged in Meamur aboue in þe boke of apostemes of þe eres. And þat þat conforteþ in one houre conforteþ noght in anoþer houre. And þat þat profiteþ to one noyeth to anoþer. And al þat is for dyuerste of þe particulere complexioun of þe folke and of þe helpes, þe whiche may not be schewed vnder certeyne lettres, as he saide in 3° Terapeutice.

For þe whiche it is to wite þat þe wirchynges of thinges þat longen to cirurgie ben departed after þe vertues þat ben in ham and þai haue to done ham in manis body, þe whiche ben nombrede

30–1 in Meamur *underl. red*

þrefolde of Galien and of Averoys in 5ᵗᵒ. Somme ben þe firste, þe whiche ben clepede þe complexionales and qualitatifz, for þai come of þe qualitees of elementes, as þai ben þat 3euen and maken hete, coldenesse, dryenesse and moystenesse. And some ben þe secounde complexiouns, for þai folowe þe forsaide firste complexions, þe whiche ben cleped þe substanciales in here manere, as þai þat haue to smyte a3eyne, to drawe, to resolue, to softene, to rype, to clense, to sowde togidre, to make þe flesche to growe a3eyne and also to lisse akþe. And some ben of þe þridde þat haue to do þis in certeyn membres, the [f. 174ʳᵃ] whiche in here manere ben cleped speciales or formales, as laxatyf medecynes and medecyne þat maken to pisse and medecynes also þat maken þe si3t bri3t and scharpen þe herynge and suche oþere.

The whiche wirchynges forsoþe, after þe mynde of Avicen in 2° Canonum, ben sometyme made symple sometyme in here manere, as ben roses, camomylle and planteyne. And sometyme þai ben made compownede, as ben oyles, oynementz, emplastres, wateres, softe plastrynges, powdres and soche oþere.

Neuerþelatter it is more worthi to wirche with simple medecynes, who þat may, þan with compownede medecynes, for þat many þinges comen togidre in compownede medecynes þe whiche may noght accorde into one þing, as it was schewed in 13° Terapeutice. And þerfore saide Maister Arnalde þat he þat myght hele with symple medecynes, he secheþ compownede sorowfully or in veyne. Neuerþelatter nede constreyneþ sometyme, as he saith, to make medecynes of dyuerse þinges when þat a symple medecyne is nought founden my3ti to fulfille profitably þe purposed entencions þat ben conceyuede. The entencions forsoþe ben conceyuede, after þe same Arnalde, of þe membres and of þe maladies or of þe medecynes, after þe noblenes or also after þe dyuersite of þe condicioun of ham and also of þe site and compocicioun. Of maladies, after þe composicioun þe whiche þei haue in hamself and in rewarde of the causes of þe accidentes. Of medecynes, when þat þai ben feble, horrible or ouer strong.

And for þat þise þinges ben beste tretede after Avicen in 5ᵗᵒ and by Serapion in septimo and by þe translatoure of þe Antitodarie Azaram in þe firste partie and Iohan de Sancto Amando in Areoles,

11 medecyne *read* medecynes   15-16 *See Commentary*   22-3 in 13° Terapeutice *underl. red*   13° *error; L 3°*   30 *See Commentary*   37 of ? *om. before* Azaram

I charge noght to drawe þe speche alonge in þise þinges. Neuerþelatter medecy[f. 174rb]nes ben arrayed and clensed and soden and brynte and grounden and soche oþere for certeyn causes, of þe whiche þinges Serapioun treted ful trewely in þe boke þat is
5 cleped Seruytor.

Of þe arrayenge of simple medecynes The cause forsothe whye þat symple medecynes ben clensede is þat straunge þinges may be removede fro ham. And alle þai be wasshen þat þai be þe more clene and pure, and some forsoþe þat þe drastes and may be
10 þrowen fro ham, and many forsothe þat þe scharpenesse may be removede and þat þere may be a coldenesse geten.

Of þe clensyng of herbes An ensample of clensynge and of makynge clene is hadde in herbes and in rotes, þe whiche þinges how þat þai be clensede it is knowen to alle men. Oyle and waxe
15 is an ensample þat þe drastes and filþe be done awaye.

Of þe wasshinge of oyle Oyle is waschen in double manere: in one manere with a boxe hauynge two holes, one in the ouer ende, anoþer in þe botome, and filled after þe half wiþ hote water and wiþ oyle. Schette þe holes and schake ham strongely til þat
20 þe oyle and þe water be wel medlede. And at þe laste after þe restynge, open þe hole of þe botome til þat þe water were drawen oute. And at þe laste, putte yn als mykel of anoþer water, and be it done as it was first. And be it so ofte done aȝeyne til þat þe oyle be made white.

25 It is wasshed forsoþe more liȝtly in anoþer manere. It is put in a basyn, in a disshe or in a potte with als mykel of hote water. And be it beten with a sclyse so mykel til þat it be made white. Afterward sette it in þe sonne til þat þe oyle be departed fro þe water. Afterward be þe oyle gadered fro the ouer egge of þe
30 water with some spone, and sette it vp. And if it be inow, clense it wel. And if it be noght, putte yn ageyne of þe water as þou dedest erst, and so þries or foure tymes til þat [f. 174va] it wexe white.

Of þe wasshinge of waxe Waxe is wasshen and made white
35 yn meltynge it wiþ water and in areryng it vp with a stone or with a rounde glasse wrappede þerynne. And afterward be it drenched in colde water, and be it departed fro þe stone, in doynge so ofte til þat al þe waxe be drawen oute. And afterward

9 Om. *after third* and*; L fex et* ⌜sordicies⌝   12 ensample] emsample *third minim of first* m *underd.*   30 clense, *see Commentary*

be it putte to þe sonne, alway in turnynge it til þat it be perfiȝtly whyte.

Anoþer manere, and more liȝtly, waxe is taken and is soden in water. And afterward þat water is þrowen oute, and anoþer water is putte þerto. And be it done so ofte til þat it be made white.

Of wasshynge of terbentyne Terbentyne is wasshed, þat it may be made þe more swete for synowes, in a disshe wiþ colde water. And bete yn so mykel with a staf, in chaungynge ofte þe water, til þat it be made white.

Of þe wasshinge of butter Olde butter is wasshed, þat þe saltenesse may be removede and þat it be made þe more spedy in softenynge, in a disshe with colde water. And be it beten so mykel with a staf til þat it be made white.

Of þe wasshynge of quikke lyme Quyk lyme is wasshed, þat his scharpenesse may be remouede and þat it myȝt be made dryande, in a bacyne with colde water in medlynge it wiþ a staffe. And after þat þat water haue restede, be it þrowe away and put yn anoþer, in doynge þis seuen tymes or nyne tymes or so ofte til þat the water be founden soote and swete to þe taaste.

Of þe wasshynge and of þe arrayeng of tutie and soche oþere Tutye is preparate firste in brennynge, þat it may þe lighter be turnede, in fyrynge it nyne tymes in hote brennynge coles and in quenchynge it nyne tymes in vynegre or in raynewater or in water of rose or of fenelle or of maioran after þat to whiche þing he wille lay it. Afterward forsothe it is wasshen, þat it may be made clene and swete and colde, in brayeng [f. 174ᵛᵇ] it in a grete manere. And be it stered so mykel in a basyn with colde water þat þe smalle þerof passe into þe water, and put þat grete oute of the cloþe. Afterward trouble þat water and chaunge it sodeynly in another vessel in streynynge with anoþer cloth, and do away þat grete. And do he þat twies or thries til þat þere byleue no þing of þe grete. After late it reste til þat it go downe in þe botome, and þan caste away þat water with þat grennesse þat swymmeth aboue. And put þerto anoþer water, so ofte in doynge þis aȝeyne til þat þe water be made soote and swete. Þan drye it, and kepe it.

Tutie is an ensample of brennynge þat the forsaide gryndinge may liȝtely be made, but it is putte in smale corrosyues þat the fretynge may be remouede and þat þe dryenesse and þe sowdyng

1 sonne] sōme *third minim of* m *underd.*   8 yn ?*read* it   27 in a basyn; L *in panno et pelui*   28 and put þat *repeated*   37 See *Commentary*

may abide, as Galien putteþ in 3° Farmacorum of coperose and of vertegrece.

Of þe brennynge of copperose and soche oþere Thai ben fired in a crusselle or on a scherde with coles blowen with a belowe til þat þai be enflawmed, and quenche ham, and burble ham. And be þat so ofte done til þat þe coloure be chaungede into rede or ȝelow colour and til þat no burble appere, and cole it, and kepe it.

An ensample of sethynge and þe vertue ȝeuen in þe colature is in siruppes and in oyles and in stepynges, in þe whiche þinges þe vertue is taken in þe seþynge. Afterward þai ben made in syrupe and in oyles and in clisteries and gargarismes and enbrokede. A decoccioun also is sometyme made þat þe vertue þat is noght nedeful be departede and þat þe nedefulle may abide, as Galien scheweþ euydently in cole and in ote mele in 3° Farmacorum.

An ensample of brying þat þe thinges be þe more abidynge vpon þe place and þat þai be made þe more dryande, as þe dome and þe terme is in litarge [f. 175ra] and in centorie, as Avicen saith.

Of arrayenge of compowned medecynes Compownede medecynes forsoþe ben arrayed and made in dyuers manere, after Iohan de Santo Amando and after Maistre Stephen Arnalde of Mountpilerz, for dyuerse profites, as in þe fourme of oyles, of oynementes, of harde plastres, of softe plastres and soche oþere.

Of oyles Oyle is softe moysture and fattisshe. And þai ben made, after þe lore of Hebenmesue and of Azaram, þrefolde, þat is to seie by þirstynge oute, as oyle of olyues (of þe whiche Galien saith in 2° Farmacorum þat is as a mater resceyuynge alle vertues) and oyle of almandes and of notes and of myrtilles, of lymones, oyle de baye and oleum muscelinum and oyle of ayren and soche oþere; ben made also in anoþer manere by seþynge at þe fire or atte þe sonne or within hote erþe, as oyle of rose, of camomyle, of lilye and soche oþere. Thai ben made in the þridde maner by sublymacioun, as oleum benedictum and oyle of terebentyne and oyle of tartir, oyle of asshe, oyle of iunypre and soche oþere.

The cause why þat þai ben made oyles and the vertues ben putte in ham is twofolde: one cause is þat it may bere þe vertue þe more depere. þe secounde cause is þat oyle schulde make þe scharpe-

---

1 *?Om. after 3°;* L(Ca) *3° ⌈Terapeutice et 5° et 9° Simplicium⌉ Farmacorum*   17–18 *See Commentary*   27 *it ?om. before is*   30 *þai? om. before ben;* L(Ca) *Fiunt*

nesse of þynges swete with þe whiche þai ben made. Neuerþelatter it is to be vnderstonde þat when colde oyles ben made of oyle de olyue, þai schal be made with swete and wiþ rype oyle.

Of oynementis An oynement forsothe is a gressy thyng, noght flowande or rennynge, but abydynge. And þai ben made, after the commune lore: one manere, wiþoute fire, in brayenge in a morter. And vnguentum album is made in þis manere, and alle þe oynementz þat aren made of mynes. And þere is putte li. sem. of oyle to euery vnce of þe smale powdres; of wateres, of iuses or of vynegre als mykel as of þe myneralles.

Thai ben [f. 175rb] made in anoþer manere with fire, in meltynge wexe and fattenesse in oyle. And laste when þat it is colede, medle þerwiþ wel-grounden powdre. And to euery pownde of þe oyle is putte a quartroun of wexe and a quartroun of powdre in somer. In wynter forsothe lesse of þe wexe is nedefulle.

And þai ben made in þe þridde manere wiþ greces and herbes in stampynge ham and afterward soden and streynede; it is an oynement. And þere is put als mykel of þe herbes as of þe oynementes.

The causes why þat oynementes ben made is þat þat þay may abyde softely in þe ouer egge and þat þai flowe noght ne þat þai go not ouer depe. þai ben menes forsoþe bytwene oyles and emplastres.

Of emplastres An emplastre is a cerotarie confeccioun made sadde and hardened by sethynge. And þai ben made þrefolde: in one manere when þat þai ben made of mynes. Firste it is soden with oyle vnto þe þikkenesse. Afterward muscilages ben put þerto, as in dyaquilon, and withoute muscilage, as þe blak plastre.

In anoþer manere þai ben made wiþoute mynes, as oxceracroceum, with gummes, with wexe, with pycche, with terebentyne and wiþ some powdres by þis manere: when þat þe gummes ben bryede and temperede in vynegre or in wyne, on the morne melte ham at þe fire, and be þai dissoluede vnto þe wastynge of þe wyne or of þe vynegre. And when þay ben streynede, putte þerto þe pycche and afterward þe wexe and laste þe terebentyne, and in settynge downe fro þe fire, alwaye in sterynge with a sclise.

---

3 *?Om. after* made; *L(O) debent fieri* ⌜*cum oleo omfacino, quod est oleum oliuarum viridium et inmaturarum. Quando calida, debent fieri*⌝ *cum oleo dulci et maturo*   6 brayenge] -g *with upcurl*   14 *second* a quartroun; *L quart. sem.*   17–18 *See Commentary*   18–19 oynementes *error; L axungiis*   20 *third* þat *?superfl.*   31 *?Om. after* wyne; *L* ⌜*per noctem*⌝ *in . . . vino temperatis*   35 *?Om. after* fire; *L(O) et in discensu ab igne* ⌜*ponantur pulueres*⌝ *semper cum spatula ducendo*

And þrowe it in colde water and drawe it oute. And drawe oute þe water, in tewynge it wiþ þyn hondes with vynegre or wiþ oyle, and make þerof rolles. A tokene forsoþe of þe sethynge of plastres is þat þat a drope of ham þrowen in colde water or on a marble stone be congeled and þat it cleue noght to thy fyngres in temperynge.

And þai ben [f. 175ᵛᵃ] made also in þe þridde medlede maner with mynes, with gommes and with powdres, as it is to see in apostolicon. þe causes forsothe whi þat emplastres ben made is þat þe vertue may þe lenger abide in þe membre.

Of growelles and softe plastres Growelles and softe plastres ben as it were þe same, for in growelles þere entreþ but meles with water or wiþ iuses and wiþ oyle or with hony. In softe plastres ben putte iuses an herbes. And þai ben made to mature, and þan þai schal be gleymy, or to resolue, and þan þai schal be wiþoute notable viscosite, for þat a notable viscosite or gleymynesse wiþholdeth þe hete and þe spirit and þe mater in schettynge þe pores, þe whiche bothe done to maturing wiþ lettynge of resolucioun, as it is saide in 5ᵗᵒ Farmacorum and it schal be saide withinforth. Neuerþelatter þai ben ofte clepede emplastres. þe causes of ham ben liȝtenesse of arrayenge and þe profitablenesse of symple medecynes, þe whiche schulde nouȝt elles haue so moche vertue.

Of embrocaciouns and epithimaciouns Thise þynges forsothe ben simple licours and compownede, with þe whiche membres ben particulerly fomentede, or in þe whiche spownges ben dippede, or lynen clothe, and, þriste oute, ben laide vpon þe membre, and þai ben ofte removede. And þe causes of soche þinges ben lyȝtlynesse of hetynge and of colynge and of moystinge and of resoluynge wiþ the vertue of depynge.

Of oþere maneres þere ben many oþere manere of makynges of medecynes, as distillynges of wateres to make faire with and smerynges and enoyntynges and soche oþere, þe whiche ben moste done to þe schewynge and to þe wille of þe seke men þan to þe beynge, as Henry saith. It bifalleth a stable leche to stonde in certeyn þinges and prouede, and hym [f. 175ᵛᵇ] þat is of vnstable witte to wandre by many þinges, as Arnalde saith. And if þere be founden sometyme trewe þing, it is more to wite chaunce þan resoun, as it is saide in 3° Terapeutice. It byhoveth a leche forsoþe

---

2 *?Om. after* hondes; *L cum manibus* ⌜inunctis⌝ *cum aceto*   4 second þat *?superfl.*   15 gleymy *underd. before* wiþoute

to be knowere of þe propre kyndes in þe whiche he wircheþ and with whiche, as it is saide by all.

The fifte capitle, of þe propre medecynes of apostemes and firste of repercussif medecynes, of þe manere of repercussynge.

FOr þat repercussioun is moste nedefulle amonge alle þe secounde operaciouns of cirurgie, while it letteþ þe encresynge of þe aposteme and þe quittrynge þerof, þe whiche þinges ben ful suspecious to akþe and to feuer and by consequent to vlceracioun and to fistulacioun, as it was saide aboue in þe chapitle of þe domes of apostemes (noghtwiþstondynge þe commune opinioun þat in þe quittrynge þe body is made more siker fro perile), for so moche it is to be saide first of repercussyf medecynes.

A repercussyf medecyne is taken double, as it was saide aboue in þe boke of apostemes. It is saide communely of euery medecyne þat refreyneth and letteþ, coldeth and makeþ grete, stoppeþ and conforteth. And þogh þe doctoures, as Haly Abbas, Serapioun and Avicen, taken one ofte tymes for anoþer, neuerþelatter þai dyuerse amonge hamself, for a medecyne þat refreyneþ and letteþ it þat þat maketh þe mater to abide wiþ colynge, and soche a medecyne is cleped ingrossatyf (i. makynge grete) of Haly Abbas and of Avicen, as is sendegrene, letuse, orpyn, peny worte, doke mete of þe water, þe ey3en of þe aspe, colde water, campher and vynegre.

That is cleped a stoppynge medecyne þe whiche schetteþ þe pores of þe membres with his gleymynesse and gretenesse and letteþ þe passynge of materes, as is mylne duste, almandes, glewe and þe kynde of gummes and all [f. 176ra] þat is colde and gleymy withouten fretynge.

A confortatyf medecyne is þat þat tempreþ þe beynge and þe complexioun of þe membre þat it may lette hym fro resceyuynge of filþe, as oyle of rose and of myrtilles, mastik, myrre, coriandre, sawndres, berberys, wormode, horhone, centorie, apples of cipresse, þe fruyte of brome and saffran.

Repulsif or inpulsif forsoþe is proprely saide a repercussif, or constreynynge or departynge. And after Galien in 5to and 9° Simplicium Farmacorum capitulo 2°, it is þat þat smyteth in the

---

4 and ? om. after medecynes; L et   20 it read is; L est illa que
35 medecyne ? om. after repercussif; L medicina repercussiua

humours toward þe botume to þe whiche þat it approcheþ. And it is double, hote and colde, with a streynynge and with a sotil gretenesse, as ben colde herbes: morelle, planteyne, vyne leues, hirdemannes ȝerde and hirdemannes purse, roses, þe floure of
5 garnates, ypoquistidos, wilde celidoyne, acassia, verte-iuse, sumac, berberies, myrtilles, quinces, akarons, galles, bole armonyak, claye, þe erthe of þe gryndynge stone, Spaynisshe erþe and lapis sanguinaris. Hote medecynes forsoþe ben alume, salte, notes of þe cipresse tre, of cameles chaffe   and þe mele of lupinis
10 and soure wynes and crafty þirstynge togidre and byndynge.

The compownede medecynes forsoþe ben made of þe forsaide simple medecynes in many maneres after þat it is aforeseide in þe singuler chapitles of flegmon and herisipula and of oþere apostemes. Ouer þe whiche, by cause of fulle lore, þere ben putte þre fourmes
15 þe whiche accorden in þe bygynnynge of all flegmons and of chaufynges, for þai colen in smytynge ageyne and departe þe mater and þai lette corrupcioun to walke and þai conforte þe place of apostemes.

Of þe whiche þe firste is oxicratum Galieni, in $2°$ Ad Glauconem,
20 þat is made of water and of vynegre med[f. 176rb]lede in a fourme able to be dronken.

þe secounde is þe oynement of bole, of alle þe communete, and Galien putteþ it in $xi°$ Farmacorum, þat is: Take of bole armonyak one partie, of Spaynysshe erþe half a parte, of oyle of rose þre
25 parties, of vynegre or of þe iuse of colde herbes half a partie of one. When þat þe þinges ben smale powdrede, medle þerwith þe oyle and þe vynegre one after anoþer, in temperynge ham in a morter litel and litel; make þerof an oynement.

þe þridde fourme is cerotum Galieni, in primo Simplicium
30 Farmacorum, þat is: Take of oyle of rose, of wexe als mykel as sufficeþ. Make þerof an oynement, and cole it nyne tyme in wasshynge wiþ colde water.

þe fourþe fourme is þe oynement of myrtilles, and it is Williames oynement de Saliceto: Take of oyle of myrtilles li. i; of white wex
35 quart. sem., of myrtilles ipowdred ℥ i; make þerof an oynement.

The manere of repercussiouns is þat, when þe body is voyded,

8 forsoþe *repeated*   9 *first of superfl. Blank space for 18–20 letters after* chaffe; *L* squinantum ⌜blacta bisancia⌝ et lupinorum farina; [bl]acca [bi]sancia *in left margin, partly concealed by binding*   19 in $2°$ Ad Glauconem *underl. red*   23 $xi°$ *error; L* ix   29–30 in primo Simplicium Farmacorum *underl. red*   31 tyme ?*read* tymes   36 repercussiouns ?*read* repercussioun; *L* repercuciendi

if it be possible þat þe condiciouns þat were now saide aboue were kepede, lay þerto symple repercussyues or compownede, after þat þe mater asketh (ȝif it be colde, hote þynges, and aȝenward; and if þat it be medlede, laye þerto medlede), aboue þe place and al aboute (neuerþelatter more in the þat partie fro þe whiche þat the 5 mater comeþ), in renovynge ofte tymes and in contynuynge vnto þat þe mater be flowed awaie and þat þe place be altered, noght to þe humour and to þe hardnesse but to þe kyndely colour and to þe substaunce. And þan it schal be to cese and to procede to þe resolucioun and to the maturyng after þat þe dispocicioun of þe 10 aposteme askeþ.

Of drawyng medecynes and þe manere of drawyng Drawynge forsoþe medecynes ben founden to þat þat þai may drawe þe materes fro þe noble membres and fro [f. 176va] þe depe membres to þe vnnoble and knowen membres, as it is done in þe 15 apostemes of þe purgynge places and of terminacioun and of venymes and in sciaticha passione, and to drawe oute þornes and arewes and oþere þinges þat ben smyten in þe flesche, and moste when þat þai ben in perilouse places for to be kytte or þat þe pacientes ben fereful to susteyne. þan forsothe we schal drawe, 20 and if be none oþer, namely with ventoses and with sowkynges, Avicen commaundeth. And for so moche it schal be saide of ham after þe repercussyfes, to þe whiche þai ben contrarie, as it is saide in 5to Farmacorum.

A drawynge medecyne, after Haly Abbas, vbi supra, is þat þat 25 draweth fro þe depenesse of þe body to þe vttre egge. And it schal be of hote complexioun and of sotil substaunce þat may be lightlier and þe more strongely be made depe.

And after Galien, vbi supra, it is of two maneres. Some is as þogh it were made by itself, and some is made vnkyndely of filthe. 30 Þat þat is made by itself haþ vnkyndely generacioun forsothe, as of ditteyne and þe drastes of be hyues, trowantes herbe and serapyne, armonyak and soche oþere þat ben liche þis, as ben euforbe, garlik, oynouns, lekes   as it is saide in ix^o Simplicium, capitulo 2°. Of filthe forsoþe ben þo þat [be]n made of 35

5 Either first the or first þat superfl.   8 humour; L(O) humorem, (Br) liuorem
16 terminacioun, see Commentary   22 as ? om. before Avicen; L ut   24 in
5to Farmacorum underl. red   27 it ? om. after þat   31 haþ
vnkyndely generacioun, see Commentary   34 Blank space for 6–8 letters
after lekes; L porri ⌜napi⌝ in 9° Simplicium; napi dubito in left margin
35 [be]n blot over be

soure doghe and þai þat ben of thostes. Neuerþelatter þere is not litel difference in ham, þat dove dong forsothe is drawynge ynoghe. Oþer forsoþe ben even fro þat toward hete forsoþe of gander dong, þat faileþ forsoþe in mannes donge and in swynes dong.

5 And þere is anoþer kynde of attractifz (i. of drawynge medecynes) þe whiche þrowen oute þe mater fro þe substancial qualite, as ben laxatyves and alle triacles, þe knowleche of the whiche is more knowen to phisiciens þan to cirurgenes. It semeþ Avicen to putte drawynge medecynes: frogge ibrent, of aristologie, þe rote
10 of þe reede. [f. 176vb] And Iohan de Sancto Amando haþ heped togidre many oþer samples ex secundo Canonum, as calamynt, puliol, and namely the hertes puliol (after Aristotel 8º De Animalibus), swynes gresse, pilettre, coste, piper, pomys.

Of þe whiche þynges dyuers medecynes may be made, as it was
15 saide in þe boke of woundes in þe witte of drawynge oute þynges þat ben fycchede in þe flesche. The compownede medecynes ben two fourmes. And by cause open lore be þere putte anoþer, þe whiche is of a merveilous makynge and of merveylous vertues. And it is put of Avicen in 5to Canonum, þat was schewed by sweven
20 to Andromacus. It soukeþ forsoþe and draweþ oute roten bones and þornes and furcles, and it conforteþ to sciatica passio: Take of þe cornes þat ben founden in a palme tree, of rede sawndevere, of sal armonyak, of aristologie, of cretik, of þe rote of þe wylde nepe, of terebentyne of euerich ana ʒ xx, of armonyak, of xilobal-
25 sami of eiþer ana ʒ x, of franc ensence, of myrre, of colophoyne, of þe lusarde of whos hede it is writen to þis entencioun in xi Farmacorum ana ʒ x, of wexe ʒ xxx^a, of gotes grece ʒ xv, of þe drastes of oyle of lilie als mykel as sufficeth; make an emplastre. The plastre apostolicon of Nicholas Antitodarie is made to þe
30 same entencioun.

The manere forsothe of vsynge þise attractyues is þat the partie be enoyntede softely nyghe þe fire wiþ oyle of lilye. Afterward be þe place soukede of some vnþewed persone. And afterward lay þerto medecyne, and couer it softely with lana succida, and bynde
35 it softely with a rolle kytte in þe myddel in crosse wise þat it þirste nouȝt þe place. And it sufficeþ þat it be removede ones on þe daye.

1–4 *See Commentary* 3 is drawynge *underd. before* ben 11 ex secundo Canonum *underl. red* 12 namely] mamely, *first minim of first* m *underd.* 17 of ?*om. after* cause; *L* gracia manifeste doctrine 19 in 5to Canonum *underl. red* 24 ?*Om. before* armonyak; *L(O)* ⌜piperis nigri et albi⌝ armoniaci 34 succida *superfl. dot under second* c

CYRURGIE OF GUY DE CHAULIAC 587

Of resolutifes and of þe manere of resoluynge When þat þe mater forsoþe is nought alle repercussed, or þat it schal noght be repercussed, or þat it is drawen in þe place for þe causes þat were saide [f. 177ra] above, þan schal resolutyf medecynes be laide þerto, as Lamfrank saith an Henry, or caraxaciouns or eyþer togidre, as Galien bereth witnesse in 3º Tegni.

A resolutyf medecyne, forsothe, oþer it is openynge or makynge þenne or vaporynge, þat I halde all as it were one as at þis tyme. It is þat of þe whiche þe proprete is (after Avicen) of partynge and of sotellynge þe mater and to make it a vapour and to drawe þerof partie after partie in openynge þe pores til þat al be drawen oute and voyded by besynesse of þat werk. And þerfore it byhoueþ þat it be of hote and of smal substaunce and noght to mykel. Thise ben soure þynges forsothe and bryngynge yn horribilite, and þai ben mykel dryande, as it is saide in 5to Farmacorum.

Resolutyf medecynes, some ben symple and some forsoþe be compownede. Symple medecynes be as camomyle, þe whiche hath þe prys amonge alle oþere þinges. And þerfore the wise men of Egipte halewede it in sacrafices, as it is saide in 3º Farmacorum, where in 5to eorundem þe same camomyle is gunted among resolutyves, and holy hokke and þe oyle þat is made þerby, þat is made by þe wylde nepe. And þe olde oyle, of   and of radisshe ben of þe same kynde.

Þo forsothe þat ben colde, þai resolue rennyng þinges. It byhoueþ þat þai be clensyng and dryande, as Avicen saiþ: honysokel, dylle, malues, betes, peritorie, fumytere, wortes, walwort and eldre, barly mele, bene mele and þe mele of wylde fecches and þe pyþþe of grete brede. Lamfrank and Henry putten þerto comyn, ysope, calamynte and origanum, spiconard and coste. And þe commune vse graunteþ to bresynges myrre and mastik.

Endeles compownede medecynes forsoþe may be made of þise þinges: of oyles, of oynementes, and of plastres, as in þe fourme of oyles is oyle of camomyle, oyle of anete, oyle of lilye, oyle of almandes and oyle of coste and of spiconard, made [f. 177rb]

4 In f.176vb, lower margin: above, þan catchw.   5 or eyþer repeated   6 in 3º Tegni underl. red   15 in 5to Farmacorum underl. red   18 hath first h badly made, possibly b   20 in 5to eorundem underl. red   gunted read graunted   21 ?Om. before second þat; L ⌈non minus autem⌉ quod per cucumer fit asininum   22 oyle] e badly made, possibly o   Blank space for 6–8 letters before and of; L antiquum oleum et de ⌈kerua⌉ et| raphaninum; korna [or korua] dubito in left margin   24–6 See Commentary

simply or with þe puttynge to of oþere þinges, after þe fourme þat is ȝeuen vs in Hebenmesues Antitodarie and in þe Antitodarie of Azaram.

Oynementes forsoþe ben made of þe forsaide þinges after þe
5 forsaide fourme. And Henry makeþ specially in hote materes: Take of oyle of camomylle ℥ iii, of wexe ℨ iii, of dokes grece and of hennes grece ana ℥ i, of camomyle, of dille ana ℨ ii. Boyle ham, and streyne ham, and make þerof an oynement.

In colde materes forsoþe William vsede: Take of fenel sede, of
10 anyse, of dille ana ℨ ii, of þe mele of lupynes ℥ sem., of þe mele of femygreke and of lyne sede ana ℥ i. Seþe ham in water, and when þai ben soden, stampe ham, and make þerof a plastre wiþ a litel vynegre and oyle.

Many oþere resolutifz ben founden in þe boke of commune
15 apostemes and in brusynges and in þe gowte. And schortly alle softenynges and maturynges be made resolutifes in sotil materes and fewe, as experience haþ, and Lamfrank and Hery wittenesse the same.

The manere forsothe of resoluynge is soche: þat þe place baþed
20 with þe water of þe sethynge of þe resoluynge medecynes til þat it bygynne to swelle and to waxe rede. And þan laye þerto þi medecyne, and remove it twies on þe daye. Neuerþelatter it is to be eschewed fro vnwise resolucioun þat þe þenne be not drawen oute and þe grete roten and þat þe leche be noght constreynede
25 to goo to mollitifs.

Of mollificatifes and of þe maner of mollifieng When þat þe mater forsoþe is hardened by vnwise resolucioun, þan it is to go to resolutyf medecynes. Neuerþelatter mollityf or softenynge medecyne is saide in double manere, as it is saide in 5to Farma-
30 corum, congeled, stracched out and drye, oþer symplye or compownede. A mollytif medecyne is proprely saide þe whiche haþ to mollifie þe harde by congelacioun; (in þe whiche were some fillynge mater, as were an humour vnwisely treted, [f. 177va] turned into gretenesse and into coldenesse) nedeth to þe helyng to
35 hete and to drye, it is nedefulle þat þe medecyne þerof be hote and drye, nouȝt strongely neuerþelatter ne fersely, but it sufficeth

19 be *om. before* baþed; *L fomentetur*   28 resolutyf; *L(O) resolutiua,* (*Br, Ca*) *remollitiua*   29 *Om. after* manere, *see Commentary*   29-30 in 5to Farmacorum *underl. red*   32 *?Om. after* congelacioun; *L(O) mollificare durum per congelacionem.* ⌈*Cum igitur durum per congelacionem*⌉ *in qua fuerit*

forsothe sometyme of þe secounde or of the þridde degree of þe hetyng medecynes, and dryeng forsoþe of þe firste degree. And þerfore a moyste medecyne is; þai passed litil, after Galien, neiþer for dreyeng medecynes noþer fro moystynge medecynes. And if þai schulde haue oght of gleymynesse and of plastrynge, þai were 5 þe bettre, neuerþelatter noght so mykel as clensing medecynes, for so mykel þai schulde be þe lesse voydynge.

Neuerþelatter if þat þay be hardened bothe of coldenesse and of dryenesse togidre, it is dewe forsothe to hete and to moyste after the mesure of þe excesse. If it come onely of þe replecioun, 10 it spedeþ to voyde it, for it filleþ and straccheþ oute. If it come onely by dryenesse, to moyste, as it is saide aboue in hardenesses of þe ioyntz and it schal be saide in medecynes of the drienges of membres.

Ensamples forsoþe of propre mollificatifz in 5to Farmacorum 15 and 14° Terapeutice ben gotes grece, proprely of a gote bukke, and of an henne, but þese ben febler. Forsothe stronger þan þai ben gose grece and boles grece and þe marie of an herte, and after calues grece and swynes grece, newe and wiþoute salte. Of þe same kynde with þe forsaide þynges but stronger ben armonyak, 20 store, galbanum and bdellium. And þai ben beste þat ben newe. Of þis kynde also is newe oyle, and nouȝt ouer olde, made wiþ lilye and a litel of þe rote of holy hokke and many oþer plantes soden in oyle or in þe water of remollytyves, as ben wilde malues, þe rawe tendrons and also þe soden. [f. 177vb] Þise forsoþe and 25 many oþere symple medecynes ben founden.

The compownede medecynes forsothe ben of many formes. Þe firste is Galien his plastre, as it is saide in Libro Cathagenorum, þat is: Take of terebentyne, of wexe ana quart. iii, of galbanum, of sawndeuer ana ℨ i, of frank ensence quart. sem., of þe marye 30 of an hertes bone ℨ ii, of þe filþe or drastes of be hyves ℨ i and sem., of oyle de bay, of calues talow ana ℨ ii. Medle ham, and make an emplastre.

The secounde fourme is Avicennes, þat is: Take of gotes donge ℨ ii, of þe rote of þe wylde nepe, of vnripe figes ana ℨ i, of staphi- 35 sagre, of bdellium, of bene mele, of soure almandes ana ℨ sem., of the drastes of olde oyle þat sufficeþ; make þerof an emplastre.

3-4 *See Commentary*   6 *MS.* if þat þai be hardened *after* neuerþelatter; *redundant, see l. 8*   13 aboue *after* saide, underd. and canc.   35 ana ℨ *smudged*   36 second of *smudged*

The þridde fourme is þe commune diaquilon and, made with þe rotes of yreos, is myke aproprede to scrophules, after Rasis, þat is: Take of litarge li. sem., of commune oyle quart. iii, of þe muscilage of mersche malue and of femygreke ana quart. ii and
5 sem. Make a plastre with kepynge of þe litarge, and in euery pounde braye ʒ i of þe rote of yreos ypowdred wiþ oyle of lilye.

The fourþe fourme is þe grete diaquilon, proued of Hebenmesue to softne and to resolue al hardenesse: Take of powdrede litarge and sarcede ʒ vi, of þe oyle of yris, of oyle of camomylle,
10 of þe oyle of dille ana ʒ iiii, of þe muscilage of mersch malue and of femygreke and of lyne sede and of fyges, of þe iuse of yreos, of þe iuse of see oynouns, of grene ysope, of brid lyme ana ʒ vi; make ham as it semeth. And who þat wille putte to bdellium, serapinum, armonyacum ana ʒ i, it schal be þe gummede dia-
15 quilon.

The fifte fourme and many oþer fourmes of soche medecynes ben saide in þe colde [f. 178ʳᵃ] apostemes and in kirnelles and yn akþe of ioyntes, wherfore if it be nede, take ham þere.

The manere forsoþe of softenynges is þat þe membre be
20 fomentede, when it is stewed and wel baþed, with þe decoccioun of þe forsaide remollitifes in water or in oyle, with a flokke of softe wolle, for moyste ysope helpeth hyely in þat, as Galien saith. And þan lay þerto þe medecyne, and couere it wiþ suche softe plited wolle, and bynde it, and remoue fro day to day, or when þat it
25 schal be nede, in beyng werre neuerþelatter fro ouer mykel resolucioun (as it is aforesaide), þat the smale be not drawen oute and þe grete be rotoun, and fro ouer moche moistynge þerof, þat þe membre rote noght. And þerfore when þat it schal seme to spede, putte þerto or wiþdrawe resolutyves and moystinge medecynes,
30 as Avicen commaundeth.

Of maturatyfes and of þe maner of maturyng A knotty aposteme semeþ to passe to an exiture and to quittrynge, þat may be knowen by tokenes þat ben saide in þe boke of apostemes; þan it is to passe to a maturynge medecyne.

35 A medecyne forsoþe suppuratyf or maturynge (noght onely openynge, as translacioun of Araby saith) is þat þat maketh hete

---

6 the rote *underd. after* wiþ   12 *?Om. after* vi; *L ʒ vi ⌐et sem. terebentine ʒ i et sem. resine pini cere citrine ana ʒ i*⌐   14 armonyacum] -c *with loop ending in downstroke, interpreted as* -um; *L armoniacum*   19 softenynges *?read* softenynge; *L remolliendi*   31 knotty, *see Commentary*   35 suppuratyf *superfl. stroke across descender of first* p

like to þe hete in þe membre in þe whiche þe aposteme, withoute þat it wasteþ some þing of þe moysture þerof. And þoghe it kepe þe membre and altre it noght, neuerþelatter it altreþ the mater þat is to be matered, when þat suppuracioun or maturing is no þing elles but a chaungynge (as it is saide in 5to Farmacorum) noght þis þat is made of kynde hete in þe gode mete, ne þat þat is made of straunge hete in rotyng mater, but þat þat is made of medled hete in þe myddel mater, þe whiche is quittre. And what forsothe þat quitter is and howe þat it is gendred, it is schewed in þe firste [f. 178rb] capitles of apostemes.

When mannes kynde forsothe is hote and moyste and somewhat is contynuelly resoluede þerof, of þise thynges it is þat it byhoueþ a maturynge medecyne to be hote and moyste with a manere of plastrynge and clevynge to, if kynde hete is þat þat matereth and digesteþ, neuerþelatter noght so moche as mollityves, but lesse, þat is to saie, fro þe firste degre to þe secounde. And þerynne stondeþ her difference, for maturatyfes saven þe moysture and molliatifz lesse it, as Galien saith, vbi supra.

Whos ensample Galien ȝeueþ in 5to Simplicium and 2º Ad Glauconem: of enbrokynges and of fomentynges, lewe water and temperate oyle; and in plastrynge, whete mele with water and wiþ oyle, seþynge mesurably. For-why þat þat is mykel soden and dryer accordeþ to apostemes þat ben harde to matere, and þat forsothe þat is lesse, in þo apostemes þat ben ful hote and boylinge outward. And if þere be putte þerwith oylez, it is made þe more maturyng. And if it be clene, it matureþ the more. Branny brede and barly brede ben drey and resoluen more. Clene brede forsoþe is mene bytwene whete mele and barly mele. And þe decoccioun of drye fyges is byholdyng þerto; it biddeþ to medle þe brede or þe mele of ham. So forsoþe is raþer calues grece and picche and rosyn wiþ some oyle and wiþ wexe, the whiche ben medlede in basilicon.

If þe mater forsoþe were grete and colde, oynones soden and þe white rynde of mersche malue and lily rote wiþ soure dowhe or stampede togider and þe mele of femygreke ben chosen wiþ greces. And diaquilon is also hereto.

Neuerþelatter the commune vse vseþ byȝonde þe forsaide þinges þe rote of bryane and of þe rede docke, malues, groundeswely, see dokke, valerian, þe leues of wortes, [f. 178va] raysinges iclensede, lyne sede, softe botter and newe greces.

1 is ?om. after aposteme; L in quo est aposteme   26–31 See Commentary

Of þe whiche þinges many maturynge medecynes ben made vnder dyuerse fourmes after þe dyuersehede of materes, as many fourmes may be made in hote materes. The firste is of mersche malue, after William and after Lamfrank, þus: Take the ryndes of þe rootes ywaschen, and caste awaye þe ynner ropy stokke. Seþe ham fynely wel with swete water, and stampe ham, and make þerof rolles, and kepe ham.

Þe secounde fourme is myne: Take of whete mele li. i, of saffranede water, of þe sethynge of fyges li. ii. Sethe ham vnto þe þiknesse, and fatte ham with grece, wiþ botter or with oyle, and make þerof a plastre. The þridde fourme and many fourmes schal be founden of flegmone, of herisipila, and a plastre withynforth of lissynge of akþe of Iamery and of Rogeryne, and it is praysed in maturynge.

Many fourmes may also be made in colde materis. Þe firste is of myne: Take of oynouns, of garlik rostede vnder þe asshen ana li. i, þe ȝolkes of soden eyren, fyue by nombre, of þe rote of rede docke soden li. sem., of þe mele of femygreke quart. i, of soure dowhe quart. sem., of swynes grece li. i; medle ham, and make an emplastre. Many oþer fourmes ben founden in þe colde apostemes and glandules, and þerfore be þai sought þere.

The manere of wirchynge is þat þe membre be fomentede wiþ þe water of þe sethynge of þe forsaide thinges and with lana succida. Afterward laye þerto þe plastre iwarmede, and couer it with towe or with wolle or with worte leues. And bynde it strongly vpon þe place of þe aposteme, in kyttynge þe rolle or bonde ouerþwarte, in makynge a crosse þat þe scharpenesse of þe aposteme be noght þirsten, and remove it but ones on þe day.

Of clen[f. 178ᵛᵇ]synge medecynes and of þe manere of clensynge When þe aposteme is matured, open it wiþ a launcet or wiþ an actuel or with a potencial cauterie, or in eny wounde or vlcered place or brused or altered in þe whiche is quytter or filþe, it is to vse mundificatifs (i. clensynge medecynes), scourynge medecynes and wasshyng medecynes.

Þerfore a clensyng medecyne is as it were a kynde to a scourynge medecyne and to wasshynge out, and not to a corrosyf medecyne,

---

3-4 *?Om. after* mersche malue; *L(O) de maluauisco ⌜preparato cum axungia porci seu butiro. Preparantur autem radices maluauisci⌝*   12 *?Om. before first* of; *L ⌜in capitulo⌝ de flegmone*   27 *MS.* in kyttynge þe rolle or bonde *after* aposteme; *redundant, see l.* 26   30 open it; *L et aperto*

as Lamfrank and Henry saide, for þat clenseþ noght þe quitter but þe crustes and freteþ the flesche and draweþ vp by þe rote. A clensyng medecyne forsothe and scourynge is þat þat departeþ the filþes and þe quitter fro þe place in þe whiche þai be, and it ledeþ ham oute to þe vttre egge.

And þogh it acorde ham boþe to be hote, neuerþelatter it byhoueþ ofte tymes þe scourynge and wasshynge to by swete, as is hony and bene mele, of barly and of terebentyne and many kyndes of gummes. And it byhoueth þe medecyne þat purgeþ oute for to be bittre, as is wylde facches and benes of Egipte. Neuerþelatter many þinges ben founden doynge bothe, as ben almandes and wylde facches and netle sede. And þe sede of oynoun forsoþe is of soche kynde, and yreos and sawndeuere, sengrene, soþerne wode and many oþer þynges.

Of þe whiche þinges, many dyuerse thynges may be made after þe natures in feble men, in mene men and in stronger men. Of þe whiche þe firste fourme is of þe, whiche accordeth to apostemes þat ben newe opened, for it clenseth softely and it lisseþ gnawynge. And it is of whete mele and of barly wiþouth hole medled wiþ the 3olkes of ayren. And if þere were putte þerto a litel of hony, it were þe bettre.

The secounde fourme is also of þe spelte, þat is: Take of whete mele, of barly and of spelte quart. i. Sethe ham with [f. 179ra] two parties of water and wiþ one of mel rosate, and make þerof a plastre. And if þere were putte þerto a litel of wasshen terebentyne when it is sette fro þe fire, it were þe more profitable for synowy places.

The þridde fourme is Galiens in 2° Ad Glauconem, and it is fleschynge, þat is: Take of clarefied hony li. i, of franke encense ʒ sem., of mirre ʒ ii; make þerof an emplastre.

The fourþe fourme is of smalle-ache. And it is Williames, Lamfrankes and alle þe Parysiens, and it is of myn, for it clenseþ and matureþ wicked vlcers, þat is: Take of þe iuse of smallache li. i, of hony quart. iii, of whete mele or of oþer mele quart. i. Seþe ham at a fyre vnto þe þiknesse, and make þerof a plastre. And if þere were putte þerto of þe iuse of wormode, it schulde not late þe vlcer be festrede ne cancrede. And if þe vlcer schulde be made

---

4 *first* and *interl. w. caret*   12 sede of oynoun *?read* see oynoun; L *squilla*   17 comunete *?om. after second* þe; L *est communitatis*   19 wiþouth hole error; L(O) *siue spelte*   22 spelte *?error;* L *est communitatis*

hote, þe putting to of þe iuse of planteyne or of orpyn were profitable. And if þere were putte þerto þe mele of lupynes or of wylde tares or of femygreke, as it is graunted of Brune and of Thederyk, it were þe stronger. And if terrebentyne were putte þerto, it schulde apropre it to þe synowes; myrre also, to clense corupcioun and to stynke.

The fifte fourme is of rosyn, and it is strong and ful mykel apropredeto synowy membres, and it is of Boloyne: Take of rosen, of hony, of terebentyne ana li. sem., of myrre, of sarcocolle, of þe mele of femygreke, of lyne sede ana ℥ sem. Dissolue þe rosyn with þe hony and wiþ the terebentyne, and putte þe powdres þerto, and make þerof a plastre.

The sexte fourme is of yreos, and it is; it draweþ oute quitter and þroweþ it oute: Take of hony li. sem., of terebentyne quart. i, of soure doghe ℥ i, of radisshe rote ℥ sem.; medle ham togidre.

The 7 fourme is Maystre Dynes, and it is þe mundificatif of gummes for grete quytter: Take of galbanum, of armonyak, of rosyn, of terebentyne, [f. 179rb] of pycche, of kowes talowe, of wexe, of olde oyle ana ℥ i. Dissolue þe gummes in vynegre, and melte ham at þe fire, and make þerof a plastre.

The eyghte fourme is vnguentum apostolorum, þat is propre to schewe openly þe clensynge or to clense vlcers, þat is: Take of white wexe, of armonyac, of rosyne ana ℥ xiiii, of opoponak, of vertegrece ana ℥ iii, of aristologie, of frank ensence ana ℥ vi, of myrre, of galbanum ana ℥ iiii, of bdellium ℥ vi, of litarge ℥ ix, of commune oyle li. ii. Dissolue þe gummes in vynegre, and medle ham wiþ litarge soden wiþ oyle, and put þerto þe wexe and þe rosyn imolten, and seþe ham til þat a droppe bygynne to be congeled. And medle þerwith þe powdres in settynge downe fro þe fire, and put þerto vertegrece in þe ende, and make þerof an oynement. And if it be soden til þat it waxe blak, it is cleped vnguentum ceraseos of Hebenmesue. And it is cleped gracia dei of Maistre Anselme of Ianuarie and of Maistre Pers de Argentyna in Mountpilerz, for it rectifieth mervaylously euel vlcers.

The nynthe fourme is vnguentum Egipciacum, and it is putte of Galien and of Rasis and of Albucasis. And my maistre of Boloyne vsede it, and it is of myn, for þerof I fonde alway gode profe in esely fretyng and beste in clensynge: Take of hony li. i,

6 to superfl.   10 ℥ sem.; L ℥ i   13 Om. after second is; L et est ⌜Montispedencium⌝   17 galbanum] galbanū, horizontal line mistakenly cancelled

of vynegre li. sem., of þe floure of bras ℥ i, of alume ℥ sem. Seþe ham at þe fire til þat þai be made þicke and til þat it be made rede. And þerfore it is clepede þe double-colourede medecyne. Wherfore þat þat is soden is lesse suspecious þan þe rawe, þat byleueþ alle grene. Grene oynementz forsoþe ben diffamede atte comunete. And þerwith it is a mervailouse þing, for it leseþ his redenesse after þe wirchynge and it is turnede ageyn to grenesse, þe whiche þing þe commune peple trowen to haue ben made of þe malice of þe sekenesse.

The tenthe [f. 179ᵛᵃ] fourme is þe rede plastre of Greke, and it is of double coloures, as it is saide in 2° Ad Glauconem. And it is praysed of Maistre Dyne to rectefie euel vlcers þat ben harde to be helede: Take of oyle li. ii, of vynegre li. i and sem., of litarge li. i, of vertegrece ℥ i. Seþe þe litarge wiþ the oyle and wiþ the vynegre til þat it waxe þicke and to þat it be made rede, and make þerof a plastre.

The enleuenþe fourme is þe grene oynement of herbes, and Maistre Dyne commendeþ it, for it clenseth olde woundes and it wasteþ softely þe dede flesche and it sowdeþ and heleþ: Take of celidoyne, of planteyne, of scabiouse, of netle, of louache, of oculus christi, of chyken mete ana M. i. Bruse ham, and tempre ham by vii dayes in oyle, and afterward boyle ham, and streyne ham in þirstyng out. To þe whiche streynynge be þere putte to of wexe ℥ ii, of terebentyne ℥ vi, of rosyn ℥ ii; boyle ham til þat þai waxe a litel þikke. Afterward doo it fro þe fire, and medle þerwith of frank ensence, of sarcocolle, of aloen ana ℥ i, of aristologia longa, of þe flour of bras ana ℥ vi; medle ham, and make þerof an oynement. It is gode forsoþe and prouede. Many oþere medecynes be putte in þe capitle of flesshyng medecynes þe whe clensen in helyng.

Of medecynes þat lissen þe akþe and of þe wirchinges of ham When þat akþe is an accident of alle oþere þat letteþ most þe right wirchynge, als wel in apostemes as in woundes, as it was said by al togidre, for so mykel it schal be tretede of þe lyssinge þerof in þe myddel of woundes and of apostemes.

Akþe, after Avicen, is sensibilite of the contrarie þing. And þogh contrary þinges bryngynge in akþe ben, after Galien, chaungynges of kynde fro hete and fro colde by illacioune byndynge and of oþer þinges þe whiche ben euenawnte to breke and

---

11 in 2° Ad Glauconem *underl.* red   15 *?Om. after* þicke; L *donec ingrossetur* ⌈*et tunc ponatur viride es et coquatur donec inspissetur*⌉ *et rubeum efficiatur*   23 *first* ℥ ii; L ℥ iii   28 whe *?read* whiche; L *que*   36–7 *See Commentary*

to kytte, to schewe [f. 179vb] or to frete, neuerþelatter it is made of qualites bi itself, of lousynge of þe contynuhede by accident, as þe commune scole of Mountpilers holdeþ. And so Galien hadde no reproof of Aueroys in 3° Colliget, who þat redeth wel in 4to De Egritudine et Sinthomate and in De Distemperancia Inequali. Neuerþelatter þis is a depe see in þe whiche it is me leuefulle to passe by schippe.

If akþe forsoþe is felynge of þe contrarie þing, so lissynge of þe akþe and delite is, by þe contrarie, of þe þyng þat accordeth (after Galien, vbi supra), or noght to fele the þing þat is discordynge and contrarye to kynde. And þerfore it semeth euidently þat akþe is lissede in dowble manere: in one maner, in removynge þe contrarie þing in voydyng or in alterynge; lissynge, in anoþer manere, in takynge away þe felynge of þe membre.

Neuerþelatter þe firste is certeyne, as Galien saith in 5to Farmacorum, and Avicen. Þerfore it is nedefulle, after þe same Galien and after Aueroys in 5to, þat medecynes þat lissen by certeyn lissynge be temperate, like to þe kynde hete, or a litel more passyng. And þerwith be þai of a sotil substaunce, so þat þai may multeplie þe kynde hete and arraye þe humoure to digestioun, þat it may be able to be chaungede liȝtly of kynde.

And þinges þat ben most acordynge þerto ben fattenesse, as hennes grece, dokes grece and gose grece, þat is bettre, after Galien. Of oyles, forsothe, oyle of þe ȝolkes of eyren, as Azaram saith in þe Grete Antitodarie, and swete oyle of olyf hote, in 2° Farmacorum, and generally alle swete þinges. And dille and lyne sede lisse akþe in voydyng, when þat þai be leide vpon þe place, as Avicen putteþ.

Neuerþelatter Galien in 5to Farmacorum wille þat þe suppuratifes þat were saide in þe maturatifes, for þat þai haue hete like to mannes body, ben lissynge akþe and by consequent homely resolutyfe, as ex[f. 180ra]perience techeþ.

Of þe whiche simple medecynes many fourmes may be compownede. Of þe whiche þe firste is of þe comunete: Take of þe cromme of hard white brede, stepede in boyling water and þirste oute fro þe water, li. i, of þe ȝolkes of ayren, þre in nombre, of oyle of rose quart. sem.; medle ham, and make þerof a plastre.

2 *? Om. before* qualites; *L a qualitatibus ⌜contrariis⌝* 6 it is me leuefulle; *L(O) me licet, (Br, Ca) me non licet* 15–16 in 5to Farmacorum *underl. red*
22 *? Om. after second* ben; *L(O) sunt ⌜pinguedines et olea, et⌝ pinguedo sicut galline*

The secounde fourme is Thederikes, Lamfrankes and Henryes: Take of leues of malues M. iii; seþe ham strongely yn. Afterward kytte ham, and stampe ham, and medle of þe siftynge of branne with a litel wiȝt water of þe sethynge, and make þerof a plastre.

Þe þridde fourme is Iamerynes, þat is mykel commune. It lisseþ þe akþe forsothe with maturynge and wiþ resolucioun: Take malue leues, of mersche malue, of see dokke, of violettes, of yve, of peritorie, of henbane, of peny wort ana M. i. Clense þe herbes fro synowes, and sethe ham in water, and braye ham with sufficiauntes swynes grece or dokes grece wiþoute salt; stampe ham with whete mele or with barly mele. Afterward take þe streynynge, and þicke it wiþ whete mele or wiþ barly mele and wiþ a litel of lyne sede and a litel wiȝte of mele of femygreke, but if þat þe place scaldede. And in brayeng medle ham with oþer þinges, and make þerof a growel or a plastre. And if wormode were putte þerto, it were þe more confortatyf. Rogeryne graunteþ as it were þe same. Neuer-þelatter he putteþ þerto in þe decoccioun a litel of wyne and of hony, and sometyme he draweþ þe iuse of herbes with þe whiche he medleth þe meles.

Many other fourmes þere ben liȝtenynge and lissing þe akþe of þe schuldres, of þe wombe, of þe reynes and of þe moder and of synowy places, as is þe restorynge oynement, þat is: Take of botter withoute salt li. i, of oyle of violet li. sem., of newe hennes grece, of dokes grece, [f. 180rb] of gandres grece, of newe marye of an oxe ana ʒ i, of wexe þat sufficeþ; make þerof an oynement.

Anoþer fourme is commune: vnguentum marciaton, vnguentum agrippe, oyle de baye, oleum muscelinum and oleum de been and oleum nardinum and soche oþere þat conforten þe synowes and doo away þe akþe fro ham. And who þat wil haue mo, he schal fynde of ham grete plente in þe akþe of apostemes.

The maner of lyssynge þe akþe is þat, when þat voydynge is made proprely by blode last, if þe akþe be grete and of mater of blood (blode last forsothe lisseþ akþe by verray lissyng or staunching, when þat he removeþ þe cause sodeynly, and so þere was no contrarynesse among þe doctoures, as Henry putte), fomente and bathe þe membre with warme water and wiþ oyle by an houre. Afterward drye it softely, and lay þerto þe medecyne. And bynde

2 Om. after yn; L cum ⌈aqua⌉   4 with repeated   10–11 with whete mele or with barly mele; ?redundant, see l. 12; L pistentur deinde accipiatur colatura   13 ?Om. before scaldede; L nisi ⌈fuerit⌉ locus inflammatus

it liȝtly with towe or wiþ thesed wolle, and remove it ofte. This is þe verray and essencial manere of lissynge þe akþe.

When þat þe akþe forsoþe may not be lissed after þe verray and þe certeyne manere and nede constreyneth for accidentes þat may slee þe vertue, it is better to induce somewhat of noyeng to amende afterward þan to latte þe man to dye wiþ akþe, as it is saide in 12° Terapeutice. þan forsothe it byhoueþ to passe þe lissyng and to slepynge medecynes, þe whiche lisse noght þe akþe verrayli but semyngly, as þogh a man wolde saie a dede man nouȝt to fele akþe, as it is saide in 5to Amphorismorum Farmacorum. And soche þinges ben most contrarie to lissen verraily and beyngly. Thai ben colde forsoþe and contrarie to kynde, as is opium, þe rote of mandrage, morelle, henbane and popye. But þai ben more sauande drye þan whan þai ben grene. And when þay ben counseilede or medlede with saffran, with myrre, with store and wiþ castore, þai ben more siker, [f. 180va] as in filonyo opiato and in suppositoriis and in coliriis.

And þe quantite and þe tyme schal be nedefulle, as it was saide in eodem xii° Terapeutice. And þerfore þe pelotes ben made suspecte þe whiche þe Lord Bisshop of Rygence counseilled þe Lord Bisshop of Marsilence, þat was seke, to hele þe peynefulle strangurie, for he was dede in slepynge. Thai hadde forsoþe soche a proprete þat, when one was taken, anone it lissed þe peyne. Whos fourme was suche in alle þe Contenence: Take of white henbane ʒ i, of opium ʒ sem., of þe sede of a gourde, of letuce ana ʒ iiii, of þe sede of purceleyne ʒ ii; make þerof pilotes with water of licorice. Þis same medecyne is founden in 3° Canonum, of vlcers of þe reynes, vnder þis fourme: Take of þe sede of white henbane þe sexte parte of a dragme, of opium baraten i (þat ben foure cornes of barly in Mundynes Synonymes), of sede of a gourde, of þe sede of letuce, of þe sede of purseleyne ana ʒ ii.

The sexte chapitle is of special medecynes of woundes, and firste of medecynes þat restreynen blode.

IT is nedeful þat blood be restreynede when þat it floweþ to mykel, for elles þe man schulde perisshe, while þat þe blood and þe spirit ben þe tresoures and þe spirites and þe fundement

7–8 *See Commentary* 10 Amphorismorum *superfl.; L in 5° Farmacorum*
11 to lissen, *see Commentary* 16 filonyo *second o badly made, possibly* e
19 in eodem xii° Terapeutice *underl. red* 30 foure; *L 24^{or}* 36 and þe
spirites *?redundant; L cum sanguis et spiritus sunt thesauri et fundamenta nature*

of kynde, as alle þe wise clerkes holden. Blode forsoþe is wiþholden in many maneres, as it was saide aboue of woundes of þe veynes, among þe whiche maners þat þat is done by medecynes schal be treted and saide now.

A medecyne þat restreynes blode is þat þat hath to restreyne þe membre and wiþholde the blode þat goþ oute. And it doþ þat for þat it is colde, in repressynge þe scharpenesse of þe blode, or for þat it oneth and gadereth togidre þe mouthes of þe veynes, or for þat it gleweth and stoppeþ þe porositees of þe membres, or for þat it dryeth and brenneth and [f. 180vb] inducet escare into þe membre.

The ensamples of þe firste ben, in quinto Farmacorum (for Avicen putteþ þerto colde medecynes), house leke, purceleyne, mouse ere, gose gresse, sour docke and peny wort. Ensamples of þe secounde medecynes ben planteynes, schaue gresse, galles, psidia, þe cornes of reysinges, reubarbe, bole armonyak, Spaynesch erþe, gipsum and alle streynyng and soure, erþely and grete þinges þat wanten fretynge. Ensamples of þe þridde medecynes ben sankdragoun, frank ensence, aloes, mastik, rosyn, glewes, amydoun, mylne duste. Ensamples of þe fourþe medecynes ben quyk lyme, arsenek, coprose, vitriole and suche oþere.

Of þe whiche þinges many fourmes may be made. Þe firste fourme is Galiens powdre, with the whites of ayren and wiþ the heres of an hare medled to þe þiknesse of hony, þat is: Take of aloes, of frank ensence ana one partie; make þerof a powdre.

Þe secounde fourme is of þe housholde, and it is cleped þe rede powdre, þat is: Take of bole armonyak one partie, of brayed galles anoþer partie, of sankedragoun, of frank ensence, of aloes, of mastik ana þe þridde partie þerof, of þe heres of an hare ikytte smalle þe fourþe partie þerof; make þerof a powdre.

Þe þridde fourme is of Albucasis, and Brune and Lamfranke holden it: Take of frank ensence one partie, of sankdragoun half a partie, of quyk lyme þe þridde partie'of one; make þerof a powdre, and it kepeþ woundes.

The fourþe fourme is Galiens in Cathegenes, þat is: Take of balaustia ℨ iii, of alume ℨ i, of coperose ybrent ℨ sem.; make þerof powdre, and it is assaied.

Þe fifte fourme is Rogerynes and Iamerynes, his sewetour: Take

---

10 inducet *?read* induceth; *L(O) inducit*   12-14 *See Commentary*
24 bole armonyak *underd. after third* of

of colofoyne quart., of bole armonyak quart. sem., of mastik, of olibanum, of sankedragoun ana ʒ sem., of þe rote of gumfery, of roses ana ʒ ii; make þerof a powdre.

Of fleschynge medecynes [f. 181ra] and of þe manere of fleschynge There ben þre commune actes nedeful in the cure of woundes and of vlcers. The firste acte is to flesche, to gader togidre and to sowde (þat I holde al one as at þis tyme). And þise accorde to woundes in als mykel as þat þai be woundes. The secounde is to gendre flesche þere as it wanteþ, þat accordeth to woundes and to vlcers. Þe þridde acte is to cauterise and to stoppe ham, þat accordeth to woundes and to vlcers in þe whiche skyn is onely nedefulle.

And alle þise actes, kynde wirchynge, ben fulfilled with drieng medecynes, neuerþelatter after þe more and þe lesse (as it was saide aboue in þe þridde book of woundes), for incarnatyfes neden dryenesse in þe secounde degree and regeneratifs in þe firste degree and sowdyng medecynes to the þridde degree.

In þe actif qualitees forsothe þere schal be none excesse, but ʒif þat þe distemperynge of ham schulde require it. And þerwith þai nede no bitynge. And þai resceyue dyuerste, ouer þe disposicioun of woundes, in grees fro þe complexioun of al togedre and of a partie and of þe age and þe tyme and of þe schewyng of þe contrarie. And the causes of alle þise were assignede þere.

Þerfore a fleschyng medecyne is gaderyng togidre or sowdyng (after Avicen) þe whiche dryeth and þikketh þe moysture stondynge bytwene two egges of the wounde, so comynge togidre þat it be turned to glewyng and cleuyng togeder and þat þat one egge cleue to þat oþer. And þerfore it nedeth a maner of streynyng: as ben sankdragoun and aloes, sarcocolle, bole armonyak, Spaynysche erþe and þe rynde of palme, of powme garnates, planteyne and þe leues of a pyne tree and of cipresse, quintefoyle, wode soure and þe leues of wylde peres, þe floure of sorbarum and þe braunches of schere gresse and þe powdre of a mylne, brent barly, ter-[f. 181rb] bentyne, and also soure mylk and soure rede wyne.

Of þe whiche many fourmes may be made of compowned medecynes. Of þe whiche þe firste is of al þe communete, and it is made of terebentyne iwasshen and þe forseide rede powdre in þe constreynynge of blode.

---

1 i ? *om. after* quart.; *L* quart. i *written into a space left for it*   32 sorbarum *out of alignment, as if*

The secounde fourme is Galiens in Cathagenes, and it is cleped þe blak plastre, and it is of myn: Take of litarge one partie, of oyle and of vynegre ana two parties. Seþe ham by al an hole daye, in sterynge it contynuelly til þat it come to þickenesse and to blakkene, and make þerof a plastre.

þe þridde fourme is dyapalma, taken of þe boke Cathagenes, þat is: Take of swynes grece or of calues grece li. ii, of olde oyle li. iii, of copperose quart. sem. Seþe ham in þe manere of a blak plastre, and be it sterid continuelly wiþ a sclise of a grene plante of a rede, and make þerof a plastre.

The fourþe fourme is þe grene plastre of Maistre Pers de Bonaunt, þat is: Take of planteyne, of gumfery, of dayesie, of beteyne, of verueyne, of pympynelle, of mouse ere, of millifoyle, of houndes tonge, of schaue gresse ana M i. Bruse ham, and seþe ham wiþ thre pound of schepes talow, and streyne ham. Afterward of rosyn, of waxe, of galbanum ana quart. iii, of sarcocolle quart. i, of terrebentyne quart. i and sem.; melte ham, and make of ham a plastre.

þe fifte fourme is þe plastre of centorie, and Maistre Pers of Aralate vsede it, þat is: Take of feþerfoye sexe handefulles. Tempere ham by a nyʒte in white wyne. Afterward seþe ham to þe wastynge of þe haluendel of þe wyne, and streyne ham, and boyle þat colature aʒeyne til þat it be ʒelden to þickenesse of hony, and kepe it. And when þat þow wilte make a plastre: Take of terebentyne li. ii, of newe wexe quart. i, of rosyn, of frank ensence, of gumme of Arabye, [f. 181ᵛᵃ] of mastik ana ℥ i, of þe forsaide wyne of centorie ℥ iii, of wommannes mylk ℥ ii; make þerof a plastre.

þe sexte fourme is Maister Dynes, þat is: Take of beteyne, of centorie ana M. iii. Bruse ham, and boyle ham with white wyne, and streyne ham, and put þerto of terrebentyne li. sem., of rosyn quart. i, of sarcocolle ℥ i, of wexe ℥ ii, and boyle it eftsones ageyne, and þrowe it vpon vynegre, and gadre ham togidre, and braye ham with mylk, and make þerof a plastre.

The seuenþe is þe Kynges oynement: Take of white wexe, of rosyn ana quart. i, of oyle ℥ ii, of waschen terebentyne ℥ i, of frank ensence, of mastik ana ℥ sem.; make þerof an oynement.

3 two; L(O) duas, (Br, Ca) iii   4–5 blakkene ?read blakkenesse; L nigredinem   8 ?Om. after iii; L olei antiqui lb. iii ⌜litargiri lb. iii⌝ 9–10 of a grene plante of a rede; L(P) de palma viridi aut de canna   15–16 ?Om. after Afterward; L postea ⌜addatur⌝ resine   25 li. ii; L lb. i 34 þe Kynges oynement; L vnguentum Regis ⌜Anglie⌝

The eighte is þe plastre þat þe Erle William hadde of Pope Bonyface, and þe Pope hadde it of Maistre Anselme of Ianuaye, þat ȝaf it also to þe Kyng of Fraunce: Take of pympynelle, of beteyne, of melangiane, of verueyne, of stone croppe ana M. i.
5 Boyle ham in gode white wyne vnto þe wastynge of two parties. Afterward streyne ham, and boyle þe wyne eftsones ageyne, and put þerwith rosyn li. i, of white wexe li. sem., of mastyk ℥ ii. Seþe ham, and þrowe ham vpon womanis mylk, and tempere it, and make þerof a plastre.
10 The nynthe is þe oynement of gleyre, and Maistre Iohan, Maistre Anselmes of Ianuaye, made it: Take of oyle of bdegaris li. i, of wexe quart. i, of þe sede of þe rosis ℥ sem.; make þerof an oynement.

þe tenþe fourme is vnguentum viride of herbes, of alle þe
15 comunete, of Rogeryne, of Iamery and of Nicholas and of alle þe secte of Thesil: Take of celidoyne, of wode soure, of oculus christi (i. schadde worte), of loueache, of scabiouse ana M. i, of schepes talow li. i, of oyle li. sem., of waxe, of mastik, of frank ensence, of aloes, of vertegrece ana ℥ i; make þerof an oynement.
20 The xi is þe plastre [f. 181vb] of wormes, fleschynge and sowdynge synowy membres, and it is Lamfrankes: Take of eyþer consowde, of houndes tonge, of mouse ere, of eyþer planteyne ana M. i, of erþe wormes li. sem. Braye ham alle, and putte ham alle in a pynte and an half of commune oyle by seuen dayes. After-
25 ward boyle ham a litel, and streyne ham, and þirste ham oute, and þan put þerto of schepes talowe iclensede li. i, of blak pycche li. sem., of colofoyne quart. i, of armonyak, of galbanum, of oppoponak, of terebentyne ana ℥ i, of frank ensence, of mastik ana ℥ sem. Dissolue þe gummes in vynegre, and make þerof a plastre.
30 The maner of wirchynge forsothe is þat, after þe restreynynge of blode and after the sikernesse of aposteme, þe wounde be bathed wiþ warme rede wyne. Afterward drye it, and afterward lay þerto þe medecyne, and laye þere-aboue towe bathed in wyne and þirste oute, and bynde it craftely wiþ incarnatyf byndynge.
35 **Of medecynes þat gendren flesche and of þe manere of wirchynge** A medecyne gendryng flesche, after Avicen, is þat

2 Arnold *underd. after* Maistre   6 ham *canc. after* boyle   10 gleyre; L glorie   11 ?*Om. after* Anselmes; L *Magister Iohannes* ⸢*nepos*⸣ *Magistri Ansermi de Ianua*   20–1 sowdynge] g *altered from false start on another letter*

whos proprete is þat it chaunge þe blode and þe bledyng wounde into flesche. Wherfore it is made euen to þe complexioun þerof and cloddeþ it with drieng and wiþ a clensynge nouȝt bitynge, as it is saide in 5to Farmacorum.

Þai ben also of þre maneres: feble, strong, and stronger. Þe feble ben olibanum, mastik and aloes, colofoyne, barly mele and mele of femygreke, the whiche schal be layde to moyste bodies and membres. Þe stronge ben aristologie, yreos, þe mele of benes of Egipte and of wylde facches and marcasite and copperose ibrent (putte neuerþelatter in a litel quantite), þe whiche schal be laid to in drye bodyes, as it was saide aboue of holowe woundes. The stronger ben þat ben [f. 182ra] couenable in depe vlcers, as centorie, polium, glewe, wormes ibrente, lede and antymoyne ibrente and soche oþere. Picche also and rosen regendreth flesche, and mirre gendreþ flesche vpon þe bones þat ben made bare.

Of þe whiche simple medecynes many fourmes of compownede medecynes may be made. Of þe whiche þe firste is vnguentum basilicon, þat is cleped of Galien tetrafarmacum: Take of blak picche, of rosyn, of wexe, of cowe talowe, of oyle ana als mykel þou wilte. Melte ham, and make þerof an oynement. And if þere were putte þerto of olibanum, it is cleped of Hebenmesue and of Galien þe more oynement of Macedoyne.

Þe secounde fourme is vnguentum fuscum after Nicholas, þat is founden made in apotecaries schoppe.

The þridde fourme is vnguentum aureum of Hebenmesue and of Galien, in þe whiche I putte þerto a litel of hony, þat it be made a litel clensynge, þat is: Take of wexe ℥ v, of rosyn quart. i, of terebentyne li. i, of hony quart. sem., of mastik, of frank ensence, of sarcocolle, of mirre, of aloes, of saffran ana ℨ ii; make þerof an oynement.

Þe fourþe fourme is Galiens grene oynement, graunted by Avicen, þat is: Take of oyle, of wexe ana ℥ vi; melte ham, and in þe doynge fro þe fire, putte þerto of vertegrece ℥ i, in sterynge and medlynge; make þerof an oynement.

Þe fifte fourme is þe oynement of lyne, þat Avicen aproppreþ to sowde. Neuerþelatter I fonde it more regeneratyf. And after Hebenmesue: Take of þe schauynge of clene lynen cloþe half a partie, of oppoponak two parties, of litarge, of aloes, of sarcocolle ana þe þridde partie þerof; make an oynement.

38 ? Om. after parties; L partes ii ⌜vini, mellis, olei rosacei ana partes v⌝ litargiri

The sexte fourme is þe ȝelowe plastre of Maistre Pers de Bonanto, þat is: Take of þe sede of femygreke quart. i; stepe it by nyne dayes in white wyne, til it bygynne to widdre. Afterward braye it stronge[f. 182rb]ly, and streyne it, and put þerto of the talowe of a gote bukke quart. iii, and braye ham togidre, and seþe ham. And after gadre togidre þe muscilage and þe grece, to þe whiche putte of wexe quart. i, of rosyn ℨ ii. Melte ham alle, and seþe ham, and make þerof a plastre.

Þe seuenþe fourme is þe precious oynement, taken of my lore, þat is commune in þe helynge of alle woundes: Take of mogworte, of scabiouse, of aurum valet, of wormode, of oculus christi, of tanneseye, of smallache, of verueyne, of cressen, of pympynelle, of houndes tonge, of celidoyne, of mouse ere, of ȝarowe ana M. i. Braye ham alle, iclensed fro her rotes, and drawe out þe iuse, and make þerof an oynement wiþ li. ii of olde swynes grece and with li. i of þe grece of   in medlynge it in a morter. And Maister Petre de Bonanto vsed it, but he put þerto in þe ende of þe decoccioun of frank ensence, of mastik, of aloes, of vertegrece as it semed hym, and he praysed it.

The eyȝte fourme is þe emplastre þat is cleped gracia dei, taken of þe lore of Maistre Petre, and it is commune to alle woundes als wel in þe hede as in eny oþer partie of þe body. It draweþ oute forsoþe þe blode and þe venymouse humours fro þe botume, and it gendreþ flesche, and it sowdeþ: Take of white wexe, of rosyn, of arsenyk ana li. sem., of terebentyne quart. i, of galbanum, of olibanum, of mastik, of clere mirre ana ℨ sem., of aristologie ℨ ii. Braye ham þat ben to be brayed, and stepe ham in white wyne in þe whiche þere were soden of beteyne, of verueyne, of gumfery and of daesye, of centorie, of pympernelle, of herbe Iohan, of gracia dei ana M. i. And afterward drawe it dute with wommannes melk ystamped and wiþ oyle of rose, and make þerof a plastre.

The nynþe fourme is of þe comunete, and Maistre Amerik de Alesto helde it: Take of white wexe ℨ iiii, of armonyak ℨ ii, of terebentyne ℨ iii. Boyle ham in white wyne, [f. 182va] and drawe ham oute, and make þerof a plastre, in knedynge wiþ womanis mylk.

1 partie *canc. after* ȝelowe   16 *Blank space for 8–10 letters after* grece of; L lb. i cepi ⌜yrcini⌝; *nothing in margin   ? Also om. before first* in; L ⌜et lb. iii olei et quart. i mellis coquendo et⌝ *incorporando in mortario*   30 dute *? read* oute; L *extrahatur*

þe Erle of Autissiodoren made þe tenþe fourme: Take of swynes grece, of white wexe ana quart. i, of oyle of camomylle li. sem., of mastik ℥ ii, and make þerof an oynement.

þe emplastre of yreos, and it is Maistre Dynes of Florence: Take of cowe talowe li. sem., of oyle of rose ℥ iiii, of wexe ℥ ii, of þe rote of yreos ℥ i, of frank ensence, of sarcocolle, of mastik, of aloes, of aristologia ana ʒ ii, of terebentyne quart. i; make þerof an oignement. The barboures forsoþe of Mountpilerz vsede þis oynement.

þe xi fourme ben dyuerse powdres. Furþermore, Rasis powdre, þat is made þus: Take of olibanum, of aloes, of sarcocolle, of sankedragoun, of þe rote of yreos ana; braye ham, and þerof a powdre. And Lamfrank saiþ this: Take of frank ensence, of mastik, of femygreke ana; make þerof a powdre.

The manere of wirchynge forsothe is þat, when þe wounde is wasshed wiþ hote wyne, putte in þe wounde powdre or carpyn, and laie þeron stupates bathed in wyne and þirste oute, and bynde it with þe byndyng þat holdeþ medecynes, and remeue it twyes on þe day.

Of sowdynge and of fastenynge medecynes and of þe manere of wirchyng of ham A sowdynge medecyne and a fastenynge, after Avicen, is þat þat dryeth þe ouer egge of þe wounde so þat þere be made a rynde þeron kepynge it fro noyenges til þat þe kyndely skyn be gendrede of kynde (noght suche as was þe birthe), and þerfore it nedeþ a notable steynynge a sourenesse.

And þai be of two maneres, as it is saide in 5to Farmacorum. And some medecynes done þat by hamself and proprely, as galles and þe floure of powme garnet and þe þorne of Egipte, ceruse, brente lede and litarge, erþe of þe mylne stone, bole armonyak and alle erthe, and namely wasshen erþe, after Galien ix° Simplicium. And some done þat by accident, as a streynynge corrosyf brent, in a litel [f. 182vb] quantite, as bras and þe flawes þerof ibrente and wasshen, alume and copperose by þe same. And alle streynynge medecynes þat wanten fretynge, by itself or by arrayeng, as centorie, planteyne and aristologie ibrente and an oxen skyn of olde soles ibrent and þe rynde of an elme and of an oke. And Arnalde preyseth rouste of yren wasshen.

4 *?Om. before* þe; L ⌈*Vndecima forma est*⌉ *vnguentum de yreos*   10 xi; L *Duodecima*   12 make *om. after* and; L *et* ⌈*fiat*⌉ *puluis*   25 *?Om. before* þe; L *non qualis* ⌈*a*⌉ *natiuitate*   steynynge *read* streynynge; *and ? om. before second* a; L *stipticitate et ponticitate*

Of þe whiche many fourmes may be made. Of þe whiche þe firste is a powdry fourme, and it Williames de Saliceto, Lamfrankes and Henryes: Take of þe flour of powme garnet, of aloes, of sankdragoun, of marcasite of siluer, of es vste i. brent bras and wasshen
5 ana even parties; make þerof a powdre. Also take of þe rynde of þe pynote tree ℥ i, of litarge, of ceruse ana ℥ sem., of þe note of cipresse, of centorie, of aristologia ibrente ana ℨ ii; make þerof a powdre. And if þe wounde were hote, Auicen putteþ þerto sawndres and water lilie and drye roses and rybbe worte ydried,
10 for þai were beste in þat.

The secounde fourme is vnguentum album of alle þe communete, þat is: Take of ceruse ℥ i, of litarge ℥ sem., of oyle of rose li. i, of water of rose. Make þerof an oynement, and it is of þe householde.

15 The þridde fourme is vnguentum album aproprede by Rasis, þat is: Take oyle of rose li. i, of wexe ℥ ii, of ceruse ℥ i, of campher ℨ i, þre whites of ayren by nombre; make þerof an oynement. And if þere were putte þerto a litel of litarge, it were þe bettre. And if þere were putte þerto of mynyum, it schulde be coloured
20 to rede coloure, and þe barboures of þe Court of Rome vse þis.

The fourþe fourme is þe oynement of lyme, and it is Avicens, sowdynge mervailously and drieng brynnynges and woundes of þe synowes: Take of calx vif wasched seuen tymes in colde water
25 til þat it leue his scharpnesse, and make þerof an oynement, in brayenge in a morter [f. 183ʳᵃ] with sufficiaunt oyle of rose.

The fifte fourme is þe white plastre of ceruse, in Libro Cathagenorum, and amended somwhat by Azaram. And Maistre Pers de Araleto vsede it in Avioun: Take of wexe, of oyle of rose li. sem.,
30 terebentyne quart. i, of ceruse ℥ ii, of litarge ℥ i, of frank ensence, of alume, of brent schelles, of erþe wormes ana ℥ sem. After þe meltyng of þe oyle, of terebentyne and of þe wexe, medele þe remenant in a morter, and make þerof a plastre.

The sexte fourme is þe Bisshoppes oynement of Laudune, þe
35 whiche was of þe householde, and he apropred it to alle vlcers þat ben festrede and cancrede: Take of swynes grece iclensede fro his

2 is ?om. after it; L est 13 ?Om. after rose; L aque rosarum ⌜quart. sem. in mortario fortiter ducendo modo ponendo oleum modo aquam rosarum⌝
19 be *superfl.* dot under e 29 ?Om. after wexe; L cere ⌜℥ iiii⌝ 32 medele] meldele, *first* l *underd.*
35 householde, *see* Commentary

skynnes, temprede in vynegre by nyne dayes (in removynge þe vynegre fro þre dayes) li. i, of quyk siluer quenchede with spatil li. sem., of alume roche quart. sem., in medlynge in a morter by an hole daye, and make þerof an oynement.

The seuenþe fourme is vnguentum azurinum, ful profitable in pustles (i. bleynes) of þe face and in the scabbe and in þe tetir: Take of swynes grece preparate as it is aforesaide li. i, of quik siluer iquenchede quart. i, of alume quart. sem., of sulphur vif ʒ i, of bugie ʒ sem., of þe neste of Baldak ʒ ii. Stampe it in a morter, and make þerof an oynement.

The eiʒte fourme is diaponfoligos, and it is praysed of Thederyk and of alle his secte, for it heleth þe cancre and smale cancres, þe fire of Seynt Antonye and brynnynge: Take of oyle of rose, of white wexe ana ʒ v, of þe iuse of þe rede greynes, of morelle ʒ iiii, of wasshen ceruse ʒ ii, of brynt lede and wasshede, of tutie ana ʒ i, of frank ensence ʒ sem. When þat þe oynement is made with oyle and with waxe and in þe settynge doun fro þe fire, medle þerwith þo oþer þinges, and make þerof an oynement.

The nynþe is litarge inorisshede, and it is Rasis and Avicennes and all-moste alle þe wirchers: Take [f. 183rb] of litarge wel ipowdred als mykel as þou wilt, and braye it so mykel wiþ sufficiant oyle of rose and wiþ vynegre til þat it waxe þicke and til þat it bolne vp, and put it vp, and kepe it. And if þere were put þerto þe sexte parte of þe powdre made of es vste, of antymoyne, of brent lede, of alume, of þe flour of pome garnate, of þe rote of mader, with galles, wiþ sankedragoun, wiþ marcasit of siluer, wiþ silke, wiþ erþe wormes idryed ana one partie (make þerof a powdre, and medle ham in a morter), it were a ful profitable oynement to alle vlcers þat ben attry and harde to hele. And if it were made in a morter of lede and ceruse were put þerto, it were þe better to alle cancry disposiciouns, as Galien saith in þe firste partie of þe Boke of Meamur.

The tenþe fourme is a þenne plate of lede, þe whiche schal be laide on after þe gretenesse of þe vlcer, when þat þe vlcer is wasshen, and þe egges þerof, with water of alume, and bynde it streyʒtely. It doth mervailes forsoþe in alle vlcers and in cancrouse dispociciouns. How many worschippes forsoþe þat I haue had wiþ this medecyne he knoweth þat no þing vnknoweth, but it is

9 nedeste *underd. before* neste   19 nynþe *interl. w. caret*   23 *?Om. after* þerto; L *si adderetur* ⌜*cum vna parte*⌝ *sexta pars*

to be feyned þat it be anoþer grete crafte þerynne for þe commune peple, to þe whiche it is nouȝt semyng precious but ȝif it be costely.

The manere of wirchinge is þat, afore þe vlcers be so filled with flesche, þat þe vlcer or þe wounde be wasshen wiþ hote wyne of þe sethynge of wormode, of þe floure of pome garnet, or with water of alume, if it be hette. And after þat it is wel dreyed, lay þerto the medecyne, and couere it wiþ peces of towe dippede or bathed and in þe same þinges and þirste out, and bynde it with incarnatif byndynge.

Of corrosif medecynes, of rotyng medecynes and of medecynes þat breken þe flesche and þe skyn When þat þere is eny straunge in an vlcer or in a posteme þat may nouȝt be cured wiþ maturatifs, þan it is nedefulle þat [f. 183ᵛᵃ] it be drawen oute wiþ yren or with medecynes. And þogh þe drawynge vp wiþ yren be sikerer (while þat it is done anone and þe þirstynge it may sonner passe) þan wiþ medecynes, þe whiche ben scharpe and longe tyme bryngyng yn feueres and akþe, neuerþelatter for þat many men ben dredefulle and wolde raþer dye þan thole yren and þerwith kittynge is perilouse in some places, it byhoueþ to vse medecynes drawyng vp by þe rote, þe whiche ben cleped of Galien in 5ᵗᵒ Farmacorum colliquatifes. And of commune peple þai ben cleped corrosifes. Neuerþelatter it is nouȝt mykel to be charged of names, as he saiþ þere folowyngly.

Of þe whiche þere ben þre spices, þat is to saye, feble, stronge and most stronge. Þe feble ben proprely cleped corrosifes, and þe stronge ben cleped rotyng medecynes, and þe strongest ben cleped caustikes and brekyng medecynes. And þogh þai alle be hote and somewhat erþely, neuerþelatter þise corrosifes ben lasse hote, and þe rotynge medecynes ben more hote, and caustikes forsoþe ben in þe vttermeste of hete and of gretenesse. Þei done noght but into þe softe flesche and þe ouermeste, and þe rotynge medecynes wirchynge into þe skyn and into þe harde and depe flesche. Þe caustikes wirchen into þe skyn and into þe hard flesche and into þe softe vttermeste flesche and into þe depe flesche. It is so þat one wircheþ sometyme þe wirchynge of anoþer, and þat is by resoun of þe quantite or of þe tarienge or of þe complexioun of

---

9 *first* and *?superfl.*   13 þing *?om. after* straunge*; L aliquid extraneum*
16 medecyne *underd. before* yren   *second* it *?read* in*; L illata impressio*
31–5 *See Commentary*   34 flesche *badly rubbed,* -sch- *almost illegible*

þe pacient, as experience scheweþ. And Henry affermeþ þe same, as he saith.

Of corrosyues A medecyne corrosyf þerfore, after Avicen, is þat whos proprete is þat it folowe and þe resoluynge þerof and of þe wastynge þat þere is lessede of þe substaunce of þe flesche. And þise done, when þat þe dede flesche is in a litel quantite, towe of hempe kytte smalle and a spownge kytte in a [f. 183vb] litel quantite and hermodactili powdrede and alume, vnguentum apostolorum and soche oþere.

When þat þe flesche forsoþe is mykel, coperose is nedefulle, vertegrece and vnguentum viride and vnguentum Egipciacum at þe pelotes of quyk lyme of Maistre Dynes. Whose fourme is: Take of quyk lyme als mykel as þou wilt, powdre it, and paste it wiþ hony, and make þerof pilotes, and brenne ham in a scherde, and drye ham.

And þe pilotes of affodilles done þat same, whos fourme after Rogeryne: Take of þe iuse of affodilles ℥ vi, of quyk lyme ℥ ii, of orpyment ℥ i. Medle ham, and drye ham at þe sonne in the monthe of August, and make þerof pylottes.

The pylottes of alderon ben also to þe same thyng, þe whiche ben cleped andromachi. And þai ben made, after Avicen: Take of the rynde of garnates ℥ x, of galles ℥ viii, of myrre, of aristologie ana ℥ iiii, of dragagant, of alume de plume ana ℥ ii, of vitriol ℥ iiii. Powdre ham, and medle ham with swete wyne, and make þerof pilottes.

The pilotes of calidicon ben made to þe same thyng, and þai ben Galiens: Take of quyk lyme one partie, of rede orpyment and of ʒelowe, of alkaly, of acassia ana partem sem. Powdre ham, and medle ham with a lye, and make þerof pilottes.

A lye is double: þe commune lye is saide aboue of clensynge of þe hede and þe propre lye, after Dyne and somwhat riʒted by me, þat is made þus: Take of quyk lyme, of sal armonyak ana li. i. Grynde ham, and stampe ham wiþ the lye of bene steles, and putte ham in a potte, smalle persede in þe botume, and putte anoþer hole potte þere-vnder, in þe whiche þe lye may be resceyuede, and berye ham in a pytte, and leue ham þere by seuen dayes, and þe colature schal be ful faire lye. It helpeþ forsothe to waste al

---

4 *first* and *error; L ex*   6 þise *? read* þis; *L hoc faciunt*   8 *second* and *interl. w. caret*   11 at *? read* and; *L et*   22 ℥ x] x ℥ *with transposition marks*   30 *second* is *? superfl.; L dictum superius*

filthe, and it brenneth and freteþ, and scurfe þerof falleth [f. 184ra] sone.

Of rotyng medecynes A rotyng medecyne, after Avicen, is þat þat ledeþ into stynkynge moysture and roten, in rotynge þe complexioun of flesche, not proprely scurfe, to þe liknesse of flesche þat is made carioun and brent with þe wylde fire, and colde beyng to mykel or hete, drye or moyste, as Galien scheweth in 5to Farmacorum. It is feynynge forsothe, for vnpeynefull corrupcioun is in eyþer as to þe corrupte partie, but it bereþ yn grete akþe in þat partie þat is noght roten.

And þai ben reysalgar and arsenek, þe whiche haue þe pryse in this aboue alle oþere. Neuerþelatter it byhoueþ þat þai be repressede, for þay ben wode medecynes. Arsenek forsoþe is repressede, after þe Foure Maistres, so þat it be powdrede and stamped with þe iuse of wortes or of morelle or of some oþere colde herbes, and drye it. And be þat done þries or foure tymes, and make þerof pilotes. Reisalgar is repressed in þe same maner, after Henry, and mercurie sublimede is wroght in þe same manere.

The stronge wateres ben made to þe same entencioun by distillacioun, amonge þe whiche þis is þe beste: Take of sal armonyak, of rede orpyment and of ȝelow, of coperose, of vertegrece ana partem i. Powdre ham, and putte ham in a lembik, and stille it wiþ a softe fire. Do away þe firste water, and afterward double þe fire, and when þe alembik is made rede, be þe secounde water withholden and kepe it in a glasen vessel wel couered. It is of soche spede forsoþe þat it melteþ iren and perseþ it. And þerfore a droppe sleeþ fistles and melteþ alle wertes and growynges oute. By þe manere of sublymacioun forsoþe and of distillacioun.

Thise þinges forsoþe schal nouȝt be putte in feble and in tender bodies, ne nyȝhe noble membres, as ben þe ȝerde, þe lippes, þe eyȝe liddes, þe nose, þe fyngre and soche oþere. Ne laye ham nouȝt to in grete quantite, for it is bettre to multiplie þe tymes þan þe quantite, as it was saide in glandules [f. 184rb] and in burstyng. And þai schal be laide to in powdre, medled sometyme with dialtea or with vnguentum album. And after the layeng to, defende þe place aboue and al aboute with vynegre and with colde iuses,

---

3–7 *See Commentary*   8–10 *See Commentary*   28 *? Om. after distillacioun; L Modus . . . distillandi* ⌜*alkimistis dimittatur*⌝   30 *? Om. after* membres*; L neque iuxta principalia membra* ⌜*neque in mollibus et paruis membris*⌝

and halde he gode diete. And if it smerte þe seke man to moche and he wille remove it and lisse þe akþe, foment þe place with swete hote oyle. And after þe wirching of þe arsenek, þat dureþ by þre dayes, and of oþere lesse, procure þe fallynge of suche a scurfe with butter or with some fat maturatyf.

Of causties and of bursting medecynes A brennynge medecyne and a brekynge is þat þat bursteþ or brekeþ and brenneþ þe skyn and þe flesche and þe complexioun of ham. And it wasteþ and sleeþ; it hardeneth and ledeth it into a stone withoute grete peyne, wherfore her wirchynge is saide softe in 5to Farmacorum.

And þere ben some feble, þe whiche breken only þe skyn and blistre it, and þai arraye it to þe wirchyng of þe rotyng medecynes, þe whiche ben noght wroght but in þe flesche and in þe skyn made nakede, as cantarides and anacardi, galik, panta lupyna, marsilium and anabulla. And þere ben laide cantarides braied with soure doughe or wiþ some oynoun in þe quantite of a dragme. Anoþer forsoþe by hemself, in þe quantite of half an handfulle, stonde by half a day, and afterward kytte þe smale bledders, and laye þerto a worte lef. And if it schulde prouoke brennyng of vryn in þe pacient (þat þai do sometyme), ʒif hym mylk to drynke, and sette ham in water of þe decoccioun of malues, of violettes, of water cressen, of peritorie vnto þe navel, and brennynge of vryn schal be lissed anone.

þere ben many þinges forsothe stronger. Neuerþelatter þat þat is made of quyk lyme powdrede and medled with softe sope and wiþ a litel of spatil haþ in þis þe price. It schal be laide forsoþe in þe quantite of a filbarde, and somewhat more or lasse after þat þe place asketh. And þe place schal be kepte so þat it be not [f. 184va] spredde abrode but þere as a man wille, and þat with þe schel of a litel note or of a grete note or with lether or with cirede cloþe or with þe white of an aye or wiþ some glewy þing, persede after þe quantite þat þe wirchynge desireth. And laye þeron and al aboute some colde þing, and bynde it streytely, and leue it so by 12 houres at þe leste. And if it schulde laste longer, þe scurfe schulde be made bettre. And when þe wirchyng, remove þe caustik, and procure þe fallynge of þe scurfe with wasshen bottir, and medle wiþ a litel mele or wiþ some fat þing.

6 causties; *L causticis*   10 in 5to Farmacorum *underl. red*   14 galik; *L allia*   16 Anoþer, *see Commentary*   17 ?*Om.* before stonde; *L stare* ⌜*debent*⌝ *per medium diem*   35 ?*Om. after* wirchyng; *L* ⌜*facta*⌝ *operacione*   37 bottre *underd. after* litel

The 7 capitle, of medecynes of fractures and dislocaciouns, and first of þo þinges þat letten apostemacioun.

Medecynes of fractures and of dislocaciouns ben made sometyme in þe fourme of an oynement. And as Avicen saith in 4to, þai ben sometyme made to lette apostemes and akþe. And some ben made to fastne and to make harde araboth or þe pore þat is cleped sarcoydes. And some ben to conforte þe membre, and some ben to restreyne þe pore þat is made ouer grete, some forsoþe to enoynte and to softne þe hardenesse þe whiche bileueþ sometyme after þe restorynge.

Medecynes þat lette apostemes ben coldyng and somewhat smytinge aȝeyne, as ben þe whites of airen and oyle of rose and of mirtilles, þe whiche accorden in þe firste arayeng.

Of conglutynatifes Medecynes þat fastne togidre and maken þe pore harde, þe whiche accorden in þe secounde removynge and in þe oþere til þat þe pore be fulfilled, ben as: Take of þe dust of a mylne or of whete sixe parties, of sankdragoun, of frank ensence, of mastik, of sarcocolle ana partem i. Medle ham with the whites of airen; make þerof a softe plastre or a growell.

Brune saith to þe same: Take of aloes, of myrre, of bole armoniac, of frank ensence, of acassia, of þe note of cipresse, of dragagant, of lapdanum, of þe mylne duste ana one partie; powdre ham and medle ham, as þe firste.

Of confortatifes Confortatyf medecynes, [f. 184vb] þe whiche accorden in þe ende, ben (after þe bathyng wiþ salt wyne of þe sethynge of roses, of wormode, of þe white mosse of an oke) the plastre þat Lamfrank saith: Take of oyle of rose ℥ iiii, of rosyn ℥ iii, of wexe ℥ ii, of colofoyne, of mastik, of frank ensence ana ℥ sem., of þe note of cipresse   ana ℥ i. Make þerof a plastre, but it byhoueþ þat the oyle be mynusshede and þat þe gummes ben encressede. And if þere were saffran put þerto, it were þe bettre.

Rogeryne saith a cyrede cloþe to þe same: Take of frank ensence, of mastyk, of picche, of mylne dust, of bole armonyak ana ℥ ii, of schepes talowe, of wexe ana li. sem. Melte þe talowe and þe wexe, and putte þe powdre last þerto, and dippe þerynne a cloth as a cered cloþe is made, and laye it þerto.

---

4 *? Om. after* fourme; *L in forma* ⌜*epithimatis, aliquando in forma emplastri, aliquando in forma*⌝ *vnguenti*   29 *Blank space for 10–12 letters before* ana; *L(Ca)* nucis cipressi ⌜curcume⌝ ana; *curcune dubito in right margin*   ℥ i *? error; L* ℥ i

CYRURGIE OF GUY DE CHAULIAC 613

Þe commune apostolicon of þe Antitodarie is to þe same þing, and apostolicon cirurgie saide by Rogeryne, þat is commune to alle brused þinges: Take of colophoyne li. i, of picche li. sem., of galbanum, of cerapyn, of armonyak, of oppoponac, of frank ensence, of mastyk, of terebentyne ana ℥ sem., of vynegre li. sem., 5 of wexe ℥ iii. When þat þe gummes ben dissoluede wiþ vynegre and boyled and molten, putte þe oþere þerto, and make þerof a plastre in temprynge wiþ oyle de bay.

Oxceracroceum is to þe same entencioun, of þe Antitodarie of Nicholas. Maistre Pers plastre de Bonanto is to þe same, þat is 10 commune to alle brusynges: Take of waxe quart. i, of armonyac quart. sem., of picche ℥ ii, of mastik ℥ i, of mele of femygrek, of wormode, of camomyle, of commyn ana ℈ ii, of þe iuse of peritorie, of fyne vynegre ana quart. i. Stepe þe armonyak with þe iuses by a nyght, and on þe morwen sette it on þe fire, and melte it with þe 15 oþer þinges vnto þe wastynge of þe iuses, and braye þe powdres wiþ oyle de baye, and make þerof a plastre.

Of medecynes þat softeneth aȝeyne þe hardenesse þe whiche abydeth some stille after the restorynge þoghe it be saide inowhe of suche medecynes [f. 185ra] in þe capitle of sclirosis 20 and of þe passiouns of ioyntes and of þe manere of wirchynge of ham, neuerþelatter for þat wirchinge of soche þinges is ful hard and noysome, it semeþ profitable to reherse ofte soche medecynes.

Medecynes þat softene aȝeyne þe hardenesse þat leuen after þe restorynge of membres schal be more moystinge þan resoluynge, 25 as it semeþ Galien to saie in 5to Farmacorum, and most if þat þe hardenesse be broght in for dryenesse causede of wiþdrawynge of þe norisshynge or of þe woundynge of synowy membres or of longe voyding of quittre. And þerfore Avicen saide in quarto þat it byhoueþ to bygynne atte embrocaciouns, in soche disposisiouns, 30 of hote wateres, and afterward to procede to oynementes and to plastres and enoyntynges made of muscilage and of gummes and of greses and of oyles. And if vynegre be done þerto, þai schal be þe more persynge, for it noyeth not in a litel quantite and medle with oþer hote þinges, as þe moste worþi Galien affermeþ in 3° 35 Meamur and Avicen in 3° Canonum, of helynge of þe hede ake.

4–5 picche *underd.* before frank ensence   20 *In f. 184vb, lower margin:* in þe capitle *catchw.* half-boxed   24 þat softene aȝeyne þe hardenesse *repeated*   leuen; L(Br) *remanet*, (Ca) *remanent*   34 medle ? *read* medled; L *mixtum*   36 Canonum *canc. before* Meamur

First forsoþe bathe þe membre with water and wiþ olde oyle temperatly hette or in cowe mylk or wiþ water of muscilage of þe decoccioun of þe rynde of þe rote of holy hokke, of elme, of briane, of þe wylde gourde, of enula campana, of gladen, of dates, of figes, of femigreke and of lyne sede, or with þe water sethynge of þe hede and of þe feet and of þe tripes of schepe. And if it were done wiþ softe wolle, it were þe bettre.

When þat þe fomentacioun is done by an houre, drye þe membre. Afterward enoynte þe membre by a fire of chippes, nouȝt in knelynge ouer nyghe and in arerynge vp þe legge softely, wiþ þis oynement taken of þe sayeng of Avicen and of oþere: Take of swynes grece, of an asse, of a mule, of a bere, of a mar-[f. 185rb] mesat and of a brokke ana quart. i, of capownes grece, of gose grece, of dokes grece, of þe marie of a calues þyghe and of an hert ana quart. sem., of flesche botter, of note oyle, of oyle of sisamie, oyle de been, oyle of swete almaundes, of þe muscilage of mersche malue, of femygreke and of lyne sede ana ʒ ii, of store, calamynte, of bdellium, of moyste ysope ana ʒ sem. Melte hem alle, and make þerof an oynement putting to a litel wex. Chese þe newe greces and wiþoute salt, as þe same Avicen saith. And if þe place seme coldede, put þerto a litel of oyle of castor and of the commune gommes. Also to þe same þing for þe commune peple: Take dialtea two parties, of agrippa one partie, of fresche botter half a partye; medle ham.

When þat sufficiant enoyntynge is made, plastre þe place with þe ryndes of þe rote of mersche malue stamped and brayed and medled with grece of a swyne, or with þe remolliatyf oynement þat was now saide, or with þe grete diaquilon þat was saide aboue in þe capitle of remolliatifes, or with þis þat Lamfrank prayseth gretely: Take of fresche swynes grece ʒ iii, of gose grece, of dokes grece and of capones grece, of wexe, of terebentyne ana ʒ i, of commune oyle ʒ iii, of þe mele of femygreke and of lyne sede ana ʒ i, of bdellium, of oppoponak, of mastik, of frank ensence ana ʒ sem. Tempere þe gummes in wyne, and afterward dissolue þe waxe and þe oyle wiþ the grece and with þe fattenesses, and streyne ham, and putte þe powdre of þo þinges þat schal be broken to þe colature, and medle ham wel togidre, and kepe it to the vse.

---

5 of þe ? *om. before* sethynge; *L aqua decoccionis*   6 hede ?*read* hedes; *L capitum*   9–10 *See Commentary*   15 flesche *read* fresche; *L butiri recentis*   32 ʒ iii; *L* ʒ iiii   femygreke] ke *interl. w. caret*

And if þere were putte of store þere-ynne and of moyste ysope and of lapdanum, it were þe bettre. And armonyac softeneth it, as it is saide in sexto Simplicium. And it is of an hye vertue in dissoluynge þe pores of þe ioyntes. And be þat done longe tyme, for it is saide in septimo Terapeutice: þe tyme [f. 185va] of þe cure of þe passif qualitees is mykel more þan of þe actyf qualitees.

The manere of vaporynge with vynegre and wiþ lapdanum is saide fully, þe whiche accordeth in cordes ihardened, in sclirosi and in þe hardenesse of ioyntes. And byndynges and instrumentes of hand crafte helpen mykel þerynne.

The 8 chapitle, of þe grees of medecynes.

FOr þat Galien, of leches wiþouten peere, saiþ in primo Simplicium Farmacorum þat is not possible to make a medecyne ne to be vsede wel of eny man til þat þe vertues of þe symple þinges be knowen, for so moche it is gode to sette here þe grees and þe vertues of medecynes, þat is to saie of symple medecynes of sirurgie, for þe grees of þe compownede medecynes ben founden of ham.

A gree forsoþe (after Arnolde) in complexioned þinges is arerynge of some qualite of þe complexioun aboue temperaunce after þe hole distaunce, þat is saide for þe þre merkes þat ben noght hole þe whiche ben assignede in euery gree.

A temporate medecyne forsoþe is like to þe complexioun to þe whiche it is laide (as it is saide in 5to Simplicium Farmacorum), withoute þat þat schal make it hote or colde, drye or moyste. A medecyne oute of tempre is þat þat ledeth it in some qualitee þat hath þe maistrie, of þe whiche it is named soche;—namynge forsoþe after þat hote þing in the firste degree euery þing þat makeþ vs hote, but neuerþelatter nouȝt openly, and so colde also, and drye and moyste. Whiche so euer forsoþe ben kyndely now to hete openly or to cole, to drye or to moyste, þise schal be saide of þe secounde degree. Tho forsoþe þat wirchen strongely, but neuerþelatter nouȝt to þe vttermeste, schal be saide of þe þridde degree. Whiche so euere forsothe be made couenable to colde so þat þai schal slee, or so to hete þat þai schal brenne, schal be saide of [f. 185vb] þe fourþe degree. And so þere ben assignede in ham foure degrees. Avicen in primo Canonum saiþ the same.

1 þere-ynne *repeated as* þere wiþynne; *L cum eis*   3 in sexto Simplicium *underl. red*   11 **medecynes** *rubr., in MS. after* leches (*l. 12*)   13 it *? om. before* is   24 it *? om. before* schal   31 þridde *underd. before* secounde

It is to fynde forsothe no þyng drye of þe fourþe degree withoute þat it brenneþ, and what þyng forsothe þat dryeth hiely, þat brenneth. And þerfore þogh þai be noght founden in þe fourþe degree, neuerþelatter þai ben in þe ende of þe þridde degree, and so þat ben nyghe þe fourþe degree. Avicen forsoþe saith of þe moiste þat it semeth nouȝt þat it schall mowe passe ouer þe þridde degree, for if it passede, it were a venymouse þynge þe whiche schulde rote þe body. And why forsothe þat hote thynges in þe fourþe degree (as galik and piper) slee nouȝt so as done opium and oþere colde þinges, þat Folowe of þe Concordaunces saith, for coldenesse is a more enemy to kynde þan hete.

If quantite encrese þe degre and lessiþ it and if two vertues folowe þe graduacioun of þe firste qualitees and why þat one medecyne may haue contrarie wirchynges and one herbe haue dyuers wirchynge in dyuerse parties nedeþ more serchynge.

And þat þai may fynde þe grees of medecynes more liȝtly, þai schal be ordeyned vnder a fourme of Latyne wordes of þe Abc. And if þere be founde dyuersite or varieng amonge þe doctoures of grees, þat haþ sometyme happely occasioun by aduersitees of þe bygynnynge of ham. I forsothe schal folowe Galien in grees in vltimis libris Farmacorum and Serapion and Avicen, his interpretour, and some of myn experiences after my power, in bygynnynge þe lettre A.

Of þe lettre A.

WAter is þe firste of colde þinges and of moyste by all phisik, and þerfore it is þickynge and congelynge, as it is saide in primo Simplicium Famacorum.

Vynegre is colde in þe firste degree and drie in þe þridde. Neuerþelatter it haþ compownede vertues wiþ moste sotilte, as it is saide in eodem primo.

Water [f. 186ra] of alume wassheþ and repercusseþ and dryeth, after Galien þere and after Avicen in quarto.

Vertiuse is knowen; it is colde in þe secounde degre and drye in þe þridde, or as it were so, and it is repercussyf.

Acassia is þe iuse of grene sloon, and it is colde and drye in þe firste degree, with repercussioun.

---

5 þat ?read þai   9 galik; L allia   10 Folowe read Felowe; L(Ca) socius   12–13 See Commentary   19 aduersitees error; L(Ca) a diuersitatibus   27 Famacorum read Farmacorum; L farmacorum   35 ?Om. after in; L(Ca) frigida et sicca in ⌈3° uel quasi, ideo est repercussiua fortiter.

Milder and spynarche ben wortes, temperatly colde and moyste, with maturynge and with softenynge.

Wormode is an herbe, hote in þe firste degree, drye in þe secounde, with a streynyngnesse.

Sotherne wode is an herbe, hote in þe firste degree, drye in þe secounde with a streynyng.

Egrimoyne is an herbe, hote and drye in þe secounde degre, wiþ a clensynge.

Smalache is an herbe (it haþ many kyndes), hote in þe firste degree and drye in þe secounde, wiþ maturynge and wiþ clensyng.

Acus muscata, doufe foote and herbe Robert ben herbes, all as it were of one kynde, and þai ben colde and drye, wiþ clensyng.

Aristologia is a rote, hote and drye in þe secounde degree, wiþ clensynge and with flesschynge.

Garlik is a rote, hote and drie in þe fourþe degree, wiþ brennynge and wiþ drawynge.

Aloes is þe iuse of an herbe þat is made þicke, and it is hote in þe firste degree and drye in þe secounde degree, and it heleþ þe vlcers, proprely, of þe priue membres.

Otes is a corne, temperatly hote and moyste; it matureþ and clensith.

Amydoun is whete mele wasshen; it is colde and moyste in þe ferste degree, with lissynge.

Argentum viuum, quykke siluer is colde and moyste in þe secounde degre, after Avicen. Galien forsoþe saiþ in þe newe booke þat he hadde none experience þerof. Neuerþelatter we vse it quenchede in oynementes þat maken fayre, and we vse of mercurie sublymede in corrosyues.

Anyse and fenelle ben sedes, hote in þe þridde degree and drye in þe secounde, and þai be resolutyfes.

Anetum, anglice dylle, is a sede, hote and drye [f. 186ʳᵇ] in þe secounde degree, with resoluynge.

Affodille (i. wylde garlik), þai ben rotes, hote and drye in þe secounde degree, with clensynge and wiþ fretynge.

*Acedula herba frigida, sicca in 2º; repercucit et confortat. Anthera est illud citrinum quod est in medio rose et est frigida et sicca in*¹ *primo cum repercussione*
24 ferste *on erasure* ? *Om. after* lissynge; L *cum sedacione.* ⌐*Axungia nota est, calida et humida in primo (et plus et minus secundum animalia a quibus capitur) et ideo mollificat et maturat*¹ 26 newe; L ix 28 in *last minim obscured by blue smear*

Anacardus is an olyfauntes louse, hote and drye in þe fourþe degree, and makeþ blistres.

Arsenek and orpyment ben mynes, and þai ben sublymede, and þai ben hote in þe þridde degree and drye in þe secounde and ouer, for þai ben roting and ful dedly.

Alume roche is hote and drye in þe þridde degree, wiþ mykel streynynge.

Argilla, claye, and the erthe vnder þe gryndynge stone ben erthes, colde in þe firste degree, drye in þe secounde degre, wiþ repercussioun.

Antymoyne is a myne, colde in þe firste degre, drye in þe secounde degree.

Armonyac is a gumme, hote in þe ende of the þridde degree, drye in þe firste, with softenynge and wiþ drawynge.

Asa fetida is a gumme, hote and drye in þe þridde degree and ouer; it is clensyng and drawyng.

Aspaltum is hardened scume þat is founden in þe Dede See; it is hote and drye aboute þe secounde degree; it heleth vlcers, as it is saide in xi° Simplicium.

Attramentes ben myne, hote and drye in þe þridde degre, wiþ streynynge and wiþ fretynge.

Of þe lettre B.

Balaustia is þe floure of powme garnete, colde and drye in þe secounde degree, or as it were, repercussyf.

Berberyes is þe fruyte of a busshe, colde and drye in þe þridde degree, wiþ a repercussioun.

Briane is a rote, hote and drye in þe secounde degree, wiþ clensynge and wiþ maturynge.

Bole is a rede erþe, colde and drye in þe secounde degree, wiþ repercussioun and wiþ restreynynge.

Baucia is þe rote of pastenepe, hote and moyste in þe firste degree, and þerfore it is maturatyf.

Borage is a worte, temperatly hote and moyste. Lank de boef is an herbe of þe same kynde; neuerþelatter it is more drye. þay [f. 186ᵛᵃ] maturen and soften.

1 secounde *canc. before* fourþe   7 streynynge] restreynynge, re *underd.*
17 hardened, r *interl. w. caret*   20 myne ? *read* mynes   26 repercussioun *underd. after* wiþ

Branka vrsina is an herbe, hote and moyste in þe firste degree; it matureþ and softeneth.

Bawme is a gumme or an oyle, hote and drye in þe secounde, wiþ grete sotilte and swete smellynge. And þerfore it clenseþ, it draweth and conforteth.

Butter is hote in þe firste degree and moyste by an hyer moysture; it matureþ, and proprely, bubones.

Bdellium is a gumme, hote in þe ende of þe firste degree and ouer, with softenynge and wiþ moysture in þe firste, and it is of spedy softenynge of skirres, as it is saide in sexto Farmacorum.

Bursa pastoris, hirdemannes purse, is an herbe, colde and drye, wiþ restreynynge.

Bedegar is a rose; þai ben colde in þe firste degree, and it is temperatly drye, and it is streynynge.

Boreys fastneth golde togeder; it is temperatly hote and drye, but some men sayne it to be ful hote; neuerþelatter it sowdeth.

Bugye is þe rynde of berberys, colde and drye, and sowdynge.

Beteyne is an herbe, hote and in þe þridde degree; it clenseþ and heleth.

Of þe lettre C.

CRassula, orpyn, is an herbe, colde in þe þridde degre and moyste in the secounde.

Coctanum, quynce, is a fruyt, colde and drye in þe secounde degree, and as þogh it confortede.

Cathimia and climia ben mynes or marcasites, and þai ben euenly colde and drye, with a clensynge.

Coralle is knowen, colde in þe firste degre, drye in þe secounde, with restreynynge.

Ceruse is þe rouste of yren, colde and drye in þe secounde degree; it sowdeth.

Chymolye is þe erþe of þe gryndyng stone, colde and moyste; it sowdeþ.

Capillus veneris, mayden here, is a temporate herbe, but it boweþ to a manere of hete and dryenesse, as Galien saith; it makeþ sotelle and openeth.

---

21 *Blue and red smudge after* colde.   17 *? Om. after* sowdynge; *L consolidatiua.* ⌜*Berbena herba est frigida et sicca sine excessu et ideo est sedatiua et consolidatiua*⌝   18 drye *? om. after* and; *L calida et sicca*   29 yren; *L plumbi*

Caulis is a worte or cole, hote in þe firste degre and drye in þe secounde; it matureþ and clenseth.

Centorie is an herbe, hote in þe þridde [f. 186ᵛᵇ] degree and drye in þe secounde degree, and it is helynge.

5 Campher is a gumme, colde and drye in þe þridde degree, with clensynge.

Cera, wexe, is knowen; it is temporate (and þerfore it is algates made þe mater of all medecynes), wiþ maturynge.

Crocus, saffran, is a floure, hote and drye in þe secounde degree, 10 or as it were, with confortynge and with resolucioun.

Camomyle is a flour, hote and drye in þe firste degre, resolutyf and confortatyf.

Custos (i. gromel) is a rote, hote in þe þridde degree, drye in þe secounde, wiþ clensynge and with resoluynge.

15 Cynamome or canell, swete-smellynge spice, hote and drye in þe secounde degree, wiþ clensynge and with confortynge.

Cepa, an oynowne, is a rote, hote in þe þridde degree, brennynge wiþ a manere of superfluäl moysture, and þerfore it matureþ and clenseþ.

20 Ciperus, schere gresse, is a rote, hote and drye in þe secounde degree, wiþ helynge.

Celidoyne is an herbe, hote and drye in þe þridde degree; it is clensynge.

Copperose is a myne, hote and drye nyghe þe fourþe degree, 25 wiþ a streynyng fretynge.

Cipresse is a tree, hote in þe firste degre, drye in þe secounde degree; it heleþ.

Cauda equina, schaue gresse, is an herbe, colde in þe firste degree and drye in þe secounde, helyng.

30 Calx, quyk lyme, is a stone ibrent, hote and drye in the fourþe degree; it is brennynge.

Curcuma is þe rote of citrines (and happely it is celidoyne), hote and drye, and helyng.

Consoude (i. gumfery), hote and sowdynge togidre.

35 Cantarides ben smale flyes of grene coloure and drye in þe þridde degree, wiþ brennyng and wiþ blistryng.

Castor ben þe priue stones of a beste, hote and drye in þe secounde degree; it conforteþ synowy places.

13 Custos; L *Costus*   34 drye ?*om. after* and; L *calida et sicca*   35 hote ?*om. before* and; L *calida et sicca*

Cabi semen, hempe sede, hote and drye, and maturatyf.
Capitellum is a stronge lye; it is hote and brennynge.
Cinis, aschen, is knowen, hote and drie in þe fourþe degree,
[f. 187ʳᵃ] wiþ a clensynge.
Cucumer azininus is an herbe, hote and drye in þe secounde 5
degree. Neuerþelatter þe rote is nouȝt in soche degree, and þerfore it softeneth.
Cresses is an herbe, hote and drye in þe secounde degree, and openynge.
Comyn is a sede, hote in þe þridde degree and drye in þe 10
secounde, and it voydeþ wynde.
Calamynte is an herbe, hote and drye in þe þridde degree, resoluynge and drawynge.
Caseus recens, newe chese, heleþ; olde chese forsoþe birsteþ oute, as it is saide in x Simplicium. 15

Of þe lettre E.

Edera arborea, yve, is colde and drye, with clensynge and with helynge.
Epatica, lyuer worte, is an herbe, colde and drye, wiþ repercussioun. 20
Enula is an herbe, þe rote is hote and drye in þe secounde degree, or as it were, confortatyf.
Ebulus, walwort, is an herbe hote and drye in þe secounde degree, or as it were, resolutyf.
Euforbe is a gumme, hote and drye in þe fourþe degree, and 25 clensynge.
Es (i. bras) and floure of bras is knowen, hote and drye in þe þridde degre, and corrosyf wiþ a streynge.
Hermodactily is a rote, þe whiche idried is hote and drye in þe secounde degree, with a manere of clensynge and fretynge. 30
Ematities is a rede stone. When it is not wasshen, it is hote in þe firste degree. When it is wasshen forsoþe, it is colde in þe secounde degree. And þerfore it wanteþ fretynge, and it sowdeþ togidre and heleþ.

Of the lettre F.

Flammula is a busche, hote and drye, brennynge, aboute þe 35 þridde degree.
Fabaria, broke lympe, is an herbe, colde and moiste, helynge.

1 Cabi *error; L Canabi*   28 streynge *read* streynynge; *L stipticitate*

Fumytere is an herbe, hote in þe firste degree, or as it were, drye in þe secounde degre, with clensynge.

Fenelle is an herbe, whos sede is hote and drye in þe secounde degree, wiþ resoluynge.

5 Frumentum, whete, it is knowen, hote and moyste temperatly, maturynge with a clensynge.

Furfur, bran, is knowen, hote and drye aboute þe [f. 187rb] firste degree, wiþ an homely resoluynge.

Fabe, benes, is knowen to drye, colde wiþ temperure of drye-
10 nesse, and wiþ resoluynge and wiþ clensynge.

Fex cere, wex drastes, is knowen, of hyues; it is hotter þan þilke wexe, and þerfore it susteneþ.

Fex olei, oyle drastes, is knowen, more hote and drye þan oyle, of softenynge.

15 Ferrum, iren, is knowen, hote and drye in þe secounde degree, constreynynge and sowdynge.

Ferugo, ruste of iren, is knowen, colde and drye in þe secounde degre, sowdynge and constreynynge.

Femygreke is a sede, hote and drye in þe firste degre, and þer-
20 fore it openeþ and lisseþ stronge bocches.

Ficus recentes, newe figes, ben hote and moyste; drye figes ben hote and drye (and it is as it were þe same of dates), and þerfore þai mature and softene.

Fermentum, soure doghe, is wiþ hete and with mosture and is
25 balske, and þerfore it haþ medled vertue wiþ drawynge.

Fyligo fumalis, sote of smeche, is mykel dryeng.

Farina volatilis, mylne duste, is knowen, colde and drye, wiþ a fastenynge togidre.

Fraccinus, an asshe, is a tree, colde and drie in þe secounde
30 degree, wiþ repercussioun.

Folia oliuarum, olif leves, ben colde and drie in þe secounde degree, wiþ a grete streynynge.

Fylix, ferne, is an herbe and þe rote, hote and drye in the secounde degree, with resoluynge and with clensynge.

---

9 is knowen to drye, see Commentary   11 or ?om. before of; L vel alue-
orum   12 susteneþ ?read softeneþ; L mollificat   14 of ?superfl.;
L plus calida et sicca quam oleum, mollificatiua

Of þe lettre G.

GAlle virides, grene galles, is a fruyte, colde in þe secounde degre and drye in þe þridde. When þai ben ripe and newe neuerþelatter, þei haue no grete streynynge.

Glandes, akorns, is a fruyte, colde wiþ temperaunce and drye in þe secounde degree, and sowdynge.

Gracia dei is an herbe, colde and moyste (anoþer is hote and drye) in þe secounde degree, wiþ fretynge and sowdynge.

Garifioli, clowes, is a swete-smellynge spice, hote and drye in þe þridde degree, and confortynge.

Glewe is in many maners; [f. 187va] it is knowen, hote and drye in þe firste degree, wiþ a fastenynge togidre.

Granatum acetosum, a soure powme garnet, colde and drye in þe secounde degree; þe swete is hote and moyste, wiþ temperynge and wiþ refreynynge.

Genciane is a rote, hote and drye in þe þridde degree, and clensynge.

Gallitricum (i. oculus Christi) is an herbe, hote and drye, and fleschynge.

Gumme of Araby and dragantum is colde, wiþ a manere of fastenynge togidre.

Greyne with þe whiche cloþe is coloured is dryeng, wiþoute fretyng, and þerfore it sowdeth and heleþ, proprely þe synowes, as it is saide in septimo Simplicium.

Gipsum is hote and drye, with fastenynge togidre.

Galbanum is a gumme, hote in þe þridde degree and drye in þe þridde degree, wiþ stronge drawynge.

Of the lettre I.

IVsquiamus, henbane, is an herbe, colde in þe þridde degre, or as it were, makynge wonderfulle.

Ysope is hote and drye in þe þridde degre, and resoluynge.

Iacea, matfeloun, is an herbe, hote and drye, and it is helynge.

Ypoquystidos is a iuse soden and þikkede, hote and drye in þe secounde degree.

Iunypre is a busshe, hote and drye, wiþ cleuynge togidre and helynge.

Ypericon, herbe Iohan, is hote and drye; it is cleped herba perforata; it flescheþ, it clenseþ and sowdeth.

20 is ? read ben   30 ? Om. after makynge; L stupefactiua valde

Iarus is an herbe, whos rote is hote and drye in 2°, with a clensynge.
Yreos is a rote, hote and drye in þe þridde degree; it resolueþ, it clenseþ and flescheþ.
Ysopus humida is þe iuse of lana succida, and it is ful temporate and softenynge.

Of lettre L.

Litarge is myn of lede with temperure; it boweth to dryenesse, and þerfore it is regeneratyf and sowdynge.

Lupynes is a fruyte, hote in þe firste degree and drye in þe secounde, with clensynge.

Lilye is an herbe hauinge many spices, whos rote is moyste and hote and moiste in þe secounde degree, [f. 187vb] and þerfore it is maturatyf.

Lyne sede temperatly is hote and drye; it matureth and lisseþ.

Lac, mylk, is ful temperate, and þerfore it lisseþ, but his water is colde and drye, wiþ wasshinge and wiþ sowdynge.

Lappacium, þe clote, is an herbe hauynge many spices, colde and drye, and þerfore it is clensynge.

Liquirice is a temperate rote with litel moysture, and þerfore it is maturatyf.

Licium is a iuse of an herbe made þicke, whos temperynge is in dede, wiþ moystenesse in þe secounde degre, and þerfore it is lissynge.

Lana succida is aboute temperynge, and it softeneth.

Lapdanum is þe iuse of yve of byȝonde þe see made þicke, hote and moyste in þe firste degre, and softenynge.

Ote mele ben ful temperate, wiþ a streynynge, and þerfore þai refreyne.

Lingua canis, houndes tonge is an herbe, hote and moyste in þe firste degree, wiþ regeneracioun.

Lye is knowen; it is hote and drye aboute þe þridde degree, wiþ clensing.

Of lettre M.

MArgarite, margery perles, ben colde and drye; þai ben knowen; þai cleren and conforten.

Marcasite of iren is knowen; it is colde and drie, and it sowdeþ.

11 moyste and ? *redundant; L cuius radix calida et humida*   26 Ote mele ben; *L Lentes . . . sunt*   31 *? Om.* after clensing; *L abstersiuum.* ⌜*Lacticinia herba calida et sicca circa tertium cum abstersione*⌝   35 Marcasite *? error; L Merda*

Marcasite is hote in þe secounde degree and drye in þe þridde degree; it is a myne and sowdeþ.

Mirtilles ben a fruyte, colde and drye in þe secounde degree; it sowdeþ and constreyneþ.

Malue is an herbe, hote and moyste wiþ temperure, and lissynge.

Maluauiscus, mersche malue, is a rote, hote and moyste in þe firste degree, with maturynge.

Mercurie is an herbe, colde and moyste in þe firste degree.

Mandrage is an herbe, colde and drye in þe þridde degree, wiþ makynge to slepe.

Muscus aque is a colde herbe, with streynynge and with repercussioun.

Marubium is an herbe, hote in þe secounde degre, drye in þe þridde degree, and it is openynge.

Mastik is a gumme, hote and drye in þe secounde [f. 188ra] degree, wiþ softenynge and with confortynge.

Mellilotum, honysokel, is þe floure of an herbe, hote and drye in þe firste degre, with resoluynge.

Medulla, marye, is knowen, hote and moyste (more and lesse after þe bestes of þe whiche it is taken), and þerfore it is softenynge.

Hony is knowen, hote and drye in þe secounde degre, in clensynge.

Mirre is a gumme, hote and drye in þe secounde degree, regendrynge flesche.

Memitha, wilde celidoyne, is an herbe, colde and drye in þe firste degree, and of þe iuse þerof ben made scief and pilotes restreynynge for þe ey3en.

Mummye is dede menis flesche ibawmede, hote in þe secounde degre and drye in þe þridde, wiþ sowdinge.

Mynyum is colde and drye and is þe peyntoures rede, made of ceruse by brynnynge, as it is saide in ix° Farmacorum.

Of þe lettre N.

NEnufar, water lilye, þe flour is colde and moyste in þe secounde degre, with a maner of sauorynge.

Nespila is a fruyte, colde and drye in þe þridde, and it is constreynynge.

Nux, a note, is a fruyte, hote and drye in þe secounde degree, with clensynge.

3 in þe *smudged with blue*   11 and *repeated*   21 second in; *L cum*
31 Of þe lettre N *rubr., in MS. after* water (*l.* 32)

Nux indica, note of Ynde, is also a fruyte, hote in þe firste degre, wiþ temprynge of dryenesse, whos oyle conforteþ þe synowes.

Of þe lettre O.

Opium is þe iuse of an herbe made þicke, colde and drye in þe fourþe degree; it maketh to slepe and sleeþ.

Ordeum, barly, is a corne, colde and drye in þe firste degree, wiþ maturynge and wiþ clensynge.

Oyle de olyf is temporate, and þerfore it makeþ þe vertues of alle þinges, as it is saide in 2º Farmacorum.

Oleum muscatelinum is hote and softenynge. And it semeth, after Haly Abbas and after Mundynes Synonymes, þat it be made by þristynge oute of some corne, hote in þe firste degre, drye in þe secounde and ouer þat, wiþ a clensynge.

Oua, eyren, ben temporate; neuerþelatter þe whyte- [f. 188rb] nesse boweþ to coldenesse and þe ȝolke forsoþe to hete, wiþ lissynge.

Os sepie, cotil bone, is knowen, colde and drye, with clensynge.

Opoponak is a gumme, hote and drye, in remollityues.

Of þe lettre P.

Planteyne is an herbe in many wise, colde and drye in þe secounde degre, wiþ repercussioun and with helynge.

Purseleyne is an herbe, colde in þe þridde degre and moiste in þe secounde degre, wiþ lissynge.

Popill is an herbe, colde and drye, wiþ an esy repercussioun.

Papauer, chesbolle, is an herbe, colde and drye in þe secounde degree, wiþ a softe slepynge.

Psillium is an herbe, colde in þe secounde degree and moyste in þe firste, with refreynynge.

Papirus, a resshe, is knowen, hote and drye, and restreynynge.

Psidia is a rynde of þe fruyt of powme garnate, colde in þe secounde degree, drye in þe þridde degree.

Peritorie is an herbe; it is in dowte. I trowe þat it be þe iuse

---

9 makeþ ?read takeþ; L recipit   11 muscatelinum] muscacelinum
13 ? Om. after corne; L grani ⌈ut oleum de been. Orobus granum est⌉ calidus in primo
34 ?Om. before Peritorie; L(Ca) ⌈Polium herba calida est in 2º sicca in 3º⌉
Paritaria   34–p. 627 l. 1 See Commentary

of a colde substaunce; neuerþelatter it is founden hote, and þerfore it is resolutyf.

Pepir, þe spice, is a corne, hote and drye nyghe þe fourþe degre, and þerfore it draweth and clenseth.

Piretrum, pilettre, is a rote, hote and drye in þe þridde degre, wiþ drawynge and wiþ clensynge.

Petroleum is oyle of þe stone, and it is hote and drye in þe fourþe degree, with sotillynge.

Pix omnis, alle picche, is hote and drye aboute þe fourþe degree, wiþ maturynge.

Pinguedo, fattenesse, is hote and moyste (more and lesse after þe bestes of þe whiche it is), and þerfore it matureþ and softeneþ.

Palma, pawme, is a tree, colde and drye in þe secounde degree.

Pentafilon, quyntefoyle, is an herbe, and it dryeth wiþoute bitynge.

Pimpinella is a drye herbe, and it heleþ woundes.

Porrum, a leke, is a rote, hote and drye aboute þe þridde degree, wiþ drawyng.

Pynus is a pyne tree, whos greynes ben hote and moyste, and his rynde is [f. 188va] colde and drye, with moche streynynge.

Panta lupina, coller doddyng, is an hote herbe and brennynge.

Plumbum, lede, is colde and moyste in þe secounde degree; it haþ a priue and a mervaylous resoluynge.

Of þe lettre R.

ROsa, a rose, is temperatly colde, bowynge to dryenesse, with confortyng.

Rubus, a brere or a busche, colde and drye, streynynge, openly helynge.

Rubea, mader, is an herbe, hote and drye aboute þe þrid degree, wiþ clensynge.

Raphanus, radische, is founden þrefolde, and it is hote and drye, wiþ kittynge and wiþ clensynge.

Rapa, nepe, is knowen, hote in þe secounde degre, moyste in þe firste degree, and maturynge.

Realgar is a myne, hote and sleynge.

21 Nota *in left margin*   24 **Of þe** *rubr., in MS. after* resoluynge (*l. 23*) **lettre R** *rubr., in MS. after* colde (*l. 25*)   30 *?Om. after* clensynge; *L*(*Ca*) *cum abstersione.* ⌜*Rutha nota est calida et sicca in 2⁰ cum abstersione*⌝

Of þe lettre S.

SOlatrum, morelle, is an herbe hauynge many spices, colde and drye ouer þe secounde degre, and it is repercussyf. Neuerþelatter it resolueþ apostemes þat ben hote and pryue, as Avicen
5 saiþ. Neuerþelatter þe sede þerof is openynge, as it is saide in 8 Farmacorum.

Salix, wethy, is a tre, colde and drye in þe secounde degree, wiþ a mesurable streynyng.

Siligo, rye, is a corne, temperatly colde and moyste, wiþ
10 clensynge.

Sumac is a fruyte, colde in þe secounde degree, dye in þe þridde degre, wiþ streynynge.

Semper viua, house leke, is an herbe, colde in þe þridde degree, drye in þe firste degree, or as it were, and þerfore it smyteþ
15 aʒeyne mesurably.

Spiconarde is a spice, hote in þe firste degree and drye in þe secounde.

Sticados is a floure wiþ manere of hete, colde in þe firste degree and drye in þe secounde, and it is resolutif.

20 Sal comune, commune salte, is knowen, hote and drie in þe secounde degree and ouer þat; forsoþe it haþ to clense and streyne.

Sulphure is a myne, hote and drye in þe þridde degree, sotillynge and drawynge.

Squynantum is camelys chaffe, hote and dreye, and streynynge
25 with temperaunce.

Saluia, sawge, is an herbe, hote and drye in þe secounde degree, [f. 188vb] with a liʒt streynynge.

Sawndres of Arabye ben colde and drye in þe secounde degree, with repercussioun.

30 Spodium (what þat it is þere ben opiniouns), colde in þe secounde degree and drye in þe þridde degree, and it is sowdynge.

Scrophularie is þe rote of an hote herbe, wiþ resoluynge.

Serapyne is a gumme, hote and drye in þe secounde degree, and it softeneþ.

35 Squilla is a rote, hote and drye in þe secounde degree, wiþ drawynge.

---

1 Of þe lettre S *rubr.*, *in MS. after* SOlatrum (*l. 2*)   11 dye *read* drye; L *siccus*   26 *MS.* and streynynge wiþ temperaunce. Saluia is an hote herbe in þe secounde degree *after* degree; *redundant, see ll.* 24–6; L *et est stipticum cum temperamento. Saluia herba est calida et sicca in* 2º *cum leui stipticitate*   30 it *interl. w. caret*

Stercus omne, euery donge or þoste, is hote and drie in þe secounde degree (after þe beste þat it is of, more and lesse), and it is drawynge.

Sepum, talowe, is hote and temporate (after þe beste of þe whiche it is, more and lesse), wiþ maturacioun.

Sarcocolle is a gumme, hote in þe secounde degree and drye in þe firste, and fleschynge.

Sankedragoun is þe iuse of an herbe, temporate in þe actif qualitees and drye in þe secounde degree, and it is helynge and constreynynge.

Sanguis animalium, blode of bestes, is after þe kynde of þe bestes.

Scoria, skurfe, is knowen; it dryeth ful mykel and heleþ.

Sapo, sope, is knowen, hote and brennyng.

Spongia maris, sponge of þe see, is knowen, hote in þe firste degree and drye in þe secounde, and it is sowkynge and wastynge.

Spuma maris, pomys, is knowen, hote and drye in þe þridde degree, and clensyng.

Sinapis, mustard sede, hote and drie vnto þe þridde degree, and it is drawynge.

Scabiouse is an herbe, hote and drye in þe secounde degree, regendrynge.

Storax is a gumme, hote in þe firste degree, drye in þe secounde with temperure, and þerfore it mollifieth and conforteþ.

Sinissonus, þat is þe fave þistel, it is a colynge herbe and menely openynge, as it is saide in 6to Simplicium, and þerwithall it is maturatyf.

Sambucus, eldre, is a tree, hote in þe secounde degree and drye in þe firste, and it is resoluyng.

Sisamnum, þat is a corne, is hote and moyste it þe firste degree, and it softeneth.

Of the lettre T

[f. 189ra] Thus, frank encence, is a gumme, hote in þe secounde degree and drie in þe firste, it gendreþ flesche and helynge.

Terbentyne is a gumme, hote and drye, and clensynge.

20 ?Om. after drawynge; L et est attractiuum. ⌈Staphisagrie semen est calidum et siccum in 3° attractiuum⌉   30 Sisamnum] Sisamnū or Sisaminum] Sisamiɱ; L Sisaminum   it read in   34-5 See Commentary

Terra sigillata, Spaynische erþe, is knowen, colde and drye, and helynge.

Tuthia is þe smeke of mynes, colde in þe firste degre, drye in þe secounde, and confortynge ey3en.

Tarter is wyne drastes idryede, hote and drye in þe þridde degree, with clensynge.

Tanesaye is an herbe, hote and drye, with helyng.

Tapsia is an herbe, hote and brennynge in þe þridde degree.

Tapsus barbascus, moleyne, is an herbe, drieng with temperure.

Tormentille is a rote, hote and drie, and it is gode ageyne fistles and lissynge.

Of þe lettre V.

Uinum, wyne, is knowe, colde, and drye and moiste after the age þerof; it matureþ and heleþ.

Vua passa ben raysyns of Coraunce, hote and moyste, wiþ softenynge.

Violett is a floure, colde and moyste in þe firste degree, and makynge to slepe.

Vmbelicus veneris, peny wort, is an herbe, colde and moyste in þe þridde degree.

Verveyne is an herbe, colde and drye, wiþ resoluynge and with lissynge.

Vrtica, þe netle, is an herbe, hote and drye, neuerþelatter nou3t mykel; his bytinge forsoþe comeþ of sotilte.

Virga pastoris is an herbe, colde in þe þridde degree and temporatly drye, and þerfore it constreyneþ and heleth.

Vryn is knowen, hote and drye, with brynnynge and wiþ clensyng.

Vernysshe is a gumme, hote and drye in þe secounde degree, fleschynge and clensynge.

Vermes terrestres, erþe wormes, ben knowen, hote and sotilynge and helynge of þe synowes, as it is saide in 10 Medicinarum.

Vsnea quercina, þe whiche is white mosse, it is hote and drye wiþ temperure, and it conforteþ.

Viride grecum, vertegrece, is hote and drie, wiþ fretynge.

Vitrum, glasse, is hote in þe firste degree and drye in þe secounde degree (and after some men it is putte colde in [f. 189rb] þe firste degree), wiþ clensynge.

---

13 colde; *L calidum*   20 in *canc. before* þridde   35 *Hole before* drye
36 *Hole in margin before* after   in *repeated*

Vitriol is hote and drie in þe þridde degree, a myne, wiþ streynyng and wiþ fretyng.

Vzifur, þat is rede, is hote and drye in þe secounde degree, wiþ streynynge.

Of þe secounde doctrine is of particuler medecynes and of medecynes þat ben aproprede to þe membres, and it haþ 8 capitles.

þe firste capitle, of þe propre medecynes of þe hede and of the parties therof.

IT is now tyme to passe to þe propre medecynes of the membres (nou3t, as Galien saith in 5to Farmacorum, so þat þai schulde be propre to one membre þat þai helpen noght another, but ofte tymes or moste in wirchynge þere-ynne wherfore þai hadde þe namynge), in bygynnynge atte þe hede, as þe maner is.

The woundes of þe hede haue medecynes of fyue fourmes. þe firste is wounded menis drynk, and it is Thederikes and his felowes: Take of chosen camomyle ʒ i, of gynger ʒ sem., of galengale, of greynes, of cardamome, of longe piper and of blak piper, of clowes ana ʒ i; make þerof a powdre. And wiþ two pound of hony and wiþ þre potelles make þerof a clarete, and 3eue a gobeletfulle euery day by þe morewen by nyne dayes wiþ a dragme of þis powdre: Take of pympynelle, of beteyne, of avence, of valerian, of þe rote of genciane ana, of pympernelle als mykel as of alle; make þerof a powdre. And þai saien þat if he helde it, it is gode tokene, and if he brakle it oute forsoþe, is is an euel tokene.

The secounde fourme is clensynge þe brayne and of þe pannycles þerof: Take of mel rosate istreynede ʒ ii, of oyle of rose ʒ i; medle, and put it yn with tentes and wiþ clowtes.

The þridde fourme is þe chief powdre incarnatyf and confortynge. And it is Galiens, and Maistre Dyne prayseþ it, and Henry: Take of þe rote of yreos, of [f. 189va] aristologie, of frank ensence, of myrre, of aloes, of sankdragoun, of þe mele of chiches ana; make þerof a powdre.

The fourþe fourme is þe plastre of beteyne and is þe leches of Parice. It flescheþ, it conforteth, and it arereth vp þe bone, it clenseþ and heleþ: Take of wexe, of rosyn ana li. sem., of terbentyne

5 Of *superfl.*   10–13 *See Commentary*   18 *?Om. after* greynes;
L *granorum* ⌈*paradisi*⌉   20 of wyne *?om. after* potelles; L *vini*   23 pympernelle *error;* L *piloselle*   25 brakle] le *interl. w. caret*   *second* is *read* it

li. i, of þe iuse of beteyne, of þe iuse of planteyne, of þe iuse of smalle-ache ana li. i; sethe þe waxe and þe rosyn with þe iuses. Afterward putte þerto þe terebentyne, and medle it, and streyne it, and make þerof a plastre.

5 The fifte fourme is the chief plastre of Maister Anselme of Ianuaye and draweþ oute quittre, and it arereth vp bones, and it flesche and heleþ. And Maistre Pers saith þat he hadde proued it, þat he heled an houndes hede iwounded vnto þe brayne: Take of terebentyne two parties, of wexe one partie, of rosyn half a 10 partie. Melte ham at þe fire, and streyne ham aboue vynegre, and leue it by a day, and tempre it wel wiþ vynegre. Afterward at þe secounde tyme melte ham, and þrowe ham vpon þe iuse of þise herbes: of beteyne two parties, of verueyne one partie. And tempere it longe wiþ þise iuses and wiþ womannes mylke, and 15 make þerof a plastre. It is stronger þan þe firste.

The sexte fourme is myne owne to arere vp bones, and þai not be arered vp by þe forsaide plastres, and it was Maister Perse: Take of olde oyle on partie, of waxe, of þe drastes of bee hyves ana halfe partie, of euforbe þe fourþe partie þerof, of aristologia 20 longa þe þridde parte þerof, a lytel of þe mylke of titymalle; make þerof an oynement, and it is prouede.

Folwyngly be þere iputte one fourme of medecyne for þe scalle by waie of collacioun, and it is Gordones: Take of litarge, of sulphre vif, of attrament, of vitriole, of orpyment, of soote, of 25 vertegrece, of þe white elebre and of [f. 189vb] þe blacke, of alume, of galles ana ℥ sem., of quykke siluer ℥ i, of wexe, of picche, of note oyle ana li. sem., of þe iuse of rede dokke, of þe iuse of fumyterre, of scabiouse, of borage ana quart. i. When þat þe waxe and þe pycche and þe oyle ben boylede with þe iuses vnto þe 30 wastynge of þe oþere dele, medle ham besily, and make þerof an oynement.

Also for fallynge of þe here, to make þe here to growe aȝen, in þe cartilarie of Maistre Petre: Take of þe iuse of calcidarum ℥ i, of þe powdre of water leches ibrente, of a grene lusarde 35 ibrent, of þe powdre of molles ibrent, of been ibrent, of þe bristles of a swyne ibrent, of vertegrece ana ℥ i, of hony þat sufficeþ to medle ham with; make þerof an oynement. It is proued forsoþe.

2 *?Om. after* iuses; *L cum succis* ⌜*vsque ad consumpcionem succorum*⌝
7 flesche *?read* flescheþ   16 *?Om. after* þai; *L si non* ⌜*possunt*⌝ *eleuari*
20 longa] longea, e *underd.*

The secounde capitle, of þe medecynes of maladies of þe face and of his partyes.

ANd firste, for gutta rosacea vnguentum citrinum is praysed of alle þe communete in þe Antitodarie. In þe secounde, þere is putte a gummer to make white and to wasshe þe face, and it is Rasis: Take of þe mele of chiches, of benes, of barly, of blaunched almandes, of dragagant ana one partie, of serapyne half a partie. Make þerof a powdre, and tempre it wiþ mylk, and enoynte þe face be nyȝte and on þe morne with water of branne.

In þe þridde, þere is putte a precious water, and it is a water of Fraunce: Take of tartir calcyned li. i., of mastik ʒ i; braye ham wiþ whites of ayren, and putte ham in a lambik, and make þerof a water; it is preciouse forsoþe.

Lac virginis, maydens mylke, is made þus, to make faire and to drye attry bleynes, clowtes and frakenes: Take of litarge smalle ipowdrede ʒ iii, of þe beste white vynegre li. sem. Medle ham wel togidre, and latte ham reste, and in distillynge take þe water wiþ a þre-cornered pece of a filtre or [f. 190ra] with a sachel. And afterwar medle þat water of salte made wiþ ʒ i of salte wel ipowdred, and medle ham wiþ li. sem. of raynewater or of welle water. And medle boþe þe watres, and þai schal be made white in cloddrynge togeder in þe manere of mylk. And frote þe infecte place wiþ soche melk, and þou schalt mervaile. Many men forsoþe boylen litarge in vynegre by itself, and some men put þerto of ceruse. Many men in stede of þe commune salte put þerto sal gemme, and oþer men put þerto savndeuer and some alume.

Folwyngly þere ben putte medecynes for þe eyȝen. Firste, þere is putte Maistre Pers water of Spayne, þe whiche clereþ and conforteþ þe siȝte: Take of fenelle and of rewe, of celidoyne, of verueyne, of eufrace, of clarete, of roses, of þe water of rose ana. Braye ham, and tempre ham by a natural daye in white wyne. Afterward put yn in a lembik, and make þerof a water.

In þe secounde, is putte þe white collirie for þe akþe of eyȝen, and it is Galiens: Take of waschen ceruse ʒ viii, of sarcocolle ʒ iii, of amydoun ʒ ii, of dragagant ʒ i, of opium ʒ sem. Powdre ham alle ful smal, and soften ham wiþ raynewater vpon a tile stone, and

18 *Hole after* water   19 *Hole in margin after* or   20 afterwar ?*read* afterward   with water ?*om. before first* of salte; *L illa aqua misceatur* ⌜*cum aqua*⌝ *salis*   21-2 *See Commentary*   33 yn in ?*read* it yn

make þerof smale pilotes. Tempre ham wiþ womanis melk or with water of rose, and lay ham þerto.

In þe þridde, þe collirie of tuttie is putte (and it is of Mountpiler), resoluynge and drieng straunge moysture of þe ey3en in þe ende of obtalmya: Take of tuttie preparate, of lapys calamynaris ana ℥ sem., of clowes xii by nombre, of þe hony combe with þe hony ℥ i. Powdre ham alle þat schal be powdred moste smalle, and streyne ham alle in two vnces of white wyne and in a quartroun of water of rose, of campher ℥ i; make þerof a collirie.

In þe fourþe, is putte Maistre Arnaldes powdre, drieng teres and amendynge þe redenesse, and it was made for þe Pope Iohan: Take of tutie [f. 190rb] preparate ℥ i, of antymoyne ℥ sem., of margery perles ℥ ii, of þe floure of rede coralle ℥ i and sem., of rawe silk and proprely of þe wormes flokke or slogh ikytte smalle ℥ sem. Make þerof a smalle powdre, and kepe it in a brasen boxe.

In þe fifte, is putte þe powdre of Benevenutus (and it is myne) for alle spottes: Take of sugre candi ℥ i, of tuthie preparate ℥ sem.; powdre ham, and paste ham wiþ water of roses and sperple ham in a basyn. And sette þe basyn vpon þe smeke of lignum aloes and of frank ensence, and drie it, and powdre it smalle, and make þerof a powdre. And kepe it in a brasyn boxe, and putte it in þe ey3e wiþ a siluer poyntel.

In þe sexte þere is putte a collerie for redenesse and for teres, and it is þe household: Take of tuthye preparate ℥ i, of aloes cicotrine ℥ sem., of campher ℥ i, of water of rose li. i and sem., of þe wyne of powme garnates li. sem. Powdre ham þat schal be powdred, and medle ham wiþ þe oþere, and hete ham vpon hote coles, and streyne it wiþ a litel boylinge, and kepe it.

When þat grete bledynge comeþ in þe nose þirles, þe medecynes ben saide in þe vlcers. And þere is specially commended for þe polipe, of Maistre Perys de Bonanto, a tente of þe rote of gladen tempered in oyle of iunypre in þe whiche scamonye be resoluede.

The akþe is lissede in þe eres in puttynge wommanis mylk, as Galien saiþ, or oyle of rose wiþ a litel of opium or collirium album. Vlcers forsoþe ben clensed in wasshynge wiþ mel rosate, in puttynge in þe collirie þat is made of croke ferre or of squame þerof wiþ hony, as Galien saiþ. Or after Maistre Petre: Take of glasse, of cardamome ana ℥ sem., of drye figes iclensede ℥ sem.

2 rayne *underd. before* water   6 xii; *L* xv   8–9 *See Commentary*
24 of ? *om. before* þe; *L de domo*

Seþe ham in þe iuse of rewe, and streyne it, and droppe a drope in þe eere. It ledeþ out forsoþe quittre, and it destroyeþ dede flesche and heleþ.

In þe tieth, þe tothe ake is lissed, after Hebenmesue, [f. 190ᵛᵃ] in holdynge vynegre in his mouth of þe sethynge of pilettre or þe herbe of hertes horne, proued in Azaram.

Þe blakkenesse forsoþe is wasched, as it was proued in þe Erle of Altisaodoren: Take of sal armonyak, of sal gemme ana quart. i, of alume quart. sem. Powdre ham, and put ham in a lembik, and make þerof a water.

Chaufynges and smale cancres of þe gomes ben amended with þe water of wodebynde or of plantayne i-alumed, or wiþ this wasshynge (and it is Dynes): Take of roses an vnce, of ote mele, of sumac ana quart. i, of balaustia quart. sem. Bruse ham, and boyle ham in water and in vynegre. Streyne ham and make þerof a wasshynge.

The þridde chapitle, of þe medecynes of þe maladies of the nekke.

And þogh þe woundes of þe nekke haue commune helpes, neuerþelatter it haþ some disposicioun þe whiche schal be touched here by cause of open lore.

The bowge of þe nekke haþ thre fourmes of medecynes. Þe firste is Maistre Dynes powdre, þat is: Take of scrophularie ℥ ii, of gynger ℥ i, of brian, of pilettre, of wodebynde, of olyves, of sal gemme, of cotel bone, of brynte spownge ana ℥ ii, of clowes, of piper, of canell ana ℥ i. Make þerof a powdre, in þe whiche be a litel of alume.

The secounde fourme is to emplastre þe place wiþ diaquilon medled wiþ yreos, or wiþ a plastre of gotes donge, or with a plastre of þe apostemes of flewme said in þe boke of apostemes.

The fourþe chapitle, of medecynes of the schuldres and of þe bakke.

FOr akþe of þe schuldres and of þe spawdes, be þere had a medled oynement of marciaton and of agrippa.

For bowgednesse Avicen prayseth þe plastre of achorus: Take of gladen, of enula campana, of savyne ana quart. i, of bdellium quart. sem., of castor ℥ i. Seþe ham wiþ wyne and wiþ oyle vnto þe [f. 190ᵛᵇ] wastynge of þe wyne; make an oynement of þe oyle wiþ waxe.

þe gowte of þe hondes is curede as þe apostemes of flewme. A special medecyne þerynne is þe plastre of Mountpilers of rede cole soden wiþ the lye of woode asshen and stamped wiþ a litel of vynegre and wiþ a litel salte.

The fifte chapitle, of medecynes of þe breste.

OF þe whiche þe firste is a drynk resoluynge and alle matere beyng wiþynforþ and þrowynge it oute by swete, as Maistre Aymeres, and is it cleped þe sudatorie: Take of schave gresse M. i, of þe rote of osmunde quart. i, of þe rote of dragaunce quart. sem. Sethe ham wiþ wyne and wiþ hony, and streyne ham, an gif hym a goboletfulle when he goth to slepe, and he schal swete.

In the secounde, þere is anoþer drynke þat is commune to alle woundes wiþynforth, and it was Galiens: Take of centorie, of coste, of nepte, of avence, of pympynelle, of mouse eere, of þe croppes of hempe, of þe tendrownes of cole wortes, of tanesaye, of mader, of quintefoyle, of aurum valet, of quyntefoyle ana; seþe ham wiþ wyne and wiþ hony, and ȝif hym a gobelotful as þou dedest aboue. It makeþ quittre to passe oute by þe wounde, and it prouokeþ vryne if it be wiþholden. If it be braked, forsoþe, there is none hope of curacioun, as þe communete saith.

þe sexte capitle, of medecynes of þe wombe and of his parties.

And firste, þere is praysed for guschelynges lana succida of þe stepinge of wyne of þe sethinge of comyn.

In þe secounde, þe commune drynke is praysed for hurtynges and for fallynges, and it is Avicens and Rasis: Take of mummye, of bole armonyak, of Spaynysshe erþe ana ʒ i. Make þerof a powdre, and ȝif hym ʒ i with ʒ i of water of planteyne.

In þe þridde, þe drynkes of þe breste ben praysede, by resoluynge þe mater þat is congeled wiþynforth.

In the fourþe, þe plastres may be made withoute-[f. 191ʳᵃ] forþe in brusynges þat were made.

In þe ydropisie it is beste forsoþe to prouoke vryn. And þerfore

---

8 *? Om. after* and; *L resoluens et* ⌜*consumens*⌝ *omnem materiam*   9 as, *see Commentary*   10 is it *? read* it is   19 of quyntefoyle *after* valet, *redundant*

Maistre Amerik toke it, after Galiens lore, grylles and blakke cantarides, and he brynte ham in an oven when þe hedes and þe wynges ben done awaie. And he made a powdre, of þe whiche he ȝaf a corne with wyne, and he made to pisse so mykel þat many men were delyuered fro þe dropesie.

In þe akþe of þe reynes and of þe bledder, I haue seyne ȝif a quartroun of þe lee of stokkes of bene steles, and he dede mervayles in prouokynge vryn and in clensynge þe waies of þe vryn, in þrowynge quittre and grauel and in prouokinge þe floures.

Raby Moises also approveþ for vlceres of þe reynes þe stillede water of þe wheie of gotes mylke vnder þis fourme: Take of þe wheie of gotes mylk þre pyntes, of iuiube, of sebesten ana ȝ i, of bole armonyac ȝ sem., of þe foure sedes iclensede ana ȝ iii, of þe sede of purseleyne, of þe sede of rede chesbolle, of þe sede of quynces ana ȝ ii. Bruse ham, and in stillynge make þerof a water.

Avicen forsoþe graunteth in diabete of þe wheye of schepes mylke. I forsoþe for þe Lorde Cardynalle of Tutellen putte þerto of þe herbe of schaue gresse, of planteyne, of roses, of þe sede of mersche malue and of alkengi and liquerice and þe huskes of acorns and þe pelottes of alkengi. And þrowynge yn of mylke wiþ þe knowen coliriis and þe plastre bytwene two kyndes ben praysed.

And þere ben saide many famouse medecynes for þe stone.

þe 7 capitle, for medecynes of þe priue membres and of þe parties þerof.

First þe akþe of þe ȝerde is lissed with þe cromme of brede pastede with þe whites of ayren and oyle of chesbolle.

The vlcers of þe ȝerde ben wasshede wiþ water of alume, and þai ben plastrede with þe oynement populeoun, or þai ben ennoynted with vnguentum album or wiþ oyle wiþ the whites of airen. And þe powdre of brent lede and ceruse [f. 191rb] and aloes is precious.

Swellynge of þe priue stones is amended wiþ a plastre of malues and of been mele and of comyne boyled wiþ water.

1 it *superfl.*   3 had ? *om. before* ben   9 oute ? *om. after* þrowynge;
L *expellendo*   13 ? *Om. before* sedes; L iiii^{or} *seminum* ⌜*frigidorum*⌝
18 Tutellen *canc. stroke over* n   22 ? *Om. after* plastre; L *emplastrum* ⌜*ad ruptrum*⌝ *inter duas naturas*   27 FIirst ? *read* FIrst

Burstynge hath þre helpes. Þe firste is a letuarie, þat is: Take of þe conserue of rose quart. sem., of þe conserue of gumfery li. sem., of þe powdre of dyadragantum frigidum ʒ i, of þe powdre of dyacymynum ʒ sem., of þe rote of valerian, of þe sede of water cressen, of bole armonyac, of lapis sanguinaris ana ʒ ii, of lofe sugre li. i. Make þerof a letewarie wiþ water þat iren is quenched yn.

The secounde fourme is a plastre of schepes skyn and is of þe cominalte: Take of picche, of colofoyne ana ʒ iii, of litarge, of armonyak, of oppoponac, of galbanum, of bdellium, of mastik, of cerapyn, of terebentyne, of sumac, of þe rote of gumfery, and of dayesie ana ʒ i, of þe oke apple, of ematites, of frank encence, of gipsus, of myrre, of aloen, of mummye, of bole armonyac, of sankedragoun, of aristologia, of erþe wormes ana ʒ sem., of mannes blode ʒ ij. Medle ham with schepes skynne soden wiþ reynewater vnto þe dissoluynge.

The þridde fourme is Brunes and myne, þat is: Take of þe note of cipresse, of acassia, of galles, of balaustia ana ʒ v, of dragagant, of myrre, of sarcocolle, of frank ensence, of gumme of Araby ana ʒ iii, of sankedragoun, of bole armonyac, of mummye, of aloes, of alume ana ʒ ii. Make þerof smal powdres, and stampe ham with vynegre, and make þerof a plastre; it is experte forsoþe and proued.

In emoraydes it is beste to lisse þe akþe with þe vndersmekynge of þe sethynge of moloyne, of camomyle and of honysokel and to putte wiþynforth lychynies enoyntede wiþ an oynement made of butter beten in a leden morter vnto blakkenes. Or if þat akþe schulde noye, take þe oynement of Alisaundre iproued by me, þat is: Take of saffran, of myrre, of frank ensence, of licium ana one partie, [f. 191ᵛᵃ] of opium two parties. Braye ham, and medle ham wiþ oyle of rose, with þe muscilage of psillium and wiþ the whyte of an aye, and make þerof an oynement.

And þis emplastre is commended withouteforth of Rasis: Take of camomyle, of honysokel ana quart. i; seþe ham vnto þai be dissoluede; of þe ȝolkes of ayren soden quart. sem., of þe mele of femygreke, of lyne sede, of þe rote of holy hokke ana ʒ i, of saffran, of myrre, of aloes ana ʒ i and sem., of butter þat sufficeth; make þerof a plastre.

The 8 chapitre, of medecynes of þe þighes and of þe parties þerof.

The neþer membres haue many medecynes, of þe whiche þe firste is to abate þe bolnynge of þe legges, of þe þyes and of þe fete. Stewe ham, and bathe ham wiþ water of þe see or wiþ salte water of þe sethynge of walwort, of eldre, of brere ana two parties, of calamynt, of pulial real, of wormode, of peritorie ana one parte. Afterward laye soche a plastre vpon þe swellynge: Take of bran one partie, of bene mele one partie, of doufe donge half a partie. Powdre ham and medle ham on the fire with vynegre of þe sethinge of affodille and wiþ þe iuse of rede cole, and make þerof plastre, and þis it is.

Now it is tyme to ende here þe sermone, in besechynge hym þat in it voydinge haþ gouerned þe ancre, in drawynge, sette trewe soules in place of heuenly blisse, þe whiche þat þilke same blessid Gode be made willynge to graunte to me and to alle þe reders, whiche reigneþ into þe worldes withouten ende. Amen

Here endeth þe Cyrurgie of Maistre Guydo de Cauliaco, Doctoure of Phisik.

4 *illegible scribble in left margin, in different ink*   15–16 *See Commentary*

EARLY ENGLISH TEXT SOCIETY

OFFICERS AND COUNCIL

Honorary Director
Professor NORMAN DAVIS, F.B.A., Merton College, Oxford

Professor J. A. W. BENNETT
R. W. BURCHFIELD
Professor BRUCE DICKINS, F.B.A.
Professor E. J. DOBSON
A. I. DOYLE
Professor P. HODGSON

Professor G. KANE, F.B.A.
Miss P. M. KEAN
N. R. KER, F.B.A.
Professor J. R. R. TOLKIEN
Professor D. WHITELOCK, F.B.A.
Professor R. M. WILSON

Editorial Secretary
Dr. P. O. E. GRADON, St. Hugh's College, Oxford

Executive Secretary
Dr. A. M. HUDSON, Lady Margaret Hall, Oxford

Bankers
THE NATIONAL WESTMINSTER BANK LTD., Cornmarket Street, Oxford

---

THE Subscription to the Society, which constitutes full membership for private members and libraries, is £3·15 (U.S. members $9.00, Canadian members Can. $9.50) a year for the annual publications in the Original Series, due in advance on the 1st of JANUARY, and should be paid by Cheque, Postal Order, or Money Order made out to 'The Early English Text Society', to Dr. A. M. Hudson, Executive Secretary, Early English Text Society, Lady Margaret Hall, Oxford.

The payment of the annual subscription is the only prerequisite of membership.

Private members of the Society (but not libraries) may select other volumes of the Society's publications instead of those for the current year. The value of texts allowed against one annual subscription is £5·00, and all such transactions must be made through the Executive Secretary.

Members of the Society (including institutional members) may also, through the Executive Secretary, purchase copies of past E.E.T.S. publications and reprints for their own use at a discount of 30% of the listed prices.

The Society's texts are also available to non-members at listed prices through any bookseller.

The Society's texts are published by the Oxford University Press.

The Early English Text Society was founded in 1864 by Frederick James Furnivall, with the help of Richard Morris, Walter Skeat, and others, to bring the mass of unprinted Early English literature within the reach of students and provide sound texts from which the New English Dictionary could quote. In 1867 an Extra Series was started of texts already printed but not in satisfactory or readily obtainable editions.

In 1921 the Extra Series was discontinued and all the publications of 1921 and subsequent years have since been listed and numbered as part of the Original Series. Since 1921 just over a hundred new volumes have been issued; and since 1957 alone more than a hundred and thirty volumes have been reprinted at a cost of £65,000. In 1970 the first of a new Supplementary Series was published; books in this series will be issued as funds allow.

In this prospectus the Original Series and Extra Series for the years 1867–1920 are amalgamated, so as to show all the publications of the Society in a single list.

LIST OF PUBLICATIONS
Original Series, 1864–1971. Extra Series, 1867–1920

O.S.	1. Early English Alliterative Poems, ed. R. Morris. (*Reprinted* 1965.) £2·70	1864
	2. Arthur, ed. F. J. Furnivall. (*Reprinted* 1965.) 50p	,,
	3. Lauder on the Dewtie of Kyngis, &c., 1556, ed. F. Hall. (*Reprinted* 1965.) 90p	,,
	4. Sir Gawayne and the Green Knight, ed. R. Morris. (*Out of print, see* O.S. 210.)	,,
	5. Hume's Orthographie and Congruitie of the Britan Tongue, ed. H. B. Wheatley. (*Reprinted* 1965.) 90p	1865
	6. Lancelot of the Laik, ed. W. W. Skeat. (*Reprinted* 1965.) £2·10	,,
	7. Genesis & Exodus, ed. R. Morris. (*Out of print*.)	,,
	8. Morte Arthure, ed. E. Brock. (*Reprinted* 1967.) £1·25	,,
	9. Thynne on Speght's ed. of Chaucer, A.D. 1599 ed. G. Kingsley and F. J. Furnivall. (*Reprinted* 1965.) £2·75	,
	10. Merlin, Part I, ed. H. B. Wheatley. (*Out of print*.)	
	11. Lyndesay's Monarche, &c., ed. J. Small. Part I. (*Out of print*.)	,,
	12. The Wright's Chaste Wife, ed. F. J. Furnivall. (*Reprinted* 1965.) 50p	,,
	13. Seinte Marherete, ed. O. Cockayne. (*Out of print, see* O.S. 193.)	1866
	14. King Horn, Floriz and Blauncheflur, &c., ed. J. R. Lumby, re-ed. G. H. McKnight. (*Reprinted* 1962.) £2·50	,,
	15. Political, Religious, and Love Poems, ed. F. J. Furnivall. (*Reprinted* 1965.) £3·15	,,
	16. The Book of Quinte Essence, ed. F. J. Furnivall. (*Reprinted* 1965.) 50p	,,
	17. Parallel Extracts from 45 MSS. of Piers the Plowman, ed. W. W. Skeat. (*Out of print*.)	,,
	18. Hali Meidenhad, ed. O. Cockayne, re-ed. F. J. Furnivall. (*Out of print*.)	,,
	19. Lyndesay's Monarche, &c., ed. J. Small. Part II. (*Out of print*.)	,,
	20. Richard Rolle de Hampole, English Prose Treatises of, ed. G. G. Perry. (*Out of print*.)	,,
	21. Merlin, ed. H. B. Wheatley. Part II. (*Out of print*.)	,,
	22. Partenay or Lusignen, ed. W. W. Skeat. (*Out of print*.)	,,
	23. Dan Michel's Ayenbite of Inwyt, ed. R. Morris and P. Gradon. Vol. I, Text. (*Reissued* 1965.) £2·70	,,
	24. Hymns to the Virgin and Christ; The Parliament of Devils, &c., ed. F. J. Furnivall. (*Out of print*.)	1867
	25. The Stacions of Rome, the Pilgrims' Sea-voyage, with Clene Maydenhod, ed. F. J. Furnivall. (*Out of print*.)	,,
	26. Religious Pieces in Prose and Verse, from R. Thornton's MS., ed. G. G. Perry. (*See under* 1913.) (*Out of print*.)	,,
	27. Levins' Manipulus Vocabulorum, a rhyming Dictionary, ed. H. B. Wheatley. (*Out of print*.)	,,
	28. William's Vision of Piers the Plowman, ed. W. W. Skeat. A–Text. (*Reprinted* 1968.) £1·75	,,
	29. Old English Homilies (1220–30), ed. R. Morris. Series I, Part 1. (*Out of print*.)	,,
	30. Pierce the Ploughmans Crede, ed. W. W. Skeat. (*Out of print*.)	,,
E.S.	1. William of Palerne or William and the Werwolf, re-ed. W. W. Skeat. (*Out of print*.)	,,
	2. Early English Pronunciation, by A. J. Ellis. Part I. (*Out of print*.)	,,
O.S.	31. Myrc's Duties of a Parish Priest, in Verse, ed. E. Peacock. (*Out of print*.)	1868
	32. Early English Meals and Manners: the Boke of Norture of John Russell, the Bokes of Keruynge, Curtasye, and Demeanor, the Babees Book, Urbanitatis, &c., ed. F. J. Furnivall. (*Out of print*.)	,,
	33. The Book of the Knight of La Tour-Landry, ed. T. Wright. (*Out of print*.)	,,
	34. Old English Homilies (before 1300), ed. R. Morris. Series I, Part II. (*Out of print*.)	,,
	35. Lyndesay's Works, Part III: The Historie and Testament of Squyer Meldrum, ed. F. Hall. (*Reprinted* 1965.) 90p	,,
E.S.	3. Caxton's Book of Curtesye, in Three Versions, ed. F. J. Furnivall. (*Out of print*.)	,,
	4. Havelok the Dane, re-ed. W. W. Skeat. (*Out of print*.)	,,
	5. Chaucer's Boethius, ed. R. Morris. (*Reprinted* 1969.) £2·00	,,
	6. Chevelere Assigne, re-ed. Lord Aldenham. (*Out of print*.)	,,
O.S.	36. Merlin, ed. H. B. Wheatley. Part III. On Arthurian Localities, by J. S. Stuart Glennie. (*Out of print*.)	1869
	37. Sir David Lyndesay's Works, Part IV, Ane Satyre of the thrie Estaits, ed. F. Hall. (*Out of print*.)	,,
	38. William's Vision of Piers the Plowman, ed. W. W. Skeat. Part II. Text B. (*Reprinted* 1964.) £2·10	,,
	39, 56. The Gest Hystoriale of the Destruction of Troy, ed. D. Donaldson and G. A. Panton. Parts I and II. (*Reprinted as one volume* 1968.) £5·50	,,
E.S.	7. Early English Pronunciation, by A. J. Ellis. Part II. (*Out of print*.)	,,
	8. Queene Elizabethes Achademy, &c., ed. F. J. Furnivall. Essays on early Italian and German Books of Courtesy, by W. M. Rossetti and E. Oswald. (*Out of print*.)	,,
	9. Awdeley's Fraternitye of Vacabondes, Harman's Caveat, &c., ed. E. Viles and F. J. Furnivall. (*Out of print*.)	,,
O.S.	40. English Gilds, their Statutes and Customs, A.D. 1389, ed. Toulmin Smith and Lucy T. Smith, with an Essay on Gilds and Trades-Unions, by L. Brentano. (*Reprinted* 1963.) £5·00	1870
	41. William Lauder's Minor Poems, ed. F. J. Furnivall. (*Out of print*.)	,,
	42. Bernardus De Cura Rei Famuliaris, Early Scottish Prophecies, &c., ed. J. R. Lumby. (*Reprinted* 1965.) 90p	,,
	43. Ratis Raving, and other Moral and Religious Pieces, ed. J. R. Lumby. (*Out of print*.)	,,
E.S.	10. Andrew Boorde's Introduction of Knowledge, 1547, Dyetary of Helth, 1542, Barnes in Defence of the Berde, 1542–3, ed. F. J. Furnivall. (*Out of print*.)	,,
	11, 55. Barbour's Bruce, ed. W. W. Skeat. Parts I and IV. (*Reprinted as Volume I* 1968.) £3·15	,,
O.S.	44. The Alliterative Romance of Joseph of Arimathie, or The Holy Grail: from the Vernon MS.; with W. de Worde's and Pynson's Lives of Joseph: ed. W. W. Skeat. (*Out of print*.)	1871
	45. King Alfred's West-Saxon Version of Gregory's Pastoral Care, ed., with an English translation, by Henry Sweet. Part I. (*Reprinted* 1958.) £2·75.	,,
	46. Legends of the Holy Rood, Symbols of the Passion and Cross Poems, ed. R. Morris. (*Out of print*.)	,,

O.S. 47. Sir David Lyndesay's Works, ed. J. A. H. Murray. Part V. (*Out of print.*)	1871
48. The Times' Whistle, and other Poems, by R. C., 1616; ed. J. M. Cowper. (*Out of print.*)	,,
E.S. 12. England in Henry VIII's Time: a Dialogue between Cardinal Pole and Lupset, by Thom. Starkey, Chaplain to Henry VIII, ed. J. M. Cowper. Part II. (*Out of print,* Part I is E.S. 32, 1878.)	,,
13. A Supplicacyon of the Beggers, by Simon Fish, A.D. 1528-9, ed. F. J. Furnivall, with A Supplication to our Moste Soueraigne Lorde, A Supplication of the Poore Commons, and The Decaye of England by the Great Multitude of Sheep, ed. J. M. Cowper. (*Out of print.*)	,,
14. Early English Pronunciation, by A. J. Ellis. Part III. (*Out of print.*)	,,
O.S. 49. An Old English Miscellany, containing a Bestiary, Kentish Sermons, Proverbs of Alfred, and Religious Poems of the 13th cent., ed. R. Morris. (*Out of print.*)	1872
50. King Alfred's West-Saxon Version of Gregory's Pastoral Care, ed. H. Sweet. Part II. (*Reprinted 1958.*) £2·50	,,
51. Þe Liflade of St. Juliana, 2 versions, with translations, ed. O. Cockayne and E. Brock. (*Reprinted 1957.*) £1·90	,,
52. Palladius on Husbondrie, englisht, ed. Barton Lodge. Part I. (*Out of print.*)	,,
E.S. 15. Robert Crowley's Thirty-One Epigrams, Voyce of the Last Trumpet, Way to Wealth, &c., ed. J. M. Cowper. (*Out of print.*)	,,
16. Chaucer's Treatise on the Astrolabe, ed. W. W. Skeat. (*Reprinted 1969.*) £2·00	,,
17. The Complaynt of Scotlande, with 4 Tracts, ed. J. A. H. Murray. Part I.(*Out of print.*)	,,
O.S. 53. Old-English Homilies, Series II, and three Hymns to the Virgin and God, 13th-century, with the music to two of them, in old and modern notation, ed. R. Morris. (*Out of print.*)	1873
54. The Vision of Piers Plowman, ed. W. W. Skeat. Part III. Text C. (*Reprinted 1959.*) £2·75	,,
55. Generydes, a Romance, ed. W. Aldis Wright. Part I. (*Out of print.*)	,,
E.S. 18. The Complaynt of Scotlande, ed. J. A. H. Murray. Part II. (*Out of print.*)	,,
19. The Myroure of oure Ladye, ed. J. H. Blunt. (*Out of print.*)	,,
O.S. 56. The Gest Hystoriale of the Destruction of Troy, in alliterative verse, ed. D. Donaldson and G. A. Panton. Part II. (*See* O.S. 39.)	1874
57. Cursor Mundi, in four Texts, ed. R. Morris. Part I. (*Reprinted 1961.*) £2·00	,,
58, 63, 73. The Blickling Homilies, ed. R. Morris. Parts I, II, and III. (*Reprinted as one volume 1967.*) £3·50	,,
E.S. 20. Lovelich's History of the Holy Grail, ed. F. J. Furnivall. Part I. (*Out of print.*)	,,
21, 29. Barbour's Bruce, ed. W. W. Skeat. Parts II and III. (*Reprinted as Volume II 1968.*) £4·50	,,
22. Henry Brinklow's Complaynt of Roderyck Mors and The Lamentacyon of a Christen Agaynst the Cytye of London, made by Roderigo Mors, ed. J. M. Cowper. (*Out of print.*)	,,
23. Early English Pronunciation, by A. J. Ellis. Part IV. (*Out of print.*)	,,
O.S. 59. Cursor Mundi, in four Texts, ed. R. Morris. Part II. (*Reprinted 1966.*) £2·50	1875
60. Meditacyuns on the Soper of our Lorde, by Robert of Brunne, ed. J. M. Cowper. (*Out of print.*)	,,
61. The Romance and Prophecies of Thomas of Erceldoune, ed. J. A. H. Murray. (*Out of print.*)	,,
E.S. 24. Lovelich's History of the Holy Grail, ed. F. J. Furnivall. Part II. (*Out of print.*)	,,
25, 26. Guy of Warwick, 15th-century Version, ed. J. Zupitza. Pts. I and II. (*Reprinted as one volume 1966.*) £3·75	,,
O.S. 62. Cursor Mundi, in four Texts, ed. R. Morris. Part III. (*Reprinted 1966.*) £2·00	1876
63. The Blickling Homilies, ed. R. Morris. Part II. (*See* O.S. 58.)	,,
64. Francis Thynne's Embleames and Epigrams, ed. F. J. Furnivall. (*Out of print.*)	,,
65. Be Domes Dæge (Bede's *De Die Judicii*), &c., ed. J. R. Lumby. (*Reprinted 1964.*) £1·50	,,
E.S. 27. Guy of Warwick, 15th-century Version, ed. J. Zupitza. Part II. (*See* E.S. 25.)	,,
28. The English Works of John Fisher, ed. J. E. B. Mayor. Part I. (*Out of print.*)	,,
O.S. 66. Cursor Mundi, in four Texts, ed. R. Morris. Part IV. (*Reprinted 1966.*) £2·00	1877
67. Notes on Piers Plowman, by W. W. Skeat. Part I. (*Out of print.*)	,,
E.S. 28. Lovelich's Holy Grail, ed. F. J. Furnivall. Part III. (*Out of print.*)	,,
29. Barbour's Bruce, ed. W. W. Skeat. Part III. (*See* E.S. 21.)	,,
O.S. 68. Cursor Mundi, in 4 Texts, ed. R. Morris. Part V. (*Reprinted 1966.*) £2·00	1878
69. Adam Davie's 5 Dreams about Edward II, &c., ed. F. J. Furnivall. (*Out of print.*)	,,
70. Generydes, a Romance, ed. W. Aldis Wright. Part II. (*Out of print.*)	,,
E.S. 30. Lovelich's Holy Grail, ed. F. J. Furnivall. Part IV. (*Out of print.*)	,,
31. The Alliterative Romance of Alexander and Dindimus, ed. W. W. Skeat. (*Out of print.*)	,,
32. Starkey's England in Henry VIII's Time. Part I. Starkey's Life and Letters, ed. S. J. Herrtage. (*Out of print.*)	,,
O.S. 71. The Lay Folks Mass-Book, four texts, ed. T. F. Simmons. (*Reprinted 1968.*) £4·50	1879
72. Palladius on Husbondrie, englisht, ed. S. J. Herrtage. Part II. £2·10	,,
E.S. 33. Gesta Romanorum, ed. S. J. Herrtage. (*Reprinted 1962.*) £5·00	,,
34. The Charlemagne Romances: 1. Sir Ferumbras, from Ashm. MS. 33, ed. S. J. Herrtage. (*Reprinted 1966.*) £2·70	,,
O.S. 73. The Blickling Homilies, ed. R. Morris. Part III. (*See* O.S. 58.)	1880
74. English Works of Wyclif, hitherto unprinted, ed. F. D. Matthew. (*Out of print.*)	,,
E.S. 35. Charlemagne Romances: 2. The Sege of Melayne, Sir Otuell, &c., ed. S. J. Herrtage. (*Out of print.*)	,,
36, 37. Charlemagne Romances: 3 and 4. Lyf of Charles the Grete, ed. S. J. Herrtage. Parts I and II (*Reprinted as one volume* 1967.) £2·70	,,
O.S. 75. Catholicon Anglicum, an English-Latin Wordbook, from Lord Monson's MS., A.D. 1483, ed., with Introduction and Notes, by S. J. Herrtage and Preface by H. B. Wheatley. (*Out of print.*)	1881
76, 82. Ælfric's Lives of Saints, in MS. Cott. Jul. E VII, ed. W. W. Skeat. Parts I and II. (*Reprinted as Volume I* 1966.) £3·00	,,
E.S. 37. Charlemagne Romances: 4. Lyf of Charles the Grete, ed. S. J. Herrtage. Part II. (*See* E.S. 36.)	,,
38. Charlemagne Romances :5. The Sowdone of Babylone, ed. E. Hausknecht. (*Reprinted* 1969) £2·50	,,
O.S. 77. Beowulf, the unique MS. autotyped and transliterated, ed. J. Zupitza. (Re-issued *as* No. 245. *See under* 1958.)	1882
78. The Fifty Earliest English Wills, in the Court of Probate, 1387-1439, ed. F. J. Furnivall. (*Reprinted* 1964.) £2·50	,,

E.S.	39. Charlemagne Romances: 6. Rauf Coilyear, Roland, Otuel, &c., ed. S. J. Herrtage. (*Reprinted* 1969.) £2·10	1882
	40. Charlemagne Romances: 7. Huon of Burdeux, by Lord Berners, ed. S. L. Lee. Part I. (*Out of print.*)	,,
O.S.	79. King Alfred's Orosius, from Lord Tollemache's 9th-century MS., ed. H. Sweet. Part I. (*Reprinted* 1959.) £2·75	1883
	79 b. *Extra Volume.* Facsimile of the Epinal Glossary, ed. H. Sweet. (*Out of print.*)	,,
E.S.	41. Charlemagne Romances: 8. Huon of Burdeux, by Lord Berners, ed. S. L. Lee. Part II. (*Out of print.*)	,,
	42, 49, 59. Guy of Warwick: 2 texts (Auchinleck MS. and Caius MS.), ed. J. Zupitza. Parts I, II, and III. (*Reprinted as one volume* 1966). £5·50	,,
O.S.	80. The Life of St. Katherine, B.M. Royal MS. 17 A. xxvii, &c., and its Latin Original, ed. E. Einenkel. (*Out of print.*)	1884
	81. Piers Plowman: Glossary, &c., ed. W. W. Skeat. Part IV, completing the work. (*Out of print.*)	,,
E.S.	43. Charlemagne Romances: 9. Huon of Burdeux, by Lord Berners, ed. S. L. Lee. Part III. (*Out of print.*)	,,
	44. Charlemagne Romances: 10. The Foure Sonnes of Aymon, ed. Octavia Richardson. Part I. (*Out of print.*)	,,
O.S.	82. Ælfric's Lives of Saints, MS. Cott. Jul. E VII, ed. W. W. Skeat. Part II. (*See* O.S. 76.)	1885
	83. The Oldest English Texts, Charters, &c., ed. H. Sweet. (*Reprinted* 1966.) £5·50	,,
E.S.	45. Charlemagne Romances: 11. The Foure Sonnes of Aymon, ed. O. Richardson. Part II. (*Out of print.*)	,,
	46. Sir Beves of Hamtoun, ed. E. Kölbing. Part I. (*Out of print.*)	,,
O.S.	84. Additional Analogs to 'The Wright's Chaste Wife', O.S. 12, by W. A. Clouston. (*Out of print.*)	1886
	85. The Three Kings of Cologne, ed. C. Horstmann. (*Out of print.*)	,,
	86. Prose Lives of Women Saints, ed. C. Horstmann. (*Out of print.*)	,,
E.S.	47. The Wars of Alexander, ed. W. W. Skeat. (*Out of print.*)	,,
	48. Sir Beves of Hamtoun, ed. E. Kölbing. Part II. (*Out of print.*)	,,
O.S.	87. The Early South-English Legendary, Laud MS. 108, ed. C. Hortsmann. (*Out of print.*)	1887
	88. Hy. Bradshaw's Life of St. Werburghe (Pynson, 1521), ed. C. Horstmann. (*Out of print.*)	,,
E.S.	49. Guy of Warwick, 2 texts (Auchinleck and Caius MSS.), ed. J. Zupitza. Part II. (*See* E.S. 42.)	,,
	50. Charlemagne Romances: 12. Huon of Burdeux, by Lord Berners, ed. S. L. Lee. Part IV. (*Out of print.*)	,,
	51. Torrent of Portyngale, ed. E. Adam. (*Out of print.*)	,,
O.S.	89. Vices and Virtues, ed. F. Holthausen. Part I. (*Reprinted* 1967.) £2·00	1888
	90. Anglo-Saxon and Latin Rule of St. Benet, interlinear Glosses, ed. H. Logeman. (*Out of print.*)	,,
	91. Two Fifteenth-Century Cookery-Books, ed. T. Austin. (*Reprinted* 1964.) £2·10	,,
E.S.	52. Bullein's Dialogue against the Feuer Pestilence, 1578, ed. M. and A. H. Bullen. (*Out of print.*)	,,
	53. Vicary's Anatomie of the Body of Man, 1548, ed. 1577, ed. F. J. and Percy Furnivall. Part I. (*Out of print.*)	,,
	54. The Curial made by maystere Alain Charretier, translated by William Caxton, 1484, ed. F. J. Furnivall and P. Meyer. (*Reprinted* 1965.) 65p	,,
O.S.	92. Eadwine's Canterbury Psalter, from the Trin. Cambr. MS., ed. F. Harsley, Part II. (*Out of print.*)	1889
	93. Defensor's Liber Scintillarum, ed. E. Rhodes. (*Out of print.*)	,,
B.S.	55. Barbour's Bruce, ed. W. W. Skeat. Part IV. (*See* E.S. 11.)	,,
	56. Early English Pronunciation, by A. J. Ellis. Part V, the present English Dialects. (*Out of print.*)	,,
O.S.	94, 114. Ælfric's Lives of Saints, MS. Cott. Jul. E VII, ed. W. W. Skeat. Parts III and IV. (*Reprinted as Volume II* 1966.) £3·00	1890
	95. The Old-English Version of Bede's Ecclesiastical History, re-ed. T. Miller. Part I, 1. Reprinted 1959.) £2·70	,,
E.S.	57. Caxton's Eneydos, ed. W. T. Culley and F. J. Furnivall. (*Reprinted* 1962.) £2·50	,,
	58. Caxton's Blanchardyn and Eglantine, c. 1489, ed. L. Kellner. (*Reprinted* 1962.) £3·15	,,
O.S.	96. The Old-English Version of Bede's Ecclesiastical History, re-ed. T. Miller. Part I, 2. (*Reprinted* 1959.) £2·70	1891
	97. The Earliest English Prose Psalter, ed. K. D. Buelbring. Part I. (*Out of print.*)	,,
E.S.	59. Guy of Warwick, 2 texts (Auchinleck and Caius MSS.), ed. J. Zupitza. Part III. (*See* E.S. 42.)	,,
	60. Lydgate's Temple of Glas, re-ed. J. Schick. (*Out of print.*)	,,
O.S.	98. Minor Poems of the Vernon MS., ed. C. Horstmann. Part I. (*Out of print.*)	1892
	99. Cursor Mundi. Preface, Notes, and Glossary, Part VI, ed. R. Morris. (*Reprinted* 1962.) £1·75	,,
E.S.	61, 73. Hoccleve's Minor Poems, Part I, ed. F. J. Furnivall and Part II, ed. I. Gollancz. (*Reprinted as one volume* 1970.) £3·15	,,
	62. The Chester Plays, re-ed. H. Deimling. Part I. (*Reprinted* 1967.) £1·90	,,
O.S.	100. Capgrave's Life of St. Katharine, ed. C. Horstmann, with Forewords by F. J. Furnivall.	1893
	101. Cursor Mundi. Essay on the MSS., their Dialects, &c., by H. Hupe. Part VII. (*Reprinted* 1962.) 35s. £1·75	,,
E.S.	63. Thomas à Kempis's De Imitatione Christi, ed. J. K. Ingram. (*Out of print.*)	,,
	64. Caxton's Godeffroy of Boloyne, or The Siege and Conqueste of Jerusalem, 1481, ed. Mary N. Colvin. (*Out of print.*)	,,
O.S.	102. Lanfranc's Science of Cirurgie, ed. R. von Fleischhacker. Part I. (*Out of print.*)	1894
	103. The Legend of the Cross, &c., ed. A. S. Napier. (*Out of print.*)	,,
E.S.	65. Sir Beves of Hamtoun, ed. E. Kölbing. Part III. (*Out of print.*)	,,
	66. Lydgate's and Burgh's Secrees of Philisoffres ('Governance of Kings and Princes'), ed. R. Steele. (*Out of print.*)	,,
O.S.	104. The Exeter Book (Anglo-Saxon Poems), re-ed. I. Gollancz. Part I. (*Reprinted* 1958.) £2·75	1895
	105. The Prymer or Lay Folks' Prayer Book, Camb. Univ. MS., ed. H. Littlehales. Part I. (*Out of print.*)	,,
E.S.	67. The Three Kings' Sons, a Romance, ed. F. J. Furnivall. Part I, the Text. (*Out of print.*)	,,
	68. Melusine, the prose Romance, ed. A. K. Donald. Part I, the Text. (*Out of print.*)	,,

O.S.	106. R. Misyn's Fire of Love and Mending of Life (Hampole), ed. R. Harvey. (*Out of print*.)	1896
	107. The English Conquest of Ireland, A.D. 1166–1185, 2 Texts, ed. F. J. Furnivall. Part I. (*Out of print*.)	,,
E.S.	69. Lydgate's Assembly of the Gods, ed. O. L. Triggs. (*Reprinted 1957*.) £2·10	,,
	70. The Digby Plays, ed. F. J. Furnivall. (*Reprinted 1967*.) £1·50	,,
O.S.	108. Child-Marriages and -Divorces, Trothplights, &c. Chester Depositions, 1561–6, ed. F. J. Furnivall. (*Out of print*.)	1897
	109. The Prymer or Lay Folks' Prayer Book, ed. H. Littlehales. Part II. (*Out of print*.)	,,
E.S.	71. The Towneley Plays, ed. G. England and A. W. Pollard. (*Reprinted 1966*.) £2·25	,,
	72. Hoccleve's Regement of Princes, and 14 Poems, ed. F. J. Furnivall. (*Out of print*.)	,,
	73. Hoccleve's Minor Poems, II, from the Ashburnham MS., ed. I. Gollancz. (*See* E.S. 61)	,,
O.S.	110. The Old-English Version of Bede's Ecclesiastical History, ed. T. Miller. Part II, 1. (*Reprinted 1963*.) £2·75	1898
	111. The Old-English Version of Bede's Ecclesiastical History, ed. T. Miller. Part II, 2. (*Reprinted 1963*.) £2·75	,,
E.S.	74. Secreta Secretorum, 3 prose Englishings, one by Jas. Yonge, 1428, ed. R. Steele. Part I. (*Out of print*.)	,,
	75. Speculum Guidonis de Warwyk, ed. G. L. Morrill. (*Out of print*.)	,,
O.S.	112. Merlin. Part IV. Outlines of the Legend of Merlin, by W. E. Mead. (*Out of print*.)	1899
	113. Queen Elizabeth's Englishings of Boethius, Plutarch, &c., ed. C. Pemberton. (*Out of print*.)	,,
E.S.	76. George Ashby's Poems, &c., ed. Mary Bateson. (*Reprinted 1965*.) £1·50	,,
	77. Lydgate's DeGuilleville's Pilgrimage of the Life of Man, ed. F. J. Furnivall. Part I. (*Out of print*.)	,,
	78. The Life and Death of Mary Magdalene, by T. Robinson, c. 1620, ed. H. O. Sommer. £1·50	,,
O.S.	114. Ælfric's Lives of Saints, ed. W. W. Skeat. Part IV and last. (*See* O.S. 94.)	1900
	115. Jacob's Well, ed. A. Brandeis. Part I. (*Out of print*.)	,,
	116. An Old-English Martyrology, re-ed. G. Herzfeld. (*Out of print*.)	,,
E.S.	79. Caxton's Dialogues, English and French, ed. H. Bradley. (*Out of print*.)	,,
	80. Lydgate's Two Nightingale Poems, ed. O. Glauning. (*Out of print*.)	,,
	80A. Selections from Barbour's Bruce (Books I–X), ed. W. W. Skeat. (*Out of print*.)	,,
	81. The English Works of John Gower, ed. G. C. Macaulay. Part I. (*Reprinted 1957*.) £3·00	,,
O.S.	117. Minor Poems of the Vernon MS., ed. F. J. Furnivall. Part II. (*Out of print*.)	1901
	118. The Lay Folks' Catechism, ed. T. F. Simmons and H. E. Nolloth. (*Out of print*.)	,,
	119. Robert of Brunne's Handlyng Synne, and its French original, re-ed. F. J. Furnivall. Part I. (*Out of print*.)	,,
E.S.	82. The English Works of John Gower, ed. G. C. Macaulay. Part II. (*Reprinted 1957*.) £3·00	,,
	83. Lydgate's DeGuilleville's Pilgrimage of the Life of Man, ed. F. J. Furnivall. Part II. (*Out of print*.)	,,
	84. Lydgate's Reson and Sensuallyte, ed. E. Sieper. Vol. I. (*Reprinted 1965*.) £2·50	,,
O.S.	120. The Rule of St. Benet in Northern Prose and Verse, and Caxton's Summary, ed. E. A. Kock. (*Out of print*.)	1902
	121. The Laud MS. Troy-Book, ed. J. E. Wülfing. Part I. (*Out of print*.)	,,
E.S.	85. Alexander Scott's Poems, 1568, ed. A. K. Donald. (*Out of print*.)	,,
	86. William of Shoreham's Poems, re-ed. M. Konrath. Part I. (*Out of print*.)	,,
	87. Two Coventry Corpus Christi Plays, re-ed. H. Craig. (*See under* 1952.)	,,
O.S.	122. The Laud MS. Troy-Book, ed. J. E. Wülfing. Part II. (*Out of print*.)	1903
	123. Robert of Brunne's Handlyng Synne, and its French original, re-ed. F. J. Furnivall. Part II. (*Out of print*.)	,,
E.S.	88. Le Morte Arthur, re-ed. J. D. Bruce. (*Out of print*.)	,,
	89. Lydgate's Reson and Sensuallyte, ed. E. Sieper. Vol. II. (*Reprinted 1965*.) £1·75	,,
	90. English Fragments from Latin Medieval Service-Books, ed. H. Littlehales. (*Out of print*.)	,,
O.S.	124. Twenty-six Political and other Poems from Digby MS. 102, &c., ed. J. Kail. Part I. (*Out of print*.)	1904
	125. Medieval Records of a London City Church, ed. H. Littlehales. Part I. (*Out of print*.)	,,
	126. An Alphabet of Tales, in Northern English, from the Latin, ed. M. M. Banks. Part I. (*Out of print*.)	,,
E.S.	91. The Macro Plays, ed. F. J. Furnivall and A. W. Pollard. (*Out of print; see* 262.)	,,
	92. Lydgate's DeGuilleville's Pilgrimage of the Life of Man, ed. Katherine B. Locock. Part III. (*Out of print*.)	,,
	93. Lovelich's Romance of Merlin, from the unique MS., ed. E. A. Kock. Part I. (*Out of print*.)	,,
O.S.	127. An Alphabet of Tales, in Northern English, from the Latin, ed. M. M. Banks. Part II. (*Out of print*.)	1905
	128. Medieval Records of a London City Church, ed. H. Littlehales. Part II. (*Out of print*.)	,,
	129. The English Register of Godstow Nunnery, ed. A. Clark. Part I. (*Out of print*.)	,,
E.S.	94. Respublica, a Play on a Social England, ed. L. A. Magnus. (*Out of print. See under* 1946.)	,,
	95. Lovelich's History of the Holy Grail. Part V. The Legend of the Holy Grail, ed. Dorothy Kempe. (*Out of print*.)	,,
	96. Mirk's Festial, ed. T. Erbe. Part I. (*Out of print*.)	,,
O.S.	130. The English Register of Godstow Nunnery, ed. A. Clark. Part II. (*Out of print*.)	1906
	131. The Brut, or The Chronicle of England, ed. F. Brie. Part I. (*Reprinted 1960*.) £2·75	,,
	132. John Metham's Works, ed. H. Craig. £2·50	,,
E.S.	97. Lydgate's Troy Book, ed. H. Bergen. Part I, Books I and II. (*Out of print*.)	,,
	98. Skelton's Magnyfycence, ed. R. L. Ramsay. (*Reprinted 1958*.) £2·75	,
	99. The Romance of Emaré, re-ed. Edith Rickert. (*Reprinted 1958*.) £1·50	,,
O.S.	133. The English Register of Oseney Abbey, by Oxford, ed. A. Clark. Part I. (*Out of print*.)	1907
	134. The Coventry Leet Book, ed. M. Dormer Harris. Part I. (*Out of print*.)	,,
E.S.	100. The Harrowing of Hell, and The Gospel of Nicodemus, re-ed. W. H. Hulme. (*Reprinted 1961*.) £2·50	,,
	101. Songs, Carols, &c., from Richard Hill's Balliol MS., ed. R. Dyboski. (*Out of print*.)	,,
O.S.	135. The Coventry Leet Book, ed. M. Dormer Harris. Part II. (*Out of print*.)	1908
	135 b. Extra Issue. Prof. Manly's Piers Plowman and its Sequence, urging the fivefold authorship of the *Vision*. (*Out of print*.)	,,
	136. The Brut, or The Chronicle of England, ed. F. Brie, Part II. (*Out of print*.)	,,

E.S. 102. Promptorium Parvulorum, the 1st English-Latin Dictionary, ed. A. L. Mayhew. (*Out of print.*) 1908
103. Lydgate's Troy Book, ed. H. Bergen. Part II, Book III. (*Out of print.*) ”
O.S. 137. Twelfth-Century Homilies in MS. Bodley 343, ed. A. O. Belfour. Part I, the Text. (*Reprinted 1962.*) £1·40 1909
138. The Coventry Leet Book, ed. M. Dormer Harris. Part III. (*Out of print.*) ”
E.S. 104. The Non-Cycle Mystery Plays, re-ed. O. Waterhouse. (*See Supplementary Series* I. 1970.) ”
105. The Tale of Beryn, with the Pardoner and Tapster, ed. F. J. Furnivall and W. G. Stone. (*Out of print.*) ”
O.S. 139. John Arderne's Treatises of Fistula in Ano, &c., ed. D'Arcy Power. (*Reprinted 1969.*) £2·25 1910
139 *b, c, d, e, f, Extra Issue*. The Piers Plowman Controversy: *b*. Dr. Jusserand's 1st Reply to Prof. Manly; *c*. Prof. Manly's Answer to Dr. Jusserand; *d*. Dr. Jusserand's 2nd Reply to Prof. Manly; *e*. Mr. R. W. Chambers's Article; *f*. Dr. Henry Bradley's Rejoinder to Mr. R. W. Chambers. (*Out of print.*) ”
140. Capgrave's Lives of St. Augustine and St. Gilbert of Sempringham, ed. J. Munro. (*Out of print.*) ”
E.S. 106. Lydgate's Troy Book, ed. H. Bergen. Part III. (*Out of print.*) ”
107. Lydgate's Minor Poems, ed. H. N. MacCracken. Part I. Religious Poems. (*Reprinted 1961.*) £3·50 ”
O.S. 141. Erthe upon Erthe, all the known texts, ed. Hilda Murray. (*Reprinted 1964.*) £1·50 1911
142. The English Register of Godstow Nunnery, ed. A. Clark. Part III. (*Out of print*) ”
143. The Prose Life of Alexander, Thornton MS., ed. J. S. Westlake. (*Out of print.*) ”
E.S. 108. Lydgate's Siege of Thebes, re-ed. A. Erdmann. Part I, the Text. (*Reprinted 1960.*) £2·50 ”
109. Partonope, re-ed. A. T. Bödtker. The Texts. (*Out of print.*) ”
O.S. 144. The English Register of Oseney Abbey, by Oxford, ed. A. Clark. Part II. (*Out of print.*) 1912
145. The Northern Passion, ed. F. A. Foster. Part I, the four parallel texts. (*Out of print.*) ”
E.S. 110. Caxton's Mirrour of the World, with all the woodcuts, ed. O. H. Prior. (*Reprinted 1966.*) £2·50 ”
111. Caxton's History of Jason, the Text, Part I, ed. J. Munro. (*Out of print.*) ”
O.S. 146. The Coventry Leet Book, ed. M. Dormer Harris. Introduction, Indexes, &c. Part IV. (*Out of print.*) 1913
147. The Northern Passion, ed. F. A. Foster, Introduction, French Text, Variants and Fragments, Glossary. Part II. (*Out of print.*) ”
[An enlarged reprint of O.S. 26, Religious Pieces in Prose and Verse, from the Thornton MS., ed. G. G. Perry. (*Out of print.*) ”
E.S. 112. Lovelich's Romance of Merlin, ed. E. A. Kock. Part II. (*Reprinted 1961.*) £2·25 ”
113. Poems by Sir John Salusbury, Robert Chester, and others, from Christ Church MS. 184, &c., ed. Carleton Brown. (*Out of print.*) ”
O.S. 148. A Fifteenth-Century Courtesy Book and Two Franciscan Rules, ed. R. W. Chambers and W. W. Seton. (*Reprinted 1963.*) £1·50 1914
149. Lincoln Diocese Documents, 1450–1544, ed. Andrew Clark. (*Out of print.*) ”
150. The Old-English Rule of Bp. Chrodegang, and the Capitula of Bp. Theodulf, ed. A. S. Napier. (*Out of print.*) ”
E.S. 114. The Gild of St. Mary, Lichfield, ed. F. J. Furnivall. £1·35 ”
115. The Chester Plays, re-ed. J. Matthews. Part II. (*Reprinted 1967.*) £1·90 ”
O.S. 151. The Lanterne of Light, ed. Lilian M. Swinburn. (*Out of print.*) 1915
152. Early English Homilies, from Cott. Vesp. D. xiv, ed. Rubie Warner. Part I, Text. (*Out of print.*) ”
E.S. 116. The Pauline Epistles, ed. M. J. Powell. (*Out of print.*) ”
117. Bp. Fisher's English Works, ed. R. Bayne. Part II. (*Out of print.*) ”
O.S. 153. Mandeville's Travels, ed. P. Hamelius. Part I, Text. (*Reprinted 1960.*) £2·00 1916
154. Mandeville's Travels, ed. P. Hamelius. Part II, Notes and Introduction. (*Reprinted 1961.*) £2·00 ”
E.S. 118. The Earliest Arithmetics in English, ed. R. Steele. (*Out of print.*) ”
119. The Owl and the Nightingale, 2 Texts parallel, ed. G. F. H. Sykes and J. H. G. Grattan. (*Out of print.*) ”
O.S. 155. The Wheatley MS., ed. Mabel Day. £2·70 1917
E.S. 120. Ludus Coventriae, ed. K. S. Block. (*Reprinted 1961.*) £3·00 ”
O.S. 156. Reginald Pecock's Donet, from Bodl. MS. 916, ed. Elsie V. Hitchcock. (*Out of print.*) 1918
E.S. 121. Lydgate's Fall of Princes, ed. H. Bergen. Part I. (*Reprinted 1967.*) £3·15 ”
122. Lydgate's Fall of Princes, ed. H. Bergen. Part II. (*Reprinted 1967.*) £3·15 ”
O.S. 157. Harmony of the Life of Christ, from MS. Pepys 2498, ed. Margery Goates. (*Out of print.*) 1919
158. Meditations on the Life and Passion of Christ, from MS. Add., 11307, ed. Charlotte D'Evelyn. (*Out of print.*) ”
E.S. 123. Lydgate's Fall of Princes, ed. H. Bergen. Part III. (*Reprinted 1967.*) £3·15 ”
124. Lydgate's Fall of Princes, ed. H. Bergen. Part IV. (*Reprinted 1967.*) £4·50 ”
O.S. 159. Vices and Virtues, ed. F. Holthausen. Part II. (*Reprinted 1967.*) £1·40 1920
[A re-edition of O.S. 18, Hali Meidenhad, ed. O. Cockayne, with a variant MS., Bodl. 34, hitherto unprinted, ed. F. J. Furnivall. (*Out of print.*) ”
E.S. 125. Lydgate's Siege of Thebes, ed. A. Erdmann and E. Ekwall. Part II. (*Out of print.*) ”
126. Lydgate's Troy Book, ed. H. Bergen. Part IV. (*Out of print.*) ”
O.S. 160. The Old English Heptateuch, MS. Cott. Claud. B. iv, ed. S. J. Crawford. (*Reprinted 1969.*) £3·75 1921
161. Three O.E. Prose Texts, MS. Cott. Vit. A. xv, ed. S. Rypins. (*Out of print.*) ”
162. Facsimile of MS. Cotton Nero A. x (Pearl, Cleanness, Patience and Sir Gawain), Introduction by I. Gollancz. (*Out of print.*) 1922
163. Book of the Foundation of St. Bartholomew's Church in London, ed. N. Moore. (*Out of print.*) 1923
164. Pecock's Folewer to the Donet, ed. Elsie V. Hitchcock. (*Out of print.*) ”
165. Middleton's Chinon of England, with Leland's Assertio Arturii and Robinson's translation, ed. W. E. Mead. (*Out of print.*) ”
166. Stanzaic Life of Christ, ed. Frances A. Foster. (*Out of print.*) 1924
167. Trevisa's Dialogus inter Militem et Clericum, Sermon by FitzRalph, and Bygynnyng of the World, ed. A. J. Perry. (*Out of print.*) ”
168. Caxton's Ordre of Chyualry, ed. A. T. P. Byles. (*Out of print.*) 1925
169. The Southern Passion, ed. Beatrice Brown. (*Out of print.*) ”

O.S.	170. Walton's Boethius, ed. M. Science. (*Out of print.*)	1925
	171. Pecock's Reule of Cristen Religioun, ed. W. C. Greet. (*Out of print.*)	1926
	172. The Seege or Batayle of Troye, ed. M. E. Barnicle. (*Out of print.*)	
	173. Hawes' Pastime of Pleasure, ed. W. E. Mead. (*Out of print.*)	1927
	174. The Life of St. Anne, ed. R. E. Parker. (*Out of print.*)	,,
	175. Barclay's Eclogues, ed. Beatrice White. (*Reprinted* 1961.) £2·75	,,
	176. Caxton's Prologues and Epilogues, ed. W. J. B. Crotch. (*Reprinted* 1956.) £2·70	,,
	177. Byrhtferth's Manual, ed. S. J. Crawford. (*Reprinted* (1966.) £3·15	1928
	178. The Revelations of St. Birgitta, ed. W. P. Cumming. (*Out of print.*)	,,
	179. The Castell of Pleasure, ed. B. Cornelius. (*Out of print.*)	,,
	180. The Apologye of Syr Thomas More, ed. A. I. Taft. (*Out of print.*)	1929
	181. The Dance of Death, ed. F. Warren. (*Out of print.*)	,,
	182. Speculum Christiani, ed. G. Holmstedt. (*Out of print.*)	,,
	183. The Northern Passion (Supplement), ed. W. Heuser and Frances Foster. (*Out of print.*)	1930
	184. The Poems of John Audelay, ed. Ella K. Whiting. (*Out of print.*)	,,
	185. Lovelich's Merlin, ed. E. A. Kock. Part III. (*Out of print.*)	,,
	186. Harpsfield's Life of More, ed. Elsie V. Hitchcock and R. W. Chambers. (*Reprinted* 1963.) £5·25	1931
	187. Whittinton and Stanbridge's Vulgaria, ed. B. White. (*Out of print.*)	,,
	188. The Siege of Jerusalem, ed. E. Kölbing and Mabel Day. (*Out of print.*)	,,
	189. Caxton's Fayttes of Armes and of Chyualrye, ed. A. T. Byles. (*Out of print.*)	1932
	190. English Mediæval Lapidaries, ed. Joan Evans and Mary Serjeantson. (*Reprinted* 1960.) £2·50	,,
	191. The Seven Sages, ed. K. Brunner. (*Out of print.*)	,,
	191A.On the Continuity of English Prose, by R. W. Chambers. (*Reprinted* 1966.) £1·25	,,
	192. Lydgate's Minor Poems, ed. H. N. MacCracken. Part II, Secular Poems. (*Reprinted* 1961.) £3·75	1933
	193. Seinte Marherete, re-ed. Frances Mack. (*Reprinted* 1958.) £2·50	,,
	194. The Exeter Book, Part II, ed. W. S. Mackie. (*Reprinted* 1938.) £2·10	,,
	195. The Quatrefoil of Love, ed. I. Gollancz and M. Weale. (*Out of print.*)	1934
	196. A Short English Metrical Chronicle, ed. E. Zettl. (*Out of print.*)	,,
	197. Roper's Life of More, ed. Elsie V. Hitchcock. (*Reprinted* 1958.) £1·75	,,
	198. Firumbras and Otuel and Roland, ed. Mary O'Sullivan. (*Out of print.*)	,,
	199. Mum and the Sothsegger, ed. Mabel Day and R. Steele. (*Out of print.*)	,,
	200. Speculum Sacerdotale, ed. E. H. Weatherly. (*Out of print.*)	1935
	201. Knyghthode and Bataile, ed. R. Dyboski and Z. M. Arend. (*Out of print.*)	,,
	202. Palsgrave's Acolastus, ed. P. L. Carver. (*Out of print.*)	,,
	203. Amis and Amiloun, ed. McEdward Leach. (*Reprinted* 1960.) £2·50	,,
	204. Valentine and Orson, ed. Arthur Dickson. (*Out of print.*)	1936
	205. Tales from the Decameron, ed. H. G. Wright. (*Out of print.*)	,,
	206. Bokenham's Lives of Holy Women (Lives of the Saints), ed. Mary S. Serjeantson. (*Out of print.*)	,,
	207. Liber de Diversis Medicinis, ed. Margaret S. Ogden. (*Reprinted* 1970.) £2·10	,,
	208. The Parker Chronicle and Laws (facsimile), ed. R. Flower and A. H. Smith. (*Out of print.*)	1937
	209. Middle English Sermons from MS. Roy. 18 B. xxiii, ed. W. O. Ross. (*Reprinted* 1960.) £3·75	1938
	210. Sir Gawain and the Green Knight, ed. I. Gollancz. With Introductory essays by Mabel Day and M. S. Serjeantson. (*Reprinted* 1966.) £1·25	
	211. Dictes and Sayings of the Philosophers, ed. C. F. Bühler. (*Reprinted* 1961.) £3·75	1939
	212. The Book of Margery Kempe, Part I, ed. S. B. Meech and Hope Emily Allen. (*Reprinted* 1961.) £3·50	
	213. Ælfric's De Temporibus Anni, ed. H. Henel. (*Reprinted* 1970.) £2·10	1940
	214. Morley's Translation of Boccaccio's De Claris Mulieribus, ed. H. G. Wright. (*Reprinted* 1970.) £2·75.	,,
	215, 220. English Poems of Charles of Orleans, Part I, ed. R. Steele and Part II, ed. R. Steele and Mabel Day. (*Reprinted as one volume* 1970.) £3·15	
	216. The Latin Text of the Ancrene Riwle, ed. Charlotte D'Evelyn. (*Reprinted* 1957.) £2·25	,,
	217. The Book of Vices and Virtues, ed. W. Nelson Francis. (*Reprinted* 1968.) £3·75	1942
	218. The Cloud of Unknowing and the Book of Privy Counselling, ed. Phyllis Hodgson. (*Reprinted* 1958.) £2·00	1943
	219. The French Text of the Ancrene Riwle, B.M. Cotton MS. Vitellius. F. VII, ed. J. A. Herbert. (*Reprinted* 1967.) £2·75	
	220. English Poems of Charles of Orleans, Part II, ed. R. Steele and Mabel Day. (*See* 215.)	1944
	221. Sir Degrevant, ed. L. F. Casson. (*Reprinted* 1970.) £2·50	,,
	222. Ro. Ba.'s Life of Syr Thomas More, ed. Elsie V. Hitchcock and Mgr. P. E. Hallett. (*Reprinted* 1957.) £3·15	1945
	223. Tretyse of Loue, ed. J. H. Fisher. (*Reprinted* 1970.) £2·10	,,
	224. Athelston, ed. A. McI. Trounce. (*Reprinted* 1957.) £2·10	1946
	225. The English Text of the Ancrene Riwle, B.M. Cotton MS. Nero A. XIV, ed. Mabel Day. (*Reprinted* 1957.) £2·50	,,
	226. Respublica, re-ed. W. W. Greg. (*Reprinted* 1969.) £1·50	,,
	227. Kyng Alisaunder, ed. G. V. Smithers. Vol. I, Text. (*Reprinted* 1961.) £3·75	1947
	228. The Metrical Life of St. Robert of Knaresborough, ed. J. Bazire. (*Reprinted* 1968.) £2·10	,,
	229. The English Text of the Ancrene Riwle, Gonville and Caius College MS. 234/120, ed. R. M. Wilson. With Introduction by N. R. Ker. (*Reprinted* 1957.) £1·75	1948
	230. The Life of St. George by Alexander Barclay, ed. W. Nelson. (*Reprinted* 1960.) £2·00	,,
	231. Deonise Hid Diuinite, and other treatises related to *The Cloud of Unknowing*, ed. Phyllis Hodgson. (*Reprinted* 1958.) £2·50	1949
	232. The English Text of the Ancrene Riwle, B.M. Royal MS. 8 C. 1, ed. A. C. Baugh. (*Reprinted* 1958.) £1·50	,,
	233. The Bibliotheca Historica of Diodorus Siculus translated by John Skelton, ed. F. M. Salter and H. L. R. Edwards. Vol. I, Text. (*Reprinted* 1968.) £4·00	1950
	234. Caxton: Paris and Vienne, ed. MacEdward Leach. (*Reprinted* 1970.) £2·10	1951

O.S. 235. The South English Legendary, Corpus Christi College Cambridge MS. 145 and B.M. M.S. Harley 2277, &c., ed. Charlotte D'Evelyn and Anna J. Mill. Vol. I. Text, (*Reprinted 1967.*) £3·15   1951
236. The South English Legendary. Vol. II. Text, (*Reprinted 1967.*) £3·15   1952
[E.S. 87. Two Coventry Corpus Christi Plays, re-ed. H. Craig. Second Edition. (*Reprinted 1967.*) £1·50]
237. Kyng Alisaunder, ed. G. V. Smithers. Vol. II, Introduction, Commentary and Glossary. (*Reprinted 1970.*) £2·50   1953
238. The Phonetic Writings of Robert Robinson, ed. E. J. Dobson. (*Reprinted 1968.*) £1·50   ,,
239. The Bibliotheca Historica of Diodorus Siculus translated by John Skelton. ed. F. M. Salter and H. L. R. Edwards. Vol. II. Introduction, Notes, and Glossary. £1·50   1954
240. The French Text of the Ancrene Riwle, Trinity College, Cambridge, MS. R. 14, 7, ed. W. H. Trethewey. £2·75   ,,
241. Þe Wohunge of ure Lauerd, and other pieces, ed. W. Meredith Thompson. (*Reprinted 1970.*) £2·25   1955
242. The Salisbury Psalter, ed. Celia Sisam and Kenneth Sisam. (*Reprinted 1969.*) £4·50   1955–56
243. George Cavendish: The Life and Death of Cardinal Wolsey, ed. Richard S. Sylvester. (*Reprinted 1961.*) £2·25   1957
244. The South English Legendary. Vol. III, Introduction and Glossary, ed. C. D'Evelyn. (*Reprinted 1969.*) £1·50   ,,
245. Beowulf (facsimile). With Transliteration by J. Zupitza, new collotype plates, and Introduction by N. Davis. (*Reprinted 1967.*) £5·00   1958
246. The Parlement of the Thre Ages, ed. M. Y. Offord. (*Reprinted 1967.*) £2·00   1959
247. Facsimile of MS. Bodley 34 (Katherine Group). With Introduction by N. R. Ker. £3·15   ,,
248. Þe Liflade ant te Passiun of Seinte Iuliene, ed. S. R. T. O. d'Ardenne. £2·00   1960
249. Ancrene Wisse, Corpus Christi College, Cambridge, MS. 402, ed. J. R. R. Tolkien. With an Introduction by N. R. Ker. £2·50   ,,
250. Laȝamon's Brut, ed. G. L. Brook and R. F. Leslie. Vol. I, Text (first part). £5·00   1961
251. Facsimile of the Cotton and Jesus Manuscripts of the Owl and the Nightingale. With Introduction by N. R. Ker. £2·50   1962
252. The English Text of the Ancrene Riwle, B.M. Cotton MS. Titus D. xviii, ed. Frances M. Mack, and Lanhydrock Fragment, ed. A. Zettersten. £2·50   ,,
253. The Bodley Version of Mandeville's Travels, ed. M. C. Seymour. £2·50   1963
254. Ywain and Gawain, ed. Albert B. Friedman and Norman T. Harrington. £2·50   ,,
255. Facsimile of B.M. MS. Harley 2253 (The Harley Lyrics). With Introduction by N. R. Ker. £5·00   1964
256. Sir Eglamour of Artois, ed. Frances E. Richardson. £2·50   1965
257. Sir Thomas Chaloner: The Praise of Folie, ed. Clarence H. Miller. £2·50   ,,
258. The Orcherd of Syon, ed. Phyllis Hodgson and Gabriel M. Liegey. Vol. I, Text. £5·00   1966
259. Homilies of Ælfric: A Supplementary Collection, ed. J. C. Pope. Vol. I. £5·00   1967
260. Homilies of Ælfric: A Supplementary Collection, ed. J. C. Pope. Vol. II. £5·00   1968
261. Lybeaus Desconus, ed. M. Mills. £2·50   1969
262. The Macro Plays, ed. Mark Eccles. £2·50   ,,
263. Caxton's History of Reynard the Fox, ed. N. F. Blake, £2·50   1970
264. Scrope's Epistle of Othea, ed. C. F. Bühler. £2·50   ,,
265. The Cyrurgie of Guy de Chauliac, ed. Margaret S. Ogden. Vol. I, Text. £5·00   1971

Forthcoming volumes

266. Wulfstan's Canons of Edgar, ed. R. G. Fowler. (*At press.*) £1·50   1972
267. The English Text of the Ancrene Riwle, B.M. Cotton MS. Cleopatra C. vi, ed. E. J. Dobson. (*At press.*) £3·50   ,,
268. Of Arthour and of Merlin, ed. O. D. Macrae-Gibson. (*At press.*) £2·50.   1973
269. The Metrical Version of Mandeville's Travels, ed. M. C. Seymour. (*At press.*) £2·50.   ,,
270. Fifteenth Century Translations of Chartier's Le Traite de l'Esperance and Le Quadrilogue Invectif, ed. Margaret S. Blayney. Vol. 1. Text, (*At press.*) £2·50   1974
271. The Minor Poems of Stephen Hawes, ed. Florence Gluck and Alice B. Morgan. (*At press.*) £2·50   ,,

Other texts are in preparation.

Supplementary Series

S.S. 1. Non-Cycle Plays and Fragments, ed. Norman Davis. £3·00.   1970
2. Caxton's Book of the Knight of the Tower, ed. M.Y. Offord. £2·75.   1971

The Society will issue books in the Supplementary Series from time to time as funds allow. These will not be issued on subscription but members will be able to order copies before publication at a reduced rate; details will be circulated on each occasion. The books will be available to non-members at listed prices.

May 1971.

Publisher: LONDON · THE OXFORD UNIVERSITY PRESS, ELY HOUSE, 37 DOVER ST., W. 1

The manufacturer's authorised representative in the EU for product safety is Oxford University Press España S.A. of el Parque Empresarial San Fernando de Henares, Avenida de Castilla, 2 – 28830 Madrid (www.oup.es/en or product. safety@oup.com). OUP España S.A. also acts as importer into Spain of products made by the manufacturer.

www.ingramcontent.com/pod-product-compliance
Ingram Content Group UK Ltd.
Pitfield, Milton Keynes, MK11 3LW, UK
UKHW041902230426
12049UKWH00001B/1